O ALEITAMENTO MATERNO NO CONTEXTO ATUAL:
Políticas, Prática e Bases Científicas

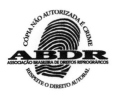

O ALEITAMENTO MATERNO NO CONTEXTO ATUAL:
Políticas, Prática e Bases Científicas

coordenador geral:
• HUGO ISSLER

coordenadores associados:
• HAMILTON ROBLEDO • KEIKO M. TERUYA
• LAIS G. DOS SANTOS BUENO • LÉLIA CARDAMONE GOUVÊA
• MARIA JOSÉ G. MATTAR • ROSANGELA G. DOS SANTOS
• VALDENISE M.L.TUMA CALIL • VIRGÍNIA SPINOLA QUINTAL

Sarvier, 1ª edição, janeiro de 2008

Projeto Gráfico/Capa
CLR Balieiro Editores

Fotos capa
Berenice Kauffmann Abud

Fotolitos/Impressão/Acabamento
Gráfica Ave-Maria

Direitos Reservados
Nenhuma parte pode ser duplicada ou
reproduzida sem expressa autorização do Editor.

sarvier
Sarvier Editora de Livros Médicos Ltda.
Rua dos Chanés 320 – Indianópolis
CEP 04087-031   Telefax (11) 5093-6966
E-mail: sarvier@uol.com.br
São Paulo – Brasil

Dados Internacionais de Catalogação na Publicação (CIP)
(Câmara Brasileira do Livro, SP, Brasil)

O Aleitamento materno no contexto atual :
políticas, prática e bases científicas. --
São Paulo : SARVIER, 2008.

Vários autores.
Vários colaboradores.
Bibliografia.
ISBN 978-85-7378-178-6

1. Aleitamento materno 2. Amamentação
3. Leite humano 4. Neonatologia 5. Pediatria.

07-7402
CDD-649.33
NLM-WS 120

Índices para catálogo sistemático:

1. Aleitamento materno : Puericultura   649.33
2. Amamentação materna : Puericultura   649.33

O ALEITAMENTO MATERNO NO CONTEXTO ATUAL:
Políticas, Prática e Bases Científicas

coordenador geral
HUGO ISSLER

coordenadores associados
HAMILTON ROBLEDO
KEIKO M. TERUYA
LAIS G. DOS SANTOS BUENO
LÉLIA CARDAMONE GOUVÊA
MARIA JOSÉ G. MATTAR
ROSANGELA G. DOS SANTOS
VALDENISE M.L. TUMA CALIL
VIRGÍNIA SPINOLA QUINTAL

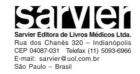

Sarvier Editora de Livros Médicos Ltda.
Rua dos Chanés 320 – Indianópolis
CEP 04087-031   Telefax (11) 5093-6966
E-mail: sarvier@uol.com.br
São Paulo – Brasil

Colaboradores

Adriana Estela Pinesso Morais
Enfermeira do CELAC – Clínica de Lactação do Ambulatório do Hospital de Clínicas do Hospital Universitário de Londrina. Especialista em Saúde Coletiva. Curso de Aperfeiçoamento em Aleitamento Materno de Santos, SP. Universidade Estadual de Londrina, PR.

Adriana Garófolo
Nutricionista Coordenadora do Serviço de Nutrição Clínica do Instituto de Oncologia Pediátrica – Grupo de Apoio ao Adolescente e à Criança com Câncer (GRAACC) – Universidade Federal de São Paulo (UNIFESP). Mestre em Nutrição pela UNIFESP.

Aída de Fatima Thomé Barbosa Gouvêa
Meste em Pediatria pela Universidade Federal de São Paulo – Escola Paulista de Medicina. Professora de Pediatria da Universidade de Medicina de Santo Amaro. Assistente do Ambulatório de Aleitamento Materno e Puericultura. Médica Assistente do Ambulatório de Infectologia Pediátrica da Universidade Federal de São Paulo. Membro do Departamento de Infectologia Pediátrica da Sociedade de Pediatria de São Paulo.

Alexandre Faisal-Cury
Mestre pelo Departamento de Ginecologia e Obstetrícia da Santa Casa de São Paulo. Doutor pela Clínica Obstétrica da Faculdade de Medicina da Universidade de São Paulo. Pós-Doutorando pelo Núcleo de Epidemiologia do Hospital Universitário. Formação em Psicossomática Psicanalítica pelo Instituto Sedes Sapientiae. Presidente da Sociedade Brasileira de Obstetrícia e Ginecologia Psicossomática.

Américo Y Ishy
Médico, Coordenador do Banco de Leite Humano do Hospital Servidor Público Estadual de São Paulo – Secretaria Estadual de Saúde.

Ana Cecilia Silveira Lins Sucupira
Doutora em Pediatria pela FMUSP. Coordenadora da Área de Saúde da Criança e Aleitamento Materno do Departamento de Ações Programáticas Estratégicas da Secretaria de Atenção à Saúde – Ministério da Saúde.

Ana Cristina Freitas de Vilhena Abrão
Professora Doutora do Departamento de Enfermagem da Universidade Federal de São Paulo/UNIFESP. Professora Orientadora do Programa de Pós-Graduação em Enfermagem da UNIFESP.

Ana Júlia Colameo
Mestre em Ciências na Área de Saúde Coletiva pela Coordenadoria dos Institutos de Pesquisa da Secretaria do Estado da Saúde do Estado de São Paulo. Médica Pediatra do Instituto de Saúde, Conselheira em Amamentação pela OMS/UNICEF. Membro da IBFAN Brasil Universidade de São Paulo. Coordenadora do Núcleo de Estudos e Pesquisas em Aleitamento Materno – NEPAL/EEUSP.

Ana Márcia Spanó Nakano
Professora Associada junto ao Departamento de Enfermagem Materno-Infantil e Saúde Pública da Escola de Enfermagem de Ribeirão Preto da Universidade de São Paulo.

Ana Maria Ulhôa Escobar
Coordenadora da Disciplina Preventiva e Social do Departamento de Pediatria da FMUSP. Livre-Docente pelo Departamento de Pediatria da FMUSP.

Andréa de Souza Gonçalves Pereira
Pediatra. Especialista em Saúde da Família. Coordenadora e Preceptora da Residência de Medicina da Família e Comunidade da Secretaria de Saúde de Fortaleza, CE.

Angel Luiz Juaranz Câmara
Especialista pela Sociedade Brasileira de Cirurgia Plástica. Coordenador do Programa de Residência Médica de Cirurgia Plástica da Universidade de Santo Amaro. Chefe do Serviço de Cirurgia Plástica Infantil do Hospital Maria Braido, São Caetano do Sul, SP.

Angela Maggio da Fonseca
Livre-Docente em Ginecologia. Professora Associada do Departamento de Obstetrícia e Ginecologia da Faculdade de Medicina da Universidade de São Paulo.

Antonio Carlos Guedes-Pinto
Professor Titular de Odontopediatria do Departamento de Ortodontia e Odontopediatria da Faculdade de Odontologia da Universidade de São Paulo – FOUSP.

Antonio da Silva Bastos Neto
Título Superior em Anestesiologia pela Sociedade Brasileira de Anestesiologia (TSA-SBA). Coordenador do Serviço de Anestesiologia da Divisão de Medicina Diagnóstica e Preventiva do Hospital Israelita Albert Einstein. Anestesiologista do Hospital Geral do Grajaú – UNISA. Coordenador da Equipe de Anestesiologia do Hospital Geral de Pirajussara – UNIFESP-EPM.

Antonio Sérgio Petrilli
Diretor Geral e Médico Oncologista Pediátrico do Instituto de Oncologia Pediátrica do Departamento de Pediatria da UNIFESP. Professor Adjunto do Departamento de Pediatria da UNIFESP. Professor Livre-Docente pelo Departamento de Pediatria da UNIFESP.

Beatriz Tavares Costa-Carvalho
Professora Adjunta da Disciplina de Alergia, Imunologia Clínica e Reumatologia do Departamento de Pediatria da UNIFESP-EPM.

Bethsáida de Abreu Soares Schmitz
Nutricionista. Doutora em Saúde Pública. Professora do Departamento de Nutrição da Faculdade de Ciências da Saúde da Universidade de Brasília. Pesquisadora Associada do Observatório de Políticas de Segurança Alimentar e Nutrição/NP3/Universidade de Brasília.

Carlos Alberto Nogueira de Almeida
Mestre e Doutor em Pediatria pela Universidade de São Paulo. Especialista em Pediatria pela Sociedade Brasileira de Pediatria. Especialista em Nutrologia pela Associação Brasileira de Nutrologia. Título de Área de Atuação em Nutrologia Pediátrica. Professor do Curso de Medicina da Universidade de Ribeirão Preto. Membro do Departamento de Nutrologia da Sociedade Brasileira de Pediatria. Diretor do Departamento de Nutrologia Pediátrica da Associação Brasileira de Nutrologia.

Cesar Gomes Victora
Médico. Professor do Programa de Pós-Graduação em Epidemiologia da Universidade Federal de Pelotas, RS. Doutorado em Epidemiologia na London School of Hygiene and Tropical Medicine. Pós-Doutorado pelo Unicef Evaluation Unit, Estados Unidos. Assessor da Organização Mundial da Saúde.

Clarice Gorenstein
Departamento de Psiquiatria da Faculdade de Medicina da Universidade de São Paulo. Professora Associada do Departamento de Farmacologia do Instituto de Ciências Biomédicas da USP.

Claudia Ridel Juzwiak
Nutricionista, Mestre e Doutoranda do Departamento de Pediatria da Universidade Federal de São Paulo – UNIFESP. Professora do Curso de Nutrição da Universidade Católica de Santos.

Claudio Leone
Professor Livre-Docente em Pediatria Preventiva e Social. Professor Associado do Departamento de Pediatria da FMUSP. Coordenador do NuCAMPE – Núcleo de Consultoria e Assessoria em Metodologia de Pesquisa e Estatística do Departamento de Pediatria da FMUSP.

Clovis Artur Almeida Silva
Professor Colaborador e Doutor em Medicina pela FMUSP. Responsável pela Unidade de Reumatologia Pediátrica do Departamento de Pediatria da FMUSP.

Cora Luiza Pavin Araújo
Nutricionista. Professora do Programa de Pós-Graduação em Epidemiologia da Universidade de Pelotas, RS. Mestrado e Doutorado em Saúde Pública na Escola Nacional de Saúde Pública da FIOCRUZ.

Corintio Mariani Neto
Professor Doutor do Curso de Medicina da Universidade Cidade de São Paulo. Diretor Técnico do Hospital Maternidade Leonor Mendes de Barros. Presidente da Comissão Nacional de Aleitamento Materno da FEBRASGO.

Cristina Aparecida Falbo Guazzelli
Professora Adjunta do Departamento de Obstetrícia da Universidade Federal de São Paulo – Escola Paulista de Medicina.

Cristina Moreira Leite Carneiro
Médica Especialista em Ginecologia e Obstetrícia pela Federação Brasileira de Sociedades de Ginecologia e Obstetrícia (FEBRASGO). Médica Fundadora da Associação Beneficente Orion – Vida (São Paulo, SP).

Domingos Palma
Professor Adjunto da Disciplina de Nutrologia do Departamento de Pediatria da Universidade Federal de São Paulo/Escola Paulista de Medicina – UNIFESP/EPM.

Edna Maria de Albuquerque Diniz
Professora Livre-Docente em Neonatologia do Departamento de Pediatria da Faculdade de Medicina da Universidade de São Paulo. Docente de Neonatologia no Berçário do Hospital Universitário da Universidade de São Paulo.

Elizabeth Leão
Doutora pela FMUSP. Responsável pelo Setor de Patologia do Trato Genital Inferior no Ciclo Grávido-Puerperal do Pérola Biyngton.

Elsa Regina Justo Giugliani
Professora de Pediatria na Universidade Federal do Rio Grande do Sul. Doutora em Medicina pela USP – Ribeirão Preto. Pesquisadora 1B do CNPq. Presidente do Departamento Científico de Aleitamento Materno da Sociedade Brasileira de Pediatria.

Ernesto Teixeira do Nascimento
Professor Adjunto do Departamento de Pediatria da Faculdade de Ciências Médicas de Santos/UNILUS.

Evanguelia Kotzias Atherino dos Santos
Enfermeira, Mestre e Doutora em Enfermagem – Área de Concentração: Filosofia, Saúde e Sociedade. Docente do Departamento de Enfermagem da Universidade Federal de Santa Catarina, SC, Brasil. Membro da International Baby Food Action Network – Rede IBFAN. Especialista em Aleitamento Materno pelo International Board of Lactation Consultant Examiners – IBCLC.

Fabiana Kubo
Acadêmica da Faculdade de Medicina da Universidade de São Paulo – FMUSP.

Fábio Ancona Lopez
Professor Titular da Disciplina de Nutrologia do Departamento de Pediatria da Universidade Federal de São Paulo – UNIFESP. Professor Titular do Departamento de Pediatria da Universidade de Santo Amaro – UNISA.

Fátima Ferreira Bortoletti
Psicóloga Clínica e Hospitalar. Especialização em Psicologia Obstétrica. Coordenadora do Setor de Psicologia da Disciplina de Medicina Fetal do Departamento de Obstetrícia da UNIFESP.

Flávia Cristina Brisque Neiva
Fonoaudióloga. Mestre e Doutora pela FMUSP. Especialista em Saúde Coletiva pela Faculdade de Medicina da Universidade de São Paulo – FMUSP.

Flávio Adolfo Costa Vaz
Professor Titular do Departamento de Pediatria da Faculdade de Medicina da USP. Vice-Chefe do Departamento de Pediatria da Faculdade de Medicina da USP.

Francisco Eulógio Martinez
Professor Titular de Pediatria da Faculdade de Medicina de Ribeirão Preto – USP.

Franz Reis Novak
Professor Titular dos Cursos de Mestrado e Doutorado em Saúde da Criança e da Mulher – Instituto Fernandes Figueira/Fundação Oswaldo Cruz. Coordenador do Programa Nacional de Qualidade da Rede Brasileira de Bancos de Leite Humano.

Gabriela Dorothy de Carvalho
Especialista em Cirurgia e Traumatologia Buco-Maxilo-Facial. Professora do Curso de Especialização e Atualização em Ortopedia Funcional dos Maxilares – ADOCI/Guarulhos. Professora do Curso SOS Respirador Bucal – ADOCI/Guarulhos e Centro Cultural de Odontologia/Revista Gaúcha de Odontologia – Porto Alegre. Presidente da ABONAM – Associação Brasileira de Odontologia Neonatal e Aleitamento Materno.

Gerlândia Neres Pontes
Doutora em Ciências pela Universidade de São Paulo. Área de Concentração em Imunologia.

Germano Brandão
Especialista em Ortopedia Funcional dos Maxilares. Professor do Curso de Especialização e Atualização em Ortopedia Funcional dos Maxilares – ADOCI/Guarulhos. Professor do Curso SOS Respirador Bucal. ADOCI – Guarulhos, São Paulo. CCO/RGO – Porto Alegre, Rio Grande do Sul.

Glaura César Pedroso
Pediatra da Disciplina de Pediatria Geral e Comunitária do Departamento de Pediatria da UNIFESP. Mestre em Pediatria – UNIFESP.

Graciete Oliveira Vieira
Professora Assistente da Universidade Estadual de Feira de Santana. Consultora em Aleitamento Materno da Área de Saúde da Criança – MS. Doutora em Medicina e Saúde – Universidade Federal da Bahia.

Hamilton Henrique Robledo
Professor Assistente da Disciplina de Propedêutica Médica da Faculdade de Medicina da Universidade de Mogi das Cruzes, SP.

Heloisa Helena de Sousa Marques
Doutora pelo Departamento de Pediatria da Faculdade de Medicina da Universidade de São Paulo, FMUSP – SP. Chefe da Unidade de Infectologia do Instituto da Criança do Hospital das Clínicas da FMUSP – SP. Responsável pelo Grupo de Atendimento a Crianças Expostas e Infectadas pelo HIV.

Hillegonda Maria Dutilh Novaes
Professora Associada do Departamento de Medicina Preventiva da Faculdade de Medicina da USP.

Hugo Issler
Professor Doutor do Departamento de Pediatria da Universidade de São Paulo – USP. Doutor em Pediatria pela FMUSP. Coordenador com o Professor José Lauro Araújo Ramos da Disciplina "Aleitamento Materno: Aspectos Atuais e Perspectivas", do Curso de Pós-Graduação do Departamento de Pediatria da USP. Membro e Ex-Presidente do Departamento de Aleitamento Materno da Sociedade de Pediatria de São Paulo. Membro do Departamento de Aleitamento Materno da Sociedade Brasileira de Pediatria – Gestão 2004-2006.

Ingrid Elisabete Bohn Bertoldo
Mestre em Assistência de Enfermagem pela Universidade Federal de Santa Catarina, 2003. Enfermeira Responsável pela Central de Incentivo ao Aleitamento Materno do HU/UFSC. Presidente da Comissão Pró-Aleitamento Materno da Maternidade do Hospital Universitário HU/UFSC. Avaliadora da Iniciativa Hospital Amigo da Criança pelo Ministério da Saúde. Membro do Programa Integrado de Pesquisa Cuidando e Confortando da PEN/UFSC.

Isilia Aparecida Silva
Enfermeira Obstétrica pela Escola de Enfermagem da Universidade de São Paulo. Professora Titular – Escola de Enfermagem da Universidade de São Paulo. Coordenadora do Núcleo de Estudos e Pesquisas em Aleitamento Materno – NEPAL/EEUSP.

Ivanise Tiburcio Cavalcanti
Coordenação de Atenção à Saúde da Criança da Secretaria de Saúde do Recife.

Jayme de Oliveira Filho
Professor Titular de Dermatologia da UNISA. Doutor pela FMUSP.

Jayme Murahovschi
Livre-Docente em Pediatria Clínica. Diretor do Centro de Lactação de Santos.

João Aprígio Guerra de Almeida
Professor Titular dos Cursos de Mestrado e Doutorado em Saúde da Criança e da Mulher – Instituto Fernandes Figueira/Fundação Oswaldo Cruz. Coordenador da Rede Brasileira de Bancos de Leite Humano.

Joel Alves Lamounier
Professor Titular de Pediatria da Faculdade de Medicina da UFMG. Professor Orientador do Programa de Pós-Graduação em Ciências da Saúde, Área de Concentração Saúde da Criança e do Adolescente da UFMG.

José Dias Rego
Membro do Conselho Acadêmico da Sociedade Brasileira de Pediatria. Membro Fundador do Departamento Científico de Aleitamento Materno da Sociedade Brasileira de Pediatria. Membro do Departamento Científico de Perinatologia da Sociedade Brasileira de Pediatria. Chefe do Serviço de Pediatria do Hospital Maternidade Alexander Fleming da Secretaria Municipal de Saúde do Rio de Janeiro. Professor de Pediatria da Fundação Educacional Souza Marques – Rio de Janeiro.

José Lauro Araújo Ramos
Professor Titular de Pediatria da FMUSP.

José Luiz Jesus Almeida
Acadêmico da Faculdade de Medicina da Universidade de São Paulo – FMUSP.

José Maria Pacheco de Souza
Professor Titular, Departamento de Epidemiologia. Faculdade de Saúde Pública, Universidade de São Paulo.

José Martins Filho
Professor Titular de Pediatria da UNICAMP. Pró-Reitor de Graduação da Universidade Cruzeiro do Sul. Ex-Presidente e Fundador do Comitê de Aleitamento Materno da Sociedade Brasileira de Pediatria.

José Simon Camelo Jr.
Professor Doutor de Pediatria da Faculdade de Medicina de Ribeirão Preto – USP.

Keiko Miyasaki Teruya
Pediatra. Doutora em Medicina Preventiva da USP. Co-Diretora do Centro de Lactação de Santos. Presidente do Departamento de Aleitamento Materno da Sociedade de Pediatria de São Paulo. Consultora em Aleitamento Materno do Ministério da Saúde e UNICEF. Membro do Comitê Nacional de Aleitamento Materno.

Kelencristina Thomaz Romero
Mestre em Medicina pela Universidade Federal de São Paulo – EPM. Tutora em Pediatria do Internato da Faculdade de Medicina da Universidade de Mogi das Cruzes, SP.

Kelly Pereira Coca
Enfermeira Obstetra. Responsável pelo Ambulatório de Seguimento em Aleitamento Materno do CIAAM/UNIFESP. Mestranda do Curso de Pós-Graduação em Enfermagem da UNIFESP/EPM.

Lais Graci dos Santos Bueno
Pediatra. Professora de Pediatria do Departamento de Saúde Materno-Infantil, do Curso de Ciências Médicas do Centro Universitário Lusíada. Mestre em Ciências da Saúde – UNILUS. Consultora Internacional em Amamentação pela IBLCE. Membro do Departamento de Aleitamento Materno da Sociedade de Pediatria de São Paulo.

Lélia Cardamone Gouvêa
Mestre e Doutora em Pediatria – Universidade Federal de São Paulo – Escola Paulista de Medicina. Especialização em Nutrologia Pediátrica. Professora Titular de Pediatria da Universidade de Santo Amaro. Coordenadora do Ambulatório de Aleitamento Materno e Puericultura. Responsável pelo Ambulatório de Aleitamento Materno da Disciplina de Nutrologia do Departamento de Pediatria da Universidade Federal de São Paulo. Membro do Departamento de Aleitamento Materno da Sociedade de Pediatria de São Paulo. Membro do Departamento de Aleitamento Materno da Sociedade Brasileira de Pediatria.

Luciana Rodrigues Silva
Professora Titular de Pediatria e Chefe do Setor de Gastroenterologia e Hepatologia Pediátricas da Universidade Federal da Bahia. Presidente do Departamento de Gastroenterologia da Sociedade Brasileira de Pediatria.

Luciano Borges Santiago
Mestre e Doutor em Pediatria pela Faculdade de Medicina da Universidade de São Paulo – USP – Ribeirão Preto, SP. Professor Adjunto de Pediatria das Faculdades de Medicina da Universidade Federal do Triângulo Mineiro (UFTM) e da Universidade de Uberaba (UNIUBE) – Uberaba, MG. Presidente do Comitê de Aleitamento Materno da Sociedade Mineira de Pediatria (SMP). Membro do Comitê de Nutrição da SMP e do Departamento Científico de Aleitamento Materno da Sociedade Brasileira de Pediatria (SBP) – Gestão 2004-2006.

Luiz Anderson Lopes
Meste e Doutor em Pediatria – Universidade Federal de São Paulo – Escola Paulista de Medicina. Responsável pelos Ambulatórios de Crescimento e Nutrição da Disciplina de Nutrologia do Departamento de Pediatria da Universidade Federal de São Paulo – Escola Paulista de Medicina e do Departamento de Pediatria da Universidade de Santo Amaro. Professor Adjunto Convidado do Departamento de Pediatria da Universidade Federal de São Paulo – Escola Paulista de Medicina. Professor Titular de Pediatria da Faculdade de Medicina da Universidade de Santo Amaro. Professor Assistente do Ambulatório de Aleitamento Materno e Puericultura da Universidade de Santo Amaro. Membro do Departamento de Nutrição da Sociedade Brasileira de Pediatria.

Luiz Antonio Del Ciampo
Doutor em Pediatria e Nutrólogo. Docente do Departamento de Puericultura e Pediatria da Faculdade de Medicina de Ribeirão Preto da USP.

Magda M. Salles Carneiro Sampaio
Professora Titular do Departamento de Pediatria da USP.

Magda Spinello Cônsul da Silva
Psicóloga Clínica e Hospitalar. Especialização em Psicologia Obstétrica. Psicóloga do Setor de Psicologia da Disciplina de Medicina Fetal do Departamento de Obstetrícia da UNIFESP.

Marcelo Zugaib
Professor Titular do Departamento de Obstetrícia e Ginecologia da FMUSP.

Marco Aurélio Marangoni
Doutorado em Anestesiologia pela Faculdade de Medicina de Botucatu – UNESP. Médico do Serviço de Anestesiologia da Divisão de Medicina Diagnóstica e Preventiva do Hospital Israelita Albert Einstein.

Marcos Leite dos Santos
Mestre em Epidemiologia pelo Departamento de Saúde Pública da Universidade Federal de Santa Catarina. Especialista em Ginecologia e Obstetrícia pela FEBRASGO. Integrante da ReHuNa.

Marcus Renato de Carvalho
Pediatra. Mestre em Saúde Pública. Docente do Departamento de Pediatria da Faculdade de Medicina da UFRJ. Especialista em Amamentação pelo IBCLC. Editor do www.aleitamento.com.

Maria Beatriz Reinert do Nascimento
Pediatra e Neonatologista da Maternidade Darcy Vargas – Joinville, SC. Mestre em Medicina – Área de Concentração: Pediatria – pela FMUSP, SP. Professora do Departamento de Medicina da Universidade da Região de Joinville – UNIVILLE – Joinville, SC. Consultora em Lactação pelo International Board of Lactation Consultant Examiners. Médica Responsável pelo Banco de Leite Humano da Maternidade Darcy Vargas – Joinville, SC.

Maria de Fátima Moura de Araújo
Nutricionista. Mestre em Nutrição Humana. Gerente de Mestrado e Doutorado da Coordenação de Pós-Graduação da Escola de Ciências da Saúde da Fundação de Ensino e Pesquisa em Ciências da Saúde da SES/DF.

Maria do Carmo Braga do Amaral Tirado
Psicóloga Clínica e Hospitalar. Especialização em Psicologia Obstétrica. Psicóloga do Setor de Psicologia da Disciplina de Medicina Fetal do Departamento de Obstretrícia da UNIFESP.

Maria Helena Valente
Mestre em Pediatria pelo Departamento de Pediatria da FMUSP.

Maria Inês Couto de Oliveira
Sanitarista. Doutora em Saúde Pública e Coordenadora do Grupo Técnico Interinstitucional de Aleitamento Materno da Secretaria de Estado de Saúde do Rio de Janeiro.

Maria José Guardia Mattar
Médica Pediatra. Coordenadora do Centro de Referência em Banco de Leite Humano, SP – Hospital Maternidade Leonor Mendes de Barros. Presidente da ABPBLH – Associação de Profissionais de Banco de Leite Humano e Aleitamento Materno.

Maria Teresa Zulini da Costa
Doutora em Pediatria pela FMUSP. Médica Neonatologista do HU/USP. Presidente do Departamento de Neonatologia da SPSP.

Marina Borelli Barbosa
Nutricionista e Mestranda da Pós-graduação em Nutrição da Universidade Federal de São Paulo/Escola Paulista de Medicina – UNIFESP/EPM, com Especialização em Saúde, Nutrição e Alimentação Infantil – Disciplina de Nutrologia do Departamento de Pediatria – UNIFESP/EPM.

Marina Ferreira Réa
Médica Sanitarista. Pesquisadora Científica "Sênior" do Instituto de Saúde/Secretaria de Estado da Saúde/São Paulo. Professora do Programa de Pós-Graduação em Ciências, Centro de Controle de Doenças, SES-SP. Mestre e Doutora em Medicina Preventiva pela USP. Consultora da OMS – Organização Mundial da Saúde – no Tema Amamentação. Membro da Rede IBFAN – International Baby Food Action Network.

Mário Cícero Falcão
Doutor em Pediatria pela FMUSP. Professor Colaborador da Disciplina de Pediatria Neonatal do Departamento de Pediatra da FMUSP. Médico da Disciplina de Pediatria Neonatal do Departamento de Pediatra da FMUSP.

Mário Alves Rosa
Assistente do Departamento de Pediatria da Faculdade de Ciências Médicas de Santos/UNILUS. Supervisor do Serviço Médico do Setor de Neonatologia do Hospital Guilherme Álvaro. Santos, SP.

Mercedes de Onis
MD – Medical Doctor School of Medicine, Universidad Complutense de Madrid, Madrid, Spain. MPH – Master of Public Health, The Johns Hopkins University School of Hygiene and Public Health, Baltimore, Maryland, USA. PhD – Doctorate in Philosophy, School of Medicine, Universidad Complutense de Madrid, Madrid, Spain. Assessora da Organização Mundial da Saúde.

Monica L. Zilberman
Psiquiatra. Pós-Doutoranda do Departamento de Psiquiatria da Faculdade de Medicina da Universidade de São Paulo.

Mônica Maria da Silva Moura Costa
Professora Assistente de Pediatria da Universidade Estadual de Santa Cruz, Ilhéus, Bahia. Mestre em Saúde Coletiva da Universidade Federal da Bahia.

Nadia Sandra Orozco Vargas
Ex-Residente do Departamento de Pediatria da FMUSP. Especialização em Neonatologia. Médica Plantonista do Berçário Anexo à Maternidade do Hospital das Clínicas da FMUSP e do Hospital Estadual de Sapopemba (Complexo HC). Médica plantonista da UTI Neonatal do Hospital Municipal Infantil Menino Jesus.

Nilson Roberto de Melo
Professor Associado e Livre-Docente de Ginecologia da Faculdade de Medicina da Universidade de São Paulo.

Olga Maria Altavista
Professora de Ortodontia da Faculdade de Odontologia da Universidade de Santo Amaro – UNISA.

Patrícia Palmeira
Doutora em Ciências pela Universidade de São Paulo – Área de Concentração em Imunologia.

Paulo Germano de Frias
Grupo de Estudos de Avaliação em Saúde do Instituto Materno-Infantil de Pernambuco. Diretor Executivo de Atenção à Saúde da Criança da Secretaria de Saúde do Recife.

Paulo Ricardo da Silva Maia
Pesquisador do Centro de Referência Nacional para Bancos de Leite Humano – Instituto Fernandes Figueira/Fundação Oswaldo Cruz. Coordenador do Núcleo de Informação da Rede Brasileira de Bancos de Leite Humano.

Pedro Pileggi Vinha
Especialista em Ortodontia e Ortopedia Facial. Especialista em Ortopedia Funcional dos Maxilares. Professor do Curso de Especialização e Atualização em Ortopedia Funcional dos Maxilares – ADOCI/Guarulhos. Professor do Curso SOS Respirador Bucal. ADOCI – Guarulhos, São Paulo. CCO/RGO – Porto Alegre, Rio Grande do Sul.

Priscila dos Santos Maia
Nutricionista do Instituto de Oncologia Pediátrica – Grupo de Apoio ao Adolescente e à Criança com Câncer (GRAACC) – Universidade Federal de São Paulo (UNIFESP) e Mestre em Nutrição pela UNIFESP.

Rafael Pérez-Escamilla
PhD. Profesor de Nutrición y Salud Pública, Universidad de Connecticut, Storrs CT 0629-4017, EUA.

Regina Célia de Menezes Succi
Infectologista do Departamento de Pediatria da Universidade Federal de São Paulo. Professora Assistente do Departamento de Moléstias Infecciosas da Faculdade de Marília, SP.

Rosa de Fátima da Silva Vieira Marques
Pediatra. Mestre e Doutoranda do Departamento de Pediatria da Universidade Federal de São Paulo – UNIFESP. Professora da Disciplina de Pediatria I do Curso de Medicina da Universidade Estadual do Pará.

Rosa Maria de S. A. Ruocco
Professora Doutora do Departamento de Obstetrícia e Ginecologia da FMUSP.

Rosana Fiorini Puccini
Professora Titular da Disciplina de Pediatria Geral e Comunitária do Departamento de Pediatria da UNIFESP. Chefe do Departamento de Pediatria da UNIFESP.

Rosangela Gomes Dos Santos
Médica Pediatra. Membro do Comitê de Aleitamento Materno da Sociedade de Pediatria de São Paulo. Responsável pelo Banco de Leite Humano do Hospital Regional Sul. Mestranda do Instituto de Saúde da Secretaria de Estado da Saúde de São Paulo.

Rosely Miller Bossolan
Professora Assistente e Supervisora do Programa de Residência Médica em Pediatria da Disciplina de Pediatria da Faculdade de Medicina da Universidade de Santo Amaro.

Rubens Feferbaum
Professor Livre-Docente em Pediatria pela Faculdade de Medicina da Universidade de São Paulo. Médico da Unidade de Cuidados Intensivos Neonatais do Instituto da Criança Professor Pedro de Alcantara do Hospital das Clínicas da Faculdade de Medicina da Universidade de São Paulo. Membro dos Departamentos de Suporte Nutricional da Sociedade de Pediatria de São Paulo, Sociedade Brasileira de Pediatria e do Departamento da Criança da Sociedade Brasileira de Nutrição Enteral-Parenteral (SBNPE).

Rubens Garcia Ricco
Professor Associado do Departamento de Puericultura e Pediatria da Faculdade de Medicina de Ribeirão Preto da Universidade de São Paulo.

Rui de Paiva
Pediatra formado pela Faculdade de Medicina de Ribeirão Preto da Universidade de São Paulo. Especialista em Pediatria pela Sociedade Brasileira de Pediatria. Ex-Coordenador da Área Técnica de Saúde da Criança da SES de São Paulo. Mestre em Saúde Pública pela Universidade de São Paulo.

Solange Barros Carbonare
Doutora em Imunologia pelo Instituto Ciências Biológicas – USP. Pesquisadora Científica Nível VI do Instituto Butantan.

Sonia Buongermino de Souza
Professora Doutora do Departamento de Nutrição da Faculdade de Saúde Pública da Universidade de São Paulo.

Sonia Isoyama Venancio
Pediatra. Pesquisadora Científica V do Instituto de Saúde CIP/SES/SP. Coordenadora do Núcleo de Investigação em Nutrição do Instituto de Saúde. Doutora em Saúde Pública pela FSP/USP.

Sonia Maria Salviano Matos de Alencar
Pediatra da Unidade de Neonatologia do Hospital Regional de Taguatinga/SESDF. Membro da Rede IBFAN. Coordenadora do Centro de Referência de Bancos de Leite Humano e Aleitamento Materno do DF. Ex-Presidente do Departamento Científico de Aleitamento Materno da Sociedade Brasileira de Pediatria. Ex-Presidente da Associação Brasileira de Profissionais que trabalham em Bancos de Leite Humano e Aleitamento Materno. Ex-Professora da Faculdade de Medicina da Escola Superior de Ciências da Saúde/SES/DF. Ex-Coordenadora da Política Nacional de Aleitamento Materno, MS.

Suely Arruda Vidal
Grupo de Estudos de Avaliação em Saúde e Coordenadora do Ambulatório de Pediatria do Instituto Materno-Infantil de Pernambuco.

Sylvia Lavinia Martini Ferreira
Professora Titular de Odontopediatria da Faculdade de Odontologia da Universidade de Santo Amaro – UNISA.

Tânia das Graças Mauadie Santana
Pós-Graduada em Educação Sexual e Terapia Sexual pela Sociedade Brasileira de Estudos em Sexualidade Humana (SBRASH) e Faculdade de Medicina do ABC, SP. Diretora do Setor de Planejamento Familiar do Centro de Referência da Saúde da Mulher (Hospital Pérola Biyngton), São Paulo, SP. Fundadora e Coordenadora do Setor de Sexologia do Centro de Referência da Saúde da Mulher (Hospital Pérola Biyngton), São Paulo, SP.

Thais Adura Pepe
Ex-Estagiária do Serviço de Dermatologia da UNISA.

Valdenise Martins Laurindo Tuma Calil
Doutora em Pediatria pela FMUSP. Professora Colaboradora do Departamento de Pediatria da FMUSP da Disciplina de Neonatologia. Médica Encarregada do Setor Técnico do Berçário Anexo à Maternidade do Hospital das Clínicas da FMUSP. Membro do Departamento de Aleitamento Materno da Sociedade de Pediatria de São Paulo – Secretária do Departamento de Aleitamento Materno da Sociedade Brasileira de Pediatria.

Vera Ferrari Rego Barros
Psicanalista. Diretora do Serviço de Psiquiatria e Psicologia do Instituto da Criança –HCFMUSP. Membro de Conselho Científico do Departamento de Saúde Mental da SPSP e da SBP.

Vicente Renato Bagnoli
Livre-Docente em Ginecologia. Professor Associado do Departamento de Obstetrícia e Ginecologia da Faculdade de Medicina da Universidade de São Paulo.

Vilneide Braga Serva
Coordenadora do Banco de Leite Humano do Instituto Materno-Infantil de Pernambuco.

Virginia Spinola Quintal
Mestre em Pediatria pela Faculdade de Medicina da USP. Médica Assistente da Unidade Neonatal da Divisão de Clínica Pediátrica e Coordenadora do Banco de Leite Humano – HU-USP. Membro do Departamento de Aleitamento Materno da Sociedade Pediatria de São Paulo.

Wilhelm Kenzler
Professor Título de Psicologia Médica da Faculdade de Medicina da Universidade de Santo Amaro – UNISA. Psiquiatra e Psicanalista. Diretor Fundador da Sociedade Brasileira de Medicina Antroposófica.

Zuleika Thomson
Professora Adjunta do Departamento de Pediatria e Cirurgia Pediátrica. Médica Pediatra do CELAC – Clínica de Lactação do Ambulatório do Hospital de Clínicas do Hospital Universitário de Londrina. Centro de Ciências da Saúde. Universidade Estadual de Londrina, PR.

Prefácio

Aleitamento Materno – este assunto sempre me fascinou por ser tema freqüente em discussões na minha família. Na época em que começou a ocorrer o abandono do aleitamento materno, ouvi muitas vezes de meu pai, um leigo em Medicina, um comentário sucinto e verdadeiro: *"Criança amamentada ao seio, cresce amiga da mãe"*. Nunca imaginei que depois de muitos anos fosse eu desenvolver uma série de trabalhos, mostrando a relação entre bom vínculo mãe e filho e aleitamento materno, comprovando o princípio daquele homem sábio, que foi meu pai.

Mas, concentremo-nos na obra "Aleitamento Materno no Contexto Atual: Políticas, Prática e Bases Científicas". O convite para prefaciar esta obra trouxe-me grande honra e muita satisfação, porque, como já foi dito, o assunto sempre me sensibilizou e desde o verdor dos anos na Medicina fui um defensor e batalhador desta prática. Esta honraria é maior ainda, em função do Coordenador Geral, meu particular amigo Hugo Issler, e pelos Coordenadores Associados: Hamilton Robledo, Keiko M. Teruya, Lais G. dos Santos Bueno, Lélia Cardamone Gouvêa, Maria José G. Mattar, Rosangela G. dos Santos, Valdenise M.L.Tuma Calil e Virgínia Spinola Quintal, *todos* nomes de grande destaque, não só neste campo, mas também e especialmente em nossa Pediatria e que sempre trabalharam pela prática saudável e insubstituível do aleitamento materno.

O temário da obra mostra de forma insofismável a grande importância desta prática, abordando de maneira abrangente os aspectos relacionados ao aleitamento no contexto atual.

Além dos coordenadores associados, gostaria de destacar, ainda, a capacidade, o conhecimento e a vivência dos demais colaboradores, o que torna esta obra um marco de grande importância e que servirá de guia nas questões ligadas ao aleitamento materno.

Recebam todos meus cumprimentos pela excelência da obra e grande oportunidade. O momento é extemamente importante para ressaltar a importância do aleitamento materno para todos os profissionais da área da saúde.

O futuro será o grande sucesso desta obra.

Muito obrigado.

Fernando José de Nóbrega

Apresentação

Desde as primeiras discussões sobre a elaboração deste livro foi proposto um conteúdo amplo que contemplasse desde tópicos gerais, como *aspectos socioeconomicoculturais e epidemiologia*, até itens específicos, incluindo *manejo clínico, contra-indicações, banco de leite e pesquisa*.

Esta obra não é uma coletânea de temas, nem um manual prático. Os nove coordenadores desta obra julgaram que o tema "Aleitamento Materno", devido a sua importância, merecia um livro-texto no contexto de nosso país. Assim sendo, depois de eleito o índice, discutiu-se quais deveriam ser os melhores autores para cada capítulo. O processo da estruturação do livro foi feito em grupo. Os nomes sugeridos foram eleitos um a um e, a seguir, realizados os convites.

A escolha dos convidados não foi difícil, tendo em vista que os coordenadores, por sua participação em relação ao tema, têm vivências e conhecimentos complementares. Os convites foram feitos pessoalmente, por telefone ou por e-mail, conforme o caso. Como se vê na lista de colaboradores, o local de trabalho dos convidados não foi fator limitante. Os profissionais participantes vivem em diversos Estados brasileiros e um deles no exterior.

Para facilitar a consulta das citações pelos leitores, foi adotada padronização bibliográfica com a inserção de números sobrepostos no corpo do texto, com exceção dos capítulos descritivos. A listagem bibliográfica é sempre citada ao final, em ordem alfabética.

O produto final deste trabalho é motivo de grande orgulho para nós. Atingiu plenamente o objetivo de oferecer ao leitor um temário abrangente e qualidade garantida pela escolha de autores de grande conhecimento em cada área.

Esperamos que seja de grande utilidade para os profissionais da saúde.

Hugo Issler

Conteúdo

1. **O ALEITAMENTO MATERNO NO CONTEXTO SOCIOECONOMICOCULTURAL** 1

    1.1 Amamentação na Perspectiva da Mulher 3
    - *Isilia Aparecida Silva*

    1.2 Aleitamento Materno e Puericultura: Uma História Partilhada 8
    - *Hillegonda Maria Dutilh Novaes*

    1.3 Validez e Implicaciones de Salud Pública de la Percepción Materna de la Bajada de la Leche 12
    - *Rafael Pérez-Escamilla*

    1.4 O Papel do Pai na Amamentação 17
    - *José Dias Rego*

    1.5 Norma Brasileira de Comercialização de Alimentos para Lactentes e Crianças de Primeira Infância, Bicos, Chupetas e Mamadeiras – NBCAL 24
    - *Ana Júlia Colameo*

    1.6 Aleitamento Materno: Perspectivas Atuais 31
    - *José Martins Filho*

2. **EPIDEMIOLOGIA DO ALEITAMENTO MATERNO NO BRASIL** 35

    2.1 Epidemiologia do Aleitamento Materno no Brasil: Tendência no Período de 1975-1999 37
    - *Sonia Isoyama Venancio*

3. **SERVIÇOS DE SAÚDE E ALEITAMENTO MATERNO** 43

    3.1 Aleitamento Materno: O Papel dos Serviços de Saúde 45
    - *Rosana Fiorini Puccini • Glaura César Pedroso*

    3.2 O Aleitamento Materno e a Atenção Integral à Saúde da Criança 52
    - *Ana Cecilia Silveira Lins Sucupira • Andréa de Souza Gonçalves Pereira*

    3.3 O Aleitamento Materno na Visão da Estratégia da Atenção Integrada às Doenças Prevalentes na Infância 61
    - *Ana Maria Ulhôa Escobar • Maria Helena Valente*

    3.4 A Política Nacional de Aleitamento Materno 70
    - *Sonia Maria Salviano Matos de Alencar*

    3.5 Aleitamento Materno: O Papel das Secretarias Estaduais de Saúde 102
    - *Rui de Paiva*

    3.6 Aleitamento Materno: Intervenção no Sistema Local de Saúde no Contexto do SUS .. 105
    - *Paulo Germano de Frias • Suely Arruda Vidal • Ivanise Tiburcio Cavalcanti • Vilneide Braga Serva*

    3.7 Papel da Sociedade Brasileira de Pediatria na Promoção, Proteção e Apoio ao Aleitamento Materno 115
    - *Elsa Regina Justo Giugliani*

4. **PROGRAMAS DE INCENTIVO AO ALEITAMENTO MATERNO** 119

    4.1 Incentivo ao Aleitamento Materno para Crianças em Idade Escolar 121
    - *Mônica Maria da Silva Moura Costa • Luciana Rodrigues Silva*

    4.2 Pré-Natal 134
    - *Hamilton Henrique Robledo • Kelencristina Thomaz Romero*

    4.3 Maternidade 135

    4.3.1 Iniciativa hospital amigo da criança e incentivo ao aleitamento materno 135
    - *Maria de Fátima Moura de Araújo • Bethsáida de Abreu Soares Schmitz*

    4.3.2 Amamentação na sala de parto 145
    - *Ernesto T. Nascimento • Keiko Miyasaki Teruya • Lais Graci dos Santos Bueno*

    4.3.3 Alojamento conjunto 146
    - *Virginia Spinola Quintal • Maria Tereza Zulini da Costa*

4.4 Iniciativa Unidade Básica Amiga da Amamentação: Sua História e Conquistas 151
• *Maria Inês Couto de Oliveira* • *Keiko Miyasaki Teruya*

4.5 Método de Aconselhamento 155
• *Keiko Miyasaki Teruya* • *Lais Graci dos Santos Bueno*

4.6 Os Bancos de Leite Humano no Brasil 163
João Aprígio Guerra de Almeida • *Paulo Ricardo da Silva Maia* • *Franz Reis Novak* • *Sonia Maria Salviano Matos de Alencar* • *Américo Y Ishy* • *Maria José Guardia Mattar*

4.7 A Internet e o Aleitamento Materno 171
• *Marcus Renato de Carvalho*

5. BENEFÍCIOS E CARACTERÍSTICAS DO ALEITAMENTO MATERNO 175

5.1 Composição Bioquímica do Leite Humano ... 177
• *Valdenise Martins Laurindo Tuma Calil*
• *Flavio Adolfo Costa Vaz*

5.2 Imunobiologia do Leite Humano 191
• *Virginia Spinola Quintal* • *Solange Barros Carbonare* • *Magda M. Salles Carneiro Sampaio*

5.3 Proteção contra Doenças Infecciosas 204
• *Regina Célia de Menezes Succi*

5.4 Leite Humano e Doenças do Trato Digestivo 208
• *Graciete Oliveira Vieira*

5.5 Crescimento e Aleitamento Materno 220
5.5.1 Crescimento do lactente em aleitamento materno 220
• *Jayme Murahovschi*
5.5.2 Uma nova curva de crescimento para o século XXI 224
• *Cesar Gomes Victora* • *Cora Luiza Pavin Araújo* • *Mercedes de Onis*
5.5.3 Crescimento e desenvolvimento estomatognático 238
• *Flávia Cristina Brisque Neiva*

5.6 Saúde Bucal e Aleitamento Materno: Benefícios e Cuidados Primários 243
• *Sylvia Lavinia Martini Ferreira* • *Antonio Carlos Guedes-Pinto* • *Olga Maria Altavista*

5.7 Efeitos do Leite Humano sobre o Desenvolvimento Neuropsicomotor 251
• *Mário Cícero Falcão*

5.8 Aleitamento Materno: Aspectos Psicológicos 255
5.8.1 Significado do aleitamento materno 255
• *Wilhelm Kenzler*
5.8.2 Amamentação: vantagens para a mãe e para a criança 260
• *Vera Ferrari Rego Barros*

5.9 Aleitamento Materno: Aspectos Maternos 263
5.9.1 Benefícios biopsicossociais do aleitamento materno para a mãe 263
• *Ingrid Elisabete Bohn Bertoldo* • *Marcos Leite dos Santos*
5.9.2 Sexualidade, gestação e amamentação .. 267
• *Tânia das Graças Mauadie Santana*
5.9.3 Anticoncepção e amamentação 272
• *Corintio Mariani Neto* • *Nilson Roberto de Melo* • *Cristina Aparecida Falbo Guazzelli*

5.10 Aleitamento Materno: Benefícios a Longo Prazo 275
5.10.1 Sistema imune: asma e doenças de auto-agressão 275
• *Beatriz Tavares Costa-Carvalho* • *Gerlândia Neres Pontes* • *Patrícia Palmeira*
5.10.2 Aleitamento materno e câncer 281
• *Adriana Garófolo* • *Priscila dos Santos Maia* • *Antonio Sérgio Petrilli*
5.10.3 Amamentação e prevenção da obesidade 286
• *Rubens Feferbaum*
5.10.4 Benefícios metabólicos 289
• *José Lauro Araújo Ramos*

6. A PRODUÇÃO DE LEITE HUMANO 301

6.1 Mama Normal: Anatomia, Embriologia e Lactogênese 303
• *Rubens Garcia Ricco* • *Luiz Antonio Del Ciampo* • *Carlos Alberto Nogueira de Almeida*

6.2 Patologias da Produção Láctea: Problemas Anatômicos e Endocrinológicos 307
• *Vicente Renato Bagnoli* • *Angela Maggio da Fonseca*

7. MANEJO CLÍNICO DA AMAMENTAÇÃO 311

7.1 Exame das Mamas no Período Pré-Natal 313
• *Cristina Moreira Leite Carneiro*

7.2 Maternidade 317
• *Lais Graci dos Santos Bueno* • *Keiko Miyasaki Teruya*

7.3 Manejo Clínico da Amamentação no Domicílio 330
• *Adriana Estela Pinesso Morais • Zuleika Thomson*

7.4 Apoio à Mãe durante a Amamentação 335
   7.4.1 Importância do pediatra 335
   • *Luciano Borges Santiago*
   7.4.2 Participação do obstetra 344
   • *Elizabeth Leão*
   7.4.3 Atribuições da enfermeira 347
   • *Ana Cristina Freitas de Vilhena Abrão*
   • *Kelly Pereira Coca*

7.5 Dúvidas Mais Freqüentes 355
• *Hamilton Henrique Robledo • Kelencristina Thomaz Romero*

7.6 Alimentação de Transição no Primeiro Ano de Vida.. 360
• *Domingos Palma • Marina Borelli Barbosa*

7.7 Dificuldades Psicológicas durante a Amamentação 364
• *Fátima Ferreira Bortoletti • Magda Spinello Cônsul da Silva • Maria do Carmo Braga do Amaral Tirado*

8. AMAMENTAÇÃO EM SITUAÇÕES ESPECIAIS 369

8.1 Aspectos Clínicos 371
• *Lélia Cardamone Gouvêa*

8.2 Prematuridade 383
   8.2.1 Alimentação ideal para o prematuro ... 383
   • *José Lauro Araújo Ramos*
   8.2.2 Controvérsias na alimentação do recém-nascido pré-termo 386
   • *Edna Maria de Albuquerque Diniz*
   • *Flávio Adolfo Costa Vaz*
   8.2.3 Peculiaridades do uso de leite humano para o recém-nascido pré-termo 396
   • *Francisco Eulógio Martinez • José Simon Camelo Jr.*
   8.2.4 Desafio da amamentação nos prematuros 400
   • *Maria Beatriz Reinert do Nascimento*
   8.2.5 Método canguru 410
   • *Mário Alves Rosa • Ernesto Teixeira do Nascimento*
   8.2.6 Aleitamento materno e recuperação nutricional 414
   • *Lélia Cardamone Gouvêa • Aída de Fátima Thomé Barbosa Gouvêa • Luiz Anderson Lopes*

8.3 Amamentação e Cirurgia Plástica da Mama 418
• *Angel Luiz Juaranz Câmara*

9. CAUSAS E CONSEQÜÊNCIAS DO DESMAME PRECOCE 421

9.1 Causas do Desmame Precoce 423
• *Hugo Issler*

9.2 Conseqüências do Desmame Precoce 431
   9.2.1 Aleitamento materno e mortalidade infantil 431
   • *Rui de Paiva • Sonia Isoyama Venancio*
   9.2.2 Conseqüências nutricionais do desmame precoce 437
   • *Rosa de Fátima da Silva Vieira Marques*
   • *Claudia Ridel Juzwiak • Fábio Ancona Lopez*
   9.2.3 Alterações orofaciais anatômicas e funcionais decorrentes do uso da mamadeira 444
   • *Pedro Pileggi Vinha • Gabriela Dorothy de Carvalho • Germano Brandão*

10. CONTRA-INDICAÇÕES AO ALEITAMENTO MATERNO 463

10.1 Infecção Materna 465
• *Heloisa Helena de Sousa Marques*

10.2 Doenças Maternas Não-Infecciosas 472
   10.2.1 Doenças maternas orgânicas não-infecciosas como contra-indicação ao aleitamento materno 472
   • *Rosa Maria de S. A. Ruocco*
   • *Marcelo Zugaib*
   10.2.2 Aleitamento e depressão puerperal 477
   • *Alexandre Faisal-Cury*

10.3 Drogas no Leite Humano 483
   10.3.1 Medicação materna e leite humano 483
   • *Rosa Maria S. A. Ruocco • Marcelo Zugaib*
   10.3.2 Contaminantes ambientais no leite materno 495
   • *Luiz Antonio Del Ciampo • Rubens Garcia Ricco • Carlos Alberto Nogueira de Almeida*
   10.3.3 Substituição de medicamentos durante a lactação 499
   Anestesia 499
   • *Antonio da Silva Bastos Neto*
   • *Marco Aurélio Marangoni*

Lactação e medicamentos de
uso dermatológico 502
• *Jayme de Oliveira Filho*
• *Thais Adura Pepe*
Antiinflamatórios
não-hormonais durante a
amamentação: quais podem
ser utilizados? 506
• *José Luiz Jesus Almeida* • *Fabiana Kubo* • *Clovis Artur Almeida Silva*
• *Hugo Issler*
Medicamentos psiquiátricos e
drogas de abuso para a lactante 514
• *Monica L. Zilberman*
• *Clarice Gorenstein*

10.4 Contra-Indicações de Aleitamento
Materno por Condições Adversas do
Recém-Nascido 520
• *Valdenise Martins Laurindo Tuma Calil*
• *Nadia Sandra Orozco Vargas*

11. LEGISLAÇÃO 531

11 Legislação de Proteção à Mulher que
Trabalha Fora do Lar 533
• *Rosangela Gomes dos Santos*
• *Marina Ferreira Réa*

12. BANCO DE LEITE HUMANO 539

12 Banco de Leite Humano: A Prática 541
• *Maria José Guardia Mattar*
• *Virginia Spinola Quintal*

13. ENSINO DO ALEITAMENTO MATERNO ... 555

13.1 Graduação em Escolas Médicas 557
• *Keiko Miyasaki Teruya* • *Lais Graci dos Santos Bueno*

13.2 Ensino do Aleitamento Materno na
Residência de Pediatria 560
• *Lélia Cardamone Gouvêa* • *Rosely Miller Bossolan*

13.3 Tema Aleitamento Materno no Curso
de Pós-Graduação 563
• *Joel Alves Lamounier* • *Ana Cristina Freitas de Vilhena Abrão*

14. PESQUISA EM ALEITAMENTO MATERNO 567

14.1 Análisis Crítico de la Investigación en el
Campo de la Lactancia Materna y la
Salud Materno Infantil 569
• *Rafael Pérez-Escamilla*

14.2 Aspectos Metodológicos de Pesquisa em
Aleitamento Materno 577
• *Claudio Leone*

14.3 Metodologia Quantitativa 587
  14.3.1 Pesquisa do aleitamento materno
         em saúde pública 587
  • *Sonia Buongermino de Souza*
  14.3.2 A estatística e o aleitamento
         materno 591
  • *José Maria Pacheco de Souza*

14.4 Metodologia Qualitativa 601
  14.4.1 Uma abordagem teórica para a
         pesquisa em aleitamento materno:
         interacionismo simbólico 601
  • *Isilia Aparecida Silva*
  14.4.2 Representações sociais da
         amamentação 605
  • *Ana Márcia Spanó Nakano*
  14.4.3 Fenomenologia 610
  • *Evanguelia Kotzias Atherino dos Santos*

ÍNDICE REMISSIVO 619

CAPÍTULO 1

O ALEITAMENTO MATERNO NO CONTEXTO SOCIOECONOMICOCULTURAL

AMAMENTAÇÃO NA PERSPECTIVA DA MULHER
• **Isilia Aparecida Silva**

ALEITAMENTO MATERNO E PUERICULTURA:
UMA HISTÓRIA PARTILHADA
• **Hillegonda Maria Dutilh Novaes**

VALIDEZ E IMPLICACIONES DE SALUD PÚBLICA
DE LA PERCEPCIÓN MATERNA DE LA BAJADA
DE LA LECHE • **Rafael Pérez-Escamilla**

O PAPEL DO PAI NA AMAMANETAÇÃO
• **José Dias Rego**

NORMA BRASILEIRA DE COMERCIALIZAÇÃO DE
ALIMENTOS PARA LACTENTES E CRIANÇAS DE
PRIMEIRA INFÂNCIA, BICOS, CHUPETAS E
MAMADEIRAS – NBCAL • **Ana Júlia Colameo**

ALEITAMENTO MATERNO: PERSPECTIVAS ATUAIS
• **José Martins Filho**

1.1 Amamentação na Perspectiva da Mulher

Isilia Aparecida Silva

Os valores sociais, relativos ao papel da mulher e da criança, vêm determinando o comportamento da sociedade, e por conseguinte, da mulher, em relação à amamentação em toda a história da civilização. A visão social da prática da amamentação pode ser constatada em documentos bíblicos e mesmo bem anteriores a estes, como é o caso de obras sobre saúde da criança, datados do século I a.C.[5]. Outros dados históricos podem explicar por que "a ideologia do discurso sobre o aleitamento materno depende dos papéis ocupados pela mãe e seu filho na sociedade..."[6].

A visão histórica mostra que a sociedade reelabora suas representações sobre um determinado fenômeno, consoante ao ritmo de seu desenvolvimento e dos seus valores sociais. Assim, é possível compreender o simbolismo e a ideologia, que influenciam, ainda hoje, o incentivo ao aleitamento a partir da visão biologicista que reduz a mulher ao potencial da lactação e obscurece o complexo social e cultural da experiência do ser em amamentação, negando que a experiência da mulher é singular a cada possibilidade de vivenciar o processo de lactar e amamentar.

Assim, tentar compreender a prática da amamentação, nas últimas duas décadas, tem sido um exercício interdisciplinar e multiprofissional, provocado pelo fato de que, a despeito de inúmeras iniciativas de promoção do aleitamento materno, o grande desafio tem sido o de identificar os reais motivos envolvidos na decisão materna de desmame ou de manutenção do aleitamento.

A experiência da amamentação sob a óptica da mulher passou a ser objeto de estudo, especialmente, a partir da década de 1990, resultando na construção de um conhecimento que valida a amamentação como uma prática social, que se dá em consonância com elementos que orientam os atos sociais dos indivíduos. Um novo olhar vem construindo-se e evidenciando que a história da amamentação não está determinada por uma equação biológica natural, mas é construída no cotidiano das famílias, em seus ambientes sociais e culturais, vivida pela mulher em consonância ou em conflito com as demais atividades ou papéis que desempenha, sendo resultado do constante evoluir do papel feminino e na forma como essa mulher está inserida na trama social e em seu contexto.

O aleitamento materno, segundo a óptica da nutriz, mostra-se em diferentes faces nos diversos momentos da vivência da mulher-mãe, sendo esse um fenômeno existencial e não pura ou simplesmente um fenômeno biológico[1,2,8,12]. O processo de amamentar sofre as influências do ambiente doméstico, externo e do universo feminino, em que as nutrizes vivem, observando-se a presença de múltiplas forças em seu cotidiano, compostas pelas representações femininas e pelas interferências externas, sejam familiares, de profissionais ou da comunidade[7].

O aleitamento materno está longe de ser um resultado biológico apenas em resposta ao processo de reprodução humana. As variáveis que influenciam tanto o desmame como a persistência da mulher em amamentar são múltiplas.

Dessa forma, ao pensar o ato de amamentar tendo como referencial uma abordagem compreensiva de suas determinações subjetivas, faz-se necessário adotar uma perspectiva que guie a compreensão da realidade de quem vive inteiramente esse processo – a mulher.

UMA PERSPECTIVA PARA COMPREENDER E ASSISTIR EM AMAMENTAÇÃO

O ato de amamentar não está centrado apenas na interação mãe-filho, mas é um processo que se expande nas demais interações da vida materna, determinado pela percepção que a mulher tem de si, do ato de amamentar e das implicações que esse tem em sua vida, nas relações das esferas familiar e social, nas dimensões de suas emoções e de seu corpo, como é explicado pela perspectiva interacionista simbólica do modelo teórico *Pesando riscos e benefícios*[8].

Segundo esse modelo, a mulher toma decisões em relação à amamentação mediante um processo de percepção, interpretação e atribuição de significados para sua experiência de amamentar, em seu ambiente natural. Os elementos utilizados para a identificação, percepção, interpretação e atribuição de significados à experiência de amamentar são resultados de todos os processos interativos da mulher com ela própria e com os sujeitos e objetos sociais em seu contexto. O conhecimento dos significados construídos nessa vivência faz com que a atitude materna em relação a sua experiência de amamentar seja compreensível, pois, de acordo com a perspectiva da interação simbólica, os seres humanos agem com base nos significados que as situações têm para eles[4]. Esta é uma experiência que envolve a mulher em seu todo. Afeta seu físico, seus sentimentos, acarretando situações que exigem definições, tomadas de decisões, ações, implicando reavaliação e redefinição de atitudes. Assim, as decisões da mulher, sobre o curso da amamentação, não são causas isoladas ou fatores simplistas dependentes exclusivamente da sua instrumentalização na habilidade de manejar as técnicas de amamentação e o esvaziamento de suas mamas.

As percepções da mulher sobre o amamentar não se restringem somente ao período temporal da lactação, mas também se apresentam desde a gestação, quando ela considera as possibilidades de como alimentar seu filho e se prepara assumindo posições em relação a essa situação futura.

A posição adotada pela gestante diante da amamentação é determinada pela sua percepção em relação aos atributos do leite materno e sentimentos ligados à prática de amamentar, tendo o suporte dos pressupostos do papel de mãe. Durante a gravidez, ela planeja como pretende "alimentar" o filho e já tem uma posição tomada em relação a essa questão, que é derivada das crenças, sentimentos e conhecimentos adquiridos em seu ambiente ou a partir de experiências anteriores, sendo também examinada quanto a suas vantagens e desvantagens em relação à criança e aos valores individuais e pessoais da mulher.

Embora a mulher já trabalhe a idéia da amamentação, no seu imaginário, no decorrer da gravidez, é na situação real de amamentar que a experiência se torna concreta, estabelecendo-se o confronto entre a expectativa que construiu e o cotidiano da sua prática. A diversidade de interações que ocorrerão no período do aleitamento materno é que determinará suas ações, naquele dado momento de vida da mulher.

A experiência de amamentar baliza-se em uma avaliação contínua que a mulher faz da sua capacidade de amamentar, pois, ao assumir o papel de provedora de alimento e bem-estar para o filho, assume para si a responsabilidade de bem amamentar, o que significa ter leite em quantidade e de qualidade.

Desde o nascimento do filho a mãe passa por um processo de aprendizado em relação a conhecer e identificar necessidades do recém-nascido, o que implica a observação constante da linguagem corporal da criança, de suas manifestações de comportamento, por meio das expressões paraverbais, gestuais, principalmente o choro, período de sono e vigília, a freqüência com que ela aceita e solicita o peito, o tempo gasto nas mamadas, além da avaliação de indicadores concretos de condições de saúde e desenvolvimento da criança. Esses elementos, sujeitos à interpretação da nutriz, são avaliados conforme as expectativas e conhecimentos maternos acerca do aleitamento e movidos pelos sentimentos gerados em cada mamada, em cada situação vivida com a criança, que possam estar relacionados com os resultados da amamentação para o lactente.

Assim, ao menor sinal, interpretado pela mãe, de que a criança não está sendo alimentada adequadamente, como o choro constante, intervalo menor que o esperado entre mamadas, pode resultar em avaliação negativa sobre a qualidade ou quantidade do leite que produz, implicando uma reavaliação da sua capacidade para amamentar. As avaliações sobre a qualidade ou quantidade do leite são feitas à luz do confronto de suas expectativas, por exemplo, sobre o comportamento da criança a cada mamada, que indique sua saciedade. Também, avalia o que espera em relação à sensação de mamas cheias ou transbordantes.

As manifestações de comportamento do recém-nascido têm grande impacto sobre a forma como a mãe constrói o significado da experiência de amamentar e como ela se vê praticando a amamentação. É por meio da interpretação dada a essas manifestações que a mãe se percebe segura ou insegura, quanto a sua capacidade de garantir a alimentação da criança, fazendo com que a continuidade do amamentar seja interpretada como risco potencial ou benefício para a saúde da criança.

Concomitantemente, a nutriz avalia a repercussão de amamentar em sua saúde, o que pode ser percebida por ela tanto como um processo fisiológico harmonioso, como ser vivenciada com desconfortos, dor, cansaço, desgaste físico e emocional. Além da dimensão física, a amamentação pode ser vista como restritiva das ações da mulher no desempenho de outras atividades, comprometendo sua liberdade nas dimensões doméstica, profissional, pessoal, simbolizando um risco para sua individualidade e bem-estar.

Esses elementos devem ser vistos em consonância com outros sentimentos que emergem do ato de amamentar. Esses podem resultar na percepção de prazer ou de contrariedade em relação à amamentação. Muitas vezes esses sentimentos são encobertos ou inconfessáveis pela mulher. Influenciam implicitamente o curso da amamentação, mas nem sempre são expressos claramente.

Algo que pode parecer superado pelas mulheres nos dias de hoje, como a vergonha de expor as mamas em público e perceber-se observada por estranhos, e até mesmo por familiares, é considerado por algumas mulheres como uma razão suficiente para oferecer mamadeira quando se vêm nessa situação. Assim, as razões pelas quais a mãe desmama são muito complexas e, ao contrário do que se pensa, o índice de mulheres que expressam medo e vergonha de amamentar é muito alto.

No evolver do processo da amamentação, a nutriz interage também com elementos determinados pelo seu papel na relação conjugal.

Por um curto período de tempo, ela desempenha atividades de mãe e nutriz, sabendo, no entanto, que este não é o único papel que lhe cabe no sistema familiar. A amamentação é vista como uma das funções da mulher, a qual deve ser incorporada no movimento da sua vida, junto aos demais papéis e atividades desempenhados por ela, tanto no ambiente privado quanto no público.

Papéis esses que estão localizados em dimensões da mulher nas mais diversas faces da totalidade feminina, não se tratando apenas de uma mulher situada na responsabilidade de criar e nutrir aquele filho, mas de uma mulher inteira, tentando conciliar e lidar com as implicações da amamentação nos seus projetos de vida profissional, pessoal, bem como na sua sexualidade e imagem corporal.

A maneira como ela percebe as manifestações do parceiro diante da amamentação, principalmente o comportamento dele diante das modificações de seu corpo e possíveis ocorrências de ejeção láctea durante o ato sexual, constitui em elemento interacional muito significativo para a mulher, podendo representar um determinante de suas ações em relação à amamentação.

Por outro lado, retomar a vida sexual pressupõe a adoção de medidas contraceptivas, quando a mulher não deseja outra gravidez de imediato. A percepção da fase da amamentação como insegura para a prática sexual aumenta consideravelmente a possibilidade do desmame, seja por não confiar no efeito anovulatório da lactação/amamentação, seja por temer a "contaminação" do leite que está produzindo pelos hormônios contraceptivos, quando esses são a escolha. Assim, manter a amamentação sem estar protegida por um método representa estar vulnerável, o que demonstra que o significado do risco de engravidar enquanto amamenta pode ter prevalência sobre o significado da amamentação.

PESANDO RISCOS E BENEFÍCIOS

À medida que a mulher define a situação de amamentar para si, ela passa a representá-la em termos simbólicos de riscos e benefícios. Simbolicamente, o risco corresponde às interpretações sobre o que a amamentação traz para a mulher ou para a criança, como alguma possibilidade de perda, prejuízo, dano, desvantagem, perigo e ameaça física, emocional ou social. Por outro lado, a amamentação pode significar benefícios colhidos pela mãe ou para a criança, quando representa ganhos, proveitos, vantagens, prazer e satisfação, obtidos no processo de amamentar ou ser amamentado.

O estabelecimento do significado simbólico é feito a partir e com base no universo das interações estabelecidas pela nutriz, onde existem fatores que refletem na sua vida, na vida do recém-nascido ou no conjunto familiar, representadas por necessidades que cada um desses atores apresentam e que são consideradas pela mulher em seu conjunto.

Essas necessidades são avaliadas de acordo com as prioridades que elas demonstram ter. Aquilo que for interpretado pela mulher como prioridade decidirá as ações a serem executadas na condução da amamentação, que visa atender suas próprias necessidades ou às necessidades de seu filho, em uma situação de constante estimativa em termos de riscos e benefícios, conforme a perspectiva da mulher, sob o prisma dos papéis que está desempenhando dentro do seu contexto de interações.

As experiências da mulher se dão a partir da organização dos papéis atribuídos a ela, mediante atributos de significados individuais, os quais são incorporados de forma integral e completa em um conjunto amplo, em que todos os desempenhos acontecem ao mesmo tempo. Ocorre em primeira instância a identificação dos papéis e por meio de dois processos avaliativos ela julga a conveniência dos seus papéis centrais e como eles se ajustam uns aos outros; ela interpreta o significado de cada papel, assim como suas combinações à luz das influências de seu contexto, tornando-se apta a planejar e agir a fim de organizar seus desempenhos. Pela observação e percepção, a mulher avalia os aspectos de cada papel e suas consequências de acordo com um referencial interno de valores, padrões morais e expectativas pessoais. Considera o valor desses papéis e atribui a eles configurações positivas ou negativas. Caso a intensidade dessa avaliação reflita desapontamento, desconforto, perigo ou sobrepuje os aspectos favoráveis, o papel é avaliado negativamente. Quando os papéis são considerados positivamente, esses refletem prazer, entusiasmo, contentamento e escolha pessoal.

Concomitantemente, ocorre um processo estimativo, o qual representa a avaliação dos papéis conforme as conseqüências do desempenho desses de acordo com referenciais externos como o familiar, o social, o econômico, e até mesmo contingências políticas.

A identificação de elementos simbólicos pela mulher, na sua experiência de amamentar, como risco ou benefício, não direciona por si só as ações no curso da amamentação. Esses símbolos são, a partir da sua identificação, aquilatados para julgamento de sua influência nos objetivos até então traçados para as dimensões materna e do recém-nascido, onde alguns símbolos são mais valorizados que outros. Alguns benefícios podem não ter valor suficiente para superar alguns riscos, bem como um significado de risco atribuído à amamentação pode ser superado diante do significado de benefícioo, se a conjuntura contextual dessa mulher o permitir.

Quando a mulher interpreta a amamentação como um risco para si, é possível identificar a existência e influência de objetivos referentes a outras dimensões de sua vida, tais como projetos de evitar uma nova gravidez enquanto amamenta ou planos de retornar ao trabalho, ou mesmo o desejo de conservar a estética de suas mamas. Esses elementos têm influência na definição de suas prioridades que, por sua vez, implicam nas ações e decisões no curso da amamentação.

Por outro lado, a atitude em manter a amamentação pode estar influenciada pela percepção da amamentação como benefício para o filho, podendo ou não estar em consonância com os benefícios para ela.

É possível considerar que quando a mulher identifica a experiência como benefício para o recém-nascido e não percebe riscos para si, de qualquer natureza, ela demonstra confiança em sua capacidade de amamentar, representada pela análise positiva do leite que produz, sente-se segura de estar cuidando bem de seu filho, em geral, expressa prazer em amamentar, podendo assim superar os possíveis riscos para si. Assim, quando amamentar é encarado como benefício, a ponto de assegurar sua manutenção, é visto pela mulher como um processo que vai além do ato simples de nutrir o filho com seu leite, englobando em seu bojo a dimensão do significado dessa experiência para a dimensão emocional da criança e desenvolvimento afetivo entre ambos. Sendo, portanto, interpretado como simbolicamente significativo para a criança, passa a ser significativo para a mãe, assumindo o valor de prioridade, e conseqüentemente de benefício.

Nas situações em que o valor atribuído ao risco supera o do benefício, implica a tomada de decisão da mulher favorável à substituição do leite materno, resultando, muitas vezes, no desmame, pois evitar o risco assume a prioridade. Essas situações podem ser exemplificadas como a necessidade de retorno ao trabalho, ao estudo[11], ou mesmo assumir o desmame como alternativa para manter a relação conjugal.

Dessa forma, a amamentação é um processo frágil, estando sua continuidade sujeita aos objetivos das diversas dimensões da vida da mulher e seu universo objetivo e subjetivo, o que explica o fato de um mesmo símbolo poder ser visto como risco para uma mulher e não ser assim considerado por outra.

Diante disso, a mulher age mediante o significado que a experiência de amamentar tem para ela, sendo esse significado emergido do risco ou do benefício real ou potencial que ela percebe que tem diretamente para ela ou aquele interpretado para a criança, que indiretamente é percebido como benefício materno, pois o bem-estar do lactente reflete em tranqüilidade e bem-estar maternos também.

Pesando riscos e benefícios explica o fato de a mulher ser agente ativa das decisões relativas à amamentação e assumir os eventos que necessariamente demandam seu julgamento e sua intervenção, os quais revertem em riscos ou benefícios para ela, ou para o filho.

Assim, amamentar caracteriza-se basicamente pelos eventos envolvidos no processo de avaliação dessa prática e no que diz respeito à repercussão que essa tem para a experiência da mulher. São esses elementos que fornecem as diretrizes para a condução da amamentação, resultantes da relação do ato de amamentar, e os diversos símbolos significativos explicitados nos elementos de interação vivenciados por ela[10].

O enfrentamento de dificuldades não esperadas, dos conflitos e ambivalências, acarretam sentimentos de ansiedade e culpas nas mães-nutrizes[7,8]. A mulher exposta a estados de ansiedade, estresse, de qualquer ordem, está sujeita a interferências em sua dimensão biológica, alterando os reflexos de produção e ejeção do leite[1]. Assim, não deve ser descartada a possibilidade da real situação de leite insuficiente e as demais decorrências desse fato manifestas no comportamento do recém-nascido, fazendo a mãe julgar um risco real na alimentação do filho. É necessário destacar que nesse intrincado "jogo" de percepções, as "nuances" são muito sutis, sendo, freqüentemente, difícil determinar qual elemento é causa ou conseqüência na ciranda da amamentação.

A vivência do processo do aleitamento materno, em que a mulher o conduz, *Pesando riscos e benefícios*, encontra seus maiores conflitos no enfrentamento da decisão tomada, pois, muitas vezes, é difícil de ser definida perante os valores sociais impostos. Mesmo sendo a mulher quem toma a decisão, ela se vê levada a justificar suas ações por agir, também, conforme o significado que seus atos têm para os outros.

Dessa forma, os riscos apresentados como determinantes do curso da amamentação, geralmente apontados pela literatura como causas mais comuns do desmame, como leite fraco, recusa da criança, na verdade constituem-se, muitas vezes, na camuflagem para os símbolos reais percebidos pela mãe na sua vivência da amamentação, uma vez que elas tendem a dar respostas socialmente mais convincentes para justificar o desmame e que não prejudiquem sua auto-estima e imagem diante das pessoas de seu convívio e sociedade.

A realidade contextual é um fator limitante ou facilitador das opções da mulher em como organizar e desempenhar seus papéis no seu cotidiano, influindo nas tomadas de decisão quanto ao amamentar. A mulher neste período apresenta-se vulnerável às opiniões e conselhos das pessoas com as quais interage em seu meio. O companheiro, a mãe, a sogra, as irmãs e as amigas, à medida que também observam as manifestações de comportamento do recém-nascido e interação materna, avaliam a situação e emitem seu julgamento. A opinião e os conselhos dessas pessoas próximas e de profissionais da saúde, com os quais a mulher tem contato, constituem em elementos significativos na avaliação que ela faz do estado alimentar da criança e da sua capacidade em atender às necessidades do filho, bem como das condições em que ela se percebe para amamentar. Esses elementos podem atuar de forma a reforçar sua confiança no seu desempenho ou contribuir para um sentimento de insegurança.

As representações sobre a amamentação para as mulheres são complexas e contraditórias, em que se percebe a ambigüidade entre o prazer e a privação, amor, dor e outros sentimentos que se intercalam entre a realização e o não desejado. As opções da mulher sobre o amamentar dão-se em um universo simbólico construído e consoante com seu contexto, seu estilo de vida e forma de inserção social e cultural[3].

Dessa maneira, é possível compreender a amamentação como uma ação multifatorial determinada pela realidade concreta da mulher, subsidiada pelas representações que ela faz a partir de dados vivenciados ao longo de sua vida.

Nessa fase de prática da amamentação, os elementos do imaginário da nutriz relativos a amamentar são testados, confirmados, reforçados ou alterados mediante a sua experiência, que é constituída pelas interações com os elementos significativos do contexto onde a ação se dá.

As diferentes formas de as mulheres enfrentarem a situação de amamentar e os diferentes significados atribuídos aos símbolos identificados em sua experiência devem-se ao fato de ela não reagir à amamentação de forma puramente instintiva. Suas ações são determinadas por uma visão pessoal da experiência devido a diferenças de possibilidades interpretativas, crenças, valores, originando a variação de atitudes que se percebe diante do fenômeno da amamentação.

A percepção e a interpretação da experiência de amamentar são únicas para cada mulher, direcionando sua forma de vivenciar não só a amamentação, mas também a maternidade.

A nova visão que se constrói da amamentação contrapõe-se à visão tradicional e busca ampliar a compreensão das sutilezas da vivência de amamentar, conjugando os componentes biológicos aos elementos subjetivos da experiência da mulher/mãe como um todo.

Assim, o profissional, ao colocar-se na situação de assistir à mulher e seu filho no processo da amamentação, deve interagir com ela de forma a compreendê-la, assumindo seu papel, buscando uma comunicação efetiva para ajudá-la. Compreender que a mulher vivencia um processo interpretativo de sua experiência, avaliativo e estimativo dos símbolos que atribui à vivência de amamentar é um ponto de inegável importância para o planejamento de ações em relação ao aleitamento materno[9].

Se um novo olhar é lançado sobre a amamentação, é necessário acompanhá-lo e pensar, planejar e redimensionar uma assistência que considere essa prática na perspectiva do fenômeno social que este representa na vivência da mulher, da criança e da família, considerando a singularidade desse processo.

Amamentar significa, portanto, ASSUMIR RISCOS OU GARANTIR BENEFÍCIOS[8].

REFERÊNCIAS BIBLIOGRÁFICAS

1. Almeida JA. Amamentação: Um Híbrido Natureza-Cultura. Rio de Janeiro: Editora Fiocruz; 1999.
2. Arantes CIS. Amamentação: visão das mulheres que amamentam. J Pediatr (Rio J) 1995;71:195-202.
3. Bermúdez XPCD. Da natureza, da cultura e da amamentação: um estudo do Centro de Lactação de Santos. [Dissertação]. Brasília (DF): Instituto de Ciências Humanas, Universidade de Brasília; 1996.
4. Blumer H. Symbolic Interactionism: Perspective and Method. London: University of California Press; 1969.
5. Ducum NM. Some historical notes of lactation. Br M Bull 1947;5:103-11.
6. Mota JAC. Ideologia implícita no discurso da amamentação materna e estudo retrospectivo comparando crescimento e morbidade de lactentes em uso de leite humano e leite de vaca. [Tese de Doutorado]. Belo Horizonte (MG): Faculdade de Medicina, Universidade Federal de Minas Gerais; 1999.
7. Nakano MAS, Mamede MV. A prática do aleitamento materno em um grupo de mulheres: um movimento de acomodação e resistência. Rev Latinoam Enfermagem 1997;3:69-76.
8. Silva IA. Amamentar: uma questão de assumir riscos ou garantir benefícios. São Paulo: Editora Robe; 1997.
9. Silva IA. Enfermagem e amamentação: combinando práticas seculares. Rev Esc Enferm USP 2000;34:362-9.
10. Silva IA. Desvendando as faces da amamentação através da pesquisa qualitativa. Rev Bras Enferm 2000;53:169-70.
11. Silva IA, Utiyama SK. Situação de amamentação entre mulheres trabalhadoras e estudantes de graduação e pós-graduação de uma universidade pública. Acta Sci 2003;25:215-25.
12. Souza IEO. O desvelar do ser gestante diante da possibilidade de amamentação. [Tese de Doutorado]. Rio de Janeiro (RJ): Escola de Enfermagem Anna Nery, Universidade Federal do Rio de Janeiro; 1993.

1.2 Aleitamento Materno e Puericultura: Uma História Partilhada

Hillegonda Maria Dutilh Novaes

ORIGENS

A Puericultura, enquanto discurso e prática estruturados em torno de objetivos definidos, considerada como tendo início na França a partir das últimas décadas do século XIX, busca normatizar, para melhor poder orientar, todos os aspectos que dizem respeito à forma correta de se cuidar das crianças, e em particular no primeiro ano de vida, para que seja possível alcançar a saúde perfeita. Ela será ouvida, de início, principalmente por meio da voz dos médicos, em publicações, palestras e nos serviços de saúde, mas rapidamente envolverá outros grupos sociais, dedicados às atividades filantrópicas, dirigindo-se a todas as mães e crianças, indistintamente, contudo, colocando-se como mais necessária àquelas que nascem em um meio social desfavorável, sujeitas a inúmeros riscos à saúde[11].

A intensa urbanização e industrialização e as más condições de trabalho do início do século XIX modificaram sensivelmente a situação de vida da população, tendo como conseqüência, entre outras, a elevação da mortalidade infantil (já muito alta segundo os parâmetros atuais). Mesmo ultrapassadas as primeiras fases, de grande instabilidade social, ela continua elevada e, em face da necessidade econômica de uma população em número suficiente e com capacidade para o trabalho, as perdas de vidas nas guerras e a presença de movimentos sociais organizados que demandam melhores condições de vida, a preservação da infância torna-se uma questão política relevante.

Ocorre também nesse período um importante desenvolvimento científico em todas as áreas, inclusive a medicina, o que leva, associada à laicização crescente da sociedade (desencadeada a partir da Revolução Francesa), a uma confiança no poder da Ciência na recuperação da condição humana. Para o pensamento dominante na época, o cerne da sociedade repousa agora sobre o indivíduo, visto como dono do seu destino e não mais subordinado às determinações divinas, podendo realizar seu potencial por meio do aprendizado, da educação. A educação permite, ao ser capaz de produzir transformações no modo de pensar e agir dos sujeitos, a concretização por meio do esforço individual, da promessa de superação das condições de classe. Até então, a educação e o aprendizado formal, isto é, não diretamente vinculados a uma capacitação profissional específica, eram considerados necessários apenas para os indivíduos de classes sociais mais elevadas, como elemento para a realização intelectual individual mais do que como instrumento indispensável para a realização social. Com esse novo papel social, a educação passa a ser uma necessidade sentida em setores ampliados da sociedade, ao mesmo tempo que cresce a demanda por trabalhadores mais escolarizados. Todo esse processo faz com que aumentem o número de escolas elementares (ainda que esteja distante a idéia de cobertura populacional), nas quais o ensino dará ênfase, para os meninos, ao preparo técnico, e para as meninas, ao ensino de economia doméstica.

Ariès[2] quando analisa a nova organização por que passa a família no século XIX, nota que há nas sociedades capitalistas um rompimento das relações sociais que até então faziam com que a criança abandonasse precocemente o convívio exclusivo com a mãe e passasse a ter um contato mais direto com o mundo dos adultos, realizando assim sua socialização e aprendizado para a vida. A família "moderna" torna-se nuclear e a mãe passa a assumir o papel de principal elemento de garantia dos cuidados às crianças, de transmissão de conhecimentos e valores (juntamente com a escola), bem como de elemento estabilizador da família. No entanto, esse modelo desenvolve-se justamente em uma época em que um número maior de mães se vê forçada a trabalhar, em jornadas extremamente prolongadas, longe de casa e dos filhos.

Para enfrentar os problemas sociais da época, comuns a muitos dos países europeus, e que repercutem tão intensamente sobre as condições de vida das suas populações, predominaram, nos diferentes contextos, propostas distintas. Na Inglaterra, destacaram-se as ações de saúde pública, com intervenções sobre o ambiente, como saneamento, programas habitacionais e reformas urbanas. Na Alemanha, ganharam forças propostas de tipo medicina social e polícia médica, com políticas que procuravam atuar sobre a estrutura social. Na França, desenvolvem-se mais intensamente propostas de projetos pedagógicos para a sociedade, entre os quais se destaca a Puericultura. Ela reorganiza os novos conhecimentos da fisiologia e microbiologia incorporados à medicina, como aqueles relativos às necessidades nutricionais do organismo humano em geral e das crianças, fisiologia da digestão e cuidados gerais necessários para evitar a contaminação alimentar e os aplica na criação de regras que definem a melhor forma de cuidar de uma criança, particularmente no primeiro ano de vida, e que toda boa mãe deve aplicar[4]. Essas novas regras do bem cuidar e seu papel na salvação da infância irão se difundir rapidamente, chegando ao Brasil em pouco tempo, dada a estreita ligação da medicina brasileira com os centros franceses[10].

Nesse período inicial do desenvolvimento da Puericultura, o principal meio de combate à elevada mortalidade infantil é a garantia do oferecimento aos recém-nascidos de uma alimentação ideal, o leite materno. Disse Moncorvo Filho, fundador da puericultura no Brasil, em 1907, em um texto revelador: "As causas que mais contribuem para a elevada mortalidade infantil e, ao mesmo tempo, as que mais vantajosamente podem ser combatidas são as provenientes dos vícios da alimentação". É preciso que se faça uma propaganda séria do aleitamento natural e sua aplicação. Razões de ordem físico-química impõem o aleitamento natural como o único racional e capaz de reduzir a zero a mortalidade por gastroenterites. Com efeito, a composição química do leite humano é diferente da dos animais que fornecem o leite para a alimentação artificial. Os processos postos em prática para a humanização ou maternização do leite não dão, e não podem dar, os resultados que se procura obter. Há no leite fermentos próprios a cada espécie animal, fermentos que a química biológica ainda não definiu perfeitamente, e nem os produz capazes de serem adicionados ao leite, "humanizando-o". É preciso, pois, uma propaganda em benefício do aleitamento materno ou natural, incutindo no espírito das mães que elas têm o dever de criar seu filho e esse o direito ao leite materno"[9].

O que significa esse destaque dado agora pela pediatria (uma nova especialidade médica) ao leite materno, quando até recentemente ele não se apresentava como questão para discussão, ao ser a única opção existente? Um estudo sobre a política relativa à infância na Terceira República na França refere que entre a aristocracia, há muito tempo, as mães não amamentavam, entregando seus filhos para amas de leite, mas mantendo-as sob sua supervisão[12]. No século XIX, as mulheres da burguesia também deixaram de amamentar, acolhendo uma ama-de-leite no domicílio, e as razões mencionadas na literatura referem-se às convenções sociais, preocupações estéticas e atitudes dos maridos. Se para os recém-nascidos dessas mulheres as conseqüências dessa prática não pareciam tão graves, nos filhos das amas-de-leite a mortalidade era elevadíssima. Com as transformações nas condições de trabalho, e a crescente participação das mulheres na atividade econômica urbana, a prática do aleitamento por amas-de-leite difundiu-se por camadas ampliadas da sociedade. Não mais em casa, pois poucas famílias tinham condições para isso, mas com o envio dos recém-nascidos para amas-de-leite moradoras na zona rural. Em estudo realizado em 1865 entre 55.000 nascimentos em Paris, constatou-se que em torno de 40% tinham sido amamentados por amas-de-leite, sendo 35% a distância. Quanto mais limitados os recursos das famílias, mais distantes ficavam de Paris e em piores condições. É possível imaginar as condições em que eram transportados esses recém-nascidos com poucos dias de vida, em viagens longas e penosas, e o pouco controle dos pais e das autoridades sanitárias (essas muitas vezes até mesmo se beneficiavam desse verdadeiro comércio) sobre o tratamento que efetivamente recebiam.

No entanto, e de forma cada vez mais intensa, o aleitamento materno era afirmado pelos médicos como a única forma adequada de alimentação dos recém-nascidos, havendo no seu discurso forte oposição a qualquer forma de aleitamento artificial, pois eram evidentes os resultados desfavoráveis nos recém-nascidos até então assim alimentados. Ao mesmo tempo, começavam a ser produzidos bicos e mamadeiras com os materiais, vidro e borracha, que o desenvolvimento industrial proporcionava, e esses passaram a ser usados de forma mais ampliada, principalmente pelas mães mais pobres, que deixavam seus filhos com cuidadoras diversas (estavam sendo criadas as primeiras creches para as mães operárias), bem como para os recém-nascidos das amas-de-leite. Nas regiões onde havia maior disponibilidade do leite animal, de vaca principalmente, o uso de leite artificial era mais intenso, nas outras eram introduzidos precocemente caldos e alimentos diversos. Os riscos dessa alimentação para a saúde infantil continuaram, no entanto, elevados, até o final do século XIX, quando se inicia a "era pasteuriana", com a difusão dos novos conhecimentos da microbiologia, que tem Pasteur como figura emblemática, e o desenvolvimento de técnicas de esterilização dos leites e mamadeiras.

Dessa forma, quando a puericultura no final do século XIX atribui a elevada mortalidade infantil às condições insatisfatórias em que são cuidados os recém-nascidos, principalmente das famílias mais pobres, ela tem razão, assim como tem razão quando considera o aleitamento materno o mais adequado para os recém-nascidos. No entanto, não foi simplesmente a falta de "amor materno" ou ignorância que fez com que muitas mulheres deixassem de amamentar nesse período. Apesar da defesa continuada do aleitamento materno, mostra-se inevitável o reconhecimento da necessidade de alternativas de aleitamento artificial, agora viáveis com a utilização de leites industrializados e técnicas de esterilização, e os líderes na difusão da puericultura passam a compor nos movimentos de proteção à infância "desvalida": a favor da criação de "Gotas de Leite", onde são distribuídas mamadeiras para os filhos de mães trabalhadoras, do aumento do número de creches e instituições de acolhimento de crianças abandonadas e da proposição de leis de proteção às grávidas e com filhos pequenos etc.

Essa tensão entre um ideal de maternidade e de saúde infantil possível de ser alcançado por todas as mulheres, desde que adequadamente orientadas e educadas, no qual a imagem da mãe que amamenta é paradigmática, e a necessidade de acolher e oferecer alternativas para os obstáculos para sua realização que a realidade impõe para muitas delas, bem como as repercussões das transformações científicas e políticas na medicina e saúde pública e das sociedades como um todo, estará sempre presente na puericultura, fazendo com que em momentos e contextos diversos discursos e práticas conflitantes se farão presentes.

ALEITAMENTO E PUERICULTURA NO SÉCULO XX

O desenvolvimento do conhecimento médico no início do século XX na área da fisiologia humana e da nutrição repercutiu fortemente sobre a forma em que as orientações alimentares eram transmitidas às mães de recém-nascidos, fazendo com que tanto o aleitamento materno quanto natural passassem a ser apresentados como algo que precisasse ser submetido a regras precisas, para ser bem-sucedido. Essa abordagem associava-se de forma positiva ao modo de vida moderno também progressivamente mais regrado e controlado por horários, tendo como exemplo maior a organização tailorista do trabalho industrial. Um estudo da literatura americana pediátrica do início do século XX até os anos 80 identifica a presença implícita do "modelo fabril" na caracterização dos processos fisiológicos humanos ao longo do século e sua presença nas orientações para o aleitamento. São considerados como influências desse modelo de conceber a organização adequada da atividade humana a ênfase no aleitamento de acordo com horários pré-estabelecidos, o uso eficiente do tempo da mãe no cuidado da criança e a definição de hierarquias na organização da alimentação, em que os médicos elaboram os esquemas a serem adotados, cabendo à mãe aplicá-los nas crianças[8]. As recomendações quanto ao controle da duração da mamada e do intervalo entre elas no período estudado revelam que nas décadas iniciais o controle rigoroso de horários preestabelecidos e intervalos mais curtos predominavam e é a partir dos anos 70 que os textos progressivamente deixam de recomendar horários e os intervalos passam a poder ser variáveis e mais longos, surgindo também em alguns textos a recomendação para o aleitamento de acordo com a demanda do recém-nascido.

A literatura pediátrica americana pode ser considerada como a representação mais clara do discurso puericultor moderno, científico, pois a sociedade americana na primeira metade do século XX foi a que incorporou mais intensamente todo um ideário de progresso social com base no esforço individual e no desenvolvimento científico. No entanto, ele esteve presente, em maior ou menor intensidade, e com desdobramentos específicos de acordo com diferentes contextos, em todas as sociedades ocidentais que passaram por processos de urbanização, industrialização e mudanças na estrutura familiar e na inserção da mulher no mercado de trabalho. Na Alemanha, por exemplo, no início do século XX foi também a mobilização social diante da elevada mortalidade infantil a base para o desenvolvimento da "higiene", e em 1904 em Berlim as autoridades municipais também criaram centros de apoio à infância, sob supervisão de organizações filantrópicas. No entanto, já durante e logo após a Primeira Guerra Mundial, a questão da higiene infantil se associou ao ideário de higiene social e racial, com a identificação de crianças aptas e não-aptas a se tornarem adultos produtivos, e sua posterior associação com o ideário nazista se deu facilmente[13]. Já no Reino Unido a puericultura foi logo incorporada a uma estrutura de serviços voltada para a saúde pública que ali se desenvolveu mais precocemente que em outros países da Europa.

Nos países em desenvolvimento, a presença do discurso e das práticas da puericultura moderna e seu impacto sobre as práticas de aleitamento existentes foram também variáveis, em consonância com mudanças sociais e econômicas em contextos específicos. Assim, em países em que o aleitamento prolongado associado à suplementação precoce com papinhas eram práticas tradicionais entre as mães pobres, como a Malásia, Caribe, Nigéria e Zaire, observou-se a introdução de leite artificial como aleitamento suplementar em épocas distintas, anos 20 na Malásia e Caribe, anos 60 na Nigéria e uso ainda restrito no Zaire, sem que outras alternativas de suplementação fossem abandonadas. Nesses países, o aleitamento materno inicial mantém-se universal, observando-se atualmente durações variáveis e em recuperação, com aleitamento materno mais curto nas regiões mais urbanizadas, com maior participação feminina na economia, maior disponibilidade de leites artificiais, e maior presença de orientação para seu uso pelos profissionais de saúde[7].

No Brasil, a puericultura deslocou-se no início do âmbito de atuação das organizações filantrópicas para a nascente saúde pública e tornou-se uma atividade de destaque nos primeiros centros de saúde criados a partir dos anos 20 em São Paulo e no Rio de Janeiro, associando-se também aos movimentos que levaram à criação de leis de defesa da maternidade e da infância nos anos 30 e 40. Após a Segunda Guerra Mundial acentuou-se o desenvolvimento científico na medicina e os conhecimentos que dão sustentação às práticas agora já tradicionais da puericultura, e em particular do aleitamento materno, não se constituem mais em fronteiras para expansão. Aprofundam-se os conhecimentos sobre a fisiologia da nutrição humana e infantil e os leites artificiais buscam cada vez mais reproduzir e superar o leite materno, com a vantagem de ser um produto totalmente controlado pela ciência e pelos profissionais de saúde. Apenas a partir da década de 1970 inicia-se a recuperação da idéia de superioridade do leite materno, fundamentada em novos conceitos científicos, e da importância do aleitamento materno não apenas como alimento, mas como elemento essencial na proteção para infecções e no vínculo mãe-filho.

A adesão renovada ao aleitamento materno inicia-se também agora entre as mães de classes sociais mais favorecidas, e sua difusão para as mães mais pobres não depende mais unicamente da atuação dos serviços e profissionais de saúde, até pelo contrário, são os meios de comunicação e a atuação de associações diversas, parte de movimentos que têm a condição de vida das mulheres como foco de atenção, que irão exercer pressão para que as rotinas nos serviços de saúde adotem procedimentos claramente favoráveis à promoção do aleitamento materno, principalmente no momento do parto hospitalar e no cuidado inicial ao recém-nascido. A puericultura enquanto prática médica especializada responsável pelo cuidado à criança e de orientação materna no primeiro ano de vida, como instrumento para o combate à mortalidade infantil, foi absorvida pelas práticas em saúde pública, com o desenvolvimento de propostas específicas a serem utilizadas nos centros de saúde e programas de Saúde da Família. Enquanto discurso voltado à sociedade, criador de normas e valores sociais para a boa maternidade e infância, ele se diluiu nas inúmeras formas atuais em que isso se dá nas sociedades modernas: escolarização ampliada, meios de comunicação onipresentes, em particular a televisão, a internet etc.

O conhecimento sobre o aleitamento materno é cada vez mais parte da formação médica, as pesquisas indicam que sua presença continua se constituindo em fator de proteção para a mortalidade infantil nas populações pobres, principalmente quando associada a um conjunto de intervenções de apoio às mães e famílias, e observa-se uma adesão crescente nos anos 90 na adoção pelo menos inicial do aleitamento materno em todas as camadas sociais[1,3,5,6]. Não há contestação explícita quanto aos benefícios do aleitamento materno, a atuação das companhias produtoras de leites artificiais está mais controlada, os serviços e profissionais de saúde incorporaram em boa medida rotinas que o favoreçam, mas as condições de vida de muitas mães continuam não permitindo que ele seja tão prolongado quanto considerado desejável, independentemente da sua vontade e conhecimento. Podemos considerar que os movimentos a favor do aleitamento materno, que se desenvolveram, em certa medida, também de forma autônoma aos programas de puericultura e de saúde infantil, foram nos últimos anos razoavelmente bem-sucedidos no seu objetivo de aumentar o início e a duração do aleitamento materno, mostrando ser possível provocar mudanças nas práticas e nas atitudes, tanto nos serviços quanto na população. Não devem perder de vista, no entanto, para que as mudanças continuem sendo possíveis, que essas estarão sempre inevitavelmente condicionadas pelas condições gerais de vida das mães, das famílias e das sociedades.

REFERÊNCIAS BIBLIOGRÁFICAS

1. Ahluwalia IB, Morrow B, Hsia J, Grummer-Strawn LM. Who is breast feeding? Recent trends from the pregnancy risk assessment and monitoring system. J Pediatr 2003;142:486-91.
2. Ariès P. L'rôle nouveau de la mère et l'enfant dans la famille moderne. Carnets D'enfance 1977;38:36.
3. Bhutta ZA, Darmstadt GL, Hasan BS, Haws RA. Community-based interventions for improving perinatal and neonatal health outcomes in developing countries: a review of the evidence. Pediatrics 2005;115:519-617.
4. Boltanski L. Prime Éducation et Morale de Classe. Paris: Mouton; 1969.
5. Forrester IT, Dawkins N. Knowledge, practice and perceptions of breast feeding among physicians. J Am Diet Assoc 1998;98:A65.
6. Heaton TB, Forste R, Hoffmann JP, Flake D. Cross-national variation in family influences on child health. Soc Sci Med 2005;60:97-108.
7. King J, Ashworth A. Historical review of the changing pattern of infant breast feeding in developing countries: the case of Malaysia, the Caribbean, Nigéria and Zaire. Soc Sci Med 1998;25:1307-20.
8. Millard AV. The place of the clock in pediatric advice: rationales, cultural themes and impediments to breastfeeding. Soc Sci Med 1990;211-21.
9. Moncorvo-Filho A. Archivos de Assistência à Infância. Anno V, nº 10, 11 e 12, p 23-24, 1907.
10. Novaes HMD. A puericultura em questão. São Paulo: Dissertação de Mestrado FMUSP; 1979.
11. Novaes HMD. A puericultura em questão. Almanaque, Editora Brasiliense 1980;11:37-47.
12. Rollet-Echalier C. La Politique a L'égard de la Petite Enfance sous la IIIème République. Paris: INED-PUF; 1990.
13. Stöckel S. Infant mortality and concepts of hygiene. Strategies and consequences in the Kaiserreich and the Weimar Republic: the example of Berlim. History of the Family 2002;7:601-16.

1.3

Validez e Implicaciones de Salud Pública de la Percepción Materna de la Bajada de la Leche*

Rafael Pérez-Escamilla

INTRODUCCIÓN

La segunda etapa de la lactogénesis (EL2) representa un evento importante en la nutrición infantil ya que es el momento cuando la glándula mamaria comienza a producir cantidades abundantes de leche[19,4]. El método considerado como más exacto para determinar el momento en que sucede EL2 es el método de volumen de leche (VL) o de pesada del bebé antes y después de cada episodio de amamantamiento desde el nacimiento. De esta manera se puede graficar la curva de volumen de consumo de leche en función de la edad del neonato y así determinar el punto en el tiempo cuando comienza un súbito incremento en la pendiente de la curva de consumo de leche[19,4]. Algunos investigadores han utilizados cambios a través del tiempo en composición en marcadores biológicos (MB), tales como citrato y lactosa, en la leche materna como método de estimación del momento en que EL2 ocurre[1]. Investigadores también han utilizado la percepción materna de la bajada de la leche (BL) como aproximación a EL2[5]. Este es un método atractivo para estudios de salud pública debido a su bajo costo y a que es poco invasivo. Aún mas, se basa en la sensación de la madre que a fin de cuentas determina su respuesta en cuanto a la alimentación de su bebé. Sin embargo, hay un número de preguntas que deben responderse sobre la validez de BL y sus implicaciones de salud pública.

Los objetivos de este artículo son determinar: 1) si BL es un aproximación valida de EL2, 2) cuando ocurre BL, 3) el volumen promedio de leche transferido al bebé cuando las madres perciben BL, 4) que síntomas o claves usan las madres para decidir cuando ha ocurrido BL, 5) si las madres pueden recordar con exactitud cuando ocurrió BL cuando esto se pregunta meses después del nacimiento, y 6) cuales son la implicaciones de salud pública de BL.

MATERIALES Y MÉTODOS

Estudios prospectivos fueron identificados utilizando MEDLINE, en los archivos personales de los autores y a través de contacto directo con investigadores en el área de interés[1,3,5,8,9,10,12,14,15,17,18,25,24] (Hilson, J. y Rasmussen, K., comunicación personal). Las palabras claves utilizadas en la búsqueda de MEDLINE fueron: 'human lactogenesis', 'onset of lactation', y 'milk volume' con y sin incluir nombres específicos de investigadores en esta area. Los estudios fueron incluidos si: midieron BL y/o determinaron EL2 utilizando los métodos VL y/o MB.

RESULTADOS

■ *¿Es BL una aproximación válida de EL2?* Estudios basados en MB[1,17] y VL[18] indican que BL es reportado entre 12 y 24 horas después del inicio de EL2. Por esta razón, investigadores han concluido que quizás BL no es un indicador válido de EL[1]. Sin embargo, esta inferencia se puede cuestionar desde dos puntos de vista. Primero, si las madres tienden a reportar en forma sistemática BL más tarde que EL2, entonces BL puede ser un indicador útil de EL2. En segundo lugar, es muy probable que las mujeres tomen decisiones de alimentación infantil basándose en BL y no en cambios imperceptibles en producción o composición de su leche.

Diabetes, Cesáreas

Estudios prospectivos que han examinado factores de riesgo para una EL2 tardía utilizando múltiples indicado-

---

* Adaptado de la publicación: Pérez-Escamilha R & Chapman DJ. (2001) Validity and Public Health Implications of Maternal Perception of the Onset of Laction: An Analytical Overview. J Nutr 131:3021S-3024S.

res, incluyendo BL, han llegado a conclusiones sumamente consistentes independientemente del indicador examinado. Un estudio llevado a cabo en Australia[1] encontró una asociación entre diabetes materna tipo 1 y un retraso en EL2. El retraso fue de 19 horas en relación a madres en el grupo control basándose en el momento en que la concentración de lactosa en la leche dejo de aumentar, de 12 horas basándose en el momento en que la concentración de citrato en la leche dejo de aumentar, de 7 horas basándose en el momento de inicio de aumento en la concentración de citrato en la leche, y de 26 horas basándose en BL. El coeficiente de correlación entre VL y BM's fluctuó entre 0.47 y 0.69 ($p < 0.001$). De igual manera, un estudio en Connecticut[12] encontró que mujeres con diabetes tipo 1 tuvieron un retraso en BL de 23.8 horas ($p < 0.05$) cuando se les comparó con el grupo de referencia formado por madres sin diabetes que dieron a luz por método vaginal. En este estudio, el retraso en BL fue de 6 horas ($p > 0.05$) cuando se comparó a mujeres con diabetes con el grupo control (i.e., sin diabetes pero dando a luz por Cesárea). Las diferencias entre grupos fueron de 15.1 y 5.0 horas, respectivamente cuando EL2 se determinó basándose en el punto donde se intersectan las curvas de concentración de nitrógeno y lactosa[17]. Los resultados basados en VL fueron consistentes con los basados en BM's y BL, y el rango de los coeficientes de correlación entre VL y concentración de lactosa fue de 0.57 a 0.68[17].

Varios[3,14,25] pero no todos[12,15] los estudios han identificado a la Cesárea como un factor de riesgo para un retraso de EL2 de entre 7 y 24 horas. Un estudio prospectivo reciente de Chapman y Pérez-Escamilla[3] puede servir para explicar la inconsistencia de resultados entre estudios. Este estudio encuentra que el riesgo de retraso en EL2 se asocia con Cesáreas de emergencia pero no con Cesáreas planeadas.

Paridad

Un estudio en Davis, California[9] encontró, entre madres dando a luz por parto vaginal, que las mujeres primíparas tuvieron una BL 35 horas más tarde que sus contrapartes multíparas. De acuerdo con este hallazgo, los bebés de las mujeres primíparas consumieron 194 ml de leche menos el quinto día después del nacimiento. El patrón de aparición de la caseína y lactosa en la leche fue consistente con BL sugiriendo un retraso en EL2 asociado con la primiparidad, sin embargo estas diferencias no fueron estadísticamente significativas. Estudios prospectivos llevados a cabo en los EUA también reportan retrasos en BL asociados con la primiparidad[3,14] (Hilson, J. y Rasmussen, K., comunicación personal) de entre 10 y 14 horas.

Estrés durante la labor y el parto

Chen et al.[9] identificaron el agotamiento poco después del parto como un factor de riesgo para el retraso de EL2. Los resultados fueron totalmente consistentes entre indicadores (i.e., BL, VL o MB's). Los rangos de los coeficientes de correlación de los cuatro marcadores de estrés (concentración de cortisol y glucosa en sangre del cordón umbilical, duración de la segunda fase de la labor, y agotamiento de la madre en el periodo posparto inmediato) con BL ($r = 0.37$-0.63) fueron de una magnitud similar a aquellos con VL ($r= -0.37$ a -0.44) o la aparición de caseína en la leche materna ($r = 0.35$-0.65). También, la correlación entre el consumo de leche materna en el quinto dia y BL fue de $r = -0.60$ y entre aparición de caseína y BL fue de $r = 0.49$ ($p < 0.0001$ en ambos casos). De acuerdo con estos hallazgos, Chapman y Pérez-Escamilla[3] encontraron que la asociación entre primigravidez y retraso en BL se explica por una duración más prolongada de la fase dos de la labor entre madres primíparas cuando se les compara con sus contrapartes multíparas. Este estudio también reporta que mujeres que tuvieron una Cesárea de emergencia o un parto vaginal pero con una duración prolongada, tuvieron un retraso significativo de EL2 cuando se les comparó con madres que dieron a luz via vaginal y tuvieron una fase dos de labor relativamente corta o bien con madres que tuvieron una cesárea planeada. En Guatemala, mujeres multíparas sin retraso en BL (i.e., ≤ 72 horas posparto) tuvieron niveles de cortisol en saliva, medidos durante la primera fase de la labor, significativamente menores que entre madres multíparas que tuvieron retraso en BL ($0.668 \pm 0.556 \mu g/dl$ vs. $0.859 \pm 0.505 \mu g/dl$; $p = 0.001$)[13]. En este estudio, mujeres primíparas tuvieron una concentración de cortisol en saliva en la primera fase de la labor dos veces más grande que sus contrapartes multíparas y el factor de riesgo más alto para retraso en BL fue el ser primípara y haber dado a luz con Cesárea de emergencia.

Frecuencia de amamantamiento, obesidad materna

Varios estudios que solamente han incluido a BL como indicador de EL2 han encontrado hallazgos consistentes. Por ejemplo, estudios en Indonesia[16], México[22], Honduras[21] y los EUA[3] han encontrado que condiciones que limitan la frecuencia de amamantamiento tales como falta de alojamiento conjunto[16,22], uso de prelactales[21], o uso exclusivo de fórmula[4] están asociados con un retraso en BL. De igual manera, tres estudios independientes en los EUA[3,11,23] han identificado a la obesidad materna como factor de riesgo para retraso en BL.

Estudio de validez de percepción de la bajada de la leche por chapman y pérez-escamilla

Chapman y Pérez-Escamilla[5] recientemente probaron la validez de BL como un indicador de EL2 determinado con el método VL. El estudio comparó factores de riesgo para retraso en EL2 utilizando VL o bien BL. VL se midió con el método de pesada aplicándose 3 veces diarias (8:42 ± 1:02am, 1:21 ± 1:55pm, y 6:46 ± 1:02pm) hasta que la madre reportó OL. Debido a que el método de VL no fue aplicado para cada episodio de amamantamiento, curvas predictivas a nivel individual fueron generadas utilizando un algoritmo polinomio de segundo orden. Los VL predecidos fueron muy exactos al compararse contra los datos empíricos. EL2 fue considerada como retrasada si el valor predecido de VL a las 60 horas posparto fue de < 9.2g/tetada, BL fue considerado como retrasado si este se percibió ≥ 72 horas posparto. Tanto la dirección como la magnitud de los coeficientes de regresión logística fueron sumamente consistentes. De los cuatro factores de riesgo identificados basados en VL (primer tetada > 105min posparto, VL a 30 horas posparto, y la interacción entre obesidad materna y frecuencia de amamantamiento y entre paridad y el uso de extractor de leche), dos fueron identificados como significativos (primer tetada > 105min posparto, interacción entre paridad y el uso de extractor de leche) y los dos restantes como marginalmente significativos cuando la variable de desenlace fue basada en BL. La regresión basada en BL identificó dos factores de riesgo significativos, que no fueron estadísticamente significativos en el modelo basado en VL. Estos fueron: Cesárea de emergencia y peso más bajo al nacer. Análisis de clasificación indicó que BL tuvo un buen grado de especificidad, sensibilidad, valor positivo predictivo y valor negativo predictivo en relación a VL para detectar retraso en EL2 a nivel individual[5].

■ **¿Cuándo ocurre BL?** La gran mayoría de mujeres que han participado en estudios prospectivos, han podido reportar cuando sucede BL[1,3,13,23,25]. Estudios llevados a cabo en distintas partes del mundo indican que el rango de percepción de BL entre estudios es de 50 a 73 horas posparto[3,5,9,14,15] y el rango de variación de BL dentro de los estudios es de 1 a 148 horas[1,3,14,15] (Hilson, J. y Rasmussen, K., comunicación personal). La magnitud de este amplio rango dentro de estudios es consistente con el rango de variabilidad entre sujetos de EL2 detectado con VL o MB's[1,4,19]. Estudios llevados a cabo en distintos contextos socio-económicos y culturales indican que aproximadamente el 25% de las mujeres perciben BL en forma tardía (i.e., ≥ 72 horas posparto)[8,10,13], (Hilson, J. y Rasmussen, K., comunicación personal) y han encontrado factores de riesgo similares para BL tardía que cuando BL se expresa como una variable continua.

La iniciación del proceso de EL2 basado en MB's comienza entre 24 y 48 horas posparto y se estabiliza aproximadamente entre 60 y 48 horas posparto[1,4,19]. De igual manera, datos derivados de VL entre madres multíparas de los EUA indican que la producción de leche comienza a aumentar 36 horas posparto y se estabiliza 96 horas después del nacimiento[18].

■ **¿Qué volumen de leche consumen los bebés cuando las madres reportan BL?** Chapman y cols.[8] midieron en Hartford, Connecticut, USA, el VL en un estudio aleatorio diseñado para saber si el uso de extractores de leche afecta cuando ocurre EL2 entre madres que dan a luz por Cesárea. Los investigadores compararon la cantidad de leche consumida por el recién nacido entre madres que reportaron BL antes de 72 horas (n = 26) y aquellas que la percibieron ≥ 72 horas posparto (n = 18). Solamente las madres que reportaron percibir BL en un lapso de tiempo no mayor de 6 horas antes de la medición de VL fueron incluidas en el análisis. El volumen de leche consumido cuando BL fue percibida fue de 19.4 ± 12.3ml y fue similar entre las que percibieron BL < 72 horas (18.7 ± 10.1ml) y aquellas que la percibieron en forma tardía (20.4 ± 15.2ml)[7].

■ **¿Qué síntomas o claves usan las madres para decidir cuando ha ocurrido BL?** Chapman y Pérez-Escamilla recientemente combinaron los datos de dos estudios prospectivos llevados a cabo en Hartford[3,5] para someterlos a análisis de factores con el propósito de identificar las claves que usan las madres para decidir cuando ha ocurrido BL[6]. Las madres fueron entrevistadas diario hasta que reportaron BL. Una vez que esto sucedió, se le preguntó a la mujer '¿Cómo sabe usted que su leche ya bajó?'. Aquellos síntomas reportados por al menos 4% de las mujeres fueron ingresados en el análisis de factores, el cual identificó los siguientes 6 factores con un valor de Eigen > 1.0 y explicando el 62.8% de la varianza total en síntomas de BL: 1) pechos hinchados, 2) goteo de leche, 3) apariencia física de la leche, 4) comportamiento del bebé, 5) pechos llenos y 6) sensación de hormigueo en los senos.

■ **¿Pueden las madres recordar con exactitud cuando ocurrió BL cuando esto se pregunta meses después del nacimiento?** BL también se ha medido en forma retrospectiva[21]. Un estudio longitudinal de los EUA[20] comparó el recordatorio de BL 7 meses después del nacimiento con el medido durante los primeros días inmediatos al nacimiento. Las 192 madres fueron entrevistadas a partir del primer día posparto hasta que reportaron BL el cual fue corroborado contra los síntomas clínicos. De la muestra original, 146 mujeres fueron localizadas por teléfono 6.7 ± 1.5 meses posparto y de éstas, 129 pudieron recordar cuando currió BL. Análisis de clasificación indicaron que de las 48 mujeres que experimentaron una BL tardía (i.e., > 72 horas posparto), 45 fueron identificadas correctamente en el recordatorio (i.e., Sensibilidad = 93.8%). De las 81 madres que experimentaron una BL temprana, 51 fueron identificadas correctamente en el recordatorio (Especificidad = 63.0%).

■ ¿Cuáles son la implicaciones de salud pública de BL? Estudios retrospectivos[21] y prospectivos[2,5,22] han identificado a un retraso en BL como un factor de riesgo para una duración más corta del amamantamiento. Dos estudios independientes llevados a cabo en Hartford, Connecticut encontraron que esta asociación se encuentra entre madres que originalmente planeaban amamantar por al menos 6 meses pero no entre sus contrapartes que planeaban amamantar por menos de 6 meses[2,5]. Además, se ha documentado claramente que la introducción temprana de fórmula (i.e., primeros días posparto) es un alto factor de riesgo para el destete temprano[4] aún después de ajustar por las intenciones originales de amamantamiento de la madre[22].

Dewey y cols.[10] encontraron que mientras que el 35% de los neonatos con madres que percibieron BL > 72 horas posparto perdieron el 10% de su peso pare el tercer día posparto, esto sucedió con solo el 6% de neonatos cuyas madres tuvieron una BL más temprana ($p < 0.05$).

CONCLUSIONES

Varias líneas de evidencia indican que BL es un indicador clínico válido de EL2. Primero, BL es un fenómeno fácil de definir e identificar por mujeres viviendo en distintos contextos culturales, y las mujeres reportan síntomas de BL que son consistentes con la fisiología de EL2. Las mujeres pueden reportar BL tanto en forma prospectiva como retrospectiva con un grado razonable de sensibilidad y especificidad. Segundo, la fuerza de correlación de BL con VL y MB's es de una magnitud similar a la encontrada entre estos últimos dos indicadores biofisiológicos de EL2. Tercero, estudios prospectivos muestran que los factores de riesgo para retraso de BL o de EL2 son similares cuando se usa BL, VL, o MB's. Cuarto, mujeres con retraso en BL transfieren menos volumen de leche a sus bebés y éstos pierden más peso en el periodo posparto inmediato. Sin embargo, no se sabe si la asociación entre retraso de BL y pérdida de peso tiene implicaciones más allá de los primeros días después del nacimiento. BL se comporta como un indicador robusto de bio-comportamiento, ya que las mujeres pueden reportar varios meses posparto si tuvieron una BL atrasada con un grado alto de exactitud. Estos resultados son alentadores para estudios de salud pública ya que BL parece tener implicaciones importantes de alimentación infantil y puede ser medido rápidamente y con un bajo nivel de intrusión.

El amplio rango de BL detectado entre individuos dentro de una muestra es totalmente consistente con la alta variabilidad entre individuos en EL2 reportada basada en VL y MB's. Tal como es de esperarse, BL se percibe cuando VL o MB's aumentan o cambian lo suficiente para poder ser percibidos por la madre. De hecho, es posible que la percepción de BL sucede cuando la madre transfiere al bebé aproximadamente 20ml de leche materna por tetada.

Estudios que buscan comprender los mecanismos biológicos de EL2 siempre deben usar los métodos más exactos. Es por esto, que es importante también reconocer las limitaciones de VL y MB's. Primero, estudios de EL2 basados en pesar al bebé antes y después de cada tetada miden el volumen de consumo del bebé y no el volumen producido por la glándula mamaria. Segundo, aunque los datos agregados a nivel de grupo de VL y MB's permiten identificar el punto de cambio en el tiempo en la pendiente de aumento de consumo, muy frecuentemente no es posible identificar este punto a nivel individual para los sujetos del estudio[1,5]. Tercero, no existe una definición clara de EL2 cuando se usan MB's. Esto se debe a que el resultado de cuando ocurre EL2 depende del tipo de MB utilizado. Es más, la utilidad el mismo MB como indicador de EL2 varía entre estudios (e.g., lactosa[1,9]).

La definición de BL en distintos estudios no ha sido consistente, ya que algunos lo basan en el reporte de la madre de tener sus pechos llenos[9,10], y otros en cuando les 'bajó la leche'[3,5,13] (Hilson, J. y Rasmussen, K., comunicación personal). En numerosos estudios, los investigadores no explican como midieron BL[1,12,14,15,24,25]. Es importante tomar en cuenta que el término utilizado para definir BL varía entre culturas. Por lo tanto, es importante que las futuras investigaciones en esta área sean multidisciplinarias y ayuden a refinar la definición de BL y a estandarizar su medición.

REFERENCIAS CITADAS

1. Arthur PG, Smith M, Hartmann PE. Milk lactose, citrate, and glucose as markers of lactogenesis in normal and diabetic women. J Pediatr Gastroenterol Nutr 1989;9:488-96.
2. Chapman DJ, Pérez-Escamilla R. Does delayed perception of the onset of lactation shorten breastfeeding duration? J Hum Lact 1999;15:107-11.
3. Chapman DJ, Perez-Escamilla R. Identification of risk factors for delayed onset of lactation. J Am Diet Assoc 1999;99:450-54.
4. Chapman DJ, Perez-Escamilla R. Lactogenesis stage II: hormonal regulation, determinants and public health consequences. Recent Res Dev Nutr 2000;3:43-63.

5. Chapman DJ, Perez-Escamilla R. Maternal perception of the onset of lactation is a valid, public health indicator of lactogenesis stage II. J Nutr 2000;130:2972-80.
6. Chapman DJ, Pérez-Escamilla R. What cues do women use to identify the onset of lactation? FASEB J 2000;14:A508.
7. Chapman DJ, Pérez-Escamilla R. Milk transfer volume at the time of maternal perception of the onset of lactation. En: Davis MK, Isaacs CE, Hansen LA, Wright A. eds. Integrating Population Outcomes, Biological Mechanisms, and Research Methods in the Study of Human Milk and Lactation. New York, NY: Kluwer Academic Plenum Publishers, 2001; p 241-2.
8. Chapman DJ, Young S, Ferris AM, Perez-Escamilla R. Impact of breast pumping on lactogenesis stage II after cesarean delivery: a randomized clinical trial. Pediatrics (URL: http://www.pediatrics.org/cgi/content/full/107/6/e94) 2001; 107:E94.
9. Chen DC, Nommsen-Rivers L, Dewey KG, Lonnerdal B. Stress during labor and delivery and early lactation performance. Am J Clin Nutr 1998;68:335-44.
10. Dewey KG, Nommsen-Rivers LA, Heinig MJ, Cohen R. Lactogenesis and infant birth weight change in the first week of life. En: Davis MK, Isaacs CE, Hansen LA, Wright A. eds. Integrating Population Outcomes, Biological Mechanisms, and Research Methods in the Study of Human Milk and Lactation. Kluwer Academic Plenum Publishers, New York, NY: 2002; p 159-66.
11. Ferris AM, McCabe LT, Allen LH, Pelto GH. Biological and sociocultural determinants of successful lactation among women in eastern Connecticut. J Am Diet Assoc 1987;87:316-21.
12. Ferris AM, Neubauer SH, Bendel RB, Green KW, Ingardia CJ, Reece EA. Perinatal lactation protocol and outcome in mothers with and without insulin-dependent diabetes mellitus. Am J Clin Nutr 1993;58:43-8.
13. Grajeda R, Perez-Escamilla R. Stress during labor and delivery is associated with delayed onset of lactation among urban Guatemalan women. J Nutr 2002;132:3055-60.
14. Hildebrandt H. Maternal perception of lactogenesis time: a clinical report. J Hum Lact 1999;15:317-23.
15. Kulski JK, Smith M, Hartmann PE. Normal and caesarian section delivery and the initiation of lactation in women. Aust J Exp Biol Med Sci 1981;59:405-12.
16. Mapata S, Djauhariah A, Dasril D. A study comparing rooming-in with separate nursing. Paediatr Indones 1988;28:116-23.
17. Neubauer SH, Ferris AM, Chase CG, Fanelli J, Thompson CA, Lammi-Keefe CJ, Clark RM, Jensen RG, Bendel RB, Green KW. Delayed lactogenesis in women with insulin-dependent diabetes mellitus. Am J Clin Nutr 1993;58:54-60.
18. Neville MC, Keller R, Seacat J, Lutes V, Neifert M, Casey C, Allen J, Archer P. Studies in human lactation: milk volumes in lactating women during the onset of lactation and full lactation. Am J Clin Nutr 1988;48:1375-86.
19. Neville MC, Morton J, Umemura S. Lactogenesis: the transition from pregnancy to lactation. Pediatr Clin North Am 2001;48:35-52.
20. Pérez-Escamilla R, Chapman D. Can women remember when their milk came in? Newburg D. eds. Bioactive Components of Human Milk. New York, NY: Plenum Publishers, 2001; p 507-12.
21. Perez-Escamilla R, Segura-Millan S, Canahuati J, Allen H. Prelacteal feeds are negatively associated with breast-feeding outcomes in Honduras. J Nutr 1996;126:2765-73.
22. Pérez-Escamilla R, Segura-Millan S, Pollitt E, Dewey KG. Determinants of lactation performance across time in an urban population from Mexico. Soc Sci Med 1993;37:1069-78.
23. Rasmussen K, Hilson JA, Kjolhede CL. Obesity as a risk factor for failure to initiate and sustain lactation. En: 'Davis MK, Isaacs CE, Hanson LA, Wright A. eds. Integrating Population Outcomes, Biological Mechanisms, and Research Methods in the Study of Human Milk and Lactation'. New York, NY: Kluwer Academic Plenum Publishers, 2002; p 217-22.
24. Schutzman DL, Hervada AR, Branca PA. Effect of water supplementation of full-term newborns on arrival of milk in the nursing mother. Clin Pediatr 1986;25:78-80.
25. Vestermark V, Hogdall CK, Birch M, Plenov G, Toftager-Larsen K. Influence of the mode of delivery on initiation of breast-feeding. Eur J Obstet Gynecol Reprod Biol 1991;38:33-8.

1.4

O Papel do Pai na Amamentação

José Dias Rego

INTRODUÇÃO

Antes de estabelecermos considerações a respeito do papel do pai na amamentação, precisamos definir alguns termos.

■ **Amamentação** – uma das maneiras, a mais tradicional e fisiológica da mãe dar o seu leite para o seu filho. Deve ser diferenciada do Aleitamento Materno, que é a prática por meio da qual a criança recebe leite de sua mãe, pela mama (amamentação), sondas, copos, colheres, conta-gotas ou mesmo mamadeiras. A amamentação não é apenas uma técnica alimentar: é muito mais do que a simples passagem do leite de um organismo para outro, ainda que diretamente ao seio. Ela é um rico processo de entrosamento entre dois indivíduos, um que amamenta e outro que é amamentado. A amamentação não só é propiciada como também é propiciadora de uma gama de interações facilitadoras da formação e consolidação do vínculo mãe-filho. A participação da família, em especial do pai, tem grande influência na amamentação.

■ **Pai** – do latim *pater*, a palavra pai designava, originalmente, toda pessoa que dava origem a outro ser. O Direito Romano, base de nosso ordenamento civil, conferia ao pai o título de *paterfamiliae*, o cidadão romano chefe de família. Definiam os romanos que *is est pater quem justae nuptiae demonstrant* (o pai legítimo é aquele que o matrimônio como tal indica). Nessa condição, todos os seus descendentes a ele se vinculavam sem poder de oposição, em que se incluía a própria esposa.

Durante todo o século XX convivemos no Brasil com o "pátrio poder", em que todas as decisões da família eram tomadas apenas pelo homem da casa, tendo a esposa apenas participação colaborativa, mas não decisiva. Com o novo Código Civil, vigorando desde 11 de Janeiro de 2003, a expressão "pátrio poder" foi substituída, em seu artigo 1.630, para poder familiar, onde marido e mulher, juntos, deliberam consensualmente sobre os destinos da família. Em sentido jurídico, pai é o ascendente masculino de primeiro grau e essa é a definição legal.

No Dicionário Houaiss, vemos um grande número de variáveis para a palavra pai, a começar pelo "pai dos burros", o próprio dicionário. Temos, ainda, o "pai da pátria", defensor de um país; o "pai das queixas", delegado de polícia; o "pai Gonçalo", marido sem iniciativa, dominado pela mulher; o "pai mané", indivíduo ingênuo; e o "pai da criança", autor de uma idéia.

O real pai da criança é, pois, o autor de uma idéia, que pode ser a de estimular, ou não, a amamentação. O jocoso "pai da pátria" pode ser o real defensor de um país, com a diminuição das taxas de mortalidade infantil advindas do estímulo à amamentação.

Da mesma raiz latina encontramos a palavra "paternitas", que é a qualidade ou o fato de ser pai, designando o liame jurídico que une pai e filho. Daqui a pouco, folhas à frente, estaremos falando da "paternagem"[4].

ONDE E COMO COMEÇA O PAI

O pai, ou seja, aquele que dá origem a outro ser, começa antes desse ato. O "ter um filho", o "passar a ser pai" inaugura um momento importantíssimo no ciclo vital do casal, com enormes repercussões no meio familiar.

Cremos ser necessário compreender bem o processo psíquico pelo qual passam ambos, homem e mulher, antes da concepção e durante o ciclo gravídico-puerperal. Importante conhecer os novos padrões de interação e reestruturação que se desenvolvem com a chegada (ou a ainda intenção dela) de um filho. Conhecer as competências fetais e como elas interferem na relação com o casal e com a família. Para tal, é preciso que tenhamos conhecimento de outros conceitos básicos[1].

■ **Casal grávido** – é entendido como o casal, homem e mulher, que se dispõe a gerar e cuidar de um recém-nascido.

■ **Parentalidade** – é o processo de formação da maternalidade e paternalidade, em que ambos, homem e mulher, durante o período gestacional, trabalham internamente questões fundamentais no vir a tornar-se pai e mãe.

- **Recém-nascido fantasmático** – é aquele recém-nascido arcaico, interior, que acompanha os pais na fantasia, desde sua mais tenra infância. Esse fantasma de recém-nascido ou recém-nascido fantasmático é criado pelas vivências iniciais de ambos os pais, pai e mãe, e é responsável pelas formas de cuidados e de representação desse novo recém-nascido, sem que os pais se dêem conta desse fenômeno. Segundo Michel Soulé, criador do termo, este recém-nascido, totalmente inconsciente, acompanha para sempre a vida emocional interna de cada um dos pais, mas possibilita alguns arranjos quando de sua aproximação com experiências e vivências atuais e reais do casal com seu filho.

- **Recém-nascido imaginário** – é aquele criado, imaginado em sonhos, pensamentos e percepções maternas e paternas, através da vivência que o feto, dentro do útero, determina durante sua gestação. Também esse recém-nascido permanece apenas na vida interna dos pais, sem tornar-se consciente. Assim, ao mesmo tempo que o recém-nascido está sendo formado biologicamente, também está sendo formado em sua individualidade e subjetividade. São esses recém-nascidos, o fantasmático e o imaginário, que provavelmente oferecerão paradigmas de cuidados e atenção que os futuros pais dispensarão a seu filho.

- **Recém-nascido real** – é aquele que nasce, e que deverá receber todo o investimento materno e paterno para seu cuidado e desenvolvimento. Em geral, ele é diferente daquele fantasmático e imaginário prévios. Ele começa a surgir no pensamento materno e paterno no final da gravidez, facilitando a aproximação que ocorrerá com seu nascimento.

A notícia da chegada de um recém-nascido na família determina mudanças importantes não só nos membros dessa família, como também no grupo social dos pais, avós e irmãos. Surgem expectativas, planos, projetos para as novas exigências de tarefas e de funções para cada uma dessas pessoas, provocando reorganizações da família. Essas novas organizações apresentam especificidades a partir de paradigmas de diferentes culturas, mantendo, contudo, suas raízes universais familiares. Olhando esses paradigmas culturais e familiares vemos que os futuros pais já têm informações, psíquicas ou materiais, de como cuidar do futuro filho, incluindo amamentá-lo ou não, pois todas essas informações já foram vividas pelos agora pais, quando eram, ainda, crianças.

Assim, as tradições e os mitos de cada família passam de geração a geração, fazendo com que esse, agora, filho, desencadeie lembranças e memórias de uma história anterior, já vivida e, às vezes, muita vívida. Essas histórias familiares trazem à tona memórias relativas ao nascimento e à infância dos, agora, pais, a forma como foram cuidados e atendidos em suas necessidades durante seus primeiros anos de vida. São essas informações que vão dar as referências para que os pais possam assumir esse novo lugar, com essa nova função, em seu ambiente familiar e social.

Obrigatoriamente, alguns arranjos precisam ocorrer, pois culturas diferenciadas, que existem em famílias diferentes que se unem, deverão ser negociadas. Este processo inclui a perda parcial de um de seus membros, homem ou mulher, bem como a adaptação à inclusão de um novo membro e a assimilação parcial do cônjuge dentro da esfera familiar[8].

Assim, algumas incumbências de cuidados, quer físicos, quer emocionais, para com a criança, requerem mudanças nos padrões anteriores de relacionamento dos pais que precisam abandonar a sua condição de filhos para assumirem seu papel de pais, colocando seus próprios pais na nova função de avós.

Bem conhecidos os conceitos acima e deduzidas sua importância nos cuidados dos pais com seus filhos, pode-se, agora, entender mais facilmente o papel do pai na amamentação.

Precisamos, contudo, de pontuar outros conceitos:

- **Ambivalência** – sentimento predominante na gestação, seja materna, seja paterna. A ambivalência pode ser explicitada por meio de dúvidas: é o momento adequado para essa gravidez? Será que desejo esta gravidez? Será que a criança é normal, sem defeitos? Quero um menino ou uma menina? Essa ambivalência que acompanha os futuros pais durante todo o processo da gestação é mais evidente na mulher, em função das maiores modificações que surgem em sua estrutura corporal.

- **Constelação da maternidade** – termo criado por Stern[15], em 1997, para definir uma nova organização do funcionamento psíquico da mulher durante a gestação, diante das mudanças intensas produzidas nesse período[13]. Essa nova forma de se conduzir durante a gestação, em alguns casos, permanece após o nascimento do recém-nascido, especialmente nas primeiras gestações. Podemos resumir que essa constelação tem um tripé: os discursos da mãe com sua mãe, os da mãe com seu recém-nascido e o discurso da mãe com ela mesma.

Podemos aqui fazer dois questionamentos: Onde o discurso da mãe com o futuro pai? Como ainda chamarmos de "futuro" o pai que já vimos, nos parágrafos anteriores, brotar e crescer antes do ato físico do parto?

À medida que o recém-nascido vai crescendo vão surgindo, no psiquismo dos pais, "temas" especiais relacionados a esse crescimento. São eles:

- **Tema de vida e crescimento** – será, ou não, capaz de manter o recém-nascido vivo. Isso envolve sua capacidade de assumir um lugar na evolução da espécie, na cultura e na família.

- **Tema de relacionar-se primário** – é a chamada "preocupação materna primária", descrita por Winnicott[17], que inclui o estabelecimento de laços humanos, de apego, de segurança, fazendo com que a mãe se identifique com a criança para melhor responder as suas necessidades, até que ela adquira a fala.

- **Tema de matriz de apoio** – refere-se à necessidade que a mãe tem de criar, permitir, aceitar e regular uma rede de apoio protetora para alcançar bons resultados nas suas tarefas de manter o recém-nascido vivo e promover seu desenvolvimento psíquico. Essa matriz de apoio surge através de suas figuras de referência como o companheiro, a mãe, os parentes e os vizinhos e tem a tarefa de protegê-la fisicamente, prover suas necessidades vitais e afastá-la de sua realidade externa para que ela possa se ocupar do seu recém-nascido.

- **Tema de reorganização da identidade** – quando ela terá de mudar, em essência, seu centro de identidade de filha para mãe, de esposa para mãe, de profissional para mãe, de uma geração para a precedente. Isso a leva a alterar seus investimentos emocionais, sua distribuição de tempo e energia e a redimensionar suas atividades.

Tudo o que acima foi dito, em relação à mãe, também acontece com o pai. Podemos sintetizar as etapas pelas quais passa o homem nesse processo extremamente dinâmico, o chamado "processo da paternidade", que leva à elaboração de aspectos fundamentais à nova situação:

- Necessidade de assumir novas funções e papéis.
- Mudanças no seu psiquismo.
- Ocupar um lugar que, anteriormente, era de seu pai.
- Deslocamento de seu pai para outra geração, a de avô.
- Reavaliar suas experiências passadas enquanto filho, em relação a seus cuidadores.

Como nas sociedades industrializadas não existem ritos para o pai durante a gestação de sua companheira, alguns sintomas podem surgir como representantes de suas inquietações em relação às modificações corporais que surgem em sua mulher: náuseas, vômitos, ganho de peso, dores precordiais e crises renais. Esses sintomas possibilitam reconhecimento e posteriores cuidados do momento em que se encontra, conseguindo atenção, também, com seu corpo. É observado, também, com alguma freqüência, que seus planos e projetos profissionais são adiados ou antecipados para coincidir com a data prevista do nascimento do seu filho: isto é uma forma, velada, de dividir as atenções com a mãe!

Como enfatizam Brazelton e Cramer[2], o apego do pai para com o filho também é influenciado por suas experiências, enquanto criança. Assim, o desejo de ter um filho inicia-se em sua infância, e a gestação de sua companheira apresenta-se como um período muito importante para a consolidação de sua identidade masculina.

Os sentimentos ambivalentes afloram com muita intensidade, surgindo muitas dúvidas, quer em relação a seu papel masculino, quer em relação ao recém-nascido e até em seu relacionamento com a companheira. Muitas vezes sente-se excluído da relação que observa entre a mulher e o recém-nascido, e ao mesmo tempo, preocupa-se em ajudar sua companheira diante dos desconfortos da gestação[13].

A chegada do recém-nascido, novo membro na família, apresenta uma grande carga de exigências: ele se preocupa com sua capacidade de prover as necessidades da família, de oferecer apoio à companheira e de dispor de tempo para cuidar dele. Ele precisa aceitar a transição da prévia relação dual com a mulher, para a nova relação triádica, que inclui o filho.

Enquanto o homem, nosso futuro pai, passa por todo esse processo de adaptação, ele também precisa dar apoio à mulher, futura mãe. Sabemos que todas as fases do ciclo grávido-puerperal – gestação, parto, nascimento e interação – são altamente influenciadas pela atitude do pai. O suporte emocional que ele oferece para sua companheira contribui para sua adaptação à gestação; sua presença no momento do parto está associada a um melhor puerpério, com necessidade menor de uso de medicamentos analgésicos e sedativos, além de estar associado a vivências mais positivas do momento do parto. Também a amamentação, parte importante e fundamental da nova relação que aí se inicia (ou se encadeia aos elos anteriores), é nitidamente influenciada pela atitude paterna. Os sentimentos de um homem em relação a sua mulher são um dos fatores essenciais que determinam o êxito de uma gravidez em todas suas fases, incluindo a amamentação.

COUVADE OU RESGUARDO DO PAI

O resguardo paterno ou a couvade, popular desde o século XVI, é encontrado em muitas culturas, e é usada para descrever um costume entre os indígenas da América do Sul e tribos da costa ocidental da África. Pode ser definida como o fato segundo o qual o pai, depois que nasce o filho, entra em um período semelhante ao resguardo materno. É considerada um forte elemento para facilitar o reconhecimento e a valorização da paternidade, retratando, de forma simbólica, seu comprometimento com a criança. A couvade pode ter início ainda durante o período da gestação, surgindo por meio de alguns dos sintomas já discutidos acima. Costuma estar presente, em níveis mais ou menos explícitos, entre 11 e 65% dos homens. Em um trabalho realizado na Queens University em Kingston, Ontário, observou-se que, após o primeiro trimestre e até alguns meses depois do nascimento, alguns pais apresentavam níveis mais baixos de testosterona e hidrocortisona, com aumento do estradiol, hormônio nitidamente ligado ao comportamento materno. A presença da couvade não costuma causar distúrbios psíquicos: tais sintomas são fruto de um perfeito entrosamento entre o homem e a mulher, mostrando, ainda, a vontade que muitos homens têm, embora poucos o reconheçam, de gerar um filho!

É ainda na sabedoria dos indígenas que podemos encontrar riquezas de detalhes que mostram a importância da couvade. Entre os tupinambás, durante a gestação, o índio macho não podia pescar nem caçar animais fêmeas, mostrando seu respeito pelo gênero feminino. No dia do parto, sentava-se ao chão e repetia inúmeras vezes: "chemebuira pakuritim"(eu vou parir). Quando nascia o filho, cortava seu cordão umbilical com seus dentes e comprimia, com seu polegar, o nariz dele, que espirrava e eliminava o excesso de secreção do parto. Após o parto descansava na rede, recebendo visitas de amigos e parentes, para, ocupando o lugar da mãe, despistar os maus espíritos que pudessem querer atacá-la ou ao seu filho. Assim ficava até a queda do coto umbilical, quando abandonava o jejum de farinha e água, e atava um pequeno arco e flecha em uma das pontas da rede do filho e um molho de ervas na outra ponta, chamando a atenção de algumas das necessidades da vida: caçar e comer. Depois, risonho, beijava a face do filho. Aí começava a grande "cavinagem": a tribo consumava a adoção do novo membro.

A couvade entre os indígenas deixa claro, ainda, a importância da consolidação dos laços de parentesco: se o pai estivesse ausente, era substituído pelo irmão-primo ou outro parente próximo; se o pai estivesse morto, seria representado por aquele que estivesse ocupando seu lugar; quando o recém-nascido era do sexo feminino, as tarefas realizadas pelo pai eram divididas com os familiares da mãe.

E para confirmar o surgimento não só do filho, mas também de um novo homem, Karl Von Steinem chama a atenção para o fato de que entre os tupis existia o costume de o pai adotar um novo nome após o nascimento de cada filho, explicitando o fato que um homem jamais será o mesmo após o nascimento de um filho.

This[16] discute a couvade lembrando que "o recém-nascido humano, na época da couvade, não era abandonado em um berço colocado à parte: era colocado nos braços de seu pai, que dele cuidava, com toda a eficácia. Este corpo a corpo filho-pai, extremamente precoce, dava segurança à criança, que passava do acalanto do corpo materno para o acalanto do corpo paterno".

Hoje não temos os rituais da couvade e o gestar, parir, amamentar e cuidar da cria, em nossa sociedade, fica totalmente restrito ao universo da mãe-mulher com os pais, muitas vezes não encontrando seu espaço apropriado nesse triângulo.

PARTICIPAÇÃO DO PAI NA SALA DE PARTOS

Bem entendido o que é o pai, bem entendidas as diversas metamorfoses pelas quais ele passou para chegar até o momento do nascimento de seu filho, falemos um pouco do pai na sala de partos.

Infelizmente ainda pode causar estranheza ouvir que deva ser estimulada a presença do pai na sala de partos. Os que ainda pensam assim alegam que a sala de partos é um ambiente cirúrgico, que o pai não está preparado e que vai atrapalhar, ainda mais se apresentar algum mal-estar, ele irá absorver a atenção da equipe médica, que deveria estar cuidando de sua mulher. Talvez essa maneira de pensar decorra de vivências isoladas e malsucedidas, que, de maneira alguma, são a regra.

O que se sabe é que a presença de um acompanhante, pai ou não, escolhido pela gestante é sempre benéfica: a presença paterna durante o trabalho de parto e parto, adotando uma atitude edificante e prestativa, tranqüiliza a parturiente, facilita seu relaxamento, aumenta sua confiança, diminui a duração do trabalho de parto, bem como a necessidade do uso de analgésicos. O pai, ao sentir-se seguro e acolhido pela equipe médica, deposita nela toda sua confiança.

Alguns pais não querem assistir ao parto e sim assistir a sua mulher no momento do parto. Que isso seja respeitado! Se assim o desejar, que fique de frente para a mulher e de costas para o campo do parto e que isso não seja, erroneamente, interpretado como rejeição ao filho que vai nascer.

Alguns não querem entrar na sala de partos: seja respeitada sua decisão e, tão logo a criança nasça, receba os cuidados médicos e maternos, seja entregue ao pai ainda dentro de seus 40 minutos iniciais de vida, quando o recém-nascido ainda mantém bem abertos seus olhos, para que ambos, pai e filho, possam usufruir do importante comportamento solicitador de atenções do "olho-olho". Com freqüência, após esse momento, o pai pede para entrar na sala[14].

Por que será que os homens agem diferentemente quanto a sua participação no parto? Porque são pessoas, não máquinas, que vivem em um mundo industrializado. Há um século atrás, quando o parto era um evento domiciliar, dizia-se que o parto era um "negócio para as mulheres": o pai ajudava em tarefas periparto, não se envolvendo no parto propriamente dito. Hoje, no mundo industrializado, com o parto hospitalar, impessoal, a maioria das mulheres sente a necessidade de ser ajudada pelo pai, ao parir. A participação do pai é uma adaptação a situações sem precedentes, pois na história da humanidade não há relatos de partos desassistidos por outras mulheres!

Assim, o pai, homem, indivíduo masculino da raça humana, precisa ser visto e respeitado como tal, com características que podem facilitar ou atrapalhar o parto. Há homens que ficam discretos, enquanto sua parceira está em trabalho de parto. Outros comportam-se como guias. Outros, ainda, como protetores. No momento em que a mãe precisa reduzir a atividade intelectual do seu neocórtex, muitos homens não conseguem deixar sua racionalidade atuar: sua liberação de altos níveis de adrenalina pode ser contagiosa e atrapalhar.

Precisamos, também, lembrar que existem muitos tipos de casais, de acordo com o tempo de duração da coabitação, grau de intimidade, e outras variáveis. Sabemos que a linguagem dupla dos seres humanos parece ser o principal motivo pelo qual a complexidade de tal participação do pai é subestimada. Há uma contradição freqüente entre a linguagem verbal e a corporal das gestantes. Com as palavras, a maioria das mulheres é veemente quando afirma precisar da participação do pai do recém-nascido no momento do parto. No entanto, no dia do parto, as mesmas mulheres podem expressar exatamente o contrário de modo não-verbal. Há relatos de partos que estavam indo devagar até o momento em que o pai precisou ausentar-se: assim que isso acontece, o trabalho de parto desencadeia-se rapidamente com uma série de contrações fortes e irresistíveis ("o reflexo de ejeção do feto") com o nascimento do recém-nascido[9].

Também devemos considerar as peculiaridades das diferentes etapas do trabalho de parto. Algumas mulheres sentem-se inibidas na fase do parto em que, esvaziando o reto, evacuam: uma oportunidade para perceber que o tipo de intimidade que uma mulher pode ter com seu companheiro é de outra natureza, em determinados momentos, da sensação de privacidade que ela prefere na companhia da sua mãe.

Muitas vezes, é entre o nascimento da criança e o período da expulsão da placenta que muitos homens sentem necessidade de atividade máxima, no exato momento em que a mãe não deveria nada mais ter a fazer além de, com seu filho nos braços, fazer com ele o "olho-olho", sentir o tato de sua pele num lugar aquecido. Nesse período, qualquer distração tende a inibir a liberação de ocitocina e, portanto, interferir na ejeção da placenta.

Quando se fala na participação do pai no parto, devem ser levadas em consideração, também, as peculiaridades das diferentes etapas do trabalho de parto. Algumas mulheres se sentem inibidas naquela fase do parto em que esvaziam o reto – uma oportunidade para enfatizar que o tipo de intimidade que uma mulher pode ter com seu parceiro sexual é de outra natureza que a sensação de privacidade que ela pode preferir sentir na companhia da sua mãe.

Cabe ainda fazermos um outro questionamento: a participação do pai no parto pode afetar posteriormente a vida sexual do casal?

Tal pergunta nos leva a invocar a questão complexa da atração sexual: a atração sexual é misteriosa! O mistério tem um papel na indução e no cultivo da atração sexual. Nos primórdios de nossa história, culturam-se deusas maternas. Naquele período, o parto era um enigma no mundo dos homens: as mulheres que pariram nessa época sequer se imaginavam ser observadas por seus companheiros durante o parto. Diziam: "e o que será de nossa vida sexual depois?" Essa era sua reação mais comum.

Também precisamos refletir no fato de que na sociedade moderna é grande o número de casais que se separam alguns anos depois de um parto maravilhoso, com a participação do pai. O homem e a mulher permanecem bons amigos, mas deixam de ser parceiros sexuais.

Um outro aspecto a ser valorizado: podem todos os homens lidar com as fortes reações emocionais que poderão ter ao participar do parto? Na sociedade moderna em que vivemos, pouca atenção se dá ao bem-estar do pai. Já falamos anteriormente a respeito da "couvade": ela existe em maior ou menor intensidade, podendo inclusive levar ao *blues* paterno[11].

Por outro lado, a dificuldade velada ou explícita da participação do pai na sala de partos, pode ter origem na atitude do profissional de saúde que não quer "invasões" em sua área de trabalho.

Michel Odent nos diz que "quanto maior a necessidade social para a agressão e a habilidade para destruir a vida, mais invasivos têm-se tornado os rituais que cercam o parto"[12].

É importante lembrarmos de tal assertiva quando dificultamos ou não facilitamos a fisiologia do parto e do nascimento, com a participação do pai, entendendo-se, sempre, como pai, um ser humano do sexo masculino, com todas as nuances de complexidade mostradas nos parágrafos anteriores.

Darke (R.P. Darke, 1980) nos lembra que "o pai deve ter contato precoce longo com o recém-nascido, no hospital, onde o apego pais-criança é inicialmente formado. Existe muito aprendizado ocorrendo entre a mãe e o recém-nascido no hospital – do qual o pai é excluído e no qual deve ser incluído –, de modo que não apenas adquira interesse de possuir a criança, mas também os tipos de habilidades que a mãe desenvolve. As licenças-paternidade, que estão ao dispor de todos os homens na Suécia, seriam um excelente modo de se permitir que os pais participassem neste processo inicial de familiarização posterior ao nascimento".

PARTICIPAÇÃO DO PAI NA SALA DE PARTOS ACABA AÍ?

Todos sabemos que não importa a espécie: imediatamente antes e após o parto há um curto e crítico período de tempo que tem conseqüências a longo prazo – é o período sensível[4]. Há uma tendência a que se perpetuem as coisas que aí acontecem, quer as positivas, quer as negativas. Assim, tal período sensível pode ser afetado negativamente por um trabalho de parto longo e doloroso ou por excesso de medicações analgésicas maternas. Positivamente ele pode ser afetado pelo contato precoce com o pai, ainda na sala de partos[5].

Quando analisamos as relações entre os pais e seus recém-nascidos, podemos classificá-las em positivas, com apego e cuidados efetivos e negativos, com gamas variadas de distúrbios da paternidade. Tais distúrbios da paternidade são de origem multifatorial, desde os complexos antecedentes dos atuais pais com seus pais, agora avós, mas passando com muita intensidade pelas práticas de atendimento, onde devemos incluir aquelas ocorridas durante o período sensível, descrito acima, entre elas a participação do pai no momento do nascimento de seu filho[6].

PAPEL DAS LEIS OU LEIS DO PAPEL?

Sabemos, todos, que falando-se de laços entre mãe, pai, filhos e família, estamos muito mais usando a emoção do que a razão. Mas há que, também, usá-la! Tentamos algumas vezes, no texto escrito, chamar a atenção para tal fato.

E agora, para fornecer amparo legal (nos dois sentidos da palavra: o da lei e o da coisa boa!), lembramos das leis que protegem a paternidade.

Licença paternidade – Consolidação das Leis Trabalhistas de 1988 – 5 dias corridos a contar do dia do nascimento da criança.

Lei que garante a presença de acompanhante durante o trabalho de parto, parto e pós-parto – Lei nº 11.108 de 07 de abril de 2005, sancionada por José Alencar Gomes da Silva, no cargo de Presidente da República, que garante às parturientes o direito à presença de acompanhante durante o trabalho de parto, parto e pós-parto imediato no âmbito do SUS. O acompanhante de que trata o *caput* deste artigo será indicado pela parturiente.

SEMANAS MUNDIAIS DA AMAMENTAÇÃO E PARTICIPAÇÃO DO PAI

A participação do pai na amamentação ficou bem clara na XXXX Semana Mundial da Amamentação, em agosto de 2004, quando o tema "Amamentação Exclusiva: Saúde, Segurança e Sorrisos" era explicitado na figura do "laço dourado".

O uso da cor dourada simbolizava a amamentação como o "padrão-ouro" para a alimentação infantil, não podendo ser comparada a nenhuma outra alternativa. O laço, com mensagens especiais para cada uma de suas partes: um dos lados, representa a mulher; o outro, o recém-nascido. O laço é simétrico, mostrando que a mulher e a criança são, ambos, vitais para o sucesso da amamentação – nenhum dos lados é maior ou mais importante que o outro: ambos são necessários. O nó central é o PAI, a família e a sociedade. Sem esse nó não existiria o laço; sem esse apoio a amamentação não pode existir satisfatoriamente. As pontas do laço são o futuro: a amamentação exclusiva por seis meses e a amamentação continuada por dois anos ou mais, com alimentação complementar apropriada.

PARTICIPAÇÃO DA INSTITUIÇÃO DE SAÚDE NA PARTICIPAÇÃO DO PAI NA AMAMENTAÇÃO

Como exemplo de uma das inúmeras divulgações a respeito da importância da participação do pai nos cuidados com seu filho, reproduzimos o texto contido no folheto distribuído pela Secretaria Municipal de Saúde – Rio de Janeiro a toda a população que acorre às Maternidades sob sua gerência[3].

"Dicas sobre paternidade".

- Pai não nasce pronto. Ser pai vai acontecendo a partir do contato com o filho, do desejo de se envolver com seu desenvolvimento e dos laços que se formam com essa relação.
- A participação do pai nos cuidados com o filho desde a gravidez é muito importante para o desenvolvimento emocional das crianças e do próprio pai.
- Uma relação de respeito pode ser construída com afeto e sem violência. É importante dialogar, explicar aos filhos como devem comportar-se e, sobretudo, dar o exemplo.
- O pai apresenta o mundo ao filho, ajudando-o a descobrir coisas novas. Seja parceiro nessa aventura.

PARTICIPAÇÃO DO POVO NA PARTICIPAÇÃO DO PAI NA AMAMENTAÇÃO

Lembrando que a voz do povo é a voz de Deus, a homenageamos, lembrando, neste fim de capítulo, o decálogo criado pelo Grupo Interinstitucional de Incentivo ao Aleitamento Materno – Salvador-Bahia, em 1993.

Dez passos para a participação efetiva e afetiva do PAI no apoio ao Aleitamento Materno:

1. Encoraje e incentive sua mulher a amamentar.
   Por vezes ela pode estar insegura de sua capacidade para a amamentação. Seu apoio será fundamental nessas horas.
2. Divida e compartilhe as mamas de sua mulher com o recém-nascido.
   Mesmo que seja difícil aceitar, lembre-se de que a amamentação é um período passageiro. Dê prioridade a seu filho(a).
3. Sempre que possível, participe do momento da amamentação.
   Sua presença, carícias e toques durante o ato de amamentar são fatores importantes para a manutenção do vínculo afetivo do trinômio mãe-filho-pai.
4. Seja paciente e compreensivo.
   No período de amamentação é pouco provável que sua mulher possa manter a casa, as refeições e, ainda, cuidar-se de formas impecáveis. As necessidades do recém-nascido são prioridades nessa fase.
5. Sinta-se útil durante o período da amamentação.
   Coopere nas tarefas do recém-nascido na medida do possível: trocar fraldas, ajudar no banho, vestir, embalar etc.
   Quando ela estiver dando de mamar, ofereça-lhe um copo de suco ou água, ela vai adorar!
6. Mantenha-se sereno.
   Embora a amamentação traga muitas alegrias, também pode trazer dificuldades e cansaço. Às vezes sua mulher pode ficar impaciente. Mostre carinho e compreensão nesses momentos. Evite brigas desnecessárias para não prejudicar psicologicamente a descida do leite.
7. Procure ocupar-se mais dos outros filhos, se os tiver.
   Para que não se sintam rejeitados com a chegada do novo irmão. Isto permitirá a sua mulher dedicar-se mais ao recém-nascido.
8. Mantenha o hábito de acariciar os seios de sua mulher.
   Estudos demonstram que quanto mais uma mulher é sensível às carícias do companheiro, mais reagirá à estimulação rítmica de seu recém-nascido.
9. Fique atento às variações do apetite sexual de sua mulher.
   Algumas reagem para mais, outras para menos, são alterações normais. Essa é uma ocasião para o casal vivenciar novas experiências e hábitos sexuais, adaptando-se ao momento.
10. Não leve para casa latas de leite, mamadeiras e chupetas.

O sucesso desse período depende, em grande parte, de sua atitude. A amamentação exclusiva até os 6 meses e seu carinho e apoio é tudo que a criança necessita para crescer inteligente e saudável.

(Grupo Interinstitucional de Incentivo ao Aleitamento Materno – Salvador /Bahia-1993)

PALAVRAS FINAIS

Difícil falar sobre a participação do pai na amamentação. Torna-se mais fácil, no entanto, quando analisamos não o **pai**, e sim o menino, que virou homem, que está virando e, ...pronto, agora é **pai**.

E para tal, citamos Thiago de Mello, quando diz que

"Eu não tenho um caminho novo. O que eu tenho de novo é o jeito de caminhar...

REFERÊNCIAS BIBLIOGRÁFICAS

1. Atenção Humanizada ao Recém-Nascido de Baixo Peso – Método Canguru – Manual Técnico – Secretaria Políticas de Saúde, 1ª ed., Brasília: Ministério da Saúde; 2002.
2. Brazelton TB, Cramer B. The Earliest Relationship. New York: Addison-Wesley; 1990.
3. Dicas sobre Paternidade – Documento da Secretaria Municipal de Saúde – Rio de Janeiro; 2004.
4. Eibl-Eibesfeldt. 1. Human Ethology. New York: Aldine de Gruyter; 1989.
5. Kignel L. www.pompeulongo.adv.br em www.portalda familia.org.
6. Klaus MHS. Kennell JH. Pais/Bebês: A Formação do Apego. Porto Alegre: Artes Médicas; 1993.
7. Lorenz K. Studies in Animal and Human Behaviour. 2 vol, Cambridge: Cambridge University Press; 1970-1971.
8. Minnuchin S. Famílias: Funcionamento e Tratamento. Porto Alegre: Artes Médicas; 1987.
9. Odent M. The fetus ejection reflex. Birth 1987;14:104-5.
10. Odent M. Colostrom and civilization. In: The Nature of Birth and Breastfeeding. Bergin and Garvey, Westport, CT, 1992.
11. Odent M. In: O Camponês e a Parteira – Uma Alternativa à Industrialização da Agricultura e do Parto. São Paulo: Ed. Ground; 2003.
12. Odent M. A Cientificação do Amor. São Paulo: Terceira Margem; 2000.
13. Raphael-Leff J. Gravidez: A História Interior. Porto Alegre: Artes Médicas; 1997.
14. Rodholm M, Larsson K. Father-Infant Interaction at the First Contact with a Newborn, Goteborg, Sweden, University of Goteborg; 1980.
15. Stern DN. A Constelação da Maternidade. Porto Alegre: Artes Médicas; 1997.
16. This B. Pai: Ato de Nascimento. Porto Alegre: Artes Médicas; 1987.
17. Winnicot DW. Os Bebês e suas mães. São Paulo: Martins Fontes; 1999.

1.5

Norma Brasileira de Comercialização de Alimentos para Lactentes e Crianças de Primeira Infância, Bicos, Chupetas e Mamadeiras – NBCAL

Ana Júlia Colameo

Atualmente é impossível negar que a amamentação é a melhor maneira de alimentar uma criança desde o nascimento. Sabe-se muito sobre os benefícios do leite materno, tanto para a criança amamentada como para a mãe que amamenta, do mesmo modo que aumentam os artigos científicos que mostram os importantes riscos à saúde aos quais as crianças pequenas ficam expostas, quando recebem alimentação industrializada precocemente.

UMA HISTÓRIA DE MILHÕES DE MORTES DE RECÉM-NASCIDOS

Nos últimos 150 anos, o declínio da amamentação levou à morte por diarréias, infecções respiratórias e desnutrição milhões de recém-nascidos.

O desmame precoce que assolou o mundo nos séculos XIX e XX teve muitos fatores determinantes[19], tais como o movimento higienista, com rotinas hospitalares de separação impeditivas do início do aleitamento natural ao nascimento, o uso de berços, horários fixos e a abolição das mamadas noturnas, todos prejudiciais ao estabelecimento de uma fácil amamentação; o empoderamento dos médicos nos cuidados com as crianças e a conseqüente desvalorização do saber das mulheres; a revolução industrial com a entrada em massa das mulheres no mercado de trabalho; e um fator muito importante que geralmente é esquecido, o grande avanço das estratégias de *marketing* das empresas de alimentos infantis.

Em 1853, o lançamento do "leite condensado" (um leite desnatado, adoçado e condensado) como um alimento apropriado para recém-nascidos abriu uma nova era na história da alimentação infantil. Por volta de 1872 não havia dúvidas de que esses leites eram responsáveis por altas taxas de mortalidade na Grã-Bretanha e, em 1911, em um relatório[6] sobre seu uso, o Dr. F. J. H. Coutts fez as seguintes declarações: "É necessário que sejam examinadas cuidadosamente as afirmações que aparecem nos rótulos e anúncios, para observar até que ponto tais afirmações são verdadeiras ou enganosas e até que ponto elas tendem a encorajar alguma ação não desejada ou até mesmo perigosa". O Dr. Coutts relatou que, contrariamente ao que se esperava depois da obrigatoriedade de se colocar nos rótulos desses produtos "LEITE CONDENSADO DESNATADO", as mães continuavam a alimentar seus recém-nascidos com eles, acreditando que eram uma solução para seus problemas. Percebeu que as mais pobres usavam as marcas mais baratas, em que o teor de gorduras era o mais baixo. O estudioso também descobriu casos em que aparentemente as mulheres eram enganadas intencionalmente, por exemplo, um leite condensado e desnatado era vendido sob a marca "GOAT" (cabra) e tinha a figura de uma cabra na lata, que levava as mães a pensarem que se tratava de leite de cabra enlatado, popularmente tido, na época, como o melhor substituto do leite materno. A partir de suas observações, Coutts propôs a obrigatoriedade de adicionar uma afirmação nos rótulos: "LEITE IMPRÓPRIO PARA CRIANÇAS", que foi aceita. No entanto, 40 anos se passaram e muitas vidas se perderam, desde a identificação do problema até o início de alguma ação para enfrentá-lo.

Em 1890, médicos da Universidade de Harvard começaram a diluir o leite de vaca e a adicionar compostos químicos variados[21], na tentativa de adequar esse alimento aos recém-nascidos, conforme a percepção que tinham acerca das suas necessidades em várias idades. Nasceu a "Fórmula Infantil". A partir daí, várias fórmulas genéricas foram desenvolvidas e amplamente promovidas pela indústria de alimentos. As fórmulas personalizadas perderam lugar para as industrializadas, deixando grande descontentamento no meio médico, que desaconselhava seu uso. A indústria reconheceu que o afastamento desses influentes profissionais ia contra seus interesses. Os fabricantes concordaram em não incluir instruções nas embalagens e, em vez disso, aconselhavam as mães a procurarem seu médico antes de usar o produto. Assim surgiu a associação "Médicos-Indústria".

Em 1915, era possível encontrar anúncios regulares concomitantes para seis marcas concorrentes de alimento lácteo infantil. Com o passar dos anos, as estratégias usadas para conquistar o mercado consumidor foram se ampliando e, em 1939, a Dra. Cicely Williams[17], a pediatra que primeiro associou o kwashiorkor à deficiência de proteínas, na Costa do Ouro (atual Ghana), declarou, em uma conferência em Singapura, que as mortes decorrentes das propagandas mistificadoras dos alimentos infantis deveriam ser consideradas como "um assassinato em massa". A Dra. Williams havia documentado anteriormente o dano causado pelo uso de "enfermeiras-vendedoras" que orientavam mães da classe trabalhadora na Grã-Bretanha a usarem o leite condensado.

Os rótulos tornaram-se mais atraentes, com lindas crianças alimentadas com mamadeira estampados nas latas. As propagandas nos jornais e revistas leigas se intensificaram. Palavras como "leite maternizado" eram usadas para definir a fórmula láctea contida nas latas. Também passaram a invadir as revistas médicas, especialmente as pediátricas. Elas se tornaram mais criativas e foram sendo associadas às autoridades médicas e científicas. Muitas latas de leite eram doadas para serem distribuídas nas unidades de saúde e maternidades. A tendência à alimentação artificial por mamadeira espalhou-se muito rapidamente. O México, por exemplo, onde quase 100% das crianças de 6 meses eram amamentadas em 1960, passou a apresentar uma taxa de amamentação inferior a 9% em 1970. O Dr. Derrick B. Jelliffe[8] criou a expressão "desnutrição comerciogênica" para descrever o impacto das estratégias de *marketing* das indústrias de alimentos sobre a saúde das crianças.

Nas escolas médicas, o ensino da amamentação era quase nulo e as indústrias ministravam aulas demonstrativas do uso e de preparo de seus produtos. Uma série interminável de presentes era generosamente distribuída, todos com nome ou logotipo do fabricante, para garantir que a marca fosse facilmente reconhecida pelo médico. As empresas ofereciam livretos sobre "orientação alimentar" para serem distribuídos às mães, prestavam serviços, forneciam impressos, materiais, bolsas para pesquisas, concursos literários, reuniões científicas, almoços, viagens, diversão e uma infinidade de favores. Além disso, as indústrias forneciam gratuitamente leite em pó, para os pediatras que se tornavam pais, desde o nascimento até o final do primeiro ano de vida. As visitas dos propagandistas eram realizadas nos consultórios, clínicas, universidades e ambulatórios, e o uso de seus produtos era reforçado pelas palestras de profissionais patrocinados pelos fabricantes e pela subvenção aos médicos, para que assistissem às conferências ("manipulação para garantir presença", segundo o Dr. Jelliffe).

As unidades de saúde aceitavam de bom grado os cartazes dos fabricantes para decorar as paredes monótonas das suas salas. Esses cartazes muitas vezes continham instruções de como preparar ou alimentar corretamente com mamadeira ou sobre a introdução de alimentos para a criança. Mostravam imagens de crianças robustas e sadias, sempre com a marca do produto e o logotipo da companhia, para facilitar a associação pelas mães, inclusive as analfabetas.

Em 1974, o grupo "War on Want" editou "The Baby Killer", livro escrito pelo jornalista Mike Muller[15], que documentava as consequências do *marketing* das indústrias: "Esses resultados podem ser vistos nas clínicas e hospitais, nas favelas e cemitérios do Terceiro Mundo. Crianças cujos corpos têm-se desgastado a ponto de que tudo o que restou é uma cabeça grande em cima de um corpo enrugado e contraído como o de um velho; crianças com uma barriga repulsiva, inchada pelo kwashiorkor".

Enquanto a venda por intermédio dos médicos e dos serviços de saúde crescia rapidamente como um "método promocional", a literatura científica publicava uma série de trabalhos mostrando que excessos, deficiências e omissões de ingredientes nas fórmulas estavam arriscando a saúde das crianças. "Um retrospecto mostra que a história da produção das fórmulas foi uma sucessão de erros. Cada tropeço é negociado e anunciado como um novo avanço, levando a novos desequilíbrios e a mais modificações", resume o Dr. Derrick Jelliffe[24] em uma entrevista ao Wall Street Journal, em 1980.

Quando questionadas, as indústrias sempre atribuíam as doenças e as mortes ao uso indevido de seus produtos pelas mães. Ao venderem por meio dos médicos, elas esperavam ficar livres das acusações sobre as condições em que os produtos eram usados.

Em resposta à preocupação cada vez maior sobre essa questão, manifestada por profissionais e pelo público, em 1979, a OMS e o UNICEF organizaram uma reunião internacional sobre Alimentação de Lactentes e Crianças de

Primeira Infância, que colocou lado a lado os representantes de governos, cientistas, profissionais de saúde, representantes das indústrias de alimentos infantis e Organizações Não-Governamentais de defesa dos consumidores. Um dos resultados dessa reunião foi o reconhecimento da necessidade de um Código que controlasse as práticas inadequadas de comercialização de alimentos infantis. Outro foi a união de um grupo de profissionais de diferentes países em torno de um objetivo comum, isto é, controlar e monitorar as estratégias de *marketing* das empresas para evitar o desmame precoce. Nasceu a IBFAN – International Baby Food Action Network.

Durante os 15 meses seguintes houve um trabalho intenso dessas organizações, muitas consultas a todas as partes interessadas e a especialistas de todo o mundo, até que chegaram a uma versão definitiva do Código. Essa versão foi aprovada pela Assembléia Mundial da Saúde[25] em maio de 1981, pela maioria esmagadora de 118 votos contra um (dos Estados Unidos). Considerado um "requisito mínimo" para proteger as práticas saudáveis da alimentação do lactente e da criança pequena, o "Código Internacional de Comercialização de Substitutos do Leite Materno" foi aprovado com a recomendação de que os governos o aplicassem conforme as características próprias de cada país.

A primeira iniciativa brasileira de proteção à amamentação deu-se em 1974, quando o Dr. Fernando Figueira, Secretário de Saúde de Pernambuco, publicou a Portaria nº 99 que proibia a propaganda realizada diretamente pelos fabricantes ou distribuidores, por meio da doação de leite em pó às mães pobres nos hospitais e demais unidades da Secretaria de Saúde de Pernambuco.

Depois de ratificar o Código Internacional, o Brasil fez a sua primeira legislação nacional[11] em 1988, publicada como Resolução nº 5 do Conselho Nacional de Saúde (CNS): "Normas para a Comercialização de Alimentos para Lactentes".

Em 1992, depois de constatar que essa regulamentação necessitava ser revisada, o CNS publicou a "Norma Brasileira para Comercialização de Alimentos para Lactentes" (Resolução CNS nº 32/92), conhecida como NBCAL[12]. A IBFAN Brasil, que já vinha monitorando o Código Internacional, participou ativamente do grupo que elaborou as Resoluções do CNS, assim como os representantes de diversos setores da saúde, da agricultura, dos publicitários, da indústria alimentícia, da indústria leiteira e de artigos de puericultura.

Nos anos subseqüentes, a IBFAN Brasil encaminhou várias denúncias de violações ao Ministério da Saúde e, em 1999, o governo fez seu próprio monitoramento, constatando várias infrações graves e muitos pontos obscuros nessa regulamentação. Para atender às recomendações da política nacional de promover o "aleitamento materno exclusivo até 6 meses de idade e o aleitamento materno complementado com os alimentos da família dos 6 meses até os 2 anos ou mais", o Ministério da Saúde editou uma nova versão da NBCAL, ampliando seu escopo para os produtos destinados à alimentação das crianças de primeira infância. Essa regulamentação foi publicada sob a forma de três documentos[1,2,14], que se completam: a Portaria Ministerial GM 2051/01 e as Resoluções 221 e 222 de 2002, da Agência Nacional de Vigilância Sanitária – ANVISA.

A NBCAL, hoje denominada "Norma Brasileira de Comercialização de Alimentos para Lactentes e Crianças de Primeira Infância, Bicos, Chupetas e Mamadeiras", assim como a política nacional de aleitamento materno, tem sido considerada um exemplo de avanço na promoção, proteção e apoio ao aleitamento materno dentro da comunidade internacional.

Em 3 de janeiro de 2006, a NBCAL foi sancionada como Lei 11.265 e no momento aguarda a respectiva regulamentação[4].

CONTEÚDO DA NBCAL

O objetivo da NBCAL é contribuir para a nutrição adequada dos lactentes e das crianças de primeira infância por intermédio da:

I – regulamentação da promoção comercial e orientações do uso apropriado dos alimentos para lactentes e crianças de primeira infância, bem como do uso de mamadeiras, bicos e chupetas;
II – proteção e incentivo ao aleitamento materno exclusivo nos primeiros 6 meses de vida; e
III – proteção e incentivo à continuidade do aleitamento materno até os 2 anos de idade, após a introdução de novos alimentos na dieta dos lactentes.

Abrange os produtos nacionais ou importados, assim agrupados:

1. Fórmulas infantis para crianças até 1 ano.
2. Fórmulas para crianças de 1 a 3 anos.
3. Todos os leites, de origem animal e os similares de origem vegetal.
4. Alimentos de transição (para crianças de 6 meses até 3 anos).
5. Fórmulas para recém-nascidos de alto risco.
6. Mamadeiras, bicos, chupetas e protetores de mamilo.

A NBCAL proíbe qualquer forma de promoção comercial das fórmulas infantis para crianças até 1 ano (grupo 1), das fórmulas para crianças de alto risco (grupo 5) e de mamadeiras, bicos, chupetas e protetores de mamilo (grupo 6). Os outros produtos podem ser promovidos; no entanto, devem conter advertências específicas para cada tipo de produto. As advertências estipuladas pela Norma devem ser escritas, auditivas e/ou visuais, de acordo com a forma em que a promoção é veiculada.

Todos os produtos da abrangência da Norma devem ter embalagem. No que se refere à rotulagem, é proibido o uso de fotos ou imagens de recém-nascidos ou crianças pequenas, assim como frases que coloquem dúvidas sobre a amamentação, usar denominações do tipo *Baby* e similares, promover outros produtos, além de algumas restrições específicas, de acordo com o tipo de produto. É obrigatório constar no rótulo as frases específicas de advertência conforme o tipo de produto, assim como o modo de preparo, a data de validade, entre outros.

A NBCAL define "Amostra" como uma unidade, uma única vez. Ela somente poderá ser ofertada a médicos e nutricionistas por ocasião do lançamento. As amostras dos seguintes produtos são permitidas: fórmulas infantis para crianças até 1 ano, fórmulas para crianças de 1 a 3 anos, os leites animais ou similares vegetais e os alimentos de transição. Amostras de fórmulas para recém-nascidos de alto risco, mamadeiras, bicos, chupetas e protetores de mamilo são proibidos. As doações de quantidades maiores de qualquer um dos produtos abrangidos pela NBCAL são proibidas e é vedado aos profissionais de saúde distribuir as amostras ao público em geral.

Todos os materiais técnicos e científicos relativos à alimentação infantil devem conter uma série de informações sobre as vantagens da amamentação e os riscos da alimentação artificial ou do seu uso, conforme o produto. Os materiais educativos para distribuição ao público não podem ser produzidos ou patrocinados pelas empresas que fabricam ou comercializam os produtos da abrangência da NBCAL.

Não é permitida a atuação do pessoal de comercialização nas unidades de saúde, exceto para contatos com pediatras e nutricionistas, devendo neste caso restringir-se aos aspectos técnico-científicos. É proibido às instituições de ensino e pesquisa, bem como às unidades prestadoras de serviços de saúde de qualquer natureza, promover os produtos da abrangência da Norma.

Os fabricantes, os importadores e os distribuidores dos produtos da abrangência da Norma só poderão conceder patrocínios financeiros e/ou materiais às entidades científicas de ensino e pesquisa ou associativas de pediatras e de nutricionistas que sejam reconhecidas nacionalmente. As entidades contempladas têm a responsabilidade de zelar para que as empresas não façam promoção comercial de seus produtos nos eventos por elas patrocinados. São proibidas todas e quaisquer formas de concessão de estímulos a pessoas físicas.

VIOLAÇÕES AINDA SÃO COMUNS

Sem dúvida, desde que o Brasil assinou o Código Internacional e a NBCAL foi editada, muitas mudanças no *marketing* das empresas puderam ser percebidas no território nacional: a maioria dos rótulos perdeu as imagens de crianças e incluíram as advertências específicas; a promoção de fórmulas infantis, mamadeiras, chupetas e bicos, no geral, desapareceram das revistas leigas e da mídia televisiva; as promoções comerciais permitidas passaram a conter as advertências obrigatórias; as "enfermeiras vendedoras" (ou nutricionistas) desapareceram das maternidades e raramente as doações dos produtos abrangidos pela NBCAL têm sido documentadas. No entanto, todas essas estratégias promocionais esporadicamente são detectadas.

Ainda é bastante comum[7,13] nos pontos de venda o encontro de chamadas publicitárias do tipo "oferta" ou "promoção" nas prateleiras, gôndolas ou pirâmides de meio de corredor, sem advertência. Também os *kits* de mamadeiras, chupetas e outros artigos, proibidos pela Norma, ainda estão à disposição para a venda.

As advertências, quando encontradas, costumam ter um tamanho de letra minúsculo e sem destaque, tanto nos rótulos dos produtos como nos encartes publicitários de supermercados e farmácias.

As revistas médicas, em especial as pediátricas, continuam carregadas de publicidade proibida de fórmulas infantis. Os "materiais técnico-científicos" têm um conteúdo com grande carga de informações promocionais e um apelo visual propagandístico tão alto que é difícil diferenciá-los das propagandas, constituindo verdadeiras "promoções comerciais especificamente voltadas para pediatras".

Outras formas de *marketing* estão surgindo, como os anúncios pela Internet, CDs e DVDs, os jornais eletrônicos, as propagandas veladas dentro de novelas e seriados, as "reportagens" sobre produtos etc.

O encontro corriqueiro de um número alto de infrações tem mostrado a necessidade de aumentar e intensificar a fiscalização.

BRINDES E PRESENTES

Apesar de a NBCAL vedar toda e qualquer concessão de estímulos às pessoas físicas, uma enormidade de brindes, presentes e serviços ainda é oferecida aos pediatras[13,16,20], nutricionistas e, mais recentemente, aos fonoaudiólogos.

Como a prática da pediatria está intimamente ligada à orientação alimentar infantil e à puericultura, é importante examinar a relação "médicos-indústria" com bastante cuidado.

As empresas que produzem alimentos infantis, mamadeiras e chupetas têm interesse na lucratividade e estão inseridas em um ambiente econômico muito competitivo, e esse é um dos motivos por que investem muito em propaganda, para conquistar mais clientes que usem seu produto. Essas empresas não têm a intenção clara de prejudicar o aleitamento materno, no entanto, quando ampliam suas vendas ou seus mercados acabam competindo com a amamentação, colocando a saúde das crianças em risco.

Os pediatras e suas associações têm lemas como "dedicado à saúde de todas as crianças", "promover condições para que crianças e adolescentes atinjam ótima saúde física, mental e social", entre outros, por entenderem que seu objetivo primordial é o bem-estar das crianças.

Uma relação muito estreita entre essas diferentes instituições, cujos interesses são opostos, pode resultar em uma situação chamada de "conflito de interesses" (internacionalmente conhecido como conflito mamadeira *versus* peito). Rea e Toma[20], ao estudarem a relação dos pediatras com as indústrias de alimentos, concluíram que os regulamentos nacionais ou internacionais não são suficientes para dar conta dos conflitos de interesse existentes entre companhias e profissionais de saúde. Portanto, é preciso olhar essa relação pelo prisma da ética.

A relação de presenteio foi bem definida por Chren[5] et al. em um ensaio sobre a relação entre os médicos e as indústrias farmacêuticas: "Ao oferecer um presente ao outro, uma pessoa está proferindo uma relação de amizade. Ao aceitar um presente, aceita-se o início ou o reforço da relação. Um presente provoca uma resposta obrigatória daquele que recebe, geralmente certos deveres sociais como gratidão e desejo de reciprocidade."

O Dr. Lewis H. Margolis[9] fez um interessante raciocínio ético sobre o significado de o médico aceitar presentes. O médico tem deveres: o primeiro deles é *primum nom nocere* ou o princípio de "não lesar". Os presentes estão embutidos no custo do produto, o que significa que são um acréscimo no seu preço final e são pagos pelos pacientes, em outras palavras, lesam as economias do paciente. Outro dever é o de fidelidade, que obriga o médico a ser leal para com os interesses do paciente, no caso dos pediatras, as crianças. Quando um profissional aceita um presente, está implícito pela relação de presenteio, ele se torna um agente da companhia. Mesmo que sua atitude seja baseada no mais alto grau da ciência, ele não consegue evitar o "endosso por associação", isto é, se o pediatra é um bom profissional e mostra a marca de um produto entres seus pertences, o produto deve ser bom. Aceitar presentes também viola o dever de justiça, pois o compromisso do pediatra com a defesa da criança vem do reconhecimento de que as crianças têm necessidades especiais e são incapazes de se defenderem, devendo ser priorizadas em todas as oportunidades. Parece muito claro, então, que o pediatra não deve participar de práticas que desviem recursos para si mesmo, em detrimento das crianças. Outro dever dos profissionais é o de auto-aprimoramento. A educação adquirida por meio dos "materiais técnicos científicos" pode estar contaminada por chamamentos publicitários e não ser tão imparcial quanto aquelas adquiridas pelos meios científicos não-comerciais. Além disso, os "eventos patrocinados" são comumente custosos e geralmente têm lugar em hotéis luxuosos ou caros centros de convenções, que, em última instância, são pagos pelos pacientes, violando os deveres de não lesar, justiça e fidelidade.

O PODER DE SEDUÇÃO DAS INDÚSTRIAS

Na atualidade é bastante comum que as associações, as universidades e os centros de estudos, por exemplo, recebam rotineiramente o patrocínio das indústrias de alimentos infantis na quase totalidade dos eventos pediátricos que realizam. Inclusive recebem apoio para a organização, divulgação e inscrições, assim como para a produção e distribuição de seus boletins, sem nenhum questionamento sobre um possível conflito de interesses.

Ignácio Ramonet, em seus escritos sobre as propagandas[18], define o *marketing* moderno como "estratégias sofisticadas que aspiram vender, não mais uma marca, mas uma personalidade". Essas estratégias propõem lazeres de todo o tipo, distrações em cadeia, guloseimas para os olhos e para a boca, tudo que provoque deslumbramento, euforia e felicidade. Ramonet alerta para o perigo de seu poder de sedução: "Por isso devemos temer, no presente, que a submissão e o controle de nossos espíritos sejam conquistados não pela força, mas pela sedução, não sob ordens, mas por nosso próprio desejo, não pela ameaça, mas por nossa própria sede de prazer".

Muitos profissionais acreditam que são imunes ao *marketing*. Isso pode ser um equívoco. A crescente massificação do atendimento à saúde que trata os profissionais como engrenagens responsáveis pela "produtividade" do serviço, torna-os ainda mais vulneráveis à sedução das indústrias. Um trágico exemplo dessa vulnerabilidade tem sido os casos publicados de infecção por *Enterobacter sakazakii*[3,16,22]. Essa bactéria, presente nas fórmulas infantis em pó, pode causar doenças graves, até mesmo em recém-nascidos normais, como sepse, meningite e enterocolite necrotizante. Apesar dessas publicações e de tantas outras evidências sobre a segurança e benefícios do leite materno, os pediatras indicam a introdução de leite artificial ao primeiro obstáculo encontrado na amamentação e, muitas vezes, baseados em motivos fúteis.

A contaminação intrínseca do leite em pó é mais um exemplo da "batalha peito x mamadeira": o Food and Drug Administration (FDA) dos Estados Unidos, por exemplo, escreveu para todos os profissionais de Unidades Intensivas Neonatais[23], para que tomassem cuidados redobrados no preparo das fórmulas infantis, principalmente adicionando água fervente ao pó e reduzindo o tempo entre o preparo e o consumo do leite. A Organização para o Alimento e a Agricultura (FAO) e a Organização Mundial da Saúde (WHO)[10] também emitiram recomendações adicionais, além das apontadas pelo FDA, para que os profissionais alertassem os cuidadores de que a fórmula infantil não é um produto estéril. Contudo, até o momento não foi possível obrigar os fabricantes a colocarem nos rótulos dessas fórmulas uma advertência do tipo: "CUIDADO! ESTE PRODUTO NÃO É ESTÉRIL".

SOBRE A IBFAN BRASIL

No Brasil, a IBFAN tem-se expandido desde 1983 e atualmente está presente em 32 cidades espalhadas por 14 estados. Conta com mais de 150 membros voluntários, profissionais das mais diversas áreas, mães e pais da comunidade. Seu objetivo é melhorar as práticas de aleitamento materno por meio do conhecimento e da sensibilização de pessoas, capacitando-as para promoção, apoio e proteção das práticas saudáveis sobre alimentação infantil.

A IBFAN Brasil desenvolve trabalhos de assessoria e de avaliação de programas que incentivam o aleitamento materno, tais como a Iniciativa Hospital Amigo da Criança, Método Mãe Canguru, Rede Nacional de Bancos de Leite Humano, Iniciativa Unidade Básica Amiga da Amamentação, Semana Mundial do Aleitamento Materno, além de ajudar as mulheres na arte de amamentar. Também produz materiais científicos e promocionais sobre amamentação em português, incluindo livros, artigos, boletins e vídeos.

Dentre os eventos promovidos pela IBFAN, o Encontro Nacional de Aleitamento Materno (ENAM) e o Encontro Nacional sobre Segurança Alimentar na Primeira Infância (ENSAPI) têm-se destacado por reunirem mais de 1.300 pessoas anualmente. Além da atuação no Brasil, a rede dá apoio técnico, científico e logístico aos países africanos de língua portuguesa e colabora com o movimento mundial em prol do aleitamento materno. Contudo, sua ação mais importante é o monitoramento contínuo do Código Internacional e da NBCAL para observar seu cumprimento e assegurar um maior comprometimento legal por parte das indústrias, comércio e profissionais de saúde.

Nesses 27 anos de existência, a IBFAN tem acumulado prêmios nacionais e internacionais como forma de reconhecimento público por ações que garantam às crianças uma melhor qualidade de vida.

Todos os membros da IBFAN não aceitam patrocínio das indústrias de alimentos, de mamadeiras, chupetas e bicos, da indústria bélica, de cigarros e de bebidas alcoólicas, além dos laboratórios farmacêuticos, por entenderem que isso envolveria um sério conflito de interesses e uma conduta não-ética.

REFERÊNCIAS BIBLIOGRÁFICAS

1. Agência Nacional de Vigilância Sanitária. Resolução RDC nº 221 de 5 de agosto de 2002. Diário Oficial da União de 6 de agosto de 2002.
2. Agência Nacional de Vigilância Sanitária. Resolução RDC nº 222 de 5 de agosto de 2002. Diário Oficial da União de 6 de agosto de 2002. Rea MF. Breast-milk substitutes: past and present. Rev Saúde Pública 1990;24(3):241-9. ISSN 0034-8910.
3. Biering G et al. Three cases of neonatal meningitis caused by Enterobacter sakazakii in powdered milk. J Clin Microbiol 1989;27:2054-6.
4. Brasil. Lei nº 11.265 de 3 de janeiro de 2006. Regulamenta a comercialização de alimentos para lactentes e crianças de primeira infância e também a de produtos de puericultura correlatos. Diário Oficial da União de 4 de janeiro de 2006.
5. Chren MM, Landfeld CS, Murray TH. Doctors, drug companies and gifts. JAMA 1989;245:1047-53.
6. Coutts FJH. Report to the Local Government Board on Condensed Milk with special reference to their use as infant foods. New Series, nº 56, 1911.
7. IBFAN. Relatório do monitoramento da Norma Brasileira de Comercialização de Alimentos para Lactentes e Crianças de Primeira Infância, Bicos, Chupetas e Mamadeiras. São Paulo: IBFAN Brasil; 2004.
8. Jelliffe DB. Commerciogenic malnutrition? Food Thecnol 1971;25(2):153.
9. Margolis LH. A ética de aceitar presentes da indústria farmacêutica. Pediatrics 1991;88:1233-7.
10. Mayor S. O encontro FAO/OMS adverte sobre a contaminação nos leites em pó para bebês. BMJ 2004;328:426-7.
11. Ministério da Saúde. Resolução CNS nº 5 de 20 de dezembro de 1988 do Conselho Nacional de Saúde: Normas de Comercialização de Alimentos para Lactentes. Diário Oficial da União de 23 de dezembro de 1988.
12. Ministério da Saúde. Resolução CNS nº 31/92 do Conselho Nacional de Saúde: Norma Brasileira para Comercialização de Alimentos para Lactentes. Diário Oficial da União de 12 de novembro de 1992.
13. Ministério da Saúde. Relatório do monitoramento da Norma Brasileira de Comercialização de Alimentos para Lactentes 1999/2000. Brasília; 2001.
14. Ministério da Saúde. Portaria nº 2051 de 8 de novembro de 2001 do Gabinete do Ministro: Norma Brasileira de Comercialização de Alimentos para Lactentes e Crianças de Primei-

ra Infância, Bicos, Chupetas e Mamadeiras. Diário Oficial da União de 9 de novembro de 2001.
15. Muller M. O Matador de Bebês (Ed Original: The baby killer. London: War on Want, 1974) 2ª ed, Bras Recife: IMIP; 1995.
16. Muytjens HL, Roelofs-Willemse H, Jaspar GH. Quality of powdered substitutes for breastmilk with regard to members of the family Enterobacteriacae. J Clin Microbiol 1988;26:743-6.
17. Palmer G. The Politics of Breast-Feeding. London: Pandora Press; 1988.
18. Ramonet I. Propagandas Silenciosas: Massas, Televisão, Cinema. Petrópolis, RJ: Editora Vozes; 2002.
19. Rea MF. Breast-milk substitutes: past and present. Rev. Saúde Pública, 1990; 24(3):241-9.
20. Rea MF, Toma TS. Proteção do Leite Materno e Ética. Rev Saúde Pública, 2000;34(4):388-95.
21. Sokol EJ. Em Defesa da Amamentação: Manual para Implementar o Código de Mercadização de Substitutos do Leite Materno. Allain I, tradutora. São Paulo: IBFAN Brasil; 1999.
22. Suthienkul O et al. Bacterial contamination of bottle milk in infants under six months in Children's Hospital, Bangkok, Thailand. Southeast Asian J Trop Med Public Health 1999;30: 770-5.
23. US Food & Drug Administration. Information on *E. sakazakii* Infections in Hospitalized Infants Associated with Use of Powdered Infant Formulas. Alerts, Safety Information and Reporting Illnesses, Injuries and Problems. January 23, 2004.
24. Walker M. Um novo olhar sobre os riscos da alimentação artificial. J Hum Lact 1993; 9(2):97-107.
25. WHO/UNICEF. The International Code of Marketing of Breast-milk Substitutes. Genebra; 1981.

1.6

Aleitamento Materno: Perspectivas Atuais

José Martins Filho

INTRODUÇÃO

Passamos por um momento especialmente interessante na história da defesa do aleitamento materno, pois, após décadas de derrotas, começamos a ver a luz no fim do túnel. Não que acreditemos que todas as mulheres (ou pelo menos a maioria delas) amamentem exclusivamente ao seio até o sexto mês de vida e, com complementação, pelo menos até o segundo ano. Os tempos mudaram, a situação da mulher fora do lar é uma realidade cada vez mais presente, as dificuldades do emprego e das creches não podem ser esquecidas, sem falar no mercado informal de trabalho. Porém, precisamos salientar, após muitos anos de promoção começamos a ver a diminuição das resistências contra o ato de amamentar.

As coisas mudaram... a sociedade se organizou para falar sobre as vantagens do aleitamento natural e as desvantagens da mamadeira....

Em alguns lugares, é bem verdade, parece que ainda a informação não chega como gostaríamos, principalmente nas classes mais humildes, mas convenhamos, nunca se falou tanto sobre aleitamento materno, nas universidades, nas escolas, na televisão, no rádio e nos jornais.

Retorno um pouco em pensamento àqueles primeiros anos da luta em defesa do aleitamento materno, principalmente quando da criação do Comitê específico, na Sociedade Brasileira de Pediatria, o qual tive a honra e a oportunidade de presidir, e no qual, ao lado de vários ilustres colegas, constituíamos nesse começo um grupo solitário, que nos Congressos Médicos discutiam a lactação humana. Não eram poucas as resistências... Não posso me esquecer daquele começo, quando numa ocasião, dentro de uma Universidade, alguém, dirigindo-se ao Diretor da Instituição, reclamou contra algo que lhe parecia um absurdo, que uma Faculdade de Medicina tivesse feito uma reunião científica sobre amamentação.... Parecia a essa pessoa que esse assunto não poderia fazer parte do elenco das atividades "respeitosas" que deveriam ser desenvolvidas numa Instituição Científica.... Isso mudou...E como!

Não tenho dados específicos sobre o grande volume de artigos científicos que foram publicados no Brasil e no mundo. E que dizer dos Congressos de Pediatria, Nutrição, e Psicologia, que abordaram exaustivamente o assunto? Sou formado em uma época que os livros de texto de Pediatria falavam muito pouco sobre o assunto. Mesmo as vantagens imunológicas eram pouco conhecidas. Hoje, fazemos reuniões para estudar não só os benefícios para a criança e para a mãe. Atingimos um nível tal de conhecimento que hoje são reconhecidas vantagens para os adultos que foram amamentados ao peito na sua infância, tais como proteção contra hipertensão, hipercolesterolemia, diabetes e outras patologias degenerativas.

Para se falar das perspectivas atuais e do futuro, não podemos deixar de lembrar um pouco da história recente e de como chegamos até o presente.

Aos mais interessados remeto-os a um capítulo que escrevi "Evolução do Aleitamento Materno no Brasil", no excelente livro "Aleitamento materno", do amigo e colega José Dias Rego, onde relembro o tratamento que o tema aleitamento materno recebia nos primórdios de nosso país, desde aos anúncios do antigo Jornal do Commercio, quando em 1841, onde eram oferecidas amas-de-leite escravas para serem alugadas ou compradas e até mesmo a forma como o tema era tratado de forma muito superficial nos compêndios nacionais e internacionais de Pediatria. Passamos depois por uma fase consciente e política em que grupos se organizavam, não só de pediatras, mas de mães e de pessoas da sociedade civil, clamando por maior divulgação das qualidades do aleitamento materno e apoio para suas iniciativas. Houve, nesse caminho, uma mudança altamente positiva nas políticas de propaganda dos leites artificiais com a implantação do código de propaganda de alimentos substitutivos do leite humano, sendo estritamente supervisionado para que as pessoas não pudessem se equivocar. Acompanhei de perto, juntamente com muitos outros colegas pediatras, desses momentos de intensa luta e hoje, quando sou convidado para participar de mesas redondas, congressos ou para dar entrevistas em órgãos de mídia, percebo como os tempos mudaram.

PERSPECTIVAS

Não há, segundo meu juízo, ninguém em perfeita saúde mental que negue os benefícios da lactação natural e que desconheça as doenças associadas ao desmame precoce. Falar sobre isso é totalmente fora de propósito. O que precisamos sim é a necessidade de conversar e pesquisar como vencer as dificuldades para conseguir uma amamentação adequada nos dias de hoje. Como trabalhar as variáveis sociais, como melhorar a legislação que protege a mãe e a criança e principalmente como podemos fazer isso em um mundo em constante mudança, onde o trabalho materno é muito valorizado. Como conseguir que uma mulher empregada no sistema formal consiga continuar amamentando depois dos quatro meses de licença, em uma sociedade em que infelizmente a legislação sobre creches não é cumprida tal como foi concebida. Confunde-se creche com "estacionamento de crianças" e, quer queiramos ou não, as crianças estão sendo "terceirizadas", sendo colocadas precocemente sob a guarda de alguém nem sempre competente. Como é possível manter os conceitos de aumentar a percepção da relação mãe-filho, da necessidade do carinho, especialmente no primeiro ano de vida, com a situação que vivemos hoje, particularmente no Terceiro Mundo?

Quais são nossas perspectivas atuais para lograrmos manter a lactação? Adianta, na maioria das vezes, pregarmos o de sempre: "amamente exclusivamente ao peito até os 6 meses", "fique com seu filho o máximo possível", "dê carinho, atenção", se a vida, o mercado de trabalho não estão ligados nisso? E convenhamos estamos falando, assim mesmo, das mulheres no mercado formal de trabalho, onde as leis (mesmos as que existem e que nem sempre preenchem todas as necessidades de uma boa e correta relação do binômio mãe-filho) são cumpridas.

Por isso essa expressão, "crianças terceirizadas", que tenho usado com muita freqüência assusta, mas adverte e estimula as pessoas a pensarem um pouco mais. Vemos mães da classe média contratando babás para ficarem com seus filhos em casa, e essas babás, quando já mães, muitas vezes, deixam seus próprios filhos com outras pessoas, em situação econômica ainda mais precária, e assim vamos sucessivamente vendo a "terceirização". Pessoas que acabam sendo contratadas para fazer, profissionalmente, os papéis de mãe, enquanto as próprias correm atrás também de seu próprio sustento.... O mundo precisa parar para pensar onde quer chegar com o atendimento de nossas crianças e, claro, na fundamental presença da mãe (no mínimo, nos 6 meses iniciais), pois sem isso, mesmo com nossa pregação em prol do aleitamento materno, estaremos tendo que rever um pouco nossos conceitos, e, quando vejo mães com crianças próximas ao terceiro mês, percebo sua angústia, pois sabem das dificuldades que terão para continuar a amamentar. Coloco estas palavras e pensamentos dentro deste capítulo de Perspectivas atuais, já sabedor de possíveis críticas, pois o mundo não se modificará e temos que nos adaptar a ele. Sim, mas precisamos de creches, legislação que compreenda a real importância da lactação e principalmente de uma visão nova do papel dos pais na sociedade moderna e da importância vital para as crianças, de serem apoiadas no início de sua vida e, claro, amamentadas.

Nesse sentido, vejo com muito bons olhos a iniciativa muito importante da Sociedade Brasileira de Pediatria (SBP), conjuntamente com Ordem dos Advogados do Brasil (OAB), de encaminhar a discussão sobre o aumento do tempo de licença-gestante para 6 meses.

É uma idéia excelente, que espero resulte positivamente para mães e crianças, mas, temo, possa se transformar em mais uma dificuldade para as mães, que podem vir a ser ainda mais discriminadas no mercado de trabalho por essa "proteção" na legislação. Sempre percebemos esses dois lados da moeda.

Vejo o problema do aleitamento materno, neste momento, como uma imensa luta em que ganhamos algumas batalhas, mas seguramente teremos outras pela frente. Cada vez mais os alimentos infantis substitutos do leite materno tentam aproximar-se das características do leite humano. Claro que, principalmente do ponto de vista imunológico, ainda nada se conseguiu, mas as jovens mulheres, percebo, ficam tentadas, particularmente por volta do terceiro mês, a passarem pelo menos para a alimentação mista e nisso, muitas vezes são auxiliadas e até mesmo incentivadas pelos pediatras. Em minha opinião, o momento da atuação e de incentivo se deslocou, felizmente, das primeiras semanas para o final do terceiro e início do quarto trimestre de vida da criança. Não acho que as pessoas estejam entregando os pontos, mas a quantidade de variáveis em nosso país que colabora para que isso aconteça é imensa. Até mesmo a propaganda de "amamente seu filho exclusivamente ao peito até o sexto mês de vida" é mal interpretada pelas mães e muitas vezes pelos próprios profissionais de saúde.

Nos próximos anos o que esperamos? Quanto mudamos da incidência de amamentação exclusiva nas últimas décadas? Em um trabalho que realizei em Campinas em

1976, e que foi minha Tese de Livre-Docência ao Departamento de Pediatria da Faculdade de Ciências Médicas, encontrei que a mediana da curva de amamentação estava por volta dos dois meses e meio.

Vários outros trabalhos da literatura em várias revistas e periódicos mostravam dados parecidos. Recentemente temos encontrado que os indicadores mais promissores (porcentagem de amamentação exclusiva em função do tempo) aparecem no Primeiro Mundo, particularmente nos países nórdicos (Suécia, Dinamarca, Finlândia). Por que? Sem dúvida, o apoio logístico e principalmente a legislação trabalhista é muito mais favorável. Quanto logramos aumentar nessa porcentagem de aleitamento, principalmente nas classes mais pobres? Chegamos aos três meses e meio, quatro, e, como dissemos anteriormente, alguns trabalhos mais otimistas e populações específicas lograram indicadores mais positivos... e por quanto tempo vamos continuar mantendo essa recuperação, ainda pequena, que em quase quatro décadas conseguimos? Difícil responder. Aumentaremos mais ainda esse percentual? Que variáveis precisamos trabalhar para conseguir esse intento? Sim, porque todos sabemos que não basta dizer à mãe amamente... É preciso ajudar, mudar os serviços de saúde, melhorar as maternidades, treinar pessoal que ajude as puérperas a vencer as dificuldades iniciais. Isso já foi feito e continua em muitos lugares, mas agora temos que ir além.

A luta continua e nunca foi tão atual. Incansavelmente, não podemos parar de falar, discutir, ensinar e publicar. Temos que continuar conversando com outros profissionais, (juristas, empresários, sindicalistas etc.) para divulgar a importância do aleitamento materno, pois nadamos contra a correnteza de uma sociedade altamente voltada para a produtividade e o "emprego", e as mães, com raras exceções, não podem se dar ao luxo de largar o seu papel de co-sustentadora da família, ajudando seu companheiro no sustento dos filhos.

Seria por acaso que estamos vendo os melhores indicadores de amamentação nos países desenvolvidos, principalmente nos nórdicos? Coincidentemente, é lá que as licenças-gestante chegam aos 12 meses. Cada vez mais, os bons indicadores sociais serão fundamentais para auxiliar nessa nossa luta em prol do aleitamento materno.

Continuemos, pois, sem vacilar. O aleitamento materno é, como já repetimos, à exaustão, um Direito de toda criança.

REFERÊNCIAS BIBLIOGRÁFICAS

1. Anúncio sobre Ama de Leite. Jornal do Commercio. Ano XVI, numero 271, 21 de outubro de 1841.
2. Almeida EA, Martins Filho J. O contato precoce mãe-filho e sua contribuição para o sucesso do aleitamento materno. Rev Ciências Méd, Campinas, 2004;13(4):381-8.
3. Carvalho DCL. Aleitamento materno e respiração predominante bucal. Tese de Mestrado. Orientador: Martins Filho, J. Pós-Graduação em Saúde da Criança e do Adolescente. Faculdade de Ciências Médicas da Unicamp; 2004.
4. Del Ciampo La, Ricco RG. Aleitamento materno e meio ambiente. Ribeirão Preto (SP): Editora Scala; 2000.
5. Instituto Nacional da Alimentação e Nutrição (INAN). Estratégia de Estímulo ao Aleitamento Materno no Brasil. Curitiba: Universidade Federal do Paraná; 1979.
6. Instituto Nacional de Alimentação e Nutrição (INAN). Aleitamento Materno, Alimentação na Primeira Infância e sua Repercussão no Estado Nutricional. Elaborado na I Convenção Nacional de Nutrição e Dietética. Brasília, Ministério da Saúde; 1979.
7. Instituto Nacional de Alimentação e Nutrição (INAN). Ações Integradas de Promoção da Saúde da Criança. Brasília, Ministério da Saúde; 1988.
8. Jelliffe DB, Jelliffe EFP. Human Milk in the Modern World. London: Oxford University Press; 1979.
9. Jelliffe DB, Jelliffe EFP. Programmes to Promote Breast Feeding. London: Oxford University Press; 1988.
10. Martins Filho, J. Contribuição ao Estudo do Aleitamento Materno no Brasil. Repercussões sobre a Saúde da Criança e da Mãe. Tese de Livre-Docência. Faculdade de Ciências Médicas da Universidade Estadual de Campinas; 1977.
11. Martins Filho, J. Como e Porque Amamentar. São Paulo: Sarvier, 1984.
12. Martins Filho J. Qual é a Questão da Amamentação. São Paulo: Brasiliense; 1985.
13. Martins Filho J. Evolução do Aleitamento Materno no Brasil. In: Aleitamento Materno. São Paulo: Atheneu; 2001 p 21-34.
14. Martins Filho J. Filhos, Amor e Cuidados. Reflexões de um Pediatra. Campinas: Papirus; 2001.
15. Martins Filho J. Lidando com Crianças. Conversando com os Pais. Mais de 700 perguntas que você faria ao pediatra. 2ª ed, Campinas: Papirus; 2004.
16. Murahovschi J. Teruya KM, Bueno LGS, Baldin PEA. Amamentação: da Teoria à Prática. Manual para profissionais de Saúde. Centro de Lactação de Santos. Santos: Fundação Lusíada; 1990.
17. Uechi DP, Martins Filho J, Viana Costa MFT. Situação do Aleitamento Materno no Brasil – Documento elaborado pelo Instituto de Alimentação e Nutrição (INAN) com apoio da OPAS e OMS; 1978.

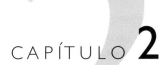

CAPÍTULO 2

EPIDEMIOLOGIA DO ALEITAMENTO MATERNO NO BRASIL

EPIDEMIOLOGIA DO ALEITAMENTO
MATERNO NO BRASIL: TENDÊNCIA
NO PERÍODO DE 1975-1999
• **Sonia Isoyama Venancio**

2.1

Epidemiologia do Aleitamento Materno no Brasil: Tendência no Período de 1975-1999

Sonia Isoyama Venancio

INTRODUÇÃO

Apesar da superioridade do leite materno em relação aos leites artificiais, o declínio da amamentação é um fenômeno relatado em todo o mundo. Embora esse fenômeno deva ser interpretado como resultado da interação complexa de diversos fatores socioculturais, algumas questões merecem ser destacadas, como o processo de industrialização que teve início no final do século XIX, as mudanças estruturais da sociedade que acontecerem em virtude da industrialização, a inserção da mulher no mercado de trabalho, o surgimento e a propaganda de leites industrializados, a adoção nas maternidades de rotinas pouco facilitadoras do aleitamento materno e a adesão dos profissionais de saúde à prescrição da alimentação artificial[2,9,11].

As conseqüências desastrosas do desmame precoce, que passaram a ser evidenciadas nos países em desenvolvimento em meados da década de 1970, levaram à mobilização da sociedade para o retorno à amamentação.

A partir da década de 1980, a Organização Mundial da Saúde – OMS[10] e o Fundo das Nações Unidas para a Infância – UNICEF[18] direcionaram esforços para a instituição de uma política de incentivo à amamentação. Ações de proteção, promoção e apoio ao aleitamento materno passaram a ser implementadas como as bases dessa política.

Em âmbito internacional, alguns fatos merecem destaque, como a adoção de um Código de Comercialização dos Substitutos do Leite Materno, em 1981, e a publicação do texto da OMS/UNICEF, intitulado "Proteção, promoção e apoio ao aleitamento materno: o papel dos serviços de saúde", o qual apresenta os Dez Passos para o Sucesso do Aleitamento Materno e a Iniciativa Hospital Amigo da Criança[10].

No Brasil, com a criação do Programa Nacional de Incentivo ao Aleitamento Materno (PNIAM) em 1981, tem início uma intensa campanha pró-amamentação junto à mídia e uma proposta de atuação abrangente, em diversos setores, como capacitação de profissionais de saúde, mudanças das rotinas das maternidades, criação da Norma de Comercialização de Alimentos para Lactentes (NBCAL), implementação de leis de proteção à mulher trabalhadora e desenvolvimento de pesquisas, dentre outras ações[12].

Sem dúvida, muitos foram os avanços da política nacional de incentivo à amamentação, porém as pesquisas realizadas no Brasil mostram que ainda estamos distantes do cumprimento da recomendação da Organização Mundial da Saúde, de "aleitamento materno exclusivo até o sexto mês de vida e sua manutenção, com complementos, até o segundo ano de vida ou mais"[16].

Pretende-se, neste capítulo, descrever a tendência da prática da amamentação no País, a partir de inquéritos nacionais realizados no período de 1975 a 1999.

ASPECTOS METODOLÓGICOS

Categorias e indicadores utilizados em estudos sobre a prática do aleitamento materno

Serão utilizados, neste capítulo, categorias e indicadores propostos pela OMS no documento intitulado "Indicadores para avaliar as práticas de aleitamento materno", publicado no início da década de 1990, com o propósito principal de padronizar as medidas para avaliação das práticas de amamentação e os progressos dos programas de promoção. Foram propostos poucos indicadores, relativamente fáceis de serem obtidos, visando à comparabilidade entre as pesquisas realizadas em diferentes países[17].

As seguintes categorias foram propostas, visando diferenciar as diversas formas de alimentar uma criança com leite materno:

- **Aleitamento materno exclusivo (AME)** – a criança recebe apenas leite materno de sua mãe ou ama-de-leite, ou leite materno ordenhado, e não recebe outros líquidos ou sólidos, com exceção de vitaminas, suplementos minerais ou medicamentos.

■ **Aleitamento materno predominante (AMP)** – a fonte predominante de nutrição da criança é o leite materno. Porém, a criança também pode receber água e bebidas à base de água (água açucarada e com sabores, infusões, chá etc.); suco de frutas; solução de sais de hidratação oral (SRO); vitaminas, minerais e medicamentos em gotas ou xaropes, e líquidos cerimoniais (em quantidades limitadas).

■ **Aleitamento materno exclusivo e aleitamento materno predominante (AMEP)** – juntos constituem o aleitamento materno completo.

■ **Aleitamento materno (AM)** – a criança recebe leite materno (diretamente do peito ou ordenhado), independentemente de receber ou não outros alimentos.

■ **Alimentação complementar (AC)** – a criança recebe leite materno e alimentos sólidos (ou semi-sólidos).

Além das categorias citadas acima, consta ainda o item alimentação com mamadeira, que, embora não se refira estritamente a uma categoria de alimentação da criança, foi incluído entre os indicadores devido ao seu impacto sobre o aleitamento materno. A idéia é medir a prevalência do uso desse veículo para administração de qualquer líquido, incluindo o leite materno.

Em relação ao aleitamento materno completo, os participantes de uma reunião da Rede Interagencial de Informações para Saúde (RIPSA), organizada pela Organização Panamericana de Saúde (OPS), e o Ministério da Saúde do Brasil, em abril de 1999, julgaram que essa terminologia não expressa o significado real do indicador proposto e optaram por não recomendar, no Brasil, o uso desse termo. Nessa reunião, foi recomendado o uso do termo "aleitamento materno exclusivo e predominante", adotado neste estudo.

Alguns indicadores adicionais são apresentados, como "aleitamento materno ocasional", que indica a porcentagem de lactentes menores de 12 meses que foram alimentados com leite materno alguma vez; "primeira amamentação oportuna" que indica a proporção de lactentes menores de 12 meses que foram amamentados dentro da primeira hora após o nascimento e duração mediana da amamentação, que indica a idade em que 50% das crianças já não recebem leite materno.

A OMS apresenta uma proposta para a avaliação de práticas de alimentação infantil, segundo a qual são definidos quatro períodos de igual duração (4 meses) para o cálculo de indicadores, levando-se em consideração as recomendações sobre alimentação infantil de acordo com os grupos de idade (Quadro 2.1).

Propõe-se que os indicadores sejam obtidos utilizando-se dados atuais sobre alimentação infantil (*current status*), por meio de recordatório de 24 horas (Quadro 2.2), a fim de evitar o viés de memória característico de estudos que utilizam questões como "até quando a criança foi amamentada?" ou "quando ocorreu a introdução de água/chá?" Utilizar dados sobre alimentação nas últimas 24 horas é particularmente útil para a obtenção de dados fidedignos sobre amamentação exclusiva, uma vez que a introdução de líquidos não-nutritivos em geral não tem um significado especial para as mães, que por isso não registram, em geral, a idade exata de sua ocorrência.

É importante destacar, em relação à amamentação exclusiva, que o indicador "porcentagem de AME em menores de 120 dias" foi proposto quando a recomendação da OMS era de "amamentação exclusiva de 4-6 meses". Com a aprovação, na Assembléia Mundial de Saúde de 2001, da mudança na recomendação sobre a duração da

Quadro 2.1 – Grupos de idade para a medida de indicadores baseados nas recomendações sobre alimentação infantil[17].

0	2	4	6	8	10	12	14	16	18	20	22	24

Até os 4 meses de idade, 100% das crianças deverão ser alimentadas exclusivamente com leite materno
Período de transição de 2 meses
Depois dos 6 meses quase todos os lactentes deverão estar recebendo alimentos complementares

Todos os lactentes deverão receber leite materno	É preferível que todas as crianças sejam alimentadas com leite materno
Porcentagem de AME e AMEP	Porcentagem de alimentação complementar oportuna	Porcentagem de aleitamento materno continuado (1 ano)	Porcentagem de aleitamento materno continuado (2 anos)

0	2	4	6	8	10	12	14	16	18	20	22	24

Idade (meses)

> **Quadro 2.2** – Indicadores propostos para avaliação das práticas de alimentação infantil[17].
>
> **Porcentagem de aleitamento materno exclusivo (AME)**
> Crianças < 4 meses (< 120 dias) que estavam em AME nas últimas 24 horas
>
> **Porcentagem de aleitamento materno predominante (AMP)**
> Crianças < 4 meses (< 120 dias) que estavam em AMP nas últimas 24 horas
>
> **Porcentagem de alimentação complementar oportuna**
> Crianças entre 180-299 dias que receberam LM e alimentos complementares nas últimas 24 horas
>
> **Porcentagem de aleitamento materno continuado (1 ano)**
> Crianças 12-15 meses de idade que receberam LM nas últimas 24 horas
>
> **Porcentagem de aleitamento materno continuado (2 anos)**
> Crianças 20-23 meses de idade que receberam LM nas últimas 24 horas
>
> **Porcentagem de alimentação com mamadeira**
> Crianças < 12 meses que receberam alimentos em mamadeira nas últimas 24 horas

amamentação exclusiva (de 4-6 meses para 6 meses), foi sugerido acrescentar à lista de indicadores a "porcentagem de AME em crianças de 0-6 meses"[18].

Apesar de todos os esforços para popularizar uma definição precisa do aleitamento materno exclusivo, não é incomum que estudos considerem uma criança que recebe água/chá em amamentação exclusiva, o que pode subestimar o real impacto dessa prática para a saúde da criança.

Analisando os indicadores propostos nesse documento, verifica-se uma preocupação para valorizar a medida das práticas adequadas, em detrimento daquelas não recomendadas. Assim, não é priorizada, por exemplo, a análise do aleitamento materno misto ou alimentação artificial.

A proposta de utilizar como base para a análise do AME a faixa etária de 0-4 meses ou 0-6 meses viabiliza o cálculo do indicador mesmo em pesquisas com amostras pequenas. A análise da freqüência de AME em crianças com 1 mês, 3 meses, 6 meses é extremamente útil, mas torna-se difícil quando o número de crianças incluídas no estudo, em cada uma das faixas etárias, é reduzido. Obviamente, existem estratégias de análise que podem ser utilizadas nessas situações, como a técnica de médias móveis, proposta pela OMS[17], análise de probitos[15] e regressão logística[3]. Porém, nem sempre a utilização de estratégias mais sofisticadas de análise é viável, sendo grande o mérito de a OMS propor indicadores que podem ser facilmente obtidos para o monitoramento da situação da amamentação em diferentes contextos.

Situação do aleitamento materno no Brasil e no mundo

No Brasil, estudos regionais mostram que a prática da amamentação sofreu um considerável declínio nos anos 60 e início dos anos 70[14,19].

Estudos transversais, como o realizado por Sigulem e Tudisco[13], mostram, por exemplo, que no Município de São Paulo, em meados da década de 1970, a duração mediana da amamentação era de aproximadamente 1 mês.

Já a partir da década de 1980, estudos regionais mostram uma tendência de retorno à amamentação[5,7,12].

A primeira informação sobre a situação da amamentação, obtida a partir de um inquérito de base populacional, de uma amostra representativa do País, foi aquela gerada pela análise do Estudo Nacional da Despesa Familiar – ENDEF, realizada em 1974-1975. Embora não houvesse uma preocupação direta com a prática da amamentação, nesse inquérito buscava-se avaliar o consumo alimentar das famílias brasileiras, sendo que para todas as mulheres era feita uma questão sobre estar ou não amamentando no momento da entrevista. A partir dessa questão, resgatou-se o *status* relativo à amamentação, com ou sem complementos, de menores de 1 ano. Não foi possível, porém, caracterizar nesse estudo a prática da amamentação exclusiva no País[15].

A Pesquisa Nacional sobre Saúde e Nutrição (PNSN), realizada em 1989, revelou que, apesar de a maioria das crianças brasileiras iniciar a amamentação, a introdução de outros alimentos era intensa logo nos primeiros dias de vida. A duração mediana da amamentação estava aquém do desejado, sendo de 134 dias[4].

Estudo comparando estimativas nacionais da freqüência de aleitamento materno (independente do recebimento de outros alimentos) evidenciou uma tendência ascendente da amamentação no Brasil entre 1974 e 1989, com sua duração mediana aumentando de 2,5 para 5,5 meses (Tabela 2.1). Essa tendência foi verificada principalmente em áreas urbanas, na região Centro-Sul do país, entre mulheres de maior renda e maior escolaridade[15].

Estimativas nacionais mais recentes provenientes da Pesquisa Nacional sobre Demografia e Saúde realizada em 1996 (PNDS/1996) confirmam a tendência de aumento da prática da amamentação, identificando uma duração mediana do aleitamento materno (independente do recebimento de outros alimentos) de sete meses[1].

Informações sobre a situação do aleitamento materno exclusivo em nosso país e em todo o mundo têm sido coletadas somente nos últimos anos, porque a importância dessa prática se tornou conhecida há relativamente pouco tempo e a padronização das categorias e indicadores de aleitamento materno foi proposta recentemente.

Tabela 2.1 – Freqüências de crianças amamentadas em diferentes idades (e respectivos intervalos de confiança). Brasil, 1975 e 1989.

Porcentagem de crianças amamentadas	Brasil ENDEF (1975)	Brasil PNSN (1989)
1 mês	66 (61-70)	79 (66-88)
2 meses	53 (50-56)	68 (59-77)
3 meses	46 (43-48)	62 (54-69)
4 meses	40 (38-43)	57 (50-63)
6 meses	33 (31-36)	49 (42-56)
12 meses	23 (20-25)	37 (28-47)
Duração mediana (dias)	74 (63-85)	167 (110-266)

Fonte: Venâncio e Monteiro, 1998.

Aparentemente, a única estimativa nacional fidedigna sobre a freqüência do aleitamento materno exclusivo em nosso país é a da Pesquisa Nacional sobre Mortalidade Infantil e Planejamento Familiar realizada em 1986 (PNMIPF/1986). Essa pesquisa evidenciou que apenas 3,6% das crianças brasileiras entre 0 e 4 meses de idade recebiam somente o leite materno, sem nenhum outro líquido ou alimento sólido. A situação da amamentação exclusiva foi também analisada na PNDS/1996, mas, em face da forma como foi estruturado o questionário alimentar nesse inquérito, a real freqüência do aleitamento materno exclusivo foi superestimada, pois para as mães que declaravam ao entrevistador que "davam só peito" não se perguntava sobre o consumo de água, chá e outros alimentos nas últimas 24 horas[8].

Analisando a proporção de crianças entre 0 e 4 meses recebendo exclusivamente leite materno ou leite materno acrescido de água, chá ou suco nos inquéritos de 1986 e 1996, Monteiro[8] verificou aumento de 33,3% para 55,3%. Ainda, segundo esse autor, a prática da amamentação no Brasil entre 10 e 14 meses de idade aumentou de 27,5% para 37,1%, e entre 22 e 26 meses de 10,2% para 15,5%, mostrando que a manutenção da amamentação por pelo menos 2 anos de vida, tal como é recomendada, não é o que se verifica em nosso país até o momento.

Em 1999, o Ministério da Saúde coordenou a Pesquisa de Prevalência de Aleitamento Materno nas Capitais Brasileiras e no Distrito Federal (PPAM-CDF/1999). Embora não seja um estudo representativo da situação da amamentação no País, pois incluiu amostras da população residente somente nas capitais, esse estudo mostrou diferenças importantes entre a regiões e estados brasileiros (Tabela 2.2).

Tabela 2.2 – Prevalência e duração do aleitamento materno nas capitais do Brasil.

Capital/Região	Prevalência de AME em menores de 4 meses	Duração mediana do AM (dias)
Norte	34,4	414,2
Belém	49,6	566,3
Boa Vista	31,1	429,2
Macapá	45,9	515,3
Manaus	24,4	351,4
Palmas	34,9	336,5
Porto Velho	24,6	392,2
Rio Branco	23,5	311,5
Nordeste	37,8	252,8
Aracaju	35,7	229,0
Fortaleza	57,1	224,7
João Pessoa	29,5	198,4
Maceió	24,6	172,0
Natal	41,0	230,8
Recife	27,4	196,8
Salvador	27,0	274,6
São Luís	46,2	439,4
Teresina	42,3	478,4
Centro-Oeste	33,2	329,5
Distrito Federal	50,6	369,9
Campo Grande	27,9	315,0
Cuiabá	17,7	357,1
Goiânia	23,7	260,9
Sudeste	28,7	240,6
Belo Horizonte	22,9	211,4
São Paulo	24,9	180,8
Vitória	37,2	327,0
Sul	44,5	225,2
Curitiba	40,5	221,9
Florianópolis	53,3	249,7
Porto Alegre	38,4	193,5
Brasil	35,6	295,9

Fonte: Ministério da Saúde, 2001.

Segundo essa pesquisa, a prevalência do AME em menores de 4 meses no conjunto das capitais e DF (Brasil) foi de 35,6%, e a duração mediana do aleitamento materno, de 10 meses[6].

Uma síntese da evolução da prática da amamentação no País pode ser visualizada na figura 2.1. Tomando-se a população urbana de todos os inquéritos nacionais realizados até o momento (ENDEF/1975, PNMIPF/1986, PNSN/1989, PNDS/1996, PPAM-CDF/1999), para permitir a comparabilidade com os dados da PPAM-CDF, realizada somente nas capitais e DF, verifica-se diferença substancial da prevalência do aleitamento materno no primeiro mês de vida, que em 1975 era de 70,2%, passando para 95% em 1999. A diferença das freqüências de aleitamento materno entre 1975 e 1999 pode ser visualizada ao longo de todo o primeiro ano de vida, chegando a 48 pontos percentuais aos 6 meses. Aos 12 meses, menos de 10% das crianças recebiam leite materno em 1975, percentual que sobe para 31% em 1999. Houve aumento expressivo da duração mediana do aleitamento materno entre 1975 e 1999, que passou de 1,5 mês para 10 meses.

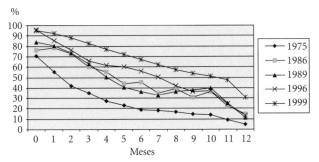

Figura 2.1 – Freqüência do aleitamento materno, Brasil Urbano, 1975-1999.

CONSIDERAÇÕES FINAIS

Verifica-se tendência ascendente da prática do aleitamento materno no País no período compreendido entre 1975 e 1999.

A mesma evolução favorável pode ser verificada em relação ao AME e AMEP, no período de 1986 a 1999. A análise da tendência do AME ficou prejudicada em função do problema detectado na pesquisa de 1996, que impossibilita a estimativa da real prevalência de crianças que recebiam somente leite materno, sem o uso de água e chá.

Embora os dados apontem para uma expansão da prática do aleitamento materno no Brasil, estamos distantes do cumprimento da recomendação da OMS, de amamentação exclusiva até o sexto mês e manutenção até os 2 anos de vida ou mais.

Esses dados reforçam a necessidade de repensar estratégias para a intensificação das ações de proteção, promoção e apoio ao aleitamento materno em nosso meio.

REFERÊNCIAS BIBLIOGRÁFICAS

1. BEMFAM. Pesquisa Nacional sobre Demografia e Saúde. Rio de Janeiro; 1997. [Relatório de Pesquisa].
2. Goldemberg P. Repensando a Desnutrição como Questão Social. 2ª ed, Campinas: Ed Unicamp; 1989.
3. Kitoko PM, Réa MF, Venancio SI, Vasconcelos ACCP, Santos EKA, Monteiro CA. Situação do aleitamento materno em duas capitais brasileiras: uma análise comparada. Cad Saúde Pública 2000;16(4):1111-9.
4. Leão MM, Coitinho DC, Recine E, Costa LAL, Lacerda AJ. O perfil do aleitamento materno no Brasil. In: Fundação IBGE/UNICEF. Perfil estatístico de crianças e mães no Brasil. Rio de Janeiro, IBGE, 1989; p 97-110.
5. Martins Filho J, Sanged CAA. Modificação da prevalência da amamentação na região de Campinas, após oito anos de estímulo contínuo, em nível ambulatorial. J Pediatr 1987;62: 251-6.
6. Ministério da Saúde. Prevalência de Aleitamento Materno nas Capitais Brasileiras e no Distrito Federal. Brasília; 2001.
7. Monteiro CA, Zuniga HPP, Benício MH, Rea MF, Tudisco ES, Sigulem DM. The Recent Revival of Breast-feeding in the City of São Paulo, Brazil. Am J Public Health 1987;77:964-6.
8. Monteiro CA. Evolução da desnutrição infantil nos anos 90. In: Velhos e Novos Males da Saúde no Brasil. 2ª ed, São Paulo: HUCITEC, NUPENS/USP; 2000.
9. Muller M. The Baby Killer. London, War on Want Paphlet; 1974.
10. Organização Mundial da Saúde. Proteção, promoção e apoio ao aleitamento materno: o papel especial dos serviços de saúde. Genebra; 1989.
11. Palmer G. The politics of breastfeeding 4ª ed, London: Pandor Press; 1993.
12. Rea MF, Berquó E. Impact of the Brazilian national breast-feeding programme on mothers in greater São Paulo. Bull World Health Organ 1990;68:365-71.
13. Sigulem DM, Tudisco ES. Aleitamento natural em diferentes classes de renda no município de São Paulo. Arch Latinoam Nutr 1980;30:400-16.
14. Sousa PLR, Barros FC, Pinheiro GNM, Gazzalle RV. The decline in breat-feeding in Brazil. J Trop Pediatr Environ Child Health 1975;21:212-5.
15. Venancio SI, Monteiro CA. A evolução da prática da amamentação nas décadas de 70 e 80. Rev Bras Epidemiologia 1998;1(1):40-9.
16. World Health Organization. WHA54.2, Geneva; 2001.
17. World Health Organization, Division of Child Health and Development. Indicators for assessing breastfeeding practices. Geneva: World Health Organization; 1991.
18. World Health Organization. Child Survival Survey-based Indicators: report of a UNICEF/WHO Meeting. New York; 2004.
19. Zuniga HPP, Monteiro CA. Uma nova hipótese para a ascensão da mortalidade infantil da cidade de São Paulo nos anos 60. In: Monteiro CA. Velhos e Novos Males da Saúde no Brasil: A evolução do País e de suas Doenças. São Paulo, HUCITEC/ABRASCO/NUPENS-USP. 1995; p 157-73.

CAPÍTULO 3

SERVIÇOS DE SAÚDE E ALEITAMENTO MATERNO

ALEITAMENTO MATERNO:
O PAPEL DOS SERVIÇOS DE SAÚDE
• **Rosana Fiorini Puccini** • **Glaura César Pedroso**

O ALEITAMENTO MATERNO E A ATENÇÃO
INTEGRAL À SAÚDE DA CRIANÇA
• **Ana Cecilia Silveira Lins Sucupira**
• **Andréa de Souza Gonçalves Pereira**

O ALEITAMENTO MATERNO NA VISÃO DA
ESTRATÉGIA DA ATENÇÃO INTEGRADA ÀS
DOENÇAS PREVALENTES NA INFÂNCIA
• **Ana Maria Ulhôa Escobar** • **Maria Helena Valente**

A POLÍTICA NACIONAL DE ALEITAMENTO MATERNO
• **Sonia Maria Salviano Matos de Alencar**

ALEITAMENTO MATERNO: O PAPEL DAS
SECRETARIAS ESTADUAIS DE SAÚDE
• **Rui de Paiva**

ALEITAMENTO MATERNO: INTERVENÇÃO NO
SISTEMA LOCAL DE SAÚDE NO CONTEXTO DO SUS
• **Paulo Germano de Frias** • **Suely Arruda Vidal**
• **Ivanise Tiburcio Cavalcanti** • **Vilneide Braga Serva**

PAPEL DA SOCIEDADE BRASILEIRA DE PEDIATRIA
NA PROMOÇÃO, PROTEÇÃO E APOIO AO
ALEITAMENTO MATERNO
• **Elsa Regina Justo Giugliani**

3.1

Aleitamento Materno: O Papel dos Serviços de Saúde

Rosana Fiorini Puccini
Glaura César Pedroso

INTRODUÇÃO

Nas últimas décadas, as vantagens e a importância do aleitamento natural vêm sendo demonstradas em vários aspectos: nutrição adequada, proteção contra infecções, modulação da resposta imune, fortalecimento do vínculo mãe-filho, contribuições para o desenvolvimento da criança, redução da mortalidade infantil e outros[13,19].

O leite humano possui propriedades antiinfecciosas, antiinflamatórias e imunomoduladoras, por meio das quais complementa a imunidade secretora do lactente e estimula a maturação imunológica nas superfícies mucosas[3,15,26]. A composição lipídica do leite humano possibilita o melhor desenvolvimento do sistema nervoso central e das vias visuais[4,12,23,25].

O vínculo mãe-filho, fundamental para o crescimento e desenvolvimento da criança, é fortalecido pela amamentação, que proporciona grande variedade de estímulos ao recém-nascido e interações mais intensas com sua mãe[15,19]. Além disso, é bem conhecido o efeito da lactação sobre o intervalo interpartal, tendo grande impacto nas regiões de alta mortalidade infantil[13,15,19,40]. Em nosso país, a redução da mortalidade infantil, observada principalmente no Estado de São Paulo e em estados da Região Sul, é conseqüência de vários fatores (difusão da terapia de reidratação oral, melhores condições de abastecimento de água e saneamento básico, melhor assistência à saúde), entre os quais foi fundamental a melhora das taxas de aleitamento materno. Escuder et al.[10] afirmam que a amamentação no primeiro ano de vida pode ser a estratégia mais exeqüível de redução da mortalidade pós-neonatal para além dos níveis já alcançados em municípios do Estado de São Paulo.

Alguns autores também sugerem que o aleitamento materno, com introdução mais tardia de alimentos sólidos, pode ter efeitos benéficos sobre a saúde na idade adulta, embora sejam poucos os estudos sobre o assunto. Wilson et al.[50] observaram, em crianças de 7 anos de idade, redução da probabilidade de infecções respiratórias e também menores níveis de pressão arterial sistólica nas que haviam sido amamentadas.

O aleitamento materno tem sua importância, também, para a economia familiar, uma vez que o uso de fórmulas ou mesmo de leite heterólogo *in natura* representa parte importante do orçamento doméstico, principalmente se levarmos em conta, além da compra do leite ou fórmula, o custo de mamadeiras, utensílios para esterilização, a energia utilizada na preparação do alimento e os gastos médicos decorrentes do maior número de infecções apresentadas pelas crianças em aleitamento artificial[20]. Em 1997, estimativas sobre o custo das fórmulas, sem computar os gastos com a preparação e higiene das mamadeiras, indicaram que as famílias teriam de desembolsar em média 20 dólares por mês, ou seja, um quinto do salário mínimo à época do estudo[39].

SERVIÇOS DE SAÚDE – PROTEÇÃO, PROMOÇÃO E APOIO AO ALEITAMENTO MATERNO

Em nosso meio, as transformações demográficas ocorridas nas periferias de grandes centros urbanos, desde a década de 1970, têm exercido forte influência sobre o perfil epidemiológico dessas regiões, além de contribuir para o agravamento da tensão social e familiar, para perda de vínculos, crenças e valores, com redução dos mecanismos de apoio à mãe que amamenta[7,19,33,34]. Esse processo foi parcialmente revertido em nosso país e, em anos mais recentes, tem-se observado melhora nas taxas de aleitamento materno em várias regiões brasileiras[37,43,48]. Em 1975, uma em cada duas mulheres amamentava até o segundo ou terceiro mês e, em 1999, verificou-se que uma em cada duas mulheres amamentava até cerca de 10 meses[37]. Essa melhora, em grande parte, tem sido atribuída às atividades de promoção, proteção e apoio ao aleitamento materno caracterizada por incentivos governamentais e ações desenvolvidas nos serviços de saúde, iniciativas próprias de órgãos de nosso país ou que surgem a partir de amplo movimento mundial em prol da amamentação[37,38].

Rea[37] analisa o aumento da duração do aleitamento materno exclusivo no Brasil em 25 anos e considera que as políticas nacionais e internacionais de promoção, proteção e apoio à mãe que amamenta foram fundamentais na determinação dessa mudança, destacando-se: Programa Nacional de Incentivo ao Aleitamento Materno (PNIAM), de 1981, com a criação de uma coordenação nacional e desenvolvimento de amplas campanhas da mídia; lançamento de Portaria sobre Alojamento Conjunto, determinando que maternidades públicas garantissem leitos nos mesmos quartos às parturientes e seus recém-nascidos; ações do IBFAN (*International Baby Food Action Network*), grupo internacional com a finalidade de interromper promoção não-ética de alimentos infantis; criação do IGAB (*International Group on Action on Breastfeeding*), que estabelece ações visando uma atuação nos determinantes do desmame precoce e que se encerra com a Declaração de *Inoccenti* (1990); Declaração Conjunta sobre o Papel dos Serviços de Saúde e Maternidades da OMS e Unicef (1989)[31] que, no Brasil, traz como desdobramento a Iniciativa Hospital Amigo da Criança (IHAC) (1991) com objetivo de implantar os Dez Passos para o Sucesso da Amamentação (Quadro 3.1); criação da Aliança Mundial de Amamentação (1992) e Semana Mundial de Amamentação, que cumpre importante papel mobilizador, sobretudo de profissionais de saúde.

Merece destaque o papel dos movimentos de defesa do aleitamento materno, que mantêm campanhas através dos principais veículos de comunicação e da internet, colaborando para divulgar informação sobre os direitos da mulher, os benefícios da amamentação, suas técnicas e experiências, procurando reverter o quadro anteriormente estabelecido. Várias ações também vêm sendo desenvolvidas por organizações da sociedade civil, de caráter religioso ou não, que se empenham na defesa dos direitos da mulher e da criança e realizam ações de saúde. O apoio ao aleitamento, por parte de governos ou da sociedade civil, procura suprir a falta do apoio familiar e social atualmente existente na comunidade[19].

É consenso que um conjunto de ações deve ser desenvolvido continuadamente, com destaque às políticas em prol da amamentação, capacitação de recursos humanos, como parte de programas articulados de promoção, proteção e apoio ao aleitamento materno. Estes devem ser coordenados, acompanhados e avaliados de forma contínua, destacando-se a importância quanto à identificação e à atenção especial a grupos particulares da população[37].

Quadro 3.1 – Dez passos para o sucesso da amamentação[31].

1. Ter uma norma escrita sobre aleitamento materno, que deve ser rotineiramente transmitida a toda a equipe de saúde
2. Treinar toda a equipe de saúde, capacitando-a para implementar essa norma
3. Orientar todas as gestantes sobre as vantagens e o manejo do aleitamento materno
4. Ajudar as mães a iniciar o aleitamento na primeira meia hora após o nascimento do recém-nascido
5. Mostrar às mães como amamentar e como manter a lactação, mesmo se vierem a ser separadas de seus filhos
6. Não dar ao recém-nascido nenhum outro alimento ou bebida além do leite materno, a não ser que tal procedimento tenha uma indicação médica
7. Praticar o alojamento conjunto – permitir que mãe e recém-nascido permaneçam juntos – 24 horas por dia
8. Encorajar o aleitamento materno sob livre demanda
9. Não dar bicos artificiais ou chupetas a crianças amamentadas ao seio
10. Encaminhar as mães, por ocasião da alta hospitalar, para grupos de apoio ao aleitamento materno na comunidade ou em serviços de saúde

As intervenções na área da saúde de promoção e apoio ao aleitamento materno, didaticamente, poderiam ser definidas segundo as seguintes categorias:

- Educação em saúde – campanhas (cartazes, boletins dos serviços, jornais da comunidade), atividades de grupos realizadas nos serviços de saúde e em escolas ou outras organizações da sociedade.
- Iniciativas específicas em relação a normas dos serviços de saúde que favoreçam o aleitamento – adoção de medidas como Hospital Amigo da Criança e da Unidade Básica Amiga da Criança, parcial ou integralmente.
- Capacitação dos profissionais de saúde para orientação sobre aleitamento materno – para atuarem nos hospitais, nas unidades básicas de saúde e em visitas domiciliares.
- Programas de apoio ao aleitamento por meio de pessoas orientadoras (*peer counselling*) – mães que amamentaram seus filhos por tempo prolongado, agentes comunitários, auxiliares de enfermagem ou visitadores de saúde treinados e capacitados na orientação sobre o aleitamento materno.

AÇÕES NOS HOSPITAIS E MATERNIDADES

No Brasil, a IHAC conta com incentivo financeiro para os procedimentos obstétricos nas maternidades credenciadas.

Foi estabelecido um sistema de monitoramento pelo Ministério da Saúde, sendo que um estudo que analisa os resultados desse monitoramento, conduzido em 1999 e 2000, revelou que 92% dos hospitais credenciados atenderam a todos os "Dez Passos"; o passo menos cumprido foi o passo cinco ("mostrar às mães como amamentar e como manter a lactação, mesmo se vierem a ser separadas de seus filhos"), seguido do passo dez ("encorajar a formação de grupos de apoio à amamentação para onde as mães devem ser encaminhadas logo após a alta")[1]. A análise da implantação da IHAC em hospitais do município em São Paulo, entretanto, revelou que mais de um quarto dos hospitais públicos e mais de um terço dos hospitais privados não cumpriam qualquer passo proposto e que, de modo geral, rotinas de proteção, promoção e apoio ao aleitamento foram mais freqüentes nos hospitais públicos[46]. Deve-se ressaltar que o impacto dessas medidas, mesmo que parcialmente implantadas, têm se mostrado efetivas, determinando maiores taxas de aleitamento e aumento na duração[47].

O Programa Nacional de Incentivo ao Aleitamento Materno estabeleceu ainda, como exigência adicional, o cumprimento de cinco indicadores de qualidade da assistência à mulher e à criança: não estar respondendo a processo judicial relativo à assistência prestada ou sindicância do Sistema Único de Saúde (SUS); dispor de responsável médico habilitado para assistência na maternidade e sala de parto; apresentar taxa de mortalidade materna intra-hospitalar menor ou igual a 70/100.000 nascidos vivos (excluindo, nos hospitais de referência, pacientes encaminhadas de outras instituições); apresentar taxa de cesáreas menor ou igual a 30% para hospitais gerais e menor ou igual a 40% para hospitais de referência; apresentar tempo de permanência hospitalar de no mínimo 24 horas para pacientes de parto normal e de 48 horas para cesárea[1]. Essas exigências, se por um lado tornaram mais difícil o credenciamento, por outro lado são de grande importância na defesa da qualidade e da integralidade na atenção à saúde da mulher e da criança. Essa defesa justifica-se quando se observam dados como os de Yazlle et al.[51], que mostram elevada incidência de cesarianas, notadamente na população de maior padrão social, usuária do sistema de saúde privado.

AÇÕES NA ATENÇÃO BÁSICA

O papel da unidade básica no aleitamento materno deve ser definido de forma articulada aos demais serviços de saúde, em especial às maternidades, e junto à comunidade. É grande o espectro de atividades[18] a serem desenvolvidas para a coletividade e, também, individuais, destacando-se: educação em saúde com grupos de gestantes e mães, no próprio serviço de saúde, em escolas, sociedades amigos de bairro e outras organizações da comunidade; visitas domiciliares realizadas por agentes comunitários, pessoas orientadoras ou visitadores para orientação à mãe e seus familiares; acolhimento na unidade básica de saúde por profissionais preparados e orientados; identificação de grupos de risco para o desmame precoce, de forma articulada às maternidades – recém-nascido de baixo peso ao nascer, mães sem companheiro, ou outras situações de risco biológico e social –, os quais devem receber ações diferenciadas: maior número de consultas, visitas domiciliares, entre outras, ressaltando-se que esses segmentos, potencialmente, se beneficiariam particularmente do aleitamento materno exclusivo prolongado.

Com o propósito de explorar o potencial da atenção básica à saúde no apoio e na promoção do aleitamento materno, alguns países vêm criando "passos" (ações) a serem cumpridos pelas unidades básicas de saúde, considerando que esses serviços constituem o principal acesso para o acompanhamento das gestantes no pré-natal e da criança na puericultura. Além disso, avalia-se que é fundamental, após o nascimento, a continuidade e a uniformidade da orientação.

Com base em revisão sistemática que incluiu estudos experimentais e quase-experimentais, realizados no período de 1980 a 1999 e que avaliam o impacto de intervenções nas taxas de aleitamento materno, Oliveira et al.[29] concluem que são medidas efetivas:

- Ouvir as preocupações e dificuldades das mulheres com a amamentação e proporcionar ajuda para superá-las.
- Informar às gestantes sobre a importância do início precoce da amamentação.
- Informar às gestantes e às mães sobre as vantagens da amamentação exclusiva e da livre demanda, sobre como o leite materno é produzido, e sobre a importância da manutenção do aleitamento materno complementado até os 2 anos ou mais.
- Alertar as gestantes e as mães sobre os riscos do uso de leites artificiais, mamadeiras e chupetas.
- Orientar as gestantes e as mães quanto a pega, posição e ordenha.
- Orientar nutrizes quanto à contracepção.

Segundo os autores, as estratégias que se mostraram mais efetivas na condução destes procedimentos foram os grupos de pré-natal e de mães, as visitas domiciliares, proporcionando apoio à amamentação e envolvimento dos familiares, além de medidas individuais. Os procedimentos e as estratégias identificados por meio dessa revisão foram organizados em oito passos e a infra-estrutura necessária em mais dois passos, criando-se uma Iniciativa

Unidade Básica de Saúde Amiga da Amamentação no Estado do Rio de Janeiro, com base nos "Dez Passos para o Sucesso da Amamentação". Esses constituíram os critérios de avaliação das unidades básicas da capital, da Região Metropolitana e do interior do Estado, em estudo conduzido nos anos de 1999 e 2000[30]. Os autores verificaram melhores taxas de aleitamento em unidades com melhor desempenho quanto ao cumprimento dos dez passos e concluem que essas iniciativas da atenção básica contribuem para intensificar a prática do aleitamento materno.

Em 2003, o Ministério da Saúde oficializa a Iniciativa Unidade Básica Amiga da Amamentação (IUBAAM), fundamentada na capacitação profissional e em ações de promoção de aleitamento às gestantes e nutrizes com relação a procedimentos comprovadamente capazes de aumentar a duração do aleitamento materno, definindo-se Dez Passos para o Sucesso da Amamentação nesse nível de atenção à saúde (Quadro 3.2). Lana et al.[22] analisaram o impacto de um programa implementado em uma unidade básica de saúde de Belo Horizonte, chamado "17 passos", o qual consiste em 17 estratégias para promoção, apoio e proteção à amamentação, acrescentando ações às já estabelecidas pelo Ministério da Saúde. Os autores concluíram que o programa teve um impacto positivo na duração do aleitamento materno nessa população.

A capacitação dos recursos humanos quanto à importância do aleitamento materno exclusivo e suas técnicas tem sido considerada fundamental na implementação dessas ações e deve considerar o conjunto de profissionais que tem contato com a gestante e com a mãe em diferentes momentos, buscando-se uma homogeneidade e reforços positivos nas informações em todas as oportunidades – na recepção e no acolhimento da unidade, no setor de imunizações, na farmácia, além dos profissionais envolvidos mais diretamente nas consultas de pré-natal e puericultura, como médicos e enfermeiros. Verifica-se, também, que o treinamento específico é fundamental para uma orientação mais efetiva à mãe que amamenta, o que tem sido observado por vários autores[41,45]. O treinamento, incluído entre os "Dez Passos para o Sucesso do Aleitamento", deve envolver toda a equipe de saúde para ter bons resultados[31,32,49].

Outra ação com efetividade comprovada por vários autores são as visitas domiciliares seqüenciais e iniciadas logo após o nascimento quando realizadas por profissionais da saúde, agentes comunitários ou mães/pessoas orientadoras[2,17,21]. Tem sido demonstrada sua efetividade inclusive para crianças de maior risco de desmame[24].

Em revisão sistemática mais recente[11] que considerou 59 estudos que analisaram o impacto dessas ações, concluiu-se que: a orientação sobre aleitamento materno dirigida a grupos de gestantes e mães contribui para um aumento nas taxas de início de aleitamento materno e na sua duração; mudanças nas práticas institucionais, como o Hospital Amigo da Criança ou a adoção de parte dessas medidas, foram também efetivas, particularmente em países em desenvolvimento; poucos estudos analisaram os programas de capacitação profissional e seu potencial de mudança quanto às atitudes dos profissionais ou às taxas de aleitamento, ainda que tenham sido úteis em relação à formação profissional; intervenções de apoio, em visitas domiciliares ou nos serviços, dirigidas às mães que estão com dificuldades na amamentação apresentam-se efetivas quanto às taxas de início e à duração do aleitamento materno; no que se refere às campanhas da mídia, por seu caráter abrangente, há evidências limitadas de seu papel, quando analisadas isoladamente; finalmente, vários estudos apontam que um conjunto de intervenções articuladas tende a ser mais efetivo. Guise et al[16] re-

Quadro 3.2 – Iniciativa Unidade Básica Amiga da Amamentação – dez passos para o sucesso da amamentação

Todas as unidades básicas de saúde que oferecerem serviço pré-natal e de pediatria e/ou puericultura devem:

1. Ter uma norma escrita quanto a promoção, proteção, apoio ao aleitamento materno que deverá ser rotineiramente transmitida a toda equipe de cuidados de saúde

2. Treinar toda a equipe materno-infantil, capacitando-a para implementar essa norma

3. Informar todas as gestantes e mães sobre seus direitos e as vantagens do aleitamento materno, promovendo a amamentação exclusiva até os 6 meses e complementadas até os 2 anos de idade ou mais

4. Escutar as preocupações, vivências e dúvidas das gestantes e mães sobre a prática de amamentar, fortalecendo sua autoconfiança

5. Informar as gestantes sobre a importância de iniciar a amamentação na primeira hora após o parto e de ficar com o recém-nascido em alojamento conjunto

6. Mostrar às gestantes e às mães como amamentar e como manter a lactação, mesmo se vierem a ser separadas de seus filhos

7. Informar as nutrizes sobre o método da amenorréia lactacional e outros métodos contraceptivos adequados à amamentação

8. Encorajar a amamentação sobre livre demanda

9. Não permitir a propaganda de fórmulas infantis, mamadeiras, bicos e chupetas e orientar as gestantes e mães sobre os riscos do seu uso

10. Implementar grupos de apoio à amamentação acessíveis a todas as gestantes e mães, procurando envolver os familiares

alizaram nova revisão sistemática e apresentam resultados semelhantes, porém destacam a dificuldade na identificação dos estudos a serem incluídos nessas revisões, devido à diversidade metodológica, à não especificação das intervenções realizadas e aos inúmeros fatores envolvidos na amamentação.

INTEGRALIDADE, HUMANIZAÇÃO E DIREITO À SAÚDE

Muitas das ações a serem desenvolvidas não são exclusivas para o aleitamento. Assim, dentre as atividades de educação em saúde, o aleitamento materno é um dos temas a ser incluídos como prioritários. São freqüentes as abordagens para adolescentes, que são os futuros pais e mães, sobre sexualidade, drogas, doenças sexualmente transmissíveis e gravidez. Esses aspectos da vida e da saúde reprodutiva, incluindo questões relacionadas ao prazer e à responsabilidade, em geral não incluem o aleitamento materno e sua relação com a vida e a sexualidade da mulher. Essa dicotomia só reforça os conflitos, percebidos pelas mulheres, entre a "função erótica" e a "função nutridora" da mama, como excludentes. Da mesma forma, atividades educativas sobre sexualidade ou contracepção dirigida a mulheres tendem a não abordar o aleitamento, portanto, favorecendo essa dicotomia.

A capacitação para o acolhimento e para todos os profissionais que atuam na atenção básica deve incluir o aleitamento materno, reforçando as orientações já recebidas e com resolubilidade para os problemas mais freqüentes. Alguns estudos demonstram que há reconhecimento da importância do aleitamento entre os profissionais, porém esses apresentam dificuldades na resolução de questões práticas sobre o manejo da amamentação[8]. Em relação a essa questão, é fundamental incluir como temas da capacitação, sobretudo em regiões metropolitanas onde o trabalho materno é mais freqüente, orientações quanto à ordenha e à conservação do leite materno (Quadro 3.3).

A identificação das situações de risco para a realização de visitas domiciliares deve considerar, também, os riscos para morbidade e mortalidade já bastante conhecidos e discutidos na literatura. Muitas crianças chegam à primeira consulta na unidade básica de saúde após o primeiro mês de vida, ficando suas mães sem o apoio do serviço de saúde em fase crítica para a amamentação e de cuidados para com seus filhos. Assim, o primeiro passo como continuidade da atenção após a alta das maternidades é o agendamento do recém-nascido na unidade de referência já na primeira semana de vida, a ser realizado pela maternidade. A não fragmentação das ações é fundamental, para que não sejam criadas equipes especializadas em diferentes

Quadro 3.3 – Orientações para ordenha e conservação do leite materno[5,14,15,36,44].

1. Local confortável e ambiente tranqüilo para que a mãe possa fazer ordenha*

2. Freqüência – 8 vezes ou mais (10 minutos/vez) no período de 24 horas; estabelecer uma correspondência de acordo com o período de afastamento da mãe; não ultrapassar intervalos superiores a 4 horas

3. Higiene adequada das mãos e recipientes para armazenamento do leite

4. Para as mães que trabalham, iniciar estoque do leite 20 dias antes do retorno ao trabalho

5. Conservação**:
   - ambiente – até 4 horas
   - geladeira/refrigerador (na prateleira e nunca na porta) – até 2 dias (se prematuros ou enfermos apenas por 24 horas)

6. Congelamento***
   - congelador com porta única junto com a geladeira – não recomendado
   - freezer de geladeira com porta separada – 15 a 21 dias

7. Descongelamento/aquecimento – o descongelamento deve ser feito na própria geladeira retirando-se do freezer no dia anterior a sua utilização; pode ser aquecido ou descongelado com água morna; não utilizar água fervendo ou microondas, pois o aquecimento excessivo modifica algumas propriedades do leite humano

8. Não oferecer o leite em mamadeiras

* Ordenha – são raros os trabalhos científicos que comprovem a melhor técnica para ordenha; em nosso meio, grupos experientes que atuam no manejo clínico recomendam a ordenha manual[14,15,36].

** Conservação – alguns trabalhos demonstram que o leite materno pode ser utilizado com segurança, mesmo mantido em temperatura ambiente, até 8 a 9 horas[15,28].

*** Congelamento – alguns autores[42,44] referem que o leite materno pode ser mantido em freezer de geladeira (portas separadas) por até três meses e em freezer separado por até um ano, mesmo se o leite materno não for pasteurizado.

programas nas unidades de saúde, determinando sucessivos encaminhamentos, atividades e retornos excessivos e desnecessários.

Correa[9] lembra que as atividades de orientação às mães são importantes, mas não suficientes; devem ser equacionadas as deficiências e inadequações da assistência materno-infantil no que diz respeito à amamentação, à integração dos serviços, à fragmentação da assistência e às dificuldades de treinamento das equipes de saúde. É pouco útil a transmissão de conceitos e técnicas sobre amamentação se não houver, por parte dos profissionais envolvidos, disponibilidade para ouvir a mulher, abordar as sensações de prazer ou de desconforto em amamentar, oferecer espaço para discutir seus problemas e ajudá-la a buscar soluções. A atenção à mulher, assim como à família, deve se dar de maneira integral e responder as suas necessidades. As ações de âmbito coletivo, dirigidas a grupos e áreas de maior risco, não se opõem à atenção individual. Na verdade, esses dois aspectos se complementam para a promoção, proteção e recuperação da saúde.

Um movimento humanizador encontra-se em franco desenvolvimento na área da saúde, por iniciativas pontuais de serviços ou como proposta do Ministério da Saúde[6], e traduz-se em muitas proposições: melhorar a relação médico-paciente, organizar atividades de convívio amenizadas e lúdicas, implementar novos procedimentos na atenção ao parto e na atenção ao recém-nascido, como por exemplo o programa mãe-canguru. Entretanto, a humanização efetivamente transformadora exige ultrapassar o limite da pregação moral e da vontade individual dos profissionais. A atitude transformadora expressa-se na superação da visão da saúde como caridade ou filantropia e da pessoa em atendimento como um ser sem nome, opinião ou expectativas. A atitude transformadora expressa-se na valorização das relações interpessoais como aspectos fundamentais da ação cuidadora integral, no reconhecimento do cidadão, do usuário do serviço e dos profissionais como agentes do processo de cuidado, como portadores de direitos e necessidades. Enfatiza-se que as proposições de humanização da assistência têm contribuído para uma melhor compreensão da prática da integralidade, ao induzirem a pensar uma nova rede básica e um novo serviço público de saúde, ao defenderem que é impossível equacionar a questão da integralidade sem valorizar um encontro muito além de soluções com modelos técnicos rígidos. A integralidade, para concretizar-se, depende do reconhecimento e da valorização do encontro singular entre indivíduos, que se processa no convívio necessário do ato cuidador[35].

Por fim, deve-se ressaltar que a promoção, a proteção e o apoio ao aleitamento materno devem continuar sendo prioridade, mas realizados de maneira abrangente e intersetorial, como lembra Monteiro (1996)[27], envolvendo todos os níveis de decisão e execução das políticas públicas, assim como a sociedade civil organizada e os meios de comunicação social, na defesa dos direitos da mulher e da criança e de uma melhor qualidade de vida. Amamentar não é um ato isolado, mas parte da vida da mulher e da família; é determinado por uma série de fatores e também expressão de uma cultura. Promover a cidadania e valorizar a mulher também são ações necessárias; o sucesso dos esforços será limitado se não se buscar uma melhora da qualidade de vida, com a satisfação das necessidades básicas da população.

REFERÊNCIAS BIBLIOGRÁFICAS

1. Araújo MFM, Otto AFN, Schmitz BAS. Primeira avaliação do cumprimento dos "Dez passos para o sucesso do aleitamento materno" nos Hospitais Amigos da Criança do Brasil. Rev Bras Saúde Mater Infan 2003;3:411-9.
2. Barros FC, Halpern R, Victora CG, Teixeira AMB, Beria JU. Promoção da amamentação em localidade urbana da região sul do Brasil: estudo de intervenção randomizado. Rev Saúde Pública 1994;28:277-83.
3. Beaudry M, Dufour R, Marcoux S. Relation between infant feeding and infections during the first six months of life. J Pediatr 1995; 126:191-7.
4. Birch E, Birch DG, Hoffman DR, Uauy R. Dietary essential fatty acid supply and visual acuity development. Invest Ophtalmol Vis Sci 1992; 33:3242-53.
5. Brasil. Ministério da Saúde. Programa Nacional de Incentivo ao Aleitamento Materno (PNIAM). Manejo e promoção do Aleitamento Materno. Curso para equipes de maternidades. Brasília. MS/UNICEF/OMS/OPAS. 11ª Lição. 1993; p.116-23.
6. Brasil. Ministério da Saúde [site da Internet] Disponível em: < http://www.saude.gov.br/humanizasus >. Acesso em 16 de outubro de 2005.
7. Carvalho MR, Bancroft C, Canahuati J, Muxi C. Lactancia maternal. In: OPS (Organização Panamericana de la Salud). Acciones de salud maternoinfantil a nivel local, según las metas de la Cumbre Mundial a favor de la Infancia. Washington (DC) La Organización 1996; p 249-63.
8. Ciconi RCV, Venancio SI, Escuder MM. Avaliação dos conhecimentos de equipes do Programa de Saúde da Família sobre o manejo do aleitamento materno em um município da região metropolitana de São Paulo. Rev Bras Saude Mater Infant 2004;4:193-202.
9. Correa AMS. Aleitamento materno: estudo sobre o impacto das práticas assistenciais [tese de doutorado]. Campinas (SP): Universidade Estadual de Campinas – Faculdade de Ciências Médicas; 1996.
10. Escuder MML, Venancio SI, Pereira JCR. Estimativa de impacto da amamentação sobre a mortalidade infantil. Rev Saúde Pública 2003;37:319-25.
11. Fairbank L, O'Meara S, Renfrew MJ, Woolridge M, Sowden AJ, Liste-Sharp D. A systematic review to evaluate the effectiveness of interventions to promote the initiation of breastfeeding. Health Technol Assess 2000;4:1-171.
12. Forsyth JS. The relationship between breast-feeding and infant health and development. Proc Nutr Soc 1995;54:407-18.
13. Giugliani ERJ. Amamentação: como e por que promover. J Pediatr (Rio de Janeiro) 1994;70:138-51.
14. Giugliani ERJ. O aleitamento materno na prática clínica. J Pediatr (Rio de Janeiro) 2000;76(Supl 3):S238-S252.
15. Gouveia LC. Aleitamento materno. In: Nóbrega FJ. ed. Distúrbios da Nutrição. Rio de Janeiro: Revinter, 1998; p.15-31.
16. Guise JM, Palda V, Westhoff C, Chan BK, Helfand M, Lieu TA. The effectiveness of primary care-based interventions to promote breastfeeding: systematic evidence review and meta-analysis for the US Preventive Services Task Force. Ann Fam Med 2003;1:70-8.
17. Haider R, Ashworth A, Kabir I, Huttly SRA. Effect of community-based peer counsellors on exclusive breastfeeding

practices in Dhaka, Bangladesh: a randomised controlled trial. Lancet 2000;356:1643-7.
18. Issler H. Aleitamento materno. In: Issler H, Leone C, Marcondes E. coordenadores. Pediatria na Atenção Primária. 1ª ed. São Paulo: Sarvier 1999; p 64-76.
19. Jelliffe DB, Jelliffe EFP. Human milk in the modern world. Oxford: Oxford University Press; 1978.
20. Jellife EFP. Programmes to promote breastfeeding. Med J Malaysia 1986;41:64-71.
21. Kuan LW, Britto M, Decolongon J, Schoettker PJ, Atherton HD, Kotagal UR. Health system factors contributing to breastfeeding success. Pediatrics 1999;104:1-7.
22. Lana APB, Lamounier JA, César CC. Impacto de um programa para promoção em um centro de saúde. J Pediatr (Rio de Janeiro) 2004;80:235-40.
23. Lanting CI, Fidler V, Huisman M, Touwen BCL, Boersma ER. Neurological differences between 9-year-old children fed breastmilk or formula-milk as babies. Lancet 1994; 344:1319-22.
24. Leite A, Puccini RF, Atalah A, Alves AC, Machado MT. Effectiveness of home-based peer counselling to promote breastfeeding in the northeast of Brazil: a randomized clinical trial. Acta Paediatr 2005;94:741-6.
25. Lucas A, Morley R, Cole TJ, Lister G, Leeson-Payne C. Breast milk and subsequent intelligence quotient in children born preterm. Lancet 1992;339:261-4.
26. Machado CSM. Desenvolvimento da resposta imune de mucosas: influências do aleitamento materno e ambientais. J Pediatr (Rio de Janeiro) 1995;71:241-7.
27. Monteiro CA. O panorama da nutrição infantil nos anos 90. Cadernos de Políticas Sociais. São Paulo, UNICEF, 1996. (Documentos para Discussão, 1)
28. Moulin ZS, Lamounier JA, Vieira MBCM, Baêta M, Silva MAD, Araújo RSS. Contaminação bacteriana do leite humano coletado por expressão manual e estocado à temperatura ambiente. J Pediatr (Rio de Janeiro) 1998;74:376-82.
29. Oliveira MIC, Camacho LAB. Extending breastfeeding duration through primary care: a systematic review of prenatal and postnatal interventions. J Hum Lact 2001;17:326-43.
30. Oliveira MIC, Camacho LAB. Impacto das unidades básicas de saúde na duração do aleitamento materno exclusivo. Rev Bras Epidemiol 2002;5:41-51.
31. OMS. Organização Mundial da Saúde. Proteção, promoção e apoio ao aleitamento: o papel especial dos serviços materno-infantis. Declaração conjunta OMS/UNICEF. Genebra; 1989.
32. OMS. Organización Mundial de la Salud. Evidence for the ten steps to successful breastfeeding. Geneva, Division of Child Health and Development, 1998. 111 p. (WHO/CHD/98.9)
33. Pedroso GC, Puccini RF, Silva EMK, Silva NN, Alves MCGP. Prevalência de aleitamento materno e introdução precoce de suplementos alimentares em área urbana do Sudeste do Brasil. Embu (SP). Rev Bras Saúde Matern Infant 2004;4:45-58.
34. Perez-Escamilla R. Breastfeeding and the nutritional transition in the Latin América and Caribbean Region: a sucess story? Cad Saúde Pública 2003;19(Supl.1):S119-S127.
35. Puccini PT, Cecílio LCO. A humanização dos serviços e o direito à saúde. Cad Saúde Pública 2004;20:1342-53.
36. Rea MF. A amamentação e o uso do leite humano: o que recomenda a Academia Americana de Pediatria. J Pediatr (Rio de Janeiro)1998;74:171-3.
37. Rea MF. Reflexões sobre a amamentação no Brasil: de como passamos a 10 meses de duração. Rio de Janeiro. Cad Saúde Pública 2003;19(Supl.1):S37-S45.
38. Rea MF, Berquó ES. Impact of the Brazilian national breastfeeding programme on mothers in Greater São Paulo. Bull World Health Organ 1990;68:365-71.
39. Rea MF, Venancio SI, Batista LE, Santos RG, Greiner T. Possibilidades e limitações da amamentação entre mulheres trabalhadoras formais. Rev Saúde Pública 1997;31:149-56.
40. Rosner AE, Schulman SK. Birth interval among breast-feeding women not using contraceptives. Pediatrics 1990;86:747-52.
41. Santiago LB, Bettiol H, Barbieri MA, Gutierrez MRP, Del Ciampo LA. Incentivo ao aleitamento materno: a importância do pediatra com treinamento específico. J Pediatr (Rio de Janeiro) 2003;79:504-12.
42. Slusser W, Frantz K. High-technology breastfeeding. Pediatr Clin North Am 2001;48:505-16.
43. Sociedade Civil Bem-Estar Familiar no Brasil. Pesquisa nacional sobre demografia e saúde, 1996. Amamentação e situação nutricional de mães e crianças. Rio de Janeiro: BENFAM; 1997.
44. Tamez RN. Atuação da enfermagem. In: Carvalho MR, Tamez RN, editores. Amamentação – Bases científicas. 2ª ed. Rio de Janeiro: Guanabara-Koogan, 2005; p 121-37.
45. Tanaka PA, Yeung DL, Anderson GH. Health professionals as sources of infant nutrition information for metropolitan Toronto Mothers. Can J Public Health 1989;80:200-4.
46. Toma TS, Monteiro CA. Avaliação da promoção do aleitamento materno nas maternidades públicas e privadas do município de São Paulo. Rev Saúde Pública 2001;35:409-14.
47. Vannuchi MTO, Monteiro CA, Rea MF, Andrade SM, Matsuo T. Iniciativa Hospital Amigo da Criança e aleitamento materno em unidade de neonatologia. Rev Saúde Pública 2004;38:422-8.
48. Venâncio SI, Monteiro CA. A evolução da prática da amamentação nas décadas de 70 e 80. Rev Bras Epidemiol 1998;1: 40-9.
49. Westphal MF, Taddei JAC, Venâncio SI, Bogus CM. Breastfeeding training for health professionals and resultant institutional changes. Bull World Health Organ 1995;73:461-8.
50. Wilson AC, Forsyth JS, Greene AS, Irvine L, Hau C, Howie PW. Relation of infant diet to childhood health: seven year follow up of cohort of children in Dundee infant feeding study. BMJ 1998;316:21-5.
51. Yazlle MEHD, Rocha JSY, Mendes MC, Patta MC, Marcolin AC, Azevedo GD. Incidência de cesáreas segundo fonte de financiamento da assistência ao parto. Rev Saúde Pública 2001;35(2):202-6.

3.2

O Aleitamento Materno e a Atenção Integral à Saúde da Criança

Ana Cecilia Silveira Lins Sucupira
Andréa de Souza Gonçalves Pereira

Um dos grandes desafios para os profissionais de saúde que se dedicam ao cuidado de crianças tem sido como identificar estratégias que possam aumentar efetivamente a prática da amamentação.

As propostas de incentivo ao aleitamento materno têm se caracterizado por reforçar os treinamentos e as capacitações, para que os profissionais possam melhor orientar as mães sobre como amamentar. O enfoque da amamentação sob o olhar biológico que se intensificou a partir dos estudos da microbiologia e da imunologia tem reforçado a importância do leite materno para a saúde do recém-nascido e os aspectos técnicos da amamentação. Pode-se observar, nas últimas décadas, um movimento intenso, com ações em vários níveis, com o objetivo de aumentar a prática do aleitamento materno. Entretanto, as taxas de prevalência da amamentação ainda estão aquém das desejadas. Essa dificuldade em alcançar maiores índices expressa a complexidade dos fatores que estão envolvidos na decisão da família de amamentar e manter o aleitamento.

Neste capítulo, pretende-se discutir a promoção do aleitamento materno a partir do olhar sobre a família na qual a mãe amamenta, considerando uma visão integral da mulher, na sua vivência com o pai da criança, com os outros filhos e familiares e sua realidade de vida. Fundamentalmente, pensar o aleitamento materno como uma prática que se tornou socialmente condicionada, portanto, impregnada de valores culturais e econômicos. Na sua essência, discutir a promoção do aleitamento materno que pode ser realizada nos serviços de saúde, na perspectiva desse olhar ampliado sobre a mulher que amamenta, considerando a integralidade na atenção à saúde da criança. Essa discussão situa-se no campo de um novo modelo técnico-assistencial, implantado com o Programa de Saúde da Família, o qual tem como um dos seus princípios a integralidade na atenção à saúde, proposta pelo Sistema Único de Saúde.

SITUANDO A QUESTÃO DO ALEITAMENTO MATERNO

O aleitamento materno teve sua fase áurea antes da revolução industrial, quando a necessidade de dedicação exigida pelo ato de amamentar era compatível com o estilo de vida rural. A prática da amamentação evoluiu historicamente, acompanhando as modificações culturais, sociais e econômicas em cada sociedade. O desenvolvimento industrial, principalmente no que se refere à produção dos leites industrializados, teve grande influência na modificação dos hábitos alimentares e no papel da mulher na sociedade. Assim, de acordo com o momento histórico e a organização socioeconômica de uma determinada sociedade, os hábitos culturais favoreceram ou não a prática da amamentação.

O declínio do aleitamento materno, observado durante o século XX, atingiu tanto os países ricos como os mais pobres. Com o êxodo rural, as famílias estendidas foram substituídas por famílias nucleares nos centros urbanos, ocorrendo a quebra do mecanismo de suporte e o repasse das tradições familiares às novas mães. Outros fatores tais como o aumento do número de partos hospitalares com práticas que não facilitavam a proximidade entre mãe e filho e rotinas hospitalares que deixavam os recém-nascidos no berçário para período de observação, retardando o início do vínculo mãe-filho, contribuíram para a introdução de outros alimentos. A maior incidência de partos operatórios com a falta de contato físico entre mãe e filho logo após o parto e a proibição de acompanhantes na sala de parto também constituíram fatores prejudiciais ao início e manutenção do aleitamento materno[10].

Em contraposição aos fatores acima, a proteção conferida pelo aleitamento materno em relação à ocorrência de várias doenças, principalmente a diarréia infantil, além das suas potencialidades no combate à desnutrição para a população de baixa renda, garantiram para a amamentação um lugar importante nas políticas públicas dirigidas à criança. Inicialmente, o que se pôde observar, entretanto, foi a pressão sobre as mães para que amamentassem, responsabilizando-as pela saúde de seus filhos e sobre os profissionais de saúde para que informassem e estimulassem as mães a amamentarem. A amamentação passou a ser um dos programas prioritários na atenção à saúde da criança, fundamental para reduzir o coeficiente de mortalidade infantil. Pressionavam-se as mães, esquecendo-se da mulher que amamenta. Um dos *slogans* da amamentação, na década de 1980, reflete bem essa postura autoritária sobre as mulheres: "Amamentar é um direito da criança e um dever da mãe".

Nas últimas décadas, pôde-se observar o fortalecimento de medidas direcionadas para o incentivo ao aleitamento materno, as quais contemplavam mais especificamente condições objetivas para a prática da amamentação. Ganharam destaque a legislação criando condições para as mães poderem amamentar, as leis proibindo os excessos na divulgação dos leites industrializados, as campanhas nos serviços de saúde, nas escolas, na mídia, entre outras medidas. As mudanças ocorridas na rotina dos partos hospitalares e principalmente a introdução da prática do alojamento conjunto favoreceram de maneira importante o início e a manutenção do aleitamento materno por um tempo mais prolongado[10].

Os avanços da ciência comprovando as vantagens do aleitamento materno na nutrição do recém-nascido, no processo digestivo e na proteção contra as infecções contribuíram para a valorização do leite materno, principalmente entre as famílias de maior escolarização. A importância da amamentação na construção de um vínculo mais efetivo na relação mãe/criança também passou a ser valorizada.

Todos esses fatores foram decisivos para o aumento do aleitamento materno no Brasil e no mundo. Segundo Pesquisa de Prevalência do Aleitamento Materno nas capitais e no Distrito Federal realizada em 1999 pelo Ministério da Saúde, houve um aumento considerável do número de crianças amamentadas, principalmente no grupo de crianças entre 165 e 254 dias de vida, com uma variação percentual para mais de 70%, em relação a 1989.

Entretanto, as taxas de amamentação ainda deixam muito a desejar. O desmame precoce continua sendo fato constatado em diversos estudos sobre aleitamento materno feitos no Brasil. De acordo com Rea[9], o inquérito nacional realizado pelo INAN/IBGE 1992, aponta que embora 97% das mulheres brasileiras iniciem a amamentação, a duração desta prática está longe do ideal, pois 50% delas amamentam apenas até 134 dias (mediana) e está em 72 dias a duração mediana do aleitamento materno quase exclusivo (também chamada amamentação predominante), ou seja, dar leite materno mais água ou chá. A duração é ainda mais baixa nas áreas urbanas (123 dias de mediana de aleitamento materno total).

As estatísticas mostram que, nas últimas décadas, é possível identificar que houve aumento significativo na prevalência do aleitamento materno em vários grupos populacionais e em várias localidades, mas ainda falta muito para se alcançar taxas expressivas de aleitamento materno exclusivo até os 6 meses, como recomenda a OMS.

POR QUE AS MÃES NÃO AMAMENTAM?

Não resta dúvida de que o aleitamento materno é a forma mais adequada de nutrição do recém-nascido, devendo ser mantido de forma exclusiva até o sexto mês e mista até os 2 anos de idade. A maioria das mães sabe as inúmeras vantagens do aleitamento materno exclusivo, tanto para elas mesmas quanto para os recém-nascidos, o que não garante que consigam amamentar seus filhos.

Uma pergunta se impõe: Por que, então, as mães não amamentam?

São inúmeros os estudos e publicações que analisam as causas do desmame precoce. Em vários capítulos deste livro são mencionadas e discutidas essas causas.

A partir do conhecimento das causas mais comuns que contribuem para que a mulher não consiga amamentar, pôde-se observar um crescente esforço, principalmente, por parte dos serviços de saúde para incentivar o aleitamento materno. Várias técnicas foram desenvolvidas para orientar as mães como melhor amamentar seus filhos; várias "dicas" são ensinadas com o intuito de resolver pequenos problemas que costumam dificultar a amamentação; várias estratégias de apoio às nutrizes foram desenvolvidas pelos governos, grupos de apoio à amamentação, grupos de gestantes, entre outras atividades, foram sendo incorporados à atenção no pré-natal.

A sensação que se tem é que o tema está esgotado, ou seja, os motivos do desmame já estão identificados e as medidas necessárias para aumentar as taxas de amamentação são conhecidas. O que falta fazer?

Como estimular a mulher do século XXI, que é esposa, dona-de-casa, profissional e mãe, a amamentar exclusivamente seus filhos até os 6 meses de idade e manter o leite materno até os 2 anos de idade?

Será possível conciliar tantas funções da vida atual com a prática do aleitamento?

É importante destacar que atualmente pode-se identificar entre as mães que procuram os serviços de saúde o desejo de amamentar que esbarra em dificuldades pessoais e familiares, além do atendimento inadequado prestado pela grande maioria dos serviços de saúde que atendem a gestante, a puérpera e o recém-nascido.

ATUAÇÃO DOS SERVIÇOS DE SAÚDE

Os serviços de saúde constituem o local de excelência para o desenvolvimento de estratégias que possam dar suporte às mulheres que estão amamentando. Com o aumento do número de consultas de pré-natal e das consultas de puerpério, principalmente a partir da implantação do SIS-Pré-natal, esperava-se um aumento significativo no número de mães em aleitamento materno e na duração do tempo de amamentação. O conhecimento disponível sobre a amamentação em todos os seus aspectos deveria ter tido uma expressão maior na atuação dos profissionais de saúde e conseqüentemente nos resultados sobre a prevalência do aleitamento materno. Entretanto, os aumentos observados ainda são insuficientes, considerando-se o esforço despendido.

É possível afirmar que falta compromisso das instituições e dos profissionais de saúde para dedicar-se efetivamente ao estímulo ao aleitamento materno?

A questão não é simples, principalmente quando se tem que pensar as possibilidades de atuação do profissional de saúde, tendo como limite a ação na área de saúde.

A pergunta que se coloca é se o atendimento realizado nos serviços de saúde pode contribuir efetivamente para ajudar as mães a amamentar seus filhos de forma exclusiva até os 6 meses? Será que a melhora nas taxas de amamentação pode ser dependente do desempenho dos serviços de saúde? É possível pensar que os serviços de saúde possam ter um papel importante na mudança no perfil de amamentação de uma comunidade?

Embora haja uma tendência a se responsabilizar o profissional de saúde pela baixa adesão das mães à amamentação, afirmando-se uma ausência de compromisso maior com o estímulo ao aleitamento materno, é preciso reconhecer que, mesmo onde se observa um maior empenho por parte dos profissionais nesse sentido, os resultados alcançados ainda não são satisfatórios. Uma das razões alegadas para isso seria a falta de pessoal treinado adequadamente para ajudar as mulheres a amamentar e resolver os eventuais problemas surgidos durante o processo da amamentação. Entretanto, ao se observar as inúmeras iniciativas de treinamento dos profissionais de saúde sobre o estímulo ao aleitamento materno, verifica-se que treinar os profissionais constitui uma medida, embora necessária, insuficiente.

A compreensão dessas questões formuladas acima requer, portanto, a análise do modo como funcionam as instituições de saúde, principalmente na atenção primária, e o modelo técnico-assistencial que define o atendimento prestado para identificar os possíveis entraves para que a atuação dos serviços de saúde no estímulo ao aleitamento materno seja efetiva para todas as mães.

Para tentar responder a estas questões, é preciso fazer três ordens de considerações. Primeiro, verificar se o atendimento nas unidades de saúde cumpre o preceito do Sistema Único de Saúde (SUS) da integralidade, em segundo lugar analisar o modo como são efetivadas as estratégias de promoção do aleitamento materno nessas unidades e, em terceiro lugar, verificar se no modelo do Programa de Saúde da Família é possível ter uma ação mais efetiva em relação ao incentivo da amamentação.

INTEGRALIDADE DA ATENÇÃO

A integralidade da atenção constitui uma das diretrizes básicas do Sistema Único de Saúde, fazendo parte do texto da Constituição de 1988, onde se pode ler: *"atendimento integral com prioridade para as atividades preventivas sem prejuízo dos serviços assistenciais"*[3].

Mattos[6], ao discutir a questão da integralidade, comenta que um primeiro sentido da integralidade surge com o movimento da medicina integral, que se fundamentava na crítica à atitude fragmentária e reducionista adotada freqüentemente pelos médicos, a qual ressaltava apenas as dimensões exclusivamente biológicas em detrimento das considerações psicológicas e sociais. Essa atitude era um dos principais impedimentos para a apreensão das necessidades mais abrangentes dos pacientes.

A proposta da medicina integral ressaltava a necessidade de incorporação, na formação dos médicos, de outros conhecimentos relativos ao sofrimento e ao adoecimento, às relações com os pacientes, assim como às questões relativas à sociedade e aos contextos culturais. Pretendia-se uma prática médica na qual os médicos tivessem atitudes menos fragmentárias e reducionistas que os permitissem apreender seus pacientes e suas necessidades de modo mais integral.

Esse mesmo autor destaca a integralidade, também, como um dos atributos da boa prática médica e condena a postura médica que se recusa a reconhecer que todo paciente que busca seu auxílio é bem mais do que um aparelho ou sistema biológico com lesões ou disfunções e defende a integralidade "como um valor que deve ser sustentado e defendido nas práticas dos profissionais de saúde, ou seja, um valor que se expressa na forma como os profissionais respondem aos pacientes que os procuram"[6].

A integralidade pressupõe, portanto, entender o indivíduo como um todo, considerando, antes de tudo, esse indivíduo que traz uma queixa como um sujeito que vive uma realidade pessoal específica, determinada pelo modo como ele se insere na comunidade, o qual condiciona suas relações de trabalho e de convivência social.

Do ponto de vista do SUS, como já foi referido, a integralidade prevê um atendimento que dê conta de todas as necessidades assistenciais do indivíduo, portanto, ações de promoção da saúde, prevenção de doenças e atendimento curativo e de reabilitação.

A integralidade também deve ser vista em várias dimensões, para que possa ser alcançada da forma mais completa possível. Numa primeira abordagem, a integralidade deve ser fruto da ação de vários saberes de uma equipe multiprofissional, no espaço específico de uma unidade de saúde, de uma equipe do Programa de Saúde da Família ou de um hospital. Nessa perspectiva, os diferentes olhares provenientes dos profissionais que trabalham juntos em uma mesma equipe ou serviço de saúde podem identificar diferentes fatores que estão interferindo no processo de amamentação, nas famílias daquela comunidade que utiliza tal serviço.

De acordo, ainda, com esse autor, "A integralidade da atenção, no espaço singular de cada serviço de saúde, poderia ser definida como o esforço da equipe de saúde de traduzir e atender, da melhor forma possível, tais necessidades, sempre complexas, mas, principalmente, tendo que ser captadas em sua expressão individual". Identificar e traduzir as necessidades da mulher que amamenta é, pois, uma tarefa que requer muita sensibilidade e uma escuta atenta por parte da equipe de saúde. Muitas vezes o problema explicitado para a dificuldade em amamentar encobre outras necessidades da mãe, do pai e da família que precisam ser identificadas para que se possa efetivamente ajudar a família a manter a amamentação.

A integralidade na atenção à mulher que amamenta não se esgota na ação isolada dos serviços de saúde, é preciso pensar a articulação entre cada serviço de saúde. Cecílio comenta essa integralidade que envolve a articulação entre diferentes serviços: "uma rede muito mais complexa composta por outros serviços de saúde e outras instituições não necessariamente do 'setor' saúde".

No caso da amamentação, em face da multiplicidade de fatores que condicionam essa prática, as ações de promoção do aleitamento materno não podem se restringir a apenas um lugar. Nesse sentido, a integralidade na promoção do aleitamento materno pressupõe a intersetorialidade. As ações devem envolver várias instâncias da comunidade, tais como as escolas, os equipamentos de convivência social, a mídia, as diversas formas de organização social, as redes de apoio social existentes, enfim, a questão do aleitamento deve ser uma preocupação e uma ação por parte de todos esses setores. A discussão do aleitamento nas escolas tem como uma de suas principais conseqüências a familiarização das crianças e adolescentes com essa prática, desde o início da escolarização. Familiarização importante, em face do distanciamento que o ato de amamentar tem para muitas famílias.

Todos esses aspectos apontados até aqui contrapõem-se à ação fragmentada que domina a atenção à saúde nos dias de hoje, na maioria dos serviços de saúde. A evolução da prática médica no Brasil não tem escapado à tendência mundial que privilegia o modelo biologicista, centrado nas especialidades médicas, que olha o indivíduo a partir de um aparelho ou sistema anatomofisiológico, que, enfim, não considera o indivíduo na sua totalidade.

Historicamente, as unidades de atenção primária ao incorporarem o modelo médico-assistencial, na perspectiva biologicista, com ênfase no atendimento que se resume a dar uma resposta à queixa trazida pelo paciente, têm-se deparado com uma situação onde os recursos humanos e materiais são consumidos na tentativa de atender a uma demanda que, nesse modelo, cada vez mais é estimulada a consumir tais serviços, configurando uma resposta distorcida ao que seria a necessidade de extensão da cobertura de serviços de saúde[13].

Para Merhy[7] essa perspectiva tem, como uma de suas conseqüências, a transformação da rede básica em um espaço de triagem dos problemas de saúde, fundamentada no modelo tecnoassistencial do tipo "queixa/procedimento". Esse autor chama a atenção ainda, para o fato de que, mesmo quando essa rede propicia uma assistência médica primária com um razoável grau de resolubilidade, em termos médicos, esse modelo, que se dirige a atender a uma necessidade de consumo por meio de uma resposta medicalizante, descaracteriza a articulação da dimensão individual e coletiva do processo saúde-doença, de tal modo que, em vez de gerar usuários autônomos, produz o oposto.

No caso da atenção à saúde da criança, fica bem evidente o modo como os usuários tornam-se dependentes dos serviços de saúde. As mães sentem-se incapazes de tomar condutas para lidar com seus filhos, já que devem assumir sua "ignorância" diante do saber oficial, único que pode fornecer as orientações e tratamentos adequados. Assim, está desautorizado o saber das mães construído a partir do conhecimento adquirido do saber tradicional passado através de gerações, este último saber entendido como um conhecimento produzido na interface do conhecimento científico com o saber popular[12].

Esse processo de desautorização do saber materno ou do saber tradicional pode-se perceber em muitas experiências de estímulo ao aleitamento materno, ao se transformar a amamentação em uma técnica de domínio exclusivo do profissional de saúde. A insegurança gerada pelo desconhecimento da técnica correta de amamentar tende a imobilizar a mãe que vê seu leite "secar". Embora as orientações para a amamentação sejam importantes e decisivas em muitos casos, é preciso reconhecer um certo exagero que se procedeu ao utilizar os conhecimentos científicos sobre o aleitamento para a tecnificação do ato de amamentar. Não se discute aqui a importância do conhecimento científico sobre os diferentes aspectos relacionados à amamentação, o que se questiona é o modo como esse conhecimento é utilizado pelos profissionais de saúde nas suas orientações sobre a amamentação, não considerando as singularidades dos sujeitos aos quais se dirigem. É preciso, portanto, instituir novas práticas de incentivo ao aleitamento materno na grande maioria das unidades de saúde.

Ao priorizar a demanda que vem com uma queixa ou ainda ao reduzir a demanda trazida a uma queixa de doença, perde-se a oportunidade de abordar outros problemas, muitas vezes sequer explicitados. Os problemas encontrados na amamentação, nesse modelo, não encontram espaço para se manifestarem enquanto uma demanda.

Nessa perspectiva, a dificuldade de realizar um atendimento integral que procure entender o indivíduo na sua totalidade, permitindo a abordagem de todas suas necessidades/problemas, é um dos grandes entraves quando se pretende abordar questões, como a amamentação, que não se explicitam em demandas/queixas.

A atuação dos serviços de saúde no modelo tradicional, dirigido à queixa trazida, privilegiando a doença, voltados para o atendimento individual, centrado no médico e no atendimento hospitalar não consegue dar conta das demandas que dizem respeito ao modo como as pessoas vivem o seu cotidiano, como é o caso da amamentação, uma prática que se insere no cotidiano da vida das mulheres e de suas famílias.

NECESSIDADE DO OLHAR AMPLIADO SOBRE A PRÁTICA DA AMAMENTAÇÃO

O modo de vida das sociedades contemporâneas, com o isolamento crescente das famílias e a impessoalidade no atendimento dos serviços de saúde, tem dificultado para muitas mães o apoio necessário para o exercício da maternidade, o que se expressa principalmente na prática da amamentação.

O acompanhamento no pré-natal, a visita domiciliar na primeira semana de alta do recém-nascido, o atendimento de puericultura realizado individualmente ou em grupos e a consulta de puerpério são momentos decisivos para que a mulher possa fortalecer sua decisão em amamentar. Além disso, a organização dos serviços de saúde deve permitir que todas as vezes que a mulher, que está amamentando, venha à unidade de saúde seja por algum problema relacionado a sua saúde ou de algum filho, a questão da amamentação possa ser abordada.

Entretanto, o contato mais frequente com a mulher/mãe e sua família, propiciado por essas visitas e consultas, por si só não garante o apoio necessário à amamentação. É necessário uma mudança nessa prática. Assumir o caráter integral da atenção à saúde da mulher e da criança implica ampliar o olhar para além das normas e procedimentos previamente determinados sobre como deve ser a rotina desses encontros.

Ampliar o olhar significa enxergar os sujeitos concretos que participam da prática da amamentação. A mulher, que vive um momento singular, em que ela ingressa em uma nova realidade: a de ser mãe pela primeira vez ou a de ser mãe de mais um filho. Do outro lado, o homem que também vivencia uma realidade nova: a de ser pai pela primeira vez ou de mais um filho. No caso do primeiro filho, a mudança para ambos é muito maior. De qualquer forma, é preciso a compreensão do significado da chegada de um filho, que determina um novo modo de organização familiar, para entender os diferentes fatores que vão interferir na amamentação. Mais difícil, ainda, para a mulher, é a situação de tornar-se mãe e vivenciar a amamentação sem o apoio de um companheiro, como acontece com muita freqüência.

Ramos et al.[8] comentam sobre a importância do apoio à mulher durante o puerpério, destacando os sentimentos ambíguos e contraditórios vivenciados pela mulher e a insegurança em relação aos cuidados com o recém-nascido, sentimentos esses que têm grande influência no que irá ocorrer em relação à amamentação. Esses autores destacam "a necessidade do desenvolvimento de um trabalho dirigido à mulher, no sentido de prepará-la para o parto, puerpério e amamentação, contemplando as questões subjetivas da mulher, numa dimensão psicoprofilática. Nesse sentido, o acompanhamento da mulher, a partir do pré-parto, se configura como uma medida importante e que deve ser implantada, em resposta a um dos principais problemas que elas tiveram de vencer: a solidão.... A solidão e o desamparo, acrescidos à falta de experiência de lidar com o recém-nascido, principalmente no que diz respeito à iniciação e ao estabelecimento da amamentação, foram a tônica da fala das mulheres em relação ao puerpério."

É preciso ressaltar que todo esse preparo deve incluir também o futuro pai, que historicamente é esquecido, negligenciando-se a importância de sua participação no processo da maternidade ou ainda não considerando as dificuldades decorrentes da paternidade. É preciso discutir mais os sentimentos ambíguos e contraditórios também vivenciados pelo homem. Nilson Secches*[1] comenta os aspectos conflituosos dessa relação da mulher, que agora é mãe, com o companheiro que ainda não se tornou pai e,

---

*Comentários realizados durante aula sobre o pré-natal, em um Curso de Especialização em Saúde da Família.

por outro lado, as dificuldades do homem em enxergar sua nova companheira, uma mulher-mãe.

A compreensão de que a amamentação perdeu seu caráter instintivo, natural, pressionado por outros modelos de cuidar da criança, nos quais o aleitamento artificial ganhou significado de modernidade e praticidade implica a necessidade de uma abordagem mais ampla sobre as práticas de estímulo ao aleitamento materno. As orientações técnicas sobre a amamentação têm sido importantes, mas, como já comentado, insuficientes para garantir uma prática mais duradoura do aleitamento materno.

Almeida e Novak[1] comentam o processo de negação da complexidade dos fatores que estabelecem para a mulher a ambivalência entre o querer e o poder amamentar afirmando "...as ações propugnadas se orientam, invariavelmente, para informar a mulher sobre as vantagens em ofertar o seio a seu filho e por responsabilizá-la pelos resultados futuros, decorrentes do sucesso ou do fracasso. A lógica de 'informar para responsabilizar' procura modular o comportamento da mulher em favor da amamentação, imputando-lhe culpa pelo desmame precoce, que é associado de forma direta a agravos para a saúde de seus filhos".

Contrapondo-se à abordagem predominantemente biologicista, presente em grande parte dos programas de incentivo ao aleitamento materno, Ramos et al.[8] afirmam que "os relatos evidenciam a necessidade de apoio, no sentido de haver alguém capaz de escutar suas angústias e diminuir as ansiedades geradas pelo comportamento do recém-nascido, que para elas representa algo novo e desconhecido". Ainda é insuficiente a produção literária que enfoca a amamentação do ponto de vista da mulher e de seus sentimentos diante da amamentação ou, ainda, sobre a importância da relação mãe/criança para o aleitamento materno.

Apoiar a família para a amamentação implica um conhecimento mais próximo dessa família. A visita domiciliar permite essa primeira aproximação sobre a organização da família e as repercussões na dinâmica da casa decorrentes da chegada do recém-nascido. Os serviços de atenção primária, que fazem a visita domiciliar rotineiramente na primeira semana depois da alta do recém-nascido, podem conseguir resultados melhores na manutenção do aleitamento materno.

O conhecimento do profissional sobre a realidade de vida da família do recém-nascido permite ampliar o olhar sobre sua própria prática no que se refere ao incentivo à amamentação. Os profissionais de saúde, ao terem contato com as dificuldades enfrentadas pela mulher para o exercício da maternidade, podem efetivamente ter uma atitude mais compreensiva e continente para o apoio necessário que ela deve receber.

No atendimento na unidade de saúde esse olhar também se faz necessário. É preciso enxergar para além das questões biológicas relacionadas à produção do leite materno, incorporando a mulher na sua totalidade de vida, na perspectiva da atenção integral à mulher. Do ponto de vista prático, isso significa olhar para além da queixa de dificuldade que a mãe traz para o profissional. Entender que as inseguranças e ansiedades diante da experiência da maternidade vão se expressar, muitas vezes, em uma queixa de leite insuficiente ou leite fraco, que não consegue satisfazer nem a criança nem a mãe.

AMAMENTAÇÃO NO PROGRAMA DE SAÚDE DA FAMÍLIA

Como estratégia estruturante da atenção à saúde, o Programa de Saúde da Família (PSF) propõe um novo modelo tecnoassistencial com base na percepção integral do ser humano, articulando as ações de promoção da saúde, prevenção das doenças e recuperação da saúde. Um aspecto importante que pode ser identificado no modelo tecnoassistencial do PSF é a possibilidade do olhar ampliado sobre a prática da amamentação.

Ao enfocar o indivíduo como integrante de uma família, inserido em uma comunidade, a questão do aleitamento deixa de ser um problema individual daquela mãe e passa a ser concebido a partir de um olhar ampliado que envolve o pai, a família, a comunidade. Olhar ampliado, necessário para entender os vários determinantes do aleitamento. Ou seja, é fundamental ter conhecimento da cultura da amamentação na comunidade, dos mitos e crenças em relação ao leite materno e à prática da amamentação, das experiências de aleitamento vivenciadas por outras mulheres, da organização familiar e das dificuldades enfrentadas pelas mulheres para amamentar. Isso é possível na medida em que o PSF trabalha com o conceito de territorialização e de clientela adscrita, o que permite um conhecimento mais aprofundado da clientela e um vínculo efetivo da equipe com as famílias.

Para que se possa, realmente, efetivar os princípios doutrinários do SUS, é necessário trabalhar com a concepção de saúde centrada na promoção da qualidade de vida. Isso implica respeitar a obrigatoriedade do acesso universal aos serviços de saúde, a eqüidade no atendimento e a integralidade da atenção à saúde. Ao valorizar a participação comunitária e garantir a autonomia para as equipes nas ações de planejamento em âmbito local, o PSF propicia a humanização da assistência, ao estabelecer uma nova relação entre os profissionais e a comunidade. Além disso, ao considerar no planejamento e programação de suas ações a base de dados epidemiológica, o PSF prioriza as famílias ou grupos com maior risco de adoecer e morrer. Entre esses grupos destacam-se as crianças menores de 2 anos e as gestantes. A promoção do aleitamento materno, como um dos cuidados referentes à criança menor de 2 anos, insere-se, portanto, como prioridade.

O Programa de Saúde da Família propõe uma organização do serviço de saúde de modo que a criança possa ser atendida de forma integral, considerando-se seu contexto familiar e a comunidade onde vive. Para isso é preciso que o serviço de saúde possa desempenhar suas diversas funções também de forma integrada. O trabalho visando à amamentação bem-sucedida deve envolver as diversas atividades realizadas pela unidade de saúde. É possível trabalhar a questão da amamentação com o grupo de idosos, de mães, de adolescentes, do planejamento familiar, do pré-natal e principalmente no atendimento de puericultura.

Da mesma forma, é possível trabalhar a gestante, com a inclusão do pai e/ou outros membros da família, sensibilizando-os e esclarecendo-os sobre as características do aleitamento materno, a questão do vínculo, a necessidade de apoio, o conhecimento do próprio corpo, as melhores formas de amamentar, as dificuldades que possam vir a ocorrer e como resolvê-las. É fundamental que a gestante tenha noção de tudo o que irá acontecer na maternidade, a importância de colocar o recém-nascido para mamar, se possível, logo na sala de parto, o fato de não dever ser separada do seu filho, a não ser que haja algum problema real a ser corrigido e sobre como funciona a apojadura. A informação, certamente, é um fator que aumenta a segurança da mulher, o que é fundamental para o sucesso da amamentação.

A estratégia do PSF ao trabalhar com uma equipe formada por um médico, uma enfermeira, um cirurgião-dentista, um auxiliar de enfermagem e quatro a seis agentes comunitários de saúde possibilita vários olhares e escutas atentos da mulher que inicia sua vivência como mãe ou daquela que ao lidar com mais uma criança sente aumentar a responsabilidade com os problemas familiares. São diferentes olhares e cuidados que percebem diferentes aspectos das dificuldades apresentadas pela mulher e pelo recém-nascido durante a amamentação.

Ciconi et al.[4] afirmam que o agente comunitário de saúde (ACS) passa a ser o vínculo mais forte entre a equipe e a comunidade, pois sua função está ligada à divulgação e à aplicação das atividades propostas por toda a equipe, por meio das visitas domiciliares. Essa característica da prática do ACS, que tem como atividade principal o trabalho na comunidade, visitando as famílias, permite o conhecimento mais intenso da realidade das mães e de suas dificuldades familiares para manter o aleitamento. Por outro lado, permite a identificação das melhores estratégias de ajuda a essas mães.

O ACS é, portanto, um elemento fundamental na estratégia do PSF no que diz respeito à amamentação. Primeiro, por ser uma pessoa da comunidade que conhece a cultura, os mitos e as crendices em relação à amamentação que são vivenciados pelas famílias as quais visita. Isso torna mais próximas as orientações que possa fazer para promover o aleitamento entre as famílias que visita. Segundo, porque o apoio do ACS pode iniciar-se precocemente, logo após a chegada da mãe e do recém-nascido em casa. Terceiro, porque o contato com a mulher que amamenta pode ocorrer durante a prática da amamentação, verificando o modo como ela coloca o recém-nascido para amamentar e, principalmente, suas dificuldades nesses momentos. Quarto, porque a assistência do ACS pode ser feita de modo mais intensivo que as visitas que a mulher/mãe tem condições de fazer à unidade.

É preciso, portanto, investir na formação do ACS no que se refere à discussão da promoção do aleitamento materno.

A visita domiciliar do médico e/ou enfermeiro é, também, importante, tanto para a avaliação técnica, quanto para fortalecer o vínculo com a família, aumentando o acolhimento por parte da equipe nesse novo momento.

Outras iniciativas podem ser tomadas, no sentido de reforçar o estímulo e o apoio ao aleitamento materno, pelo fortalecimento das redes sociais, com a inclusão de outros grupos da comunidade, como rezadores e/ou curandeiros, a formação de grupos de apoio específicos como as Amigas do Peito, entre outros.

Na estratégia do PSF, o conhecimento da realidade de cada mulher que está amamentando possibilita identificar quais os esclarecimentos mais importantes que devem ser feitos. Assim, para aquelas que trabalham são fundamentais as informações sobre os direitos constitucionais, como a licença-maternidade, a licença-paternidade, a redução do horário de trabalho durante o período da amamentação, a obrigatoriedade da existência de creches em empresas com mais de 30 mulheres em idade fértil. Para aquelas que não trabalham as informações podem ser direcionadas para as redes de apoio já comentadas.

É preciso ressaltar que a integralidade na atenção à saúde da criança e da mulher é absolutamente possível em qualquer modelo tecnoassistencial nas unidades de saúde. Sem dúvida, a proposta de atendimento à população do Programa de Saúde da Família tem mais oportunidades de divulgar e promover o aleitamento materno, apoiando as mães e propiciando melhores condições para a relação mãe/filho, por ter uma estratégia de trabalho desenvolvida por uma equipe, na qual se insere o ACS.

EXPERIÊNCIA DO MUNICÍPIO DE SOBRAL, CEARÁ

O município de Sobral implantou PSF desde 1997 e hoje essa estratégia tem uma cobertura de 100% da população.

No conjunto de medidas que foram tomadas com o intuito de garantir a prioridade na atenção à gestante e à criança até 2 anos de idade, o aleitamento materno aparece como um destaque no trabalho das equipes de saúde da família (ESF). O aspecto mais importante é que o incentivo ao aleitamento materno está inserido no contexto de uma série de medidas que constituem a vigilância à saúde da gestante e do recém-nascido.

A organização do pré-natal teve como primeiro impacto o aumento significativo da cobertura. Além do aumento na quantidade de consultas realizadas por gestante, destaca-se a captação precoce das gestantes para o pré-natal. Entretanto, o aspecto mais importante pôde ser observado no fortalecimento do vínculo da gestante com a ESF. Esse vínculo facilitou a identificação das gestantes faltosas e a busca ativa delas.

Um aspecto que deve ser comentado foi a dificuldade de realização dos grupos de gestantes, por diferentes razões, o que comprometeu a utilização desse espaço para as práticas de promoção do aleitamento materno. Na verdade, o fato mais importante no incentivo ao aleitamento pode ser creditado ao desempenho dos profissionais das ESF junto às gestantes, tanto nas consultas como nas visitas domiciliares feitas pela equipe, principalmente, pelos ACS.

Em uma das monografias de conclusão do curso de Especialização em Saúde da Família, Dias[5], entre os fatores que contribuíram na decisão das mulheres para amamentar, destaca os seguintes: a satisfação que as mães têm com o próprio ato da amamentação, a influência dos profissionais de saúde e pessoas próximas e a preocupação com a saúde e o bem-estar da criança. Quanto ao modo como as informações foram obtidas, a autora destaca o papel da unidade de saúde e dos ACS, que aparecem nos primeiros lugares.

Em relação ao recém-nascido, além da elaboração dos protocolos de visita domiciliar, da identificação e acompanhamento diferenciado dos de alto risco, as equipes definiam um plano de cuidados específicos para as mães/recém-nascidos que apresentavam dificuldade em amamentar. O atendimento de puericultura, diferenciado de acordo com as necessidades identificadas na visita domiciliar e nos demais contatos, é um fator fundamental no apoio ao processo de amamentação vivenciado pela mãe e pela criança.

Um dos pontos de destaque no atendimento pelo PSF era a consideração por parte de algumas equipes de colocar as queixas referentes às dificuldades de amamentação como critério de atendimento imediato, da mesma forma que seria considerada uma diarréia ou uma pneumonia. A característica principal da atuação dos profissionais no que se refere ao aleitamento materno é o enfoque no apoio às mães procurando entender as dúvidas, as inseguranças, as dificuldades objetivas e os anseios da mãe e da família em relação à amamentação.

Uma experiência importante que nasceu vinculada ao PSF, com o mesmo espírito da integralidade no atendimento à mulher e à criança, e tendo como um dos objetivos o aleitamento materno, foi o *Projeto Trevo de Quatro Folhas – apoiando a mãe e incentivando a vida*, criado em 2001[2]. O Projeto constitui-se de quatro partes (folhas): a atenção ao pré-natal; ao parto e ao puerpério; ao momento do nascimento; e o cuidado com a criança no primeiro ano de vida. A partir da identificação das dificuldades das mulheres para dar conta das suas tarefas de mãe e dona-de-casa, juntamente com as demandas advindas da gestação, tais como seguir as prescrições médicas durante o pré-natal, cumprir o repouso prescrito, comparecer às consultas do pré-natal (por não ter com quem deixar os filhos), submeter-se às internações pelos agravos decorrentes da gravidez, juntamente com a falta de apoio para cuidar do recém-nascido, dificultando de forma importante o aleitamento materno, foi pensada uma estratégia para dar o apoio necessário para que a mulher pudesse exercer seu direito à maternidade. O Projeto Trevo de Quatro Folhas criou a figura da *mãe social*, uma mulher da comunidade, com um perfil definido, selecionada e supervisionada pela ESF e treinada pela equipe do Projeto, que assume as tarefas da mãe enquanto essa se encontre impossibilitada de realizar seus afazeres domésticos. Para isso, a mãe social ganha por dia trabalhado. Esse trabalho é financiado pelas madrinhas/padrinhos sociais que contribuem mensalmente para ajudar um afilhado durante um ano.

Quando a ESF detecta mães com dificuldades para amamentar devido a inúmeras razões, coloca-se uma mãe social para dar apoio ao seu processo de aleitamento. Quando uma mãe em aleitamento tem que internar um outro filho, a mãe social é convocada para ficar de acompanhante para a criança internada, dando condições à mãe de continuar amamentando seu filho. Essas são formas eficazes de manter o aleitamento materno, identificando as dificuldades maternas e procurando dar, de forma objetiva, o apoio necessário para que as dificuldades sejam resolvidas.

Os resultados obtidos com a implantação do PSF e do Projeto Trevo na melhoria das condições de saúde da população de Sobral são bem evidentes. Segundo dados do Sistema de Atenção Básica/SIAB para Sobral, no período de 1996 a 2002, a proporção de crianças em aleitamento materno exclusivo aos 4 meses aumentou de 52,9% para 69,4%. Nesse mesmo período, a proporção de crianças menores de 1 ano desnutridas caiu de 14% para 3,1% e nas crianças de 12 a 23 meses, a desnutrição caiu de 23,7%

para 10,8%. As internações por desnutrição em crianças menores de 5 anos reduziram-se de 9,4% para 0,9% e os óbitos por desnutrição nessa mesma faixa etária diminuíram de 4,9% para 2,6%[11].

A organização dos serviços de saúde pautada numa visão integral do indivíduo, da família e da comunidade, pode realmente transformar a realidade dos indicadores, pois pode tornar eficazes as propostas de promoção da saúde, incluindo-se aqui a promoção do aleitamento materno.

REFERÊNCIAS BIBLIOGRÁFICAS

1. Almeida JAG, Novak FR. Amamentação: um híbrido natureza-cultura. J Pediatr (Rio J) 2004;80(Supl):119-25.
2. Andrade LOM, Sucupira ACSL. Projeto Trevo de Quatro Folhas: Apoiando a Mãe, Incentivando a Vida. Divulgação em Saúde para Debate. Rio de Janeiro 2004;30:77-83.
3. Brasil. Congresso Nacional. Constituição da República Federativa do Brasil. Promulgada em 5 de outubro de 1988.
4. Ciconi RCV, Venancio SI, Escuder MML. Avaliação dos conhecimentos de equipes do Programa de Saúde da Família sobre o manejo do aleitamento materno em um município da região metropolitana de São Paulo. Rev Bras Saúde Matern Infant (Recife) 2004;4:193-02.
5. Dias CV. Fatores que influenciaram o aleitamento materno exclusivo em nutrizes dos Terrenos Novos – Sobral, Ceará. Monografia apresentada ao Curso de Especialização-Residência em Saúde da Família, Universidade Estadual Vale do Acaraú – UVA, Sobral; 2003.
6. Mattos RA. Os sentidos da integralidade: algumas reflexões. In: Pinheiro R, Mattos RA. Os Sentidos da Integralidade na Atenção e no Cuidado à Saúde. Rio de Janeiro: UERJ, IMS: ABRASCO; 2001.
7. Merhy EE. Em busca do tempo perdido: a micropolítica do trabalho vivo em saúde. In: Merhy EE, Onocko R. Agir em Saúde – um desafio para o público. São Paulo: Hucitec; 1997.
8. Ramos CV, Almeida JAG. Aleitamento materno: como é vivenciado por mulheres assistidas em uma unidade de saúde de referência na atenção materno-infantil em Teresina, Piauí. Rev Bras Saúde Matern Infant 2003;3:315-21.
9. Rea MF, Venancio SI, Batista LE et al. Possibilities and limitations of breast-feeding among women in formal employment. Rev Saúde Pública 1997;31:149-56.
10. Serva VMSBD. Aleitamento Materno. In: Figueira e al. Pediatria. 3ª ed. Rio de Janeiro: Guanabara Koogan; 2004.
11. Silva AC. O impacto do PSF no município de Sobral, Ceará: uma análise da evolução da saúde das crianças menores de 5 anos de idade, no período de 1995-2002. [Tese]. São Paulo: Faculdade de Medicina da Universidade de São Paulo; 2003.
12. Sucupira ACSL. Relações médico-paciente nas instituições de saúde brasileiras. [Dissertação]. São Paulo: Faculdade de Medicina da Universidade de São Paulo; 1982.
13. Sucupira ACSL. Repensando a atenção à saúde da criança e do adolescente na perspectiva intersetorial. Revista de Administração Pública 1998;32:2.

3.3

O Aleitamento Materno na Visão da Estratégia da Atenção Integrada às Doenças Prevalentes na Infância

Ana Maria Ulhôa Escobar
Maria Helena Valente

INTRODUÇÃO

A nutrição nos primeiros meses e anos de vida e as práticas alimentares adequadas são fundamentais para a saúde e bem-estar do indivíduo no decorrer de toda a vida. Não praticar o aleitamento materno, e em especial o aleitamento materno exclusivo durante os 6 primeiros meses de vida, representa um fator de risco importante, com efeitos consideráveis sobre a morbidade e mortalidade infantis. Evidências científicas se acumularam e detalharam as vantagens, para crianças, mães, famílias e sociedade, da amamentação e da utilização do leite materno na alimentação infantil[7,73].

O aleitamento se relaciona com vantagens para a saúde geral, crescimento e desenvolvimento, determinando risco decrescente para um grande número de doenças agudas e crônicas[2]. A alimentação infantil com leite humano diminui a gravidade e/ou a incidência da diarréia, infecções respiratórias baixas, otite média, bacteriemia, meningite bacteriana, infecção urinária e enterite necrotizante[3,4,11,15,22,32,35,48,76]. Outros estudos mostram um possível efeito protetor de leite humano contra a síndrome da morte súbita infantil, diabetes insulino-dependente, colite ulcerativa, linfoma, doença de Crohn e a doença alérgica[17,21,23,54,57,62].

O aleitamento materno diminui a desnutrição e a obesidade, protege contra os fenômenos alérgicos, favorece o desenvolvimento da arcada dentária e da musculatura orofacial, melhora o desempenho cognitivo, além de estreitar o vínculo mãe-filho[51].

As mães e seus recém-nascidos formam uma unidade biológica e social inseparável, onde a saúde e a nutrição de um grupo não podem ser separadas da saúde e nutrição do outro. O aleitamento também é parte integrante do processo reprodutivo e contribui para a saúde e bem-estar das mães. Aumenta os níveis de ocitocina, diminui a hemorragia pós-parto, e involução uterina rápida. Permite que as mulheres que amamentam retornem mais precocemente ao peso anterior à gestação. A amenorréia lactacional se relaciona com menor perda sangüínea menstrual nos meses que se seguem ao parto, e aumenta o espaçamento entre as gestações. O aleitamento melhora a remineralização óssea após o parto reduz o risco de fratura da bacia na menopausa e diminui o risco de câncer ovariano e de mama na pré-menopausa[10,14,37,43,51,56].

Além da saúde individual, a amamentação provê significantes benefícios sociais e econômicos à nação, uma vez que reduz os custos com cuidados médicos e o absentismo dos pais pela doença infantil. Os ganhos econômicos diretos para a família também são significantes. Em 1993, o custo da fórmula infantil, do nascimento ao primeiro ano de vida, foi calculado em torno de 855 dólares[72,74].

Atualmente, a prática da amamentação salva a vida de 6 milhões de crianças a cada ano, prevenindo diarréia e infecções respiratórias agudas e é responsável por cerca de um terço da diminuição da fertilidade nas últimas décadas[72].

A Organização Mundial da Saúde (OMS) e o Ministério da Saúde (MS) consideram que a prática da amamentação exclusiva nos seis primeiros meses e a manutenção do aleitamento materno, acrescido de alimentos complementares até os 2 anos de vida ou mais, constitui práticas indispensáveis para a saúde e o desenvolvimento da criança, assim como para a saúde da mãe[69,71,72,74].

O PROBLEMA

Apesar dos benefícios do aleitamento materno, nos últimos anos os trabalhos que documentam a preocupação dos cientistas e autoridades da saúde pública com o desmame precoce e o uso indiscriminado de substitutos do leite materno vem se avolumando.

Práticas alimentares inadequadas, como a não realização do aleitamento materno, com o desmame precoce e a alimentação complementar inadequada são as principais causas de desnutrição nas crianças jovens.

Desde 888 a.C. já se encontram registros de mães segurando mamadeiras em desenhos no Egito. Na França, em meados do século XVIII, as crianças amamentadas por suas próprias mães eram exceções, enquanto na Alemanha, devido à falta de "amas-de-leite", buscava-se o aleitamento artificial como forma de substituí-las[27].

No século XIX, com a Revolução Industrial, e a expansão da industrialização e urbanização, a mão-de-obra feminina foi incorporada na indústria, determinando a separação progressiva de mães e crianças.

Segundo Giuliani e Lamounier, a "amamentação, além de biologicamente determinada, é socioculturalmente condicionada, tratando-se, portanto, de um ato impregnado de ideologias e determinantes que resultam das condições concretas de vida"[24].

Assim, o desmame precoce é resultado de uma complexa e variada interação de fatores socioculturais e psicoafetivos, sendo influenciado pelo nível educacional, tipo de emprego, estado civil, renda, acesso ao pré-natal, tipo de parto e pelo estado nutricional materno. Ao longo das últimas décadas, as transformações do papel da mulher na sociedade, as necessidades e aspirações de novas realizações no trabalho e vida reprodutiva, as facilidades tecnológicas de alimentação infantil e a diversidade de estímulos contextuais conflitaram com as determinações do papel de mãe. A mulher passou a buscar a conciliação das atividades profissionais com as maternas, geralmente incompatíveis entre si[49].

A expansão da urbanização com as rápidas mudanças sociais e econômicas aumentou o número de famílias com empregos não estruturados ou temporários, aumentando as dificuldades que as famílias enfrentam para alimentar e cuidar, de forma adequada, de seus filhos. Várias mudanças ocorreram na constituição do núcleo responsável pelos cuidados da criança. A família tornou-se nuclear, e a cultura da amamentação pulverizou-se com a introdução crescente do leite de vaca pasteurizado e dos alimentos industrializados como substitutos do leite materno[8,73].

Nos últimos 100 ou 150 anos houve um declínio global do aleitamento materno, que se iniciou entre as comunidades urbanas prósperas e industrializadas e estendeu-se a outros setores da sociedade. A adesão ao aleitamento artificial continuou progredindo até o início da década de 1970, quando apenas uma minoria das crianças era amamentada no seio, freqüentemente, por poucas semanas.

Entretanto, essa forma de alimentação se associou às altas taxas de desnutrição, com elevação da mortalidade infantil, principalmente nas populações mais carentes.

A partir dos anos 70, passou a existir um esforço mundial, por organizações internacionais como a Organização Mundial da Saúde (OMS) e a das Nações Unidas para Infância (UNICEF), para retomar a consciência acerca das vantagens do aleitamento materno[44,48,53,69,73,74]. Iniciativas baseadas na Declaração de Innocenti, emitida na Itália em 1990, foram rearticuladas, do que surgiram o Código Internacional de Comercialização dos Substitutos do Leite Materno (1981), a Iniciativa do Hospital Amigo da Criança (1991), a Declaração Mundial e Plano de Ação para a Nutrição (1992) e a Estratégia Mundial para a Alimentação do Lactente e da Criança Pequena (2003), visando à implementação da amamentação[39,40,67].

No Brasil, o programa de incentivo ao aleitamento materno se iniciou em 1981, com uma intensa campanha nos veículos de comunicação de massa, permitindo o acesso de grandes contingentes da população a uma mensagem clara e de fácil entendimento sobre a amamentação.

Recentemente, a OMS e UNICEF reafirmaram a importância do aleitamento materno na nutrição infantil por meio da Estratégia Mundial para a Alimentação do Lactente e da Criança Pequena (2003). Esse documento propõe-se a servir de guia para a adoção de medidas relacionadas com a nutrição infantil, enfatizando a importância da identificação de intervenções com repercussões positivas sobre a saúde infantil, e que incluem o aleitamento materno. Porém, diferente dos tratados anteriores, insiste na necessidade de se oferecer às mães e às famílias o apoio de que necessitam para desempenhar o papel de nutrir de forma adequada seus filhos[73].

A prevalência do aleitamento materno vem aumentando, mas os programas governamentais ainda não conseguiram atingir as recomendações propostas pela OMS. O banco de dados sobre a amamentação mantido pela OMS, com informações de 94 países, e que se refere a 65% da população infantil menor de 12 meses do mundo, mostra que apenas 35% das crianças são amamentadas exclusivamente ao seio entre o nascimento e os 4 meses de idade[41,73].

As taxas de aleitamento materno no Brasil ainda são baixas, embora os inquéritos nacionais indiquem uma tendência ascendente. No Brasil, dados das décadas de 1970 e 1980 mostram números onde a duração mediana, que era de 2,5 meses em 1975, passou para 5,5 meses em 1989 e para 7 meses em 1996. O último inquérito nacional, realizado em outubro de 1999 nas capitais brasileiras e no Distrito Federal, com exceção do Rio de Janeiro, confirmou essa tendência mostrando uma duração mediana de amamentação de 10 meses. A mediana da duração do aleitamento materno exclusivo, no entanto, é de apenas 23 dias[41,64].

INTERVENÇÕES QUE PROMOVEM O ALEITAMENTO MATERNO

Apesar da importância do aleitamento materno para a criança, a mãe, a família e a sociedade, as taxas de amamentação são baixas, em especial a da amamentação exclusiva. Para modificar essa realidade, são necessárias ações que promovam essa prática, as quais devem contemplar fatores que interferem na amamentação, pois é sabido que o aleitamento materno, apesar de biologicamente determinado, é influenciado por fatores sociopsicoculturais.

Nos últimos anos, vários tipos de intervenções têm sido implementados com o objetivo de melhorar as taxas de amamentação, a duração do aleitamento exclusivo e sua duração total. A escolha da intervenção mais apropriada para uma determinada realidade e população pode envolver uma amplitude de possibilidades, que sempre deve considerar a realidade local.

Revisão da literatura realizada *Cochrane Library* e publicada pelo *Center for Disease Control and Prevention* (CDC) sobre as intervenções mais conhecidas e relacionadas com a promoção do aleitamento materno evidencia que essas práticas incluem[19,60,65,66]:

- práticas desenvolvidas na maternidade;
- práticas relacionadas com o suporte para o aleitamento materno no ambiente de trabalho;
- educação materna sobre amamentação;
- grupos de apoio para o aleitamento;
- suporte profissional para o aleitamento materno;
- estratégias de mídia e *marketing* social.

Práticas desenvolvidas na maternidade

As práticas implantadas e desenvolvidas nas maternidades correlacionam-se com melhora das taxas de amamentação após a alta da maternidade[2,9,29,36].

Em 1989, quando não se priorizava a capacitação de pessoal em aleitamento e a orientação sobre as rotinas de pré-natal e parto, a OMS e o Fundo das Nações Unidas para Infância (UNICEF) lançaram um documento, fundamental, a *Declaração Conjunta sobre o Papel dos Serviços de Saúde e Maternidades* (OMS/UNICEF, 1989) na promoção do aleitamento materno. O conteúdo dessa declaração fazia referência às dez ações relacionadas a incentivar o aleitamento materno, com o resumo do que as maternidades deveriam fazer: os chamados *dez passos para o sucesso do aleitamento materno*.

Em 1991, foi lançada a *Iniciativa Hospital Amigo da Criança* (IHAC), com dois objetivos: mudar as rotinas hospitalares conforme o cumprimento dos *Dez Passos Para o Sucesso da Amamentação* e não aceitar doações de substitutos do leite materno. Essa iniciativa criou, pela primeira vez, um referencial de avaliação internacional único para os hospitais infantis. No Brasil, a IHAC começou em 1992 e até 1996 a implantação de hospitais com essa iniciativa foi acelerada[47].

Esses passos contemplam norma escrita de incentivo do aleitamento materno, pessoal treinado que se preocupa em ensinar a técnica e os benefícios do aleitamento para as gestantes e puérperas, o oferecimento do seio materno na meia hora após o nascimento, o alojamento conjunto, e encorajando da livre demanda ao seio, intervenções que melhoram os índices de amamentação. O provimento de suporte contínuo durante o parto e a manutenção do contato pele a pele entre a mãe e a criança também mostram efeito positivo no aleitamento. Por sua vez, práticas relacionadas à administração de mamadeiras e chupetas para o recém-nascido e a utilização de medicações para a mãe durante o trabalho de parto e a realização de cesáreas mostram efeitos negativos sobre o aleitamento[2,16,29,33,52,54].

Práticas relacionadas com o suporte para o aleitamento materno no ambiente de trabalho

As medidas de promoção do aleitamento materno no local de trabalho incluem benefícios locais relacionados à presença de norma escrita de promoção do aleitamento materno, educação sobre a amamentação, dispositivos legais que permitam o aleitamento materno exclusivo até o sexto mês de vida, lactários e creches próximas ao local de trabalho.

Atualmente, as mulheres brasileiras empregadas no mercado formal de trabalho têm quatro meses de licença-maternidade remunerada. Quando retornam ao emprego, têm direito a dois intervalos de meia hora durante a jornada de trabalho para amamentar o recém-nascido, até que ele complete 6 meses. Empresas com pelo menos 30 mulheres, com mais de 16 anos de idade, são obrigadas a providenciar local adequado para o cuidado dos filhos das funcionárias durante o período de amamentação, dentro da própria empresa ou mediante convênio com instituições apropriadas[50]. No suporte à mulher trabalhadora dois pontos têm sido apontados para criar condições objetivas para aumentar as taxas de aleitamento. O primeiro se refere à possibilidade de educação, dirigida a toda a população trabalhadora, e não apenas às gestantes, com atenção na forma de repassar o conhecimento científico, dirigido para pessoas adultas com vivências e conhecimentos. O outro se refere à adequação das leis que visam proteger o aleitamento das mulheres trabalhadoras, de modo a criar, de fato, um suporte institucional que permita a continuidade da amamentação depois da licença-maternidade. Realizar grupos focais, com o grupo de mães que amamentam ou estão gestantes, em torno de tópicos previamente listados por elas, permite e facilita as participantes a expressarem suas opiniões, percepções e sentimentos em relação à amamentação e aos seus filhos[26,45].

Educação materna sobre amamentação

A educação materna sobre a amamentação, inicialmente, inclui informações, e pode ocorrer durante o pré-natal, períodos intraparto, imediatamente após o parto, dentro de pequenos grupos estruturados informalmente, sendo realizada por pessoas competentes e treinadas em lactação. A educação das mães não visa somente aumentar os conhecimentos e habilidades sobre a amamentação, mas também influenciar nas atitudes maternas em relação ao recém-nascido, uma vez que a amamentação é a condição primeira para a construção da subjetividade da criança[18,58,63].

Grupos de apoio ao aleitamento

Grupos de apoio, realizados por mães e pessoal com experiência e afinidade, podem promover o aleitamento materno. Esses grupos trabalham múltiplos aspectos relacionados ao aleitamento, como técnicas de aleitamento, aspectos psicoemocionais, encorajamento, educação e resolução de problemas relacionados com a amamentação[13,38,46].

Suporte profissional ao aleitamento

As experiências iniciais da mulher com a amamentação interferem consideravelmente na realização e na duração do aleitamento materno. Em geral, mães identificam o apoio recebido pelos trabalhadores da saúde como a intervenção isolada mais importante no sistema de saúde, relacionado com a promoção do aleitamento materno.

Vários estudos foram descritos sobre como o suporte de profissionais afins pode promover o aleitamento materno: grupos de gestantes, cursos em maternidades, visitas domiciliares pós-parto, intervenções junto às mães com dificuldades para amamentar, o que leva muitas vezes ao desmame precoce.

A falta de suporte de profissionais da saúde tem sido identificada como uma das maiores barreiras para o aleitamento materno[9,36,73].

O apoio profissional para a amamentação, como realizado na estratégia da Atenção Integrada às Doenças Prevalentes na Infância (AIDPI), pode ser realizado por trabalhadores da saúde, como médicos, enfermeiras, consultoras da lactação, ou outro profissional da saúde. O suporte inclui receptividade, "escuta", ou qualquer conselho ou intervenção que promova o aleitamento materno, como o auxílio na crise inicial da lactação, ou como quando a mãe retorna ao trabalho. O foco primário é o escutar, encorajar, aconselhar e tratar as crises, onde a educação é o objetivo secundário, sendo o vínculo com a mãe o aspecto central. Esse suporte também pode ser oferecido por telefone, contato individual ou em grupo no serviço de saúde ou no domicílio[25].

Estratégias de mídia e *marketing* social

Existem vários métodos possíveis de promover o aleitamento materno na comunidade. Já foi mostrado que uma campanha bem organizada através da mídia pode ter efeito mensurável e positivo na amamentação[34].

Iniciativas de *marketing* incluem a promoção e o aconselhamento, que apóiam o aleitamento materno. Veicula na mídia a idéia do aleitamento como algo natural e relacionado com a saúde. O *marketing* pode ser dirigido ao público geral ou a grupos específicos, sendo veiculado para amplas audiências, por meio da televisão, rádio, material impresso ou *outdoor*. Campanhas publicitárias na mídia, particularmente na televisão, têm sido relacionadas com a melhora das taxas de aleitamento[34,61].

ESTRATÉGIA DA ATENÇÃO INTEGRADA ÀS DOENÇAS PREVALENTES NA INFÂNCIA (AIDPI)

Habitantes dos países em desenvolvimento arcam com 90% do fardo global de doenças infecciosas, onde as crianças e suas mães são os indivíduos de maior vulnerabilidade. Nesses países, a taxa de mortalidade infantil pode chegar a ser 30 a 40 vezes mais alta que nos países mais ricos, e todo o ano se calcula que 10 milhões de crianças menores de 5 anos morrem de doenças que são facilmente preveníveis ou tratáveis, associadas às deficiências nutricionais. A morbidade e as altas taxas de mortalidade causam não apenas perplexidade, como também se constitui em um pesado fardo econômico para as famílias e a sociedade[5].

Nos países em desenvolvimento, especialmente aqueles que têm renda média anual mais baixa, as taxas de mortalidade são mais de 200 vezes maiores que as encontradas nos países desenvolvidos do Hemisfério. Nos países em desenvolvimento, as infecções respiratórias agudas (IRA), as diarréias e a desnutrição constituem as principais causas de mortalidade infantil, respondendo em conjunto por 40% a 60% de todas as mortes dos menores de 5 anos; nos países desenvolvidos, elas causam menos de 6% dos óbitos nessa faixa etária[1].

O aleitamento materno apresenta-se como um importante fator protetor contra a morbidade e mortalidade infantis, sendo essencial para a sobrevivência de crianças pobres em países pouco desenvolvidos, que estão sob risco constante de adoecerem, pela associação perversa da má nutrição, falta de saneamento, infecções freqüentes e falta de alimentação adequada.

As práticas alimentares inadequadas e suas conseqüências são grandes obstáculos ao desenvolvimento socioeconômico sustentável e à redução da pobreza. A desnutrição tem sido a causa, direta ou indiretamente, de 60% das 10 milhões de mortes registradas todos os anos nos menores de 5 anos. Mais de dois terços dessas mortes, associadas às práticas alimentares inadequadas, ocorrem durante o primeiro ano de vida, em que apenas 35% das crianças são alimentadas com leite materno durante os primeiros 4 meses de vida, com a introdução precoce ou tardia da alimentação complementar, com alimentos nutricionalmente inadequados e insalubres. As principais causas de morte nesses países nos menores de 5 anos são: pneumonia, diarréia, sarampo e malária, onde a desnutrição predispõe a maior risco de adoecer e morrer[1,6].

Nos últimos anos, considerando as experiências acumuladas com programas implementados no passado e visando retificar o desequilíbrio e as iniqüidades existentes na saúde infantil, a Organização Mundial da Saúde (OMS) e a Organização Pan-Americana da Saúde (OPS), junto com o Fundo das Nações Unidas para Infância (UNICEF), elaboraram a estratégia da Atenção Integrada às Doenças Prevalentes na Infância (AIDPI)[1].

A estratégia tem como objetivos reduzir a mortalidade na infância e contribuir de maneira significativa para a melhoria da qualidade da atenção prestada às crianças, além de desenvolver ações de prevenção e promoção da saúde, em especial daquela que vive em países e regiões menos desenvolvidas[6,75].

A estratégia da AIDPI pretende reduzir a mortalidade e a morbidade nos menores de 5 anos e foi oferecida como a melhor opção para se chegar a uma situação sanitária mais eqüitativa, pois visa à melhoria da saúde da criança e inclui intervenções no sistema público de saúde e no nível comunitário. Ela enfatiza a atenção primária à saúde e por isso foi considerada uma das prioridades das políticas de saúde infantil do Ministério da Saúde (MS).

Deve ser ressaltado que essa proposta de atenção foi elaborada de acordo com os conceitos atuais da Medicina Baseada em Evidências, levando-se em consideração a sensibilidade e a especificidade de sinais e sintomas, assim como a prevalência das afecções[59]. O objetivo da estratégia não é, portanto, estabelecer um diagnóstico específico de uma determinada doença, mas identificar sinais clínicos baseados em sensibilidade e especificidade que permitam a avaliação, a classificação adequada do quadro e fazer uma triagem rápida quanto à natureza da atenção requerida pela criança: referência urgente a um hospital, administrando-se os tratamentos prévios, tratamento ambulatorial ou orientação para cuidados e vigilância no domicílio[1,5].

Levando em conta as diferentes situações de saúde nos países, a implementação da AIDPI implica a adaptação do conteúdo e das metodologias da estratégia à situação epidemiológica e operacional em cada um deles e nas diferentes áreas dentro dos países.

Inicialmente, no lançamento da estratégia AIDPI, em 1996, em 14 países da Região das Américas priorizaram-se locais com altas taxas de mortalidade infantil (TMI), nas quais a estratégia poderia ter maior impacto, para reduzir a mortalidade. Num segundo momento, a estratégia passou a ser utilizada também nos locais com taxas de mortalidade menores, onde os objetivos se concentraram na redução do número de internações hospitalares infantis, por meio de um conjunto de ações que objetivaram a detecção precoce dos problemas e a reavaliação das crianças.

A operabilidade da estratégia é inovadora. O controle das doenças individuais deu espaço para a abordagem integrada do diagnóstico e tratamento, enfatizando a prevenção das doenças da infância, onde os conhecimentos e a tecnologia disponíveis devem ser acessíveis à população, por intermédio dos serviços de saúde, no primeiro nível de atenção[5].

A estratégia enfatiza a criança como um todo, em vez de focar apenas uma doença ou uma condição individual. As crianças ao serem levadas às unidades de saúde, quando apresentam alguma condição clínica, não são abordadas apenas em relação ao diagnóstico naquele momento. O que acontece é que se avalia a nutrição, a alimentação, o aleitamento materno, a vacinação e o desenvolvimento de cada uma das crianças, até pela ineficiência de se atender pontualmente cada uma das condições clínicas apresentadas pela criança. Em geral, essas crianças necessitam de uma atenção combinada para que se possa alcançar um bom êxito no tratamento[1,5].

A estratégia AIDPI reconhece as crianças, saudáveis ou doentes, dentro do contexto social onde se desenvolvem. Enfatiza, portanto, a necessidade de se melhorar tanto as práticas concernentes à família e à comunidade, quanto à atenção prestada por meio do sistema de saúde, buscando proporcionar às crianças a oportunidade de crescer e chegar a serem adultos saudáveis e produtivos[1,5].

Além da integração do diagnóstico e tratamento das doenças mais freqüentes, a estratégia integrada insiste no reconhecimento dos fatores que colocam em risco a saúde infantil. Assim, propõe medidas de prevenção e atividades de promoção da saúde, em uma única seqüência de avaliação.

Pretende, assim, assegurar que se utilize a combinação apropriada de ações para tratar as principais doenças na infância, acelerar o tratamento de urgência em crianças gravemente doentes, envolver os pais no cuidado efetivo da criança no lar e enfatizar as medidas de prevenção por meio das imunizações, da melhoria da nutrição e do aleitamento materno exclusivo.

No que se refere ao aleitamento materno, a estratégia AIDPI incorpora ações de perguntar e avaliar a amamentação nos lactentes jovens, menores de 2 anos, com a perspectiva de valorizar e melhorar os conhecimentos e atitudes maternas, por meio de componentes educacionais específicos sobre a atenção da criança no domicílio. Transforma-se assim numa estratégia preocupada em promover o aleitamento materno, trabalhando a capacidade da família de desenvolver aspectos fundamentais na atenção à criança no domicílio[12].

A implementação da AIDPI no Brasil começou em 1997 e avançou rapidamente em vários estados brasileiros por meio dos Programas de Saúde da Família (PSF). Até fevereiro de 2002, cerca de 70% de todos os municípios do país já contavam com equipes do PSF implantadas, atendendo 30% da população do país[20,39].

O ALEITAMENTO MATERNO E A AIDPI

A metodologia de atendimento dessa estratégia é apresentada em uma série de quadros que mostram a seqüência e a forma dos procedimentos a serem adotados pelos profissionais de saúde, são semelhantes aos passos utilizados para atender às crianças.

A estratégia da AIDPI ao incorporar o aleitamento materno considera que a manutenção da lactação depende de dois estímulos, a sucção e o esvaziamento da mama, que são vinculados aos reflexos da prolactina e ocitocina, respectivamente[42].

A relação entre esses reflexos baseia-se no fato de que a sucção da aréola e do mamilo desencadeia a produção de prolactina pela hipófise anterior, e a liberação da ocitocina produzida no hipotálamo, pela hipófise posterior. A prolactina estimula a produção do leite nos alvéolos, desde que as mamas tenham sido esvaziadas. Quando a mama não é esvaziada de forma correta, o leite acumula-se nos canais e alvéolos e bloqueia a produção do leite materno[7,73].

Por sua vez, a função da ocitocina, controlada por estímulos neurais, é contrair as células mioepiteliais para liberar o leite armazenado nos alvéolos. Segundo Douek e Issler[17], ver, ouvir o choro ou até pensar no filho podem desencadear o reflexo da ocitocina, enquanto situações de estresse como insegurança, cansaço ou dor podem inibi-lo.

Na avaliação do aleitamento materno deve-se considerar que o recém-nascido utiliza três reflexos para mamar: o de busca, a sucção e a deglutição.

É relativamente recente o conhecimento de que o posicionamento adequado entre a mãe e o recém-nascido, em que a "boa pega" do seio e a sucção efetiva favorecem a prática da amamentação exclusiva.

Ao considerar o aleitamento materno, a estratégia do AIDPI preconiza a avaliação da posição do recém-nascido no seio materno e a da "pega" do seio pela criança[1,5].

Assim, para que a mamada possa ser eficiente, e a criança consiga se alimentar e ficar satisfeita, é necessário que a criança esteja bem e com boa posição para poder realizar a "pega" adequada.

Os sinais que nos indicam sobre a posição adequada da criança no seio são:

- O corpo do lactente está junto do corpo da mãe.
- O corpo do lactente está virado para o corpo da mãe ("barriga-barriga").
- A cabeça e o corpo do lactente estão alinhados.
- Todo o corpo da criança está sustentado.

A estratégia AIDPI, ao preconizar a importância da posição do recém-nascido em relação à mãe, considerou que a proximidade da mama desencadeia o reflexo de busca, que faz com que a criança gire a boca em direção ao seio materno. O contato da mama com os lábios da criança faz ela abrir a boca. Quando a boca está bem aberta, a mãe traz a criança para junto do peito, para proporcionar uma "boa pega".

Os sinais que nos indicam sobre a "boa pega" do seio pela criança são:

- A boca do lactente está bem aberta.
- O lábio inferior do lactente está virado para fora ou evertido.
- O queixo da criança toca a mama (em vez do nariz).
- Aparece mais aréola acima do que abaixo da boca da criança.

A situação de proteção, proximidade e mesmo de intimidade permite que o lactente abocanhe todo o mamilo e parte da aréola. O mamilo alonga-se e chega a tocar o palato, o que reafirma o reflexo da sucção. Na sucção, a mandíbula e a língua pressionam a aréola contra o palato e realizam a ordenha do leite dos seios lactíferos.

Quando não ocorre situação de estresse e a mãe se encontra segura, descansada e sem dor, o leite torna a encher os seios lactíferos pela ação plena da ocitocina, e a amamentação é bem-sucedida.

A OMS insiste que o recém-nascido alimentado exclusivamente ao seio necessita mamar com freqüência maior, de pelo menos 8 vezes nas 24 horas, em livre demanda, estimulando o reflexo da prolactina.

Vários estudos sugerem que uma boa técnica de amamentação nos primeiros dias após o parto está associada com a duração do aleitamento materno. Crianças com pega inadequada quando da alta da maternidade, sugando apenas o mamilo, apresentam probabilidade 10 vezes maior de receber mamadeira no primeiro mês, quando comparadas com as aquelas com pega adequada.

A posição inadequada da mãe e/ou do recém-nascido pode não deixá-lo bem apoiado contra o corpo materno para poder mamar tranqüilamente. Se existe um erro de posição entre a mãe e o recém-nascido, há grande possibilidade de que o posicionamento da boca da criança não fique bem próximo e na frente do mamilo, o que certamente irá dificultar o abocanhamento do seio, sendo denominado de "má pega".

A "pega" inadequada interfere com a sucção e extração do leite materno, fazendo a criança engolir muito ar, e sem ocorrer o esvaziamento completo da mama. Quando não acontece o esvaziamento da mama, ocorre diminuição da produção do leite, a mama torna-se túrgida e difícil para a criança sugar, o que pode torná-la irritadiça e chorosa. Além disso, a "pega" inadequada não permite o esvaziamento adequado das mamas, podendo gerar lesões mamilares, com dor e desconforto para a mãe, o que pode comprometer a continuidade do aleitamento[30,42,55,77].

A "pega" adequada não é dolorosa. Estudos ultra-sonográficos mostram que, quando o recém-nascido tem "pega" adequada, o mamilo fica posicionado na parte posterior do palato, protegido da fricção e compressão, o que previne traumatismos mamilares. Diversos estudos confirmam que a melhora da técnica da amamentação resulta em redução de dor e lesões mamilares[30,42,55,77].

Se a mãe tem dor quando o recém-nascido suga, fissuras ou mastite é necessário reavaliar a semiologia da amamentação. Rever o posicionamento da criança em relação ao corpo materno, a posição da boca diante do seio, o abocanhamento do mamilo e aréola, a boca bem aberta, a liberação das narinas, o queixo enterrado no seio, e se a boca faz como se fosse uma "ventosa" no seio, com acoplamento total dos lábios invertidos sobre as mamas. Observar se os movimentos de sucção são lentos, profundos e pausados, sem nenhum ruído relacionado à sucção e à deglutição. A qualidade da sucção do recém-nascido foi considerada como um dos cinco fatores (entre os 26 estudados) associados com a duração do aleitamento materno exclusivo.

Ao observar o aleitamento, procurar observar se o recém-nascido, além de se alimentar, consegue ficar satisfeito com o que mamou, aproveitando para perceber a troca de olhares entre ele e a mãe, alertando a mãe para a percepção e entendimento desse processo tão rico, que é o início da comunicação mãe-criança.

As dificuldades com o aleitamento ocorrem muitas vezes pelo posicionamento incorreto da criança, pela "pega" inadequada do seio, por mamadas curtas ou infreqüentes.

Quando a mamada não ocorre de forma tranqüila, e a criança "briga" com o seio ou não se "liga" nele, instala-se uma situação tensa, ansiosa e insatisfatória, tanto para a mãe como para o recém-nascido. A criança, por não ter suas necessidades satisfeitas, torna-se agitada, irritadiça, chorosa ou então desiste de mamar e dorme, sem se alimentar. Às vezes, o recém-nascido dorme segurando apenas o mamilo entre os rodetes gengivais ou mesmo "chupetando-o", o que não deve ser entendido como uma mamada. À mãe percebe que ocorre um "descompasso" entre a boca e o seio materno, e não consegue atuar para realizar um rearranjo da posição ou da "pega", para que as necessidades de mãe e filho sejam preenchidas.

A "pega" inadequada pode causar mama dolorida, que não se esvazia completamente, em que a criança desiste de mamar e chora, fazendo a mãe sentir-se mais insegura e assustada, por não saber o que fazer. Nesses casos, é necessária a atuação de pessoal receptivo, com afinidade pelo tipo de intervenção, tecnicamente preparado no amamentar, para apoio específico e urgente, em uma situação dramática com risco para o desmame[70].

As conseqüências do posicionamento inadequado entre o corpo da mãe e o do seu recém-nascido, ou a "pega" inadequada do seio, não apenas do mamilo, pode levar a mãe a introduzir precocemente outros alimentos, estabelecendo o desmame[28,30,55,77].

Outra dificuldade freqüente na amamentação é o bloqueio do reflexo da ejeção, determinado pelas mais variadas condições. Nesses casos, o profissional da saúde deve ter sensibilidade no manejo adequado dos aspectos subjetivos que permeiam o aleitamento materno. Ser receptivo, escutar, observar, considerar em torno da díade mãe-criança, verificar as áreas de tensão e insegurança, buscar as possibilidades de apoio na rede social, uma vez que se trata de uma situação transitória de instabilidade e de reorganização de papéis, que a mãe e a família vivenciam com a chegada do recém-nascido. Mais do que tudo, existe o compromisso natural de acertar para crescer[31].

REFERÊNCIAS BIBLIOGRÁFICAS

1. Amaral J, Gouws E, Bryce J et al. O Efeito da Atenção Integrada às Doenças Prevalentes na Infância (AIDPI) sobre o desempenho de profissionais de saúde no Nordeste do Brasil. Cad Saúde Pública 2004;20:209-19.
2. Anderson GC, Moore E, Hepworth J, Bergman N. Early skin-to-skin contact for mothers and their healthy newborn babies. (Cochrane review). In: The Cochrane Library, Issue 2, 2004. Chichester, UK: John Wiley and Sons; 2004.

3. Aniansson G, Alm B, Andersson B. A prospective cohort study on breast-feeding and otitis media in Swedish infants. Pediatr Infect Dis J 1994;13:183-8.
4. Beaudry M, Dufour R, Marcoux S. Relation between infant feeding and infections during the first six months of life. J Pediatr 1995;126:191-7.
5. Benguigui Y, Land S, Paganini JM, Yunes J (org.). Ações de Saúde Materno-Infantil a Nível Local: Segundo as Metas da Cúpula Mundial em Favor da Infância. Washington, DC: Organização Pan-Americana da Saúde; 1997.
6. Black RE, Morris SS, Bryce J. Where and why are 10 million children dying every year? Lancet 2003;361:2226-34.
7. Breastfeeding and the use of human milk. American Academy of Pediatrics: Work group on breastfeeding. Pediatrics 1997;100:1035-9.
8. Cernadas JM, Noceda G, Barrera L, Martinez AM, Garsd A. Maternal and perinatal factors influencing the duration of exclusive breastfeeding during the first 6 months of life. J Hum Lact 2003;19:136-44.
9. Chapman DJ, Damio G, Perez-Escamilla R. Differential response to breastfeeding peer counseling within a low-income, predominantly Latina population. J Hum Lact 2004;20:389-96.
10. Chua S, Arulkumaran S, Lim I. Influence of breastfeeding and nipple stimulation on postpartum uterine activity. Br J Obstet Gynaecol 1994;101:804-5.
11. Cochi SL, Fleming DW, Hightower AW, Primary invasive *Haemophilus influenzae type b* disease: a population-based assessment of risk factors. J Pediatr 1986;108:887-96.
12. Cunha ALA, Silva MAF, Amaral J. A estratégia de "Atenção Integrada às Doenças Prevalentes na Infância – AIDPI" e sua implantação no Brasil. Rev Pediatr Ceará 2001;2:33-8.
13. Dennis CL, Hodnett E, Gallop R, Chalmers B. The effect of peer support on breast-feeding duration among primiparous women: a randomized controlled trial. CMAJ 2002;166:21-8.
14. Dewey KG, Heinig MJ, Nommsen LA. Maternal weight-loss patterns during prolonged lactation. Am J Clin Nutr 1993;58:162-6.
15. Dewey KG, Heinig MJ, Nommsen-Rivers LA. Differences in morbidity between breast-fed and formula-fed infants. J Pediatr 1995;126:696-702.
16. Donnelly A, Snowden HM, Renfew MJ, Woolridge MW. Commercial hospital discharge packs for breastfeeding women (Cochrane review). In: The Cochrane Library, Issue 2, 2004. Chichester, UK: John Wiley and Sons; 2004.
17. Douek PC, Issler H. Nutrição: aleitamento materno. In: Grisi S, Okay Y, Sperotto G. eds. Estratégia atenção integrada às doenças prevalentes da infância (AIDPI). São Paulo: Organização Pan-Americana da Saúde, Departamento de Pediatria da Faculdade de Medicina da Universidade de São Paulo, 2003; p 243-58.
18. Duffy EP, Percival P, Kershaw E. Positive effects of an antenatal group teaching session on postnatal nipple pain, nipple trauma and breastfeeding rates. Midwifery 1997;13:189-96.
19. Fairbank L, O'Meara S, Renfrew MJ, Woolridge M, Snowden AJ, Lister-Sharp D. A systematic review to evaluate the effectiveness of interventions to promote the initiation of breastfeeding. Health Technology Assessment 2000;4:1-171.
20. Felisberto E, Carvalho EF, Maggi RS et al. Avaliação do processo de implantação da estratégia da Atenção Integrada às Doenças Prevalentes da Infância no Programa Saúde da Família, no Estado de Pernambuco, Brasil. Cad Saúde Pública 2002;18:1737-45.
21. Ford RPK, Taylor BJ, Mitchell EA, Breastfeeding and the risk of sudden infant death syndrome. Int J Epidemiol 1993;22:885-90.
22. Frank AL, Taber LH, Glezen WP. Breast-feeding and respiratory virus infection. Pediatrics 1982;70:239-45.
23. Gerstein HC. Cow's milk exposure and type 1 diabetes mellitus. Diabetes Care 1994;17:13-9.
24. Giugliani ERJ, Lamounier JA. Aleitamento materno: uma contribuição científica para o profissional da saúde. J Pediatr 2004;80:117-8.
25. Guise JM, Palda V, Westhoff C et al. The effectiveness of primary care-based interventions to promote breastfeeding: systematic evidence review and meta-analysis for the U.S. Preventive Services Task Force. Ann Fam Med 2003;1:70-8.
26. Hardy EE, Osis MJD. Mulher, trabalho e amamentação: legislação e prática. Campinas: Editora da Unicamp; 1991.
27. Harness LA. History of infant feeding practices. Am J Clin Nutr 1987;46:168-70.
28. Henderson A, Stamp G, Pincombe J. Postpartum positioning and attachment education for increasing breastfeeding: a randomized trial. Birth 2001;28:4-8.
29. Hodnett ED, Gates S, Hofmeyr GJ, Sakala C. Continuous support for women during childbirth. Cochrane Database Systematic Reviews 2003;(3):CD003766.
30. Ingran J, Johnson D, Greenwood R. Breastfeeding in Bristol: teaching good positioning, and support fathers and families. Midwifery 2002;18:87-101.
31. Integrated Management of Childhood Illness: conclusions. WHO Division of Child Health and Development. Bull World Health Organ 1997;75:119-28.
32. Kovar MG, Serdula MK, Marks JS, Review of the epidemiologic evidence for an association between infant feeding and infant health. Pediatrics 1984;74:615-38.
33. Kramer MS, Kakuma R. Optimal duration of exclusive breastfeeding (Cochrane Review). In: The Cochrane Library, v. 4, CD003517. Oxford: Update Software; 2000.
34. Ling JC, Franklin BA, Lindsteadt JF, Gearon SA. Social marketing: its place in public health. Ann Rev Public Health 1992;13:341-62.
35. Lucas A, Cole TJ. Breast milk and neonatal necrotising enterocolitis. Lancet 1990;336:1519-23.
36. McLorg PA, Bryant CA. Influence of social network members and health care professionals on infant feeding practices of economically disadvantaged mothers. Medical Anthropology 1989;10:265-78.
37. Melton LJ, Bryant SC, Wahner HW, Influence of breastfeeding and other reproductive factors on bone mass later in life. Osteoporos Int 1993;3:76-83.
38. Merewood A, Philipp BL. Peer counselors for breastfeeding mothers in the hospital settings: trials, training, tributes and tributations. J Hum Lact 2003;19:72-6.
39. Ministério da Saúde. Atenção básica à saúde da criança: texto de apoio para o agente comunitário de saúde; Atenção integrada às doenças prevalentes na infância – AIDPI. Brasília (DF): Ministério da Saúde; 2001.

40. Ministério da Saúde. Norma Brasileira de Comercialização de Alimentos para Lactentes: Resolução 31/1992 do Conselho Nacional de Saúde Brasília; 1993.
41. Ministério da Saúde. Secretaria de Políticas de Saúde. Área de Saúde da Criança. Prevalência de aleitamento materno nas capitais brasileiras e no Distrito Federal. Brasília (DF): Ministério da Saúde; 2001.
42. Neifert MR. Clinical aspects of lactation. Promoting breastfeeding success. Clin Perinatol 1999;26:35-8.
43. Newcomb PA, Storer BE, Longnecker MP. Lactation and a reduced risk of premenopausal breast cancer. N Engl J Med 1994;330:81-7.
44. Organização Mundial da Saúde/UNICEF Código internacional de comercialização de substitutos do leite materno. Genebra: OMS, 1981.
45. Osis MJD, Duarte GA, Pádua KS et al. Aleitamento materno exclusivo entre trabalhadoras com creche no local de trabalho. Rev Saúde Pública 2004:38:172-9.
46. Palda VA, Guise JM, Wathen CN, Canadian Task Force on Preventive Health Care. Interventions to promote breastfeeding: updated recommendations from the Canadian Task Force on Preventive Health Care. CTFPHC Tech Rep 03-6. London (ON): Canadian Task Force on Preventive Health Care; 2003.
47. Philipp BL, Merewood A, Miller LW et al. Baby Friendly Hospital Initiative improves breastfeeding initiation rates in a U.S. hospital setting. Pediatrics 2001;108:677-81.
48. Pisacane A, Graziano L, Mazzarella G. Breast-feeding and urinary tract infection. J Pediatr 1992;120:87-9.
49. Rea MF EA, MF et al. Possibilidades e limitações da amamentação entre mulheres trabalhadoras formais. Rev Saúde Publica 1997;31:149-56.
50. Rea MF, Batista LE. Amamentar ou dar mamadeira: existe opção para as mulheres trabalhadoras? In: Galvão L, Díaz J. (org). Saúde sexual e reprodutiva no Brasil: dilemas e desafios. São Paulo: Hucitec/Population Council, 1999; p 259-76.
51. Rea MF. Os benefícios da amamentação para a saúde da mulher. Pediatria 2004;80:142-6.
52. Rea MF. Reflexões sobre a amamentação no Brasil: de como passamos a 10 meses de duração. Cad Saúde Pública 2003;19: 37-45.
53. Rea MF. Substitutos do leite materno: passado e presente. Rev Saúde Pública 1990;24:241-9.
54. Rigas A, Rigas B, Glassman M. Breast-feeding and maternal smoking in the etiology of Crohn's disease and ulcerative colitis in childhood. Ann Epidemiol 1993;3:387-92.
55. Righard L, Alade MO. Sucking technique and its effect on success of breastfeeding. Birth 1992;19:185-9.
56. Rosenblatt KA, Thomas DB. WHO Collaborative Study of Neoplasia and Steroid Contraceptives. Int J Epidemiol 1993;22: 192-7.
57. Saarinen UM, Kajosaari M. Breastfeeding as prophylaxis against atopic disease: prospective follow-up study until 17 years old. Lancet 1995;346:1065-9.
58. Scott JA, Landers MCG, Hughes RM, Binns CW. Psychosocial factors associated with the abandonment of brastfeeding prior to hospital discharge. J Hum Lact 2001;17:24-30.
59. Shah D, Sachdev HP. Evaluation of the WHO/ UNICEF algorithm for integrated management of childhood illness between the age of two months to five years. Indian Pediatr 1999; 36:767-77.
60. Shealy KR, Li R, Benton-Davis S, Grummer-Strawn LM. The CDC Guide to Breastfeeding Interventions. Atlanta: U.S. Department of Health and Human Services, Centers for Disease Control and Prevention; 2005.
61. Shields M. Parenting study gives birth to new media strategy: no media. Media Daily News; 2004.
62. Shu X-O, Clemens J, Zheng W. Infant breastfeeding and the risk of childhood lymphoma and leukaemia. Int J Epidemiol 1995;24:27-32.
63. Sikorski J, Renfrew MJ, Pindoria S, Wade A. Support for breastfeeding mothers (Cochrane review). In: The Cochrane Library, I. Oxford: Update Software; 2003.
64. Sociedade Civil Bem-Estar Familiar no Brasil. Pesquisa Nacional sobre Demografia e Saúde, 1996. Amamentação e situação nutricional das mães e crianças. Rio de Janeiro: BENFAM, 1997; p 125-38.
65. Starr M, Chalmers I. The evolution of The Cochrane Library, 1988-2003. Update Software. (online). Available: Oxford (http://www.update-software.com/ history/clibhist.htm).
66. U.S. Department of Health and Human Services. Healthy People 2010. 2nd ed. 2 vols. Washington, DC: U.S. Government Printing Office, November 2000. (online) Available: (http://www.healthypeople.gov/Publications).
67. UNICEF. Breastfeeding management and promotion in a babyfriendly hospital: an 18-hour course for maternity staff. New York: UNICEF; 1993.
68. WHO (World Health Organization)/UNICEF (United Nations International Children's Emergency Fund)/USAID (United States of America Agency International Development)/SIDA (Sweden International Development Agency), 1990. Innocenti Declaration on the Protection, Promotion and Support of Breastfeeding. Florence: WHO/UNICEF; 1990.
69. WHO Collaborative Study Team on the Breastfeeding on the Prevention of Infant Mortality. Effect of breastfeeding on infant and child mortality due to infectious diseases in less developed countries: a pooled analysis. Lancet 2001; 355:451-5.
70. Woolridge MW. The anatomy of the infant sucking. Midwifery 1986;2:164-71.
71. World Health Organization. 54th World Health Assembly; Geneva: WHO; 2001. (WHA 54/2).
72. World Health Organization. Breast-feeding. The technical basis and recommendations for action. Geneva: WHO; 1993.
73. World Health Organization. Global strategy for infant and young child feeding. Geneva: The Organization; 2003. (online). Available: www.who.int/nut/documents /gs_infant_feeding_text_eng.pdf (accessed 2004 Feb 16).
74. World Health Organization. The optimal duration of exclusive breastfeeding: report of an expert consultation. Geneva: The Organization; 2002. (online). Available:www.who.int/nut/documents (accessed 2004 Feb 16).
75. World Health Organization. World Health Report: making a difference. Geneva: World Health Organization; 1999.
76. Wright AL, Holberg CJ, Taussig LM. Relationship of infant feeding to recurrent wheezing at age 6 years. Arch Pediatr Adolesc Med 1995;149:758-63.
77. Ziemer MM, Paone JP, Achupay J, Cole E. Methods to prevent and manage nipple pain in breastfeeding women. West J Nurs Res 1990;12:732-44.

3.4

A Política Nacional de Aleitamento Materno

Sonia Maria Salviano Matos de Alencar

COMO NASCEU A POLÍTICA NACIONAL DE ALEITAMENTO MATERNO NO BRASIL

A preocupação do Brasil em reduzir a mortalidade infantil, elevar os indicadores de aleitamento e com os problemas decorrentes do desmame precoce antecede a reunião conjunta, OMS/UNICEF, sobre alimentação de lactentes e de crianças pequenas, realizada em 1979.

Desde 1976, quando da criação do II Programa Nacional de Alimentação e Nutrição, criado para elaborar estratégias capazes de reduzir a desnutrição em crianças brasileiras, o País estabeleceu ações direcionadas especialmente as gestantes, nutrizes e crianças, contemplando atividades de Incentivo ao Aleitamento Materno embasadas em estudos e trabalhos de investigação científica aqui desenvolvidos.

A Política Nacional de Aleitamento Materno verdadeiramente nasceu e foi institucionalizada em 1979 a partir de uma discussão ampla sobre o tema aleitamento materno em todo o País. As estratégias para a primeira fase foram elaboradas com o apoio da Organização Mundial da Saúde (OMS)/Organização Pan-Americana de Saúde (OPS) e Fundo das Nações Unidas pela Infância (UNICEF).

Em fevereiro de 1981 uma Portaria Ministerial constitui o Grupo Técnico Executivo Nacional de Incentivo ao Aleitamento Materno (GTENIAM), que sob a coordenação do Instituto Nacional de Alimentação e Nutrição (INAN) estabelece a Política Nacional de Aleitamento Materno. Essa Política, oficialmente lançada com o nome de **Programa Nacional de Incentivo ao Aleitamento Materno (PNIAM)**, surge como o mais importante programa de combate à desnutrição na primeira infância, aquele que trará resultados benéficos para o desenvolvimento físico e mental da criança e como um dos mais importantes instrumentos de governo para o redução da mortalidade infantil a partir de então.

O Aleitamento Materno na Política Nacional de Saúde na Década de 1980

O PNIAM na década de 1980 estabeleceu mecanismos interinstitucionais visando à viabilização do programa por meio de uma atuação multisetorial.

Devido à ausência de qualquer experiência em âmbito mundial, durante os três primeiros anos de atuação, o PNIAM buscou e testou mecanismos de intervenção nas áreas atinentes à problemática do desmame precoce. Inicialmente, o grupo técnico foi formado por um conjunto de instituições e órgãos como os Ministérios da Saúde, Previdência e Assistência Social, da Educação e Cultura, do Interior e do Trabalho, além das Sociedades Brasileiras de Pediatria e Nutrição, da Federação Brasileira de Ginecologia e Obstetrícia, do UNICEF e da OMS/OPS.

As diversas atividades em prol da amamentação tiveram reflexos positivos nas práticas alimentares. Assim, com base na consolidação da experiência vivenciada nos primeiros anos, adequando a realidade política e a necessidade de envolver instituições que estiveram desenvolvendo atividades nessa área, o PNIAM elaborou, em 1986, um novo *modus operandi* para o programa.

Para contemplar áreas específicas de atuação, o PNIAM foi reorganizado e dividido em subprogramas, tratados por Comitês Nacionais Políticos-Executivos. Esses Comitês congregavam todas as entidades que desenvolviam ou passaram a desenvolver trabalhos que favoreciam a prática do aleitamento materno. Cada comitê contava com consultores permanentes ou temporários distribuídos por área programática e estabelecia estratégias operacionais próprias para cada área de atuação, a saber:

1. **Comitê Nacional de Atividades em Educação** – criado com o objetivo de transmitir informações corretas sobre a importância do Aleitamento Materno mediante a inclusão do tema em currículos da pré-escola, I, II e III graus, organização de concursos de redação, cartazes e monografias. Dessa área espera-

vam-se resultados a longo prazo, representados por efeitos duradouros, uma vez que se pretendia manter a criança informada sobre a amamentação ao longo de sua vida escolar.
2. **Comitê de Proteção ao Trabalho da Mulher** – este Comitê foi criado com o objetivo de adequar, criar leis e atuar principalmente na conscientização da classe empresarial, de forma a favorecer a amamentação da mulher trabalhadora.
3. **Comitê Nacional de Atuação na Comunidade** – criado com o intuito de buscar apoio da comunidade às gestantes e às nutrizes, por ser este um dos instrumentos mais efetivos na consecução dos objetivos do Programa.
4. **Comitê Nacional de Incentivo na Rede de Saúde** – visava contemplar os profissionais e o pessoal de saúde capacitando-os para o manejo do aleitamento materno, alteração de condutas e procedimentos, e para o cumprimento de Normas e Rotinas capazes de ajudar as gestantes e nutrizes a decidirem amamentar seus filhos por mais tempo. O Comitê desenvolvia ações em dois segmentos distintos:
    4.1. Junto a postos de saúde e serviços que prestavam atendimento materno-infantil, treinando pessoal, sensibilizando os profissionais e a comunidade e divulgando informações favoráveis à prática da amamentação.
    4.2. Em maternidades, visando implantar medidas facilitadoras ao aleitamento materno tais como:
        4.2.1. Adesão ao alojamento conjunto;
        4.2.2. Estratégias capazes de garantir a realização de parto humanizado e abandono de procedimentos desnecessários;
        4.2.3. Presença da mãe e sua participação nos cuidados com o recém-nascido quando internado em terapia intensiva ou unidade de cuidados intermediários.
5. **Comitê Nacional de Bancos de Leite Humano** – tinha como objetivo aperfeiçoar as condições operacionais dos Bancos de Leite Humano (BLH) no Brasil, tornando-os unidades promotoras da amamentação natural, principalmente nas situações consideradas especiais, a exemplo de aleitamento materno de recém-nascidos prematuros, relactação e lactação adotiva.
6. **Comitê Nacional do Código** – criado para adaptar o Código Internacional à realidade nacional e cuidar das ações específicas das normas para a comercialização de alimentos para lactentes.
7. **Comitê de Atenção Alimentar e Nutricional** – objetivava influenciar e orientar a distribuição de alimentos nos programas governamentais e não-governamentais, priorizando o atendimento das gestantes e nutrizes desnutridas e buscando medidas que contribuíssem para a manutenção do aleitamento materno.
8. **Comitê Nacional de Comunicação de Massa** – formado com o objetivo de informar e educar sistematicamente a população sobre as vantagens do aleitamento materno.
9. **Comitê de aspectos psicossociais** – organizado com o objetivo de promover a prática adequada do aleitamento materno, tratada como fator facilitador para a formação do apego.

O PNIAM originalmente foi executado por aproximadamente 64 instituições que formavam a coordenação Diretora e os Comitês Nacionais. Cerca de 105 técnicos representavam as várias entidades que formavam o Programa e muitos foram os resultados alcançados até o final dos anos 1980. Destes é importante destacar:

- Portaria GM nº 18 de 1983 – que buscava resgatar a prática do aleitamento materno através da adoção de técnicas diferentes de assistência nas unidades do INAMPS, estabelecendo o Alojamento Conjunto.
- Promulgação da "Carta de Porto Alegre" que tratava das práticas e programas de aleitamento materno durante a realização II Congresso Brasileiro e I Congresso Pan-Americano de Aleitamento Materno realizado em maio de 1985 na cidade de Porto Alegre – Rio Grande do Sul.
- Publicação de portaria pelo Ministério da Educação, em 1987, que estabelece adoção do Alojamento Conjunto nos hospitais Universitários.
- Realização de campanhas nacionais nos mais diversos meios de comunicação com a participação de artistas de sucesso.
- Publicação da Portaria 322 de 1988 do Ministério da Saúde que regulamenta o funcionamento dos Bancos de Leite Humano.
- Promulgação da Constituição Federal, em 1988, garantindo licença-maternidade remunerada de 120 dias, licença-paternidade, pausa para amamentação durante o período de trabalho e assegura às presidiárias condições para permanecerem com seus filhos durante o período de amamentação.
- Aprovação da Norma Brasileira para comercialização de alimentos para lactentes através da Resolução nº 05 do Conselho Nacional de Saúde.
- Expansão qualiquantitativa dos Bancos de Leite Humano.

Nessa década, a superioridade da amamentação transforma-se em uma unanimidade no meio científico. O público em geral passa a aderir cada vez mais a essa prática graças às campanhas de divulgação nos meios de comunicação de massa e ao reconhecimento, pela medicina, especialmente na pediatria, da superioridade da amamentação e do leite humano.

A mobilização social que acontece nessa década é um dos maiores destaques da Política Nacional de Aleitamento Materno no Brasil.

O Aleitamento Materno na Política Nacional de Saúde na Década de 1990

O início da década de 1990 teve como marco especial o desenvolvimento de mecanismos e ações de promoção, proteção e apoio à amamentação.

O Brasil foi um dos países participantes do encontro realizado na Itália em 1990, no qual foi produzido o documento "Aleitamento Materno na Década de 90: Uma Iniciativa Global". Esse documento resgata o direito da mulher de aprender e praticar a amamentação com sucesso, expresso em um conjunto de metas chamado *Declaração de Innocenti*. Também recomenda a amamentação exclusiva até os 6 meses de idade e complementada com outros alimentos até os 2 anos ou mais. Foi nesse encontro que a "Iniciativa Hospital Amigo da Criança" – IHAC foi idealizada.

A IHAC é transformada em uma das mais importantes estratégias do PNIAM nesta década. No Brasil, a mudança de rotinas por meio da mobilização de pessoal e profissional de saúde que trabalham em maternidades e hospitais que realizam partos é alavancada pelo Centro de Lactação de Santos, reconhecido pelo Ministério da Saúde como Centro de Referência Nacional de Aleitamento Materno. A equipe de Santos, coordenada pela pediatra Keiko Teruya, capacita equipes de multiplicadores de todas as regiões do País e assim pouco a pouco a IHAC se dissemina por todo território nacional.

Simultaneamente, a World Alliance for Breastfeeding Action (WABA) lança para o mundo, em 1992, a Semana Mundial da Amamentação (SMA). O objetivo da SMA de 1992 foi o de ampliar a divulgação da IHAC. Essa importante estratégia de comunicação, transferência de informações indispensáveis ao público em geral e poder de mudança cultural, a cada ano vai sendo inserida na agenda do PNIAM até a sua completa incorporação à política pública nacional.

Até 1996 essas ações se destacaram no planejamento do programa, até que o Ministério da Saúde extingue o INAM. Isso aconteceu em decorrência da descontinuidade de programas governamentais de assistência alimentar à população infantil, da reestruturação das políticas de promoção à saúde e da necessidade de implementação do Sistema Único de Saúde – SUS, estabelecido desde a promulgação da Constituição Federal de 1988. Assim, em 1997, o PNIAM passou a integrar provisoriamente diferentes áreas no organograma do Ministério da Saúde e ficou aproximadamente um ano sem coordenação.

Paralelo a essa crise de descontinuidade e indefinição de ações, a Comissão Nacional de Bancos de Leite Humano, por meio dos Bancos de Leite Humano do Distrito Federal, organizou e realizou em julho de 1998 o I Congresso Brasileiro de Bancos de Leite Humano. No congresso, cerca de 800 profissionais de quase todos os estados brasileiros atualizaram os conhecimentos científicos e repensaram a amamentação no Brasil e sua inserção no contexto político naquele momento. Os valores da amamentação foram discutidos e elementos socioculturais foram entendidos como fatores determinantes para a melhoria dos indicadores de aleitamento materno no Brasil. Repensando a amamentação, o I Congresso Brasileiro de Bancos de Leite Humano também reconheceu a necessidade de se estabelecer um novo olhar sobre a mulher e seu cotidiano.

Com a realização do Congresso, o Ministério da Saúde compreendeu que a amamentação não poderia sair da agenda política de promoção à saúde da criança e logo a seguir decidiu incorporar as ações de aleitamento materno à Área Técnica de Saúde da Criança da Secretaria de Políticas de Saúde.

De 1998 até o final dos anos 90 a Coordenação da Área Técnica de Saúde da Criança e Aleitamento Materno tratou a política nacional de promoção, proteção e apoio à amamentação como uma prioridade de governo, buscou soluções criativas e ampliou a participação dos estados na formulação de ações e projetos responsáveis, também, pelo aumento na duração mediana do aleitamento materno de 5,5 meses em 1989 para aproximadamente 10 meses em 1999.

No final da década de 1990 o Brasil registrou uma elevação significativa nos indicadores de Aleitamento Materno, mas ainda distante do ousado compromisso assumido na Reunião de Cúpula em Favor da Infância, realizada em 1990 na cidade de Nova Iorque. Nessa reunião foram definidas as metas para os anos 1990 e o nosso país se comprometeu em garantir que até 2000 todas as mulheres amamentem seus filhos durante quatro a seis meses e continuem amamentando, associado aos alimentos da família, até o segundo ano de vida. A Pesquisa Nacional de Prevalência do Aleitamento Materno nas Capitais e no Distrito Federal (PNPAM) foi realizada, em 1999, com o intuito de avaliar essa meta.

Garantir que 50% dos hospitais brasileiros que realizavam 1.000 partos ou mais por ano fossem credenciados como hospitais "Amigo da Criança" até 1995 foi a segunda meta assumida para os anos 1990 e cumprida parcialmente pelo País. A reformulação de estratégias políticas, a extinção do PNIAM, a redução de investimentos financeiros nessa ação, no início da década, a extensão territorial brasileira e as divergências sociopolítico-culturais e regionais podem ter contribuído para o reconhecimento de apenas 149 hospitais de todas as categorias até abril de 2000, em vez de 333 dos 666 que nessa época realizavam 1.000 partos ou mais por ano.

A terceira meta estabelecida para essa década foi a de terminar com distribuição gratuita de sucedâneos de leite materno nos serviços de saúde. Essa meta alcançou avanços importantes graças à atuação da Rede Internacional em Defesa do Direito de Amamentar – Rede IBFAN Brasil. A IBFAN rotineiramente elabora monitoramentos nos estados e nas capitais brasileiras.

Marcos histórico da década de 1990:

- Oficialização e nomeação da Comissão Nacional de Bancos de Leite Humano em 1992.
- Publicação da Portaria nº 31 de 1992 do Conselho Nacional de Saúde – Primeira revisão da Norma Brasileira de Comercialização de Alimentos para Lactentes.
- Implantação da IHAC no Brasil em 1992 e reconhecimento do Instituto Materno-Infantil de Pernambuco – IMIP como o primeiro Hospital Amigo da Criança.
- Projeto Bombeiro Amigo da Amamentação lançado em 1992 através de uma parceria da Secretaria de Estado de Saúde do DF e o Corpo de Bombeiros Militar do DF com o objetivo de aumentar a captação de leite humano ordenhado no domicílio. Em 1994, o projeto foi reformulado e no Hospital Regional de Taguatinga é lançado com o nome de "Projeto AmamentAÇÃO". Após a reformulação, a equipe de bombeiros militares passou a realizar orientações às gestantes e nutrizes e a atender as situações de urgência e/ou emergência relacionadas à amamentação.
- Publicação da Portaria MS nº 1.016 de 1993, que trata da obrigatoriedade da implantação de alojamento conjunto nos hospitais e maternidades do SUS.
- Reunião de Cúpula do Pacto pela Infância no Brasil, realizada em julho de 1993 – Governadores de 24 estados brasileiros assumiram o compromisso de elevar em 30% os índices de aleitamento materno exclusivo, aumentar a duração da mediana do aleitamento materno de 134 para 174 dias, adotar as Normas Brasileiras de Comercialização de Alimentos para Lactentes e implementar o programa Iniciativa Hospital Amigo da Criança.
- Publicação da portaria MS nº 1.113 de junho de 1994, que estabelece pré-requisitos para o reconhecimento de estabelecimentos de saúde como "Amigo da Criança" o pagamento de 10% a mais sobre a assistência ao parto e 40% sobre os atendimentos no pré-natal. Essa portaria define que os hospitais candidatos à Iniciativa Hospital Amigo da Criança devem dispor de médico habilitado para assistência ao binômio mãe-filho na maternidade e sala de parto, apresentar taxa de mortalidade materna intra-hospitalar < 70/100.000 nascidos vivos, apresentar taxa de cesárea < 30% para hospitais gerais e < 40% para hospitais de referência (atendimentos de pacientes de risco).
- Publicação da Portaria SAS nº 155 de 1994, que regulamenta a Iniciativa Hospital Amigo da Criança.
- Publicação da Portaria SAS nº 97 de 1995, que regulamenta as questões relativas a amamentação e AIDS.
- Realização do primeiro Curso de Aconselhamento em Amamentação no Brasil em 1995, em Brasília.
- Projeto "Carteiro Amigo". Lançado em Fortaleza – CE em 1996 através de uma parceria entre os Correios e a Secretaria Estadual de Saúde do Ceará com o objetivo de ampliar a divulgação de informações relevantes sobre a importância da amamentação às gestantes e às nutrizes. Em 1999, o Ministério da Saúde e o Ministério das Comunicações em parceria com os Correios expandiram essa estratégia inicialmente para toda a região nordeste e posteriormente para todo o País.
- Realização do I Congresso Brasileiro de Bancos de Leite Humano, julho de 1998, em Brasília.
- Em 1998 as Ações de Aleitamento Materno são incorporadas à Área Técnica de Saúde de Criança da Secretaria de Políticas de Saúde do MS, configurando o fim do programa e a reformulação como política.
- Lançamento do Projeto da Rede Nacional de Bancos de Leite Humano, em 1998, que passou a ser composta pela Comissão Nacional de Bancos de Leite Humano, pelo Centro de Referência Nacional de BLH – Instituto Fernandes Figueira, pelas comissões estaduais de BLH, pelos Centros de Referência Estaduais de BLH e pelos BLH do País.
- Realização da Pesquisa Nacional de Prevalência do Aleitamento Materno nas Capitais e no Distrito Federal (PNPAM) realizada em 1999.
- Realização da primeira reavaliação global dos hospitais "Amigo da Criança" em 1999.

Na década de 1990 estes e muitos outros avanços foram conquistados. Já no final a Área Técnica de Saúde da Criança e Aleitamento Materno ampliou estratégias e recursos visando ao fortalecimento da Política Nacional de Aleitamento Materno.

O Aleitamento Materno na Política Nacional de Saúde no Novo Milênio

Vislumbrando o nascer de um novo milênio, a OMS, na sua 101ª Sessão realizada em 1998, faz um apelo em defesa da revitalização do compromisso mundial para a garantia da nutrição adequada de lactentes e crianças na primeira infância. Em março de 2000, em reunião conjunta com o UNICEF, reavalia as estratégias de intervenção e formulação para uma política mais abrangente, com o propósito de melhorar as práticas alimentares, especialmente a da amamentação.

A Política Nacional de Aleitamento Materno de 2000 prioriza a realização do I Congresso Internacional e II Congresso Brasileiro de BLH realizado em Natal – RN. Pela primeira vez a América do Sul se reúne com a América do Norte e Europa para parear conhecimentos e trocar experiências. Esse congresso marca uma segura arrancada para a busca da qualidade e excelência nos BLH e traz o reconhecimento internacional à Rede Nacional de Bancos de Leite Humano.

No Brasil, até 2002 as referências para a Política Nacional de Aleitamento Materno continuavam embasadas no modelo desenhado ainda pelo PNIAM na década de 1990. A Iniciativa Hospital Amigo da Criança continuava sendo o carro chefe da Política e era desenvolvida em parceria com os estados brasileiros. A IHAC no Brasil no início dos anos 2000 foi impulsionada a partir da realização do curso para gestores e planejadores de saúde, elaborado pela OMS com o intuito de acelerar o processo de credenciamento de hospitais (Fig. 3.1) Também foi reforçada pela intensificação na realização de cursos macrorregionais de Aconselhamento em Amamentação e no suporte técnico oferecido pelo MS aos estados e municípios.

Em 2002, o MS realizou a segunda reavaliação global da IHAC e promoveu, durante a realização do III Congresso Brasileiro de BLH, o III Encontro de Hospitais "Amigo da Criança".

Observando o ritmo de melhoria nos indicadores de aleitamento materno nos últimos dez anos, a Área Técnica de Saúde da Criança e Aleitamento Materno reconheceu a necessidade de ampliar as ações de promoção, proteção e apoio à amamentação para a atenção básica, e a partir de 2001 realizou diversas reuniões com consultores, concluindo, em 2002, a proposta da Iniciativa Unidade Básica Amiga da Amamentação – IUBAM e a definição dos 10 passos dessa iniciativa, descritos a seguir:

1. Ter uma norma escrita quanto a promoção, proteção e apoio ao aleitamento materno que deverá ser rotineiramente transmitida a toda a equipe de cuidados de saúde.
2. Treinar toda a equipe materno-infantil, capacitando-a para implementar esta norma.
3. Informar todas as gestantes e mães sobre seus direitos e as vantagens do aleitamento materno, promovendo a amamentação exclusiva até os seis meses e complementada até os 2 anos de vida ou mais.
4. Escutar as preocupações, vivências e dúvidas das gestantes e mães sobre a prática de amamentar, fortalecendo sua autoconfiança.
5. Informar as gestantes sobre a importância de iniciar a amamentação na primeira meia hora após o parto e de ficar com o recém-nascido em alojamento conjunto.
6. Mostrar às gestantes e mães como amamentar e como manter a lactação, mesmo se vierem a ser separadas de seus filhos.

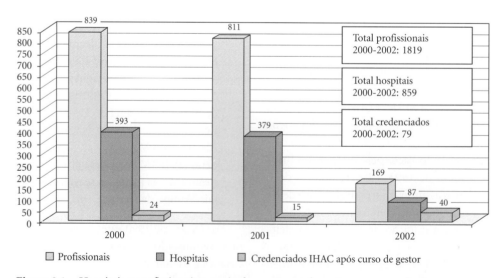

Figura 3.1 – Hospitais e profissionais capacitados no curso de gestores e a correlação com o credenciamento na IHAC, Brasil de 2000 a 2002 (Fonte: MS).

7. Informar as nutrizes sobre o método da amenorréia lactacional e outros métodos contraceptivos adequados à amamentação.
8. Encorajar a amamentação sob livre demanda.
9. Não permitir a propaganda de fórmulas infantis, mamadeiras, bicos e chupetas e orientar as gestantes e mães sobre os riscos do seu uso.
10. Implementar grupos de apoio à amamentação acessíveis a todas as gestantes e mães, procurando envolver os familiares.

Nesse mesmo ano, um grupo técnico composto por quatro experientes profissionais elaborou o manual de capacitação de avaliadores da IUBAAM, realizou o curso piloto de capacitação de equipes da IUBAAM, o curso piloto de capacitação de avaliadores da IUBAAM e os instrumentos de avaliação.

No nível técnico, a normalização da IUBAM foi concluída no início de outubro, mas no nível político, também em 2002, foi considerada incompatível com as estratégias e recursos do MS.

Além dos cursos de gestores realizados em 2002 e dos cursos da IUBAM, o MS, em parceria com as SES, realizou cursos de Aconselhamento em Amamentação, curso de multiplicadores de BLH, cursos de capacitação em BLH, curso de multiplicadores da NBCAL, cursos da NBCAL e de 18 horas da IHAC (Figs. 3.2 e 3.3).

O Processo de revisão da Norma Brasileira para a comercialização de alimentos para lactentes, iniciado no final da década de 1990, começou a ser finalizado em 2001 com a publicação da Portaria MS nº 2.051 (Anexo I) e concluído em 2002 com a publicação das Resoluções da Diretoria Colegiada (RDC) da Agência Nacional de Vigilância Sanitária (ANVISA) nºs 221 e 222 (Anexos II e III). A publicação dessa nova legislação, agora denominada Norma Brasileira para a Comercialização de Alimentos para Lactentes e Crianças na Primeira Infância, Bicos, Chupetas e Mamadeiras, representou certamente um avanço marcante nas ações de proteção ao aleitamento materno no Brasil, e a maior vitória da Política Nacional de Aleitamento Materno em 2002.

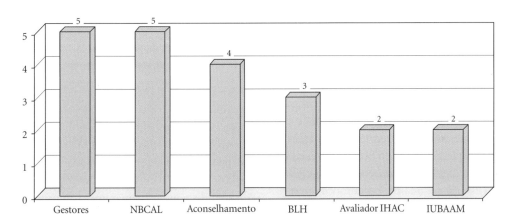

Figura 3.2 – Total de cursos de capacitação promovidos pelo Ministério da Saúde em 2002 (Fonte: MS).

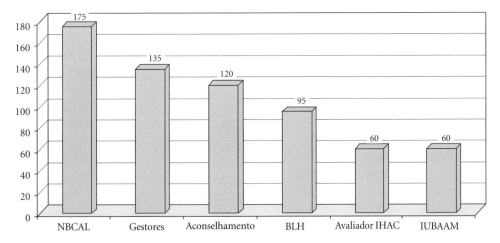

Figura 3.3 – Total de profissionais capacitados pelo Ministério da Saúde em 2002 por tipo de curso (Fonte: MS).

A POLÍTICA NACIONAL DE ALEITAMENTO MATERNO NA AGENDA DE COMPROMISSOS DA SAÚDE DA CRIANÇA

Com o propósito de promover a alimentação ótima para todos os lactentes e crianças na primeira infância, a Estratégia Global para a alimentação foi criada a partir de princípios estabelecidos no Código Internacional de Comercialização de Substitutos do Leite Materno, na Declaração de Innocenti, na IHAC, no contexto geral das políticas e programas nacionais sobre nutrição e saúde infantil e ser consistente com a Declaração Mundial e Plano de Ação para a Nutrição.

Consoante a Estratégia Global e consciente da necessidade de adequar a Política Nacional de Aleitamento Materno ao novo modelo de gestão implantado no MS a partir de 2003, as ações de promoção, proteção e apoio à amamentação foram completamente integradas às ações de promoção à saúde da criança. Nesse ano foi feita uma ampla reformulação no modelo preexistente e a Política Nacional de Aleitamento Materno foi definida como política estruturante e capaz de perpassar quase todos os eixos do cuidado integral à saúde da criança. Essa mudança fez com que as ações anteriormente desenvolvidas desacelerassem como no caso da IHAC e dos cursos de capacitação de profissionais.

Dentre os múltiplos desafios que foram da criação de um Departamento responsável pelas capacitações e treinamentos, ao remanejamento de recursos entre áreas e a concretização da implementação do SUS, o MS estabeleceu que a partir de 2003 a Política Nacional de Aleitamento Materno estaria voltada para o cumprimento das metas do milênio e ao aumento da prevalência do aleitamento até 2006 em 20%, comparando com os resultados de 1999.

A partir de então os objetivos da política são definidos em promover, proteger e apoiar a prática da amamentação visando garantir saúde, melhorar a qualidade de vida, reduzir a desnutrição, a mortalidade infantil e as doenças crônicas não-transmissíveis na idade adulta.

DIRETRIZES PARA O PLANEJAMENTO DA POLÍTICA NACIONAL DE ALEITAMENTO MATERNO – 2004

Diante da necessidade de enfrentar múltiplos desafios e apresentar respostas efetivas e de caráter multissetorial, em 2003 foram elaboradas as seguintes diretrizes para o norteamento da Política Nacional de Aleitamento até 2006:

1. Redefinir as ações de promoção, proteção e apoio ao aleitamento materno, compatibilizando com a promoção de práticas alimentares e adoção de hábitos de vida saudáveis assegurados na estratégia de segurança alimentar e nutricional, componente indispensável na promoção à saúde.
2. Definir a meta para o aumento dos índices de aleitamento materno exclusivo e de aleitamento materno no Brasil até 2006.
3. Definir a meta de aleitamento materno exclusivo no sexto mês até 2015, respondendo à Estratégia Global de Desenvolvimento para o Milênio da ONU.
4. Fortalecer as coordenações estaduais e municipais de aleitamento materno.
5. Implantar e/ou implementar as Comissões Estaduais de AM e de Bancos de Leite humano nos estados.
6. Promover o desenvolvimento das linhas do cuidado à saúde integral da criança.
7. Socializar o conhecimento.
8. Estimular as ações intersetoriais.
9. Monitorar os indicadores de aleitamento materno.

AÇÕES PRIORITÁRIAS DA POLÍTICA NACIONAL DE ALEITAMENTO MATERNO ATÉ 2006

Iniciativa Hospital Amigo da Criança

A estratégia da IHAC na reformulação do modelo operacional das políticas emanadas pelo Ministério da Saúde passa por um processo de compatibilização com as demais diretrizes do governo federal. O processo de avaliação dos hospitais passa a seguir as orientações estabelecidas na portaria em vigor e o cumprimento dos pré-requisitos é condição indispensável para o início do processo de avaliação global. Essa medida foi adotada a partir de 2003 em face de a avaliação dos passos para o sucesso da amamentação em duas maternidades no estado do Rio Grande do Sul ter sido precedida à observação do cumprimento de critérios importantes como a taxa de cesárea.

Buscando qualificar ainda mais a IHAC no Brasil e transformá-la em um poderoso instrumento de desenvolvimento de ações humanizadas e de garantia de cidadania plena às mães e aos recém-nascidos, em 2004 o MS reavalia e publica no mês de dezembro a Portaria 756. A nova regulamentação incorpora mais cinco critérios e reforça a importância de manter a taxa de cesárea. Essa taxa tem sido entendida de forma errônea, pois na verdade a pactuação que os estados fazem com o MS não está sendo igualmente realizada com os municípios e maternidades. Idealmente, após a pactuação, o estado deve definir e pactuar com os municípios suas taxas de cesárea, observando o porte e a complexidade da assistência prestada à gestante e ao recém-nascido. O município, por sua vez, deve distribuir a taxa pactuada com as maternidades existentes.

A partir dezembro de 2004 também foi incorporado o critério de garantir que pelo menos 70% dos recém-nascidos recebam alta após terem acesso ao registro civil de nascimento. Esse critério só é checado após a publicação de portaria específica, que habilita o hospital como "Amigo da Criança". O não cumprimento a esse critério não desabilita nenhum hospital, mas serve como referência para o não recebimento do diferencial nos pagamentos de partos realizados no SUS.

Os coordenadores estaduais de saúde da criança e os de aleitamento materno reunidos em Brasília no dia 1º de abril de 2004 validaram as diretrizes estabelecidas pela gestão, à época, e assim foi decidido:

a) Estimular o credenciamento de hospitais.
b) Estabelecer metas para 2004.
c) Rever a sistemática de credenciamento.
d) Rever critérios.
e) Rever instrumentos de avaliação.
f) Reciclar os avaliadores ativos e criar uma rede de informações *on line*.
g) Estabelecer um roteiro básico de informações e indicadores.
h) Ampliar a distribuição do Manual do Curso de 18 horas.
i) Realizar do 4º Encontro Nacional de Hospitais Amigo da Criança.

As metas estabelecidas, nessa reunião, para a habilitação de hospitais e maternidades em 2004 foi extremamente ousada e o número de 94 hospitais capazes de se tornar "Amigo da Criança", segundo os coordenadores, foi reduzido pela coordenação da Política Nacional de Aleitamento em mais de um terço. O estímulo ao credenciamento foi planejado para ser desenvolvido a partir de 2005, quando da realização de seminários estaduais. Estes, assim como os demais itens do planejamento para a IHAC, não chegaram a acontecer em virtude de mudança na Coordenação da Área Técnica de Saúde da Criança e aleitamento Materno, no mês de agosto e a partir de novembro desse mesmo ano, também na Política Nacional de Aleitamento Materno.

A IHAC é reconhecida mundialmente pelo seu papel transformador e, no Brasil, hoje, necessita emergencialmente de uma séria adesão em todas as esferas de governo.

Promoção da Amamentação nas Unidades Básicas de Saúde

A Área Técnica de Saúde da Criança e Aleitamento Materno e a Coordenação da Política Nacional de Aleitamento Materno do MS, em 2003, reconheceram a existência de uma importante lacuna na promoção da amamentação na Rede Básica de Saúde. Por possuir um papel fundamental e determinante sobre os indicadores de aleitamento materno e, conseqüentemente, sobre a morbidade e mortalidade infantil, a Rede de Atenção Básica também é reconhecida como local privilegiado para a qualificação da assistência pré-natal, cuidado à puérpera, recém-nascido e crianças. Por isso, a definição de uma política capaz de desenvolver ações que resultem na melhoria da situação do aleitamento materno no Brasil tornou-se o maior desafio dessa gestão. Transformar a amamentação em uma prática universal, contribuir para a promoção à saúde, combater a fome, garantir a segurança alimentar e nutricional e contribuir com o cumprimento das metas globais para o desenvolvimento no milênio são as principais argumentações usadas para agilizar a definição e implantação de uma estratégia nacional.

Embora o Ministério da Saúde em 2002 tenha destinado recursos para a elaboração da proposta de capacitação e avaliação da Iniciativa Unidade Básica Amiga da Amamentação (IUBAM), o modelo estabelecido foi considerado inviável para o desenvolvimento em todo o território nacional. Apesar do posicionamento contrário por parte do MS, a promoção da amamentação na atenção básica surge como ação prioritária demandada por todos os estados brasileiros.

Respondendo às demandas geradas pelo movimento social, representado pela Rede Internacional em Defesa do direito de Amamentar (Rede IBFAN), Aliança Internacional Pró-Aleitamento Materno (WABA), Grupo de Mães Amigas do Peito, Grupo Origem, Rede Nacional de Bancos de Leite Humano e vários outros grupos, além das coordenações estaduais e municipais de aleitamento materno, o MS constituiu uma comissão interna com o objetivo de elaborar uma proposta conciliadora e capaz de garantir a integralidade dos diversos níveis de atenção. Nesse sentido em 2004 foram aprovadas as seguintes propostas:

a) Discutir proposta da IUBAM com Atenção Básica e elaborar um modelo viável.
b) Pactuar com os estados.
c) Definir estratégias de educação à distância.
d) Lançar concurso para premiação de experiências exitosas.
e) Revisar e reimprimir o Manual Amamentação e Uso de Drogas.
f) Produzir e distribuir o Manual de Aleitamento Materno.
g) Produzir e distribuir uma Cartilha para os usuários do SUS.
h) Produzir e distribuir um vídeo educativo.

O modelo da IUBAM foi amplamente discutido e trabalhado por técnicos das Áreas de Saúde da Criança, Aleitamento Materno e Atenção Básica. Ajustes foram elaborados de forma a compatibilizar com os interesses da gestão central, mas a finalização da proposta não chegou a ser efetivada, mais uma vez por conta de mudança na gestão. Essa mudança ocorrida em agosto de 2005 também inviabilizou a pactuação com os governos estaduais para a adoção de um modelo elaborado a partir da realidade e especificidades locais.

A estratégia de educação a distância, avaliada como possibilidade de viabilização de uma proposta de capacitação para a atenção básica, foi iniciada por meio da inclusão de recursos em convênio.

Enquanto os ajustes eram negociados, a atenção básica foi duplamente contemplada. Primeiro por meio do lançamento da *Agenda Nacional de Compromissos pela Atenção Integral à Saúde da Criança e Redução da Mortalidade Infantil* lançada em 2004 e segundo com o lançamento do concurso ao Prêmio Bibi Vogel.

A Agenda de Compromissos é um documento elaborado com o objetivo de orientar gestores e profissionais de saúde para a implantação e implementação de uma política ampla de promoção à saúde da criança. Traz como destaque a importância do cuidado e orientação à gestante e nutriz para a prática da amamentação nos dois primeiros anos ou mais. Desse modo, recomenda o estabelecimento da primeira semana saúde integral em todo o País. Assim, hoje está normalizado que todo recém-nascido e sua mãe devem ter acesso a uma unidade de saúde nos sete primeiros dias de vida, ou após a alta. Nessa oportunidade devem ter garantido o cuidado de profissionais capacitados para observar e avaliar uma mamada, apoiar e orientar as mães e suas famílias de forma a evitar o desmame precoce.

O Prêmio Bibi Vogel foi regulamentado através da Portaria GM nº 1.907 de 13 de setembro de 2004 e formulado para reconhecer experiências inovadoras na promoção, proteção e apoio à amamentação na atenção básica. O prêmio em dinheiro destinava-se apenas a cinco municípios brasileiros, sendo um de cada região. Quase 100 concorreram e os cinco vencedores foram:

- Região Norte – Araguaína – TO
- Região Nordeste – Itabuna – BA
- Região Centro Oeste – Brasília – DF
- Região Sudeste – Piraí – RJ
- Região Sul – Maringá – PR

A entrega do prêmio aos vencedores foi feita durante a realização da II Conferência Internacional de Humanização do Parto e Nascimento no final de 2005 na cidade do Rio de Janeiro.

O Manual de Aleitamento Materno começou a ser elaborado por um grupo de trabalho constituído por colaboradores de destaque nacional, mas não chegou a ser concluído. Os demais materiais não chegaram a ser iniciados, pois estavam planejados para 2006.

Proteção Legal ao Aleitamento Materno

A defesa do aleitamento materno no Brasil, como estratégia de governo, tem como marco a participação na Assembléia Mundial de Saúde de 1991. Como anexo à resolução 34.22, foi aprovado o Código Internacional de Comercialização de Substitutos do Leite Materno. O Código reafirma o direito de toda criança receber alimentação adequada como forma de obter e manter a saúde e reconhece a superioridade do leite materno e que a saúde dos lactentes e crianças pequenas não pode ser isolada da saúde da mulher, da alimentação e das condições socioeconômicas. Reconhece ainda que técnicas de comercialização de substitutos do leite materno e produtos usados como veículo para a administração desses produtos ou para estimular a sucção podem resultar em sérios agravos à saúde da criança, com a possibilidade de se transformar em verdadeiras catástrofes à saúde pública.

Com base no Código, o Brasil aprovou, em 1988, as Normas para Comercialização de Alimentos para Lactentes – Resolução do Conselho Nacional de Saúde – CNS de 20 de dezembro. Esta foi posteriormente revisada e aprovada como Norma Brasileira para Comercialização de Alimentos para Lactentes (NBCAL), Resolução nº 31 de 12 de outubro de 1992, marco importante na história do aleitamento materno no País.

O regulamento brasileiro inclui quatro categorias de produtos, as fórmulas infantis, outros leites, alimentos complementares (sucos, papas, farinhas etc.) e utensílios para a alimentação, enquadrando-se aí mamadeiras, bicos, chupetas e copos fechados com bicos.

A resolução 31/92 do CNS, até o final dos anos 1990, é pouco a pouco incorporada às ações da Política Nacional de Aleitamento Materno. Devido a dificuldades na interpretação de alguns artigos e na fiscalização, em 2002, é substituída por três novos instrumentos legais. A Portaria do Ministério da Saúde nº 2.051, a Resolução da Diretoria Colegiada – RDC, da Agência Nacional de Vigilância Sanitária – ANVISA, nº 221 e a 222 (Anexos I, II, III) formam a NBCAL.

A NBCAL define promoção comercial, proíbe aos fabricantes doações e apoio financeiro a pessoas físicas e responsabiliza a divulgação e cumprimento às organizações governamentais e não-governamentais, órgãos de defesa do consumidor, instituições privadas de prestação de serviço de saúde ou assistência social, entidades comunitárias e associações que congregam profissionais ou pessoal de saúde e instituições de ensino.

Como estratégia prioritária na gestão 2003/2005, a NBCAL alcança a sua mais elevada conquista. Por meio da Portaria do Ministério da Saúde GM nº 1.449 de 25 de agosto de 2005, começa no Brasil o primeiro processo de monitoramento oficial. A ANVISA assumiu a coordenação do monitoramento realizado em 2006 em parceria com a Rede IBFAN, com a Vigilância Sanitária dos estados e Universidades. Resultados preliminares foram divulgados na semana mundial da amamentação em 2006, conforme prevê a portaria, e até setembro desse ano os resultados definitivos ainda não haviam sido divulgados.

Concretizando a luta de militantes brasileiros em defesa da amamentação, especialmente dos membros da Rede IBAN, finalmente o governo brasileiro, em 3 de janeiro de 2006, sanciona a Lei nº 11.265 (Anexo IV).

Bancos de Leite Humano

O Brasil possui a maior e mais complexa Rede de Bancos de Leite Humano do Mundo, reconhecida pela Organização Mundial da Saúde por meio do Prêmio Sasakawa, conferido em 2001.

A ação coordenada e o desenvolvimento tecnológico são os mais importantes elementos de sustentação dessa Rede, onde o rigor técnico e o custo operacional estão, hoje, totalmente compatibilizados com a realidade brasileira.

Os Bancos de Leite Humano operam com tecnologias alternativas, que permitem aliar o baixo custo operacional com um nível de rigor técnico capaz de assegurar um excelente padrão de qualidade.

Cientificamente, está comprovado que o recém-nascido que nasce prematuro e/ou doente tem chances bem mais elevadas de se recuperar e viver com qualidade se a alimentação exclusiva com leite humano for proporcionada, durante o período de privação das mamadas no peito de sua mãe.

Fortalecendo as ações desenvolvidas pela Rede Nacional de Bancos de Leite Humano, a Política Nacional de Aleitamento Materno estabeleceu como metas para o período 2004-2006 a implementação do sistema de informações e inserção dos BLH no Cadastro Nacional de Estabelecimentos de Saúde – CNES, a implementação do Programa de Controle Externo de Qualidade, a expansão da Rede de Bancos de Leite Humano, a capacitação de profissionais para a implantação dos novos BLH, a revisão e publicação de portaria para atualizar a Portaria MS nº 322/88, a reavaliação dos procedimentos correlacionados com a alta e média complexidade, a realização da revisão e adequação dos equipamentos usados no processamento do leite humano nos BLH de hospitais vinculados ao SUS, o monitoramento dos BLH, a revisão da composição da Comissão Nacional de BLH – CNBLH, a revisão da tabela de procedimentos do SUS, a publicação do Manual de Bancos de Leite Humano, a promoção do II Congresso Internacional e IV Brasileiro de Bancos de Leite Humano e Aleitamento Materno e a comemoração anual do Dia Nacional de Doação de Leite Humano.

Em consonância com o Pacto Nacional pela Redução da Mortalidade Materna e Neonatal, como ação prioritária e concretizando as metas da Política Nacional de Aleitamento Materno, o Ministério da Saúde, em 2004, iniciou mais um processo de expansão da Rede Nacional de Bancos de Leite Humano. As Regiões Norte e Nordeste do País, por meio de convênio firmado com o Instituto Materno-Infantil de Pernambuco – IMIP, foram contempladas com 10 novas unidades situadas em Rondônia, Amazonas, Pará, Maranhão, Ceará, Pernambuco, Alagoas, Sergipe e Bahia. A Região Centro-Oeste foi contemplada, em 2005, com 5 novas unidades por meio de convênio com a Rede Nacional de Bancos de Leite Humano/FIOCRUZ e as Regiões Sudeste e Sul seriam contempladas em 2006.

Os critérios para implantação de novas unidades de BLH foram fundamentados nos indicadores de mortalidade neonatal dos estados e municípios e incluídos como demanda prioritária observando cinco pré-requisitos:

- Ser implantado em hospital que possua unidade de cuidados aos recém-nascidos de alto risco.
- Ser implantado em hospital reconhecido como "Amigo da Criança" ou que tenha uma política implantada de promoção, proteção e apoio ao aleitamento materno, no caso dos hospitais pediátricos.
- Estar localizado em município-sede de uma regional de saúde.
- Estar adequado ao número de BLH do estado.
- Ser do interesse da política pública de aleitamento materno do estado.

A partir de um exaustivo recadastramento nacional dos BLH realizado em 2005, os dados de produção de 2004 foram coletados e apresentados durante o lançamento da campanha nacional de captação de leite humano (Tabela 3.1). Em 2004 foram identificados 184 Bancos de Leite Humano e 29 Postos de Coleta de Leite Humano.

Analisando os dados coletados percebe-se que em 2004 mais 15.618 crianças tiveram acesso a leite humano pasteurizado e foram coletados 1,38 litro por cada criança nascida viva, enquanto no ano anterior esse índice foi de 0,7 litro por cada criança nascida viva.

Das metas planejadas e realizadas com sucesso, o II Congresso Internacional e o IV Congresso Brasileiro de Bancos de Leite Humano e Aleitamento Materno que

Tabela 3.1 – Produção dos BLH no Brasil – 2004.

Atividade	Quantidade em litros	Aumento anual (%)
Coleta de leite humano	160.594	128
Doadoras	92.677	41
Receptores	116.578	15
Atendimento individual	694.919	61
Atendimento em grupo	239.698	45

Dados de 155 BLH e deste três informaram os dados de apenas três meses (Fonte: MS).

aconteceram em Brasília em maio de 2000 foram um marco histórico e oportunidade única de integração de políticas e expansão da experiência brasileira para outros países. Assim, o Ministério da Saúde e a Rede Nacional de BLH romperam fronteira e deram início a atividades de cooperação internacional com os países da América Latina. Por meio do congresso, a Rede BLH mais uma vez reafirmou o compromisso histórico com a busca da excelência através da educação e da qualidade e em um misto de sonho e desafio durante o evento começou a construir a Rede Latina Americana de BLH. A nova Rede está formalizada por meio de um protocolo internacional denominado Carta de Brasília, firmado em 18 de maio de 2005 por 11 países (Argentina, Bolívia, Brasil, Colômbia, Costa Rica, Cuba, Equador, Guatemala, Paraguai, Uruguai e Venezuela) e 4 organismos internacionais (OPS, UNICEF, IBFAN e WABA).

SEMANA MUNDIAL DE AMAMENTAÇÃO

A Semana Mundial da Amamentação (SMA) – World Breastfeeding Week (WBW) – foi criada em 1991, logo após a fundação da WABA, com o objetivo de reforçar as metas da Declaração de Innocenti. É comemorada desde 1992 pela maior parte dos países do mundo e a cada ano aborda um importante tema, reforçando um fator, variável ou determinante relacionado à prática da amamentação. No Brasil, como em outros países, a data foi mudada para atender agendas locais e volta em 2006 para o período original de 1 a 7 de agosto.

A SMA está na agenda de todos os municípios brasileiros e ganhou lastro nas comunidades organizadas que trabalham com a promoção, a proteção e o apoio à amamentação. O MS, como instância coordenadora e organizadora da SMA no Brasil, a partir de 2003 decidiu ampliar as comemorações, distribuir o material produzido diretamente para os municípios e buscar meios para que essa campanha atingisse o maior número de profissionais e lares brasileiros.

Reconhecendo que a melhoria nos índices de aleitamento materno exige a participação de todos os segmentos da sociedade e mudança de cultura, o MS ampliou os investimentos e conquistou adesão voluntária de artistas de sucesso. Em 2004, a SMA contou com o apoio da atriz da Rede Globo de Televisão Maria Paula e sua filha Maria Luísa. Ambas mostraram para o povo brasileiro por que a amamentação deve ser praticada de forma exclusiva até os 6 meses. Nesse mesmo ano, a Política Nacional de aleitamento Materno passou também a contar com novos e importantes meios de ampliação das ações. Na solenidade de abertura, a publicação da Portaria GM nº 1.893 mostrou o esforço constante do governo brasileiro em garantir alimentação adequada aos recém-nascidos que nascem prematuros ou com doenças e o reconhecimento aos esforços dos BLH em conciliar a dupla função de suprir as necessidades especiais dessas crianças ao mesmo tempo que realizam a promoção da amamentação em todos os aspectos.

O empenho da atriz Maria Paula, o sucesso da campanha no ano anterior e o tema selecionado para 2005 trouxeram para a campanha desse ano novamente Maria Paula e Maria Luiza defendendo a importância da continuidade da amamentação até os dois anos ou mais, após a introdução de alimentos complementares a partir dos 6 meses. Somam-se as duas à modelo Vera Viel e sua filha Clara para reafirmar a amamentação exclusiva e lembrar a população que até 6 meses a criança não precisa nem mesmo de água.

DIA NACIONAL DE DOAÇÃO DE LEITE HUMANO

O dia Nacional de Doação de Leite Humano foi criado como forma de conseguir elevar o volume de leite humano coletado no Brasil. Considerando a quantidade de recém-nascidos prematuros, doentes ou com dificuldades variadas para a amamentação nos primeiros dias de vida, o volume de leite humano coletado em 2004 estava muitíssimo aquém das necessidades. Esse foi o principal motivo, em 1º de outubro de 2003, da assinatura da GM Portaria nº 1.893 que cria o dia Nacional de Doação de Leite Humano.

A primeira comemoração aconteceu em dezembro de 2004, por conta das eleições municipais desse ano, e foi desencadeada através de uma ampla campanha que contou com a participação da atriz Claudia Raia, famosa doadora de leite humano do BLH do Instituto Fernandes Figueira – IFF/FIOCRUZ. Em todos os estados, os Bancos de Leite Humano desenvolveram ações com o objetivo de mobilizar e sensibilizar a comunidade para a doação de leite humano. A campanha foi dirigida a todas as mulheres que habitualmente são capazes de produzir leite em excesso, principalmente do 3º ao 5º dia após o parto. No dia Nacional de Doação de Leite Humano, toda mulher sadia, que não use medicamentos, é convidada a se tornar uma doadora de leite.

Em 2005 a comemoração da campanha começou no dia 30 de setembro na cidade do Rio do Janeiro. A solenidade de abertura contou com a participação do ator da Rede Globo de Televisão Rodrigo Faro, de doadoras de leite humano, de recém-nascidos prematuros receptores de leite materno e profissionais que atuam nos Bancos de Leite Humano e na promoção da amamentação no estado. Nesse segundo ano a campanha contou também com o apoio da modelo Vera Viel, esposa do ator Rodrigo Faro, e sua filha Clara.

Sabe-se que o ideal é motivar e preparar as crianças para reconhecerem a amamentação como prática alimentar ideal para toda criança menor de 2 anos. Apesar do compromisso assumido ao assinar a Declaração de Innocenti e do trabalho desenvolvido desde 1981 em âmbito nacional, muito ainda falta fazer. Em 2006, a Política Nacional de Aleitamento Materno deixou de ter uma coordenação própria e passou a ser conduzida pela Área Técnica de Saúde da Criança do MS e um comitê compostos por cinco profissionais dos estados de São Paulo, Rio de Janeiro e Rio Grande do Sul. Pata ter uma coordenação na Política Nacional de Aleitamento Materno competente e comprometida, é necessário criar novos modelos e viabilizar os trabalhos desenvolvidos a partir de comitês, comissões e grupos de trabalhos.

É justo que o Brasil continue na dianteira e mostrando para o mundo os muitos trabalhos desenvolvidos por organizações governamentais e não-governamentais. Também é igualmente justo que investimento público seja direcionado para pesquisa e difusão dos conhecimentos científicos aqui gerados.

REFERÊNCIAS BIBLIOGRÁFICAS

1. Alencar SMS. Proteção legal ao aleitamento materno: uma visão comentada. In: Rego JD. Aleitamento Materno. São Paulo: Atheneu, 2001; p 421-33.
2. Almeida JAG. Amamentação: um híbrido natureza cultura. Rio de Janeiro: FIOCRUZ; 1999.
3. Araújo MFM. A Problemática do Aleitamento Materno: Realidade Brasileira. In: A Mama no Ciclo Gravídico Puerperal. São Paulo: Atheneu; 2000.
4. Área Técnica de Saúde da Criança e Aleitamento Materno/Ministério da Saúde. Relatório das Ações de Aleitamento Materno. Brasília; 2002.
5. Área Técnica de Saúde da Criança e Aleitamento Materno/Ministério da Saúde. Planejamento da Política Nacional de Aleitamento Materno. Brasília; 2003.
6. Área Técnica de Saúde da Criança e Aleitamento Materno. Relatório da Política Nacional de Aleitamento Materno. Brasília; 2005.
7. Coordenação Materno Infantil/Ministério da Saúde. Metas da Cúpula Mundial em Favor da Infância: Avaliação de Meia Década 1990-1995. Brasília; 1997.
8. Instituto Nacional de Alimentação e Nutrição/Ministério da Saúde. Programa Nacional de Incentivo ao Aleitamento Materno. Brasília; 1991.
9. Instituto Nacional de Alimentação e Nutrição/Ministério da Saúde. Revisão e Avaliação das Ações Nacionais para a Implementação dos Princípios e Objetivos do Código Internacional de Comercialização dos Substitutos do Leite Materno. Brasília; 1991.
10. Lamounier JA. A Iniciativa Hospital Amigo da Criança no Brasil. In: Aleitamento Materno. São Paulo: Atheneu; 2001.
11. Siqueira SR. As Semanas Mundiais de Amamentação. In: Aleitamento Materno. São Paulo: Atheneu; 2001.

ANEXO I

DIÁRIO OFICIAL – Nº 215 – Seção 1, sexta-feira, 9 de novembro de 2001
GABINETE DO MINISTRO
PORTARIA Nº 2.051, DE 8 DE NOVEMBRO DE 2001

O Ministro de Estado da Saúde, interino, no uso de suas atribuições, considerando:

- as recomendações da Organização Mundial de Saúde/OMS e do Fundo das Nações Unidas para a Infância/Unicef, a Declaração de Innocenti - Unicef/OMS, o Código Internacional de Comercialização de Substitutos do Leite Materno, aprovado pela Assembléia Mundial de Saúde de 1981, e demais resoluções posteriores pertinentes ao tema;

- a importância dessas normas internacionais, as quais foram aprovadas como requisitos mínimos necessários para promover práticas saudáveis relacionadas à alimentação de lactentes;

- o estabelecido no Art. 11.1 do Código Internacional de Comercialização de Substitutos do Leite Materno, que recomenda aos governos a adoção de legislação própria para a implementação dos princípios e objetivos do Código;

- o compromisso assumido pelo Governo Brasileiro na Reunião de Cúpula em Favor da Infância, realizada em Nova Iorque, em 1990, de promover, proteger e apoiar o aleitamento exclusivo nos primeiros seis meses de vida, e continuado até os dois anos ou mais de idade, após a introdução de novos alimentos;

- o estabelecido no Decreto Lei nº 986, de 21 de outubro de 1969 (que institui normas básicas sobre alimentos), na Lei n.º 6.437, de 20 de agosto de 1977 (que trata das infrações à legislação sanitária federal), na Lei n.º 8.069, de 31 de julho de 1990 (Estatuto da Criança e do Adolescente) e na Lei n.º 8.078, de 11 de setembro de 1990 (relativa à proteção do consumidor),

- a necessidade de revisão e atualização da Norma Brasileira para Comercialização de Alimentos para Lactentes, estabelecida na Resolução n.º 31 de 12 de outubro de 1992, resolve:

Art. 1º Estabelecer os novos critérios da Norma Brasileira de Comercialização de Alimentos para Lactentes e Crianças de Primeira Infância, Bicos, Chupetas e Mamadeiras, a ser observada e cumprida em todo o Território Nacional, constante do ANEXO desta Portaria e que dela é parte integrante.

Art. 2º Esta Portaria entra em vigor na data de sua publicação.

BARJAS NEGRI

ANEXO

A Norma Brasileira de Comercialização de: Alimentos para Lactentes e Crianças de Primeira Infância, Bicos, Chupetas e Mamadeiras será aplicada consoante às normas a seguir descritas.

Art. 1º O objetivo desta Norma é contribuir para a adequada nutrição dos lactentes e das crianças de primeira infância por intermédio da:

I - regulamentação da promoção comercial e orientações do uso apropriado dos alimentos para lactentes e crianças de primeira infância, bem como do uso de mamadeiras, bicos e chupetas;

II - proteção e incentivo ao aleitamento materno exclusivo nos primeiros seis meses de vida; e

III - proteção e incentivo à continuidade do aleitamento materno até os dois anos de idade, após a introdução de novos alimentos na dieta dos lactentes.

Art. 2º Esta Norma aplica-se à promoção comercial e às orientações de uso dos seguintes produtos, fabricados no País ou importados:

I - fórmulas infantis para lactentes e fórmulas infantis de segmento para lactentes;

II - fórmulas infantis de segmento para crianças de primeira infância;

III - leites fluídos, leites em pó, leites modificados e os similares de origem vegetal;

IV - alimentos de transição e alimentos à base de cereais indicados para lactentes e ou crianças de primeira infância, bem como outros alimentos ou bebidas à base de leite ou não, quando comercializados ou de outra forma apresentados como apropriados para a alimentação de lactentes e de crianças de primeira infância;

V - fórmula de nutrientes apresentada e ou indicada para recém nascido de alto risco;

VI - mamadeiras, bicos e chupetas.

Art. 3º Para as finalidades desta Norma considera-se:

I - alimentos substituto do leite materno e ou humano - qualquer alimento comercializado ou de alguma forma apresentado como um substituto parcial ou total do leite materno e ou humano;

II - alimento de transição para lactentes e crianças de primeira infância - qualquer alimento

industrializado para uso direto ou empregado em preparado caseiro, utilizado como complemento do leite materno ou fórmulas infantis, introduzidos na alimentação de lactentes e crianças de primeira infância com o objetivo de promover uma adaptação progressiva aos alimentos comuns e de tornar esta alimentação balanceada e adequada às suas necessidades, respeitando-se a sua maturidade fisiológica e o seu desenvolvimento neuropsicomotor. Tal alimento é também denominado "alimento complementar" (Portaria 34/98 - SVS/MS);

III - alimento à base de cereais para lactentes e crianças de primeira infância -qualquer alimento à base de cereais próprio para a alimentação de lactentes após os seis meses de idade e de crianças de primeira infância, respeitando-se sua maturidade fisiológica e seu desenvolvimento neuropsicomotor;

IV - amostra - uma unidade de um produto fornecido gratuitamente, em uma única vez;

V - apresentação especial - qualquer forma de apresentação do produto relacionada à promoção comercial, que objetive induzir a aquisição/venda, tais como embalagens promocionais, embalagens de fantasia, kits agregando outros produtos não abrangidos pela Norma.

VI - bico - objeto apresentado ou indicado para o processo de sucção nutritiva da criança, com a finalidade de administrar ou veicular alimentos ou líquidos.

VII - criança - indivíduo de até 12 anos de idade incompletos.

VIII - criança de primeira infância ou criança pequena - criança de 12 meses a 3 anos de idade (Codex Alimentarius Commission);

IX - chupeta - bico artificial para a criança chupar sem a finalidade de administrar alimentos, medicamentos ou líquidos.

X - destaque - aquilo que ressalta uma advertência, frase ou texto. Quando feito por escrito, deverá, no mínimo, ter fonte igual ao texto informativo de maior letra, em caixa alta e em negrito. Quando auditivo, deverá ser feito de forma clara e audível;

XI - doação - fornecimento gratuito de um produto em quantidade superior à caracterizada como amostra;

XII - distribuidor - pessoa física, pessoa jurídica ou qualquer outra entidade no setor público ou privado, envolvido (direta ou indiretamente) na comercialização e ou importação, em nível de atacado ou de varejo, de um produto dentro do escopo desta Norma.

XIII - kit - é o conjunto de produtos de marcas, formas ou tamanho diferentes em uma mesma embalagem;

XIV - exposição especial - qualquer forma de expor um produto de modo a destacá-lo dos demais dentro de um estabelecimento comercial, tais como, mas não limitado a, vitrine, ponta de gôndola, empilhamento de produtos em forma de pirâmide ou ilha, engradados e ornamentação de prateleiras;

XV - embalagem - é o recipiente, o pacote ou o envoltório destinado a garantir conservação e facilitar o transporte e manuseio dos produtos;

XVI - importador - empresa ou entidade privada que proceda a importação de um produto dentro da abrangência desta Norma;

XVII - fabricante - empresa ou entidade privada ou estatal envolvida na fabricação de um produto dentro da abrangência desta Norma.

XVIII - fórmula infantil para lactente - é o produto em forma líquida ou em pó, destinado à alimentação de lactentes, até o sexto mês, sob prescrição, em substituição total ou parcial do leite materno ou humano, para satisfação das necessidades nutricionais deste grupo etário (Portaria N.º 977/98 da SVS/MS);

XIX - fórmula infantil para necessidades dietoterápicas específicas - é aquela cuja composição foi alterada com o objetivo de atender às necessidades específicas decorrentes de alterações fisiológicas e ou patológicas temporárias ou permanentes, que não esteja amparada pelo regulamento técnico específico de fórmulas infantis;

XX - fórmula infantil de seguimento para lactentes - é o produto em forma líquida ou em pó utilizado, quando indicado, como substituto do leite materno ou humano a partir do sexto mês. (Portaria N.º 977/98 da SVS/MS);

XXI - fórmula infantil de seguimento para crianças de primeira infância - é o produto em forma líquida ou em pó utilizado como substituto do leite materno ou humano para crianças de primeira infância;

XXII - lactente - criança de até 1 ano de idade (de zero a 11 meses e 29 dias);

XXIII - leite modificado - aquele que, como tal, for classificado pelo Ministério da Agricultura;

XXIV - material educativo — todo material escrito ou audiovisual destinado ao público em geral, tais como: folhetos, livros, artigos em periódico leigo, fitas cassete, fitas de vídeo, Internet e outras formas, que vise orientar sobre a adequada utilização de produtos destinados a lactentes e de crianças de primeira infância;

XXV - material técnico-científico - todo material elaborado com informações técnico-científicas comprovadas sobre produtos ou relacionadas ao domínio de conhecimento da nutrição e da pediatria, destinado a profissionais e pessoal de saúde;

XXVI - pessoal de comercialização - profissionais (vendedores, promotores, demonstradores ou representantes da empresa e de vendas) remunerados direta ou indiretamente pelos fabricantes e ou importadores dos produtos abrangidos por esta Norma;

XXVII - profissional de saúde - recursos humanos de nível superior da área da saúde;

XXVIII - pessoal de saúde - agentes e trabalhadores sem graduação universitária que atuam no sistema de saúde, como técnicos e auxiliares de enfermagem, atendentes e outros, incluindo voluntários.

XXIX - promoção comercial - é o conjunto de atividades informativas e de persuasão, procedente de empresas responsáveis pela produção e ou manipulação, distribuição e comercialização, com o objetivo de induzir a aquisição/venda de um determinado produto. Incluem-se divulgação, por meios audiovisuais e visuais, contato direto ou indireto com profissionais de saúde. Exclue-se da presente definição contato direto e indireto com o profissional de saúde para o fornecimento de informação científica e de material técnico-científico sobre produtos.

XXX - recém-nascido de alto risco - é aquele que nasce com o peso inferior a 2500g. Também é considerado recém-nascido de alto risco aquele que nasce e ou logo após o nascimento apresenta patologia que necessita de tratamento intensivo;

XXXI - rótulo - é toda inscrição, legenda, imagem ou toda matéria descritiva ou gráfica que esteja escrita, impressa, estampada, gravada, gravada em relevo ou litografada, colada ou fundida sobre o recipiente e ou sobre a embalagem do produto;

XXXI - sistema de saúde - complexo de órgãos e entidades do setor público e do setor privado, prestadores de serviços destinados à promoção, proteção e recuperação da saúde da população, inclusive reabilitação;

XXXII - fórmula de nutrientes para recém-nascidos de alto risco - composto de nutrientes apresentado e ou indicado para suplementar a alimentação de recém-nascidos prematuros e ou de alto risco;

XXXIII - autoridade fiscalizadora competente - o funcionário ou servidor do órgão competente do Governo Federal, Estadual, Municipal e do Distrito Federal de ações de Vigilância Sanitária e da Defesa do Consumidor;

Art. 4º É vedada a promoção comercial dos produtos a que se refere o Artigo 2º, itens I, V e VI, em quaisquer meios de comunicação, incluindo merchandising, divulgação por meios eletrônicos, escritos, auditivos e visuais; estratégias promocionais para induzir vendas ao consumidor no varejo, tais como exposições especiais, cupons de descontos ou preço abaixo do custo, prêmios, brindes, vendas vinculadas a produtos não cobertos por esta Norma, e apresentações especiais.

Art. 5º As regras de promoção comercial de alimentos infantis a que se refere o Art. 2º, incisos II, III e IV, e de rotulagem dos produtos abrangidos no Art. 2º deste ANEXO devem obedecer à regulamentação específica publicada pela Agência Nacional de Vigilância Sanitária.

Art. 6º Os alimentos para Lactentes e Crianças de Primeira Infância, bem como as mamadeiras, bicos e chupetas devem atender aos padrões de qualidade de acordo com legislação nacional específica.

Art. 7º Compete aos órgãos públicos de saúde, inclusive os de Vigilância Sanitária, às instituições de ensino e pesquisa e às entidades associativas de profissionais pediatras e nutricionistas a responsabilidade de zelar para que as informações sobre alimentação de lactentes e de crianças pequenas transmitidas às famílias, aos profissionais de saúde e ao público em geral sejam coerentes e objetivas. Essa responsabilidade se estende tanto à produção, obtenção, distribuição e ao monitoramento das informações, quanto à formação e capacitação de recursos humanos.

Art. 8º Todo material educativo e técnico-científico, qualquer que seja a sua forma, que trate de alimentação de lactentes, deve se ater aos dispositivos desta Norma e incluir informações claras sobre os seguintes pontos:

I - os benefícios e a superioridade da amamentação;

II - orientação sobre alimentação adequada da gestante e da nutriz, com ênfase no preparo para o início e a manutenção do aleitamento materno até os 2 anos de idade ou mais;

III - os efeitos negativos do uso da mamadeira, no bico e chupetas sobre o aleitamento natural, particularmente no que se refere às dificuldades para o retorno da amamentação;

IV - As implicações econômicas decorrentes da opção pelos alimentos usados em substituição do leite materno e ou humano, além dos prejuízos causados à saúde do lactente pelo uso desnecessário ou inadequado de tais alimentos.

§ 1º Os materiais educativos e técnico-científicos não poderão conter imagens ou textos, mesmo de profissionais ou autoridades de saúde, que recomendem ou possam induzir o uso de chupetas, bicos

e mamadeiras ou o uso de alimentos para substituir o leite materno.

§ 2º Os materiais educativos que tratam da alimentação de lactentes não podem ser produzidos nem patrocinados por distribuidores, importadores e ou fabricantes de produtos cobertos por esta Norma.

Art. 9º Todo material educativo, qualquer que seja a sua forma, que trate de alimentação de crianças da primeira infância, deve se ater aos dispositivos desta Norma e incluir informações claras sobre os seguintes pontos:

I - os benefícios e a superioridade da amamentação;

II - orientação sobre a alimentação adequada da gestante e da nutriz, com ênfase no preparo para o início e a manutenção do aleitamento materno até os dois anos de idade ou mais;

III - os efeitos negativos do uso de mamadeiras, bicos e chupetas, particularmente no que se refere à higienização e preparo;

IV - a economia e a importância do desenvolvimento de hábitos culturais com reforço à utilização dos alimentos da família.

Parágrafo único. Os materiais educativos não poderão conter imagens ou textos, mesmo de profissionais ou autoridades de saúde, que possam estimular ou induzir o uso de chupetas, bicos e mamadeiras e ou o uso de alimentos para substituir o leite materno.

Art. 10. Os fabricantes, distribuidores e importadores só poderão fornecer amostras dos produtos específicos no Artigo 2º, incisos I, II, III e IV, a pediatras e nutricionistas, quando do lançamento do produto, atendendo a legislação específica da Agência Nacional de Vigilância Sanitária.

Parágrafo único. É vedada a distribuição de amostras de suplementos nutricionais indicados para recém-nascidos de alto risco, bem como de mamadeiras, bicos e chupetas.

Art. 11. Os fabricantes, importadores e distribuidores dos produtos de que trata esta Norma só poderão conceder patrocínios financeiros e ou materiais às entidades científicas de ensino e pesquisa ou associativas de pediatras e de nutricionistas, que sejam reconhecidas nacionalmente, ficando, portanto, vedadas todas e quaisquer formas de concessão de estímulos a pessoas físicas.

§ 1º As entidades contempladas com estímulo têm a responsabilidade de zelar para que as empresas não façam promoção comercial de seus produtos nos eventos por elas patrocinados, autorizando somente a distribuição de material técnico-científico, conforme as disposições desta Norma.

§ 2º Todos os eventos patrocinados deverão incluir nos materiais de divulgação a seguinte frase: "Este evento recebeu patrocínio de empresas privadas de acordo com a Norma Brasileira de Comercialização de: Alimentos para Lactentes e Crianças de Primeira Infância, Bicos, Chupetas e Mamadeiras".

Art. 12. Ficam proibidas as doações ou vendas a preços reduzidos dos produtos abrangidos por esta Norma com fins promocionais às maternidades e outras instituições que prestam assistência a crianças, quer para uso da própria instituição, quer para distribuição à clientela externa.

§ 1º A proibição de que trata este Artigo não se aplica às doações ou vendas a preços reduzidos em situações de excepcional necessidade individual ou coletiva. Nessas situações, deverá ser garantido que as provisões tenham continuidade enquanto os lactentes em questão delas necessitarem. É permitida a impressão do nome e do logotipo do doador, mas vedada qualquer propaganda dos produtos.

§ 2º A doação para fins de pesquisa só pode ser feita mediante a aprovação de Protocolo do Comitê de Ética em Pesquisa da instituição a que o profissional estiver vinculado, atendendo aos dispositivos da Resolução 01/88 do Conselho Nacional de Saúde, que aprova as Normas de Pesquisa em Saúde, e da Resolução 196/96 do Conselho Nacional de Saúde que aprova as diretrizes e normas regulamentadoras de pesquisa envolvendo seres humanos.

§ 3º O produto objeto de doação para pesquisa deverá conter, como identificação, no painel frontal e com destaque, a frase: "Doação para pesquisa de acordo com legislação em vigor".

Art. 13. Não é permitida a atuação do pessoal de comercialização nas unidades de saúde, exceto para contatos com pediatras e nutricionistas, devendo neste caso restringir-se aos aspectos técnico-científicos, incluindo as orientações específicas dos Artigos 8º, 9º e 10º.

Parágrafo único. O fabricante, distribuidor e ou importador devem informar a todo o seu pessoal de comercialização, incluindo as agências de publicidade que contrata, sobre esta Portaria e suas responsabilidades no seu cumprimento.

Art. 14. Compete aos órgãos do Sistema Único de Saúde, sob orientação nacional do Ministério da Saúde, a divulgação, aplicação e vigilância do cumprimento desta Norma.

Parágrafo único. O Ministério da Saúde, as Secretarias Estaduais de Saúde e órgãos equivalentes ao nível municipal, sempre que necessário, acionarão outras entidades governamentais para melhor cumprimento do disposto nesta Portaria.

Art. 15. As instituições de ensino e pesquisa, bem como as unidades prestadoras de serviços de saúde de qualquer natureza não devem promover os produtos objeto desta Portaria.

§ 1º Quando receberem patrocínio, deverão incluir, em todo material de divulgação, em destaque, o caput do Artigo 17 desta Portaria e a frase do Artigo 11, § 2º.

§ 2º As entidades contempladas com qualquer tipo de auxílio à pesquisa deverão tornar público, na fase de divulgação, o nome da empresa envolvida no auxílio.

§ 3º Na divulgação que antecede à realização de eventos que recebem patrocínio e, principalmente, durante a sua realização, caberá à direção das instituições de ensino e pesquisa e das unidades prestadoras de serviços de saúde de qualquer natureza a responsabilidade para que não ocorra promoção comercial, bem como o trânsito do pessoal de comercialização nas dependências ou acessos aos berçários, maternidades e outras unidades de atendimento a lactentes, crianças de primeira infância, gestantes e nutrizes.

Art. 16. As instituições responsáveis pela formação e capacitação de profissionais e pessoal da área de saúde devem incluir a divulgação e as estratégias de cumprimento desta Norma como parte do conteúdo programático das disciplinas que abordem a alimentação infantil.

Art. 17. Compete de forma prioritária aos profissionais e ao pessoal de saúde em geral estimular a prática do aleitamento materno exclusivo até os seis meses e continuado até os dois anos de idade ou mais.

Parágrafo único. Os recursos humanos referidos no caput deste Artigo, em particular os vinculados ao Sistema Único de Saúde e às instituições e conveniadas com o mesmo, deverão contribuir para a difusão, aplicação e fiscalização desta Portaria.

Art. 18. A alimentação com o uso de fórmulas infantis para lactentes e fórmulas infantis de seguimento para lactentes devem ser prescritas por médico ou nutricionista, podendo ser demonstrada ou orientada, de forma individual, por outro profissional ou pessoal de saúde devidamente capacitado.

Art. 19. Fica vedado aos profissionais e ao pessoal de saúde distribuir amostras de produtos referidos nesta Portaria a gestantes, a nutrizes ou aos seus familiares.

Art. 20. Fabricante, distribuidores e importadores, organizações governamentais e não-governamentais e, em particular, as de defesa do consumidor, instituições privadas de prestação de serviço de saúde ou de assistência social, bem como entidades comunitárias que congreguem profissionais ou pessoal de saúde, serão estimulados a colaborar com o sistema público de saúde para o cumprimento desta Portaria.

Art. 21. As instituições responsáveis pelo ensino de 1º e 2º graus deverão promover a divulgação desta Portaria.

Art. 22. Os fabricantes deverão informar a todo o seu pessoal de comercialização, incluindo as agências de publicidade que contratam, sobre esta Portaria e as responsabilidades no seu cumprimento.

Art. 23. As penalidades pelo não cumprimento desta Portaria serão aplicadas de forma progressiva, de acordo com a gravidade e freqüência da infração. Aplicam-se aos infratores as sanções previstas na Lei 6437, de 20 de agosto de 1977.

Art. 24. Visando o cumprimento desta Norma, aplica-se, ainda, no que couber, as disposições preconizadas no Código de Proteção e Defesa do Consumidor, Lei n.º 8078, de 11 de setembro de 1990, alterada pela Lei n.º 8656, de

21 de maio de 1993, no Regulamento aprovado pelo Decreto n.º 861, de 9 de julho de 1993, no Decreto Lei n.º 986/69, no Decreto n.º 2181/97, na Lei n.º 6437/77 - Estatuto da Criança e do Adolescente; na Resolução n.º 1/88 do Conselho Nacional de Saúde, na Resolução n.º 196/96 do Conselho Nacional de Saúde, na Portaria SVS n.º 34/98, na Portaria SVS n.º 36/98, na Portaria SVS n.º 977/98 e na Resolução n.º 10/99 .

Art. 25. Os fabricantes, importadores e distribuidores de alimentos terão o prazo de 180 dias, contados a partir da publicação desta Resolução, para as adaptações e alterações necessárias ao cumprimento desta Portaria. Durante o prazo referido nesse Artigo, continuam em vigor as disposições da Resolução do CNS Nº 31/92 e demais legislações e normas pertinentes. Ao expirar o prazo, revoga-se a Resolução CNS Nº 31/92.

ANEXO 2

DIÁRIO OFICIAL – Nº 150 – Seção 1, 6 de agosto de 2002
AGÊNCIA NACIONAL DE VIGILÂNCIA SANITÁRIA
Diretoria Colegiada
RESOLUÇÃO-RDC Nº 221, DE 5 DE AGOSTO DE 2002

A Diretoria Colegiada da Agência Nacional de Vigilância Sanitária, no uso da atribuição que lhe confere o art. 11, inciso IV, do Regulamento da ANVISA aprovado pelo Decreto 3.029, de 16 de abril de 1999, em reunião realizada em 17 de julho de 2002,

considerando a necessidade de adotar requisitos de segurança sanitária para chupetas, bicos e mamadeiras e protetores de mamilo, assim como estabelecer ações de prevenção e controle sanitário destes produtos e seus fornecedores e distribuidores, visando assegurar a saúde infantil;

considerando a responsabilidade de alinhar a política sanitária às recomendações da Organização Mundial da Saúde - OMS e do Fundo das Nações Unidas para a Infância - UNICEF, que dispõem sobre a saúde de lactentes, particularmente a Declaração de Innocenti - UNICEF/OMS; e

considerando o compromisso assumido pelo Governo Brasileiro na Reunião de Cúpula em Favor da Infância, realizada em Nova Iorque em 1990, de promover, proteger e apoiar o aleitamento exclusivo, nos primeiros 6 (seis) meses de vida, e continuado, até os 2 (dois) anos ou mais de idade;

adota a seguinte Resolução de Diretoria Colegiada e eu, Diretor-Presidente, determino a sua publicação.

Art.º 1º Aprovar o regulamento técnico sobre chupetas, bicos, mamadeiras e protetores de mamilo, anexo a esta Resolução.

Art. 2º As chupetas, bicos, mamadeiras e protetores de mamilo, fabricados após 180 (cento e oitenta) dias da data de publicação desta Resolução, devem adotar suas disposições.

Art. 3º O descumprimento das disposições desta Resolução constitui infração à legislação sanitária, sujeitando os infratores às penalidades previstas na Lei nº 6.437, de 20 de agosto de 1977.

Art. 4º Esta Resolução de Diretoria Colegiada entra em vigor na data de sua publicação, ficando revogada a Portaria nº 117, de 27 de novembro de 1981, da Secretaria Nacional de Vigilância Sanitária, do Ministério da Saúde.

GONZALO VECINA NETO

ANEXO

REGULAMENTO TÉCNICO
Chupetas, Bicos, Mamadeiras e Protetores de Mamilo
Conteúdo:
1. Âmbito de Aplicação
2. Definições
3. Requisitos de Segurança
4. Controle Sanitário
5. Rotulagem e Instruções de Uso
6. Comercialização, Distribuição, Divulgação e Publicidade

1. ÂMBITO DE APLICAÇÃO
As disposições deste Regulamento Técnico aplicam-se às chupetas, bicos, mamadeiras e protetores de mamilo fabricados no país ou importados, assim como a seus fornecedores e distribuidores, conforme definido no item 2 deste Regulamento.

2. DEFINIÇÕES
2.1 Amostra grátis: Unidade de chupeta, bico, mamadeira ou protetor de mamilo fornecido gratuitamente, uma única vez.

2.2 Apresentação especial: Qualquer forma de apresentação de chupeta, bico, mamadeira ou protetor de mamilo relacionada à promoção comercial, que objetive induzir a aquisição ou venda, tais como embalagens promocionais, embalagens de fantasia ou embalagens agregando produtos de diferentes finalidades.

2.3 Autoridade de saúde: Gestor federal, estadual ou municipal de saúde.

2.4 Bico: Parte da mamadeira pela qual a criança succiona o alimento ou líquido, sendo confeccionada em elastômero natural ou sintético, provida de orifício para passagem de alimento, podendo dispor também de orifício em sua base, que funciona como respiro para permitir a equalização da pressão atmosférica com a pressão interna do recipiente, durante o uso normal da mamadeira, conforme definido na norma técnica brasileira NBR 13793: Segurança de Mamadeiras.

2.5 Chupeta: Artigo para as crianças sugarem, sem a finalidade de administrar alimentos, medicamentos ou líquidos, composta de bico ou bulbo, escudo, pino ou botão e argola ou anel, conforme definido na norma técnica brasileira NBR 10334: Segurança de Chupetas.

2.6 Criança: Indivíduo até 12 anos de idade incompletos.

2.7 Criança de primeira infância ou criança pequena: Criança de 12 meses a 3 anos de idade.

2.8 Destaque: Aquilo que ressalta uma advertência, frase ou texto. Quando feito por escrito, deverá, no mínimo, ter fonte igual ao texto informativo de maior letra, excluindo a marca, em caixa alta e em negrito. Quando auditivo, deverá ser feito de forma clara e audível.

2.9 Distribuidor: Pessoa física, pessoa jurídica ou qualquer outra entidade no setor público ou privado, envolvido direta ou indiretamente na comercialização e/ou importação, no nível de atacado ou de varejo, de chupeta, bico, mamadeira ou protetor de mamilo.

2.10 Doação: Fornecimento gratuito de chupetas, bicos, mamadeiras ou protetores de mamilo em quantidade superior à caracterizada como amostra grátis.

2.11 Embalagem: Recipiente lacrado que envolve a chupeta, bico, mamadeira ou protetor de mamilo, destinado a garantir a conservação e facilitar o transporte e manuseio do produto.

2.12 Exposição especial: Qualquer forma de expor chupeta, bico, mamadeira ou protetor de mamilo de forma a destacá-los e/ou diferenciá-los dos demais dentro de um estabelecimento comercial, tais como, mas não limitado a, vitrine, ponta de gôndola, empilhamento de produtos em forma de pirâmide ou ilha, engradado e ornamentação de prateleiras.

2.13 Fornecedor: Empresa fabricante no Brasil ou importadora de chupetas, bicos, mamadeiras ou protetores de mamilo.

2.14 Instruções de uso: Impresso que acompanha o produto, contendo informações sobre o uso correto, seguro e indicado de chupeta, bico, mamadeira ou protetor de mamilo.

2.15 Kit: Embalagem contendo um dos produtos abrangidos por este regulamento apresentados em quantidade, formas ou tamanhos diferentes ou conjunto de bicos e mamadeiras em uma mesma embalagem.

2.16 Lactente: Criança até 1 ano de idade (de zero a 11 meses e 29 dias).

2.17 Mamadeira: Objeto utilizado para alimentação líquida de crianças, constituído de bico e recipiente que armazena o alimento, podendo ter anel retentor, para manter acoplados o bico e o recipiente, conforme definido na norma técnica brasileira NBR 13793: Segurança de Mamadeiras.

2.18 Material educativo: Todo material escrito ou audiovisual destinado ao público em geral, tais como: folhetos, livros, artigos em periódico leigo, fitas cassete, fitas de vídeo, Internet e outras formas, que vise orientar sobre a adequada utilização de produtos destinados a lactentes e crianças de primeira infância.

2.19 Material técnico-científico: Todo material elaborado, com informações técnico-científicas comprovadas e referenciadas sobre chupetas, bicos, mamadeiras ou protetores de mamilo, destinado a profissionais e pessoal de saúde.

2.20 Profissional de saúde: Recurso humano de nível superior da área de saúde.

2.21 Promoção comercial: É o conjunto de atividades informativas e de persuasão realizadas por fornecedor ou distribuidor de chupetas, bicos, mamadeiras ou protetores de mamilo, por meio de quaisquer meios de divulgação, com objetivo de induzir a aquisição ou venda desses produtos.

2.22 Protetor de mamilo: Artigo utilizado sobre o peito durante a amamentação para os lactentes sugarem o leite materno.

2.23 Rótulo: É toda inscrição, legenda, imagem ou toda matéria descritiva ou gráfica que esteja escrita, impressa, estampada, gravada, gravada em relevo ou litografada, colada ou fundida sobre o recipiente e/ou sobre a embalagem de chupeta, bico, mamadeira ou protetor de mamilo.

3. REQUISITOS DE SEGURANÇA

3.1 As chupetas devem atender aos requisitos toxicológicos e físicos estabelecidos pela norma técnica brasileira NBR 10334.

3.2 Os bicos e mamadeiras devem atender aos requisitos toxicológicos e físicos estabelecidos pela norma técnica brasileira NBR 13793.

3.3 As chupetas, bicos, mamadeiras ou protetor de mamilo não podem conter mais de 10 (dez) partes por bilhão (p.p.b.) de nenhum tipo de N-nitrosaminas. Adicionalmente, o total de N-nitrosaminas da amostra não deve exceder 20 (vinte) partes por bilhão (p.p.b.).

4. CONTROLE SANITÁRIO

4.1 Em razão de indício de não cumprimento a qualquer requisito deste Regulamento Técnico ou de dano à saúde de usuário de chupeta, bico, mamadeira ou protetor de mamilo, a autoridade sanitária do Sistema Nacional de Vigilância Sanitária - SNVS, tem competência para proceder à imediata interdição do produto, nos termos da Lei n 6.437/77, para verificação e constatação de sua condição.

4.2 O fornecedor ou distribuidor de chupetas, bicos, mamadeiras ou protetores de mamilo, não necessita de autorização de funcionamento concedida pela ANVISA ou registro de seus produtos nesta Agência, estando, entretanto, sujeito ao regime de vigilância sanitária, para os demais efeitos previstos na legislação sanitária.

4.3 A importação de chupetas, bicos, mamadeiras ou protetores de mamilo, dar-se-á através de licenciamento de importação no Sistema Integrado de Comércio Exterior - SISCOMEX, devendo a sua autorização de embarque no exterior, inspeção física para fins de verificação do cumprimento do disposto neste Regulamento, deferimento e liberação sanitária, ocorrer através da autoridade sanitária desta ANVISA, em exercício no local onde ocorrerá o desembaraço.

4.4 A interdição de produto de que trata esse regulamento, quando realizada por autoridade sanitária de unidade federada, deve ser imediatamente comunicada à ANVISA, a quem caberá, uma vez comprovado que o produto não cumpriu a requisito deste Regulamento, determinar a adoção das ações sanitárias aplicáveis ao fornecedor e seu produto, em todo o território nacional.

4.5 A verificação para constatar o cumprimento dos requisitos estabelecidos nesse regulamento técnico, deve ser efetuada pela autoridade sanitária, utilizando os resultados dos ensaios do produto realizados por laboratórios da Rede Brasileira de Laboratórios Analíticos em Saúde - REBLAS e a avaliação da conformidade do produto aos requisitos indicados no item 3 deste Regulamento, deve ser realizada no âmbito do Sistema Brasileiro de Avaliação da Conformidade - SBAC, quando regulamentada pelo Instituto Nacional de Metrologia, Normalização e Qualidade Industrial - INMETRO.

5. ROTULAGEM E INSTRUÇÕES DE USO

5.1 Rotulagem

5.1.1 É obrigatório a aplicação de rótulo na embalagem de chupeta, bico, mamadeira ou protetor de mamilo, o qual deve conter no mínimo as seguintes informações em língua portuguesa, com caracteres de altura não inferior a 1(um) milímetro:

(a) o nome do fabricante, importador ou distribuidor, conforme aplicável;

(b) a identificação do lote e data de fabricação;

(c) a apresentação do produto, conforme exigido pelo artigo 31 da Lei n 8078/90;

(d) as instruções necessárias e suficientes para uso correto, seguro e indicado do produto, incluindo as seguintes orientações:

I) antes de cada uso, colocar a chupeta, bico, mamadeira ou protetor de mamilo em água fervente por, pelo menos, 5 (cinco) minutos;

II) não colocar laços ou fitas para prender a chupeta no pescoço, pois há risco de estrangulamento;

III) antes de cada uso, examinar se a chupeta ou bico apresenta algum rasgo ou perfuração, descartando-o caso esteja danificado;

IV) o furo do bico já está na medida exata, não necessitando aumentá-lo sob risco de provocar asfixia;

V) para prevenir cáries dentárias, não mergulhar a chupeta ou bico em substâncias doces;

VI) não utilizar a mamadeira sem supervisão constante de um adulto;

VII) guardar a embalagem e/ou rótulo para eventuais consultas.

5.1.2 Caso as instruções indicadas no item 5.1.1 (d) não consigam ser incluídas no rótulo, por limitação de espaço físico, este deverá informar para "ver instruções de uso".

5.1.3 O rótulo das mamadeiras de vidro deve conter de forma destacada em sua face principal, a informação de "Atenção: Mamadeira de Vidro".

5.1.4 Os rótulos de chupeta, bico e mamadeira devem exibir no painel principal, ou nos demais painéis, em moldura, de forma legível, de fácil visualização, em cores contrastantes e em caracteres idênticos, em corpo, à designação de venda do produto, além de atender à legislação específica, a seguinte advertência:

"O Ministério da Saúde adverte:

- A criança que mama no peito não necessita de mamadeira, bico ou chupeta.

- O uso de mamadeira, bico ou chupeta prejudica a amamentação e seu uso prolongado, prejudica a dentição e a fala da criança".

5.1.5 Os rótulos de protetores de mamilo devem exibir no painel principal, ou nos demais painéis, em moldura, de forma legível, de fácil visualização, em cores contrastantes e em caracteres idênticos, em corpo, à designação de venda do produto, além de atender à legislação específica, a seguinte advertência:

"O Ministério da Saúde adverte:

- O uso de protetor de mamilo prejudica a amamentação".

5.1.6 Além do conteúdo indicado no item 5.1.1, o rótulo de chupeta, bico, mamadeira ou protetor de mamilo, pode conter outras informações, estando entretanto vedado incluir:

(a) Ilustrações, fotos ou imagens de crianças;

(b) quaisquer figuras, ilustrações ou personagens infantis que se assemelhem a lactentes e crianças de primeira infância, humanos ou não, que estejam utilizando, ou não, mamadeiras, bicos e chupetas;

(c) frases ou expressões que possam pôr em dúvida a capacidade das mães de amamentar seus filhos ou sugiram semelhança do produto com a mama ou mamilo;

(d) expressões ou denominações que identifiquem o produto como apropriado para uso infantil, tais como a palavra "baby" ou similares, exceto quando utilizadas como marca registrada da empresa ou do produto;

(e) informações que induzam o uso do produto baseado em falso conceito de vantagem ou segurança;

(f) a promoção do produto ou de outros produtos de que trata este Regulamento, pertencentes ao fornecedor ou outros fornecedores.

5.2 Instruções de Uso

5.2.1 As instruções de uso não necessitam acompanhar o produto, quando todas as informações sobre este, indicadas no item 5.1.1, estiverem impressas em seu rótulo.

5.2.2 Quando necessárias, as instruções de uso devem conter, no mínimo, as informações descritas nos itens 5.1.1 e 5.1.3, exceto a prevista no item 5.1.1(b) e observadas as orientações do item 5.1.6.

6. COMERCIALIZAÇÃO, DISTRIBUIÇÃO, DIVULGAÇÃO E PUBLICIDADE

6.1. É vedada a distribuição de amostra grátis em qualquer quantidade.

6.2 É vedada a promoção comercial de chupeta, bico, mamadeira ou protetor de mamilo, em quaisquer meios de comunicação, incluindo "merchandising", divulgação por meios eletrônicos, escritos, auditivos ou visuais, assim como estratégias promocionais para induzir vendas no varejo, tais como exposições especiais, cupons de descontos ou preço reduzido, prêmios, brindes, vendas vinculadas ou apresentações especiais.

Nota: a proibição de que trata este item, não inclui o fornecimento de material técnico-científico a profissionais de saúde.

6.3 São vedadas as doações ou vendas a preços reduzidos de chupetas, bicos, mamadeiras ou protetores de mamilo às pessoas físicas ou jurídicas, incluindo maternidades e outras instituições que prestam assistência a crianças, quer para uso das próprias instituições, quer para distribuição à clientela externa. A proibição de que trata este artigo não se aplica às doações destes produtos em situações de excepcional necessidade individual ou coletiva definida a critério da autoridade de saúde, sendo vedada qualquer propaganda dos produtos.

6.4 Todo material educativo e técnico-científico sobre chupetas, bicos, mamadeiras ou protetores de mamilo, além de atender às restrições indicadas nos itens 5.1.4 e 5.1.5 deste Regulamento, devem conter informações que destaquem:

(a) os benefícios e a superioridade da amamentação;

(b) os efeitos negativos do uso de chupetas, bicos, mamadeiras ou protetores de mamilo sobre a prática da amamentação e os possíveis riscos à saúde da criança, destacando-se alterações de crescimento e desenvolvimento crânio-oro-facial e das funções orais.

6.5 Os materiais educativos e técnico-científicos não poderão conter imagens, textos, ilustrações ou figuras, que recomendem ou possam induzir o uso de chupetas, bicos, mamadeiras ou protetores de mamilo.

6.6 Os materiais educativos que tratam de chupetas, bicos, mamadeiras ou protetores de mamilo não podem ser produzidos nem patrocinados pelos fornecedores e distribuidores destes produtos.

6.7 Os fornecedores e distribuidores de chupetas, bicos e mamadeiras somente poderão conceder patrocínios financeiros e materiais a entidades científicas, sendo vedado aos fornecedores e distribuidores de protetores de mamilo o patrocínio financeiro de qualquer entidade.

6.8 As entidades contempladas com o estímulo de que trata o item 6.7 têm a responsabilidade de zelar para que as empresas não façam promoção comercial de seus produtos nos eventos por elas patrocinados, autorizando somente a distribuição de material técnico-científico, conforme as disposições deste Regulamento.

6.9 Todos os eventos patrocinados deverão incluir nos materiais de divulgação a seguinte frase:

"Este evento recebeu patrocínio de empresas privadas de acordo com a Norma Brasileira de Comercialização de Alimentos para Lactentes e Crianças de Primeira Infância, Bicos, Chupetas e Mamadeiras".

7. DISPOSIÇÕES GERAIS

7.1 O fornecedor e distribuidor devem informar a todo o seu pessoal de comercialização, incluindo as agências de publicidade que contrata, sobre este Regulamento e suas responsabilidades no seu cumprimento.

7.2 Fornecedores, distribuidores, organizações governamentais e não-governamentais e, em particular, as de defesa do consumidor, instituições privadas de prestação de serviços de saúde ou de assistência social, bem como entidades comunitárias que congreguem profissionais ou pessoal de saúde, serão estimulados a colaborar com o sistema público de saúde para o cumprimento deste Regulamento.

ANEXO 3

DIÁRIO OFICIAL – Nº 150 – Seção 1, 6 de agosto de 2002
AGÊNCIA NACIONAL DE VIGILÂNCIA SANITÁRIA
Diretoria Colegiada

RESOLUÇÃO-RDC Nº 222, DE 5 DE AGOSTO DE 2002

A Diretoria Colegiada da Agência Nacional de Vigilância Sanitária, no uso da atribuição que lhe confere o art. 11 inciso IV do Regulamento da ANVISA aprovado pelo Decreto n.º 3.029, de 16 de abril de 1999, c/c o § 1º do art. 111 do Regimento Interno aprovado pela Portaria n.º 593, de 25 de agosto de 2000, republicada no DOU de 22 de dezembro de 2000, em reunião realizada em 31 de julho de 2002,

considerando a necessidade de constante aperfeiçoamento das ações de prevenção e controle sanitário na área de alimentos, visando à saúde da população;

as recomendações da Organização Mundial da Saúde/OMS e do Fundo das Nações Unidas para a Infância - UNICEF; a Declaração de Innocenti Sobre a Proteção, Promoção e Apoio ao Aleitamento Materno, aprovada em 1990 pela OMS/UNICEF; o Código Internacional de Comercialização de Substitutos do Leite Materno, aprovado pela Assembléia Mundial de Saúde de 1981 e demais Resoluções posteriores pertinentes;

os requisitos mínimos necessários para promover práticas saudáveis relacionadas a alimentação de lactentes e crianças de primeira infância;

o compromisso assumido pelo Governo Brasileiro na Reunião de Cúpula em Favor da Infância, realizada em Nova Iorque, em 1990, de promover, proteger e apoiar o aleitamento exclusivo, nos primeiros seis meses de vida, e continuado, até os dois anos ou mais de idade, após a introdução de novos alimentos;

o disposto na Lei nº 8.078, de 11 de setembro de 1990, sobre a proteção do consumidor,

adotou a seguinte Resolução de Diretoria Colegiada e eu, Diretor-Presidente, determino a sua publicação:

Art. 1º Aprovar o Regulamento Técnico para Promoção Comercial de Alimentos para Lactentes e Crianças de Primeira Infância, constante do anexo desta Resolução.

Art. 2º As empresas têm o prazo de 180 (cento e oitenta) dias a contar da data de publicação deste Regulamento para se adequarem ao mesmo.

Art. 3º O descumprimento aos termos desta Resolução constitui infração sanitária sujeita aos dispositivos da Lei n.º 6.437, de 20 de agosto de 1977 e demais disposições aplicáveis.

Art. 4º Esta Resolução entra em vigor na data de sua publicação.

GONZALO VECINA NETO

ANEXO

REGULAMENTO TÉCNICO PARA PROMOÇÃO COMERCIAL DOS ALIMENTOS PARA LACTENTES E CRIANÇAS DE PRIMEIRA INFÂNCIA

1. ALCANCE

1.1 Objetivo

Regulamentar a promoção comercial e as orientações de uso apropriado dos alimentos para lactentes e crianças de primeira infância.

1.2. Âmbito de Aplicação

O presente Regulamento aplica-se à promoção comercial e às orientações de uso dos seguintes produtos, fabricados no país e importados:

1.2.1. Fórmulas infantis para lactentes e fórmulas infantis de seguimento para lactentes;

1.2.2. Fórmulas infantis de seguimento para crianças de primeira infância;

1.2.3. Leites fluídos, leites em pó, leites em pó modificados, leites de diversas espécies animais e produtos de origem vegetal de mesma finalidade;

1.2.4. Alimentos de transição e alimentos à base de cereais indicados para lactentes e ou crianças de primeira infância, bem como outros alimentos ou bebidas à base de leite ou não quando comercializados ou de outra forma apresentados como apropriados para a alimentação de lactentes e crianças de primeira infância;

1.2.5. Fórmula de nutrientes apresentada e ou indicada para recém nascido de alto risco;

2. DEFINIÇÕES

2.1. Alimento substituto do leite materno e ou humano - qualquer alimento comercializado ou de alguma forma apresentado como um substituto parcial ou total do leite materno e ou humano.

2.2. Alimento de transição para lactentes e crianças de primeira infância - qualquer alimento industrializado para uso direto ou empregado em preparado caseiro, utilizado como complemento do leite materno ou fórmulas infantis introduzidos na alimentação de lactentes e crianças de primeira infância com o objetivo de promover uma adaptação progressiva aos alimentos comuns, e de tornar esta alimentação balanceada e adequada às suas necessidades, respeitando-se sua maturidade fisiológica e seu desenvolvimento neuropsicomotor.

2.3. Alimento à base de cereais para lactentes e crianças de primeira infância -qualquer alimento à base de cereais próprio para a alimentação de lactentes após os seis meses de idade e de crianças de primeira infância, respeitando-se sua maturidade fisiológica e seu desenvolvimento neuropsicomotor.

2.4. Amostra grátis - uma unidade de um produto fornecido gratuitamente, em uma única vez.

2.5. Apresentação especial - qualquer forma de apresentação do produto relacionada a promoção comercial, que objetive induzir a aquisição/venda, tais como embalagens promocionais, embalagens de fantasia, kits agregando outros produtos não abrangidos pelo Regulamento.

2.6. Autoridade fiscalizadora competente - o funcionário ou servidor do órgão competente do Governo Federal, Estadual, Municipal e do Distrito Federal de ações de Vigilância Sanitária e da Defesa do Consumidor e da Defesa da Criança.

2.7. Autoridade de saúde - gestor federal, estadual ou municipal de saúde.

2.8. Criança - indivíduo até 12 anos de idade incompletos.

2.9. Criança de primeira infância ou criança pequena - criança de 12 meses a 3 anos de idade.

2.10. Destaque - aquilo que ressalta uma advertência, frase ou texto. Quando feito por escrito, deverá, no mínimo, ter fonte igual ao texto informativo de maior letra, excluindo a marca, em caixa alta e em negrito. Quando auditivo, deverá ser feito de forma clara e audível.

2.11. Distribuidor - pessoa física, pessoa jurídica ou qualquer outra entidade no setor público ou privado, envolvido (direta ou indiretamente) na comercialização e ou importação em nível de atacado ou de varejo, de um produto dentro do escopo deste Regulamento.

2.12. Doação - fornecimento gratuito de um produto em quantidade superior à caracterizada como amostra.

2.13. Embalagem - é o recipiente, o pacote ou o envoltório destinado a garantir conservação e facilitar o transporte e manuseio dos produtos.

2.14. Exposição especial - qualquer forma de expor um produto de modo a destacá-lo e ou diferenciá-lo dos demais dentro de um estabelecimento comercial, tais como, mas não limitado a vitrine, ponta de gôndola, empilhamento de produtos em forma de pirâmide ou ilha, engradados e ornamentação de prateleiras.

2.15. Fabricante - empresa ou entidade privada ou estatal envolvida na fabricação de um produto dentro da abrangência deste Regulamento.

2.16. Fórmula infantil para lactente - é o produto em forma líquida ou em pó, destinado à alimentação de lactentes, até o sexto mês, sob prescrição, em substituição total ou parcial do leite materno ou humano, para satisfação das necessidades nutricionais deste grupo etário.

2.17. Fórmula infantil para necessidades dietoterápicas específicas - é aquela cuja composição foi alterada com o objetivo de atender às necessidades específicas decorrentes de alterações fisiológicas e ou patológicas temporárias ou permanentes.

2.18. Fórmula infantil de seguimento para lactentes - é o produto em forma líquida ou em pó utilizado, quando indicado, como substituto do leite materno ou humano a partir do sexto mês.

2.19. Fórmula infantil de seguimento para crianças de primeira infância - é o produto em forma líquida ou em pó utilizado como substituto do leite materno ou humano para crianças de primeira infância.

2.20. Fórmula de nutrientes para recém - nascidos de alto risco - Composto de nutrientes apresentado e ou indicado para a alimentação de recém-nascidos prematuros e ou de alto risco.

2.21. Importador - empresa ou entidade, pública ou privada, que proceda a importação de um produto dentro da abrangência deste Regulamento.

2.22. Kit - é o conjunto de produtos de marcas, formas ou tamanho diferentes em uma mesma embalagem.

2.23. Lactente - Criança até 1 ano de idade (de zero a 11 meses e 29 dias).

2.24. Leite em pó modificado - é o produto elaborado a partir de leite "in natura" ou de leite em pó integral, semidesnatado ou desnatado, ou pela combinação destes, conforme estabelecido em Regulamento Técnico específico.

2.25. Material educativo - todo o material escrito ou audiovisual destinado ao público em geral, tais como: folhetos, livros, artigos em periódico leigo, fitas cassete, fitas de vídeo, Internet e outras formas, que vise orientar sobre a adequada utilização de produtos destinados a lactentes e de crianças de primeira infância.

2.26. Material técnico científico - todo material elaborado com informações técnico-científicas comprovadas e referenciadas sobre produtos ou relacionadas ao domínio de conhecimento da nutrição e da pediatria, destinado a profissionais e pessoal de saúde.

2.27. Pessoal de comercialização - profissionais (vendedores, promotores, demonstradores ou representantes da empresa e de vendas) remunerados direta ou indiretamente pelos fabricantes e ou importadores dos produtos abrangidos por este Regulamento.

2.28. Promoção comercial - é o conjunto de atividades informativas e de persuasão, procedente de empresas responsáveis pela produção e ou manipulação, distribuição e comercialização, com o objetivo de induzir a aquisição/venda de um determinado produto. Incluem-se divulgação, por meios audiovisuais e visuais, contato direto ou indireto com profissionais de saúde e estudantes das profissões de saúde.

Exclui-se da presente definição contato direto e indireto com o profissional de saúde e estudantes das profissões de saúde para o fornecimento de material técnico - científico.

2.29. Recém-nascido de alto risco - é aquele que nasce prematuro de muito baixo peso (com menos de 34 semanas de idade gestacional) ou de muito baixo peso ao nascer (peso inferior a 1.500 gramas). Também é considerado recém-nascido de alto risco aquele que nasce e ou logo após o nascimento apresenta patologia que necessita de tratamento intensivo.

2.30. Rótulo - é toda inscrição, legenda, imagem ou toda matéria descritiva ou gráfica que esteja escrita, impressa, estampada, gravada, gravada em relevo ou litografada, colada ou fundida sobre o recipiente e ou sobre a embalagem do produto.

2.31. Sistema de saúde - complexo de órgãos e entidades do setor público e do setor privado, prestadores de serviços destinados à promoção, proteção e recuperação da saúde da população, inclusive reabilitação.

3. REFERÊNCIAS BIBLIOGRÁFICAS

3.1. BRASIL. Decreto-Lei nº 986, de 21/10/1969. Institui normas básicas de alimentos. Diário Oficial da União, Brasília, 21 out. 1968. Seção 1, pt.1.

3.2. BRASIL. Ministério da Indústria e Comércio. Ministério da Saúde. Ministério da Agricultura e Abastecimento. CISA. Resolução n.º 10, de 31/07/84. Diário Oficial da União, Brasília n.º Seção 1, pt 1.

3.3. BRASIL. Lei n.o 8.543, de 23 de dezembro de 1992. Determina a impressão de advertência em rótulos e embalagens de alimentos industrializados que contenham glúten.

3.4. BRASIL. Ministério da Saúde. Portaria n.º 29, de 14/01/1998. Regulamento Técnico referente à Alimentos para Fins Especiais. Diário Oficial da União, Brasília de 16/01/1998.

3.5. BRASIL. Ministério da Saúde. Portaria n.º 34, de 13/01/1998. Regulamento Técnico de Alimentos de Transição para Lactentes e Crianças de Primeira Infância. Diário Oficial da União, Brasília republicada em 15/04/1999. Seção 1, pt 1.

3.6. BRASIL. Ministério da Saúde. Portaria n.º 35, de 13/01/1998. Regulamento Técnico de Aditivos Intencionais de Alimentos de Transição para Lactentes e Crianças de Primeira Infância. Diário Oficial da União, Brasília de 16/01/1998.

3.7. BRASIL. Ministério da Saúde. Portaria n.º 36, de 13/01/1998. Regulamento Técnico de Alimentos à base de Cereais para Alimentação Infantil. Diário Oficial da União, Brasília, republicada em
15/04/1999.

3.8. BRASIL. Ministério da Saúde. Portaria n.º 37, de 13 de janeiro de 1998. Regulamento Técnico de Aditivos Intencionais de Alimentos à base de Cereais para Alimentação Infantil. Infância. Diário Oficial da União, Brasília de 15/01/1998.

3.9. BRASIL. Ministério da Saúde. Portaria n.º 977, de 05/12/1998. Regulamento Técnico para Fórmulas Infantis para Lactentes e de Segmento. Diário Oficial da União, Brasília, republicada em 15/04/1999. Seção 1, pt 1.

3.10. BRASIL. Ministério da Saúde. Portaria nº 42, de 14/01/1998. Regulamento Técnico referente à Rotulagem de Alimentos Embalados. Diário Oficial da União, Brasília, nº 11-E, p.12-15, 16 jan. 1998. Seção 1, pt. 1.

3.11. BRASIL. Ministério da Saúde. Agência Nacional de Vigilância Sanitária. Resolução RDC n.º 40, de 21/03/2001. Regulamento Técnico referente à Rotulagem Nutricional Obrigatória dos Alimentos e Bebidas Embalados. Diário Oficial da União, Brasília de 23 de março de 2001.

3.12. BRASIL. Ministério da Saúde. Portaria n.º 2051/GM, de 08/11/2001. Novos Critérios da Norma Brasileira de Comercialização de Alimentos para Lactentes e Crianças de Primeira Infância, Bicos, Chupetas e Mamadeiras. Diário Oficial da União, Brasília, n.º 215, p.44, 09 nov. 2001, Seção 1.

3.13. ORGANIZAÇÃO MUNDIAL DA SAÚDE. Código Internacional de Comercialização de Substitutos do Leite Materno. Genebra, 1981.

3.14. WORLD HEALTH ASSEMBLY. Resolução 33.32, Anexo 6. Genebra, 1980.

3.15. WORLD HEALTH ASSEMBLY. Resolução 33,1980 / REC/3, Páginas 67-95 e 200-204.Genebra, 1980.

3.16.OMS/UNICEF. Declaração de Innocenti. Florença, 1990.

3.17. WORLD HEALTH ASSEMBLY. Resolução 39.28. Genebra, 1996.

3.18. WORLD HEALTH ASSEMBLY. Resolução 49.15. Genebra, 1996.

3.19. WORLD HEALTH ASSEMBLY . Resolução 45.34. Genebra, 1992.

3.20. WORLD HEALTH ASSEMBLY . Resolução 39.28. Genebra, 1986.

3.21. WORLD HEALTH ASSEMBLY. Resolução 47.5. Genebra, 1994.

3.22. UNICEF. Conselho Executivo. Resolução 1991/22. Nova Iorque, 1991.

4. PRINCÍPIOS GERAIS

4.1. É vedada a promoção comercial dos produtos a que se refere os itens 1.2.1 e 1.2.5 em quaisquer meios de comunicação, incluindo merchandising, divulgação por meios eletrônicos, escritos, auditivos e visuais; estratégias promocionais para induzir vendas ao consumidor no varejo, tais como exposições especiais, cupons de descontos ou preço abaixo do custo, prêmios, brindes, vendas vinculadas a produtos não cobertos por este Regulamento e apresentações especiais.

4.2. A promoção comercial de alimentos infantis a que se refere os itens 1.2.2., 1.2.3. e 1.2.4. deve incluir, em caráter obrigatório e com destaque, a seguinte advertência visual e ou auditiva, de acordo com o meio de divulgação:

4.2.1. Para os itens 1.2.2. e 1.2.3., respectivamente:
"O Ministério da Saúde adverte:
O aleitamento materno evita infecções e alergias e é recomendado até os dois anos de idade ou mais."

4.2.2. Para o item 1.2.4.:
"O Ministério da Saúde adverte:
Após os seis meses de idade continue amamentando seu filho e ofereça novos alimentos."

4.3. É vedado, nas embalagens e ou rótulos de fórmula infantil para lactentes e fórmula infantil de seguimento para lactente:

4.3.1. Utilizar fotos, desenhos ou outras representações gráficas, que não sejam aquelas necessárias para ilustrar métodos de preparação ou uso do produto, entretanto é permitido o uso de marca do produto/ logomarca desde que não utilize imagem de lactente, criança pequena, ou outras figuras humanizadas;

4.3.2. Utilizar denominações ou frases como "leite humanizado", "leite maternizado", "substituto do leite materno" ou similares, com o intuito de sugerir forte semelhança do produto com o leite materno;

4.3.3. Utilizar frases ou expressões que possam por em dúvida a capacidade das mães de amamentarem seus filho;

4.3.4. Utilizar expressões ou denominações que tentam identificar o produto como apropriado para alimentação infantil, tais como a expressão "baby" ou similares;

4.3.5. Utilizar informações que possam induzir o uso dos produtos baseado em falso conceito de vantagem ou segurança;

4.3.6. Utilizar frases ou expressões que indique condições de saúde para os quais o produto possa ser utilizado;

4.3.7. Promover o produto ou outros produtos da mesma e ou de outras empresas.

4.4. Os rótulos dos produtos relacionados no item 4.3. devem exibir no painel principal ou demais painéis, em moldura, de forma legível, de fácil visualização, em cores contrastantes, em caracteres idênticos e em mesmo tamanho de letra da designação de venda do produto, além de atender os dispositivos previstos no Capítulo III do Decreto-Lei 986, de 21 de outubro de 1969 e na Resolução 10, de 31 de julho de 1984 da Comissão Interministerial de Indústria, Saúde e Agricultura - CISA, e no Regulamento Técnico Referente à Rotulagem de Alimentos Embalados, a seguinte advertência:

" O Ministério da Saúde adverte:

- Este produto só deve ser usado na alimentação de crianças menores de um ano com indicação expressa de médico ou nutricionista.

- O aleitamento materno evita infecções e alergias e fortalece o vínculo mãe e filho."

4.5. Nos rótulos dos produtos relacionados no item 4.3 deve constar ainda uma advertência sobre os riscos do preparo inadequado e instruções para a correta preparação do produto, incluindo medidas de higiene a serem observadas e a dosagem para diluição, quando for o caso.

4.6. É vedado nas embalagens e ou rótulos de fórmula infantil de seguimento para crianças de primeira infância:

4.6.1. Utilizar ilustrações, fotos ou imagens de lactente, crianças de primeira infância, personagens infantis ou quaisquer outras formas que se assemelhem a estas faixas etárias, humanos ou não, tais como frutas, legumes, animais e ou flores humanizados, entre outros, com a finalidade de induzir o uso do produto para estas faixas etárias;

4.6.2. Utilizar denominações ou frases como "leite humanizado", "leite maternizado", "substituto do leite materno" ou similares, com o intuito de sugerir forte semelhança do produto com o leite materno;

4.6.3. Utilizar frases ou expressões que possam por em dúvida a capacidade das mães de amamentarem seus filhos;

4.6.4. Utilizar expressões ou denominações que tentam identificar o produto como apropriado para alimentação de lactentes, tais como a expressão "baby" ou similares;

4.6.5. Utilizar informações que possam induzir o uso dos produtos baseado em falso conceito de vantagem ou segurança;

4.6.6. Utilizar marcas seqüenciais usadas nas fórmulas infantis de seguimento para lactentes;

4.6.7. Promover o produto ou outros produtos da mesma e ou de outras empresas, dentro da abrangência deste Regulamento.

4.7. Os rótulos dos produtos relacionados no item 4.6. devem exibir no painel principal ou demais painéis, em moldura, de forma legível, de fácil visualização, em cores contrastantes, em caracteres idênticos e em mesmo tamanho de letra da designação de venda do produto, além de atender os dispositivos previstos no Capítulo III do Decreto-Lei 986, de 21 de outubro de 1969 e na Resolução 10, de 31 de julho de 1984 da Comissão Interministerial de Indústria, Saúde e Agricultura CISA, e no Regulamento Técnico Referente à Rotulagem de Alimentos Embalados, a seguinte advertência:

"O Ministério da Saúde adverte:

- Este produto não deve ser usado para alimentar crianças menores de um ano."

- O aleitamento materno evita infecções e alergias e é recomendado até os dois anos de idade ou mais."

4.8. Nos rótulos dos produtos relacionados no item 4.6. deve constar ainda uma advertência sobre os riscos do preparo inadequado e instruções para a correta preparação do produto, incluindo medidas de higiene a serem observadas e a dosagem para a diluição, sem utilização de figura de mamadeira.

4.9. As embalagens e ou rótulos de fórmulas infantis para atender às necessidades dietoterápicas específicas devem conter informações sobre as características específicas do alimento, mas sem indicar condições de saúde para as quais o produto possa ser utilizado.

4.9.1. Aplica-se a estes produtos o disposto no item 4.3.

4.10. É vedado nas embalagens e ou rótulos de leites fluídos, leite em pó, leites em pó modificados, leites de diversas espécies animais e produtos de origem vegetal de mesma finalidade:

4.10.1. Utilizar ilustrações, fotos ou imagens de lactentes, crianças de primeira infância, personagens infantis ou quaisquer outras formas que se assemelhem a estas faixas etárias, humanos ou não, tais como frutas, legumes, animais e ou flores humanizados, entre outros, com a finalidade de induzir o uso do produto para estas faixas etárias;

4.10.2. Utilizar denominações ou frases como "leite humanizado", "leite maternizado", "substituto do leite materno" ou similares, com o intuito de sugerir forte semelhança do produto com o leite materno;

4.10.3. Utilizar frases ou expressões que possam por em dúvida a capacidade das mães de amamentarem seus filhos;

4.10.4. Utilizar expressões ou denominações que tentam identificar o produto como apropriado para alimentação infantil, tais como as expressões "baby", "primeiro crescimento" ou similares;

4.10.5. Utilizar informações que possam induzir o uso dos produtos baseado em falso conceito de vantagem ou segurança;

4.10.6. Promover o produto ou outros produtos da mesma e ou de outras empresas, dentro da abrangência deste Regulamento.

4.11. Os rótulos dos produtos relacionados no item 4.10. devem exibir no painel principal ou demais painéis, em moldura, de forma legível, de fácil visualização, em cores contrastantes, em caracteres

idênticos e em mesmo tamanho de letra da designação de venda do produto, além de atender os dispositivos previstos no Capítulo III do Decreto-Lei N.º 986, de 21 de outubro de 1969, na Resolução n.º 10, de 31 de julho de 1984 da Comissão Interministerial de Indústria, Saúde e Agricultura CISA e no Regulamento Técnico Referente à Rotulagem de Alimentos Embalados, as seguintes advertências:

4.11.1. Para leite desnatado e semi-desnatado com ou sem adição de nutrientes essenciais:

"O Ministério da Saúde adverte:

- Este produto não deve ser usado para alimentar crianças, salvo sob indicação expressa de médico ou nutricionista.

- O aleitamento materno evita infecções e alergias e é recomendado até os dois anos de idade ou mais."

4.11.2. Para leite integral, leites de diversas espécies animais e produtos de origem vegetal de mesma finalidade com ou sem adição de nutrientes e leites em pó modificados:

"O Ministério da Saúde adverte:

- Este produto não deve ser usado para alimentar crianças menores de um ano, salvo sob indicação expressa de médico ou nutricionista.

- O aleitamento materno evita infecções e alergias e é recomendado até os dois anos de idade ou mais."

4.12. É vedado nas embalagens e ou rótulos de alimentos de transição e alimentos à base de cereais indicados para lactentes e crianças de primeira infância; alimentos ou bebidas à base de leite ou não, quando comercializados ou de outra forma apresentados como apropriados para a alimentação de lactentes e crianças de primeira infância:

4.12.1. Utilizar ilustrações, fotos ou imagens de lactentes ou crianças de primeira infância;

4.12.2. Utilizar frases ou expressões que possam por em dúvida a capacidade das mães de amamentarem seus filhos;

4.12.3. Utilizar expressões ou denominações que tentam identificar o produto como apropriado para alimentação do lactente menor de seis meses, tais como a expressão "baby" ou similares;

4.12.4. Utilizar informações que possam induzir o uso dos produtos baseado em falso conceito de vantagem ou segurança;

4.12.5. Promover todas as fórmulas infantis, leites, produtos com base em leite e os cereais que possam ser administrados por mamadeira.

4.13. Deve constar do painel principal dos rótulos dos produtos relacionados no item 4.12. a idade a partir da qual poderá ser utilizado.

4.14. Os rótulos dos produtos relacionados no item 4.12. devem exibir no painel principal ou demais painéis, em moldura, de forma legível, de fácil visualização, em cores contrastantes, em caracteres idênticos e em mesmo tamanho de letra da designação de venda do produto, além, de atender a legislação específica, a seguinte advertência:

"O Ministério da Saúde adverte:

- Este produto não deve ser usado para crianças menores de 6 meses, salvo sob indicação expressa de médico ou nutricionista.

- O aleitamento materno evita infecções e alergias e é recomendado até os dois anos de idade ou mais. "

4.15. É vedado nas embalagens e ou rótulos de fórmula de nutrientes para recém-nascido de alto risco:

4.15.1. Utilizar fotos, desenhos ou outras representações gráficas, que não sejam aquelas necessárias para ilustrar métodos de preparação ou uso do produto, entretanto é permitido o uso de marca do produto/ logomarca desde que não utilize imagem de criança, ou outras figuras humanizadas;

4.15.2. Utilizar denominações ou frases como "fortificante do leite humano", "suplemento do leite humano", ou similares, com o intuito de sugerir que o leite humano é fraco ou que necessita ser suplementado, complementado ou enriquecido;

4.15.3. Utilizar frases ou expressões que possam por em dúvida a capacidade das mães de amamentarem seus filhos;

4.15.4. Utilizar expressões ou denominações que tentam identificar o produto como apropriado para alimentação infantil, tais como a expressão "baby" ou similares;

4.15.5. Utilizar informações que possam induzir o uso do produto baseado em falso conceito de vantagem ou segurança;

4.15.6. Promover o produto ou outros produtos da mesma e ou de outras empresas.

4.16. Deve constar, em destaque, no painel principal dos rótulos do produto relacionado no item 4.15. a seguinte frase : "Esse produto só deve ser usado na alimentação do recém-nascido de alto risco mediante prescrição médica para uso exclusivo em unidades hospitalares."

4.17. Os rótulos do produto relacionado no item 4.15. devem exibir no painel principal ou demais painéis, em moldura, de forma legível, de fácil visualização, em cores contrastantes, em caracteres idênticos e em mesmo tamanho de letra da designação de venda do produto, além de atender os dispositivos previstos no Capítulo III do Decreto-Lei 986, de 21 de outubro de 1969 e na Resolução 10, de 31 de julho de 1984 da Comissão Interministerial de Indústria, Saúde e Agricultura CISA, a seguinte advertência:

"O Ministério da Saúde adverte:

- O leite materno possui os nutrientes essenciais para o crescimento e desenvolvimento da criança nos primeiros anos de vida."

4.19. Nos rótulos do produto relacionado no item 4.15. deve constar ainda uma advertência sobre os riscos do preparo inadequado e instruções para a correta preparação do produto, incluindo medidas de higiene a serem observadas e a dosagem para a diluição, quando for o caso.

4.20. O produto relacionado no item 4.15. é restrito a uso hospitalar. Portanto é vedada a venda em farmácias e ou supermercados.

4.21. Todo o material educativo e técnico-científico, qualquer que seja a sua forma, que trate de alimentação de lactentes e crianças de primeira infância deve atender aos dispositivos deste Regulamento.

5. AMOSTRAS E DOAÇÕES

5.1. Os rótulos de amostras dos produtos abrangidos por este Regulamento devem conter no painel principal e em destaque, as seguintes frases: "Amostra grátis para avaliação profissional. Proibida a distribuição a mães, gestantes e familiares".

5.2. Os fabricantes, distribuidores e importadores só poderão fornecer amostras dos produtos relacionados nos itens 1.2.1, 1.2.2, 1.2.3 e 1.2.4 a pediatras e nutricionistas, quando do lançamento do produto, atendendo ao item 5.1.

5.3. Para efeito desse Regulamento, o lançamento nacional deverá ser feito no prazo máximo de 18 meses em todo território nacional.

5.4. É vedada a distribuição de amostra quando do relançamento do mesmo produto ou na mudança da marca do produto.

5.5. É vedada a distribuição de amostras de fórmula de nutrientes indicados para recém-nascidos de alto risco.

5.6. A amostra da fórmula infantil para lactentes e da fórmula infantil de seguimento para lactentes somente poderá ser fornecida uma única vez, quando do lançamento do produto, mediante solicitação prévia do profissional de saúde.

5.7. Os fabricantes, importadores e distribuidores dos produtos de que trata este Regulamento só poderão conceder patrocínios financeiros e ou materiais às entidades científicas, ou associativas de pediatras e de nutricionistas, que sejam reconhecidas nacionalmente, ficando, portanto, vedadas todas e quaisquer formas de concessão de estímulos a pessoas físicas.

5.8. As entidades contempladas com estímulo têm a responsabilidade de zelar para que as empresas não façam promoção comercial de seus produtos nos eventos por elas patrocinados, autorizando somente a distribuição de material técnico-científico, conforme as disposições deste Regulamento.

5.9. Todos os eventos patrocinados deverão incluir nos materiais de divulgação a seguinte frase:

"Este evento recebeu patrocínio de empresas privadas de acordo com a Norma Brasileira de Comercialização de Alimentos para Lactentes e Crianças de Primeira Infância, Bicos, Chupetas e Mamadeiras".

5.10. Ficam proibidas as doações ou vendas a preços reduzidos dos produtos abrangidos por este Regulamento com fins promocionais às maternidades e outras instituições que prestam assistência a crianças, quer para uso da própria instituição, quer para distribuição à clientela externa.

5.11. A proibição de que trata este artigo não se aplica às doações ou vendas a preços reduzidos em situações de excepcional necessidade individual ou coletiva, a critério da autoridade de saúde. Nestas situações, deverá ser garantido que as provisões tenham continuidade enquanto os lactentes em questão dela necessitarem. É permitida a impressão do nome e do logotipo do doador, mas vedada qualquer propaganda dos produtos.

5.12. A doação para fins de pesquisa só pode ser feita mediante a aprovação de Protocolo do Comitê de Ética em Pesquisa da instituição a que o profissional estiver vinculado, atendendo aos dispositivos da Resolução 01/88 do Conselho Nacional de Saúde que aprova as Normas de

Pesquisa em Saúde, e da Resolução 196/96 do Conselho Nacional de Saúde que aprova as diretrizes e normas regulamentadoras de pesquisa envolvendo seres humanos.

5.13. O produto objeto de doação para pesquisa deverá conter, como identificação, no painel principal e com destaque, a frase: "Doação para pesquisa de acordo com legislação em vigor".

6. DISPOSIÇÕES GERAIS

6.1. Compete aos órgãos do Sistema Único de Saúde, sob orientação nacional do Ministério da Saúde, a divulgação, aplicação e vigilância do cumprimento deste Regulamento.

6.2. O Ministério da Saúde, as Secretarias Estaduais de Saúde e órgãos equivalentes ao nível municipal, sempre que necessário, acionarão outras entidades governamentais para melhor cumprimento do disposto neste Regulamento.

6.3. Fabricantes, distribuidores e importadores, organizações governamentais e não-governamentais e, em particular, as de defesa do consumidor, instituições privadas de prestação de serviço de saúde ou de assistência social bem como entidades comunitárias que congreguem profissionais ou pessoal de saúde, serão estimulados a colaborar com o sistema público de saúde para o cumprimento deste Regulamento.

6.4. Os fabricantes devem informar todo o seu pessoal de comercialização, incluindo as agências de publicidade que contratam, sobre este Regulamento e as responsabilidades no seu cumprimento.

6.5. As penalidades pelo não cumprimento deste Regulamento serão aplicadas de forma progressiva, de acordo com a gravidade e freqüência da infração. Aplicam-se aos infratores as sanções previstas na Lei 6437, de 20 de agosto de 1977.

DIÁRIO OFICIAL – Ano CXLIII – nº 3 – 4 de janeiro de 2006
ATOS DO PODER LEGISLATIVO

LEI Nº 11.265, DE 3 DE JANEIRO DE 2006

Regulamenta a comercialização de alimentos para lactentes e crianças de primeira infância e também a de produtos de puericultura correlatos.

O PRESIDENTE DA REPÚBLICA

Faço saber que o Congresso Nacional decreta e eu sanciono a seguinte Lei:

CAPÍTULO I

DISPOSIÇÕES PRELIMINARES

Art. 1º O objetivo desta Lei é contribuir para a adequada nutrição dos lactentes e das crianças de primeira infância por meio dos seguintes meios:

I - regulamentação da promoção comercial e do uso apropriado dos alimentos para lactentes e crianças de primeira infância, bem como do uso de mamadeiras, bicos e chupetas;

II - proteção e incentivo ao aleitamento materno exclusivo nos primeiros 6 (seis) meses de idade; e

III - proteção e incentivo à continuidade do aleitamento materno até os 2 (dois) anos de idade após a introdução de novos alimentos na dieta dos lactentes e das crianças de primeira infância.

Art. 2º Esta Lei se aplica à comercialização e às práticas correlatas, à qualidade e às informações de uso dos seguintes produtos, fabricados no País ou importados:

I - fórmulas infantis para lactentes e fórmulas infantis de seguimento para lactentes;

II - fórmulas infantis de seguimento para crianças de primeira infância;

III - leites fluidos, leites em pó, leites modificados e similares de origem vegetal;

IV - alimentos de transição e alimentos à base de cereais indicados para lactentes ou crianças de primeira infância, bem como outros alimentos ou bebidas à base de leite ou não, quando comercializados ou de outra forma apresentados como apropriados para a alimentação de lactentes e crianças de primeira infância;

V - fórmula de nutrientes apresentada ou indicada para recém-nascido de alto risco;

VI - mamadeiras, bicos e chupetas.

Art. 3º Para os efeitos desta Lei, adotam-se as seguintes definições:

I - alimentos substitutos do leite materno ou humano: qualquer alimento comercializado ou de alguma forma apresentado como um substituto parcial ou total do leite materno ou humano;

II - alimento de transição para lactentes e crianças de primeira infância ou alimento complementar: qualquer alimento industrializado para uso direto ou empregado em preparado caseiro, utilizado como complemento do leite materno ou de fórmulas infantis, introduzido na alimentação de lactentes e crianças de primeira infância com o objetivo de promover uma adaptação progressiva aos alimentos comuns e propiciar uma alimentação balanceada e adequada às suas necessidades, respeitando-se sua maturidade fisiológica e seu desenvolvimento neuropsicomotor;

III - alimento à base de cereais para lactentes e crianças de primeira infância: qualquer alimento à base de cereais próprio para a alimentação de lactentes após o 6º (sexto) mês e de crianças de primeira infância, respeitando-se sua maturidade fisiológica e seu desenvolvimento neuropsicomotor;

IV - amostra: 1 (uma) unidade de um produto fornecida gratuitamente, por 1 (uma) única vez;

V - apresentação especial: qualquer forma de apresentação do produto relacionada à promoção comercial que tenha por finalidade induzir a aquisição ou venda, tais como embalagens promocionais, embalagens de fantasia ou conjuntos que agreguem outros produtos não abrangidos por esta Lei;

VI - bico: objeto apresentado ou indicado para o processo de sucção nutritiva da criança com a finalidade de administrar ou veicular alimentos ou líquidos;

VII - criança: indivíduo até 12 (doze) anos de idade incompletos;

VIII - criança de primeira infância ou criança pequena: criança de 12 (doze) meses a 3 (três) anos de idade;

IX - chupeta: bico artificial destinado à sucção sem a finalidade de administrar alimentos, medicamentos ou líquidos;

X - destaque: mensagem gráfica ou sonora que visa a ressaltar determinada advertência, frase ou texto;

XI - doação: fornecimento gratuito de um produto em quantidade superior à caracterizada como amostra;

XII - distribuidor: pessoa física, pessoa jurídica ou qualquer outra entidade no setor público ou privado envolvida, direta ou indiretamente, na comercialização ou importação, por atacado ou no varejo, de um produto contemplado nesta Lei;

XIII - **kit**: é o conjunto de produtos de marcas, formas ou tamanhos diferentes em uma mesma embalagem;

XIV - exposição especial: qualquer forma de expor um produto de modo a destacá-lo dos demais, no âmbito de um estabelecimento comercial, tais como vitrine, ponta de gôndola, empilhamento de produtos em forma de pirâmide ou ilha, engradados, ornamentação de prateleiras e outras definidas em regulamento;

XV - embalagem: é o recipiente, o pacote ou o envoltório destinado a garantir a conservação e a facilitar o transporte e manuseio dos produtos;

XVI - importador: empresa ou entidade privada que pratique a importação de qualquer produto abrangido por esta Lei;

XVII - fabricante: empresa ou entidade privada ou estatal envolvida na fabricação de qualquer produto objeto desta Lei;

XVIII - fórmula infantil para lactentes: é o produto em forma líquida ou em pó destinado à alimentação de lactentes até o 6º (sexto) mês, sob prescrição, em substituição total ou parcial do leite materno ou humano, para satisfação das necessidades nutricionais desse grupo etário;

XIX - fórmula infantil para necessidades dietoterápicas específicas: aquela cuja composição foi alterada com o objetivo de atender às necessidades específicas decorrentes de alterações fisiológicas ou patológicas temporárias ou permanentes e que não esteja amparada pelo regulamento técnico específico de fórmulas infantis;

XX - fórmula infantil de seguimento para lactentes: produto em forma líquida ou em pó utilizado, por indicação de profissional qualificado, como substituto do leite materno ou humano, a partir do 6º (sexto) mês;

XXI - fórmula infantil de seguimento para crianças de primeira infância: produto em forma líquida ou em pó utilizado como substituto do leite materno ou humano para crianças de primeira infância;

XXII - lactente: criança com idade até 11 (onze) meses e 29 (vinte e nove) dias;

XXIII - leite modificado: aquele que como tal for classificado pelo órgão competente do poder público;

XXIV - material educativo: todo material escrito ou audiovisual destinado ao público em geral que vise a orientar sobre a adequada utilização de produtos destinados a lactentes e crianças de primeira infância, tais como folhetos, livros, artigos em periódico leigo, fitas cassetes, fitas de vídeo, sistema eletrônico de informações e outros;

XXV - material técnico-científico: todo material elaborado com informações comprovadas sobre produtos ou relacionadas ao domínio de conhecimento da nutrição e da pediatria destinado a profissionais e pessoal de saúde;

XXVI - representantes comerciais: profissionais (vendedores, promotores, demonstradores ou representantes da empresa e de vendas) remunerados, direta ou indiretamente, pelos fabricantes, fornecedores ou importadores dos produtos abrangidos por esta Lei;

XXVII - promoção comercial: o conjunto de atividades informativas e de persuasão procedente de empresas responsáveis pela produção ou manipulação, distribuição e comercialização com o objetivo de induzir a aquisição ou venda de um determinado produto;

XXVIII - (VETADO)

XXIX - rótulo: toda descrição efetuada na superfície do recipiente ou embalagem do produto, conforme dispuser o regulamento;

XXX - fórmula de nutrientes para recém-nascidos de alto risco: composto de nutrientes apresentado ou indicado para suplementar a alimentação de recém-nascidos prematuros ou de alto risco.

CAPÍTULO II
DO COMÉRCIO E DA PUBLICIDADE

Art. 4º É vedada a promoção comercial dos produtos a que se referem os incisos I, V e VI do **caput** do art. 2º desta Lei, em quaisquer meios de comunicação, conforme se dispuser em regulamento.

Parágrafo único. (VETADO)

Art. 5º A promoção comercial de alimentos infantis referidos nos incisos II, III e IV do **caput** do art. 2º desta Lei deverá incluir, em caráter obrigatório, o seguinte destaque, visual ou auditivo, consoante o meio de divulgação:

I - para produtos referidos nos incisos II e III do **caput** do art. 2º desta Lei os dizeres "O Ministério da Saúde informa: o aleitamento materno evita infecções e alergias e é recomendado até os 2 (dois) anos de idade ou mais";

II - para produtos referidos no inciso IV do **caput** do art. 2º desta Lei os dizeres "O Ministério da Saúde informa: após os 6 (seis) meses de idade continue amamentando seu filho e ofereça novos alimentos".

Art. 6º Não é permitida a atuação de representantes comerciais nas unidades de saúde, salvo para a comunicação de aspectos técnicocientíficos dos produtos aos médicos-pediatras e nutricionistas.

Parágrafo único. Constitui dever do fabricante, distribuidor ou importador informar seus representantes comerciais e as agências de publicidade contratadas acerca do conteúdo desta Lei.

Art. 7º Os fabricantes, distribuidores e importadores somente poderão fornecer amostras dos produtos referidos nos incisos I a IV do **caput** do art. 2º desta Lei a médicos-pediatras e nutricionistas por ocasião do lançamento do produto, de forma a atender ao art. 15 desta Lei.

§ 1º Para os efeitos desta Lei, o lançamento nacional deverá ser feito no prazo máximo de 18 (dezoito) meses, em todo o território brasileiro.

§ 2º É vedada a distribuição de amostra, por ocasião do relançamento do produto ou da mudança de marca do produto, sem modificação significativa na sua composição nutricional.

§ 3º É vedada a distribuição de amostras de mamadeiras, bicos, chupetas e suplementos nutricionais indicados para recém-nascidos de alto risco.

§ 4º A amostra de fórmula infantil para lactentes deverá ser acompanhada de protocolo de entrega da empresa, com cópia para o pediatra ou nutricionista.

Art. 8º Os fabricantes, importadores e distribuidores dos produtos de que trata esta Lei somente poderão conceder patrocínios financeiros ou materiais às entidades científicas de ensino e pesquisa ou às entidades associativas de pediatras e de nutricionistas reconhecidas nacionalmente, vedada toda e qualquer forma de patrocínio a pessoas físicas.

§ 1º As entidades beneficiadas zelarão para que as empresas não realizem promoção comercial de seus produtos nos eventos por elas patrocinados e limitem-se à distribuição de material técnico-científico.

§ 2º Todos os eventos patrocinados deverão incluir nos materiais de divulgação o destaque "Este evento recebeu patrocínio de empresas privadas, em conformidade com a Lei no 11.265, de 3 de janeiro de 2006".

Art. 9º São proibidas as doações ou vendas a preços reduzidos dos produtos abrangidos por esta Lei às maternidades e instituições que prestem assistência a crianças.

§ 1º A proibição de que trata este artigo não se aplica às doações ou vendas a preços reduzidos em situações de excepcional necessidade individual ou coletiva, a critério da autoridade fiscalizadora competente.

§ 2º Nos casos previstos no § 1º deste artigo garantir-se-á que as provisões sejam contínuas no período em que o lactente delas necessitar.

§ 3º Permitir-se-á a impressão do nome e do logotipo do doador, vedada qualquer publicidade dos produtos.

§ 4º A doação para fins de pesquisa somente será permitida mediante a apresentação de protocolo aprovado pelo Comitê de Ética em Pesquisa da instituição a que o profissional estiver vinculado, observados os regulamentos editados pelos órgãos competentes.

§ 5º O produto objeto de doação para pesquisa deverá conter, como identificação, no painel frontal e com destaque, a expressão "Doação para pesquisa, de acordo com a legislação em vigor".

CAPÍTULO III
DA ROTULAGEM

Art. 10. É vedado, nas embalagens ou rótulos de fórmula infantil para lactentes e fórmula infantil de seguimento para lactentes:

I - utilizar fotos, desenhos ou outras representações gráficas que não sejam aquelas necessárias para ilustrar métodos de preparação ou uso do produto, exceto o uso de marca ou logomarca desde que essa não utilize imagem de lactente, criança pequena ou outras figuras humanizadas;

II - utilizar denominações ou frases com o intuito de sugerir forte semelhança do produto com o leite materno, conforme disposto em regulamento;

III - utilizar frases ou expressões que induzam dúvida quanto à capacidade das mães de amamentarem seus filhos;

IV - utilizar expressões ou denominações que identifiquem o produto como mais adequado à alimentação infantil, conforme disposto em regulamento;

V - utilizar informações que possam induzir o uso dos produtos em virtude de falso conceito de vantagem ou segurança;

VI - utilizar frases ou expressões que indiquem as condições de saúde para as quais o produto seja adequado;

VII - promover os produtos da empresa fabricante ou de outros estabelecimentos.

§ 1º Os rótulos desses produtos exibirão no painel principal, de forma legível e de fácil visualização, conforme disposto em regulamento, o seguinte destaque: "O Ministério da Saúde adverte: Este produto só deve ser usado na alimentação de crianças menores de 1 (um) ano de idade, com indicação expressa de médico ou nutricionista. O aleitamento materno evita infecções e alergias e fortalece o vínculo mãe-filho".

§ 2º Os rótulos desses produtos exibirão um destaque sobre os riscos do preparo inadequado e instruções para a correta preparação do produto, inclusive medidas de higiene a serem observadas e dosagem para diluição, quando for o caso.

Art. 11. É vedado, nas embalagens ou rótulos de fórmula infantil de seguimento para crianças de primeira infância:

I - utilizar fotos, desenhos ou outras representações gráficas que não sejam aquelas necessárias para ilustrar métodos de preparação ou uso do produto, exceto o uso de marca ou logomarca desde que essa não utilize imagem de lactente, criança pequena ou outras figuras humanizadas, conforme disposto em regulamento;

II - utilizar denominações ou frases com o intuito de sugerir forte semelhança do produto com o leite materno, conforme disposto em regulamento;

III - utilizar frases ou expressões que induzam dúvida quanto à capacidade das mães de amamentarem seus filhos;

IV - utilizar expressões ou denominações que identifiquem o produto como mais adequado à alimentação infantil, conforme disposto em regulamento;

V - utilizar informações que possam induzir o uso dos produtos em virtude de falso conceito de vantagem ou segurança;

VI - utilizar marcas seqüenciais presentes nas fórmulas infantis de seguimento para lactentes;

VII - promover os produtos da empresa fabricante ou de outros estabelecimentos.

§ 1º Os rótulos desses produtos exibirão no painel principal, de forma legível e de fácil visualização, o seguinte destaque: "O Ministério da Saúde adverte: Este produto não deve ser usado para alimentar crianças menores de 1 (um) ano de idade. O aleitamento materno evita infecções e alergias e é recomendado até os 2 (dois) anos de idade ou mais".

§ 2º Os rótulos desses produtos exibirão um destaque para advertir sobre os riscos do preparo inadequado e instruções para a correta preparação do produto, inclusive medidas de higiene a serem observadas e dosagem para a diluição, vedada a utilização de figuras de mamadeira.

Art. 12. As embalagens ou rótulos de fórmulas infantis para atender às necessidades dietoterápicas específicas exibirão informações sobre as características específicas do alimento, vedada a indicação de condições de saúde para as quais o produto possa ser utilizado.

Parágrafo único. Aplica-se a esses produtos o disposto no art. 8º desta Lei.

Art. 13. É vedado, nas embalagens ou rótulos de leites fluidos, leites em pó, leites modificados e similares de origem vegetal:

I - utilizar fotos, desenhos ou outras representações gráficas que não sejam aquelas necessárias para ilustrar métodos de preparação ou uso do produto, exceto o uso de marca ou logomarca desde que essa não utilize imagem de lactente, criança pequena ou outras figuras humanizadas ou induzam ao uso do produto para essas faixas etárias;

II - utilizar denominações ou frases com o intuito de sugerir forte semelhança do produto com o leite materno, conforme disposto em regulamento;

III - utilizar frases ou expressões que induzam dúvida quanto à capacidade das mães de amamentarem seus filhos;

IV - utilizar expressões ou denominações que identifiquem o produto como mais adequado à alimentação infantil, conforme disposto em regulamento;

V - utilizar informações que possam induzir o uso dos produtos em virtude de falso conceito de vantagem ou segurança;

VI - promover os produtos da empresa fabricante ou de outros estabelecimentos que se destinem a lactentes.

§ 1º Os rótulos desses produtos exibirão no painel principal, de forma legível e de fácil visualização, conforme disposto em regulamento, o seguinte destaque:

I - leite desnatado e semidesnatado, com ou sem adição de nutrientes essenciais: "O Ministério da Saúde adverte: Este produto não deve ser usado para alimentar crianças, a não ser por indicação expressa de médico ou nutricionista. O aleitamento materno evita infecções e alergias e é recomendado até os 2 (dois) anos de idade ou mais";

II - leite integral e similares de origem vegetal ou misto, enriquecido ou não: "O Ministério da Saúde adverte: Este produto não deve ser usado para alimentar crianças menores de 1 (um) ano de idade, a não ser por indicação expressa de médico ou nutricionista. O aleitamento materno evita infecções e alergias e deve ser mantido até a criança completar 2 (dois) anos de idade ou mais";

III - leite modificado de origem animal ou vegetal: "O Ministério da Saúde adverte: Este produto não deve ser usado para alimentar crianças menores de 1 (um) ano de idade. O aleitamento materno evita infecções e alergias e é recomendado até os 2 (dois) anos de idade ou mais".

§ 2º É vedada a indicação, por qualquer meio, de leites condensados e aromatizados para a alimentação de lactentes e de crianças de primeira infância.

Art. 14. As embalagens ou rótulos de alimentos de transição e alimentos à base de cereais indicados para lactentes e crianças de primeira infância e de alimentos ou bebidas à base de leite ou não, quando comercializados ou apresentados como apropriados para a alimentação de lactentes e crianças de primeira infância, não poderão:

I - utilizar ilustrações, fotos ou imagens de lactentes ou crianças de primeira infância;

II - utilizar frases ou expressões que induzam dúvida quanto à capacidade das mães de amamentarem seus filhos;

III - utilizar expressões ou denominações que induzam à identificação do produto como apropriado ou preferencial para a alimentação de lactente menor de 6 (seis) meses de idade;

IV - utilizar informações que possam induzir o uso dos produtos baseado em falso conceito de vantagem ou segurança;

V - promover as fórmulas infantis, leites, produtos com base em leite e os cereais que possam ser administrados por mamadeira.

§ 1º Constará do painel frontal dos rótulos desses produtos a idade a partir da qual eles poderão ser utilizados.

§ 2º Os rótulos desses produtos exibirão no painel principal, de forma legível e de fácil visualização, conforme disposto em regulamento, o seguinte destaque: "O Ministério da Saúde adverte: Este produto não deve ser usado para crianças menores de 6 (seis) meses de idade, a não ser por indicação expressa de médico ou nutricionista. O aleitamento materno evita infecções e alergias e é recomendado até os 2 (dois) anos de idade ou mais".

Art. 15. Relativamente às embalagens ou rótulos de fórmula de nutrientes para recém-nascido de alto risco, é vedado:

I - utilizar fotos, desenhos ou outras representações gráficas que não sejam aquelas necessárias para ilustrar métodos de preparação ou uso do produto, exceto o uso de marca ou logomarca desde que essa não utilize imagem de lactente, criança pequena ou outras figuras humanizadas;

II - utilizar denominações ou frases sugestivas de que o leite materno necessite de complementos, suplementos ou de enriquecimento;

III - utilizar frases ou expressões que induzam dúvida quanto à capacidade das mães de amamentarem seus filhos;

IV - utilizar expressões ou denominações que identifiquem o produto como mais adequado à alimentação infantil, conforme disposto em regulamento;

V - utilizar informações que possam induzir o uso dos produtos em virtude de falso conceito de vantagem ou segurança;

VI - promover os produtos da empresa fabricante ou de outros estabelecimentos.

§ 1º O painel frontal dos rótulos desses produtos exibirá o seguinte destaque: "Este produto somente deve ser usado para suplementar a alimentação do recém-nascido de alto risco mediante prescrição médica e para uso exclusivo em unidades hospitalares".

§ 2º Os rótulos desses produtos exibirão no painel principal, de forma legível e de fácil visualização, conforme disposto em regulamento, o seguinte destaque: "O Ministério da Saúde adverte: O leite materno possui os nutrientes essenciais para o crescimento e desenvolvimento da criança nos primeiros anos de vida".

§ 3º Os rótulos desses produtos exibirão um destaque para advertir sobre os riscos do preparo inadequado e instruções para a sua correta preparação, inclusive medidas de higiene a serem observadas e a dosagem para a diluição, quando for o caso.

§ 4º O produto referido no **caput** deste artigo é de uso hospitalar exclusivo, vedada sua comercialização fora do âmbito dos serviços de saúde.

Art. 16. Com referência às embalagens ou rótulos de mamadeiras, bicos e chupetas, é vedado:

I - utilizar fotos, imagens de crianças ou ilustrações humanizadas;

II - utilizar frases ou expressões que induzam dúvida quanto à capacidade das mães de amamentarem seus filhos;

III - utilizar frases, expressões ou ilustrações que possam sugerir semelhança desses produtos com a mama ou o mamilo;

IV - utilizar expressões ou denominações que identifiquem o produto como apropriado para o uso infantil, conforme disposto em regulamento;

V - utilizar informações que possam induzir o uso dos produtos baseado em falso conceito de vantagem ou segurança;

VI - promover o produto da empresa fabricante ou de outros estabelecimentos.

§ 1º Os rótulos desses produtos deverão exibir no painel principal, conforme disposto em regulamento, o seguinte destaque: "O Ministério da Saúde adverte: A criança que mama no peito não necessita de mamadeira, bico ou chupeta. O uso de mamadeira, bico ou chupeta prejudica o aleitamento materno".

§ 2º É obrigatório o uso de embalagens e rótulos em mamadeiras, bicos ou chupetas.

Art. 17. Os rótulos de amostras dos produtos abrangidos por esta Lei exibirão, no painel frontal: "Amostra grátis para avaliação profissional. Proibida a distribuição a mães, gestantes e familiares".

CAPÍTULO IV

DA EDUCAÇÃO E INFORMAÇÃO AO PÚBLICO

Art. 18. Os órgãos públicos da área de saúde, educação e pesquisa e as entidades associativas de médicos-pediatras e nutricionistas participarão do processo de divulgação das informações sobre a alimentação dos lactentes e de crianças de primeira infância, estendendo-se essa responsabilidade ao âmbito de formação e capacitação de recursos humanos.

Art. 19. Todo material educativo e técnico-científico, qualquer que seja a sua forma, que trate de alimentação de lactentes e de crianças de primeira infância atenderá aos dispositivos desta Lei e incluirá informações explícitas sobre os seguintes itens:

I - os benefícios e a superioridade da amamentação;

II - a orientação sobre a alimentação adequada da gestante e da nutriz, com ênfase no preparo para o início e a manutenção do aleitamento materno até 2 (dois) anos de idade ou mais;

III - os efeitos negativos do uso de mamadeira, bico ou chupeta sobre o aleitamento natural, particularmente no que se refere às dificuldades para o retorno à amamentação e aos inconvenientes inerentes ao preparo dos alimentos e à higienização desses produtos;

IV - as implicações econômicas da opção pelos alimentos usados em substituição ao leite materno ou humano, ademais dos prejuízos causados à saúde do lactente pelo uso desnecessário ou inadequado de alimentos artificiais;

V - a relevância do desenvolvimento de hábitos educativos e culturais reforçadores da utilização dos alimentos constitutivos da dieta familiar.

§ 1º Os materiais educativos e técnico-científicos não conterão imagens ou textos, incluídos os de profissionais e autoridades de saúde, que recomendem ou possam induzir o uso de chupetas, bicos ou mamadeiras ou o uso de outros alimentos substitutivos do leite materno.

§ 2º Os materiais educativos que tratam da alimentação de lactentes não poderão ser produzidos ou patrocinados por distribuidores, fornecedores, importadores ou fabricantes de produtos abrangidos por esta Lei.

Art. 20. As instituições responsáveis pela formação e capacitação de profissionais de saúde incluirão a divulgação e as estratégias de cumprimento desta Lei como parte do conteúdo programático das disciplinas que abordem a alimentação infantil.

Art. 21. Constitui competência prioritária dos profissionais de saúde estimular e divulgar a prática do aleitamento materno exclusivo até os 6 (seis) meses e continuado até os 2 (dois) anos de idade ou mais.

Art. 22. As instituições responsáveis pelo ensino fundamental e médio promoverão a divulgação desta Lei.

CAPÍTULO V
DISPOSIÇÕES GERAIS

Art. 23. Compete aos órgãos públicos, sob a orientação do gestor nacional de saúde, a divulgação, aplicação, vigilância e fiscalização do cumprimento desta Lei.

Parágrafo único. Os órgãos competentes do poder público, em todas as suas esferas, trabalharão em conjunto com as entidades da sociedade civil, com vistas na divulgação e no cumprimento dos dispositivos desta Lei.

Art. 24. Os alimentos para lactentes atenderão aos padrões de qualidade dispostos em regulamento.

Art. 25. As mamadeiras, bicos e chupetas não conterão mais de 10 (dez) partes por bilhão de quaisquer N-nitrosaminas e, de todas essas substâncias em conjunto, mais de 20 (vinte) partes por bilhão.

§ 1º O órgão competente do poder público estabelecerá, sempre que necessário, a proibição ou a restrição de outras substâncias consideradas danosas à saúde do público-alvo desta Lei.

§ 2º As disposições deste artigo entrarão em vigor imediatamente após o credenciamento de laboratórios pelo órgão competente.

Art. 26. Os fabricantes, importadores e distribuidores de alimentos terão o prazo de 12 (doze) meses, contado a partir da publicação desta Lei, para implementar as alterações e adaptações necessárias ao seu fiel cumprimento.

Parágrafo único. Relativamente aos fabricantes, importadores e distribuidores de bicos, chupetas e mamadeiras, o prazo referido no **caput** deste artigo será de 18 (dezoito) meses.

Art. 27. O órgão competente do poder público, no âmbito nacional, estabelecerá, quando oportuno e necessário, novas categorias de produtos e regulamentará sua produção, comercialização e publicidade, com a finalidade de fazer cumprir o objetivo estabelecido no **caput** do art. 1º desta Lei.

Art. 28. As infrações aos dispositivos desta Lei sujeitam-se às penalidades previstas na Lei no 6.437, de 20 de agosto de 1977.

Parágrafo único. Com vistas no cumprimento dos objetivos desta Lei, aplicam-se, no que couber, as disposições da Lei no 8.078, de 11 de setembro de 1990, e suas alterações, do Decreto-Lei no 986, de 21 de outubro de 1969, da Lei no 8.069, de 13 de julho de 1990, e dos demais regulamentos editados pelos órgãos competentes do poder público.

Art. 29. Esta Lei será regulamentada pelo Poder Executivo.

Art. 30. Esta Lei entra em vigor na data de sua publicação.

Brasília, 3 de janeiro de 2006; 185º da Independência e 118º da República.

LUIZ INÁCIO LULA DA SILVA
Luiz Paulo Teles Ferreira Barreto
Luis Carlos Guedes Pinto
Saraiva Felipe
Ivan João Guimarães Ramalho

3.5

Aleitamento Materno:
O Papel das Secretarias Estaduais de Saúde

Rui de Paiva

INTRODUÇÃO

A concretização de um Sistema Único de Saúde (SUS) pelo poder constituinte, em 1988, trouxe para o sistema de saúde um contigente, antes marginalizado, de milhões de brasileiros. Obviamente, isso implicou pressão enorme sobre os custos da assistência, preço a ser pago pela sociedade para que todos tenham acesso aos recursos terapêuticos necessários para a recuperação da saúde individual ou à atenção hospitalar a pessoas não-doentes (como assistência ao parto, por exemplo).

A estruturação, portanto, de ações de caráter preventivo (ditas de proteção e promoção da saúde) é uma imposição de lógica gerencial indiscutível. A vacinação, paradigma de medida preventiva, tem-se mantido com uma das ações de maior impacto na saúde pública no século passado[10].

Em saúde coletiva não basta uma medida de alta eficácia. Uma alta efetividade e também, preferencialmente, eficiência são atributos mais do que desejáveis, quase sempre necessários para o resultado esperado. Como exemplo vivo, a facilidade de administração da vacina oral contra poliomielite é um inequívoco fator de sucesso das campanhas de vacinação no Brasil. Temperatura conservada em caixas de isopor com gelo e as simples gotas na boca (sem necessidade de outra manipulação prévia) tornam mais fácil, mais rápida, mais segura e mais barata a vacinação tanto em contextos urbanos (filas, grandes populações a vacinar em poucas horas) quanto em contextos rurais (povoados longínquos sem infra-estrutura, atingidos em longas viagens de avião, carro e barco).

A importância epidemiológica do aleitamento materno na prevenção de morbimortalidade em crianças, principalmente lactentes, já é considerada como tendo evidências de nível 1 (*nível suficiente de efetividade*)[5] por especialistas a serviço da OMS. Essa proteção conferida aos lactentes, quando comparados com grupos que não são amamentados ou exclusivamente amamentados, tem passado a fazer parte do senso comum de parcelas já não pouco importantes da população, sejam técnicos da área, sejam leigos, na conhecida expressão "leite materno é como uma vacina".

Para que seu impacto populacional se faça sentir de modo importante, porém, é preciso que as taxas de aleitamento sejam crescentes. Continuando na analogia com vacinas, é preciso que a "cobertura" do aleitamento materno seja alta, atinja as populações mais suscetíveis e, ainda, que seja preferencialmente à custa de aleitamento materno exclusivo e permaneça alta na primeira infância (já que a proteção se renova a cada mamada e persiste só enquanto durar o aleitamento materno).

O custo baixíssimo, composto apenas pelo pessoal necessário para o trabalho com as mulheres (que freqüentemente já existe na rede de atenção básica) e as respectivas capacitações, também é um argumento para qualificar o aleitamento materno como ação básica de saúde prioritária.

O ato de amamentar, decisão individual com enorme gama de variáveis cuja discussão escapa à natureza deste texto, porém, não pode ser executado pela equipe de saúde. A condição *sine qua non* da participação materna na chegada do seu próprio leite até a criança confere à amamentação enorme complexidade, ao envolver aspectos físicos, culturais e psicológicos[1].

Como "distribuir" essa ação básica de saúde para a população infantil é a tarefa dos governos nos níveis federal, estadual e municipal.

O PAPEL DAS SECRETARIAS DE ESTADO (SES)

A municipalização das responsabilidades sobre a atenção básica, um dos aspectos mais importantes do SUS, paralelamente destina ao âmbito estadual a coordenação e a execução de tarefas mais complexas por sua natureza necessariamente regional. Sistemas de referência, procedimentos de alto custo que envolvem equipamentos/instalações igualmente custosas, passam a ser, mais do que nunca, atribuições da autoridade estadual, ao lado da definição das políticas de saúde que façam frente às características epidemiológicas de cada região e do todo o estado.

A definição do aleitamento materno como ação de saúde pública (compondo, com outras ações, uma política pública de atenção integral à saúde da criança)[4,11] pode ser tomada, do ponto de vista formal, em qualquer dos três níveis de governo, do municipal ao federal. Do ponto de vista prático, a demanda de treinamento de pessoal gerada pelos municípios confere às SES a atribuição de gerar processos de qualificação replicáveis no seu território e situa a questão no âmbito estadual, demandando articulação inter-regional. A mesma necessidade será provocada por uma decisão na própria esfera estadual de adotar ou definir determinada ação como componentes de uma política pública.

Discutir estratégias de qualificação de pessoal foge ao foco deste tópico. Na questão do aleitamento materno, é possível identificar alguns requerimentos fundamentais de um projeto de capacitação de pessoal, seja na no plano do município, seja no do estado[4,21].

Pela capacidade de articular setores responsáveis pela formação de pessoal em qualquer nível (os chamados pólos de capacitação) e pelos próprios técnicos existentes em seus quadros, parece papel inerente às funções de uma SES pôr à disposição dos municípios e regiões formas de qualificação que contemplem, de modo geral, os tópicos abaixo.

Identificar a magnitude do problema

Qualquer ação de saúde pública cedo ou tarde necessitará ser avaliada. A avaliação dos resultados (estamos tendo sucesso naquilo que pretendemos?) necessita de registros de dados que permitam fazê-la. Também exige a identificação de uma linha de base, representando o ponto de partida. Este é o diagnóstico inicial: qual a situação atual do aleitamento materno no município (ou região, ou estado)?

Não é infreqüente a surpresa de grupos dedicados à promoção do aleitamento materno ao verificarem dados tecnicamente confiáveis da sua prevalência em áreas de atuação. Como não conhecem seu ponto de partida, surpreendem-se com os níveis que lhes parecem muito baixos diante do sincero esforço que vêm despendendo, às vezes durante anos. Pode-se comparar com um autêntico "vôo cego": ao não saber de onde se parte, é impossível avaliar se o ponto de chegada é, ao menos, razoável.

Há metodologias simples e práticas, desenvolvidas em dias nacionais de vacinação (CAMPÓLIO), que permitem um diagnóstico de prevalência, produzindo resultados confiáveis a custo suportável, já testada em alguns estados brasileiros (PB, RJ e em cerca de 300 municípios de SP)[3,19]. O método permite eliminar o vôo cego, delimitando bem onde se deu o início ou qual o estágio atual dos indicadores do problema (descritos em outra parte).

Identificar prioridades: ferramentas para ação

O diagnóstico inicial embasa um plano de ação, que idealmente passa por definições importantes: quais os pontos prioritários a serem atacados? Quais instrumentos utilizar? Em caso de municípios, há maternidades no local? O município é referência regional? Etc.

As questões impõem-se porque das respostas dependerão as ferramentas a utilizar. A área de aleitamento materno tem um leque relativamente abrangente de "pacotes" para treinamento desenvolvidos por organismos internacionais, que vão desde o manejo técnico individual da amamentação ("Curso de 18 horas"[12]), passam pela postura do profissional diante da mulher lactante ("Curso de Aconselhamento"[2,15,16]), pela postura da equipe profissional e as rotinas hospitalares diante da parturiente/puérpera e seu recém-nascido ("Iniciativa Hospital Amigo da Criança"[5-7,13]), até a sensibilização de gestores hospitalares para que privilegiem o contato precoce e contínuo entre a mãe e seu recém-nascido ("Curso para Gestores"[14]).

No Brasil, desenvolveu-se uma tecnologia voltada à qualificação de bancos de leite humano (BLH). Coleta, processamento, armazenamento e dispensação têm hoje normas estabelecidas com rigor técnico e respaldo científico[17]. Maternidades que sejam referências regionais para gestações de alto risco são o alvo preferencial de capacitações para estruturação de BLH, pois terão unidade de terapia intensiva neonatal e recém-nascidos prematuros com maior freqüência, "clientes" preferenciais do leite materno armazenado. Protocolos e treinamentos, discutidos em outra parte, estão disponíveis por meio dos BLH de referência em cada Estado, escolhidos pelas SES.

É possível, assim, com esse material ou outro que se desenvolva até no próprio local, abranger as prioridades estabelecidas como "alto índice de alta da maternidade com crianças já recebendo complemento", "alto índice de utilização de chás ao final do primeiro mês", ou "alto índice de ingurgitamentos mamários e mastites" etc.

Estabelecer sistemas de registro das atividades

Além do início do processo sem diagnóstico, não raro se gasta notável energia, quotidianamente, em atividades individuais e grupais de apoio às mulheres que estão amamentando. As formas quase sempre inexistentes ou equivocadas de registro, porém, não permitem uma avaliação do sucesso ou não daquela mobilização de pessoas, energia e conhecimento. Se é importante o diagnóstico populacional como informação do município, não é menos importante o diagnóstico dos resultados de cada unidade ou equipe de UBS ou PSF.

Não se trata somente de quantas crianças estão sendo amamentadas exclusivamente ao seio ou não. O objetivo é avaliar o grau de sucesso que a abordagem usada e os profissionais envolvidos estão tendo na promoção e manutenção do aleitamento materno em sua área de atuação[9,18,20]. Essa informação permitiria a reflexão conjunta da equipe, com a conseqüente correção de rumos sempre que necessária. Possibilita, ainda, identificar áreas com mais ou menos dificuldades em atingir objetivos previamente definidos.

Os profissionais do PSF, com seu sistema de informação (SIAB) e conhecimento sobre a clientela adstrita, têm mais facilidades de acompanhar os resultados de sua atuação. É possível e necessário desenvolvê-los também para UBS.

CONCLUSÃO

A decisão de priorizar as ações e promoção do aleitamento materno, elegendo-as como parte fundamental de políticas públicas na área da saúde, pode ser tomada em qualquer nível de governo.

O papel das SES é fundamental como articuladoras das políticas regionais e provedoras de processos de qualificação que contemplem requerimentos mínimos capazes de permitir ao município e ao próprio estado diagnosticar e dimensionar o problema, treinar adequadamente pessoal para enfrentá-lo e estabelecer formas de avaliar os resultados de regiões intramunicipais (equipes) e de municípios, possibilitando correções no caminho escolhido.

Finalmente, é preciso frisar que a transformação do aleitamento materno em uma política ampla e de massas (em um País populoso como o Brasil) necessariamente passa pela qualificação do maior número de pessoas possível. Cada profissional de UBS ou PSF envolvido no contato assistencial deveria estar preparado para acolher e encaminhar de modo adequado às necessidades específicas das mulheres lactantes nesse período. Evita-se, assim, a criação de "especialistas em aleitamento materno" que podem, de forma totalmente involuntária, gerar mais um estrangulamento na atenção básica desenvolvida a cada dia em milhares de municípios do País.

REFERÊNCIAS BIBLIOGRÁFICAS

1. Almeida JAG. Amamentação: repensando o paradigma. Rio de Janeiro: FIOCRUZ; 1988.
2. Breastfeeding counselling: a training course. Documento não publicado WHO/CDR/93.3±6 (UNICEF/NUT/93.1±4). Disponível sob pedido em Health Systems and Community Health, World Health Organization, 1211 Geneva 27, Switzerland. Health Organization 1995;73:461-8.
3. Carvalhaes MABL, Parada CMGL, Manoel CM, Venâncio SI. Diagnóstico da situação do aleitamento materno em área urbana do Sudeste do Brasil: utilização de metodologia simplificada. Rev Saúde Pública 1998;32(5):430-6.
4. Carvalho MR, Bancroft C, Muxí C, Canahuati J. Acciones de salud maternoinfantil a nivel local según las metas de la Cumbre Mundial en Favor de la Infancia Capitulo 11: Lactancia materna. E-book disponível em http://www.paho.org/Spanish/AD/DPC/CD/aiepi4.htm. Acesso em 22/05/05.
5. Iniciativa Hospital Amigo da Criança. Disponível em http://www.unicef.org/brazil/ihac.htm. Acesso em 19/05/05.
6. Iniciativa Hospital Amigo da Criança. http://www.unicef.org/brazil/dezpasso.htm. Acesso em 19/05/05.
7. Iniciativa Hospital Amigo da Criança. Disponível em http://www.unicef.org/brazil/innocenti.htm. Acesso em 19/05/05.
8. Jones G, Steketee RW, Black RE, Bhutta ZA, Morris SS and the Bellagio Child Survival Study Group. How many child deaths can we prevent this year? Lancet 2003;362:65-71.
9. Luther CH, Pérez-Escamilla R, Segall A, Sanghvi T, Teruya K, Wickham C. The effectiveness of a hospital-based program to promote exclusive breast-feeding among low-income women in Brazil. Am J Public Health 1997;87:659-63.
10. MMWR. Achievments in public health, 1900-1999: Impact of vaccines universally recommended for children. United States 1990-1998. 1999;48(12):243-58.
11. OMS. Proteção, promoção e apoio ao aleitamento materno: o papel especial dos serviços de saúde. Genebra; 1989.
12. OMS/OPAS/UNICEF. Manejo e promoção do aleitamento materno – curso de 18 horas para equipes de maternidades. Nova Iorque; 1993.
13. OMS. Evidências científicas dos dez passos para o sucesso do aleitamento materno. Brasília: OPAS; 2001.
14. OMS, Wellstart International. Promoting breast-feeding in health facilities: a short course for administratord and policy-makers. Doc.WHO/NUT/96.3. 1996.
15. Rea MF, Venancio SI. Avaliação do curso de aconselhamento em amamentação. J Pediatr Mar-Apr, 1999;75(2):112-8.
16. Rea MF, Venancio SI, Martines JC et al. Counselling on breast-feeding: assessing knowledge and skills. Bull World Health Organ 1999;77(6):492-8.
17. Rede BLH – Rede Nacional de Bancos de Leite Humano. Disponível em http://www.redeblh.fiocruz.br/#. Acesso em 20/05/05.
18. Toma TS, Monteiro CA. Assessment of the promotion of breastfeeding in public and private maternities of Sao Paulo city, Brazil. Rev Saude Publica 2001;35(5):409-14.
19. Venancio SI, Escuder MM, Kitoko P, Rea MF, Monteiro CA. Freqüência e determinantes do aleitamento materno em municípios do Estado de São Paulo. Rev Saúde Pública 2002; 36(3):313-8.
20. Venâncio SI. Dificuldades para o estabelecimento da amamentação: o papel das práticas assistenciais das maternidades. J Pediatr Jan/Fev 2003;79(1):1-2.
21. Westphal MF, Taddei JA, Venancio SI, Bogus CM. Breast-feeding training for health professionals and resultant institutional changes. Bull World Health Organ 1995;73(4):461-8.

3.6 Aleitamento Materno: Intervenção no Sistema Local de Saúde no Contexto do SUS

Paulo Germano de Frias
Suely Arruda Vidal
Ivanise Tiburcio Cavalcanti
Vilneide Braga Serva

A atenção à saúde das mulheres e crianças constitui-se em prioridade na maioria dos países. Particularmente as crianças despertam um sentimento de proteção devido à extrema fragilidade, de tal forma que políticas que priorizem a sua atenção costumam constituir-se em políticas de consenso.

Apesar disso, a magnitude da mortalidade e do adoecimento na infância é ainda extremamente elevada em grande parte do mundo, em conseqüência das condições de vida adversas experimentadas por grande parte da população.

O compromisso social do estado e da sociedade para com suas crianças costuma traduzir-se em políticas públicas voltadas para a ampliação do acesso a bens e serviços de saúde, ficando limitadas a melhorias pontuais, sem o impacto que poderiam ter sobre a saúde, se houvesse uma abordagem sobre a situação de vida como um todo.

Diante dessas questões, o movimento de reforma sanitária buscou ampliar o conceito de saúde destacando sua relação com as condições de alimentação, moradia, renda, educação e lazer. No Brasil, um marco desse movimento foi a Constituição Federal de 1988, que definiu o papel do estado na garantia do direito à saúde da população[2]. A seguir apresenta-se o sistema de saúde brasileiro, como foi organizado após sua promulgação.

SISTEMA ÚNICO DE SAÚDE

Após a Constituição de 1988, o Sistema de Saúde brasileiro tornou-se público e único adotando as mesmas diretrizes e princípios organizativos em todo o território nacional. Entre os princípios que regem a formação do Sistema Único de Saúde (SUS) enumera-se a universalidade, a eqüidade e a integralidade[3].

Do ponto de vista organizativo, a concepção do SUS preconiza uma rede de serviços definidos em níveis de complexidade tecnológica crescente (hierarquizada) dispostos em uma área geográfica e atendendo a uma população definida (regionalizada). Nesse sistema, o poder decisório dos recursos e das competências quanto às ações e aos serviços de saúde está descentralizado ou distribuído entre as três esferas de governo (municipal, estadual e federal). Prevê, ainda, a participação de entidades de caráter privado, de forma complementar, desde que contratados ou conveniados, sob a fiscalização do Estado e do controle social[2].

O SUS foi regulamentado pelas Leis Orgânicas 8.080/90 e 8.142/90 que dispõem sobre as condições de atenção à saúde, organização, financiamento e funcionamento dos serviços correspondentes e a participação da comunidade na gestão do SUS[3,4].

Assim, instituído o arcabouço legal do sistema, a esfera federal assume o papel de definidora das políticas de saúde e coordenadora do processo de municipalização, além de assessorar e supervisionar os estados e os municípios. Os estados assumiram a coordenação do processo em sua área de abrangência e também normatizam, assessoram e supervisionam os municípios. E aos municípios cabem o planejamento, a organização, a avaliação e a gestão do SUS na sua área de abrangência.

Dessa maneira, o Sistema Local de Saúde passou a comportar um conjunto de serviços organizados e geridos pelo município. Para sua viabilização, o Ministério da Saúde vem utilizando "Normas Operacionais Básicas" (NOB) que definem as diretrizes, estimulam a pactuação entre as três esferas de governo e funcionam como um instrumento regulador do processo de descentralização das ações e serviços de saúde[5-10].

FINANCIAMENTO DO SISTEMA DE SAÚDE

O financiamento do SUS é garantido por meio de receitas provenientes de impostos e contribuições sociais, recolhidos pela União, Estados e Municípios, além da receita dos acordos com agências internacionais, em particular o Banco Mundial. O tipo e a fonte de recursos de financiamento do sistema não foram uniformes ao longo dos anos e apenas em 2000, com a aprovação da Emenda Constitucional nº 29/2000 (EC-29), houve a vinculação de percentuais da receita total dos entes federativos para o financiamento do SUS[44].

A EC 29 teve o objetivo de assegurar os recursos mínimos para as ações e os serviços de saúde pública, obrigando estados e municípios a alocar recursos de base em receitas vinculadas para a prestação de serviços. Conforme a emenda, para a União, tais recursos devem ser corrigidos pela variação nominal do Produto Interno Bruto (PIB). Para os estados e municípios, o mínimo aplicado no setor deve ser um percentual da receita de impostos e transferências constitucionais. Essa proporção deveria ser ampliada, a partir de 2000, até alcançar 12% para os estados e 15% para os municípios.

O gasto *per capita* em saúde no Brasil ainda é baixo quando comparado a países de economias semelhantes da América Latina. Conforme o Relatório do Desenvolvimento Humano (2005) realizado pelo Programa das Nações Unidas para o Desenvolvimento (PNUD), o poder público gasta 3,6% do PIB em saúde para atender a uma população de 145 milhões[33].

A insuficiência de recursos alocados na saúde é um forte empecilho para o desenvolvimento de um sistema universal, principalmente quando se leva em consideração a ampliação da demanda por serviços de saúde observada nos últimos anos e a crescente incorporação de tecnologias pelo setor, onerando ainda mais os custos do sistema. Essas questões constituem, atualmente, alguns dos principais desafios do SUS dentro de um contexto de restrição de gastos para as áreas sociais.

INIQÜIDADES EM SAÚDE: NA MORTALIDADE INFANTIL E NA OFERTA DE SERVIÇOS

Nas duas últimas décadas tem-se verificado uma melhoria dos indicadores sociais do Brasil. Entretanto, os avanços obtidos contrapõem-se à expressiva concentração de riqueza de alguns setores da sociedade, como expressão de uma estrutura social muito rígida.

A superação das elevadas taxas de mortalidade infantil (TMI) e na infância (em menores de 5 anos), em muitos países do mundo, se deu pelo incremento dos investimentos nas áreas sociais, dentre elas a saúde, com melhoria expressiva das condições de vida. No Brasil, a redução das taxas de mortalidade infantil, nas últimas décadas, teve a influência de fatores como: diminuição da taxa de fecundidade total, melhoria do nível de instrução materna, aumento da oferta de serviços sanitários, aumento da cobertura da assistência ambulatorial e hospitalar e desenvolvimento de programas específicos voltados à saúde da mulher e da criança[28].

No entanto, a manutenção das desigualdades sociais constitui-se em fator limitante à redução mais significativa da mortalidade infantil e da infância para níveis comparáveis ao de países vizinhos da América Latina, ou mesmo aos mais desenvolvidos.

As médias nacionais mascaram as grandes desigualdades regionais e intra-regionais. No início da década de 1990 a TMI para o Brasil correspondia a 48 óbitos por 1.000 nascidos vivos e, em 2003, atingiu 27,1 óbitos por 1.000 nascidos vivos (‰), havendo um decréscimo de 43,5% no período. Comparando-se as grandes regiões brasileiras, a TMI variou de 15,8‰ na Região Sul para 36,9 ‰ no Nordeste em 2003[15], determinando uma probabilidade de morte três vezes e meia maior para uma criança nascida no Nordeste[15].

Essa diferença denuncia as desigualdades nos investimentos em áreas submetidas a precárias condições de vida. Esse mesmo quadro reproduz-se dentro dos estados de uma mesma região, entre as cidades de um mesmo estado ou entre áreas de um mesmo município. Assim, para Alagoas e Bahia, no Nordeste, em 2002, a TMI foi de 52,6‰ e 34,1‰, respectivamente, levando a um diferencial de risco de uma vez e meia[38].

Em Pernambuco (1999), observou-se uma variação de 16,5 a 111 óbitos por 1.000 nascidos vivos entre os municípios do estado[40]. Até no espaço intra-urbano, como se observou no Recife em 2000, foi identificada probabilidade de morte diferente entre os estratos sociais, com amplitude de 34‰ nascidos vivos, onde predominava a adversidade, a 23,9‰, nas melhores condições sociais[24].

Uma discussão cada vez mais freqüente diz respeito ao setor saúde como instrumento de redução das iniqüidades, ao garantir o acesso e a qualidade da atenção nos serviços de saúde. Entretanto, a prestação de serviços, centrada na assistência médica curativa, em detrimento de atividades de promoção, prevenção, diagnóstico e tratamento precoces têm não só perpetuado, como também intensificado as desigualdades nos perfis de adoecimento e morte da população infantil.

O contexto da construção da assistência à saúde no Brasil foi um dos grandes determinantes desse modelo. Antes da criação do SUS, a atuação do poder público na assistência se dava por intermédio da área da previdência social que era financiada, em grande parte, pelas contribuições dos trabalhadores e empresas, que a eles prestava assistência hospitalar. Portanto, a rede assistencial se formou nas regiões do País mais desenvolvidas.

Com a universalização da saúde no SUS, o País herdou a rede construída nessa lógica, sendo a distribuição dos recursos para as atividades assistenciais extremamente influenciadas pela capacidade instalada de hospitais, clínicas e laboratórios, porém foram sendo criados instrumentos para a redução dessas desigualdades como o Piso da Atenção Básica (PAB). Entretanto, as diferenças persistem, principalmente, na assistência ambulatorial e hospitalar.

Nas áreas da saúde da mulher e da criança, onde o sistema de saúde é pouco organizado, o número de maternidades com estrutura mínima mostra-se insuficiente para atender às necessidades, e a oferta de equipamentos especializados de obstetrícia é bastante diferenciada entre as grandes regiões e estados[16]. Essa situação colabora com a manutenção dos diferenciais de mortalidade e adoecimento da população infantil entre regiões brasileiras.

Nesse modelo de organização da rede de serviços existem diferenças intra-regionais e entre classes sociais no acesso aos serviços de saúde. A assistência pré-natal é um exemplo de como as iniquidades em saúde podem ser aprofundadas pela inadequação na prestação do serviço. As gestantes com piores condições de vida e comportamentos de risco na gravidez têm maiores dificuldades no acesso ao cuidado pré-natal, como identificou um estudo desenvolvido nas maternidades do Rio de Janeiro[22]. Daí a necessidade de políticas dirigidas aos grupos mais vulneráveis da população.

Na atenção primária, assim como na assistência de média e alta complexidade o desafio que se estabelece no Brasil é a necessidade de intervenções diversificadas, decorrente do perfil epidemiológico complexo.

Para fazer frente a essa situação, o Ministério da Saúde vem propondo uma mudança do modelo assistencial desenvolvido no Brasil antes da implantação do SUS, buscando a organização de ações, articulando recursos físicos tecnológicos e humanos. Desenvolvendo ainda além de intervenções curativas, outras relacionadas à promoção e prevenção. A principal estratégia desse novo modelo para a atenção primária se deu a partir da década de 1990, com a criação dos Programas de Agentes Comunitários (PACS) e de Saúde da Família (PSF).

Tendo como base o preceito de eqüidade, a implementação do PSF, hoje denominada Estratégia de Saúde da Família (SF) devido a sua característica de permanência na agenda nacional, priorizaria as áreas de maior risco social, trabalhando com o princípio da vigilância à saúde e fortalecendo a atenção primária.

Entretanto, o sucesso dessa iniciativa está atrelado à vinculação dessa proposta com os demais níveis de complexidade na atenção ambulatorial e hospitalar e que, em conseqüência, apresentam custos mais elevados.

Para a operacionalização do SUS, foram lançadas as Normas Operacionais Básicas que regulamentam o processo de descentralização das ações e serviços de saúde.

As Normas Operacionais de Assistência à Saúde (NOAS 01/01 e 01//02) ampliaram as responsabilidades dos municípios com a Atenção Básica, propuseram a regionalização da assistência à saúde, como macroestratégia para a estruturação de redes articuladas, em territórios delimitados, com populações definidas e com garantia de acesso dos usuários aos níveis de complexidade necessários à resolução dos problemas de saúde. E também ressaltaram a importância da descentralização da gestão do sistema de saúde, quanto a planejamento, programação e controle[10,45,13].

Os gestores locais têm a responsabilidade de buscar cada vez mais inovação, eficiência e qualidade para os sistemas locais de saúde, adaptando-se à conjuntura de dificuldades das políticas de origem central, ao mesmo tempo que procuram superá-las, como atores relevantes do movimento sanitário[43].

Neste contexto, torna-se fundamental um diagnóstico adequado do perfil sócio-sanitário da população local, para que as intervenções possam produzir impacto nos problemas identificados. Essas intervenções precisam ser pensadas levando-se em consideração as evidências científicas e as boas práticas clínicas, as experiências históricas, os aspectos culturais, as prioridades de gestão e a sustentabilidade político-financeira.

A política de saúde do município de Recife para o quadriênio 2001-2004 elegeu como diretriz a "Saúde como prioridade de governo" e para tanto se identificou a necessidade do aumento dos recursos próprios associada a uma atenção centrada na responsabilidade sanitária com a população[36]. Por outro lado, a construção de uma cidade saudável sinalizava para a necessidade de desenvolver uma política de saúde integral com ações intersetoriais articuladas.

Dessa forma, a reorientação da política de saúde se impunha. Alguns problemas foram priorizados e definidas marcas para a gestão. Entre os problemas eleitos como prioritários selecionou-se a mortalidade materna e infantil, entre outras não menos importantes.

Para fazer frente a esse problema, uma das ações estratégicas foi a promoção do aleitamento materno, considerando as evidências científicas que, conforme demonstraram Gareth et al., é uma das ações básicas que tem maior impacto na redução da mortalidade e sozinha é capaz de prevenir 13% das mortes de crianças menores de 5 anos no mundo.

PROGRAMA MUNICIPAL DE PROMOÇÃO, PROTEÇÃO E APOIO AO ALEITAMENTO MATERNO – O CASO DO RECIFE

O leite materno é o único alimento perfeito para as crianças; protege contra infecções e favorece um melhor desenvolvimento infantil. Não há dúvida de que o aleitamento materno possui significado especial para pais e filhos, seja pelos aspectos nutricional e imunológico, seja pelos aspectos psicossociais[42]. Também traz vantagens para as mães, tais como a redução do tempo para a involução uterina, favorecendo a melhor transição parto/pós-parto e, em conseqüência, diminui os riscos de anemia pela menor perda de sangue. É ainda fator de proteção contra as doenças[35] como o câncer de mama e de ovário, além de ter um efeito contraceptivo, pelo aumento dos intervalos das gestações.

O declínio do aleitamento materno é um fenômeno observado nos últimos anos em várias regiões do mundo, apesar do conhecimento de que o leite materno é o melhor e mais seguro alimento para as crianças menores.

Vários fatores vêm sendo abordados no declínio do aleitamento materno, entre eles, os conflitos vivenciados pela mulher moderna[6,34], a industrialização dos alimentos[6], a rápida difusão do uso de chupetas e mamadeiras, bem como a pouca divulgação dos conhecimentos científicos quanto às vantagens do aleitamento materno[23], entre outros.

A decisão das mulheres de amamentar pode ser influenciada por atitudes reais ou percebidas de quem as rodeiam, tais como familiares, vizinhos, amigos e profissionais de saúde[34]. Esses, por sua vez, também têm sido imputados como responsáveis pelo desmame precoce, quando, diante das dificuldades maternas, orientam o uso de substitutos do leite materno e não fornecem o apoio suficiente para a superação dessa fase inicial, apesar de serem francamente favoráveis a essa prática.

Muitos outros fatores afetam a duração e a forma como as mulheres alimentam seus filhos. Freqüentemente, a mulher necessita de reconhecimento e apoio. As experiências vivenciadas na gestação e/ou parto contribuem consideravelmente para o início com sucesso e a continuação do aleitamento materno.

Em 2000, o Ministério da Saúde realizou a Pesquisa de Prevalência do Aleitamento Materno nas capitais brasileiras e no Distrito Federal que sinalizou uma situação pouco desejável na capital pernambucana, cidade que, contraditoriamente, abriga o primeiro hospital Amigo da Criança do Brasil. Os resultados denunciaram o Recife como tendo uma das mais baixas prevalências no Brasil de aleitamento materno nas modalidades exclusivo (37% aos 30 dias de vida), ou predominante (84% aos 30 dias) e uma duração da mediana do aleitamento exclusivo de apenas 6,8 dias. Apresentou ainda a cidade como uma das detentoras das maiores adesões a práticas inadequadas, como o uso de chupetas e mamadeiras[12].

É nesse contexto que a Secretaria Municipal de Saúde reforçou a decisão política de estruturar uma grande rede de Apoio, Promoção e Proteção ao Aleitamento Materno. O objetivo do Programa seria promover o aleitamento materno possibilitando o aumento da sua prevalência e modalidades, com a finalidade de reduzir a morbimortalidade infantil e fortalecer o vínculo do recém-nascido com a mãe e a família[37].

Os pressupostos para a elaboração do Programa Municipal de Promoção, Proteção e Apoio ao Aleitamento Materno foram:

- Vinculação do Programa ao modelo de atenção à saúde em construção na cidade.
- Integração à Política Municipal de atenção à saúde da mulher, criança e adolescente.
- Integrante do modelo lógico da intervenção voltado para a redução da mortalidade infantil.

A explicitação do modelo lógico é um reconhecimento da necessidade de formular teorias e hipóteses que sirvam como um marco de referência para comunicar a previsibilidade das atividades processuais envolvidas e os resultados esperados da intervenção setorial[30]. O modelo pode ser apresentado como um fluxograma ou uma tabela, que explicita a seqüência de etapas que levam aos resultados do programa[14].

O motivo para se construir uma intervenção baseada em um modelo lógico se deve à necessidade de descrever de forma clara e explícita os seus objetivos, ponderando-se que muitas vezes falta consenso entre os atores envolvidos sobre os objetivos e os resultados esperados das intervenções[29]. Por meio do modelo, como uma ação comunicativa, abre-se caminho para o diálogo entre as políticas públicas de saúde e os usuários potenciais do programa, não esquecendo que o primeiro usuário são aqueles responsáveis pela sua implementação. A partir da sua compreensão é possível identificar mais facilmente os componentes do programa, o que é essencial, as áreas para sua melhoria, as partes da intervenção que podem ser avaliadas e as questões de monitoramento e avaliação que são factíveis e úteis para os usuários e gestores do programa.

Os componentes do modelo lógico do Programa Municipal de Promoção, Proteção e Apoio ao Aleitamento materno são:

1. Articulação interinstitucional para promoção, proteção e apoio ao aleitamento materno.
2. Diagnóstico e avaliação de serviços e ações programáticas relacionados ao aleitamento materno.

3. Iniciativa Hospital Amigo da Criança.
4. Banco de leite humano e central de coleta de leite humano.
5. Unidades Básicas de Saúde na promoção e apoio ao aleitamento materno.
6. Atividades domiciliares relacionadas à promoção do aleitamento materno.
7. Educação popular em saúde e os direitos da mulher e da família.

A organização do programa foi planejada levando-se em consideração os princípios básicos do SUS, ofertando a ação a toda população do município, pretendendo-se, dessa forma, cumprir com o princípio da *universalidade*. A garantia de uma rede integrada de serviços deve estar preparada para ofertar serviços não só às(aos) usuárias(os) habituais da rede de saúde pública existente no município, mas também àquelas(es) que procuram ações de promoção, proteção e apoio nem sempre obtidas na rede privada de assistência.

A *integralidade* da atenção, entendida como um dos pilares para a construção do sistema de saúde brasileiro, foi pensada tanto no "sentido vertical", permeando os diferentes níveis de complexidade do sistema de saúde (atendendo à diretriz de *hierarquização* da rede), como no "sentido horizontal", visando ao atendimento das necessidades singulares dos indivíduos e suas famílias que envolve a articulação de ações de promoção, prevenção e recuperação da saúde[41].

Integralidade também nos remete à integração da rede assistencial prestadora de serviços, considerando que nenhum dos níveis de complexidade do sistema detém tecnologias suficientes para responder na íntegra às necessidades de saúde das usuárias e de suas famílias. As ações das organizações prestadoras de serviços devem estar inter-relacionadas e interdependentes, com uma lógica cooperativa e com uma coordenação das atividades. As organizações e atores envolvidos, à luz dos contextos organizacionais dinâmicos, com suas diferentes racionalidades, contribuindo nos processos de decisão dos gestores, precisam estar atentos às negociações e às readequações de papéis[26].

A *eqüidade*, outro princípio do sistema nacional de saúde, necessita ser enfocado considerando os processos históricos de construção das políticas compensatórias no País. O privilegiamento de grupos sociais desfavorecidos, com a ampliação da rede prestadora dos serviços, adquirindo uma capilaridade nos territórios municipais onde predomina as condições sociais desfavoráveis além de desejável, é imperativo, em face das práticas inclusivas do SUS. Por outro lado, tal procedimento organizacional não pode ser elemento discriminador onde apenas alguns possam almejar uma atenção singular à saúde.

Para viabilizar a operacionalização desse programa, foi necessário o estabelecimento de articulação interinstitucional com entidades/instituições com reconhecida experiência na área de aleitamento materno. Considerando a complexidade do processo de formação e de trabalho de uma rede colaborativa e coordenada voltada para a implantação de uma política municipal, definiu-se como componente estratégico do modelo a *articulação interinstitucional*.

O **diagnóstico e a avaliação de serviços** e ações programáticas, outro componente do programa, foram pensados como um instrumento de gestão da política municipal. Este objetiva refletir sobre as práticas desenvolvidas pelos serviços quanto ao tema e monitorar a ampliação do acesso de gestantes e puérperas aos serviços que oferecem ações de promoção, proteção e apoio ao aleitamento materno.

Todo processo de atenção à saúde de mulheres e familiares no que concerne à amamentação passou a ser visto por nível de complexidade, onde as múltiplas intervenções do setor saúde se subordinam aos anseios e necessidades da mulher, família e criança. Para tanto, as ações devem ser contempladas nos três níveis de atenção, considerando sempre a *cobertura*, para a oferta e a utilização do serviço, com o desenvolvimento integral das atividades e ações programáticas e a *intensidade* com que se presta a ação.

Para a alta e média complexidade, o modelo prevê serviços relacionados a hospitais secundários e terciários e laboratórios. Nesses equipamentos sociais, a *Iniciativa Hospital Amigo da Criança* (IHAC), as *Centrais de Coleta de Leite Humano*, os *Bancos de Leite Humano* e a adequação do Laboratório Municipal (para o controle da qualidade do leite humano) foram os objetos privilegiados da intervenção.

Na atenção primária, em especial a estratégia saúde da família, foi o alvo da intervenção, tanto nas *unidades de saúde com ações de promoção, proteção e apoio ao aleitamento materno*, como nas atividades domiciliares dos agentes comunitários de saúde.

No âmbito comunitário, a **Educação em Saúde** foi trabalhada por meio dos núcleos comunitários de Educação Popular em Saúde, na busca de esclarecer os direitos da mulher, da família e da criança, e empoderá-los para uma decisão adequada quanto ao aleitamento materno.

COMPONENTES DO PROGRAMA MUNICIPAL CONFORME NÍVEIS DE COMPLEXIDADE DA REDE

A articulação interinstitucional, como componente estratégico da política, caracteriza-se pela relação de incerteza permanente. Os processos de negociação e renegociação constantes, quanto ao modelo consensuado para a intervenção da promoção, proteção e apoio ao aleitamento materno, a definição clara dos papéis de cada organização e os atores na implantação do modelo, a superação das fronteiras das organizações envolvidas, as modificações das práticas dos profissionais cooptados à causa e dos resistentes às novas proposições são alguns dos elementos em permanente conflito. A ação, a reflexão e a atualização dos pactos são os elementos essenciais para a viabilização operacional da articulação na busca de novos caminhos para a superação do trabalho fragmentado e desarticulado.

Por outro lado, há de se reconhecer que os recursos das instituições e atores envolvidos, suas competências, habilidades e interesses são distintos e condicionados/construídos historicamente. E as organizações e atores nem sempre estão aptos aos desafios de projetos cooperativos efetivos, mesmo que o desejam. Nesse sentido, o desenvolvimento desses trabalhos articulados possibilita uma etapa de aprendizado imprescindível em um processo formativo.

A articulação de organizações com o trabalho no campo da promoção da saúde tem possibilitado o aprendizado da importância e das dificuldades do trabalho intersetorial e do empoderamento dos indivíduos e organizações para decidir sobre os seus rumos de forma mais autônoma e consciente. Tem ainda possibilitado reflexões quanto às diferenças e às particularidades entre as intervenções clínicas e as coletivas, as de promoção, prevenção e recuperação, o seu sentido complementar e interdependente.

No Município de Recife, várias instituições têm trabalhado com a promoção dos direitos de crianças e de mulheres. Parte expressiva delas, governamentais ou não, presta assistência à saúde, com foco na promoção, prevenção ou tratamento e recuperação da saúde. A Secretaria de Saúde do Município reconhecendo a necessidade de ampliar sua capacidade de intervenção, na busca de ações mais abrangentes, propõe a formação de uma rede de parceiros na busca de um objetivo comum: ampliar a prevalência do aleitamento materno com vistas ao fortalecimento de vínculos entre a mulher, a criança e a família e contribuir para a redução da morbimortalidade infantil.

As organizações envolvidas nesse processo, coordenadas pela Secretaria Municipal de Saúde do Recife, considerando a política municipal de saúde foram: Instituto Materno-Infantil Professor Fernando Figueira (IMIP), Sociedade de Pediatria de Pernambuco (SPP), Universidade Federal de Pernambuco (UFPE), Casa de Passagem (ONG), Pastoral da Criança e Fundo das Nações Unidas para a Infância (UNICEF).

Coube ao IMIP o assessoramento para a implantação e treinamento dos profissionais dos bancos de leite humanos, Centrais de Coleta de Leite Humano e Unidades Básicas de Saúde de alguns distritos sanitários. À Sociedade de Pediatria, os treinamentos para implantação da Iniciativa Hospital Amigo da Criança e para as demais Unidades Básicas de Saúde. À UFPE, o desenvolvimento de tecnologia e treinamento para a visita domiciliar. A Casa de Passagem responsabilizou-se pela confecção do material educativo, produzido nas Oficinas de Artesanato com adolescentes em situação de vulnerabilidade social. A Pastoral da Criança colaborou com as Oficinas sobre Alimentação Saudável com os agentes comunitários de saúde (ACS) e comunidade. O UNICEF prestou consultoria técnica e financeira na concepção da rede de apoio à política de atenção à saúde da criança e adolescente e no acompanhamento do programa.

Um segundo componente da intervenção foi o **Diagnóstico e a avaliação dos serviços** e ações programáticas relacionadas ao aleitamento materno. Considerando a complexidade do problema relacionado às baixas prevalências de aleitamento materno exclusivo, e das intervenções para fazer frente ao problema, elegeram-se as avaliações normativas e um conjunto de indicadores processuais de alguns componentes do Programa Municipal.

As avaliações normativas das unidades básicas de saúde e de hospitais foram programadas com uma periodicidade pré-definida. Para os indicadores de acesso relacionados à oferta de serviços no município utilizaram-se os dados dos sistemas de informação em saúde existentes. Para tanto, mais que observar o número de Hospitais Amigos da Criança, Bancos de Leite Humano e Central de Coleta avaliou-se a proporção de nascidos vivos beneficiados por esses serviços, visando identificar a cobertura da oferta para a população. É importante destacar que se a intervenção não for em larga escala, não haverá impacto[18]. Com os resultados das avaliações normativas dos Hospitais Amigos da Criança e das Unidades Básicas de Saúde foi possível identificar potencialidades e fragilidades relacionadas à ação e estabelecer um plano estratégico de intervenção que favoreceu a superação das dificuldades a partir da realidade local[1].

A **Iniciativa Hospital Amigo da Criança (IHAC)** compôs o principal eixo da intervenção municipal em âmbito hospitalar. A Iniciativa Hospital Amigo da Criança é uma proposta desenvolvida pelo UNICEF e OMS, apoiada no Brasil pelo Ministério da Saúde, para incentivar, promover e apoiar o aleitamento materno, contribuindo assim com a redução da morbimortalidade infantil. Consiste em mobilizar os profissionais de saúde e funcionários de maternidades para mudanças em rotinas e condutas visando ao início exitoso do aleitamento materno e à prevenção do desmame precoce.

Os "Dez Passos para o Sucesso do Aleitamento Materno" são a base dessa iniciativa, que resumem as práticas de apoio, promoção e incentivo ao aleitamento materno e visam informar às gestantes e às puérperas os benefícios e o manejo correto do aleitamento materno[27].

A IHAC visa enfrentar os fatores que contribuem para prejudicar o aleitamento materno, entre eles algumas práticas de saúde que ainda precisam ser aperfeiçoadas nas maternidades[32]. No entanto, essas não são as únicas responsáveis pelas baixas taxas de aleitamento materno exclusivo e, mesmo que a IHAC se expanda ao máximo, seu potencial de impacto é limitado pelo pequeno tempo de internação da grande maioria das mães e recém-nascidos. As altas são, em geral, dentro das primeiras 24-48 horas pós-parto, tempo insuficiente para o estabelecimento da amamentação, precisando, por isso, de continuidade de promoção, proteção e apoio nos demais níveis de atenção[19].

Na cidade de Recife havia em 2001 cinco Hospitais Amigos da Criança, nenhum sob gestão municipal. A iniciativa foi adotada como prioritária e decidido implantar nas Maternidades municipais de 2002 a 2004. Para tanto, foram realizadas visitas para diagnóstico e avaliação quanto aos requisitos preconizados para a obtenção do título da IHAC, bem como das práticas hospitalares existentes prejudiciais ao aleitamento materno. Atualmente, o universo (oito) de unidades públicas, filantrópicas e universitárias da cidade detém o título de Hospital Amigo da Criança.

Outro componente do programa de aleitamento materno vinculado à média e à alta complexidade são os BLH, cujo lócus de atuação são as maternidades. Funcionam como centros especializados para todas as questões relacionadas à amamentação, formam uma grande rede de apoio, promoção e proteção ao aleitamento materno por meio da assistência à nutriz e execução de atividades de coleta do excedente da produção láctea de nutrizes, processamento e controle de qualidade para posterior distribuição, sob prescrição de médicos ou nutricionistas. Têm como objetivo suprir as necessidades de lactentes impossibilitados de serem amamentados por suas mães[11].

O controle de qualidade do leite humano visa garantir a excelência sanitária do leite ordenhado, atendendo às necessidades energéticas e imunológicas, o que permite o crescimento adequado e desenvolvimento dos lactentes[39].

Em Recife, atualmente existem sete bancos de leite humano, em funcionamento, e um estruturado aguardando inauguração.

Além desses, foram implantadas três *Centrais de Coleta* de leite humano, em algumas maternidades de menor complexidade, destinadas à promoção do aleitamento materno e sua coleta, dispondo de área física específica e de todas as condições técnicas necessárias[11].

As Centrais de Coleta são vinculadas a um BLH, o que garante aos BLH uma maior oferta da matéria-prima, otimizando seus recursos e promovendo uma redução expressiva dos custos de instalação e operacionais. Na cidade já existia uma Central de Coleta, tendo havido acréscimo de mais duas nas maternidades municipais.

Em Recife, a Garantia da Qualidade do Leite Ordenhado, inicialmente avaliada pelo BLH do Instituto Materno-Infantil de Pernambuco – IMIP e pelo Laboratório Central Estadual (LACEN-PE), passou a ser assegurada também pelo Laboratório Municipal, por meio do Serviço de Bromatologia, que realiza as análises microbiológicas das amostras de leites, de acordo com os padrões técnicos recomendados pela Rede Nacional de Bancos de Leite Humano, Ministério da Saúde e pela ANVISA.

Nas **Unidades Básicas de Saúde**, as equipes de saúde da família foram privilegiadas no primeiro momento, por trabalhar com áreas adscritas e pela lógica do PSF, que enfoca a responsabilidade sanitária dos profissionais com os residentes da área de abrangência da equipe. Nesse nível de atenção à promoção, proteção e apoio ao aleitamento materno dão-se por meio da mobilização dessas unidades para a adoção dos "Dez Passos para o Sucesso da Amamentação". Essa iniciativa valoriza o suporte que as unidades básicas de saúde, antes e após a alta hospitalar da mulher e recém-nascido, podem desenvolver em prol da amamentação como uma prática saudável e universal[20].

Os "Dez Passos para o Sucesso da Amamentação" relatado por De Oliveira et al. basearam-se na IHAC e em revisão sistemática sobre as intervenções realizadas durante o pré-natal e acompanhamento da mãe e do recém-nascido que foram efetivas em estender a duração da amamentação[21].

Os trabalhos desenvolvidos nesse nível de atenção, além do desenvolvimento de normas escritas quanto a promoção, proteção e apoio ao aleitamento materno, uniformes para a cidade, privilegiaram o treinamento de toda a equipe de cuidados de saúde (médicos, enfermeiros, cirurgiões-dentistas, auxiliares de enfermagem, técnico de higiene dentário e auxiliar de consultório dentário), para sua implementação. O número de profissionais da atenção básica envolvidos na ação foi de 1.480 no período de 2001 a 2005.

É também nas Unidades Básicas de Saúde onde devem ser desenvolvidas atividades educativas que promovam e apóiem o aleitamento materno, não só direcionadas à mulher, mas também com maior alcance populacional por meio de articulação com outras instituições locais.

Em âmbito domiciliar, as atividades de promoção, proteção e apoio à amamentação são realizadas por ACS vinculados à estratégia de saúde da família ou ao programa desses agentes. Os ACS visitam as famílias e, em especial, as crianças menores de 1 ano de idade e as mulheres no ciclo gravídico-puerperal para, além das atividades de rotina, fornecer o apoio necessário a essas mães. As visitas domiciliares durante o acompanhamento infantil, assim como as sessões de grupo com gestantes mostraram-se efetivas para o prolongamento da duração do aleitamento materno, de acordo com estudo de revisão sistemática realizado por De Oliveira[18]. Outros estudos desenvolvidos no Brasil[17], no México[31] e em Bangladesh[25] sugerem que as visitas domiciliares sejam efetivas em estender a duração da amamentação.

A **Educação Popular em Saúde** é um processo contínuo e participativo que se realiza a partir do diálogo, da troca de conhecimentos, de experiências e sentimentos e da construção de novos saberes e fazeres. Entre seus princípios, destacam-se o respeito pelo indivíduo, o diálogo, a pluralidade e a valorização da cultura.

A educação em saúde apresenta-se como uma estratégia favorável ao prolongamento do período de aleitamento materno, principalmente se as atividades forem desenvolvidas em grupos. Nos grupos de nutrizes, as mães percebem que seus problemas são comuns a várias mulheres, com isso minimizam seus medos e se fortalecem. Atividades educativas em grupos também têm efeito multiplicador, visto que as mulheres conversam sobre esses encontros e sobre as orientações com seus companheiros, familiares e vizinhos[21].

O desenvolvimento de práticas educativas individuais freqüentes durante as consultas de pré-natal e de puericultura e ainda nas visitas domiciliares também tem impacto na duração do aleitamento materno. A distribuição de material impresso pura e simplesmente, assim como orientações fornecidas por telefone foram algumas práticas de Educação em Saúde que não demonstraram efeito no prolongamento da amamentação[21].

Entretanto, em qualquer atividade educativa o saber popular, as crenças e as práticas das famílias e das comunidades devem ser respeitados, compreendidos e considerados, para que não se estabeleça uma relação conflitante entre o discurso científico dos profissionais de saúde e o saber popular. Essa troca de saberes conduz ao diálogo, favorece uma relação de confiança entre os profissionais de saúde e as mulheres, estimulando-as a assumir uma participação ativa nesse processo, e faz com elas se sintam mais confiantes na sua capacidade de amamentar.

No modelo local da cidade do Recife foi estimulada a criação de Núcleos Comunitários de Educação Popular em Saúde, com formação de grupos de apoio à amamentação, com articulação interinstitucional e lideranças locais. Também houve a produção de material educativo, não só escritos, mas também com modelos representativos, a exemplo de coletes e molduras de "peito-cobaia".

Nas maternidades municipais, Bancos de Leite e Centrais de Coleta de Leite Humano e Unidades Básicas de Saúde estão disponíveis álbuns seriados, coletes de "peito-cobaia", *folders* "Bom para você bom para o recém-nascido" e o livreto "Vida melhor para uma nova vida". Este contém orientações sobre os direitos da mulher, do recém-nascido e da família da internação ao puerpério, cuidados e informações essenciais sobre a criança como a vacinação, a higiene, o banho de sol, as brincadeiras, o acompanhamento do crescimento e desenvolvimento, prevenção de acidentes, o registro civil, as dúvidas mais freqüentes, os sinais de alerta e o aleitamento materno (dicas de como amamentar melhor, orientações quanto às dificuldades mais comuns sobre a ordenha e onde procurar ajuda). Com os agentes comunitários de saúde fica a moldura de "peito-cobaia" que é utilizada como uma ferramenta educativa durante as visitas domiciliares.

O desenvolvimento das atividades de promoção, proteção e apoio ao aleitamento materno nos sistemas locais de saúde, onde de fato os indivíduos requerem e são atendidos nas suas necessidades, precisa ser pensado de forma o mais capilar possível e em todos os níveis de complexidade do sistema de saúde. E, claro que ações isoladas e desconectadas do SUS que estamos construindo, mesmo que bem intencionadas, certamente terão uma sustentabilidade duvidosa.

Sem dúvida, as políticas de aleitamento materno nos sistemas locais de saúde é um dos aspectos mais relevantes para a garantia da saúde das crianças. São inúmeras as vantagens da amamentação para a mulher, a criança e sua família. As evidências científicas sinalizam que o leite materno proporciona um melhor desenvolvimento infantil. No entanto, há de se enfatizar a construção necessária de intervenções baseadas em evidências científicas, sustentáveis política e economicamente com abrangência a todos que dela tenham necessidade. No entanto, impõe-se a superação do descompasso entre a ênfase discursiva com relação às políticas para a saúde da criança, em particular quanto ao aleitamento materno, como prioritária, em detrimento de ações concretas com previsão orçamentária para o desenvolvimento das ações tão alardeadas como importantes e prioritárias.

REFERÊNCIAS BIBLIOGRÁFICAS

1. Bezerra LCA. Incentivo ao Aleitamento Materno e Orientação Alimentar para o Desmame: O Grau de Implantação da ação nos Centros de Saúde e Equipes de Saúde da Família da Cidade do Recife, 2002. [Monografia] Centro de Pesquisa Aggeu Magalhães. Departamento de Saúde Coletiva/Fiocruz; 2003.
2. Brasil. Constituição Federal de 1988.

3. Brasil. Lei nº 8.080 de 19 de setembro de 1990.
4. Brasil. Lei nº 8.142 de 28 de dezembro de 1990.
5. Brasil. Ministério da Saúde. Norma Operacional Básica do Sistema Único de Saúde/NOB-SUS 01/91. Brasília: Ministério da Saúde; 1991.
6. Brasil, Ministério da Saúde. Programa Nacional de Incentivo ao Aleitamento Materno. Brasília: 1991; 43p.
7. Brasil. Ministério da Saúde. Norma Operacional Básica do Sistema Único de Saúde/NOB-SUS 01/92. Brasília: Ministério da Saúde; 1992.
8. Brasil. Ministério da Saúde. Norma Operacional Básica do Sistema Único de Saúde/NOB-SUS 01/93. Descentralização das ações e serviços de saúde: a ousadia de fazer cumprir a lei. Brasília: Ministério da Saúde; 1993.
9. Brasil. Ministério da Saúde. Norma Operacional Básica do Sistema Único de Saúde/NOB-SUS 96. Gestão Plena com Responsabilidade pela Saúde do Cidadão. Brasília: Ministério da Saúde; 1996.
10. Brasil. Ministério da Saúde. Norma Operacional de assistência à saúde/NOAS-SUS 01/2001. Brasília: Ministério da Saúde; 2001.
11. Brasil. Ministério da Saúde. Recomendações técnicas para o funcionamento de bancos de leite humano. Série A, Normas e Manuais Técnicos, n. 117. 4ª ed. Brasília; 2001.
12. Brasil. Ministério da Saúde. Pesquisa de Prevalência do Aleitamento Materno nas capitais e no Distrito Federal. Brasília: Ministério da Saúde; 2001.
13. BrasilL. Ministério da Saúde, 2002. Norma Operacional da Assistência à Saúde: NOAS-SUS 01/02. Portaria MS/GM nº 373 de 27 de fevereiro de 2002. Brasília Ministério da Saúde, Secretaria de Assistência à Saúde; 2002.
14. Brasil. Ministério da Saúde. Curso de Avaliação do Programa Nacional de DST/AIDS – MS. Brasília; 2004.
15. Brasil. Ministério da Saúde. Secretaria de Vigilância em Saúde. Dados e indicadores selecionados. Ano 3, nº 3. Brasília: Ministério da Saúde; 2005.
16. Brasil. Ministério da Saúde. Sistema de Informação da Atenção Básica. Indicadores 2004. Brasília; 2005.
17. Coutinho SB, Lira PIC, Lima MC, Ashworth A. Comparison of the effect of two systems for the promotion of exclusive breastfeeding. Lancet 2005;366:1094-100.
18. De Oliveira MIC. Promoção, proteção e apoio a amamentação na atenção básica a saúde: bases teóricas e metodologia de avaliação. [Tese] Doutorado da Escola Nacional de Saúde Pública/Fiocruz. Anais do III Congresso Brasileiro de Bancos de Leito Humano. Petrópolis, Rio de Janeiro; 2002 p 51.
19. De Oliveira MIC, Camacho LAB, Souza IEO. Promoção, proteção e apoio à amamentação na atenção primária no estado do Rio de Janeiro, Brasil: uma política de saúde pública baseada em evidência. Cad. Saúde Pública, Rio de Janeiro 2005; 21(6):1901-10.
20. De Oliveira MIC, Gomes MA. As unidades básicas amigas da amamentação: uma nova tática no apoio ao aleitamento materno. In: Rego, JD (org.) Aleitamento Materno. São Paulo: Atheneu; 2001.
21. De Oliveira MIC, Camacho LAB, Tedstone, AE. Extending breastfeeding duration through primary care: a systematic review of prenatal and postnatal interventions. J Human Lactation 2001;17(4):326-43.
22. Gama GN, Szwarcwald CL, Sabrosa AR, Branco VC, Leal MC. Fatores associados à assistência pré-natal precária em uma amostra de puérperas adolescentes em maternidades do município do Rio de Janeiro, 1999-2000. Caderno de Saúde Pública. 2004;20(Supl.1):101-11.
23. Giugliani ERJ. O aleitamento materno na prática clínica. J Pediatr, Rio Janeiro 2000;76(Supl2):S238-52.
24. Guimarães MJB, Marques NM, Melo Filho DA. Condição de vida e mortalidade infantil: diferenciais intra-urbanos no Recife, Pernambuco, Brasil. Cadernos de Saúde Pública 2003; 19(5):1413-24.
25. Haider R, Ashworth A, Kabir I, Huttly SRA. Effect of community-based peer counselors on exclusive breastfeeding practices in Dhaka, Bangladesh: a randomized controlled trial. Lancet 2000;356:1643-7.
26. Hartz Z, Contandriopulos AP. Integralidade da atenção e integração de serviços de saúde: desafios para avaliar a implantação de um sistema sem muros. Cadernos de Saúde Pública, Rio de Janeiro 2004;20(Supl.2):S331-S336.
27. Lamounier A. Experiência Iniciativa Hospital Amigo da Criança. Rev Assoc Med Bras 1998;44(4):319-24.
28. Leal MC. Evolução da Mortalidade Infantil no estado do Rio de Janeiro na década de 80: o componente neonatal. Tese doutorado. Escola Nacional de Saúde Pública. Rio de Janeiro: Fiocruz; 1986 p 101.
29. McLaughlin JA, Jordan GB. Logic models a tool for telling your programs performance story. Evaluation and Program Planning 1999;22:65-72.
30. Medina MG, Silva GAP, Aquino R, Hartz ZMA. Uso de modelos teóricos na avaliação em saúde: aspectos conceituais e operacionais. In: Hartz ZMA, Vieira-da-Silva L (orgs.) Avaliação em Saúde: dos Modelos Teóricos à Pratica na Avaliação de Programas e Sistemas de Saúde. Salvador: EDUFBA; Rio de Janeiro: Fiocruz; 2005.
31. Morrow AL, Guerreiro ML, Shults J et al. Efficacy of home-based peer counseelling to promote exclusive breastfeeding: a randomized controlled trial. Lancet 1999;353:1226-31.
32. OMA. Evidências científicas dos 10 passos para o sucesso do aleitamento materno. Organização Mundial de Saúde [Trad.] Maria Cristina Gomes do Monte. Brasília: OPAS; 2001.
33. Programa de las Naciones Unidas para el Desarrollo – PNUD. Informe sobre desarrollo humano; 2005.
34. Ramos CV, Almeida JAG. Alegações maternas para o desmame. J Pediatr 2003;79(5).
35. Ravallli AC, Van Der Meulen JH, Barrer OP. Infant feeding and adult glucose tolerance, lipid profile, blood pressure and obesity. Arch Dis Child 2000;82(3):248-52.
36. Recife, Secretaria Municipal de Saúde. Plano Municipal de Saúde; 2001.
37. Recife, Secretaria Municipal de Saúde. Perfil e Proposta da Política de Atenção à Saúde da Criança – Doc. interno da Secretaria Municipal de Saúde, Recife; 2001.
38. Rede Interagencial de Informações Para a Saúde – RIPSA. Indicadores básicos de saúde no Brasil. IDB 2004 [folheto]. Coordenação do Ministério da Saúde. Apoio da Organização Pan-Americana da Saúde (OPAS). Brasília, Distrito Federal.
39. Rito RVVF, Reis AM, Oliveira MB, Bibas E, Mello C, Willner E et al. Avaliação do controle do leite humano distribuído no hospital maternidade Oswaldo Nazareth em 2001. Anais do

III Congresso Brasileiro de Bancos de Leite Humano. Petrópolis, Rio de Janeiro; 2002 p 89.
40. Rodrigues CP. Iniqüidades em saúde: a mortalidade infantil como indicador das condições de vida. Uma análise espacial no estado de Pernambuco. [Dissertação Mestrado]. Recife: Departamento de Saúde Coletiva do Centro de Pesquisas Aggeu Magalhães, Fundação Oswaldo Cruz; 2001.
41. Pinheiro R, de Matos RA. Os Sentidos da Integralidade na Atenção e no Cuidado à Saúde. Rio de Janeiro: Abrasco; 2001 180p.
42. Serva VMSBD. Aleitamento Materno. In: Alves JGB, Schwambach O, Maggi RS (org.). Pediatria – Fernando Figueira. MEDSI, Guanabara Koogan, Instituto Materno Infantil de Pernambuco (IMIP), 3ª ed. 2004;92-105.
43. Silva SF. A descentralização da saúde que temos e a que queremos. Revista CONASEMS. nº 2 jan, 2004 disponível em htt://www.conasems.org.br acessado em 02/03/2003.
44. Ugá MA, Santos IS. Uma análise da eqüidade do financiamento do sistema de saúde brasileiro. Relatório de Pesquisa do Projeto "Justiça no Financiamento do Setor Saúde", Escola Nacional de Saúde Pública, ENSP/FIOCRUZ, financiado por: ENSP/FIOCRUZ/Brasil e DFID/Reino Unido. Rio de Janeiro; 2005 93p.
45. Viana ALD'A, Lima LD, Oliveira RG. Descentralização e federalismo: a política de saúde em novo contexto – lições do caso brasileiro. Ciência & Saúde Coletiva 2002;7(3):493-507.

3.7

Papel da Sociedade Brasileira de Pediatria na Promoção, Proteção e Apoio ao Aleitamento Materno

Elsa Regina Justo Giugliani

A espécie humana, por ter evoluído e se mantido 99,9% da sua existência na Terra amamentando seus descendentes, está geneticamente programada para receber os benefícios do leite materno e do ato de amamentar[3]. Apesar disso, a amamentação não é um ato predominantemente instintivo, como nas demais espécies de mamíferos. Ela sofre influências socioculturais que, ao longo do tempo, foi modificando e artificializando a alimentação da criança no início de suas vidas. Assim, a duração do período de aleitamento materno foi encurtando e, para uma parcela da população, essa prática foi abolida[4]. No século XX, em várias partes do mundo, incluindo o Brasil, houve um dramático declínio das taxas de aleitamento materno até as décadas de 1960 e 1970, com implicações desastrosas – desnutrição e alta mortalidade infantil em áreas menos desenvolvidas. As conseqüências a longo prazo são ainda desconhecidas, pois transformações genéticas não ocorrem com a rapidez de mudanças culturais.

Na década de 1970, deu-se início ao movimento global de reabilitação da "cultura da amamentação", em resposta às denúncias contra o uso disseminado de leites artificiais e ao surgimento de inúmeros trabalhos científicos mostrando a superioridade do leite materno como fonte de alimento, de proteção contra doenças e de afeto. As taxas de aleitamento materno no Brasil aumentaram consideravelmente nas décadas de 1980 e 1990, em resposta a diversas ações de promoção do aleitamento materno em todo o País[6]. A mediana da duração do aleitamento materno, que era de apenas 2,5 meses em 1975, passou a ser de 5,5 meses em 1989 e de 7 meses em 1996. A última pesquisa em âmbito nacional realizada nas capitais brasileiras indicou uma mediana de duração de aleitamento materno de 10 meses[5].

Fundada em 1910 por Fernandes Figueira, a Sociedade Brasileira de Pediatria (SBP) é hoje a maior sociedade médica de especialidade do País. Por intermédio do seu Departamento Científico de Aleitamento Materno, ex-Comitê de Aleitamento Materno, a SBP sempre esteve engajada no movimento de promoção, proteção e apoio ao aleitamento natural. Já no final dos anos 1960, portanto mais de uma década antes da implementação do Programa Nacional de Incentivo ao Aleitamento Materno (PNIAM), em 1981, a SBP reuniu um pequeno grupo de pediatras preocupados com as práticas alimentares das crianças pequenas da época. Como resultado, foram publicadas as primeiras recomendações sobre amamentação no Jornal de Pediatria[1].

DEPARTAMENTO CIENTÍFICO DE ALEITAMENTO MATERNO: HISTÓRICO[1]

O Departamento Científico de Aleitamento Materno da SBP foi criado em 1980, portanto nos primórdios do movimento de resgate à amamentação, com o nome de Grupo de Incentivo ao Aleitamento Materno. Oficialmente, o grupo era composto por apenas dois membros: o coordenador nacional (Dr. José Martins Filho) e o coordenador para o Rio de Janeiro (Dr. José Dias Rego). Em 1982, o Grupo de Incentivo ao Aleitamento Materno passa a se chamar Comitê de Aleitamento Materno, sob a coordenação nacional do Dr. José Dias Rego. Em 1984, esse Comitê, então denominado Comitê Científico de Aleitamento Materno, é ampliado, fazendo parte dele 34 membros, representando 18 estados, ainda sob a mesma coordenação. Na gestão 1986-1988 o Comitê Científico de Aleitamento Materno foi extinto, para ser reativado em 1988 com 15 membros e sob a coordenação do incansável Dr. Dias Rego. Em 1992, o número de membros do Comitê é reduzido a 12, sob a coordenação da Dra. Vilneide Braga, de Pernambuco. O Dr. Joel Alves Lamounier, de Minas Gerais, assume a presidência do Comitê de 1994 a 1998. É nesse período que o Comitê Científico de Aleitamento Materno passa a ter a denominação atual – *Departamento Científico de Aleitamento Materno*. Nessa época, houve uma mudança na constituição dos Departamentos, que passaram a ter um *Núcleo Gerencial* (presidente, vice-presidente e secretário), um *Conselho Científico* formado por no máximo 11 membros e um *Grupo de Membros Participantes*, composto por um número ilimitado de sócios da SBP[7]. Os membros do Núcleo Gerencial e do Conselho Científico não podem permanecer no Departamento por mais que duas gestões sucessivas. Sendo assim, o Dr. Joel Lamonier, em 1988, foi substituído na presidência do Departamento de Aleitamento Materno pela Dra. Sonia Maria Salviano Matos de Alencar, do Distrito Federal, que permaneceu no cargo até março de 2001. Desde então, o Departamento vem sendo presidido pela Dra. Elsa Regina Justo Giugliani, do Rio Grande do Sul, que permanece no cargo até março de 2007.

AÇÕES E CONQUISTAS[1,2]

Como a SBP há mais de três décadas vem trabalhando no sentido de valorizar a prática da amamentação no Brasil, fica inviável relatar todas as ações e conquistas na área de aleitamento materno, em parte pelo grande número de ações e em parte pela falta de registros de todas as atividades ou dificuldade para localizá-los. Ao trabalho do Departamento Científico da SBP somam-se os trabalhos das filiadas regionais. A seguir são listadas algumas ações e conquistas da SBP em Aleitamento Materno ao longo do tempo:

- Apoio da SBP e participação ativa dos membros do Departamento Científico de Aleitamento Materno em diversos eventos: encontros, cursos, seminários, congressos etc.
- Divulgação de conhecimentos em aleitamento materno e atualizações para os pediatras em geral, por meio de seminários, palestras, cursos. Destaca-se a participação no programa de Educação Médica Continuada da SBP, em outubro de 2003, sendo proferidas duas aulas *on-line* pelo presidente do Departamento de Aleitamento Materno (que estão arquivadas para serem consultadas a qualquer momento via internet) abordando aspectos gerais do aleitamento materno e manejo dos problemas comuns decorrentes da lactação.
- 1982-1984 – início da mobilização de profissionais em todo o País, por intermédio das filiadas nos estados.
- 1984-1985 – participação no Grupo Técnico Executivo de Incentivo ao Aleitamento Materno do Instituto Nacional de Alimentação e Nutrição, opinando nas campanhas de incentivo ao aleitamento materno, na elaboração das normas de alimentos para o desmame e da Norma Brasileira para Comercialização de Alimentos para Lactentes, nas recomendações técnicas para o funcionamento dos Bancos de Leite Humano, entre outros.
- 1985 – "Prêmio Zezinho Amigo do Peito" – em homenagem aos Drs. José Martins Filho e José Dias Rego – para o melhor trabalho científico sobre aleitamento materno apresentado no XXIV Congresso Brasileiro de Pediatria, em Fortaleza.
- 1986-1987 – Campanha "Aleitamento Materno, Parto Normal: atos de amor", motivada pelo fato de o Brasil ser campeão mundial de cesarianas.
- 1988 – "Prêmio Criança e Paz" conferido pelo UNICEF à SBP pelo destaque na luta em defesa dos direitos da criança e do adolescente.
- 1992-1994 – Apoio à "Iniciativa Hospitais Amigo da Criança".
- 1998-2005:
  – Participação em diversos grupos consultivos na área da Saúde da Criança do Ministério da Saúde, para a implementação e acompanhamento das seguintes iniciativas, entre outras: Iniciativa Hospital Amigo da Criança, Norma Brasileira de Comercialização de Alimentos para Lactentes, Método Mãe-Canguru, Semana Mundial da Amamentação, Projeto Carteiro Amigo e Projeto de Expansão da Rede de Bancos de Leite Humano.
  – Representação na Comissão Nacional de Bancos de Leite Humano do Ministério da Saúde.
  – 1998 – Diploma entregue ao presidente da SBP pelo Ministério da Saúde como reconhecimento aos esforços empreendidos pela SPB em prol da saúde das crianças, e em especial em prol da amamentação.
  – 1999 – Concurso de Monografias sobre Aleitamento Materno entre os médicos em processo de especialização em pediatria.
  – 1999 – Concurso de Fotografia de Mulheres Amamentando para pediatras, sócios da SBP.
  – 2000 – Homenagem do representante do Ministério da Saúde ao presidente da SBP, Dr. Lincoln Freire, na abertura do I Congresso Internacional de Bancos de Leite Humano, em Natal, pelos trabalhos desenvolvidos pela SBP na área de aleitamento materno.
  – 2004 – Suplemento do Jornal de Pediatria (novembro 2004) dedicado a "Tópicos em Aleitamento Materno", constituído por 11 artigos científicos de revisão, tendo como editores Dra. Elsa Giugliani e Dr. Joel Lamounier.

SEMANA MUNDIAL DA AMAMENTAÇÃO

Entre as ações e conquistas da SBP na área de aleitamento materno, merece destaque a participação da Sociedade na

"Semana Mundial de Amamentação", promovendo uma das maiores campanhas nacionais, cujo formato terminou por caracterizar "uma marca" da SBP. Em 1999, a SBP instituiu a figura da "madrinha do Departamento Científico de Aleitamento Materno", que tem como característica ser uma mulher de expressão que esteja amamentando. A primeira madrinha foi Luiza Brunet (1999), seguida por Glória Pires (2000), Isabel Filardis (2001), Cláudia Rodrigues (2002), Luiza Thomé (2003) e Maria Paula (2004). As madrinhas pousaram amamentando seus filhos para a confecção de milhares de *folders* e de cartazes que são distribuídos em todo o Brasil por intermédio das filiadas. A madrinha é homenageada pela SBP no primeiro dia da Semana Mundial de Amamentação, no já tradicional "Encontros de pediatras com a madrinha". Em 1999, durante a Semana Mundial de Amamentação, cujo tema era "Comunicação", a SBP promoveu uma reunião de educadores, escritores e ilustradores da literatura infanto-juvenil versando sobre amamentação. Em 2000, com o tema "Direitos", a SBP realizou, em Brasília, em parceria com a Sociedade de Pediatria do DF, um Encontro de Pediatras com Promotores de Justiça do Ministério Público do Distrito Federal e Territórios. Em 2003, a SBP produziu um filme com Luiza Thomé para divulgação na televisão, conseguindo inclusive apoio das emissoras na veiculação gratuita.

SBP, AMAMENTAÇÃO E MÍDIA

Com o apoio da Assessoria de Imprensa, a SBP se tornou uma referência nacional em aleitamento materno para a mídia. O Departamento Científico é chamado para opinar nos diversos meios de comunicação de massa: rádio, televisão, jornais, revistas e sites. Na Semana Mundial de Amamentação, a participação da SBP na mídia se intensifica. Representantes da SBP já participaram de programas como Fantástico, Jornal Nacional, Bom Dia Rio, Jornal do Rio da Bandeirantes, Band News, Mais Você, Sem Censura, entre outros, além de conceder inúmeras entrevistas a rádios, jornais e revistas.

Por influência da Assessoria de Imprensa, o tema aleitamento materno foi inserido nas novelas da Rede Globo de Televisão "Esperança" e "Desejo de Mulher", como *merchandising* social. O Departamento foi consultado para opinar no conteúdo do texto relativo ao aleitamento materno.

CONSIDERAÇÕES FINAIS

A SBP tem uma tarefa social da mais alta relevância: a de promover a saúde da criança brasileira. E nesse contexto assume lugar de destaque a promoção, a proteção e o apoio à amamentação. Muitas ações pró-amamentação e conquistas vêm sendo vivenciadas ao longo dos últimos 30 anos. Mas há muito o que fazer ainda. A perspectiva é de que a SBP cada vez mais se engaje na promoção do aleitamento materno, quer atuando junto aos profissionais de saúde, apoiando os diferentes setores da sociedade (governo, iniciativa privada e organizações não-governamentais) em suas atividades pró-amamentação, quer trabalhando diretamente junto à comunidade. A SBP está empenhada em continuar seus esforços em prol da universalização da prática do aleitamento materno.

REFERÊNCIAS BIBLIOGRÁFICAS

1. Alencar SMSM, Dias Rego J. As Sociedades Médicas e o incentivo ao aleitamento materno. In: Dias Rego J, ed. Aleitamento Materno. São Paulo: Atheneu; 2001 p 409-20.
2. Carneiro G. Um compromisso com a esperança: História da Sociedade Brasileira de Pediatria – 1910-2000. Rio de Janeiro: Expressão e Cultura; 2000.
3. Dettwyler KA. A time to wean: the hominid blueprint for the natural age of weaning in modern human populations. In: Stuart-Macadam P, Dettwyler KA, eds. Breastfeeding. Biocultural perspectives. New York: Aldine de Gruyter; 1995 p 39-73.
4. Giugliani ERJ. Evolução histórica da amamentação. In: Santos Jr LA, ed. A Mama no Ciclo Gravídico Puerperal. São Paulo: Atheneu; 2000 p 3-6.
5. Ministério da Saúde, Secretaria de Políticas de Saúde, Área de Saúde da Criança. Prevalência de Aleitamento Materno nas Capitais Brasileiras e no Distrito Federal. Brasília: Ministério da Saúde; 2001.
6. Rea MF. Reflexões sobre a amamentação no Brasil: de como passamos a 10 meses de duração. Cad Saúde Pública 2003;19: S37-45.
7. Sociedade Brasileira de Pediatria. Regulamento para o Funcionamento dos Departamentos Científicos. Rio de Janeiro; 1998.

CAPÍTULO 4

PROGRAMAS DE INCENTIVO AO ALEITAMENTO MATERNO

INCENTIVO AO ALEITAMENTO MATERNO PARA CRIANÇAS EM IDADE ESCOLAR
• Mônica Maria da Silva Moura Costa
• Luciana Rodrigues Silva

PRÉ-NATAL
• Hamilton Henrique Robledo
• Kelencristina Thomaz Romero

MATERNIDADE
• Maria de Fátima Moura de Araújo • Bethsáida de Abreu Soares Schmitz • Ernesto T. Nascimento • Keiko Miyasaki Teruya • Lais Graci dos Santos Bueno • Virginia Spinola Quintal • Maria Tereza Zulini da Costa

INICIATIVA UNIDADE BÁSICA AMIGA DA AMAMENTAÇÃO: SUA HISTÓRIA E CONQUISTAS
• Maria Inês Couto de Oliveira
• Keiko Miyasaki Teruya

MÉTODO DE ACONSELHAMENTO
• Keiko Miyasaki Teruya
• Lais Graci dos Santos Bueno

OS BANCOS DE LEITE HUMANO NO BRASIL
• João Aprígio Guerra de Almeida • Paulo Ricardo da Silva Maia • Franz Reis Novak • Sonia Maria Salviano Matos de Alencar • Américo Y Ishy
• Maria José Guardia Mattar

A INTERNET E O ALEITAMENTO MATERNO
• Marcus Renato de Carvalho

4.1

Incentivo ao Aleitamento Materno para Crianças em Idade Escolar

Mônica Maria da Silva Moura Costa
Luciana Rodrigues Silva

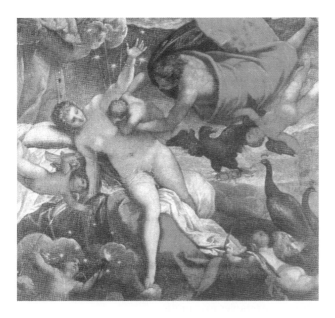

"Zeus amou a mortal Alcmena. Dessa união nasceu Hércules. Hera, esposa de Zeus, enciumada decidiu matar Hércules. Para livrar o filho do perigo, Alcmena o abandonou em uma planície. Hércules é encontrado justamente por Hera e Minerva. Mas a ciumenta esposa de Zeus não reconheceu o bebê e, encantada com sua beleza, amamenta-o. Seu leite torna Hércules imortal. O faminto Hércules morde-lhe o seio. O leite que jorra sobe para as nuvens e risca um caminho no céu, formando a Via-Láctea, nossa galáxia".

(Mitologia Grega)

INTRODUÇÃO

O leite materno é o melhor alimento para as crianças nos primeiros meses de vida, fornece todos os nutrientes necessários até o sexto mês, favorece o crescimento e o desenvolvimento, é facilmente digerido, protege contra infecções e doenças alérgicas, está sempre disponível para consumo e não tem custo[16,22,34,38,39,46]. Além dessas características, a amamentação protege a mãe contra a hemorragia pós-parto, câncer de ovário e mama e representa um gesto de amor e estimula o vínculo entre a mãe e o filho[3].

Entre as ações básicas de saúde atualmente recomendadas pela Organização Mundial da Saúde (OMS) e pela Organização Pan-Americana de Saúde (OPS) para a diminuição da morbimortalidade e melhoria da qualidade de vida das crianças menores de 5 anos nos países em desenvolvimento, está o incentivo ao aleitamento materno ocupando lugar de destaque como o principal fator de proteção nessa faixa etária[40].

O leite materno oferece benefícios e vantagens inquestionáveis. É, sem dúvida alguma, o alimento ideal para o lactente, e o incentivo ao aleitamento materno é uma das ferramentas mais úteis e de mais baixo custo que se pode utilizar em âmbito local para contribuir com a saúde e bem-estar das mães e com o crescimento e desenvolvimento das crianças[40].

É fato inconteste a importância do leite materno como o alimento ideal para a criança, fazendo-se entender que o aleitamento materno é um direito da sociedade, sendo, portanto, um dever do Estado proteger esse recurso como um patrimônio público e como riqueza da nação. A promoção da prática do aleitamento materno é atividade essencial dos sistemas de saúde a fim de preservar esse alimento natural, contribuindo com a possibilidade da criação de crianças mais saudáveis, seguras e felizes[4,11].

Todas as vantagens da amamentação, discutidas pela ciência e aceitas pelas comunidades leigas, não têm sido suficientes para consolidar a prática do aleitamento materno exclusivo até o sexto mês de vida. O desmame ainda representa um problema significativo em nossas populações nos diversos estratos socioeconômicos[1].

O início da prática de amamentar é relativamente alto, enfatizando-se que a prática ideal ao aleitamento materno é operacionalmente complexa, sendo o desmame precoce um acontecimento multicausal, relacionado com um grave prejuízo à saúde da criança, além de representar importante fator de risco para a doença diarréica, outras doenças infecciosas e desnutrição[2].

É importante salientar o caráter multifatorial do problema que envolve o processo do desmame e que as dificuldades aparecem desde uma simples fissura do mamilo, estendendo-se a questões socioculturais, onde a urbanização, os diversos papéis da mulher na sociedade moderna, a propaganda de produtos lácteos e a perda da tradicional transmissão da mãe para a filha da experiência em amamentar estão envolvidos. Seguramente os fatores culturais representam o peso mais importante na gênese do desmame[4,5].

Para enfrentar um problema tão complexo como o desmame precoce, é necessária uma compreensão que requer uma visão completa da condição feminina de mãe, mulher e nutriz, do acesso à informação, do entendimento da diversidade dos determinantes socioculturais para cada região ou grupo populacional e da necessidade do apoio de todos como facilitadores, tanto no início como na manutenção da amamentação a longo prazo. É fundamental o suporte dado à mãe que amamenta pela família, pelos profissionais de saúde e pela comunidade[4,8].

É nesse cenário que propostas estratégicas centradas nos aspectos educativos ganham terreno, possibilitando a difusão de informações a respeito da importância e das vantagens do leite materno, e favorecem a promoção, a proteção e o apoio a essa prática, que é um ato natural que requer um aprendizado o mais precocemente possível. Por outro lado, a disponibilidade de informações educativas em todos os níveis é fundamental. Desde aquelas que atinjam as próprias mulheres e nutrizes, como as que possam alcançar seus familiares, suas crianças e os membros da comunidade. Há vários relatos em Educação para Saúde e promoção de amamentação na literatura envolvendo enfermeiras, gestantes e mães[17,27,28,33], mas nenhum envolvendo crianças. A importância de difundir informações sobre amamentação nos escolares de ambos os sexos baseia-se na idéia de que a escola representa o espaço de aquisição de conhecimentos. Os conhecimentos tendem a se perpetuar e influenciar as atitudes na vida adulta. Assim, crianças podem levar as informações corretas para suas famílias estimulando suas mães, além de no futuro também amamentarem seus próprios filhos.

IMPORTÂNCIA DO ALEITAMENTO MATERNO NO CONTEXTO DA ATENÇÃO BÁSICA À SAÚDE

Com a consolidação de um novo modelo assistencial a partir da atenção básica, fundamentada na vigilância à saúde, a estratégia do Programa de Saúde da Família (PSF) representa uma experiência inovadora em matéria de saúde no Brasil[11].

Com as equipes de saúde da família pretende-se concretizar a integralidade em suas ações, articulando o individual com o coletivo, a promoção e a prevenção com o tratamento e a recuperação da saúde de sua população, com grande potencial organizador sobre os outros níveis do sistema de saúde. O PSF aspira o desenvolvimento de novos modelos de atendimento colocando no centro de seus esforços a estratégia de atenção primária à saúde, embora ainda necessite de aperfeiçoamento, sobretudo no que diz respeito à saúde da criança[12].

Diante de tão grandiosa proposta, um dos objetivos específicos do PSF é proporcionar o estabelecimento de parcerias por meio do desenvolvimento de ações intersetoriais. Deverá, por meio de processos educativos, promover a saúde com mudanças de hábitos e costumes alimentares[11].

A intersetorialidade acontece quando setores como a saúde, educação, cultura, lazer, meio ambiente entre outros trabalham em conjunto, construindo alianças, unindo forças e recursos financeiros e humanos para alcançar um objetivo comum. O trabalho intersetorial deve orientar seus esforços para o reconhecimento de novos sujeitos, em novos espaços, a fim de assegurar melhores conhecimentos e atitudes positivas sobre a temática da amamentação, somando intervenções para incentivar, apoiar e promover essa prática[2,11].

Identificar a escola, professores, pais e comunidade valorizando o protagonismo do escolar para a promoção da amamentação buscando novas experiências para ampliar a atuação dos educadores e dos educandos é um caminho a percorrer.

Partindo-se de um conceito ampliado de saúde, foi desenvolvida uma intervenção na educação de escolares a fim de promover o aleitamento materno. Essa idéia baseou-se na hipótese de que a Educação para a Saúde na idade escolar possui importante papel na formação de símbolos e elementos culturais que tendem a manter-se ao longo da vida. Os conhecimentos adquiridos nessa faixa etária devido à sua maior receptividade e capacidade de adoção de novos hábitos e conceitos e principalmente porque **as crianças se tornam excelentes mensageiros, multiplicadores e ativistas dentro de suas famílias e comunidades** transformam a escola em um espaço promotor da saúde[19].

Ações de promoção, proteção e apoio ao aleitamento materno haverão de se refletir ao longo da vida da criança, bem como nas futuras gerações, e deverão ser pensadas como a principal estratégia de sobrevivência infantil. Nesse processo, é fundamental a necessidade da sensibilização dos gestores.

EDUCAÇÃO PARA A SAÚDE NO ESPAÇO ESCOLAR

O aleitamento materno é um bom tema para o trabalho da promoção da saúde, pois contempla os princípios do cuidado, da atenção completa e da ecologia como interfaces essenciais para qualquer estratégia de educação para a saúde[9,10].

A educação em saúde é um ramo da educação em geral. A educação evoluiu e não pode ser aceita como mera transmissão de conceitos e normas, pois apenas essa prática não é capaz de realizar as mudanças necessárias do comportamento dos indivíduos[23].

O processo de educação em saúde voltado para o aleitamento materno inicia-se na criança de forma inconsciente, por meio de ações que a criança presencia e vivencia na família e na comunidade. Por outro lado, o processo consciente deve ocorrer quando a criança demonstrar curiosidade ou solicitar esclarecimento sobre suas dúvidas. E aqui a escola ocupa espaço privilegiado para a promoção da amamentação[24].

Será que nossas escolas promovem a "Cultura da Amamentação"? Provavelmente no modelo atual a escola deixa a desejar como espaço promotor do aleitamento materno.

É importante gerar oportunidades no espaço da educação formal, que é a escola de maior interação Saúde e Educação, contribuindo para melhorias na qualidade de vida dos indivíduos, pois os conhecimentos acumulados sobre o Tema Aleitamento Materno são vastos e necessitam encontrar eco nos projetos pedagógicos das escolas. Durante a infância, época decisiva na construção de condutas, a escola passa a assumir papel destacado, permitindo às crianças adquirirem conhecimentos, atitudes, valores e aptidões que necessitam para estar sãos e evitar graves problemas de saúde[50].

Muitas oportunidades são perdidas na escola quando, no material didático empregado para as crianças, poderiam acrescentar informações valiosas para a conscientização da importância do leite materno para o resto da vida. Muitas vezes, os livros didáticos excluem os humanos da classe dos mamíferos e relacionam alimentação infantil com o uso de mamadeiras. As escolas permanecem impregnadas da "Cultura da Mamadeira". Adotam livros que mostram mães e pais oferecendo mamadeiras, utilizando bonecas que possuem chupetas, não incluindo o Tema Aleitamento Materno nos seus projetos pedagógicos[5,13].

A criança escolar é suscetível à informação fornecida de modo adequado, e se essa informação é consistente poderá permanecer como um dado para uma análise crítica no futuro, sendo fundamental para tomar decisões conscientes e informadas na vida adulta. As crianças precisam conhecer as vantagens da amamentação e os perigos da alimentação artificial e do desmame desde cedo. As escolas de 1º e 2º graus deveriam incluir o aleitamento materno nos seus currículos, pois assim estarão educando suas crianças, procurando integrar o ensino ao cotidiano, o ensino à saúde, construindo "Escolas Promotoras de Saúde". Existe uma lacuna nos currículos escolares em que a amamentação necessita encontrar espaço para aumentar a consciência pública sobre a importância da proteção, promoção e apoio ao aleitamento materno, que é um indicador básico do bom crescimento e desenvolvimento da criança[50].

Na fase escolar, é grande a curiosidade e o interesse pela vida animal, além do que, é quando a criança, no espaço formal que é a escola, entra em contato com as primeiras informações sobre biologia (ciclo da vida, mamíferos, corpo humano). O escolar, por meio de atividades criativas (manuais, artísticas e dramatização), vai adquirindo independência crescente, internalizando valores, crenças e atitudes, que moldam uma nova auto-imagem, mais próxima da realidade e não de sua vida de fantasia. A idade escolar, que antecede ao turbilhão da adolescência, pode-se concretizar como um período fundamental para a apropriação de conhecimentos que serão essenciais para uma vida futura de qualidade e quando bem internalizados neste período ajudarão os jovens adolescentes[5,10].

Fazer a opção por um trabalho com a promoção da saúde para o aleitamento materno representa o conhecimento da existência de uma enorme diversidade de ações. No presente trabalho, elegeu-se como campo de ação o desenvolvimento de habilidades pessoais, por meio da divulgação de informações e da educação para a saúde, capacitando crianças, meninos e meninas com conhecimentos que serão úteis durante toda a vida[24].

Realizar uma intervenção educacional de promoção do aleitamento materno no espaço escolar é um trabalho fascinante. Realizar essa tarefa nas escolas para ampliar, construir ou (re)significar o conceito da amamentação, a partir do "mundo dos mamíferos", como estratégia para sensibilizar as crianças, aproveitando o fascínio infantil pelo fantástico reino animal representa uma educação para o futuro desses indivíduos.

O leite materno é biologicamente formado e o ato de amamentar é socialmente construído. Assim, percebe-se a importância do trabalho com novos atores, como a mãe, a avó, o companheiro, os filhos, os irmãos e os amigos. Todos devem estar envolvidos e motivados para contribuírem para o sucesso do ato de amamentar.

IMPORTÂNCIA DA EDUCAÇÃO SOBRE AMAMENTAÇÃO PARA CRIANÇAS ESCOLARES

Em 1998, a Semana Mundial da Amamentação elegeu o tema "Amamentar – Educar para a Vida", fazendo as seguintes recomendações para o trabalho nas escolas[47]:

1. As atitudes formam-se cedo em nossas vidas por forças culturais, econômicas e sociais. A escola influencia as crenças sobre o que é ou não aceitável.
2. Crianças podem desenvolver atitudes positivas sobre amamentação, devendo ser ajudadas desde cedo.
3. O espaço da educação formal que é a escola oferece numerosas oportunidades para as crianças obterem informações corretas sobre a amamentação incorporadas facilmente em matérias como ciências, biologia e arte.
4. A necessidade de educarmos ambos os sexos sobre os benefícios da amamentação, porque tanto atitudes masculinas como femininas afetam as normas sociais, interferindo no sucesso da amamentação.
5. Por meio do desenvolvimento de habilidades de análise crítica, meninos e meninas quando adultos examinarão vantagens e desvantagens da amamentação, formando suas próprias opiniões e fazendo opções informadas.
6. Disseminação da cultura da amamentação por meio da propagação dos conhecimentos adquiridos.

A literatura nacional é vasta em experiências de educação em saúde para grupos de mães, gestantes, puérperas, porém, no Brasil existe uma lacuna em atividades educativas de promoção do aleitamento materno para escolares, sendo esse um campo relativamente novo, em que são necessários mecanismos de coleta e análise de dados, com a finalidade de atualizar e prover os níveis de decisão, buscando a intersetorialidade pelo PSF e estabelecendo um programa educativo nas escolas.

Somente por meio de um esforço conjunto, com atitudes coerentes do governo, dos profissionais e serviços de saúde, dos empresários, das famílias, das organizações não-governamentais, enfim de cada um de nós é que as crianças encontrarão seu espaço de promotoras da amamentação e multiplicadoras do conhecimento e serão alcançados benefícios para as crianças, as mães, as famílias, as comunidades e para nosso planeta Terra, um astro que compõe uma galáxia chamada, não por acaso, de Via-Láctea.

A ESCOLA PROMOTORA DE SAÚDE

A escola é espaço de formação e informação, contribuindo para que a criança no período escolar seja capacitada a estabelecer correlações, adquirindo conhecimentos fundamentais para seu desenvolvimento e atuação na sociedade[50].

O papel do professor nessa fase é essencial para facilitar a construção dos conhecimentos e, assim, atuar como agente modificador da realidade.

A escola representa um cenário extraordinariamente eficaz para melhorar a saúde dos alunos, dos funcionários, das famílias e dos membros da sua comunidade.

O grande número de crianças que poderão ter oportunidades de receber no ambiente escolar informações relacionadas à saúde enfatiza sua importância como instituição promotora de saúde.

Como transformar o cenário da escola tradicional em um espaço adequado para a promoção da saúde? Imaginar essa possibilidade é um excelente ponto de partida.

Avaliar de maneira realista as condições de cada escola, de seus alunos e de seus professores para desenvolver métodos individualizados de promoção da saúde representa o segundo passo desse trabalho.

É necessário que os métodos aplicados com esses objetivos sejam interativos, inovadores e criativos e que o aprendizado não consista meramente na transmissão de conhecimentos. Deve-se estimular a aprendizagem cooperativa e ativa, ensinando atitudes para a vida cotidiana, com criatividade, avaliação crítica, solidariedade, aceitação da diversidade e fundamentalmente buscando elevar a auto-estima das crianças[43].

A educação das crianças deverá estar orientada para prepará-las para enfrentar a vida com responsabilidade, inclusive com sua própria saúde e a do seu próximo.

A capacidade de aprendizado da criança estimulada corretamente é surpreendente.

Em quase todas as comunidades, a escola é um espaço no qual muitas pessoas vivem, aprendem e trabalham e onde as crianças e os professores passam grande parte do seu tempo.

Nesse contexto privilegiado, programas de educação para a saúde podem ter uma grande repercussão porque poderão beneficiar os estudantes nas etapas influenciáveis das suas vidas: a infância e a adolescência. Talvez, a escola não seja só um espaço ou uma instituição onde se pode promover a saúde. Na atualidade, seu papel é mais importante.

A Escola Promotora de Saúde vislumbra melhorar a educação, aumentando o potencial de aprendizagem das crianças contemplando melhorias na saúde. A Escola Promotora de Saúde adota ações que objetivam a promoção da saúde no ambiente escolar, contribuindo para o desenvolvimento das potencialidades físicas, psíquicas, cognitivas e sociais das crianças, a partir de ações pedagógicas criativas e inovadoras, entendendo o espaço escolar como cenário vital, gerador de autonomia, habilidades de análise crítica e criatividade que favoreçam a adoção de estilos de vida saudáveis com a construção de ambientes agradáveis e envolventes[50].

O termo Escola Promotora de Saúde reconhece que a educação em saúde faz parte do currículo escolar, "currículo explícito", mas, baseado em um conceito ampliado de saúde, reconhece a necessidade de um apoio mútuo entre a escola, as famílias e a comunidade, criando o que se chama de "currículo oculto".

Trabalhar a Educação em Saúde na perspectiva das Escolas Promotoras de Saúde requer uma atenção especial à forma como se ensina, a fim de que a informação esteja apoiada em valores éticos, que reforcem a solidariedade e os direitos humanos. Ensinar é simples, deve-se tornar a escola mais alegre para que seja séria, evocando o sonho e convocando a inteligência, respeitando a curiosidade da criança, trabalhando valores e atitudes sem perder de vista a dimensão do afeto[32].

Neste trabalho optou-se por eleger a criança escolar como população-alvo para essa intervenção, pois a aquisição das bases do comportamento e conhecimento, senso de responsabilidade e capacidade de observar, pensar e agir são imprescindíveis para essa faixa etária, percebendo que as crianças são bons agentes de saúde. A escola busca recuperar a cultura da saúde para que a criança possa ser informada de forma consciente, complementando o saber popular com o saber oriundo do ensino e da aprendizagem escolar. É a partir da idade escolar que a criança poderá colaborar no cuidado de sua família e comunidade, transformando-se em "crianças promotoras de saúde".

A educação está na sociedade e deve existir para servi-la. No papel de transformadora, a escola assume a postura de mediadora de um projeto social, a qual tem a incumbência de transmitir seu legado cultural às futuras gerações. A "Cultura da Saúde" e a "Cultura Sanitária" ensinadas e vividas nas escolas, nas famílias e nas comunidades contribuirão para uma melhoria na qualidade de vida.

REFERENCIAL TEÓRICO METODOLÓGICO DAS OFICINAS PEDAGÓGICAS

Para avaliar o impacto das discussões sobre amamentação entre escolares de 7 a 12 anos de idade foram obtidos três grupos diferentes em uma escola pública (G1, G2 e G3). Foram feitos questionários sobre os conhecimentos das crianças e realizadas as oficinas pedagógicas. Os encontros foram feitos enfatizando-se o ser humano como um mamífero junto aos outros mamíferos e foram realizadas as Oficinas Pedagógicas em dois dos grupos (G1 e G2), nas quais as crianças desenhavam e modelavam, expressando sua visão sobre o assunto. No grupo 2 (G2) foram levadas às salas de aula algumas mães para amamentarem diante dos alunos, que em seguida faziam seus desenhos e modelagens. O terceiro grupo (G3) só teve as aulas informativas. Essa abordagem obedeceu os conceitos centrais de Jean Piaget, que nesta faixa etária a criança aprende mais quando concretamente vê e vivencia o que aprende, como cita Davini sobre Piaget[20]:

"O sujeito pode pensar mais além do que vê: agora, já procura explicações diferentes e até divergentes a respeito das características visíveis do objeto. Contudo, não pode 'pensar sem ver', ou seja, não pode refletir no abstrato, só pode fazê-lo a partir de dados concretos – materiais de sua experiência direta. Estes são os esquemas lógicos – concreto próprio da fase que vai dos 7 aos 12 anos e mantidos na etapa seguinte para serem usados quando necessários".

Partindo-se desses conceitos, observa-se que a metodologia de ensino deve ser diferente, a depender da faixa etária dos alunos. A criança na fase escolar – 7 aos 12 anos – não possui ainda a capacidade de abstração, daí a importância da vivência durante o processo de ensino-aprendizagem. Por meio do desenho e da modelagem, combinando Educação, Saúde e Arte, trazendo o lúdico para o processo de ensino-aprendizagem, buscou-se um trabalho com linguagens não-verbais. Desenhando e modelando, a criança brinca e cria situações imaginárias, em que se comporta como se estivesse agindo no "mundo dos adultos"[15].

A técnica da modelagem foi escolhida nesse estudo por possibilitar a criatividade por meio de uma dinâmica lúdica, inovadora e sensível que permite a participação ativa na busca do conhecimento, valorizando tudo que emerge do pensamento e da percepção do sujeito.

O "mundo da modelagem", inexplorado, mágico e misterioso, potencializador de surpresas e passível de ser transformado, "recriado", jamais da mesma forma, em um sem fim de possibilidades reais ou imaginárias, caracteriza-se como técnica importante para o trabalho com crianças[36].

A modelagem mobiliza a tomada de decisão. Trabalha a própria escolha do que se vai fazer e de que maneira. Com a modelagem, pode-se trazer para a escola o novo, o transformador, o mobilizador, para que as crianças sejam despertadas para a importância da promoção do aleitamento materno, tendo a escola o compromisso de educar para o futuro.

No momento em que a criança decide o que modelar, já selecionou uma série de experiências pessoais, aquilo que é mais importante do ponto de vista simbólico, portanto, essa técnica revela-se como fundamental para um aprendizado consistente. Esse aprendizado é que se busca para a temática aleitamento materno na perspectiva de educar para a vida.

O "mundo do desenho" traduz a expressão do modo como a criança percebe e dá significado a alguma coisa ou mensagem, representando um excelente registro, pois reveste-se daquilo que realmente importa para a criança.

A criança pode agir de maneira transformadora sobre conteúdos que são significativos para ela e, por meio do repertório de imagens e símbolos, transmitir os aspectos cognitivos e os esquemas afetivos envolvidos com a temática em questão. A proposta é de que, com essas técnicas, a saúde contagie o imaginário das crianças[37].

A EXPERIÊNCIA COM ESCOLARES NA PROMOÇÃO DO ALEITAMENTO MATERNO

Tendo por base os princípios da Escola Promotora de Saúde, pensando no aluno como construtor do seu conhecimento, essas ações pedagógicas foram realizadas provocando a curiosidade e a motivação das crianças, mediante um processo de ensino-aprendizagem com práticas criativas e significativas, como o desenho e a modelagem, a fim de educar para a saúde sobre o tema "Aleitamento Materno".

Foram realizadas intervenções educativas por meio de oficinas pedagógicas, denominadas de Oficina Pedagógica I e Oficina Pedagógica II. Partindo-se de uma frase geradora que expressa o sentido e a importância do tema "Aleitamento Materno", trabalhou-se com as crianças, realizando-se as atividades propostas, obedecendo-se uma seqüência progressiva de construção contínua das relações do "mundo dos mamíferos", partindo-se dessa descoberta, finalizando em uma síntese orientada a enfatizar a importância do aleitamento materno no universo escolar[19].

A frase geradora – **O que podemos fazer para que crianças escolares se aproximem do "mundo da amamentação" a partir do "mundo dos mamíferos"** – possibilitou a realização das oficinas pedagógicas divididas em seis momentos.

Nos encontros, partindo-se do "mundo dos mamíferos", as crianças foram levadas a identificar e caracterizar diferentes mamíferos, percebendo que o ser humano faz parte desse grupo, utilizando essa experiência como metáfora para uma aproximação com o "mundo da amamentação" na perspectiva da promoção da saúde.

O encontro para a aplicação da Oficina Pedagógica I foi composto dos seguintes momentos:

1º Momento – apresentação do "Álbum de ampliação do foco de visão", consistindo em uma exposição dialogada em que a autora e as crianças descobrem o "mundo dos mamíferos".

2º Momento – consistiu em trazer uma situação problematizadora em que as crianças foram estimuladas a responder "O que vocês estão vendo?", culminando com a possibilidade de transformação da escola em um espaço promotor da saúde.

3º Momento – com distribuição de massa de modelar, sugerindo-se que cada criança, por meio de livre modelagem, construísse uma peça do que mais aprendeu naquele encontro.

4º Momento – apresentação dos trabalhos, revelando-se o significado de cada peça pelo seu autor ou autora.

5º Momento – distribuição de lápis de cor e papel de ofício em que cada criança desenhou individualmente sobre o tema amamentação e criou uma frase sobre seu significado.

6º Momento – apresentação dos desenhos pelas crianças, quando a turma foi estimulada a estabelecer um diálogo apontando os diferentes pontos observados em cada desenho.

A Oficina Pedagógica II trouxe como diferencial a situação real com a vivência das mães amamentando na sala de aula, quando os alunos descreveram para a turma suas impressões, sendo estimulados a levantar questões sobre a cena.

Nesse momento especial, algumas mães da comunidade eram trazidas até a escola pelas crianças do bairro, acontecendo logo após o 2º momento, precedendo a modelagem e o desenho. As crianças interagem fazendo perguntas e observando o binômio mãe-filho.

DESCRIÇÃO DO MATERIAL EDUCATIVO

Álbum de Ampliação do Foco de Visão (Abrindo a visão... para a promoção do aleitamento materno)

O material educativo elaborado consiste de um álbum seriado composto por 4 (quatro) quadros, que abordam o "Mundo dos Mamíferos".

No primeiro quadro (Fig. 4.1) são apresentados os diversos tipos de mamíferos espalhados pelo planeta Terra, incluindo a espécie humana, como parte do grupo dos primatas. No segundo quadro, foram discutidos o conceito e a classificação dos mamíferos. No terceiro quadro (Fig. 4.2), com diferentes binômios mãe-filho, foram demonstradas fêmeas criando filhotes, oferecendo o que existe de mais importante para a sobrevivência dos mamíferos: o leite materno.

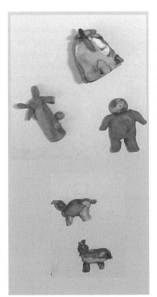

As atividades de educação em saúde podem lançar mão de inúmeras técnicas de trabalho criativo, de palestras à campanhas, oficinas, teatro, mamulengos, vídeos, literatura de cordel, ferias, caravanas, vivências, gincanas, contadores de histórias, mutirões, passeatas, programas de rádio, grupos de auto-ajuda, trabalhos corporais, capoeira, grupos de caminhadas, entre outros. O importante é a utilização de elementos da cultura local para mobilizar e sensibilizar as comunidades sobre cuidados de saúde e situações que interferem nas suas condições de saúde, a exemplo de saneamento básico, problema de drogas, alcoolismo, necessidade de mudanças de hábitos, prática de exercícios, dentre outros.

(Brasil, 2000)

Figura 4.1 – Diversos tipos de mamíferos.

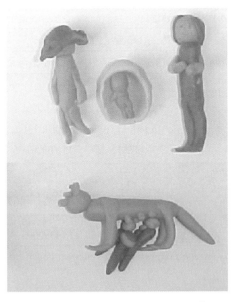

Figura 4.2 – Conceito e classificação dos mamíferos.

Os dois conceitos seguintes foram então traduzidos de forma simplificada para as crianças:

"As secreções epidérmicas especializadas foram desenvolvidas como fatores nutricionais e bacteriostáticos há cerca de 120 milhões de anos e, entre elas, o leite tornou-se fator crucial para a sobrevivência dos mamíferos nos seus diferentes habitats. O leite apresenta diferenças consideráveis em sua composição entre os phyla, espécies e até mesmo em cada nutriz" (Michie CA, 2001).

"O leite materno como fonte de calor, alimento e proteção" (Zelliffe DB e Zelliffe EFP, 1978).

No quarto quadro, após a justaposição de 6 (seis) folhas de material emborrachado com círculos concêntricos, dispostos na ordem crescente, do menor para o maior diâmetro, progressivamente as crianças são mobilizadas a descobrir a escola como espaço promotor de saúde. Nesse quadro, as crianças estão em uma sala de aula assistindo pela televisão um documentário sobre a amamentação, no qual se observa um cartaz sobre "o mundo dos mamíferos" afixado na parede sob a forma de mural, levando as crianças a refletirem sobre os conhecimentos iniciais, estabelecendo um paralelo com a temática do aleitamento materno.

Todos os dados obtidos no estudo estão na tese de Mestrado e alguns foram aceitos para publicação na *Health Education* em 2006. As intervenções educativas demonstraram que o conhecimento das crianças sobre o assunto cresceu de modo significativo[18,19].

No quadro 4.1 estão as perguntas fechadas do questionário, e na tabela 4.1, as percentagens de acertos nos três grupos.

Quadro 4.1 – Questões fechadas respondidas pelas crianças antes e depois das intervenções.

Q1: Você é um mamífero? Por quê?
Q2: Qual o melhor alimento para um recém-nascido?
Q3: A amamentação é importante? Por quê?
Q4: Você usou leite materno?
Q5: De quem depende o sucesso da amamentação?
Q6: Alguém já falou com você sobre a importância do leite materno?
Q7: Como se pode prolongar o período da amamentação?
Q8: Como você gostaria que seus filhos fossem alimentados?

ASPECTOS RELEVANTES IDENTIFICADOS

A necessidade de práticas que envolvam os mais jovens nas mudanças dos países em desenvolvimento está clara, sobretudo nas atividades de Educação para Saúde. O estímulo e o reforço à amamentação são cruciais para diminuir as taxas de morbidade e mortalidade infantis. A escola, portanto, associando os processos de ensinar e aprender, é de importância fundamental pelas oportunidades que oferece para promover a Saúde e a Educação em Saúde[41,43,44]. Foi demonstrado neste estudo que as intervenções educativas utilizadas envolvendo as crianças escolares sobre amamentação têm resultados positivos. Alguns estudos têm demonstrado que a escola, muitas vezes, pode ser o único lugar no qual a criança tem oportunidade de aprender, criticar, criar e reforçar sua auto-estima[36,37].

Tabela 4.1 – Quantidade de crianças que responderam de modo adequado nos três diferentes grupos.

Questões	Oficina 1 (n = 16) Pré-teste	Oficina 1 (n = 16) Pós-teste	Oficina 2 (n = 16) Pré-teste	Oficina 2 (n = 16) Pós-teste	Grupo controle (n = 13) Pré-teste	Grupo controle (n = 13) Pós-teste
1	5 (31,2%)	16 (100%)	6 (37,5%)	15 (93%)	9 (69%)	10 (76%)
2	6 (37,5%)	10 (62,5%)	4 (25%)	7 (43,7%)	23 (38,9%)	23 (38,9%)
3	15 (93%)	16 (100%)	13 (81%)	16 (100%)	11 (84%)	11 (84%)
4*	11 (68%)	11 (68%)	13 (81%)	13 (81%)	11 (84%)	11 (84%)
5	1 (6,2%)	1 (6,2%)	1 (6,2%)	1 (6,2%)	2 (15,3%)	2 (15,3%)
6*	8 (50%)	11 (68,8%)	6 (37,5%)	9 (56,2%)	6 (46%)	8 (61,3%)
7	0	3 (18,7%)	0	0	0	1 (7,6%)
8	0	7 (43,8%)	1 (6,2%)	5 (31,2%)	1 (7,6%)	1 (7,6%)

* Sim foi considerada resposta certa nas questões 4 e 6.

Este estudo obteve as seguintes conclusões:

1. A estratégia pedagógica utilizada foi importante para ampliar, construir e (re)significar o conceito da amamentação, visando à promoção da saúde no espaço escolar.
2. A maioria das crianças estudadas demonstrou motivação evidente, entusiasmo e cooperação durante a realização das Oficinas Pedagógicas, interagindo com a autora e por meio da expressão artística (desenho e modelagem) veicularam os seus conhecimentos sobre a temática do Aleitamento Materno.
3. A expressão artística (desenho e modelagem) representa um importante meio de comunicar espontaneamente conceitos e significados sobre a temática em questão.
4. O aprendizado do tema Aleitamento Materno pode iniciar-se na escola, como uma experiência voltada para a pessoa do educando (aluno) por meio da metáfora do "mundo dos mamíferos" para um posterior e progressivo avanço em direção ao mundo fraternal, evolutivo, adaptativo, psicológico, social e cultural, que é o "mundo da amamentação".
5. A maioria das crianças estudadas já acreditava que a amamentação era importante, inclusive fazendo referência ao fato de terem sido amamentadas ao seio.
6. As crianças do sexo feminino revelam possuir mais conhecimentos prévios sobre Aleitamento Materno que as do sexo masculino.
7. Deve-se incluir a comunidade e a escola como parte integrante do conhecimento científico, entendendo que a escola dinamiza a cultura, transformando este cenário em um espaço promotor de saúde.

Este é o primeiro estudo desenvolvido com a metodologia proposta, fortalecendo a convicção de que este é um plano pedagógico real e factível de ser desenvolvido, tendo sido construído a partir do cotidiano, de uma "cultura da amamentação", aumentando a conscientização das crianças, para criar novas práticas no futuro. O papel da educação formal na infância é fundamental e a escola pode e deve ser o espaço para formar e informar as crianças, fornecendo-lhes instrumentos para a construção de um futuro mais justo. O treinamento de professoras com novas técnicas para transmitir o conhecimento pode apresentar resultados positivos relevantes devido a interesse, motivação e envolvimento real das crianças na construção do conhecimento[18,19].

Por meio da Educação em Saúde, o tema Aleitamento Materno, compreendido como arte e ato, poderá ser vivido nas diversas organizações, como instituições educacionais, organizações de saúde, serviços de atendimento médico, comunicação de massa e em locais de trabalho. Aqui, foi identificado o espaço da educação formal que é a escola, como cenário privilegiado que possibilita à criança a construção e a reconstrução do conhecimento, exercitando-o, internalizando-o e futuramente assumindo-o como mudança comportamental. A escola representa um dos principais meios para, de forma democrática, investir no homem e nas suas necessidades em busca de uma melhor qualidade de vida[18,19].

REFERÊNCIAS BIBLIOGRÁFICAS

1. Almeida JAG. Amamentação: repensando o paradigma. Rio de Janeiro (Dissertação de Doutorado, Instituto Fernandes Figueira da Fundação Oswaldo Cruz); 1998.
2. Andrade V et al. O processo educacional na promoção de ações comunitárias em saúde. Rev Bras Cancerol 1997; 43(1):57-63.
3. Bernt KM, Walker WA. Human milk as a carrier of biochemical messages. Acta Paeditr Suppl 1999;88(430)27-41.
4. Brasil. Constituição 1988. Constituição: República Federativa do Brasil. Brasília: Senado Federal; 1988.

5. ———. Ministério da Educação e Cultura. Parâmetros Curriculares Nacionais; 1991.
6. ———. Ministério da Educação e Cultura. Lei de Diretrizes e Bases da Educação Nacional nº 9.394/96, Brasília; 1996.
7. ———. Ministério da Saúde. Projeto Promoção da Saúde. Brasília; 2001.
8. ———. Ministério da Saúde. Secretaria de Políticas de Saúde. Departamento de Atenção Básica. O Trabalho do Agente Comunitário de Saúde. Brasília; 2000.
9. ———. Ministério da Saúde. Projeto de Promoção da Saúde. Secretaria de Políticas da Saúde. Ano 1, nº 1, ago/out 1999.
10. ———. Ministério da Educação e do Desporto. Secretaria de Educação Fundamental. Parâmetros Curriculares Nacionais. Volume 9. Meio Ambiente e Saúde. Brasília: MEC; 1997.
11. ———. Ministério da Saúde. Secretaria de Políticas de Saúde. Cadernos de Atenção Básica. Programa de Saúde da Família. Caderno 1. A Implantação da Unidade de Saúde da Família. Brasília: MS; 2000.
12. ———. Ministério da Saúde. Departamento de Atenção Básica. Guia Prático do Programa Saúde da Família. Brasília: MS; 2001.
13. ———. Ministério da Saúde. Boletim Nacional da Iniciativa Hospital Amigo da Criança. Brasília (14); 1995/96.
14. Campos DMS. O teste do desenho como instrumento de diagnóstico da personalidade. 16ª ed. Petrópolis, RJ: Editora Vozes; 1986.
15. Cavalcanti Z. (org.). Arte na sala de aula. Porto Alegre: Artes Médicas; 1995.
16. César JA, Victora CG, Barros FC, Santos IS, Flores JA. Impact of breast feeding on admission for pneumonia during post-neonatal period in Brazil: nested case-control study. Br Med J 1999;318(7194):1316-20.
17. Cantrill RM, Creedy DK, Cooke M. An Australian study of midwives breast-feeding knowledge. Midwifery 2003;19(4):310-7.
18. Costa MM, Diniz-Santos D, Santana J, Silva RL. Impact of an educational intervention on breastfeeding, Health Education; 2006.
19. Costa MM. Educação para Saúde no Espaço Escolar: uma experiência educacional para a promoção da saúde sobre o aleitamento materno aplicada a escolares em área do PSF em Ilhéus, Bahia. Instituto de Saúde Coletiva, Universidade Federal da Bahia, Tese; 2003.
20. Davini MC. Do processo de aprender ao de ensinar. Curso de treinamento em Amamentação para equipes multidisciplinares de saúde. Centro de Lactação de Santos; 1996.
21. Dolto F. Psicanálise e Pediatria. Rio de Janeiro: Zahar; 1980.
22. Feachem RG, Koblinsky MA. Interventions for control of diarrheal diseases among young children: promotion of breast feeding. Bull World Health Org 1984;62(2)271-91.
23. Focesi E. Educação em Saúde: campos de atuação na área escolar. Rev Bras Saúde Escolar. 1 (1) janeiro; 1990.
24. ———. Educação em Saúde e Cidadania (Conferência). Rev Bras Saúde Escolar. 2 (3/4) 2º Semestre; 1992.
25. Garcia-Montrone V et al. Uma experiência educacional de incentivo ao aleitamento materno e estimulação do bebê para mães de nível sócio-econômico baixo: estudo preliminar. Cad Saúde Pública, Rio de Janeiro 1996;12(1):61-8.
26. Giugliani ERJ. Amamentação: como e por que promover. J Pediatr 1984;70(3):138-51.
27. Hellings P, Howe C. Breastfeeding knowledge and practice of pediatric nurse practitioners, J Pediatr Health Care 2004;18(1):8-14.
28. Hellings P, Howe C. Assessment of breastfeeding knowledge of nurse practitioners and nurse-midwives. J Midwifery & Women's Health 2000;45(3)264-70.
29. Issler H. Conhecimento de adolescentes sobre aleitamento materno. São Paulo, 1984 (Dissertação de Mestrado, Faculdade de Medicina da Universidade de São Paulo).
30. Jelliffe DB, Jelliffe EFP. Human milk in the modern world. Oxford University Press; 1978.
31. Lajonquière L. De Piaget a Freud. A (psico)pedagogia entre o conhecimento e o saber. 3ª ed. Petrópolis, RJ: Editora Vozes; 1993.
32. L'Abbate S. Health education: a new approach. Cad Saúde Pública, Rio de Janeiro 1994;10(4):481-90.
33. Lewinski CA. Nurses knowledge of breastfeeding in a clinical setting. J Hum Lactat 1992;8(3):143-8.
34. Lilus E-M. Marnila P. The role of colostral antibodies in prevention of microbial infection. Curr Opin Infect Dis 2001; 14(3):295-300.
35. Lowenfeld V. A criança e sua arte. Um guia para os pais. 12ª ed. São Paulo: Mestre Lou; 1997.
36. Kuyumjian DV. Arte Infantil na Escola Primária. 3ª ed. São Paulo: Editora Clássico Científica; 1992.
37. Mèredieu F. O Desenho Infantil. 10ª ed. São Paulo: Cultrix; 1997.
38. Oddy WH. Breastfeeding protects against illness and infection in infants and children: a review of the evidence. Breastfeeding Rev 2001;9(2):11-8.
39. Oddy WH. The impact of breastmilk on infant and child health. Breastfeeding Rev 2002;10(3):5-18.
40. Organização Pan-Americana de Saúde. Ações de Saúde Materno-Infantil em Nível Local: Segundo as Metas da Cúpula Mundial em Favor da Infância. Washington DC: OPAS; 1997.
41. Organización Panamericana de la Salud. Escuelas Promotoras de la Salud. Entornos saludables y mejor salud para las generaciones futuras. Comunicación para la Salud nº 13. Washington DC; 1998.
42. Pelicioni MCF. A Escola Promotora de Saúde. Série Monografia nº 12. Eixo Promoção de Saúde. USP – Faculdade de Saúde Pública, Departamento de Prática de Saúde Pública; 1999.
43. Piaget J. A Formação do Símbolo na Criança. 3ª ed. Rio de Janeiro; 1991.
44. Pillar AD. Desenho e Construção de Conhecimento na Criança. Porto Alegre: Artes Médicas; 1996.
45. Rea MF et al. Razões de desmame e de introdução da mamadeira: uma abordagem alternativa para seu estudo. Rev Saúde Pública. São Paulo 1988;22:184-91.
46. Saarinen UM, Kajosaari M. Breastfeeding as prophylaxis against atopic disease: prospective follow-up until 17 years old. Lancet 1995;346(8982)1065-9.
47. Waba. Amamentar educar para a vida. Folder (www.waba.org.br/brasil); 1999.
48. ———. Amamentação responsabilidade de todos. Folder; 1996.
49. World Health Organization. Innocenti Declaration on the Protection, Promotion and support of breast-feeding. Ecol Food Nutor 1991;26:271-3.
50. World Health Organization – WHO. Iniciativa Mundial de Salud Escolar de la OMS. Promoção de Saúde através das escolas. Genebra, 1996 p 13.

4.2

Pré-Natal

Hamilton Henrique Robledo
Kelencristina Thomaz Romero

INTRODUÇÃO

No mundo, cada mamífero apresenta as propriedades características na composição do seu leite, que são específicas para nutrir sua prole e proporcionar crescimento e desenvolvimento adequados do recém-nascido. Na espécie *Homo sapiens*, o corpo feminino prepara-se para a lactação desde o primeiro mês de gestação.

Até o século XIX a continuação da espécie humana dependia, em grande parte, da capacidade de uma mãe em amamentar seu filho recém-nascido até que ele fosse suficientemente capaz de poder ser alimentado com outros nutrientes[24]. Assim, passou-se nos últimos séculos, tanto em países desenvolvidos como nos em desenvolvimento – caso do Brasil, para uma sociedade que valoriza pouco a amamentação, predominando a alimentação por mamadeiras. Embora essa tendência venha se revertendo ao longo das últimas décadas, a tradição no ensino familiar da lactação tem sido interrompida em muitas famílias.

Segundo a Organização Mundial da Saúde (OMS), os lactentes devem ser alimentados exclusivamente com leite materno nos primeiros 6 meses de vida, pois é o aleitamento materno quem garante ao lactante crescimento e desenvolvimento saudáveis. Ressalta-se, porém, que o aleitamento materno exclusivo por seis meses é infreqüente, apesar dos progressos no aumento do tempo em vários países que têm incentivado a lactação, sendo importante o suporte nutricional e social adequado para a gestante[31].

Para tanto, no pré-natal, todas as mulheres deveriam ter a oportunidade de discutir sobre os planos para a alimentação de seu recém-nascido, bem como as vantagens e técnicas para a amamentação, os cuidados com as mamas, como ocorre a produção do leite, como manter a lactação até os 2 anos[2,7].

Todos os profissionais da saúde têm a responsabilidade de promover e apoiar o aleitamento, fornecendo informações precisas e apropriadas sobre a condução da lactação. Trabalhos recentes demostraram a eficácia dos programas educativos realizados no pré-natal como estímulo para a prática do aleitamento materno exclusivo[1,8].

VANTAGENS DO ALEITAMENTO MATERNO

O aleitamento materno é a maneira de garantir o crescimento e o desenvolvimento saudável dos lactentes por apresentar a composição ideal de nutrientes para o recém-nascido[31].

Muitos são os estudos que comprovam os benefícios do aleitamento materno exclusivo, assim podemos citar que o lactente amamentado ao seio apresenta escore significativamente maior para o desenvolvimento cognitivo do que os que usam aleitamento artificial[4]. Permite também uma comunicação imunológica entre mãe e filho por meio de hormônios, fatores de crescimento e citocinas, além de conseguir um importante vínculo no relacionamento dos dois[21], e auxilia a mãe a conhecer melhor as reações do lactente[15] e conseqüentemente conseguir exercer a maternidade, em especial promover o aleitamento materno exclusivo até os 6 meses de vida, com tranqüilidade e adequação.

Os nucleotídeos, glutamina e lactoferrina presentes no leite materno, influenciam no desenvolvimento gastrintestinal e na defesa do organismo[5]. Está comprovado também que recém-nascidos amamentados ao peito apresentam menor incidência e/ou gravidade de diarréias[13], infecções respiratórias, otite média[25], meningite bacteriana, botulismo, infecção do trato urinário e enterocolite necrotizante.

Há também um possível efeito protetor contra a síndrome de morte súbita, diabetes insulino-dependente[16], doença de Crohn[14], colite ulcerativa, linfoma, doenças alérgicas e outras doenças digestivas crônicas[3,6,12]. Foi também demonstrado que o aleitamento está negativamente correlacionado com doenças crônicas como câncer[11], diabetes[17] e doenças cardiovasculares[15].

Segundo Rea[22], existem ainda evidências científicas quanto aos benefícios do aleitamento para a saúde da mulher, tais como menor incidência de câncer de mama e certos tumores de ovário, além de reduzir os índices de fraturas ósseas e osteoporose. Sabe-se também que a mulher que amamenta retorna ao peso pré-gestacional mais rapidamente e involução uterina mais rápida provocada pela liberação de ocitocinas, bem como a relação aleitamento-anticoncepção levando a maior espaçamento intergestacional.

PREPARO DA MÃE PARA A AMAMENTAÇÃO DURANTE O PRÉ-NATAL

É importante que o profissional de saúde não julgue a mãe em nenhuma fase do processo de ajudá-la a amamentar. Assim, na relação com a gestante deve-se[23]:

1. Explorar expectativas, crenças e experiências anteriores da gestante a respeito de amamentação. Perguntando: Se for a primeira vez que esta mulher estiver amamentando, caso a resposta seja negativa, interrogar como foram as experiências anteriores. Questionar também se na família outras pessoas amamentaram e o que seu esposo e sua família pensam sobre o aleitamento.
2. Informar sobre o preparo das mamas para a amamentação, a técnica de amamentação propriamente dita, reconhecimento da apojadura e do ingurgitamento e condutas diante destes.
3. Eliminar dúvidas a respeito da amamentação, mesmo que pareçam muito simples e banais, para estabelecer-se um relacionamento de confiança.

PREPARO DAS MAMAS PARA O ALEITAMENTO

O preparo das mamas tem como objetivo fortalecer a pele do seio para evitar rachaduras e dor no mamilo, o que leva algumas mães a abandonarem o aleitamento.

Deve-se aconselhar o uso de um sutiã no qual se tenha feito um orifício em cada um dos bojos, de modo a permitir a exteriorização do mamilo, pois assim ao roçar com a roupa a pele do bico do seio se fortalecerá. Foi comprovado que o uso de um sutiã preparado dessa maneira, e usado durante os últimos meses da gestação, torna a pele mais forte e menos sensível à dor. Além disso, o uso de um sutiã adequado, isto é, de tecido e estrutura firmes, facilita a retificação do trajeto dos ductos lactíferos e a drenagem de leite no pós-parto[9].

Durante o banho, é desaconselhável o uso de sabonetes e cremes hidratantes nos mamilos, eles devem ser delicadamente esfregados com uma bucha vegetal ou ainda com uma toalha pouco felpuda. Explicar à gestante a importância dos banhos de sol de *topless* pela manhã e no final da tarde.

As mamas devem ser examinadas através de sua inspeção visual, pode-se constatar o formato dos mamilos se protrusos, planos ou invertidos. Caso aparente ser plano, é feito um teste para saber se é realmente plano: provoca-se a protrusão puxando-o com os dedos. Caso ocorra protrusão, a criança conseguirá sugar. Nesse caso, orienta-se a realização diária de exercícios para melhor formação dos bicos dos seios, com três dedos puxa-se o bico do seio para fora, tanto quanto possível, sem provocar dor, pois esse movimento imita a sucção do recém-nascido. Repita o movimento de 10 a 15 vezes e vá aumentando até 50 vezes por dia em cada seio.

Outra técnica também utilizada para tornar os mamilos mais protuberantes é o uso de bolas de isopor (fazendo-se um orifício no meio da meia bola) ou das conchas plásticas, pois já possuem o orifício central onde deve ser colocado o mamilo.

No entanto, se o mamilo permanecer plano, devem ser indicados exercícios de protrusão. São denominados exercícios de Hoffmann (Fig. 4.3), devem ser realizados duas a três vezes durante o dia, durante alguns minutos[18].

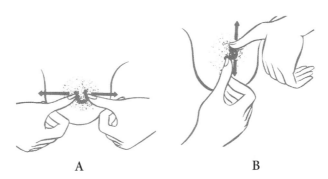

Figura 4.3 – Os exercícios recomendados por Hoffman para tornar o mamilo mais saliente próximo à data do parto. **A)** O mamilo fica ereto quando estimulado pelos dois polegares em um plano horizontal. **B)** Repete-se o procedimento com os polegares em um plano vertical. Na medida em que o mamilo se protrai, as adesões na base desaparecem e mantém-se um máximo de protrusão do mamilo para a preensão adequada na amamentação (Fonte: Murahovschi[18], 1994).

Durante o último mês de gestação, pode-se ensinar a mãe a extrair colostro para melhorar a permeabilidade dos ductos e facilitar a sucção para a criança. A técnica utilizada é a seguinte[28]: massagear a mama toda, de trás para a frente com as palmas das mãos, duas ou três vezes ao dia. Sustentar a mama com a mão deixando exposta a zona da aréola. Colocar o polegar e o indicador da outra mão ao redor da aréola, nas regiões superior e inferior. Empurrar ambos os dedos para trás, em movimento de pinçamento que deve ser repetido três ou quatro vezes ao dia. Repetir o processo na outra mama.

POSIÇÃO E HORÁRIO DAS MAMADAS

Ao amamentar, a nutriz precisa colocar-se em posição confortável, especialmente nos primeiros dias após o parto, pois a cicatriz da episiotomia pode causar muito desconforto e até mesmo dor, causando dificuldade para uma posição confortável. Quando sentada, a mãe deve ficar com os membros superiores e inferiores apoiados, para evitar cansaço da musculatura e tensão. Na posição mais comum, também chamada de clássica, a mãe sustenta a criança com o ventre. Na posição inversa, o corpo do lactente fica entre o braço e o corpo da mãe. A primeira permite um melhor esvaziamento da mama em seus quadrantes superior externo e inferior interno, enquanto a segunda permite o esvaziamento dos quadrantes superior interno e inferior externo[23].

Ambas as mamas devem ser oferecidas ao lactente. Começa-se pela que foi sugada por último na mamada anterior. A amamentação deve acontecer por livre demanda, ou seja, o lactente deve mamar o quanto quiser, pelo tempo que quiser, não se deve permitir que o recém-nascido durma por mais de 3 horas, caso isso aconteça, a criança deve ser acordada por meio da troca de fraldas.

Sabe-se que a livre demanda está relacionada ao aumento de peso mais rápido do que no esquema de horário rígido. Além disso, o recém-nascido deve mamar durante aproximadamente 20 minutos, a fim de esvaziar o seio e receber o leite mais rico em gordura, que é produzido no final da mamada, com flutuações circadianas na concentração e picos no fim da manhã e começo da tarde[19]. Assim, acredita-se que a concentração alta de gordura no leite final age como regulador no apetite. Os recém-nascidos devem mamar por livre demanda, isto é, sempre que tiverem fome, o que significa cerca de 8 mamadas durante as 24 horas.

A melhor digestibilidade e absorção do leite materno facilitam o esvaziamento gástrico, provocando a necessidade de maior número de mamadas, quando comparado com o aleitamento artificial; por essa razão a mãe deve ser muito bem orientada para não pensar que o leite é fraco ou não sustenta o recém-nascido.

IMPORTÂNCIA DA SUCÇÃO OU "PEGA"

Além da posição da mãe, a sucção (pega) da criança precisa ser adequada. Uma técnica incorreta pode causar desmame rapidamente, além dos problemas que causam ao mamilo. A mãe deve apresentar a mama, colocando seu polegar acima da aréola e os outros quatro dedos abaixo da aréola. O lactente deve abocanhar o mamilo e a aréola (ou parte dessa, no caso de ser muito grande) e comprimi-los com a língua contra o palato.

Assim, a aréola deve ser pressionada pelos lábios e mandíbulas que, ao se movimentarem para cima e para baixo, causam o esvaziamento dos seios lactíferos. O leite obtido é armazenado na boca e então deglutido. Essas ações acontecem durante um certo tempo, em geral 10 ou 20 minutos, sendo então interrompidas pelo lactente para que repouse. Após as mamadas, o lactente pode eructar o ar deglutido. No entanto, nem todos ingerem ar, porém devem ser colocados em decúbito lateral direito.

Na pega correta, o recém-nascido realiza uma abertura ampla da boca, abocanhando não apenas o mamilo, mas também parte da aréola, e formando um lacre perfeito entre as estruturas orais e a mama. Para a formação desse lacre, na parte anterior os lábios estão virados para fora (sendo que o lábio superior e a língua são os principais responsáveis por um vedamento adequado), e a língua apóia-se na gengiva inferior, curvando-se para cima (canolamento), em contato com a mama. A finalidade do lacre consiste na formação do vácuo intra-oral (com a presença de pressão negativa), formado por movimentos da mandíbula associados a movimentos dos lábios, bochechas e coxins de gordura. Os coxins de gordura ou *sucking pads* são bolsões de gordura localizados entre a pele e a musculatura das bochechas, para auxiliar na sustentação das estruturas orais para o acoplamento perfeito ao peito[27].

A mandíbula apóia-se sobre os seios lactíferos (onde o leite fica armazenado), e o recém-nascido abocanha o mamilo e aproximadamente 2 a 3cm de aréola. Na parte posterior da boca, a língua eleva-se e funciona como um mecanismo oclusivo contra o palato mole, estabelecendo, assim, a pressão intra-oral negativa (juntamente com o vedamento anterior). Essa pressão mantém a mama (mamilo + aréola) dentro da boca do recém-nascido, apesar de sua natureza retrátil.

Dessa forma, o mamilo e a parte da aréola são deslocados para o interior da boca, sendo que o bico do peito toca a região de transição entre o palato duro e o palato mole, facilitando a extração do leite e a deglutição. A mandíbula realiza um ciclo de movimentos, iniciando com o abaixamento para a abertura da boca (com a participação dos músculos abaixadores da mandíbula, supra e infra-hióideos, milo-hióideo, genioióideo e digástrico).

Posteriormente, ocorre a protrusão (anteriorização) mandibular, que tem por objetivo alcançar a mama, principalmente os seios lactíferos (com ação dos músculos pterigóideos mediais, masseter e pterigóideos laterais). Prosseguindo, a mandíbula realiza uma elevação para imprimir o fechamento da boca e a compressão dos seios lactíferos (músculos masseter, pterigóideo medial e temporal) e, em seguida, o movimento de retrusão (posteriorização) para a extração efetiva do leite (ação das fibras oblíquas e horizontais dos músculos temporal e digástrico e das fibras superiores do músculo pterigóideo lateral). Esses movimentos mandibulares trazem estímulos importantes para o crescimento da articulação temporomandibular e, conseqüentemente, para o crescimento harmônico da face do recém-nascido[10,29].

Durante a amamentação, a língua eleva suas bordas lateralmente (musculaturas transversal e vertical), juntamente com a ponta, formando uma concha, que levará o leite para ser deglutido na orofaringe. Quando o leite se deposita sobre a língua, na região posterior da boca, entra em ação um movimento peristáltico rítmico, direcionando-se da ponta da língua para a orofaringe, que comprime suavemente o mamilo por inteiro e termina o processo de extração de leite para o início da deglutição. A ponta da língua mantém-se na região anterior durante todo o processo, garantindo o vedamento da boca. Dessa forma, o leite é extraído suavemente, sem a utilização de mecanismos de força, o que poderia causar atrito e esfolamento dos mamilos[10,29].

As crianças podem mamar de modos diferentes[20]. Assim, há as que mamam vigorosamente, as que sugam e interrompem a mamada freqüentemente chorando e as que sugam alguns minutos e descansam calmamente durante outros. De modo geral, esses padrões diferentes de sucção acontecem apenas durante os primeiros dias de vida, após o qual a maior parte consegue estabelecer um padrão eficiente e regular de sucção.

Caso o recém-nascido esteja com dificuldade para mamar, deve-se verificar a adequação da sucção[24]. Verifica-se se as bochechas estão retraindo-se excessivamente. Quando isso ocorre, a sucção está sendo ineficaz. Localiza-se a língua por palpação. Ela pode estar enrolada, em vez de embaixo do mamilo e aréola. Observar o ruído que a criança faz ao sugar. Uma boa sucção é acompanhada de um forte ruído. Um ruído suave indica problemas.

Para interromper a sucção, a nutriz não deve puxar a mama da boca da criança; deverá colocar a ponta do dedo mínimo em uma das comissuras labiais do lactente. Isso desfaz a pressão negativa e a criança pode ser retirada sem causar lesão ao mamilo.

HIGIENE COM AS MAMAS

Quanto aos cuidados de higiene, somente água deve ser usada antes e depois das mamadas. O banho da nutriz deve ser normal e é somente nesse momento que se aconselha o uso de sabonete, uma vez que os agentes desengordurantes removem da pele uma proteção preciosa nessa fase. As mãos devem ser lavadas com água e sabão antes de cada mamada[23].

O RECÉM-NASCIDO

Os sinais de distonia do aparelho digestivo, tais como regurgitação, vômitos esporádicos, espirros, soluços, cólicas, prisão de ventre com fezes moles (especialmente no aleitamento materno exclusivo) são manifestações normais e desaparecem geralmente aos 3 meses de idade.

Regurgitação

A regurgitação ou refluxo gastroesofágico é caracterizado quando o alimento, por exemplo, o leite, retorna ao esôfago passivamente, sem esforços, após atingir o estômago, juntamente com parte do conteúdo gástrico. O lactente que apresenta regurgitações, mas bom ganho pondo-estatural, classifica-se como fisiológico, sendo comum nas primeiras semanas de vida, com tendência de resolução espontânea até os 18 meses. É importante que os pais sejam tranquilizados quanto a esses vômitos (regurgitações).

Espirros, soluços e cólicas

A definição clínica para cólica mais aceita na literatura é a de Wessel (1954)[30], que descreve essa síndrome como paroxismos de irritabilidade, agitação ou choro, durante pelo menos 3 horas por dia, mais de três dias na semana em pelo menos três semanas, em crianças saudáveis. O lactente chora de forma inconsolável, geralmente ao anoitecer, sem uma causa identificável e com exame físico normal. Esse problema surge geralmente a partir dos 15 dias de vida, intensifica-se na quarta e na sexta semana, quando alivia gradativamente até desaparecer, por volta do terceiro mês de vida. A cólica do lactente é uma condição transitória, sem riscos de mortalidade e que não interfere no crescimento da criança.

Saavedra (2003)[26], em seu estudo, observou a grande associação entre cólica e o desmame precoce, pois existe a idéia do oferecimento de chás a lactentes, tanto por parte das famílias como pelos médicos, na tentativa de aliviar as cólicas.

Aspecto das fezes

O lactente amamentado ao peito apresenta com freqüência flatulências, diarréia ou constipação. As evacuações variam normalmente entre várias vezes ao dia até uma só evacuação a cada 5 (cinco) dias, sendo muito raramente em intervalos maiores. Sua consistência pode variar entre aquosa e endurecida; e a coloração desde o amarelo até o verde.

REFERÊNCIAS BIBLIOGRÁFICAS

1. Akram DS, Agboatwalla M, Shamshad S. Effect of intervention on of exclusive breastfeedind. J Pakistan Med Assoc 1997; 47:46-8.
2. Alencar SMSM. A sociedade brasileira de pediatria e o aleitamento materno. 56º Curso de atualização da Nestlé,1999: 185-8.

3. American Academy of Pediatrics. Group on breastfeeding and the use of human milk 1997;100:1035-9.
4. Anderson JW, Johnstone BM, Remley DT. Breastfeedind and cognitive development: a meta-analyses. Am J Clin Nutr 1999; 70:433-4.
5. Bernt KM, Walker WA. Human milk as a carrier of biochemical messages. Acta Paediatr Suppl 1999;88:27-41.
6. Björksten B. Does breastfeeding prevent the development of allergy? Immunol Today 1983;4:215-7.
7. Bueno LGS, Teruya KM. Aconselhamento em amamentação e sua prática. J Pediatr 2004;80(5 Supl):S126-30.
8. Campbell H, Jones I. Promoting breastfeeding: a view of the current position and a proporsed agenda for action in Scotland. J Public Health Med 1996;18:406-14.
9. Campestrini S. Tecnologia simplificada na amamentação: Curitiba, Ibrasa/Champagnat; 1991.
10. Carvalho GD. Amamentação e o sistema estomatognático. In: Carvalho RT, Tamez RN, eds. Amamentação – Bases Científicas para Prática Profissional. Rio de Janeiro: Revinter; 2002 p 37-49.
11. Davis MK et al. Infant feeding and chidhood cancer. Lancet 1988;2:365-8.
12. Howie PW. Protective effect of breastfeeding against infectionamong infantins in a Scottish city. Br J Nutr 1989;300:11-6.
13. Kajosaari M, Saarinen UM. Prophylaxis of atopic disease by six months' total solid food elimination. Acta Paediatr Scand 1983;72:411-4.
14. Koletzko S et al. Role of infant-feeding pratices in development of Crohn's disease in chidhood. Br Med J 1989;298:1617-8.
15. Lönnrddal B. Bresat milk: a truly functional food. Nutrition 2000;16:509-11.
16. Mäder CVN, Nascimento CL, Spada PV, Nóbrega FJ. Avaliação e fortalecimento do vínculo materno-fetal. Rev Paul Pediatr 2002;20(5):237-40.
17. Mayer E et al. Reduced risk of IDDM among breastfed children: the Colorado IDDM registry. Diabetes 1988;37:1652-32.
18. Murahovschi J. Pediatria diagnóstico e tratamento. 5ª ed. Atual. São Paulo: Sarvier; 1994.
19. Organização Mundial da Saúde. Alimentação Infantil. Bases Fisiológicas. Genebra, 1989; 97p.
20. Pellini EAJ. Aspectos obstétricos do aleitamento. Clin Pediatr 1981;5(3):63-9.
21. Procianoy RS, Bercini MA. Aleitamento materno e vínculo entre mãe e filho. J Pediatr 1983;54(4):177-9.
22. Rea MF. Os benefícios da amamentação para a saúde da mulher. J Pediatr 2004;80(5 Supl):S142-46.
23. Rezende MA, Fujimori E. Promoção do aleitamento materno e alimentação da criança. Manual de enfermagem (revista eletrônica). 2001 set (citado 20 de fevereiro de 2005); p 88-94. Disponível em: http://ids-saude.uol.com.br/psf/enfermagem.
24. Riordan J et al. Basics of breastfeeding. Part IV. Jogn Nurs 1980;9(50):277-83. In: Rezende MA, Fujimori E. Promoção do Aleitamento Materno e Alimentação da Criança. Manual de enfermagem (revista eletrônica). 2001 set (citado 20 de fevereiro de 2005); p 88-94. Disponível em: http://ids-saude.uol.com.br/psf/enfermagem.
25. Saarinen UM. Prolonged breastfeeding as profilaxis for recurrent otitis media. Acta Paediatric Scand 1982;71:567-71.
26. Saavedra MAL, Costa JSD, Garcias G, Horta BL, Tomasi E, Mendonça R. Incidência de cólica no lactente e fatores associados: um estude de coorte. J Pediatr 2003;79(2):115-22.
27. Sanches MTC. Manejo clínico das disfunções orais na amamentação. J Pediatr. Rio de Janeiro: 2004;80(5 Supl):S155-62.
28. Varela CB. A arte de amamentar seu filho. Petrópolis, Vozes, 1981. In: Rezende MA, Fujimori E. Promoção do Aleitamento Materno e Alimentação da Criança. Manual de enfermagem (revista eletrônica). 2001 set (citado 20 de fevereiro de 2005); p 88-94. Disponível em: http://ids-saude.uol.com.br/psf/enfermagem.
29. Weber F, Woolridge MW, Baum JD. An ultrasonographic study of the organization of sucking and swallowing by newborn infants. Dev Med Child Neurol 1986;28:9-24.
30. Wessel MA, Cobb JC, Jackson EB, Harris GS, Detwiler AC. Paroxysmal fussing in infancy, sometimes called "collic". Pediatrics 1954;14:421-34. In: Saavedra MAL, Costa JSD, Garcias G, Horta BL, Tomasi E, Mendonça R. Incidência de Cólica no Lactente e Fatores Associados: Um Estudo de Coorte. J Ped 2003;79(2):115-22.
31. World Health Organization. Report of the expert consultation on the optimal duration of exclusive breastfeedind. Geneva – Switzerland 28-30 march 2001. Geneva: WHO; 2002.

4.3

Maternidade

- INICIATIVA HOSPITAL AMIGO DA CRIANÇA E INCENTIVO AO ALEITAMENTO MATERNO
- AMAMENTAÇÃO NA SALA DE PARTO
- ALOJAMENTO CONJUNTO

4.3.1 INICIATIVA HOSPITAL AMIGO DA CRIANÇA E INCENTIVO AO ALEITAMENTO MATERNO

Maria de Fátima Moura de Araújo
Bethsáida de Abreu Soares Schmitz

HISTÓRICO

O desmame precoce é o resultado da interação de diversos fatores socioculturais, como a inclusão da mulher no mercado de trabalho, a adoção de rotinas inadequadas à prática do aleitamento nas maternidades, a adesão dos profissionais de saúde à prescrição da alimentação artificial e o processo de industrialização, que gerou a produção e a propaganda de leites industrializados. Diante desses fatores, a OMS – Organização Mundial da Saúde e o UNICEF – Fundo das Nações Unidas para a Infância direcionaram esforços, na década de 1980, para a instituição de uma política de incentivo à amamentação[20,38].

Em 1989, consultores da OMS/UNICEF produziram o documento "Proteção, Promoção e Apoio ao Aleitamento Materno: O Papel Especial dos Serviços Materno-Infantis", no qual descreveram os "Dez Passos para o Sucesso do Aleitamento Materno"[51].

Em agosto de 1990, representantes de diversos países compareceram a uma reunião organizada pela OMS/UNICEF, em Speddale degli Innocenti, Florença, Itália, cujo objetivo era firmar acordos que apoiassem a promoção, proteção e apoio ao aleitamento materno. Nessa reunião, foi produzido e adotado pelos participantes do encontro "Aleitamento Materno na Década de 90: Uma Iniciativa Global", um conjunto de metas, intitulado "Declaração de Innocenti", que resgata o direito da mulher de aprender e praticar o aleitamento materno com sucesso[52].

A Declaração de Innocenti foi adotada pela 45ª Assembléia Mundial de Saúde (AMS), em maio de 1992, na Resolução AMS 45.34, lançando um conjunto de metas que norteiam as ações de promoção, proteção e apoio à amamentação natural. A segunda meta operacional dessa Declaração estabelece que todo estabelecimento que ofereça serviços de maternidade deve praticar integralmente todos os "Dez Passos para o Sucesso do Aleitamento Materno", estabelecidos na declaração conjunta OMS/UNICEF, em 1989[52]. Surge, então, a Iniciativa Hospital Amigo da Criança – IHAC[51], a maior campanha internacional já elaborada para encorajar os hospitais, com serviços de maternidades, a implantar os "Dez Passos", como política e programa de ação fundamentais para a assistência humanizada à maternidade e aos recém-nascidos[34].

A IHAC está baseada em vários estudos que comprovam o efeito protetor do aleitamento materno diante de doenças tais como a diarréia e as infecções respiratórias agudas, entre outras. Estudos epidemiológicos têm demonstrado que a proteção do aleitamento materno contra a morbimortalidade infantil varia de acordo com a idade da criança, o padrão e a duração da amamentação e as características da população. O efeito protetor da amamentação, sobretudo contra infecções, como a diarréia e as doenças respiratórias agudas, é maior em crianças pequenas, quando amamentadas exclusivamente e que apresentam sintomas de má nutrição grave ou moderada[43,49,55].

Os hospitais foram escolhidos como alvo da Iniciativa Hospital Amigo da Criança com base no fato de que a quase totalidade dos partos ocorre em maternidades, e de que na maioria dos hospitais, tanto nos países industrializados como nos em desenvolvimento, não existe apoio satisfatório para o estabelecimento adequado da amamentação[13].

Condutas, orientações e rotinas inadequadas sobre alimentação infantil, praticadas nos serviços de saúde, são fatores de risco para a amamentação. Separar mãe-filho no pós-parto imediato, iniciar tardiamente a primeira mamada ao peito, padronizar horários rígidos para o recém-nascido mamar, permitir a propaganda e a distribuição gratuita de fórmulas infantis para pediatras e nutricionistas, a pouca habilidade dos profissionais de saúde no manejo da lactação, a prescrição de fórmulas lácteas para recém-nascidos, a introdução de sucos e de outros alimentos após o primeiro mês de vida têm propiciado o desmame precoce, inclusive o intra-hospitalar, com repercussões desastrosas sobre a saúde da criança, como a desnutrição, a diarréia, as doenças infecciosas, provocando o aumento da morbimortalidade infantil [13,33,36,41,51].

O aumento da freqüência de mulheres com problemas, no início da amamentação, pode estar associado à prática assistencial inadequada[48]. Por isso, as gestantes precisam ser encaminhadas a um ambiente favorável à amamentação e contar com o apoio de profissionais habilitados a ajudá-las, para que essa prática se estabeleça com eficiência. Dentro dessa perspectiva, insere-se a criação da IHAC.

A IHAC visa, portanto, mobilizar profissionais de saúde e outros funcionários de hospitais e maternidades, para mudarem rotinas e condutas inadequadas, que podem prejudicar a amamentação e determinar um desmame precoce[26] e interrompendo com a distribuição gratuita ou a baixo custo de substitutos do leite materno a esses estabelecimentos de saúde[50,52]. As doações de fórmulas infantis ou a venda desses produtos a baixo custo para maternidades têm sido identificadas pela AMS como obstáculos importantes para o estabelecimento da amamentação[15].

De acordo com Levin, a IHAC é uma estratégia destinada a beneficiar apenas aos recém-nascidos saudáveis, uma vez que somente as rotinas das maternidades observariam o cumprimento dos "Dez Passos", enquanto a unidade de terapia intensiva (UTI) neonatal não contemplaria a todos os passos da IHAC[28]. Entretanto, alguns estudos têm mostrado resultados positivos da implantação dos "Dez Passos" em UTI neonatal, com efeitos no aumento dos índices do AME e na abolição do uso de fórmulas, contribuindo para mudanças de práticas na alimentação de crianças que demandam cuidados especiais[32,47].

Foram doze os primeiros países do mundo que incluíram a IHAC em sua política governamental de promoção, proteção e apoio ao aleitamento materno, comprometendo-se a implantar os "Dez Passos" até o final de 1991. São eles: Brasil, Bolívia, Costa do Marfim, Egito, Filipinas, Gabão, México, Nigéria, Paquistão, Quênia, Tailândia e Turquia. Os demais países participantes do encontro assumiram o compromisso de implantarem a Iniciativa até o final de 1992[13].

Em 1995, existiam no mundo 4.282 Hospitais Amigos da Criança (HAC). Esse número praticamente dobrou em 1996 para 8.041 hospitais credenciados em 171 países, devido ao trabalho de pessoas que se dedicaram a promover, proteger e apoiar o aleitamento materno[26]. Em dezembro de 2000, contava-se com mais de 15 mil HAC, e ao final de 2003, com mais de 18 mil em todo o mundo[4,6]. Hoje, essa Iniciativa está implantada em praticamente todos os países do mundo, com cerca de 20 mil Hospitais Amigos da Criança[21].

Os países que mais têm-se destacado em número de hospitais, credenciados na IHAC, têm sido a China, a Índia, a Nigéria, as Filipinas, a Tailândia, o México e o Iran[26,34]. A Europa e outras regiões industrializadas têm apresentado menor número de hospitais credenciados na IHAC[21]. Em 2001, 17 dos 30 países considerados industrializados possuíam apenas 281 HAC. Nos Estados Unidos, neste mesmo ano, existiam somente 29 hospitais na IHAC[34]. Estudo realizado para analisar a situação da promoção do aleitamento materno na Europa mostrou que, em 2003, existiam apenas 399 HAC em 29 países estudados nesse continente[12].

Os Dez Passos da IHAC

Os "Dez Passos para o Sucesso do Aleitamento Materno" são a base da IHAC. Eles foram elaborados por um grupo de especialistas de saúde e nutrição de vários países e resumem as práticas que as maternidades devem adotar para apoiar a amamentação[51,54].

Basicamente, os "Dez Passos" da IHAC consistem em uma série de medidas que têm como objetivo principal capacitar toda a equipe de saúde que trabalha com o binômio mãe-filho para que esteja apta a orientar e a apoiar todas as gestantes e mães sobre as vantagens e o manejo correto do aleitamento materno, dificuldades e soluções para os problemas na amamentação, estímulo para a produção do leite materno, desvantagens do uso dos substitutos do leite materno, das mamadeiras e das chupetas, entre outros[25].

Todo o referencial teórico e científico de embasamento de cada um dos "Dez Passos" que justifica a implantação da IHAC se encontra no documento "Evidências científicas dos dez passos para o sucesso no aleitamento materno"[54].

Os "Dez Passos" da IHAC e uma sucinta explicação de cada um deles serão apresentados a seguir[51].

- **Passo 1 – Ter uma norma escrita sobre o aleitamento materno que deve ser rotineiramente transmitida a toda a equipe de cuidados de saúde.**
   A norma escrita deve envolver todos os "Dez Passos" de proteção e apoio à amamentação. Deve estar afixada em local de fácil visualização, para que todos os funcionários envolvidos na atenção à saúde de mães e re-

cém-nascidos possam consultá-la facilmente. Além disso, deve ser redigida, em linguagem simplificada, para a fácil compreensão dos funcionários e pacientes.

- Passo 2 – Treinar toda a equipe de cuidados de saúde, capacitando-a para implementar esta norma.
Todos os profissionais envolvidos no cuidado à saúde de mães e crianças devem receber instruções relativas à implementação da norma de aleitamento materno. Um treinamento sobre amamentação e manejo da lactação (de no mínimo 18 horas, com 3 horas práticas) deve ser dado a todos os integrantes da equipe.

- Passo 3 – Informar todas as gestantes sobre as vantagens e o manejo do aleitamento materno (Fig. 4.4).
Hospitais que possuam um serviço de assistência pré-natal devem orientar a maioria das gestantes sobre a importância, as vantagens e o manejo básico da amamentação.

- Passo 4 – Ajudar as mães a iniciar a amamentação na primeira meia hora após o nascimento.
As mães que tiveram parto normal, sem complicações, devem receber seus filhos para segurarem junto ao peito, na primeira meia hora após o nascimento por, no mínimo, 30 minutos. Um membro da equipe de saúde deve oferecer ajuda, para iniciar a amamentação, durante esse período. As mães com parto cesariano que tiverem condições de responder devem, na primeira meia hora, receber seus filhos para estabelecerem o contato pele a pele.

- Passo 5 – Mostrar às mães como amamentar e como manter a lactação, mesmo se vierem a ser separadas de seus filhos.
A equipe de saúde deve demonstrar às mães como fazer a extração do leite ou fornecer informações por escrito de como ordenhar o peito, além de orientá-las sobre como podem obter apoio, caso necessitem. A equipe também deve ensiná-las como posicionar o recém-nascido para a mamada e como deve ser a pega correta da aréola, para que a criança consiga extrair leite suficiente.

- Passo 6 – Não dar ao recém-nascido nenhum outro alimento ou bebida além do leite materno, a não ser que tal procedimento seja indicado pelo médico.
O recém-nascido só deverá receber um alimento ou bebida diferente do leite materno se existirem razões clínicas aceitáveis. É proibida a propaganda de alimentos substitutos do leite materno, de mamadeiras e de chupetas, no hospital ou maternidade. É vedada ainda a distribuição de fórmulas ou de outros produtos substitutos do leite materno às mães, funcionários ou à administração do estabelecimento.

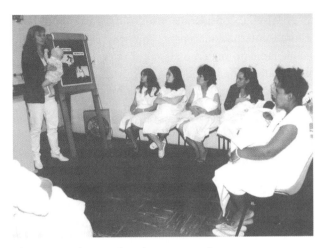

Figura 4.4 – Sessão educativa com as mães.

- Passo 7 – Praticar o alojamento conjunto: permitir que a mãe e o recém-nascido permaneçam juntos, 24 horas por dia.
Mães de recém-nascidos saudáveis e seus filhos devem ficar juntos, dia e noite, no mesmo quarto, durante toda a permanência destes, no hospital ou maternidade. A separação de mãe e filho só deverá ser efetuada caso haja indicação clínica.

- Passo 8 – Encorajar o aleitamento materno sob livre demanda.
Restrições quanto à freqüência e à duração das mamadas não devem ser adotadas ou incentivadas. A equipe de saúde deve orientar as mães a amamentarem seus filhos, dia e noite, sempre que eles sentirem fome e com a freqüência que o recém-nascido adotar.

- Passo 9 – Não dar bicos artificiais ou chupetas a crianças amamentadas ao peito.
O hospital não deve oferecer bicos artificiais ou chupetas às crianças. A equipe deve orientar as mães que tanto as mamadeiras, utilizadas para alimentar o recém-nascido, como as chupetas, utilizadas muitas vezes para acalmá-lo, prejudicam a amamentação e saúde da criança.

- Passo 10 – Encorajar a formação de grupos de apoio ao aleitamento materno para onde as mães deverão ser encaminhadas por ocasião da alta do hospital ou ambulatório.
Os hospitais devem promover a formação de grupos de apoio às nutrizes, ou encaminhar as mães a outros estabelecimentos de saúde que possuam tal suporte. Esses grupos atuarão visando à manutenção da amamentação exclusiva até os 6 meses e da amamentação complementada, dos 6 meses aos 2 anos de idade ou mais.

A IHAC é considerada um dos mais bem-sucedidos esforços internacionais para promoção, proteção e apoio ao aleitamento materno. Assim, ela deve ser estimulada, pois práticas inadequadas nos locais de atenção à saúde podem interferir negativamente na amamentação[54].

Treinamento de equipes e sensibilização de gestores de maternidades

O credenciamento de um hospital na IHAC significa o reconhecimento ao trabalho desenvolvido pelos dirigentes, chefias de unidades, e por toda a equipe que trabalha com mães e recém-nascidos, passando a ser uma unidade de referência para a comunidade e para outros hospitais, atuando como pólos multiplicadores de treinamentos de equipes multiprofissionais da área de saúde[25].

Para que um hospital se credencie na IHAC, dois fatores são fundamentais: o treinamento de toda a equipe do hospital que trabalha com mães e recém-nascidos e a sensibilização do dirigente do hospital/maternidade e das chefias da neonatologia e da obstetrícia, sobre a importância e os benefícios da implantação dos "Dez Passos"[44,53].

Para o treinamento das equipes de maternidades, o UNICEF lançou, em 1993, o curso de manejo e promoção do aleitamento materno com carga horária de 18 horas, sendo que, desse total, pelo menos 3 horas são de prática com supervisão (UNICEF, 1993). A experiência atual com a IHAC tem mostrado que 18 horas se constitui em uma duração mínima adequada de treinamento, sendo que cursos mais longos, com sessões clínicas diárias, têm sido cada vez mais desejáveis[54].

O treinamento em serviço é obrigatório e requer uma norma forte apoiada pelas chefias, para que todos os membros da equipe, que tiverem contato com mães e recém-nascidos, compareçam e sejam capacitados e habilitados para a aplicação da norma de aleitamento materno.

Diversos estudos têm demonstrado que as melhores taxas de adesão à amamentação devem-se às intervenções de profissionais de saúde habilitados durante o pré-natal, no puerpério imediato e na puericultura, e que gestantes e mães, especialmente as adolescentes e primíparas, são as que mais têm-se beneficiado da atividade educativa de promoção e apoio ao aleitamento materno[17,22,54]. Estudos de revisão demonstraram a efetividade de programas educativos em prolongar o aleitamento materno quando realizados em hospitais e clínicas, por profissionais capacitados, durante o pré-natal e com acompanhamento materno-infantil posterior[35,36].

Para a sensibilização de diretores, administradores de hospitais, chefias de unidades de neonatologia e obstetrícia, a OMS e Wellstart International elaboraram, em 1996, um Curso Intensivo para Planejadores e Gestores de Saúde, com carga horária de 10 a 12 horas, com temas de interesse dessa clientela.

O curso é constituído por oito módulos ou sessões. São eles: situação nacional e local do aleitamento materno, vantagens do aleitamento materno, Iniciativa Hospital Amigo da Criança, evidências científicas dos "Dez Passos", como ser "Amigo da Criança", custos e economias, avaliação de normas e práticas. Ao final do curso, é desenvolvido um plano de ação para a aplicação dos "Dez Passos" da IHAC em cada um dos hospitais participantes do curso[53].

Em algumas instituições de saúde, as mudanças de rotinas podem ser lentas e difíceis de ser realizadas. Só dirigentes e administradores de saúde bem informados e apoiados pelas diversas esferas do governo, como Secretarias Municipais de Saúde (SMS), SES e pelo próprio Ministério da Saúde, conseguem promover as transformações necessárias para a implantação da IHAC. Por isso, a importância desse curso.

Avaliação do processo de implantação da IHAC

Estudos têm apontado dificuldades para a implantação de alguns dos "Dez Passos" da IHAC. Pesquisa realizada na Índia concluiu que o passo 2 é fundamental para o atendimento da maioria dos "Dez Passos" da IHAC e, portanto, crítico para o sucesso do programa[19].

Uma revisão realizada por Albernaz e Victora sugere que, embora a orientação no pré-natal e pós-parto imediato seja importante para o sucesso da amamentação, o apoio às mães deve ocorrer também após a alta hospitalar. Para isso, é necessário que haja um grupo de apoio para fornecer soluções aos problemas que a mãe venha a encontrar durante a amamentação, com aconselhamento individual, que complemente os esforços dos profissionais de saúde na promoção do AME[2]. Esse é o passo 10 da IHAC, difícil de ser realizado, em função de serem poucos os grupos voluntários de mães existentes[37].

Na Austrália, foram avaliadas as práticas hospitalares no pós-parto imediato, associadas com a intervenção operatória, que afetavam o primeiro contato entre a mãe e o recém-nascido e a iniciação do aleitamento materno. Esse estudo concluiu que a cesariana foi uma barreira importante para a implementação do passo 4 da IHAC, ao revelar que mulheres que tiveram o parto cesariano apresentaram um atraso significativo na iniciação da amamentação quando comparadas com mulheres que tiveram o parto por via vaginal, com ou sem assistência instrumental[42].

Nos Estados Unidos, foi avaliada a adesão aos "Dez Passos" da IHAC em hospitais do estado de Minnesota, utilizando um questionário que foi encaminhado para ser preenchido pelo coordenador materno-infantil em cada hospital. Observou-se que os passos 6, 7, 9 e 10 obtiveram menos de 50% de cumprimento nos hospitais avaliados. Foi relatado, nesse estudo, que 56,4% dos hospitais doavam fórmulas às mães dos recém-nascidos, mostrando inclusive o descumprimento do Código Internacional de Substitutos do Leite Materno; que apenas 30,4% desses hospitais cumpriam a rigor o passo 7; que as chupetas foram dadas para os recém-nascidos amamentados em quase todos os hospitais; e que o grupo de apoio (passo 10), apesar da existência de poucos na comunidade, tem sido reconhecido como uma estratégia bem-sucedida para aumentar o aprendizado da mulher sobre aleitamento materno e para estabelecer o suporte no local de trabalho. Nessa pesquisa, o passo 3 não foi analisado devido a dificuldades dos respondentes em obter informações sobre a educação pré-natal[14].

Outro estudo, realizado também nos Estados Unidos, procurou analisar os índices de aleitamento materno nos HAC comparando os resultados obtidos com a média nacional e buscou determinar, por meio de entrevista com os coordenadores do HAC, as principais barreiras encontradas no processo de implantação da IHAC. Em relação ao segundo objetivo da pesquisa, encontrou-se que os passos 2, 6 e 7 foram os que apresentaram as maiores dificuldades para serem cumpridos pelos hospitais avaliados[32].

No Brasil, a alta da maternidade, excetuando as gestações de risco, acontece geralmente um ou dois dias após o parto, antes de a amamentação estar plenamente estabelecida. As gestantes e as mães, portanto, permanecem muito mais tempo sob a influência da rede básica de saúde que da rede hospitalar. Disso decorre a necessidade de apoiar a rede básica com ações de promoção, proteção e apoio ao aleitamento materno, visando sustentar o cumprimento dos passos 3 e 10 da IHAC, fortalecendo assim a IHAC no País[37].

O documento que delineou, em 2003, a situação da proteção, promoção e apoio ao aleitamento materno na Europa relatou que os critérios globais da IHAC não são totalmente aplicados em todos os países, em especial os relativos aos passos 4, 6, 7 e 9. Em alguns países, por exemplo, é aceito iniciar a amamentação no período superior a 1 hora após o nascimento; designar como HAC hospitais que apresentam índices inferiores a 75% de AME durante a permanência do binômio mãe-filho na maternidade; e não apresentar rigor quanto à prática do alojamento conjunto nem ao uso de chupetas às crianças amamentadas. Apenas 20 dos 29 países investigados (69%) responderam utilizar os critérios globais da IHAC no processo de certificação de hospitais[40].

Essas orientações, seguidas em alguns países da Europa, contrariam a recomendação de que os "Dez Passos" da IHAC devem ser implantados em conjunto. Cada passo implantado exerce um efeito benéfico, entretanto, a eficácia da Iniciativa está relacionada ao cumprimento satisfatório de todos os dez passos[54].

Na Suécia, a implantação da IHAC ocorreu em 1993. Quatro anos depois, todas as suas 65 maternidades estavam credenciadas. Os índices nacionais de aleitamento materno aos seis meses aumentaram, na ocasião, de cerca de 50% para 73%, provavelmente como resultado do incremento dessa iniciativa e de um clima em prol do aleitamento materno no país[21].

O sucesso da IHAC, na Suécia, tem sido resultado de alguns fatores como: o respaldo internacional da OMS e do UNICEF, o forte apoio do Ministério da Saúde, a legitimidade da equipe de coordenação, a criação de equipes de avaliação em cada distrito, a participação intensa da Associação de mães lactantes, o cumprimento do acordo de encerrar as doações de fórmulas pelas indústrias de alimentos infantis e o contato direto dos hospitais e da equipe de avaliadores com a equipe de coordenação[24].

A INICIATIVA HOSPITAL AMIGO DA CRIANÇA NO BRASIL

Histórico

A IHAC é uma estratégia voltada para o desenvolvimento da atenção humanizada e, no Brasil, vem, desde 1992, redirecionando práticas, rotinas e procedimentos de diversas maternidades da rede do Sistema Único de Saúde (SUS), bem como dos prestadores de serviços do sistema e dos hospitais privados e militares, fornecendo uma assistência diferenciada ao binômio mãe-filho na promoção, proteção e apoio à amamentação.

Os primeiros passos para a implantação da IHAC no Brasil foram dados em março de 1992 pelo Ministério da Saúde, por meio do Programa Nacional de Incentivo ao Aleitamento Materno (PNIAM), na época integrado ao Instituto Nacional de Alimentação e Nutrição (INAN)/MS, e do Grupo de Defesa da Saúde da Criança, com o apoio técnico e financeiro do UNICEF e Organização Pan-Americana de Saúde (OPS)[25].

O Plano de Ação, elaborado nesse mesmo ano, para implementar essa Iniciativa no País, apontou o grande número de partos realizados em hospitais, a existência de alojamento conjunto em praticamente todos os hospitais públicos, a Declaração Conjunta OMS/UNICEF e a adesão de Organizações Não-Governamentais e de Associações Profissionais do País como elementos facilitadores para seu desenvolvimento[44].

A obrigatoriedade do alojamento conjunto imediatamente após o parto, por exemplo, garantiu a permanência da mãe com o recém-nascido 24 horas por dia, facilitando a implantação do passo 7 da IHAC, o que foi regulamentado, em 1983, pelo extinto Instituto Nacional de Assistência Médica e Previdência Social (INAMPS), por meio da Portaria nº 18. Essa Norma foi também adotada, em 1987, pelo Ministério de Educação e Cultura nos hospitais universitários[25]. Em 1993, essa regulamentação foi aprovada como portaria do Gabinete Ministerial MS/GM nº 1016, de 26 de agosto, e publicada no Diário Oficial da União nº 167, de 01/09/93, como uma das normas básicas para a implantação do sistema de alojamento conjunto em todo o território nacional[45].

O processo de credenciamento dos hospitais, na Iniciativa Hospital Amigo da Criança, foi normatizado em junho de 1994, por meio das portarias do Ministério da Saúde de nº 1.113 e 155, que inclusive asseguraram um incentivo financeiro para a assistência ao parto nos Hospitais Amigos da Criança que fazem parte do SUS.

Requisitos

Em 1996, o PNIAM, por meio de ofício circular encaminhado às Secretarias Estaduais de Saúde (SES), agregou, ao processo de credenciamento de hospitais na HAC, a observância de mais cinco requisitos, indicadores da qualidade da assistência ao binômio mãe-filho. O Brasil é o único País do mundo que exige, em etapa preliminar à avaliação dos "Dez Passos para o Sucesso do Aleitamento Materno", o cumprimento desses requisitos[27].

Em 2001, com a publicação da Portaria MS/SAS nº 29, de 22/06/2001, houve a modificação destes cinco requisitos. Essa Portaria revogou as Portarias MS de nºs 1.113 e 115, de 1994. Os cinco requisitos agregados, à época, ao processo de credenciamento de Hospitais Amigos da Criança (HAC) no Brasil foram:

- **Requisito I** – Não estar respondendo à sindicância do SUS, nem ter sido condenado judicialmente, nos últimos dois anos, em processo relativo à assistência prestada ao binômio mãe-filho.
- **Requisito II** – Dispor de responsável habilitado para a assistência à mulher e à criança na maternidade e na sala de parto.
- **Requisito III** – Possuir comissão de estudo de morbimortalidade materna e neonatal implantada e atuante, que forneça, anualmente, ao setor competente da SMS e/ou da SES as informações epidemiológicas e as iniciativas adotadas para a melhoria da assistência.
- **Requisito IV** – Apresentar taxa de cesariana conforme o estabelecido pela SES, tendo como referência as regulamentações procedidas pelo MS.
- **Requisito V** – Apresentar tempo de permanência hospitalar mínimo de 24 horas para parto normal e de 48 horas para a cesárea.

Em 2004, houve, mais uma vez, revisão dos critérios que foram estabelecidos na Portaria (PT)/MS nº 756, de 16/12/2004[10]. Desde janeiro de 2005, são dez (10) os requisitos que os hospitais devem atender para se habilitarem na Iniciativa, além do cumprimento dos "Dez Passos" da IHAC. São eles:

1. Comprovar registro no Cadastro Nacional dos Estabelecimentos de Saúde.
2. Comprovar cumprimento à Norma Brasileira de Comercialização de Alimentos para Lactentes e Crianças na Primeira Infância.
3. Não estar respondendo à sindicância no SUS.
4. Não ter sido condenado judicialmente, nos últimos dois anos, em processo relativo à assistência prestada no pré-parto, parto, puerpério e período de internação em unidade de cuidados neonatais.
5. Dispor de profissional capacitado para a assistência à mulher e ao recém-nascido no ato do parto.
6. Garantir, a partir da habilitação, que pelo menos 70% dos recém-nascidos saiam de alta hospitalar com o Registro de Nascimento Civil.
7. Possuir comitê de investigação de óbitos maternos, infantis e fetais implantado e atuante.
8. Apresentar taxa percentual de cesarianas conforme a estabelecida pelo gestor estadual/municipal, tendo como referência as regulamentações procedidas do MS.
9. Apresentar tempo de permanência hospitalar mínimo de 24 horas para parto normal e de 48 horas para cesárea.
10. Permitir a presença de acompanhante no Alojamento Conjunto.

Credenciamento

O processo de credenciamento na Iniciativa Hospital Amigo da Criança, no Brasil, inicia-se com o preenchimento pelo hospital do questionário de auto-avaliação, que deverá ser encaminhado por intermédio da SMS à área competente da SES.

Em seguida, é designado pela SES um avaliador do estado, credenciado pelo MS, para realizar a pré-avaliação do hospital. Quando o hospital passa na pré-avaliação, a SES solicita ao MS a avaliação global da unidade, que é realizada por dois avaliadores credenciados, designados pelo MS, sendo um deles de origem externa ao estado que está sendo avaliado. Os resultados da avaliação global são encaminhados à área de Aleitamento Materno do Ministério da Saúde, para análise final e divulgação dos resultados[8,10].

Quando o hospital atende a esses requisitos, recebe a placa com a pintura do pintor espanhol Pablo Picasso, produzida em 1963, símbolo da IHAC no mundo, que é entregue em solenidade comemorativa, pelas autoridades competentes de âmbito local e federal[10,26].

Quando a instituição não é aprovada em alguma das etapas, seja na pré-avaliação, seja na avaliação global, recebe da SES ou do MS, respectivamente, as orientações necessárias para o cumprimento dos passos pendentes e estabelece-se um prazo para nova avaliação.

O Ministério da Saúde habilitou, até 2002, 424 avaliadores da IHAC no País, distribuídos em todos os estados brasileiros, para realizarem as etapas de pré-avaliação, avaliação global e de reavaliação de hospitais. Destes, 318 (75%) atuam efetivamente, conforme dados das SES[6,9].

Reavaliação

Em 1999, após sete anos da iniciativa no País, surgiram questões relacionadas com a qualidade, a efetividade e a sustentabilidade dessa estratégia. Naquela ocasião, a Área de Aleitamento Materno/Saúde da Criança do Ministério da Saúde reavaliou, pela primeira vez, 137 HAC, número esse que correspondia a 90% do total de 152 instituições credenciadas no País, à época do estudo.

Como não existia, naquele momento, questionário padronizado apropriado para o processo de reavaliação de HAC, foi utilizado, para esse fim, o instrumento de pré-avaliação de hospitais. O estudo apontou alguns problemas no cumprimento de alguns dos "Dez Passos" da IHAC, especialmente o passo 5, seguido dos passos 10 e 2, respectivamente. No entanto, a grande maioria, ou seja, 92% dos hospitais continuavam mantendo o cumprimento dos "Dez Passos", com a qualidade desejada para garantir o direito da criança de ter acesso ao leite materno[5].

A partir de então, o Ministério da Saúde decidiu, por meio da PT/MS nº 29, de 22/06/2001, implantar o processo de reavaliações anuais, efetuadas pelas Secretarias Estaduais de Saúde e de reavaliações a cada três anos, realizadas por meio de avaliadores externos, indicados e credenciados pelo MS[8]. Em 2002, aconteceu a reavaliação de HAC no País, prevista na referida portaria, utilizando-se pela primeira vez um instrumento elaborado e apropriado para esse fim.

A atuação de profissionais de saúde habilitados no manejo da amamentação, nos hospitais credenciados como HAC, orientando e apoiando a mulher no pré-natal, puerpério e pós-parto, tem contribuído para o aumento dos indicadores de aleitamento materno nas regiões atendidas por esses hospitais[11,23,54]. O processo de reavaliação é, portanto, de fundamental importância para a verificação da eficácia do programa implantado e deve ser constante, para que seja garantido, que as ações efetuadas estejam atingindo os resultados e objetivos esperados, e para que possam ser identificados pontos a serem modificados para a efetividade e a eficiência dos serviços de saúde e validação do programa.

O uso da monitorização, por meio da avaliação de programas, permite fortalecer a capacidade do sistema nos diferentes níveis de gestão, respondendo a situações instituídas e de relevância emergente, assim como aprimorar continuamente os serviços de saúde, incorporando novos conhecimentos científicos.

Estratégias para acelerar o credenciamento de HAC

Para acelerar o processo de credenciamento de HAC no Brasil, foram realizados, de 2000 a 2002, 42 cursos intensivos da IHAC para gestores e planejadores de maternidades em 24 estados brasileiros. Nesses cursos, foram sensibilizados 1.819 gestores e chefias de unidades de 859 hospitais e maternidades[6,9].

O curso intensivo da IHAC para gestores e planejadores de maternidades, elaborado pela OMS e Wellstart International, foi, no Brasil, modificado pela equipe técnica da Área de Aleitamento Materno/Saúde da Criança do MS em parceria com consultores do MS, ficando padronizado com uma carga horária de 16 horas. O Distrito Federal e os estados do Ceará e do Rio Grande do Norte não realizaram esse curso, apesar de oferecido pelo MS[6,9].

Os planos de ação desenvolvidos pelos participantes na última sessão desse curso foram acompanhados posteriormente, cerca de um ano após sua realização, por representantes do MS e da SES, por meio da reunião intitulada de reunião de seguimento de gestores. O objetivo dessa reunião era identificar as dificuldades para o cumprimento dos "Dez Passos" e dos cinco requisitos, visando apoiar as instituições e a SES na resolução dos problemas identificados, e assim aumentar o credenciamento de hospitais nas diversas regiões do País[6,9].

Essa reunião foi padronizada pela Área de Aleitamento Materno/Saúde da Criança/MS e por consultores do MS e dispõe de formulário próprio para identificação dos passos cumpridos, parcialmente cumpridos e não-cumpridos. Foram realizadas reuniões de seguimento em 18 dos 26 estados brasileiros, de 2001 a 2002[9].

Outra estratégia importante para coordenar e implementar a IHAC no País é ter na estrutura do Ministério da Saúde uma Coordenação Nacional de Aleitamento Materno. Apesar de estar previsto como primeira meta operacional da Declaração de Innocenti, que todos os governos deveriam nomear, até 1995, um coordenador nacional e um comitê nacional multisetorial de aleitamento[52] no Brasil, isto não ocorreu, e, desde a extinção do PNIAM, em 1997, todo o programa foi incorporado como "ações" e encontra-se até hoje na Área de Saúde da Criança/MS sem uma coordenação nacional nomeada de fato.

Todas as ações de aleitamento materno no Brasil, inclusive a IHAC, são na prática, porém não de fato, coordenadas por um técnico, nomeado como assessor da Secretaria de Atenção à Saúde/MS ou por um técnico externo, via contrato especial, ambos sem o título de coordenador da área ou do programa. Essa situação, além de estar em desacordo com a meta estabelecida na Declaração de Innocenti, pode interferir prejudicando substancialmente o planejamento, o desenvolvimento e a avaliação de todas as ações de promoção, proteção e apoio ao aleitamento materno no País.

Na Europa, onde essas ações ainda não estão tão bem estabelecidas como no Brasil, já existem indicados, em 29 países analisados, 16 coordenadores nacionais de aleitamento materno, 21 comitês nacionais e inclusive 20 coordenadores nacionais da IHAC[12], o que indica a necessidade de o Brasil rever e cumprir o acordo estabelecido e assinado em 1990, para que ações e estratégias de promoção, proteção e apoio ao aleitamento materno possam ser coordenadas com maior eficácia no País.

A necessidade de essas ações terem uma coordenação específica é inquestionável. A promoção, a proteção e o apoio ao aleitamento materno representam uma prioridade na área de saúde pública, em qualquer lugar do mundo. Por isso, a necessidade de uma coordenação nacional específica para a política de aleitamento materno foi reafirmada na Estratégia Global sobre Alimentação de Lactentes e Crianças de Primeira Infância, aprovada na 55ª AMS, em 2002.

Metas para a IHAC

Na Reunião de Cúpula Mundial em Favor da Infância, realizada em Nova Iorque, em 1990, o Brasil assumiu o compromisso de reduzir a mortalidade infantil no País. Para tanto, o plano de ação elaborado pelo governo brasileiro para a implementação da Declaração Mundial sobre a Sobrevivência, a Proteção e o Desenvolvimento da criança no País indicava um conjunto de metas a serem atingidas na década de 1990. Nessa reunião, o Brasil assumiu dois compromissos importantes na área de aleitamento materno: o de credenciar, até 1995, 50% dos seus hospitais com mais de 1.000 partos/ano como Hospitais Amigos da Criança, e o de acabar com a distribuição gratuita de sucedâneos do leite materno nos serviços de saúde[6,7].

Em 1995, não houve avaliação do cumprimento dessas metas. Entretanto, um estudo realizado pela Área de Aleitamento Materno/Saúde da Criança do MS, com a colaboração de estagiárias do Departamento de Nutrição da Universidade de Brasília, verificou que em dezembro de 2002 apenas 163 dos 630 hospitais com mais de 1.000 partos/ano no País estavam credenciados como HAC, o equivalente ao cumprimento de aproximadamente 26% da meta, que foi estabelecida para 1995.

Nesse estudo, apenas o Distrito Federal e seis estados brasileiros (Goiás, Maranhão, Paraíba, Piauí, Rio Grande do Norte e Santa Catarina) alcançaram o objetivo traçado. Os demais estados não conseguiram credenciar 50% dos seus hospitais com mais de 1.000 partos/ano até dezembro de 2002[9]. O cumprimento ou não das metas estabelecidas deve ser analisado pelos gestores de saúde, visando a uma reflexão sobre o que está sendo feito e sobre o planejamento de novas ações.

Evolução e perspectivas da IHAC no Brasil

No período de 1992 a 2004, foram certificados 312 HAC no Brasil, dos quais 301 continuavam em funcionamento em 24 (92%) estados brasileiros e no Distrito Federal. Desse total, 4 eram hospitais vinculados às Forças Armadas; 3, privados; e 294, conveniados ao SUS[3].

Os HAC estão distribuídos de forma diferenciada nos estados e regiões do País. A Região Nordeste tem-se destacado, apresentando 46,2% do total de HAC credenciados no Brasil, enquanto a Região Norte contava com apenas 5,3%, em 2004, sendo que Roraima e Rondônia, não possuíam ainda HAC[3].

Entre 1996 e 2004 foram desativados alguns HAC no Brasil. Exceto um hospital, que foi desativado em 1999, todos os demais continuavam na lista do MS em dezembro de 2004[3]. Essa constatação aponta para a necessidade de implementação de um sistema de informação atualizado e integrado dessa Iniciativa no País, para que os gestores federais, estaduais e municipais possam apoiar, fortalecer e manter os hospitais credenciados na IHAC.

Em 14 anos, o processo de implementação da IHAC no Brasil apresentou variações nas taxas de crescimento, apresentando uma desaceleração acentuada sobretudo a partir de 2003[3]. Esse dado, diante do potencial existente de HLO/SUS a serem credenciados no País, revela deficiências quanto ao desempenho da política voltada para a implementação da IHAC no Brasil.

É necessário, pois, uma reflexão sobre as estratégias implantadas no período, sobre a necessidade ou não dos requisitos exigidos no processo de avaliação de HAC no Brasil, sobre a necessidade do reinício dos cursos para sensibilização de gestores e de chefias de maternidades, promovidos pelo Ministério da Saúde, em parceria com as SES, bem como o estabelecimento de um plano de intervenções eficientes, que incremente a velocidade na qual vem ocorrendo a titulação de Hospitais "Amigo da Criança", para que a IHAC possa voltar a crescer no País.

Estudos de Impacto da IHAC

Alguns estudos têm mostrado o impacto e a eficiência do programa desenvolvido pelos Hospitais Amigos da Criança, resultando na maior duração do aleitamento materno, quando comparados com outros hospitais ou maternidades tradicionais. Pesquisa realizada por Perez e Valdez, no Chile, demonstrou que um programa constituído de treinamento de profissionais de saúde e de educação no pré-natal e no puerpério, de uma clínica de aleitamento materno, aumentou as taxas de aleitamento materno exclusivo (AME) de 32% para 67%[39].

Em Santiago, Valdez et al. compararam os indicadores de aleitamento materno em crianças nascidas em um HAC com as nascidas em um hospital tradicional. Aos 6 meses de idade, a prevalência de AME foi de 66,8% nas crianças nascidas no HAC contra 23,3% nas que nasceram no hospital tradicional[46].

Kramer demonstrou, em estudo realizado em 31 hospitais e suas respectivas policlínicas na Bielorrússia, aumento significativo do AME aos três e seis meses nas crianças nascidas nos HAC (grupo de intervenção), quando comparados com o grupo onde não houve intervenção. Aos três meses, o índice de AME foi de 43% no grupo de intervenção e de 6,4% no hospital tradicional. O estudo mostrou também aleitamento materno mais prolongado e redução de 40% na incidência de infecções gastrintestinais nos HAC[23].

Em Dhaka, Bangladesh, foi realizado um estudo longitudinal para avaliar a efetividade da IHAC sobre os índices de AME em mães aos 30, 60, 90 120 e 150 dias pós-parto, procedentes de HAC e de hospitais não credenciados. A duração mediana de AME foi de 73,85 dias entre as mães que tiveram seus filhos nos HAC e de 30 dias entre as mães dos demais hospitais não credenciados na Iniciativa. Aos 150 dias, 16% das mães de HAC continuavam amamentando exclusivamente comparadas com 6% das mães dos hospitais não credenciados. O estudo concluiu que a duração de AME é maior entre as mães que têm filhos em HAC quando comparadas com mães que parem em hospitais não titulados nessa iniciativa[1].

No Brasil, um estudo comparando o programa do Hospital Guilherme Álvaro, de Santos (SP), com outro hospital com as mesmas características, não credenciado como Amigo da Criança, mostrou que a mediana de AME, nas crianças que nasceram no HAC, foi de 75 dias, maior do que as que nasceram no hospital tradicional (22 dias), que não desenvolvia o programa de promoção e apoio ao aleitamento materno[16,29].

Estudo prospectivo seguido de duas coortes, realizado no Hospital de Clínicas de Porto Alegre, Brasil, em 1994 e 1999, encontrou um significativo aumento nos índices de aleitamento materno, especialmente no AME, depois da implantação da IHAC no hospital. A duração mediana de AME foi de dois meses nas crianças nascidas depois que o hospital tornou-se Amigo da Criança, e de um mês nas que nasceram antes do hospital implantar os "Dez Passos" da IHAC[11].

Observam-se, portanto, impactos positivos da adoção dos "Dez Passos para o Sucesso do Aleitamento Materno" no aumento da freqüência e da duração da amamentação.

Outro efeito favorável da Iniciativa tem sido o registro do decréscimo nos índices de recém-nascidos abandonados em maternidades após a implantação da IHAC. Em St. Petersburg, Rússia, foi analisado o índice de abandono em um hospital antes e após ele se tornar "Amigo da Criança". A média de crianças abandonadas diminuiu de 50 para 28 por 10.000 nascimentos (p = 0,01)[30]. Em Costa Rica, pesquisa semelhante também registrou redução no índice de abandono[31].

CONCLUSÃO

A IHAC é um programa que tem apresentado impacto importante no aumento da duração do aleitamento materno, quando comparado com outros hospitais ou maternidades tradicionais, e que, por isso, deve ser estimulada e apoiada. Daí a necessidade de governo e de gestores de saúde investirem maciçamente em estratégias e ações que promovam a expansão, a manutenção e a melhoria da qualidade da IHAC no Brasil.

REFERÊNCIAS BIBLIOGRÁFICAS

1. Alam MU, Rahman M, Rahman F. Effectiveness of baby friendly hospital initiative on the promotion of exclusive breastfeeding among the Dhaka city dwellers in Bangladesh. Mymensingh Med J 2002;11(2).
2. Albernaz E, Victora CG. Impacto do aconselhamento face a face sobre a duração do aleitamento exclusivo: um estudo de revisão. Rev Panam Salud Publica 2003;14(1):17-24.
3. Araújo MFM. Iniciativa Hospital Amigo da Criança no Brasil: análise da evolução do credenciamento de hospitais no período de 1992 a 2004 e da reavaliação do cumprimento dos "Dez Passos", em 2002. [Dissertação de mestrado] Brasíla (DF): Mestrado em Nutrição Humana, Departamento de Nutrição, Faculdade de Ciências da Saúde da Universidade de Brasília; 2005.
4. Araújo MFM. Situação e perspectivas do aleitamento materno no Brasil. In: Carvalho MR, Tamez RN. Amamentação: Bases Científicas para a Prática Profissional. Rio de Janeiro: Guanabara Koogan; 2002. p. 1-10.
5. Araújo MFM, Otto AFN, Schmitz BAS. Primeira avaliação do cumprimento dos "Dez Passos para o Sucesso do Aleitamento Materno" nos hospitais Amigos da Criança do Brasil. Rev Bras Saúde Matern Infant 2003;3(4)11-419.

6. Araújo MFM. Situação e perspectivas do aleitamento materno no Brasil. In: Carvalho MR, Tamez RN. Amamentação: Bases Científicas. Rio de Janeiro: Guanabara Koogan; 2005. p. 269-81.
7. Brasil. Ministério da Saúde. Coordenação Materno-Infantil. Metas de Cúpula Mundial em Favor da Infância: avaliação de meia década 1990-1995. Brasília: INAN/COMIN/MS; 1995.
8. Brasil. Ministério da Saúde. Portaria SAS nº 29 de 22 de junho de 2001. Estabelecer as normas para o processo de credenciamento e de descredenciamento dos Hospitais Amigo da Criança no País. Brasília, Brasil: Diário Oficial da União; 2001b, Jun 27; Seção 1, (123-E):55.
9. Brasil. Ministério da Saúde. Avaliação das ações executadas em aleitamento materno no ano de 2002: relatório. Brasília: Ministério da Saúde; 2002.
10. Brasil. Ministério da Saúde. Portaria SAS nº 756 de 16 de dezembro de 2004. Estabelecer as normas para o processo de habilitação do Hospital Amigo da Criança integrante do Sistema Único de Saúde (SUS). Brasília, Brasil: Diário Oficial da União; 2004, dez 17; Seção 1, (242):99.
11. Braun MLG et al. Evaluation of the impact of the baby-friendly hospital initiative on rates of breastfeeding. Am J Public Health 2003;93(8):1277-9.
12. Cattaneo A et al. Promotion of breastfeeding in Europe project. Public Health Nutr 2005;8(1):39-46.
13. Coutinho SB. Aleitamento Materno Exclusivo: um estudo de intervenção randomizado na Zona da Mata Meridional de Pernambuco. 2003. Tese – Universidade Federal de Pernambuco, Recife; 2003.
14. Dodgson JE et al. Adherence to the Ten Steps os Baby-Friendly Hospital Initiative in Minnesota Hospitals. Birth 1999;26(4): 234-47.
15. Ebrahim GJ. The Baby Friendly Hospital Initiative. J Trop Pediatr 1993;39(1):2-20.
16. Fiedler JL. Cost of the breastfeeding promotion program in the Guilherme Alvaro Hospital of Santos, Brazil Series: Latin America and Caribbean health and nutrition sustainability: technical support for policy, financing and management The United States Agency for International Development for Latin America and the Caribbean Washignton, DC, Abr. 1995; 72p.
17. Giugliane ERJ. O aleitamento materno na prática clínica. J Pediatr 2000;76(Suppl 3):238-52.
18. Giugliane ERJ, Lamounier JA. Aleitamento materno: uma contribuição científica para a prática do profissional de saúde. J Pediatr 2004;80(Suppl 5):5117-8.
19. Gupta A, MATHUR GP. Training in Baby Friendly Hospital Initiative. J Indian Med Assoc 2002;100(8):507-9.
20. Goldenberg P. Repensando a desnutrição como questão social. Campinas: UNICAMP; 1988.
21. Hofvander Y. Breastfeeding and the Baby Fiendly Hospitals Initiative (BFHI): Organization, response and outcome in Sweden and other countries. [Editorial]. Acta Paediatr 2005; 94(8):1012-6.
22. Jenner S. The influence of additional information, advice and support on the success of breast feeding in working class primiparas. Child Care Health Dev 1988;14:319-28.
23. Kramer MS et al. Promotion of breastfeeding intervention trial (PROBIT). A randomized trial in the Republic of Belarus. JAMA 2001;285(4):413-20.
24. Kurian T. Baby friendly hospital initiative: the Kerala experience. Indian Pediatr 1997;34:95-7.
25. Lamounier JA. Promoção e incentivo ao aleitamento materno: Iniciativa Hospital Amigo da Criança. J Pediatr 1996;72(6): 363-8.
26. Lamounier JA. Experiência Iniciativa Hospital Amigo da Criança. Rev Assoc Med Bras 1998;44:319-24.
27. Lamounier JA, Maranhão AGK, Araújo MFM. A Iniciativa Hospital Amigo da Criança no Brasil. In: Rego JD. Aleitamento Materno. São Paulo: Atheneu; 2001. p. 333-42.
28. Levin A. Human e neonatal care initiative. Acta Paediat 1999;88:353-5.
29. Lutter C et al. Effect of hospital-based breastfeeding promotion programs on exclusive breastfeeding in three Latin American countries. The United States Agency for International Development (USAID), Bureau for Latin America and the Caribbean (LAC). Technical Report nº 9, Jul. 1994; 40p.
30. Lvoff NM, Lvoff KMH. Effect of the baby-friendly initiative on infant abandonment in a Russian hospital. Arch Pediatr Adolesc Med 2000;154(5):474-7.
31. Mata L, Saenz P, Araya JR. Promotion of breastfeeding in Costa Rica: the Puriscal study. In: Programmes to Promote Breastfeeding. Oxford: Oxford University Press; 1988. p. 55-69.
32. Merewood A et al. The baby-friendly hospital iniciative increases breastfeeding rates in a US neonatal intensive care unit. J Human Lact 2003;19:166-71.
33. Muller M. The Baby Killer. Londres: War on Want; 1974.
34. Naylor AJ. Baby-friendly hospital initiative. Protecting, promoting, and supporting breastfeeding in the twenty-first century. Pediatr Clin North Am 2001;48(2):475-83.
35. Oliveira MIC. Promoção, proteção e apoio à amamentação na atenção básica à saúde: bases teóricas e metodologia de avaliação. [Tese] Rio de Janeiro (RJ): Escola Nacional de Saúde Pública da Fundação Oswaldo Cruz; 2001.
36. Oliveira MIC, Gomes MASM. As unidades básicas amigas da amamentação: uma nova tática no apoio ao aleitamento materno. In: Rego JD. Aleitamento Materno. Rio de Janeiro: Atheneu; 2001. p. 343-66.
37. Oliveira MIC. Amamentação em atenção primária à saúde: unidade básica amiga da amamentação. In: Carvalho MR, Tamez RN. Amamentação: Bases Científicas. Rio de Janeiro: Guanabara Koogan; 2005. p. 287-301.
38. Palmer G. The Politics of Breastfeeding. 4th ed. London: Pandor Press; 1993.
39. Perez A, Valdez V. Santiago breast-feeding promotion program: preliminary results of an intervention study. Am J Obstet Gynecol 1991;165:2039-44.
40. Protection, Promotion and Support of Breastfeeding in Europe: Current Situation. Trieste, Italy. Instituto di Ricovero e Cura a Carathere Scientifico, 2003. (Promotion of Breastfeeding in Europe – EU Project Contract n. SPC 2002359).
41. Rea MF, Cukier R. Razões de desmame e de introdução da mamadeira: uma abordagem alternativa para seu estudo. Rev Saúde Pública 1988;22(3):184-91.
42. Rowe-Murray HJ, Fisher JR. Baby friendly hospital pratices: cesarean section is a persistent barrier to early initiation of breastfeeding. Birth 2002;29(2):124-31.
43. Teruya K, Coutinho SB. Sobrevivência infantil e aleitamento materno. In: Rego JD et al. Aleitamento Materno. Rio de Janeiro: Atheneu; 2001. p. 5-19.

44. Toma TS, Monteiro CA. Avaliação da promoção do aleitamento materno nas maternidades públicas e privadas do município de São Paulo. Rev Saúde Pública 2001;35(5): 409-14.
45. Ungerer RLS, Miranda ATC. História do alojamento conjunto. J Pediatr [Rio de Janeiro] 1999;75(1):5-10.
46. Valdez V et al. The impact of a hospital and clinic-based breast-feeding promotion programme in a middle class urban environment. J Trop Pediatr 1993;39:142-51.
47. Vannuchi MT, Monteiro CA, Réa MF, Andrade SM, Matsuo T. The Baby-Friendly Hospital Initiative and breastfeeding in a neonatal unit. Rev. Saude Publica 2004;38(3):422-8.
48. Venâncio SI. Dificuldades para o estabelecimento da amamentação: papel das práticas assistenciais das maternidades. J Pediatr 2003;79(1):1-2.
49. Victora CG, Smith PG, Vanghan JP et al. Evidence for protection by breastfeeding against Infant deaths from Infections Diseases in Brazil. Lancet 1987;2:319-22.
50. World Health Organization. The International Code of Marketing of Breast-Milk Substitutes. Genebra: WHO; 1981.
51. World Health Organization/United Nations Children's Fund. Protecting, promoting and supporting breast-feeding. Geneva: WHO; 1989.
52. World Health Organization. United Nations Children's Fund. Innocent Declaration. Florence: UNICEF/WHO; 1990.
53. World Health Organization. Wellstart International. Promoting breast-feeding in health facilities: a short course for administrators and policy-makers. Genebra: Doc WHO/NUT/96.3; 1996.
54. World Health Organization. Evidence for the steps to successful breasfeeding. Geneva: WHO/CHD/98.9; 1998.
55. World Health Organization. Collaborative Study Team on the Role of Breas-feeding on the Prevention of Infant Mortaliy. How much does breast-feeding protect against infant and child mortality due to infection disease? A pooled analysis of six studies from less developed countries. Lancet 2000;355:451-5.

4.3.2 AMAMENTAÇÃO NA SALA DE PARTO

Ernesto T. Nascimento
Keiko Miyasaki Teruya
Lais Graci dos Santos Bueno

O momento do nascimento de uma criança acarreta sentimentos de medo, ansiedade e insegurança na mulher. Isso a torna frágil e suscetível a cumprir as ordens da equipe que a atende na maternidade e a aceitar passivamente a rotina que impõe a separação precoce entre mãe e filho.

Na classe dos mamíferos, o homem é o único que separa o recém-nascido de sua mãe. Essa separação, segundo as evidências, pode desencadear malefícios e deixar escapar esse momento precioso de estabelecimento de vínculo, onde o recém-nascido deveria ser colocado em contato pele a pele com a mãe, olhando-a nos olhos, e onde a amamentação, se possível, já deveria estar sendo iniciada. Além disso, as bactérias normais do corpo da mãe colonizarão o intestino de seu recém-nascido se ela for a primeira pessoa a segurá-lo.

No Brasil, segundo a Pesquisa Nacional sobre Demografia e Saúde 1996, cerca de 71% dos recém-nascidos começaram a mamar no primeiro dia de vida e apenas 32% na primeira meia hora pós-parto, com variações nas diferentes regiões do País.

Uma das ações de tornar a promoção, a proteção e o apoio à amamentação eficiente está na atuação de uma equipe treinada que assiste uma mãe na sala de pré-parto e parto, na maternidade. É na maternidade que a necessidade de amamentar se torna presente, a mulher torna-se mais suscetível a aceitar orientações e apoio. Assim, o ato que deixou de ser instintivo e natural para se tornar uma arte a ser construída com a mãe aí poderá ocorrer.

A experiência do trabalho de parto e parto pode afetar o aleitamento precoce e determinar sua duração. A capacitação da equipe que assiste na maternidade em aconselhamento em amamentação é uma estratégia a ser sugerida. As normas hospitalares que separam as mães de seus filhos rotineiramente e interferem no aleitamento também precisam ser modificadas.

O apoio no pré-parto e parto pela equipe e a presença de uma pessoa escolhida pela mãe fazem diminuir a incidência de cesariana, menos uso de medicamentos e complicações, deixando os recém-nascidos mais alertas e responsivos, em melhores condições de serem amamentados no pós-parto imediato.

Quando as mulheres recebem menos medicamentos e são estimuladas a não permanecer deitadas durante o trabalho de parto, tornam-se mais responsivas a seus recém-nascidos e a iniciação do aleitamento materno.

As mães precisam de uma atmosfera calorosa e tranqüilizante, onde se sintam cuidadas. E para o recém-nascido um ambiente tranqüilo e de conforto térmico. A temperatura dos recém-nascidos que permanecem em contato pele-a-pele sempre se mantém mais elevada do que daqueles que permanecem em berço.

A apojadura ocorre mais precocemente quanto mais cedo for colocado o recém-nascido para amamentar e o colostro elimina o mecônio do intestino do recém-nascido e oferece fatores imunizantes.

Protelar o banho permite que o vérnix caseoso penetre na pele do recém-nascido, lubrificando-a e protegendo-a.

A promoção da amamentação no pré-parto e parto por profissionais treinados poderá ajudar as mães a superarem as dificuldades, não atender simplesmente o parto de uma mulher, mas enxergar que está dando a luz, propiciando boas-vindas ao recém-nascido com sorriso e não com choro.

REFERÊNCIAS BIBLIOGRÁFICAS

1. Amamentação e Situação Nutricional das Mães e Crianças. Rio de Janeiro: BEMFAM, UNICEF. 1997;125-38.
2. Christensson K et al. Temperature, metabolic adaptation and crying in healthy full-term newborns cared for skin-to-skin or in a cot. Acta Paediatr 1992;81:490.
3. Manejo e promoção do Aleitamento Materno – Curso de 18 horas para equipes de maternidade. Passo 2 da Iniciativa Hospital Amigo da Criança. Brasília: MS. 2003;36.
4. Organização Mundial da Saúde. Evidências científicas dos dez passos para o sucesso no aleitamento materno. 2001;45-53.
5. Sociedade Civil Bem-Estar Familiar no Brasil. Pesquisa Nacional sobre Demografia e Saúde; 1996.

4.3.3 ALOJAMENTO CONJUNTO

Virginia Spinola Quintal
Maria Tereza Zulini da Costa

INTRODUÇÃO

O nome Alojamento Conjunto (AC), traduzido do termo *rooming-in*, foi usado pela primeira vez em 1943 por Arnold Gessel em seu livro "Infant and child in the culture of today" e tinha como meta a introdução de um berço neonatal no mesmo ambiente que o da mãe, para permitir que o binômio mãe-filho permanecesse junto até a alta hospitalar[14].

No começo do século IX, os hospitais não eram considerados o local adequado para as mulheres realizarem o parto. Dava-se à luz em casa, sob a orientação de parteiras, e após o parto o recém-nascido (RN) permanecia imediatamente ao lado da sua mãe recebendo o calor de seu corpo e o leite materno. Nos poucos hospitais existentes, não havia lugar especial para o RN, isto é, o berçário para crianças normais. Portanto, mesmo em hospitais o RN permanecia ao lado ou ao pé da cama da sua mãe até o momento da alta. No final do século IX, quando foi construído o Hospital Johns Hopkins, em Baltimore, o RN também não era separado da sua mãe e o aleitamento materno já era estimulado logo após o nascimento, o mesmo acontecia na maioria dos hospitais americanos. Em 1949, Strong[13] publicou uma revisão confirmando que os hospitais europeus, japoneses e chineses também mantinham o recém-nascido ao lado da mãe, pois era seu lugar natural.

Tem-se referência que o primeiro berçário tenha sido instituído em 1893, em Paris, para atender crianças prematuras. Porém, na mesma época, Pierre Budin, um obstetra francês, chamava a atenção para o controle do peso, higiene, temperatura e amamentação, além da presença e carinho constantes da mãe como fundamentais para a sobrevivência do recém-nascido prematuro[14].

Nessa época ainda havia alta taxa de mortalidade materna em decorrência da infecção puerperal; além disso, no início do século XX, a mortalidade infantil por diarréia era alta, principalmente nos primeiros meses de vida. Progressos tecnológicos estavam sendo desenvolvidos para aumentar a sobrevivência de RN patológicos, em especial a do pré-termo.

Fórmulas lácteas especiais foram desenvolvidas na Europa com a finalidade de alimentar recém-nascidos internados cuja mãe não possuísse leite. O perfil e as estratégias dos hospitais foram mudando e novas técnicas foram criadas com a finalidade de melhorar a qualidade do atendimento ao binômio mãe-filho. Em decorrência desses procedimentos, criou-se o isolamento dos RN para reduzir a manipulação e evitar a contaminação e, consequentemente, a infecção hospitalar. Os recém-nascidos saudáveis foram separados, logo após o nascimento, das suas mães[14].

Na década de 1940, iniciaram vários questionamentos, por parte dos pediatras e psicólogos, a respeito da atitude em separar o binômio mãe-filho dentro do hospital. As consequências eram vistas durante a alta hospitalar, quando a mãe se sentia insegura com relação à amamentação e cuidados com seu filho. Isso gerou problemas emocionais e falta de confiança que favoreciam o desmame precoce e o aumento da morbidade e mortalidade infantil.

Em 1946, com o propósito de trazer o RN normal para junto de sua mãe, foi inaugurado a *rooming – in unit*, no Grace New Haven Hospital, que era uma enfermaria constituída de quatro leitos acoplados a 4 berços para RN[6].

A reação familiar foi muito positiva. A participação do pai nesse processo propiciou maior confiança às mães, os recém-nascidos choravam menos, houve estímulo ao aleitamento materno, troca de experiência entre as mães, maior segurança nos cuidados com o RN e aumento do vínculo familiar.

Esse projeto de manter o binômio mãe-filho no sistema de AC começou a ser difundido e vários hospitais adotaram essa prática ou por acreditarem nos seus objetivos ou por pressão, naquela época, da sociedade.

Em 1971, a Academia Americana de Pediatria, em decorrência da difusão dos pensamentos e atitudes em manter o RN normal junto a sua mãe, adotou como prática correta o sistema de AC. Vários hospitais fizeram adaptação física para terem o AC nas suas maternidades, algumas regiões mais pobres, como por exemplo, nas Filipinas, cujos recursos econômicos eram escassos, o recém-nascido era colocado junto à mãe em esteiras no chão[8].

Na América Latina, um dos primeiros países pioneiros foi o Uruguai, em 1975 foi instituído um programa de AC nas maternidades para estimular o aleitamento materno, aumentar a confiança da mãe nos cuidados do filho e diminuir a morbimortalidade infantil[11].

No Brasil, a primeira experiência oficial sobre AC aconteceu no hospital distrital de Brasília, por Ernesto Silva, que fez vários comentários sobre a dificuldade em quebrar paradigmas referentes a comportamentos tradicionais: a manutenção de berçários para RN normais[12].

No início da década de 1980 houve divulgação, pela OMS e UNICEF, sobre o sistema de AC para estimular a amamentação e diminuir a mortalidade infantil, reforçando que a adoção do leite materno, além de proporcionar uma dieta adequada, protege a criança das infecções devido aos componentes imunológicos do leite humano.

A criação do Programa de Incentivo ao Aleitamento Materno (PNAIM), no Brasil, em 1981, chamou a atenção sobre o problema em separar o binômio mãe-filho logo após o parto e a dificuldade em manter o aleitamento materno após a alta hospitalar[10].

Alguns anos mais tarde, em 1987, decidiu-se aprovar e adotar as normas para a implantação da técnica "alojamento conjunto", constante do programa de reorientação da assistência obstétrica e pediátrica, também nos Hospitais Universitários[14].

E finalmente, em 1993, a portaria ministerial (Portaria MS/GM nº 1.016, de 26 de agosto), publicada no Diário Oficial da União em 01/09/93, decidiu aprovar as normas básicas para a implantação do sistema de alojamento conjunto em todo o território nacional[10].

O sistema de AC passou a ser definido como procedimento hospitalar com um método que não só permite manter o binômio mãe-filho na mesma área física, mas também proporcionar contato contínuo, permitindo cuidados a ambos no mesmo local e instruções a ela que, sob orientação, participa ativamente do atendimento a seu filho, além de amamentá-lo sob livre demanda[2].

No Brasil, existe a obrigatoriedade da lei, mas não existe supervisão que verifique o funcionamento do alojamento conjunto. Além disso, pode-se dizer que sua implantação ocorreu de forma anárquica nos diversos estados do País e mesmo em hospitais de um mesmo município. Faltava aceitação e colaboração por parte de toda a equipe de saúde para que o sistema pudesse funcionar como deveria. E em muitos locais ainda falta[14].

Atualmente, trata-se de garantir o cumprimento da lei. Os profissionais de saúde devem estar capacitados a defender as práticas que visem combater a mortalidade infantil, entre elas, o alojamento conjunto, que, sem dúvida, favorece o aleitamento materno.

O Hospital Universitário da Universidade de São Paulo, quando inaugurou sua maternidade, em 1981, já tinha a área física de AC para recém-nascidos normais. Com o passar dos anos, foi-se aprimorando e esse sistema vem sendo considerado uma verdadeira escola para mães, principalmente as primigestas, que não têm experiência nos cuidados com ela e seus filhos. As mães saem do centro obstétrico após o parto com seus filhos e permanecem com eles até a alta hospitalar, se não houver intercorrências médicas que impeçam essa prática.

DEFINIÇÃO

Alojamento conjunto é um sistema hospitalar em que o recém-nascido, logo após o nascimento, permanece ao lado da mãe, 24 horas por dia, em um mesmo ambiente, até a alta hospitalar. Tal sistema possibilita a prestação de todos os cuidados assistenciais, bem como a orientação à mãe sobre a saúde do binômio mãe-filho[10].

OBJETIVOS

1. Permitir aprendizado materno sobre cuidar do seu filho, pois permite a observação constante do RN pela mãe, o que faz conhecer melhor seu filho e possibilitar a percepção mais rápida de anormalidades.
2. Estabelecer bom relacionamento mãe e filho ou mãe-pai-filho.
3. Incentivar o aleitamento materno, tornando a amamentação mais fisiológica e natural e propiciando sua manutenção por tempo mais prolongado.
4. Diminuir o risco de infecção hospitalar.
5. Aumentar a integração entre a equipe hospitalar e as pacientes, além da oportunidade de observar o comportamento normal do binômio mãe-filho.

Além desses objetivos destacam-se vantagens como favorecer a contração uterina e a profilaxia das hemorragias pós-parto devido ao início precoce da amamentação; facilitar o encontro da mãe com o pediatra por ocasião das visitas médicas para o exame do RN, possibilitando troca de informações entre ambos e desativar o berçário tradicional para RN normais, cuja área poderia ser utilizada para outras necessidades do hospital.

CRITÉRIOS DE INCLUSÃO

- Mães – na ausência de doença física e mental que impossibilite ou contra-indique o contato com o recém-nascido.
- Recém-nascidos – com boa vitalidade, capacidade de sucção e controle térmico, a critério dos elementos da equipe de saúde.

Considera-se com boa vitalidade os RN com mais de 2 quilos de peso ao nascer, mais de 35 semanas de idade gestacional e índice de Apgar maior que 6 no 5º minuto de vida, e que não apresente nenhuma intercorrência clínica que necessite de intervenções não realizáveis no AC.

RECURSOS HUMANOS

A equipe que prestará assistência ao binômio mãe-filho deve ser multiprofissional, treinada e constituída por médicos (obstetras e pediatras – um de cada para cada 20 binômios), enfermeiros (um para cada 30 binômios), auxiliares de enfermagem (um para cada 8 binômios), assistente social, psicóloga e nutricionista.

RECURSOS FÍSICOS

O AC deve localizar-se dentro da maternidade, poderá ser feito em enfermarias (no máximo 6 binômios) ou em quartos individuais. Para cada conjunto leito materno-berço reserva-se 5m². O espaço mínimo entre cada berço deve ser de 2 metros.

As instalações sanitárias devem estar de acordo com as normas do Ministério da Saúde: uma para cada quarto ou enfermaria.

O mobiliário constará de cama hospitalar, mesinha de cabeceira, berço, cadeira, armário-bancada, hamper e lavatório.

O material de uso é constituído de roupas (guardadas no armário-bancada), solução umbilical, cotonetes, gaze, sabão neutro, balança, termômetros, estetoscópios, recipiente para banho. Aparelho de fototerapia deve também fazer parte dos equipamentos.

Poderá ainda dispor de sala para coleta de exames e sala para visitas.

NORMAS GERAIS

No sistema AC, a assistência prestada ao binômio mãe-filho deverá ocorrer de maneira sistematizada e individualizada, voltada para o autocuidado. Os pais devem ser envolvidos na execução e na avaliação dos cuidados a serem prestados. Ao ser admitida, a puérpera é incentivada a participar do programa de orientações preconizado por esse sistema, o qual deve ser desenvolvido tanto individualmente como em grupos, respeitando as crenças e os valores de cada paciente.

As orientações desenvolvidas principalmente pela enfermagem visam ensinar e estimular a puérpera a cuidar de si e de seu filho, como cuidados de higiene, vestuário e aleitamento materno. As atividades em grupo são muito produtivas, pois permitem troca de experiências entre as pacientes. Nesses grupos, deve-se enfatizar fisiologia e técnica de amamentação, alimentação, atividade física e sexual da puérpera, modificações fisiológicas do RN, registro civil (oferecido aos pais na própria unidade) e matrícula na Unidade Básica de Saúde, ainda nos primeiros 15 dias.

A execução dos cuidados inicia-se com a participação da equipe de enfermagem sendo passada progressivamente aos pais a fim de torná-los aptos a prestar os cuidados no domicílio.

As visitas médicas devem ser realizadas diariamente, até o dia da alta, ao lado do leito e na presença dos pais. São esclarecidas as dúvidas dos pais e reforçadas as orientações dadas pela enfermagem, assim como são informados os procedimentos a serem realizados com a puérpera e/ou seu RN (coleta de exames ou outros procedimentos). Para o RN, a fototerapia poderá ser realizada no AC, entretanto coleta de exames deve ser feita em sala separada ou fora do AC.

As visitas dos familiares devem ser diárias e a presença do pai deve ser estimulada e facilitada, inclusive com alargamento do horário.

No AC deve ser encorajado o aleitamento sob livre demanda, não deve ser dado nenhum outro alimento ou bebida além do leite materno, a não ser que seja indicado pelo médico, e não devem ser oferecidos bicos ou chupetas. Não é permitido que as mães amamentem outros recém-nascidos que não os seus (amamentação cruzada).

Detectando-se doença que necessite de cuidados especiais (oxigenoterapia, antibioticoterapia etc.), o RN deverá ser encaminhado ao berçário e a mãe esclarecida a respeito dos motivos que determinaram a transferência.

A alta não deverá ser dada antes de 48 horas, considerando o alto teor educativo inerente ao sistema de AC e ser esse período importante para a detecção de doenças neonatais.

ACONSELHAMENTO EM AMAMENTAÇÃO NO ALOJAMENTO CONJUNTO

No puerpério imediato e nos primeiros dias pós-parto, a habilidade mais importante do aconselhamento é a ajuda prática. A mãe deve descansar e sentir-se apoiada, além de ser oferecido analgésico para dor.

Outra habilidade importante para qualquer prática em aconselhamento é a empatia. Ela é a chave do processo de aconselhamento, segundo Bueno e Teruya[1] e, ao mesmo tempo, de todo o trabalho de identificação e compreensão entre pessoas. Nesse processo, o profissional escuta a mãe e demonstra a ela que entende seus sentimentos, sob o ponto de vista dela; o foco deve manter-se na mãe e em seus sentimentos. Dessa forma, o relacionamento mãe/profissional é fortalecido.

Outras habilidades do aconselhamento a serem desenvolvidas, principalmente para um melhor sucesso, é a melhora da observação das mamadas, sugerindo e não dando ordens para que a mãe coloque o RN para mamar; a avaliação de uma mamada inteira, sem demonstrar pressa; e intervir só quando for solicitado e/ou autorizado pela mãe[1].

Uma boa prática de amamentação é indispensável para seu sucesso, uma vez que previne traumatismo nos mamilos e garante a retirada efetiva do leite pela criança. O recém-nascido deve ser amamentado em uma posição que seja confortável para ele e para a mãe, que não interfira em sua capacidade de abocanhar o tecido mamário suficiente, de retirar o leite efetivamente e de deglutir e respirar livremente. A mãe deve estar relaxada e segurar o recém-nascido completamente voltado para si. As mamadas ineficazes dificultam a manutenção da produção adequada de leite, e uma pega incorreta faz com que o recém-nascido não obtenha o leite posterior, mais nutritivo, ocasionando menor ganho de peso. Martines et al., em estudo prospectivo realizado em Pelotas, encontraram que as crianças amamentadas cujo estado nutricional havia se deteriorado em relação ao nascimento apresentaram um risco aumentado de interromper a amamentação, especialmente nos primeiros três meses de vida[9].

O apoio do marido/companheiro é provavelmente a fonte mais significativa de estímulo para amamentar que uma mulher pode receber. Vários estudos suportam essa hipótese. Issler et al., em São Paulo, destacam a importância do pai na amamentação, com base no fato de que a duração do aleitamento materno apresentou associação com a escolaridade do casal e não da mãe isoladamente[5]. Começa-se a dar importância à participação ativa do pai na educação sobre amamentação.

ACOMPANHAMENTO DO RN APÓS A ALTA

Idealmente, cada mãe, ao sair da maternidade, deveria carregar consigo um endereço ou um telefone que lhe garantisse ajuda, a qualquer hora, em casos de dúvidas e dificuldades relacionadas ao aleitamento materno. Os centros de informação podem também ser úteis também aos profissionais de saúde, que certamente se deparam com situações desconhecidas para ele[4].

Ao sair da maternidade, as mães devem ser orientadas a comparecer com o recém-nascido para reavaliação médica quando ele estiver não mais que 7 a 10 dias, pois é nos primeiros dias, em casa, que surgem problemas e dúvidas que podem dificultar a amamentação. Em todas as visitas de reavaliação, é importante que o profissional de saúde reitere os ensinamentos adquiridos até então e oriente o desmame na época oportuna. Aqui, o profissional deve estar atento para a presença de fatores de risco para desmame precoce e trabalhar mais intensamente com as mães que os apresentam.

As mudanças nas práticas institucionais, em hospitais para promoção da amamentação, tanto isoladas como em associação, podem ser efetivas tanto no início como na manutenção da amamentação, particularmente nos países em desenvolvimento. O alojamento conjunto está incluído nessas práticas tanto de forma isolada como em conjunto com o contato precoce e a educação em saúde (aconselhamento pós-alta)[3].

É importante ressaltar que a prática do alojamento conjunto faz parte dos dez passos da Iniciativa Hospital Amigo da Criança. Cabe aos administradores a divulgação e a implementação desses passos e a todos nós acreditar neles e executá-los com convicção. Dados do Programa Nacional de Incentivo ao Aleitamento Materno mostram que a adoção dos "Dez Passos" e o trabalho de incentivo à amamentação resultou em aumento significativo dos índices de amamentação em alguns locais do Brasil[7].

Os resultados demonstram que o esforço é válido, não só pela humanização do atendimento materno-infantil, mas também pelo aumento das taxas de aleitamento materno exclusivo que tem sido alcançado por esse programa. Portanto, o Departamento de Aleitamento Materno da Sociedade Brasileira de Pediatria, constituído por especialistas na área, apóia e incentiva o programa de Alojamento Conjunto e a Iniciativa Hospital Amigo da Criança no País como uma maneira eficiente de incentivar e promover o aleitamento materno.

REFERÊNCIAS BIBLIOGRÁFICAS

1. Bueno LGS, Teruya KM. Aconselhamento em amamentação e sua prática. J Pediatr (Rio J). 2004;80(5 Supl):S126-30.
2. Costa MTZ, Albuquerque PB, Soares AVN, Ramos JLA. Cuidados ao recém-nascido em alojamento conjunto. In: Marcondes E, Vaz FAC, Ramos JLA, Okay Y. Pediatria Básica. Tomo I. 9ª ed. São Paulo: Sarvier; 2002; p. 335-7.
3. Fairbank L, O'Meara S, Renfrew MJ, Woolridge M, Sowden AJ, Lister-Sharp D. A systematic review to evaluate the effectiveness of interventions to promote the initiation of breast feeding. Health Technology Assessment (revista eletrônica). 2000;4(25).

4. Giugliani ERJ. Amamentação: como e por que promover. J Pediatlr (Rio J) 1994;70(3):138-51.
5. Issler H, Leone C, Quintal VS. Duração do aleitamento materno em uma área urbana em São Paulo, Brasil. Bol Of Sanit Panam 1989;106:513-22.
6. Jackson EB. General reactions of mothers and nurses to rooming-in. Am J Publ Health 1948;689-95.
7. Lamounier JA. Promoção e incentivo ao aleitamento materno: Iniciativa Hospital Amigo da Criança. J Pediatr (Rio J) 1996;72(6):363-8.
8. Mandl PE. Some example of the many models of rooming-in. Ass Child 1981; 55:107-14.
9. Martines JC, Ashworth A, Kirkwood B. Breast-feeding among urban poor in southern Brazil: reasons for termination in the first 6 months of life. WHO Bull 1989;67:151-61.
10. Ministério da Saúde, Grupo de Defesa da Saúde da Criança – GDC. Normas básicas para alojamento conjunto. Brasília: Ministério da Saúde – Portaria MS/GM nº 1.016; 26 de agosto 1993. http://www.rebidia.org.br/gdc/gdc alojcj.html
11. Osorio A, Rossello JL, Capurro H. A roomong-in program for mothers and newborns. PHO Bull 1975;2:129-34.
12. Silva E. Alojamento conjunto. J Pediatr (Rio J) 1977;43:53-6.
13. Strong RA. Rooming – in the newborn with its lying – in mother. The Diplomate 1949;8:301-9.
14. Ungerer RLS, Miranda ATC. História do Alojamento Conjunto. J Pediatr (Rio J) 1999;75(1):5-10.

4.4

Iniciativa Unidade Básica Amiga da Amamentação: Sua História e Conquistas

Maria Inês Couto de Oliveira
Keiko Miyasaki Teruya

Iniciativa Unidade Básica Amiga da Amamentação (IUBAAM) é uma proposta que delineia um importante papel de continuidade da Iniciativa Hospital Amigo da Criança, no apoio, na promoção e na proteção da amamentação.

A IUBAAM tem por objetivo a promoção, a proteção e o apoio ao aleitamento materno por meio da mobilização de toda a rede primária de saúde – Centros de Saúde, Postos de Saúde, Módulos de Saúde da Família, Policlínicas – para a adoção dos "Dez Passos para o Sucesso da Amamentação", a fim de tornar o aleitamento materno uma prática universal, contribuindo significativamente para a saúde e bem-estar dos recém-nascidos e suas mães, assim como na redução da mortalidade infantil tardia.

A IUBAAM começou a ser implementada em 1999, pelo Grupo Técnico Interinstitucional de Incentivo ao Aleitamento Materno do Estado do Rio de Janeiro (GTIAM), a partir de uma demanda vinda de diversas Secretarias Municipais de Saúde. Essas secretarias vinham contribuindo para a capacitação dos profissionais de saúde de suas maternidades na Iniciativa Hospital Amigo da Criança[10] e queriam envolver também a rede básica nessa capacitação, para que as orientações à clientela fossem concordantes. No entanto, não havia nenhuma iniciativa, de âmbito nacional ou internacional, preconizando normas ou condutas para o nível primário de assistência.

Foi então realizada uma revisão sistemática[2] para elucidar os procedimentos que poderiam ser conduzidos pelas unidades primárias de saúde, estendendo a duração da amamentação. Essa revisão sistemática abrangeu intervenções experimentais e quase experimentais, conduzidas nas fases pré-natais e de acompanhamento da mãe e do recém-nascido, publicadas entre 1980 e 1999. Foram pesquisadas sete bases de dados: Medline, Cochrane Library, Lilacs, Popline, Health-Star, CAB-Health e CINAHL[1]. Os procedimentos e as estratégias que se mostraram efetivos em prolongar a duração do aleitamento materno ou do aleitamento materno exclusivo[10] foram organizados nos "Dez Passos para o Sucesso da Amamentação" da IUBAAM (Quadro 4.2).

Quadro 4.2 – Iniciativa Unidade Básica Amiga da Amamentação. Dez passos para o sucesso da amamentação.

1. Ter uma norma escrita quanto a promoção, proteção e apoio ao aleitamento materno que deverá ser rotineiramente transmitida a toda a equipe da unidade de saúde.
2. Treinar toda a equipe da unidade de saúde, capacitando-a para implementar essa norma.
3. Orientar as gestantes e as mães sobre seus direitos e as vantagens do aleitamento materno, promovendo a amamentação exclusiva até os e meses e complementada até os 2 anos de vida ou mais.
4. Escutar as preocupações, vivências e dúvidas das gestantes e mães sobre a prática de amamentar, apoiando-as e fortalecendo sua autoconfiança.
5. Orientar as gestantes sobre a importância de iniciar a amamentação na primeira hora após o parto e de ficar com o recém-nascido em alojamento conjunto.
6. Mostrar às gestantes e mães como amamentar e como manter a lactação, mesmo se vier a ser separadas de seus filhos.
7. Orientar as nutrizes sobre o método da amenorréia lactacional e outros métodos contraceptivos compatíveis à amamentação.
8. Encorajar a amamentação sob livre demanda.
9. Orientar gestantes e mães sobre os riscos do uso de fórmulas infantis, mamadeiras e chupetas, não permitindo propaganda e doações desses produtos na unidade de saúde.
10. Implementar grupos de apoio à amamentação acessíveis a todas as gestantes e mães, procurando envolver os familiares.

A IUBAAM foi lançada no Estado do Rio de Janeiro no Seminário de Abertura da Semana Mundial da Amamentação de 1999. Foi elaborado um instrumental de avaliação de unidades básicas de saúde nessa Iniciativa, a partir de uma adaptação da metodologia de avaliação da Iniciativa Hospital Amigo da Criança. Esse instrumental foi testado e validado por meio de um estudo de campo conduzido no período de setembro de 1999 a maio de 2000, pela coordenadora do GTIAM e 11 coordenadores materno-infantis de diferentes municípios, em 24 unidades primárias de saúde da capital, região metropolitana e interior do Estado[4].

Em agosto de 2000, o GTIAM convidou a coordenadora da Área Técnica de Aleitamento Materno do Ministério da Saúde para um *workshop*, onde foram debatidos os objetivos da IUBAAM, sua fundamentação científica, sua sistemática de avaliação e os resultados encontrados no trabalho de campo. O Ministério da Saúde constituiu então uma equipe de consultores em aleitamento materno, que passou a reunir-se mensalmente durante dois anos para desenvolver um material instrucional adequado à capacitação de multiplicadores e de avaliadores na IUBAAM. Essa equipe de consultores foi composta por:

- Maria Inês Couto de Oliveira, Sanitarista, Doutora em Saúde Pública e Coordenadora do Grupo Técnico Interinstitucional de Aleitamento Materno da Secretaria de Estado de Saúde do Rio de Janeiro.
- Keiko Miyasaki Teruya, Pediatra, Doutora em Medicina Preventiva da USP e Professora de Pediatria do Curso de Ciências Médicas da Fundação Lusíada e Co-Diretora do Centro de Lactação de Santos, São Paulo.
- Ivis Emília de Oliveira Souza, Enfermeira e Professora Doutora da Escola de Enfermagem Anna Nery da Universidade Federal do Rio de Janeiro.
- Sônia Maria Salviano Matos de Alencar, Pediatra, Coordenadora de Bancos de Leite Humano da Secretaria de Saúde do Distrito Federal.
- Evangelia Kotzias Atherino dos Santos, Enfermeira Doutoranda do Departamento de Enfermagem da Universidade Federal de Santa Catarina, Diretora da Maternidade Carmela Dutra.

Esse trabalho foi realizado sob a supervisão geral da Coordenadora das Ações de Aleitamento Materno da Área de Saúde da Criança do Ministério da Saúde, Maria de Fátima Moura de Araújo. Contou com a colaboração da nutricionista Ana Flávia Nascimento, da psicóloga Maria Auxiliadora Gomes de Andrade, consultora em Atenção Humanizada ao Recém-Nascido de Baixo Peso – Método-Canguru do Ministério da Saúde e da enfermeira Márcia Maria Tavares Machado, pesquisadora da Universidade Federal do Ceará e preceptora da residência de enfermagem em Saúde da Família da Escola de Saúde Pública do Ceará.

A metodologia utilizada para o desenvolvimento do Curso de Multiplicadores da Iniciativa Unidade Básica Amiga da Amamentação e do Curso de Avaliadores foi a problematizadora[9], que permite ao participante construir seu conhecimento a partir da reflexão e análise de sua prática assistencial em aleitamento materno. Essa metodologia parte do princípio que:

- Novos conhecimentos devem estar relacionados aos conhecimentos prévios que o participante já possui.
- As experiências/vivências prévias do participante sobre o conteúdo devem ser o ponto de partida para a aprendizagem.
- Deve haver uma interação entre as idéias já existentes na estrutura cognitiva do participante e as novas informações.

Problematizar é buscar relacionar um novo conjunto de conceitos e informações ao conhecimento do participante, diante de uma situação que envolve múltiplas possibilidades ou alternativas de solução. O problema pede uma solução, exigindo informação, espírito crítico, reflexão e planejamento, que representam a aquisição das competências expressas nos objetivos estabelecidos ao início de cada sessão. Nessa proposta, o participante é construtor de seu conhecimento em um processo ativo, criativo e crítico, por meio do exercício contínuo de análise, interpretação e síntese. O coordenador de cada sessão reconhece o participante enquanto um profissional de saúde que possui uma história de vida e uma experiência/vivência concreta de assistência à saúde e à amamentação, que precisa ser compartilhada ao longo do curso.

Esse método de ensino-aprendizagem cria oportunidades de conhecimento nas áreas afetiva, cognitiva e psicomotora, favorecendo a troca de experiências entre os profissionais de saúde de diferentes formações (médicos, enfermeiras, nutricionistas, assistentes sociais, psicólogos e outros) e o desenvolvimento da dimensão crítico-social. Nessa dimensão, inserem-se as ações assistenciais em saúde nas quais se inclui a promoção, a proteção e o apoio à amamentação.

O Curso de Multiplicadores da IUBAAM foi testado e aperfeiçoado ao longo de dois cursos, realizados no Distrito Federal, em maio de 2002, e no Rio de Janeiro, em dezembro de 2002.

Para a realização do curso são necessários: uma sala ampla de cadeiras móveis, três instrutores em tempo integral, para um público-alvo de 24 participantes. A carga horária é de 24 horas: a parte teórica, de 20 horas, e a parte prática, de 4 horas, realizada em grupos de oito participantes, em três unidades básicas de saúde. O Curso está organizado em seis módulos, de quatro horas cada um, contendo:

- Apresentando a IUBAAM.
- O Manejo da Amamentação e o Processo de Parentalidade.
- Abordagem de Apoio à Amamentação.
- Assistência à Mulher e ao Recém-nascido na Unidade Básica de Saúde.
- Prática de Aconselhamento, Manejo e Grupo de Apoio à Amamentação.
- Proteção à Amamentação e Construção do Plano de Ação.

O Curso de Multiplicadores da IUBAAM compreende 29 sessões que utilizam diversas estratégias didáticas, como a exposição, a dramatização, a demonstração, a dinâmica de grupo, a abordagem interativa, a prática e as oficinas. O material instrucional deste curso está condensado em um CD[4], que reúne:

- O manual de capacitação, contendo uma introdução geral e conteúdo, dinâmica a ser empregada, pontos-chave e bibliografia de cada sessão.
- As apresentações correspondentes às sessões teóricas.
- Um audiovisual com demonstrações da parte prática.

O Curso de Capacitação de Multiplicadores da Iniciativa Unidade Básica Amiga da Amamentação pode ser realizado em conjunto com o Curso de Avaliadores de Unidades Básicas de Saúde na IUBAAM, perfazendo um total de 40 horas. Da mesma forma que o Curso de Multiplicadores, valoriza experiências e conhecimentos prévios dos profissionais de saúde na construção de uma postura ética e atitude crítica, também oferece a aquisição de competência como avaliador.

O Curso de Avaliadores da IUBAAM consta de 15 sessões, organizadas em quatro módulos de 4 horas cada um. As sessões teóricas conjugam técnicas expositivas, simulações, dramatizações, dinâmicas de grupo e estudo dirigido. O módulo prático é realizado em grupos e consta de entrevistas a profissionais de saúde, gestantes e mães e de observações de normas e rotinas de uma unidade básica de saúde. Esse Curso é conduzido por três a quatro instrutores, que atuam em tempo integral na capacitação de 18 a 24 multiplicadores da IUBAAM, para que todos tenham a oportunidade de interagir no processo de aquisição de competência como avaliador. Sugere-se que os participantes tenham sido capacitados anteriormente no Curso de Aconselhamento em Amamentação (OMS, 1993).

Após a capacitação, esses avaliadores passam a atuar, mediante solicitação das Secretarias de Saúde, em pré-avaliações e avaliações globais de unidades básicas de saúde quanto ao cumprimento dos "Dez Passos para o Sucesso da Amamentação" da IUBAAM.

O Curso de Multiplicadores da IUBAAM no Estado do Rio de Janeiro tem sido conduzido pelos Pólos Regionais de Aleitamento Materno que estão estruturados nas dez regiões do Estado. Sua periodicidade tem sido mensal na capital, e variada nas demais regiões. O Curso de Avaliadores da IUBAAM é conduzido pelo GTIAM para multiplicadores das diversas regiões, e tem periodicidade anual.

Esses cursos já foram realizados em outros municípios como em Santos, SP, onde foram treinados 200 multiplicadores das 21 UBS, e em outros estados, como no Paraná e no Rio Grande do Sul, os quais têm se empenhado em implantar a IUBAAM como uma estratégia de redução do desmame precoce e da morbimortalidade infantil.

Dados atuais (de março de 2005) indicam que mais de dois terços dos municípios do Estado do Rio de Janeiro dispõem de equipe de multiplicadores na IUBAAM. Já foram credenciadas como "Unidade Básica Amiga da Amamentação" 33 unidades primárias, em sua grande maioria, Módulos de Saúde da Família. Em um município do interior, Piraí, onde toda a rede básica de saúde – constituída por 10 unidades – recebeu este título, a prevalência de aleitamento materno exclusivo praticamente triplicou em cinco anos, passando de 13,6% em 1998 para 39,3% em 2003. Em contraste, em outros municípios que ainda não estavam envolvidos com a Iniciativa, não se observou variação substancial na prevalência da amamentação exclusiva nos primeiros 6 meses de vida entre 1998 e 2003: no município de Santo Antônio de Pádua foram encontrados índices de 11,5% e 12,9%, respectivamente; e em Quissamã, 13,7% em ambos (SES–RJ, 2003).

Em municípios que atuavam na implementação da IUBAAM, mas que só dispunham de uma unidade básica credenciada, foi observado um aumento – embora menos expressivo – na prevalência de aleitamento materno exclusivo entre 1998 e 2003, como em Volta Redonda (17,1% e 34,1%, respectivamente), Nova Friburgo (24,2% e 38,2%, respectivamente) e Teresópolis (34,2% e 49,9%, respectivamente). Estes achados sugerem, portanto, um efeito dose-resposta, a ser confirmado em novas pesquisas (SES–RJ, 2003).

Consideramos, portanto, que a Iniciativa Unidade Básica Amiga da Amamentação tem-se mostrado uma estratégia capaz de estimular a rede primária de saúde na promoção, proteção e apoio ao aleitamento materno e de melhorar os índices e a duração de aleitamento materno exclusivo[3]. Apesar de se tratar de uma Iniciativa bastante recente, que ainda não foi lançada em âmbito nacional pelo Ministério da Saúde, já demonstrou sua capacidade de multiplicação dentro de uma proposta horizontal de implantação, com o envolvimento ativo dos Pólos Regionais e das Secretarias Municipais de Saúde.

REFERÊNCIAS BIBLIOGRÁFICAS

1. De Oliveira MIC, Camacho LAB, Tedstone AE. Extending breastfeeding duration through primary care: a systematic review of prenatal and postnatal interventions. J Hum Lactat 2001;17(4):326-43.
2. De Oliveira MIC, Camacho LAB. Impacto das unidades básicas de saúde na duração do aleitamento materno exclusivo. Rev Bras Epidemiol 2002;5(1):41-51.
3. De Oliveira MIC, Camacho LAB, Tedstone AE. A method for the evaluation of primary care unit's practice in the promotion, protection, and support of breastfeeding: results from the State of Rio de Janeiro, Brazil. J Hum Lactat 2003;19(4): 365-73.
4. De Oliveira MIC, Teruya KM, Souza IEO, Alencar SMSM, Santos EKA. CD: Apresentações e Manual de Capacitação de Multiplicadores na Iniciativa Unidade Básica Amiga da Amamentação. Ministério da Saúde/Secretaria de Estado de Saúde do Rio de Janeiro; 2003.
5. Depresbiteries L. Avaliação da aprendizagem: uma nova prática implica nova visão de ensino. In: Raphael HS, Carrara K. Avaliação sob Exame. Campinas: Editora Autores Associados; 2002.
6. Eyers JE. Searching bibliographic databases effectively. Health Policy and Planning 1998;13(3):339-42.
7. Organização Mundial da Saúde/UNICEF. Aconselhamento em amamentação, um curso de treinamento: Guia do treinador. OMS/UNICEF;1993.
8. Secretaria de Estado de Saúde do Rio de Janeiro. Práticas alimentares no primeiro ano de vida. Nutrivida: Boletim Informativo da Área Técnica de Alimentação e Nutrição. Rio de Janeiro: SES–RJ. Ano II; nº 1 – julho 2002 e Ano III; nº 1 – agosto 2003.
9. Silva DMVG, Prado ML, Dias LPM, Reibnitz KS. Metodologia problematizadora no processo de ensino-aprendizagem; 1999.
10. World Health Organization/UNICEF. The global criteria for the Baby Friendly Hospital Initiative, WHO/UNICEF; 1992.
11. World Health Organization. Indicators for assessing breastfeeding practices. UPDATE-CDD. Geneve: WHO; 1992.

4.5

Método de Aconselhamento

Keiko Miyasaki Teruya
Lais Graci dos Santos Bueno

Apesar de pertencer à classe dos mamíferos, o ser humano distanciou-se muito de nossas origens, deixando de amamentar seus filhos e por isso paga um ônus que vai desde uma simples suscetibilidade às doenças até à morte. A amamentação assegura proteção à saúde não só para as crianças, como também para suas mães, assim como fortalece o vínculo afetivo entre eles. A amamentação propicia também a economia para famílias, instituições de saúde, governos e nações[6,8,11,14,16,19-21,23-26,28].

A duração e as taxas de amamentação estiveram em declínio no século passado[22], contrapondo-se com o aumento da morbimortalidade infantil.

O resgate da amamentação, entretanto, vem ocorrendo vagarosamente.

No Brasil, a prevalência de lactentes amamentados exclusivamente até os 6 meses de idade, período recomendado pela Organização Mundial da Saúde (OMS) e pelo governo brasileiro, ainda é baixa. A Pesquisa Nacional de Prevalência de Aleitamento Materno nas Capitais Brasileiras e no Distrito Federal, realizada em 1999, demonstrou que na faixa etária de 151 a 180 dias apenas 9,7 dos lactentes estavam em aleitamento materno exclusivo[13].

Uma "pesquisa recente mostra que a amamentação exclusiva nos primeiros 6 meses e continuada durante até 2 anos ou mais pode salvar 1,3 milhão de vida cada ano. Isso é muito além de 3.000 vidas por dia. Se somado a isso, o benefício da alimentação complementar – manutenção da amamentação com alimentos complementares – podíamos estar salvando 5.500 vidas a mais em todos os dias de cada ano[27].

Grupos internacionais como Organização Mundial da Saúde (OMS), Fundo das Nações Unidas para a infância (UNICEF), Academia Americana de Pediatria e Colégio Americano de Obstetrícia e Ginecologia[1-26], e nacionais como Ministério da Saúde[4-5], Instituto da Saúde de São Paulo, Secretarias de Estado, Sociedade Brasileira de Pediatria, dentre outras apresentaram várias propostas para reverter essa situação e implementá-las. Tais propostas incluem, entre outras, educação em amamentação, treinamento de profissionais de saúde e aconselhamento em amamentação.

Em relação à educação em amamentação, uma pesquisa da Organização Panamericana (OPS) e OMS, realizada no Brasil em 1994, constatou que o curso de Medicina conta com cerca de 8.345 horas em média e dedicavam apenas 26 horas (0,13% da carga horária total) ao ensino do aleitamento materno. Desde então, tem havido progressos quanto à carga horária e ao ensino do manejo do aleitamento materno, graças aos esforços do Ministério da Saúde com seus centros de referências em treinamento de aleitamento e também de alguns dos órgãos acima citados.

O profissional de saúde treinado em aleitamento materno desempenha um importante papel na promoção da amamentação, influenciando diretamente em sua taxa e duração[9,10,12].

Em sua formação tradicional, o pediatra é treinado para detectar problemas e resolvê-los; usa para seu raciocínio clínico a queixa verbalizada pela *mãe*, porém, nem sempre atinge o problema real vivenciado por ela. A mãe traz expectativa de uma boa assistência e da solução de seus problemas. Entretanto, não encontra espaço para expor seus sentimentos e contextualizar suas dificuldades. Por falta de domínio de como chegar à queixa real, por vezes, o profissional não consegue captar as expectativas da mãe e oferecer uma melhor resolubilidade na consulta. A arte do sucesso pode estar em escutar, compreender a mãe e depois sugerir soluções.

Nesse contexto, o profissional de saúde pode encontrar diferentes situações com o mesmo desfecho: o desmame precoce.

- Por que mães que iniciaram a amamentação de maneira satisfatória ou desejosas de amamentar seus filhos, ou ainda as que estão amamentando aparentemente bem deixam de fazê-lo?

• Por que profissionais de saúde, conhecedores da teoria, nem sempre cumprem as expectativas maternas e nem conseguem dar ajuda eficiente quanto à amamentação?

O *Aconselhamento* pode dar a resposta a essas situações[7]. Saber compreender em profundidade os problemas que abrangem uma consulta, permitindo seu diagnóstico correto e assim oferecer ajuda de maneira efetiva para uma mãe resolver seu problema está o cerne do *Aconselhamento*[17].

O QUE É O ACONSELHAMENTO?

Existe uma diferença entre o simples ato de *Aconselhar* e *Aconselhamento*. Aconselhar ou dar conselho é dizer à pessoa o que ela deve fazer, enquanto *Aconselhamento* é uma forma de atuação do profissional com a mãe onde ele escuta, procura compreendê-la e, com seus conhecimentos, oferece ajuda para propiciar que ela planeje, tome decisões, fortaleça-se para lidar com pressões, aumentando sua autoconfiança e auto-estima[15].

ACONSELHAMENTO EM AMAMENTAÇÃO

A Organização Mundial da Saúde, por meio do Departamento de Controle de Doenças Diarréicas (OMS/CDD), em colaboração com UNICEF, idealizou em 1990 o "Curso de Aconselhamento em Amamentação" (*Brestfeeding Counselling*). Esse curso tem como objetivo treinar o profissional de saúde em algumas habilidades específicas para facilitar a comunicação e atingir uma ação construtiva, considerando o processo *Amamentação*. O curso conta com uma carga horária de 40 horas e oferece estratégia didática de comunicação entre os profissionais de saúde (conselheiros) e a mãe[15]. Foi testado pela primeira vez em 1991 nas Filipinas, em 1992 na Jamaica e em 1993 em Bangladesh. Desde então, vários países no mundo recomendam e adotam esse curso. As recomendações são baseadas em evidências de revisões da efetividade das intervenções de promoção do aleitamento materno no mundo. Comprovou-se por meio de evidências científicas que as taxas e o tempo de duração da amamentação aumentam quando a mulher recebe *Aconselhamento em Amamentação*[2-25]. Assim, o *Aconselhamento em Amamentação* tem sido indicado, desde 1994, pela *Força-Tarefa Canadense no Cuidado da Saúde Preventiva* (CTFPHC) e pela *Força-Tarefa Americana de Serviços Preventivos dos Estados Unidos* (USPSTF)[17]. No Brasil, o curso de *Aconselhamento em Amamentação* vem sendo implementado desde 1995 com o suporte do Ministério da Saúde, de Secretarias de Saúde e do Instituto de Saúde de São Paulo.

Uma avaliação sobre o curso de Aconselhamento em Amamentação, feita no Brasil, concluiu que os participantes adquirem habilidades de aconselhamento; porém, para que eles passem a aplicar o aprendizado na prática, há necessidade de reforçar o manejo clínico da lactação e também de uma supervisão continuada[18].

O QUE É O MÉTODO

A essência do método Aconselhamento em Amamentação é estabelecer a comunicação facilitadora e a ação construtiva entre o profissional e a mãe.

Para praticar esse método, que tem por objetivo ajudar indivíduos a planejar, tomar decisões, lidar com as pressões da vida e crescer, a fim de adquirirem autoconfiança, é necessário desenvolver habilidades de escutar e compreender o que a mãe sente e pensa, e oferecer condições para que seja capaz de tomar decisões[3].

O aconselhamento é de grande valia ao pediatra: na comunicação com a mãe e também em sua vida diária.

O pediatra que desenvolve habilidades de *Aconselhamento* poderá estimular a mãe a expor à "queixa real" e não à "queixa referida" sem se sentir diminuída ou incapaz, ou estar pouco à vontade.

A decisão adequada da mãe poderá depender da atuação do profissional:

• Ao escutar (*ouvir*): propiciará momentos para que ela exponha o que sente.
• Ao aceitar o que ela diz, construirá com ela compreensão do que está ocorrendo de fato (*compreender*).
• Assim, *desenvolverá sua confiança*.
• *Oferecerá apoio* efetivo a ela.

As habilidades de *Aconselhamento em Amamentação* estão resumidas no quadro 4.3.

Habilidades de ouvir e aprender

■ **Usar comunicação não-verbal útil**

Por meio da comunicação, o pediatra transmite uma mensagem para a mãe e vice-versa, usando um emissor, um canal ou um meio (expressão verbal ou uma não-verbal), em que ambos interagem para intercâmbio de idéias, conhecimentos, experiências e sentimentos. Assim a comunicação não é só uma troca de mensagens, mas uma construção de sentido[3].

Pela expressão corporal, o pediatra, mesmo sem falar, pode emitir para mãe uma mensagem, que pode ou não incentivar a comunicação ou gerar desinteresse ou ansiedade nela.

Quadro 4.3 – Habilidades de ouvir e aprender e para aumentar a confiança e dar apoio.

■ **Habilidades de ouvir e aprender**
1. Usar comunicação não-verbal útil
    • Mantenha a cabeça no mesmo nível
    • Preste atenção
    • Remova barreiras
    • Dedique tempo
    • Toque de forma apropriada
2. Fazer perguntas abertas
3. Usar expressões e gestos que demonstrem interesse
4. Devolver com suas palavras o que a mãe diz
5. Empatia – mostrar que você entende como a mãe se sente
6. Evitar palavras que demonstrem julgamento

■ **Habilidades para aumentar a confiança e dar apoio**
1. Aceite o que a mãe pensa e sente
2. Reconheça e elogie o que a mãe estiver fazendo certo
3. Dê ajuda prática
4. Dê pouca e relevante informação
5. Use linguagem simples
6. Dê uma ou duas sugestões, não ordens

Da mesma forma, a expressão não-verbal da mãe (estar alheia, não olhando de frente para o pediatra, corpo em posição de defesa) pode traduzir: desinteresse em ouvi-lo, indiferença com a situação ou medo de expor seus sentimentos abertamente (por ser tímida, não conhecer bem o profissional ou se seus sentimentos não são socialmente valorizados na sua comunidade).

Assim, a expressão não-verbal pode ser transmitida, por exemplo, através de: gestos, olhar, movimentos, expressões faciais, riso e sorriso, aparência, pontualidade, disponibilidade, postura, toque etc.

Atitudes facilitadoras da *expressão não-verbal* para proporcionar um bom acolhimento e apoio são:

• Manter a cabeça no mesmo nível – isso não faz a mãe sentir-se diminuída ou pouco à vontade.
• Prestar atenção – olhar para ela e escutar.
• Remover barreiras – um movimento de aproximação do pediatra ou uma leve flexão do tronco em direção à mãe ou remoção de objetos que se interponham entre eles.
• Dedicar tempo – mostrar-se disponível, cumprimentá-la calmamente, esperando que ela se expresse.
• Tocar de forma apropriada – o toque aproxima seres, pode significar um sinal de apoio e de conforto.

■ **Fazer perguntas abertas**

O modo como o pediatra pergunta pode estimular a mãe a falar mais e expor o que realmente sente e com isso racionalizar o tempo.

As perguntas abertas darão maior possibilidade de uma mãe falar mais sobre seu problema real e impedem que a responda seja: **sim** ou **não**.

As perguntas fechadas, além de induzirem a uma informação não acurada, podem bloquear a comunicação e iniciam geralmente a frase com:

• Você está, você fez, você tem ou ela(e) está, ela(e) fez ou ela(e) tem etc.

Perguntas abertas geralmente iniciam a frase com as seguintes palavras:

• Como, Quê, Quem, Onde, Conte-me sobre... De que modo, Em que etc.

Exemplo: **perguntas fechadas**:
Pediatra: Você está amamentando seu filho?
Mãe: Sim.
Pediatra: Ele está tomando chá?
Mãe: Sim.
Pediatra: Você dá água?
Mãe: Sim.
Pediatra: Dá outro leite?
Mãe: Não.

Exemplo: **perguntas abertas**:
Pediatra: Como você alimenta Joãozinho?
Mãe: Eu dou só peito, às vezes quando está quente dou um pouquinho de água e uma vez só quando teve cólica dei chá de erva-doce.

As perguntas abertas fazem o profissional utilizar melhor o tempo e aprender mais sobre a mãe.

■ **Usar expressões e gestos que demonstrem interesse**

O pediatra pode demonstrar por gestos que está interessado no que a mãe está dizendo: sorrindo para ela, meneando a cabeça afirmativamente e dando respostas simples como: Ah é? Aha!! Mmm... "Ham ham...", "Humm...", "Sei, sei..", "Ah, é?!", "Nossa!", "E daí?"

Exemplo:
Pediatra: Como vai? (sorrindo). Sorrir é um ótimo recurso para um bom relacionamento.
Mãe: Estou bem.
Pediatra: mmm... (meneando a cabeça)
Mãe: Vim hoje porque estou com dor para amamentar.
Pediatra: Ah (levantando as sobrancelhas e se mostrando interessado).
Mãe: Desde ontem meu peito ficou machucado.
Pediatra: Sei...
Mãe: Acho que o Joãozinho me machucou, mamando muito.

Um canal de comunicação se estabelece melhor quando o profissional manifesta que está interessado e atento no que a mãe diz. Isso faz com que ela continue falar mais sobre ela.

■ Devolver com suas palavras o que a mãe diz

Numa consulta, sempre que se faz "inquisições" sobre fatos, obtém-se, às vezes, respostas inúteis, e a mãe fala cada vez menos. A "devolução" ajuda a continuar a conversa para o que o pediatra precisa conhecer mais e a mãe dará mais informações.

Pode-se conseguir mais esclarecimento repetindo (devolvendo à mãe) com suas palavras o que ela diz, mostrando que você compreende o que a preocupa e ela provavelmente falará mais sobre o fato.

Exemplo 1 – sem devolver com suas palavras o que a mãe diz:
Mãe: Meu leite é fraco!
Pediatra: Seu leite é "ralinho"?
Mãe: Não sei.
Pediatra: Seu filho chora muito?
Mãe: Sim doutor.
Pediatra: Seus peitos estão vazios?
Mãe: É.

Exemplo 2 – devolvendo com suas palavras o que a mãe diz:
Mãe: Meu leite é fraco!
Pediatra: Ah! Você acha que seu leite é fraco?
Mãe: Acho sim doutor. Sinto que meu leite é fraco, pois Joãozinho chora muito.
Pediatra: O Joãzinho está chorando muito?
Mãe: Além de ele chorar muito meus peitos não vazam mais e parece magrinho. Será que ele vai precisar de outro leite?

Na "inquisição" a mãe falou menos e quando o pediatra deu "devolução (repetiu) com suas palavras o que a mãe disse" obteve mais informação sobre o que está ocorrendo.

■ Empatia – mostrar que você entende como a mãe se sente

Empatia é a chave do processo do aconselhamento. *Empatia* significa um estado de identificação mais profundo, onde ocorre a compreensão, a influência e as outras relações significativas entre as pessoas. É trabalhar sentimentos e não apenas conversar sobre eles ou contar fatos. Por essa razão, a empatia é uma habilidade difícil de desenvolver embora fundamental. A autodescoberta pela mãe pode ocorrer por meio da empatia.

A empatia não deve ser confundida com *simpatia*, que denota sentir com sentimentalidade. Você sente pelo que acontece à mãe, mas olha a situação sob *seu* ponto de vista. Em geral, a *simpatia*, em vez de facilitar, bloqueia a comunicação, deslocando-se o foco de atenção da mãe para o pediatra ou outra pessoa. Isso pode deixar a mãe insegura e com dúvida.

Exemplo 1 – ser simpático, desviando o foco para o pediatra:
Mãe: Meu filho quer mamar só num peito.
Pediatra: Não se preocupe! Sabe que isso aconteceu comigo?
Mãe: E o que você fez?
Pediatra: Continuei amamentando e estou aqui inteira.
Mãe: Que sorte a sua! Será que isso vai acontecer comigo?

Quando o pediatra desviar a atenção para o recém-nascido mostra que não compreendeu os sentimentos da mãe. Ela passará a falar sobre fatos e não sobre seus sentimentos, o que provavelmente não ajudará.

Exemplo 2 – ser simpático, desviando o foco para o recém-nascido:
Mãe: Meu filho quer mamar só num peito.
Pediatra: Não se preocupe. Seu filho está bem e um peito é suficiente para nutri-lo.
Mãe: Será que um peito só é suficiente para alimentar meu filho?

Para praticar a empatia o pediatra deve demonstrar que escutou e compreendeu o que a mãe diz sobre seus sentimentos, sob o *ponto de vista dela*.

Por exemplo:
Mãe: Meu filho quer mamar só num peito
Pediatra: Sinto que você está preocupada com essa situação...
Mãe: É. Eu acho. Penso que vou ficar deformada: um peito grande e outro pequeno.
Pediatra: Você pensa que vai ficar deformada?
Mãe: Acho sim. Acho também que o meu filho vai precisar de outro leite.

Quando o pediatra usa empatia, ele mantém o foco na mãe e nos seus sentimentos e ela falará mais, fazendo chegar à queixa real.

■ Evitar palavras que demonstrem julgamento

Dependendo de como a pergunta é feita, a mãe pode sentir-se criticada, achar que está errada e sem capacidade para resolver a situação.

O pediatra deve ter cuidado no emprego das seguintes *palavras* como: certo, errado, bem, mal, bom, mau, suficiente, problema, bastante, adequado, direitinho, normalmente, pois, elas podem ter conotação de julgamento e costumam colocar dúvidas na mãe.

Exemplos: palavras que demonstram julgamento:
Pediatra: Você esta colocando direitinho seu filho no peito?
Mãe: Acho que sim, não sei.
ou
Pediatra: Você acha que seu filho está ganhando bastante peso?
Mãe: Bom...eu acho que sim, mas talvez não...eu não sei bem...
ou
Pediatra: Acho que a pega está errada...
Mãe: Eu não sei...

Quando o pediatra faz perguntas abertas, automaticamente está evitando as palavras de julgamento.

Exemplos:
Pediatra: Como você está colocando seu filho no peito?
Mãe: Posso lhe mostrar agora.
ou
Pediatra: Seu filho já foi pesado hoje?
Mãe: Foi sim e a enfermeira disse que ele ganhou peso.
Pediatra: Pode me mostrar como seu filho mama?
Mãe: Posso sim, veja como ele mama bem. Ele ganhou esse mês mais 800 gramas.

As palavras que podem ter conotação de julgamento podem ser utilizadas pela mãe.

Habilidades para aumentar a confiança e dar apoio

Mudanças sempre provocam momentos de instabilidades. Assim, na mulher, a gestação, o parto e a amamentação podem provocar insegurança, frustração, medo, dor e dúvidas. Nesse momento ela pode sentir-se impotente diante das pressões de familiares e de amigos de que não é capaz de amamentar. A mãe com sua auto-estima e confiança assegurada dificilmente cederá a pressões contra a amamentação.

Uma reflexão é necessária: o que faz uma mãe amamentar e outra não? Será *o querer* o suficiente para ela manter a amamentação? Ou o *poder*? Ou ainda o *desejar*? A decisão de manter a amamentação é algo muito complexo e de difícil manejo. A sustentação da confiança e auto-estima parece ser um fator relevante. A auto-estima é a maneira pela qual uma pessoa se sente em relação a si mesma. É o juízo que faz de si mesma, o quanto gosta de sua própria pessoa.

Ela deve sentir-se poderosa e capaz. Deve considerar-se "maravilha", tendo dentro de si com 250 elementos de proteção comprovados e todos os nutrientes necessários para seu filho, sendo a melhor fábrica de alimento do mundo e ser também provedora de todo substrato emocional (por meio do vínculo).

O domínio do uso das habilidades pelos pediatras facilitará um desfecho favorável para ela e seu filho.

Cabe ao pediatra ajudá-la a sentir-se confiante, e bem consigo mesma; dar sugestões e informações relevantes com evidências científicas em uma linguagem simples e clara. É importante que ele não tome a decisão final pela mãe, mas mostre que ela é capaz de optar o que é melhor para ela e seu filho.

As habilidades de desenvolver confiança e dar apoio são descritas a seguir.

■ Aceite, respeite o que a mãe pensa e sente

A mãe, às vezes, pode dizer coisas erradas sobre amamentação. É importante não *discordar* dela, pois, quando corrigida ou criticada, pode perder sua auto-estima ou confiança. Da mesma forma, quando alguém aceita algo que ela não tem certeza, ficará na dúvida e sentir-se-á diminuída.

Concordar com uma idéia errada da mãe poderá tornar difícil a correção mais tarde.

Se o pediatra apenas *aceitar* o que ela diz, não se sentirá embaraçada, envergonhada, ridicularizada ou criticada pelos seus pensamentos, sentimentos ou percepções, isto é, respondendo de forma neutra, não discordando nem concordando com ela, poderá evitar que ela perca sua auto-estima e autoconfiança, sentindo que pode compartilhar suas preocupações e sentimentos abertamente.

Quando o pediatra estiver em "sintonia" com a mãe, as correções poderão ser feitas mais facilmente.

Aceitação pode ser demonstrada repetindo o que a mãe fala ou como resposta: Eu entendo... Ah-há... Sei, sei.... Sinto que você está preocupada com isso...

Exemplo:
Mãe: Acho que meu leite provoca diarréia no meu filho. (esta é uma idéia ERRADA).
Pediatra: Oh, não! Imagine! Leite materno não provoca diarréia de modo algum! (ele DISCORDA).
Pediatra: Sim, seu leite pode provocar diarréia! (ele CONCORDA com uma idéia errada).
Pediatra: Entendo, você está preocupada com seu leite. (ele ACEITA a idéia sem concordar ou discordar).
ou
Pediatra: Ham-ham... (esta também é uma alternativa que ACEITA a idéia da mãe sem concordar ou discordar).
Mãe: Sabe doutor sempre que dou de mamar ele evacua mole, como água.

O pediatra pode querer corrigir a idéia errada da mãe, mas nesse momento soará como uma crítica e ela pode se sentir errada. Ele poderá corrigir mais tarde quando sentir que a mãe estiver mais confiante e aceitando-o.

■ **Reconheça e elogie o que a mãe estiver fazendo certo**

No cotidiano, o elogio sincero é instrumento fundamental para o equilíbrio e a auto-estima.

A identificação e a correção de problemas fazem parte do dia-a-dia do pediatra. Esse fato leva-nos muitas vezes mais a criticar do que reconhecer o que uma mãe está fazendo corretamente. É difícil conceber que ela não faça nada certo, que não seja merecedora de um elogio. Uma mãe cuja criança está sobrevivendo deve estar fazendo alguma coisa certa.

Sendo econômico nos elogios, perde-se um poderoso benefício de relacionamento humano: o de encorajar a mãe a continuar as boas práticas e aumentar sua autoconfiança. O pediatra, por sua vez, conquista a credibilidade em dar informações, apoio e sugestões e até que ela os aceite.

Por exemplo:
Uma mãe vem com seu filho na UBS para retorno, após três meses. Traz mamadeira na sacola, roupas sujas e vacinas atrasadas.

O *pediatra* pode dizer:
"Puxa. As vacinas estão atrasadas" (ele mostra que há algo errado com o recém-nascido).
"O seu leite não foi suficiente para seu filho?" (ele mostra que há algo errado com o leite).
"Que bom que a senhora veio aqui" (aumenta a autoconfiança da mãe), ou então,
"Parabéns por vir ao Posto" (o elogio facilita a aceitação de uma sugestão para corrigir o resto).

■ **Dê ajuda prática**

Uma ajuda prática pode desencadear na mãe, além de sentimento de gratidão, uma abertura na comunicação. Ela, ao sentir-se confortável e aliviada, fica atenta às informações e às sugestões.

Uma ajuda prática pode valer mais que muitas explicações.

Se a mãe tem um problema prático evidente: está desconfortável, suja, cansada ou se já recebeu muitas informações, poderá estar bloqueada para aceitar ordens ou sugestões.

Essa habilidade pode ser o começo para uma comunicação bem-sucedida. Ao ser compreendida em suas necessidades as mães estarão mais disponíveis para falar, escutar, construir a compreensão da situação vivenciada e decidir o que for melhor.

Por exemplo:
- Segurar a criança enquanto ela se ajeita mais confortavelmente para amamentar.
- Aliviar um ingurgitamento.
- Trazer algo para beber ou comer.
- Ajeitar uma cadeira para ela sentar.
- Demonstrar como preparar e oferecer os alimentos complementares.
- Segurar uma sacola etc.

■ **Dê pouca e relevante informação**

A mãe é o sujeito da construção de seu conhecimento, participando do processo ativa, criativa e criticamente, por meio do exercício contínuo de análise, interpretação e síntese e sendo dela a decisão final.

Tendo em vista esse panorama, antes de oferecer informações à mãe o pediatra deveria considerar os conhecimentos, experiências/vivências prévios da mãe.

É importante dar informações para corrigir idéias erradas.

O pediatra deve esperar que a autoconfiança da mãe se eleve, *aceitando* o que ela diz e *elogiando* o que faz corretamente, antes de dar a informação.

A identificação do motivo real da consulta, o que nem sempre é o que a mãe expressa, muitas vezes é o ponto-chave para as sugestões corretas sobre amamentação.

Ao dar informação, o pediatra apresenta-se como um *expert* no assunto; porém, discorrendo excessivamente sobre a questão, não utilizando habilidades do aconselhamento, suas informações e sugestões podem não ser retidas nem tampouco acatadas pela mãe.

As informações oferecidas devem ser pertinentes e relevantes, em pequeno número (duas), dado de uma forma positiva e o que ela necessita *neste momento*, de tal modo que perceba o que deve ser modificado.

Por exemplo:
A mãe com filho de 15 dias, em aleitamento materno exclusivo, vem para a consulta porque acha que seu filho está magrinho, pois tem peitos pequenos. A avó acha que deve dar mamadeira.

Pediatra 1: "O tamanho do peito nada tem a ver com a quantidade de leite" (esta informação soa como uma crítica ao que a mãe diz).

Pediatra 2: "Percebo que você está preocupada com seu leite" (ele aceita a idéia da mãe).

"Parabéns por estar amamentando exclusivamente no peito!" (ele está elogiando uma prática correta, o que aumenta a autoconfiança da mãe).

"Quanto mais seu filho mamar, mais leite você terá. Tanto peito pequeno quanto grande produzem a quantia suficiente de leite. A única diferença é que peito grande tem mais tecido gorduroso" (agora ele dá informações de forma positiva, pertinentes e relevantes, fazendo a mãe corrigir sua idéia errada. Os elogios propiciam a aceitação das informações).

■ Use linguagem simples

A linguagem é o canal no processo de comunicação entre mãe e pediatra.

Em sua formação, o pediatra aprende termos técnicos que às vezes não são entendidos pelas mães. A linguagem vaga pode traduzir que você tem pouca clareza sobre o que quer colocar e com isso não corresponder às expectativas maternas.

Melhor é usar linguagem simples e direta.

Por exemplo:

Pediatra 1: "Para extrair o leite suficiente a criança deve posicionar-se corretamente e abocanhar a aréola toda, de tal forma que a língua em movimentos ondulatórios pressione os ductos lactíferos contra o palato duro fazendo ejetar o leite" (ele usou termos técnicos de difícil entendimento para a mãe).

Pediatra 2: "Para seu filho mamar o leite que precisa deverá com a boca bem aberta pegar toda a parte escura de seu peito e ficar junto ao seu corpo (assim ficou mais fácil para a mãe entender).

■ Dê uma ou duas sugestões, não ordens

A autoconfiança pode ser prejudicada quando a mãe recebe ordens. Ela poderá se sentir comandada e não dona da situação.

Quando o pediatra sugere ou evita dar ordens, ela poderá decidir se vai aceitar a sugestão ou não. Isso a deixa no controle da situação e, caso não aceite, estará disposta a discutir outros pareceres mais adequados para ela. A decisão final será dela, não do pediatra.

Por exemplo:

Um recém-nascido de 3 mêses amamentado exclusivamente quer mamar toda hora nessa última semana. A mãe está muito cansada e acha que deve disciplinar os horários para cada 3 horas, como era antes.

Pediatra 1: "Você deve dar a livre demanda e tem que descansar enquanto ele dorme, senão você não agüenta mesmo" (mãe pode achar que isso não dará certo, e não discutirá a ordem dada pelo o pediatra).

Pediatra 2: "Parabéns por estar dando só peito para o Felipe. Veja só quanto peso ele ganhou em um mês! Às vezes, quando o nenê cresce mais rápido, pede mais leite. Se você oferecer o peito mais vezes a produção do leite aumentará e o intervalo entre as mamadas poderá voltar como antes. Sugiro também que você descanse nos horários em que ele dorme. O que você acha em oferecer o peito sempre que ele pedir? (ele dá uma sugestão que permite que a mãe discuta a conduta, sem diminuir sua autoconfiança).

CONCLUSÃO

O Aconselhamento em Amamentação foi aqui exposto de maneira parcial e didática para melhor compreensão. Faz parte da proposta de um curso de 40 horas (OMS/UNICEF).

Em uma comunicação mãe/pediatra, por ser espontânea e dinâmica, a seqüência das habilidades podem não ocorrer como foi apresentado no "Ouvir e Aprender e Desenvolver Confiança e Apoio", ou seja, a ordem pode ser alterada sem prejuízo do resultado.

Espera-se que a prática das habilidades sugeridas no Aconselhamento leve o pediatra a escutar, compreender e, com seus conhecimentos, oferecer apoio, propiciando que ela planeje, tome decisões, fortaleça-se para lidar com pressões, aumentando assim sua autoconfiança e sua estima.

REFERÊNCIAS BIBLIOGRÁFICAS

1. American College of Obstetricians and Gynecologists. Breastfeeding: maternal and infant aspects: ACOG Educational Bulletin. Int J Gynaecol Obstet 2001;74(2):217-32.
2. American Academy of Pediatrics. Breastfeeding and the use of human milk. American Academy of Pediatrics. Work Group on Breastfeeding. Pediatrics 1997;100(6):1035-9.
3. Aranguren JL. Comunicação humana. 7ª ed. Madrid: Ed. Universitária; 1973.
4. Araújo MFM, Del Fiaco A, Werner EH, Schmitz BAS. Incentivo ao aleitamento materno no Brasil: evolução do Projeto Carteiro Amigo da Amamentação de 1996 a 2002. Rev Bras Saúde Materno-Infantil 2003;3:195-204.
5. Araújo MFM. Situação e perspectivas do aleitamento materno no Brasil. In: Carvalho MR, Tamez RN. Amamentação: bases científicas para a prática profissional. Rio de Janeiro: Guanabara Koogan; 2002.
6. Bachrach VR, Schwarz E, Bachrach LR. Breastfeeding and the risk of hospitalization for respiratory disease in infancy: a meta-analysis. Arch Pediatr Adolesc Med 2003;157:237-43.
7. Barber CM, Abernathy T, Steinmetz B, Charlebois J. Using a breastfeeding prevalence survey to identify a population for targeted programs. Can J Public Health 1997;88(4):242-5.
8. Family Health International. Breast feeding as a family planning method. Lancet 1988;2:1204-5.
9. Guise JM, Palda V, Westhoff C, Chan B, Helfand M, Lieu TA. The effectiveness of primary care-based interventions to promote breastfeeding: systematic evidence review and meta-analysis for the U.S. Preventive Services Task Force. Ann Fam Med 2003;1:70-8.
10. Haider R, Ashworth A, Kabir I, Huttly SR. Effect of community-based peer counsellors on exclusive breastfeeding practices in Dhaka, Bangladesh: a randomised controlled trial Lancet 2000;356:1643-7.

11. Halpern R, Giugliani ERJ, Victora CG, Barros FC, Horta BL. Fatores de risco para suspeita de atraso no desenvolvimento neuropsicomotor aos 12 meses de vida. J Pediatr (Rio J) 2000; 76:421-8.
12. Lutter CK, Perez-Escamilla R, Segall A, Sanghvi T, Teruya K, Wickham C. The effectiveness of a hospital-based program to promote exclusive breast-feeding among low-income women in Brazil. Am J Public Health 1997;87:659-63.
13. Ministério da Saúde. Pesquisa de prevalência do aleitamento materno nas capitais e no Distrito Federal em 1999: relatório. Brasília (DF): O Ministério; 2001.
14. Oddy WH et al. Breast feeding and a birth cohort study respiratory morbidity in infancy: a birth cohort study. Arch Dis Child 2003;88(3):224-8.
15. OMS (Organização Mundial da Saúde), UNICEF (Fundo das Nações Unidas para a Infância). Aconselhamento em amamentação: um curso de treinamento: guia do treinador. São Paulo: Secretaria de Estado da Saúde; 1997.
16. Onis M, Garza C, Victora CG, Bhan MK, Norum KR. The WHO multicentre growth reference study (MGRS): rationale, planning, and implementation. Food and Nutr Bull 2004;25(1):555-89.
17. Palda VA, Guise JM, Wathen CN, Canadian Task Force on Preventive Health Care. Interventions to promote breastfeeding: updated recommendations from the Canadian Task Force on Preventive Health Care. CTFPHC Tech Rep 03-6. London (ON): Canadian Task Force on Preventive Health Care; 2003.
18. Rea MF, Venancio SI, Martines JC et al. Counselling on breastfeeding; assessing knowledge and skills. Bull World Health Organ 1999;77:492-8.
19. Ravelli AC, van der Meulen JH, Osmond C, Barker OP. Infant feeding and adult glucose tolerance, lipid profile, blood pressure, and obesity. Arch Dis Child 2000;82:248-52.
20. Sanghvi TG. Melhora da eficácia em função dos custos da promoção do aleitamento materno em maternidades. New York: UNICEF; 1996.
21. Silfverdal-SA et al. Long term enhancement of the IgG2 antibody response to Haemophilus influenzae type b by breastfeeding. Pediatr Infect Dis J 2002;21(9):816-21.
22. Venancio SI, Monteiro CA. A evolução da prática da amamentação nas décadas de 70 e 80. Rev Brás Epidemiol 1998; 1(1):40-9.
23. WHO (World Health Organization). The optimal duration of exclusive breast feeding systematic review: WHO Geneva; 2001 2. OMS (Organização Mundial da Saúde).
24. Wolf JS. Lactoferrin inhibits growth of malignant tumors of the head and neck. Orl J Otorhinolaryngol Relat Spec 2003; 65(5):245-9.
25. World Health Organization Collaborative Study Team on the Role Of Breast-feeding on the Prevention of Infant Mortality. How much does breast-feeding protect against infant and child mortality due to infection disease? A pooled analysis of six studies from less developed countries. Lancet 2000;355: 451-5.
26. World Health Organization, Labbok MH. Breast-feeding. The technical basis and recommendations for action. Geneve; 2005.
27. World Health Organization. The optimal duration of exclusive breastfeeding: Report of an expert consultation. Geneva: WHO; 2001.
28. Young-TK et al. Type 2 diabetes mellitus in children – Prenatal and early infancy risk factors among native Canadians. Arch Pediatr Adolesc Med 2002;156(7):651-5.

4.6

Os Bancos de Leite Humano no Brasil

João Aprígio Guerra de Almeida
Paulo Ricardo da Silva Maia
Franz Reis Novak
Sonia Maria Salviano Matos de Alencar
Américo Y Ishy
Maria José Guardia Mattar

INTRODUÇÃO

A existência de normas para a doação de leite humano remonta à época do Império, quando a preocupação com a saúde da criança levou D. Pedro II a outorgar legislação disciplinando os "serviços de ama-de-leite".

O primeiro Banco de Leite Humano (BLH) originou-se em Viena, em 1900. Dez anos depois foi organizado outro em Boston (USA).

Em 1956, uma mãe de Evanston, em Illinois, cujo recém-nascido prematuro precisava desesperadamente de leite humano, organizou uma ronda de leite pelas amigas que estavam amamentando os próprios filhos. Alugou bombas de seio elétricas de uma companhia farmacêutica, deu a cada mãe mamadeiras esterilizadas, e todo dia passava de carro por todas as casas coletando o leite necessário a seu filho. Quando uma mãe do grupo desmamava o filho era substituída por outra. E isso, até ter o filho crescido o suficiente para poder passar suavemente para uma alimentação artificial. Desse modo, nasceu o Banco de Leite Humano para recém-nascidos prematuros, de Evanston, que é dirigido pela liga Evanston Júnior. O BLH, de Wilmington (Delaware), também foi iniciado por mãe que tinha um filho incapaz de aceitar qualquer outro alimento que não fosse o leite materno.

Bancos de Leite Humano mais sofisticados foram implantados na Inglaterra em 1970, que possuía, entre outros recursos, serviços de análises nutricionais e bacteriológicas das amostras. Após a Segunda Guerra Mundial foram abertos outros BLH, designados a fornecer serviços a outros hospitais.

Os BLHs no Brasil começaram a surgir no final dos anos 1930 e, até 1981, quando da implantação do Programa Nacional de Incentivo ao Aleitamento Materno – PNIAM, não chegaram a constituir fator de representatividade em saúde pública.

No Brasil, o primeiro BLH foi criado em outubro de 1943, no Rio de Janeiro, no Instituto Fernandes Figueira da Fundação Osvaldo Cruz (FIOCRUZ), por iniciativa de Mário Olinto e Adamastor Barbosa, a partir da experiência do Centro Internacional de L'Enfance, de Paris. Teve ao longo de sua história dois períodos importantes. No primeiro, de outubro de 1943 até 1986, o BLH já era modelo para as demais unidades, tendo sua lógica operacional voltada apenas para o leite e o combate aos distúrbios nutricionais. No segundo, de 1986 até os dias atuais, com sua reestruturação física e filosófica, o aleitamento materno torna-se a questão principal, e o leite, o produto básico. As estratégias para o restabelecimento do vínculo mãe-filho e os obstáculos para o aleitamento materno passam, então, a ser avaliados. Essa iniciativa fez com que o BLH se transformasse em um centro de apoio à amamentação. Esse novo paradigma foi reproduzido em diversas unidades do País, dando origem a uma verdadeira rede.

A Fundação Legião Brasileira de Assistência (LBA) foi o principal agente estatal de difusão do modelo proposto pelo Instituto Fernandez Figueira, sendo responsável pelo aumento exponencial do número de Bancos, na segunda metade da década de 1980. Com o desenvolvimento do Programa Nacional de Incentivo ao Aleitamento Materno (PNIAM), entre 1987 e 1990, a LBA possibilitou mais do que a expansão quantitativa do número de referências regionais, a exemplo do que ocorreu no Instituto Materno-Infantil de Pernambuco, em Recife; na Maternidade-Escola Assis Chateaubriand, em Fortaleza, e no Hospital Regional Cleriston de Andrade, em Feira de Santana[1].

Os bancos de leite têm-se configurado como um dos mais importantes elementos estratégicos da política pública em favor da amamentação, ao longo das duas últimas décadas no Brasil. Contudo, vale destacar que as percepções e construções sociais acerca dessas unidades de serviço estiveram sujeitas a uma série de flutuações ao longo da história. Desde a implantação da primeira unidade no País, atores e grupos sociais imputaram significados que permitiram caracterizar os bancos de leite tanto como estruturas de apoio às situações de excepcionalidade do desmame comerciogênico, como unidades de atendimento a serviço da amamentação, a depender do momento histórico que se considere.

O primeiro Banco de Leite Humano (BLH) do Brasil foi implantado em outubro de 1943 no então Instituto Nacional de Puericultura, atualmente Instituto Fernandes Figueira (IFF). Seu principal objetivo era coletar e distribuir leite humano para atender os casos considerados especiais, a exemplo da prematuridade, perturbações nutricionais e alergias a proteínas heterólogas. Com essa mesma perspectiva, entre a década de 1940 e o início dos anos 1980, foram implantadas mais cinco unidades no País. Contudo, foi com o desenvolvimento do Programa Nacional de Incentivo ao Aleitamento Materno, sobretudo a partir de 1985, que os bancos de leite passaram a assumir um novo papel no cenário da saúde pública brasileira, transformando-se em elementos estratégicos para as ações de promoção, proteção e apoio a amamentação.

O surgimento do novo modelo demarcou o início de uma fase expansionista, que culminou na construção da maior e mais complexa rede de Bancos de Leite Humano do mundo, assim reconhecida em 2001 pela Organização Mundial da Saúde[2]. Até o final do primeiro semestre de 2004 foram contabilizadas 172 unidades em operação no território brasileiro, valendo destacar ainda o projeto do Ministério da Saúde, que prevê a implantação de dez novos BLHs até dezembro do corrente ano.

O presente estudo foi desenvolvido para resgatar a historicidade desses serviços de saúde, ao longo de seus 60 anos de existência no Brasil, particularmente no que concerne a elementos estratégicos que subsidiaram a definição da política estatal para o setor. Para tanto, com base no referencial teórico-metodológico da pesquisa qualitativa em saúde[4], foram realizadas análises de conteúdo de fontes documentais primárias geradas pelos órgãos oficiais e instituições mantenedoras de BLHs; de teses, dissertações, livros e artigos científicos, que versam sobre a temática.

Em termos gerais, a análise revelou que a trajetória dos Bancos de Leite Humano no Brasil pode ser dividida em três períodos distintos, assim demarcada: 1943 – tem início a história dos BLHs no País, com a implantação da primeira unidade; 1985 – a construção do novo paradigma amplia a forma de atuação, incorporando atividades de promoção, proteção e apoio à amamentação; 1998 – o desenvolvimento do projeto da Rede Nacional inaugura o processo de crescimento pautado na descentralização e na construção de competência técnica nos estados e municípios; e, 2005 – a Rede Nacional dá origem e configura-se no núcleo central de estruturação da Rede Latino-Americana, passando a ser designada Rede Brasileira de Bancos de Leite Humano. Um panorama desses diferentes momentos passa a ser descrito a seguir.

DE 1943 a 1985:
BANCOS DE LEITE HUMANO – AS AMAS-DE-LEITE DO SÉCULO XX

O primeiro Banco de Leite Humano do País foi implantado por iniciativa de Mário Olinto e Adamastor Barbosa, professores de pediatria do então Departamento Nacional da Criança. Contudo, registros revelam que a primeira iniciativa de manipulação de leite humano ordenhado no Brasil teve lugar no Lactário de Leite Humano, construído por Martagão Gesteira, no Abrigo Maternal da cidade de Salvador, na Bahia.

Um dos aspectos mais curiosos dessa iniciativa refere-se ao fato de a primeira implantação ter ocorrido na década de 1940, momento em que a amamentação no Brasil vivia uma fase de franco declínio, cedendo lugar ao desmame comerciogênico imposto por uma suposta vanguarda científica do *marketing* dos leites modificados.

Segundo relatos de puericultores da época, o banco de leite foi inicialmente projetado para atender casos especiais, em que o leite humano era considerado recurso soberano, não por suas características nutricionais, mas por suas propriedades farmacológicas. Contudo, o leite destinava-se tão-somente às situações de emergência, sendo vedada sua utilização em condições passíveis de serem solucionadas com a alimentação artificial, que se apresentava sempre como primeira alternativa.

À luz dos registros de Martagão Gesteira, torna-se possível inferir que os Bancos de Leite Humano foram concebidos e instituídos como uma alternativa moderna e segura para secular a figura da ama-de-leite.

O leite humano distribuído não era visto como um competidor dos produtos industrializados; muito pelo contrário, constituía-se em uma alternativa segura para as situações em que o paradigma do desmame comerciogênico falhava. A gravidade do cenário epidemiológico era evidenciada por meio de estudos, dentre os quais se destaca o fato de que 85% dos óbitos por desnutrição entre lactentes desmamados estavam associados ao uso de alimentação artificial. Assim, a necessidade de se dispor de leite humano em quantidades que permitissem o atendimento nas situações emergenciais transformou-se em um fato concreto, capaz de justificar a necessidade de implantação de um banco de leite.

Por outro lado, parece ser razoável supor que a substituição da hegemônica fórmula láctica pela simples e secular figura da ama-de-leite não representava uma alternativa cientificamente à altura dos "avanços alcançados no cenário da alimentação do lactente". Admitir essa alternativa significaria reduzir toda a construção social da estequiometria das fórmulas lácticas ao seio da ama-de-leite, colocando ambos em pé de igualdade. Nessa perspectiva, os bancos de leite surgiram como uma alternativa capaz de preencher a lacuna deixada pela incapacidade de resposta dos produtos destinados à alimentação do lactente, de forma discreta e bem delimitada, sem nenhuma perspectiva de construir avanços nesse campo para além do que as fórmulas fossem capazes de possibilitar.

No período de 1943 a 1985, os Bancos de Leite Humano no Brasil funcionaram com o único propósito de obter leite humano e, para tanto, adotavam estratégias muitas vezes questionáveis. A doação não resultava de um processo voluntário e consciente, dependendo, como nos dias atuais, única e exclusivamente da solidariedade humana. As doadoras eram consideradas a principal figura da estrutura operacional, sendo, para muitos, elemento-chave para o sucesso dessas unidades de atendimento, cuja eficiência, muitas vezes, era medida por meio da qualidade e da quantidade de suas doadoras. Alguns bancos de leite chegaram a profissionalizar a doação, remunerando a nutriz de acordo com o volume produzido. Outros se valiam de atrativos tais como assistência médica diferenciada e distribuição de cesta de alimentos.

O modelo inicialmente proposto primava pela adoção de rigorosos critérios para a seleção das doadoras. Apesar da robustez de a mulher não ser considerada um determinante para o volume de leite produzido, o aspecto sadio e limpo, assim como a boa aparência eram requisitos importantes no processo de avaliação. Além do exame físico geral e inspeção minuciosa com ênfase para doenças contagiosas, efetuava-se o exame ginecológico na busca das então consideradas enfermidades venéreas. A sorologia para "lues" e o "achado radiológico" configuravam-se em dois importantes e indispensáveis exames complementares a que se submetiam as doadoras de leite humano.

Em relação aos cuidados dispensados ao leite e a sua manipulação, assepsia é o termo mais freqüentemente encontrado nos textos da época, ressaltando sua importância em todas as etapas desde a ordenha até o consumo. As nutrizes eram orientadas para lavar cuidadosamente as mãos e mamas com água e sabão imediatamente antes de cada ordenha, sendo considerado desejável um banho geral, que não era imposto, pois observou-se que a adoção dessa regra implicava perda de doadoras. Após submeter-se ao procedimento de higiene, as doadoras paramentavam-se com aventais fenestrados na altura das mamas, gorro e máscara, todos individuais e destinados a um único procedimento de ordenha.

A ordenha era sempre conduzida sob a vigilância direta da enfermeira responsável, em sala especial destinada exclusivamente para esse fim e localizada no interior do banco de leite. A ordenha mecânica ocupava lugar de destaque, por ser considerada superior à expressão manual, uma vez que minimizava os riscos de contaminação do leite com agentes nocivos do ambiente, ao mesmo tempo que possibilitava maior rendimento em termos de volume coletado.

No que tange aos utensílios que entram em contato direto com o leite, preconizava-se que todos deveriam ser previamente esterilizados ou submetidos a processos de sanitização equivalente.

O leite era distribuído preferencialmente na forma de produto cru, sem receber nenhum tipo de tratamento. Entretanto, em decorrência do grande volume de leite coletado, fez-se necessário introduzir o tratamento térmico, que era conduzido em equipamento de esterilização de mamadeiras, em banho-maria por 20 minutos. Segundo Gesteira (1960), o leite humano submetido a esse procedimento e mantido em geladeira não apresentou sinais de alteração no curso de um mês.

Em resumo, o Banco de Leite Humano, segundo seus idealizadores, foi desenhado com o propósito de funcionar como um órgão de proteção social, incumbido de zelar pelos interesses da doadora e de seu filho, sem gerar lucro, destinado a encorajar a prática da amamentação natural mediante a recompensa conferida à nutriz pelo leite doado. Contudo, faz-se necessário considerar a distância significativa existente entre a intenção expressa na definição do modelo e o que o próprio modelo possibilitou na prática. As doadoras eram em sua totalidade pobres, que encontravam na comercialização do leite e nas demais benesses uma forma de sustento, prática inclusive que estimulou a paridade em muitas mulheres.

A intervenção em favor da amamentação constituía-se em outro objeto de questionamento, uma vez que essas unidades se limitavam exclusivamente à coleta e à distribuição de leite humano, cujas indicações nem sempre seguiam os critérios de prioridade clínica idealizados e nada era feito em favor do resgate da lactação das mães dos receptores. Os bancos de leite não visavam à amamentação, mas simplesmente ao fornecimento de leite humano.

Em 1967, é implantado o primeiro Banco de Leite Humano na cidade de São Paulo, seguindo os moldes do único Banco de Leite Humano existente no País, o Banco de Leite Humano do Instituto Fernandes Figueira da Fundação Oswaldo Cruz, onde o leite era submetido a tindalização, posteriormente a liofilização, utilizado para os RN internados em berçário e, quando necessário, doado para outras instituições mediante prescrição médica.

A partir de 1990, a tindalização foi substituída pela pasteurização, processo esse que está sendo cada dia mais aperfeiçoado.

Inicialmente o banco de leite desse hospital funcionava em uma sala pequena junto ao serviço de hemoterapia. A partir de 1990 foi conseguida uma área física condizente obedecendo a elaboração da planta feita pelo Dr. João Aprigio Guerra Almeida, Coordenador do Programa Nacional de Bancos de Leite Humano, sendo reinaugurado em 24 de outubro de 1991 pelo Professor Dr. Fernando Figueira, Presidente do Instituto-Materno Infantil de Pernambuco, e recebeu seu nome.

Oficiosamente, o Banco de Leite Humano do Hospital do Servidor Público Estadual sempre funcionou como referência para a criação de outros Bancos de Leite Humano, oferecendo sempre suas instalações para orientações teóricas e práticas de profissionais da área de saúde das diversas categorias, nessa época.

Em 1976, é implantado no Hospital das Clínicas de Ribeirão Preto o segundo BLH de São Paulo, nos mesmos moldes do HSPE, evoluiu muito na assistência e pesquisas e hoje é o Centro de Referência em BLH para o Interior de São Paulo.

1985 A 1998: O NOVO MODELO PARA BANCOS DE LEITE HUMANO E AS TRANSFORMAÇÕES SOCIAIS

Na década de 1980, o Brasil experimentou uma expansão, até então nunca registrada na história dessas unidades de serviço. Esse crescimento resultou dos esforços direcionados e coordenados pelo PNIAM, que em 1984 instituiu o Grupo Técnico de Bancos de Leite Humano como instância de assessoramento técnico. Para monitorar a implantação e o funcionamento de bancos de leite em todo o território nacional, esse grupo elaborou o primeiro documento oficial de recomendações técnicas (INAN, 1987), que serviu de base para a elaboração da primeira legislação federal, publicada em 1988 na forma de portaria do Ministério da Saúde (MS322/88).

Em 1992, o PNIAM cria um Comitê de BLH para normatizar e assessorar o funcionamento dos BLH no País.

A partir de então, a Rede de Bancos de Leite Humano passou a ser construída de forma progressiva, sustentada pelos trabalhos de pesquisa e de desenvolvimento tecnológico, voltados para a otimização das condições operacionais dos Bancos de Leite Humano. O Centro de Referência Nacional da Fundação Oswaldo Cruz desenvolveu metodologias alternativas, de baixo custo, voltadas para o processamento e o controle de qualidade do leite humano, tipicamente adaptadas às necessidades nacionais, seguras e sensíveis o suficiente para serem praticadas na rotina. Essa nova realidade operacional possibilitou enfrentar com tranqüilidade técnica os agravos e os riscos decorrentes do advento da AIDS. Enquanto em várias regiões do mundo os bancos de leite foram fechados, por temor a questões de segurança operacional e risco biológico, o Brasil viveu um franco e seguro processo de expansão, uma vez que já haviam sido consolidados os cuidados essenciais necessários para certificar a qualidade do leite humano ordenhado.

Os investimentos na formação de recursos humanos para a área, em seus diferentes graus de complexidade, certamente configuraram-se em um dos elementos estratégicos para a expansão dos Bancos de Leite Humano no Brasil. As ações foram sempre desenhadas com a perspectiva de ofertar a co-participação no processo e assim obter co-responsabilidade. Em verdade, tratou-se de um movimento pedagogicamente orquestrado em favor da formação de uma cultura, que trazia como pano de fundo o credo de que os bancos de leite poderiam se transformar em elementos estratégicos na reversão do desmame precoce, praticando ações à altura das necessidades vivenciadas pelas mulheres que amamentam e principalmente daquelas que enfrentam dificuldades. Além do que, tornou-se perceptível com o avanço dos trabalhos que os Bancos de Leite Humano, ao abrigar profissionais habilitados em bases epistemológicas sólidas, poderiam transformar-se em um dos mais importantes lócus do setor saúde capaz de se contrapor às verdades cientificistas, construídas pelos serviços de informação científica dos fabricantes de leites modificados.

Com essa perspectiva, o Centro de Referência realizou o primeiro Encontro Nacional de Bancos de Leite Humano em 1992 no Rio de Janeiro. O evento reuniu 150 profissionais de todo o País e, com base na troca de experiências, foi possível definir um sistema de planejamento estratégico para o setor, adotando como referência os anseios e as necessidades que emergiram do concreto vivido por cada uma das instituições participantes, na condução dos trabalhos em rotina. Nasceu, naquele momento, a concepção de um modelo-gestão para os BLHs no Brasil, que contemplava a necessidade de se desenvolver um sistema de planejamento estratégico integrado, representando o primeiro passo na direção da construção do projeto da Rede Nacional de Bancos de Leite Humano.

Em 1995, também no Rio de Janeiro, foi realizado o II Encontro Nacional. Apesar das dificuldades financeiras para realizar o evento, 98% dos BLHS em funcionamento no Brasil fizeram-se representar, totalizando cerca de 300 profissionais. A principal deliberação do evento, em face do baixo nível de investimento do setor público nos bancos de leite naquele momento, deu-se para criar a Associação Brasileira de Bancos de Leite Humano, organização não-governamental voltada para o fomento dessas unidades no Brasil. Contudo, como o Ministério da Saúde compreendeu a importância de voltar a investir no setor e rapidamente respondeu às demandas dos serviços, a criação da Associação Brasileira foi substituída pela articulação por meio da política estatal.

Em 1996, é reativado o Comitê de BLH, passando a se chamar de Comissão Nacional de Bancos de Leite Humano, com representantes dos estados: Ceará, Pernambuco, Rio de Janeiro, São Paulo, Paraná e Rio Grande do Sul.

Em julho de 1998, realizou-se o I Congresso Brasileiro de Bancos de Leite Humano. O evento contou com a participação de mais de 700 profissionais de 95% dos Bancos de Leite Humano de todo o País, denotando mais uma vez o envolvimento dos profissionais e o contínuo crescimento da atividade. O congresso foi marcado por três importantes iniciativas: o envolvimento das Vigilâncias Sanitárias – Nacional e Estaduais – como parceiros na busca do crescimento qualiquantitativo dos Bancos de Leite Humano; a preocupação dos bancos de leite em discutir o atual paradigma de amamentação, trazendo a mulher para o centro da cena como ator principal que precisa ser entendido e não simplesmente responsabilizado; e a notória preocupação dos profissionais com sua qualificação, buscando novos instrumentos e referenciais teóricos e metodológicos, capazes de fortalecer sua própria forma de atuar.

A REDE NACIONAL DE BANCOS DE LEITE HUMANO

O ano de 1998 demarca um dos mais importantes fatos da história recente dos Bancos de Leite Humano no cenário das políticas públicas no Brasil: a definição dessa ação como uma das prioridades da saúde pública brasileira pelo Ministério da Saúde. Desde então, a realidade dos Bancos de Leite Humano no Brasil vem sendo modificada a passos largos, expandindo o número de unidades ao mesmo tempo que se amplia o nível de rigor da qualidade de seus produtos e processos. Esse movimento atravessou as fronteiras do território nacional, foi levado a outros países e culminou com o reconhecimento internacional da Organização Mundial da Saúde, em face das repercussões positivas do trabalho em favor da saúde da criança.

A Rede Nacional dos Bancos de Leite Humano é um projeto do Ministério da Saúde/Fundação Oswaldo Cruz/Instituto Fernandes Figueira – Centro de Informação Científica e Tecnológica, cuja missão é promover a saúde da mulher e da criança mediante integração e construção de parcerias com órgãos federais, unidades da federação, municípios, iniciativa privada e sociedade, no âmbito de atuação dos BLHs. Atualmente, o foco principal dessa iniciativa é a consolidação da rede como elemento estratégico para a redução da mortalidade neonatal no Brasil.

O trabalho em rede desenvolve-se por meio da articulação do Centro de Referência Nacional localizado no Rio de Janeiro, com cada Centro de Referência Estadual e suas respectivas comissões que, por sua vez, capilarizam as ações, levando-as aos Bancos de Leite Humano situados nos diferentes municípios. A informação e o conhecimento são os elementos que amalgamam e conferem conectividade dos três níveis hierárquicos do setor saúde – federal, municipal e estadual – que integram a rede e possibilitam um fluxo multidirecional. Assim, o Centro de Referência Nacional, ao mesmo tempo em que repassa aos estados as instruções normativas e avanços científicos, recebe demandas dos municípios para desenvolver soluções para os problemas que emergem do cotidiano dos serviços. Graças a essa interação entre os serviços e a academia é que tem sido possível construir o conhecimento dito eficiente, capaz de promover as transformações sociais demandadas pela mulher e pela criança, assistidas pela Rede Nacional de Bancos de Leite Humano.

Em março de 1999 foi realizada a primeira reunião nacional de Centros de Referência para Bancos de Leite Humano, que serviu de base para a elaboração de um programa de qualificação de recursos humanos. O Curso "Processamento e Controle de Qualidade de Leite Humano", um curso teórico-prático com 40 horas de duração e avaliação no processo, foi realizado em seis macrorregiões, atingindo todas as unidades em operação no País naquele momento.

O portal da Rede Brasileira, www.redeblh.fiocruz.br, cuja primeira versão foi criada pelo Centro de Informação Científica e Tecnológica da FIOCRUZ em 1998, gerou novas oportunidades: o fale conosco, o quem é quem em BLHs no Brasil, a Biblioteca Virtual em Saúde voltada para a amamentação e o Boletim Gota de Leite são exemplos de iniciativas que ampliaram a difusão da informação no âmbito de atuação dos Bancos de Leite Humano e contribuíram para a consolidação dos trabalhos.

Em termos de volume de leite humano processado, a Rede passou a conviver com uma nova realidade após a parceria que estabeleceu com o Corpo de Bombeiros Militar de diferentes unidades federadas, que passou a assumir a coleta do produto em inúmeras cidades brasileiras. O trabalho pioneiro que nasceu em Brasília no início da década de 1990 fez com que a cidade atingisse uma condição de auto-suficiência, coletando anualmente 20.000 litros de leite humano, marca que representa cerca de 15%

de todo o volume coletado no Brasil. Essa iniciativa mereceu o reconhecimento do Fundo das Nações Unidas para a Infância e Adolescência – UNICEF, que agraciou a corporação do Distrito Federal com o título de Bombeiro Amigo da Amamentação.

Os resultados de Brasília inspiraram estados e cidades brasileiros a desenvolver iniciativas semelhantes, com identidades típicas de cada local, emolduradas nas diferentes peculiaridades geopolíticas do País. O projeto desenvolvido no Rio de Janeiro é um desses exemplos. Originalmente desenhado para suprir a deficiência de leite humano, o Projeto Bombeiros em Defesa da Amamentação, desenvolvido por meio de uma parceria entre a Secretaria de Defesa Civil do Estado do Rio de Janeiro e a Fundação Oswaldo Cruz, além de realizar a importante tarefa de coletar leite nas residências, dispõe de um sistema de atendimento domiciliar, de um ambulatório de amamentação e de uma central de informações – SOS Amamentação – acessível por meio de discagem gratuita pelo número 0800-268877.

Os BLHs no Brasil começam a articulação com o Serviço de Vigilância Sanitária, desde o I Congresso Brasileiro de BLH em Brasília, onde aconteceu o I Fórum de VISA Estaduais e Visa Nacional. A partir de então a VISA Nacional passa a ter um importante papel no cenário dos BLHs a ponto que culminou em uma revisão conjunta com a Comissão Nacional de BLH/MS, da Norma Técnica de BLH, sendo publicada inicialmente uma RDC 171/06, de 06/9/2006 da ANVISA, recomendando o funcionamento dos BLHs no País. Está em fase final de revisão o Manual de Recomendações Técnicas para o Funcionamento dos BLHs da Rede Brasileira de BLH. Hoje, a ANVISA tem participado de Fóruns Nacionais e Estaduais junto com os congressos de BLH, passando de fiscalizador para parceiros que defendem um bem comum.

NASCIMENTO DA REDE LATINO-AMERICANA DE BLH

A experiência da Rede Brasileira de Bancos de Leite Humano rompeu fronteira e despertou o interesse de outros países, dando início a atividades de cooperação internacional. Na segunda metade da década de 1990, foi iniciado um programa de apoio à Venezuela para a implantação de um projeto semelhante ao desenvolvido no Brasil. Como resultado, a Venezuela passou a contar: com um Centro de Referência Nacional para BLHs operando na Universidade Central em Caracas; com uma Comissão Nacional de Bancos de Leite Humano que formula a política estatal para o setor; uma legislação nacional que regulamenta o funcionamento dessas unidades de serviço no País; com mais cinco Bancos em funcionamento; e um projeto voltado para a implantação de 13 novas unidades.

Outro importante marco para história dos Bancos de Leite Humano do Brasil no cenário mundial foi a realização do I Congresso Internacional de Bancos de Leite Humano, em 2000, na cidade de Natal, no Rio Grande do Norte. Na oportunidade, estiveram presentes as principais lideranças de Bancos de Leite Humano do globo, valendo destacar a participação da França, dos Estados Unidos, do Reino Unido e da Venezuela, para comparar experiências e estabelecer mecanismos de troca de conhecimento. Todos foram unânimes ao reconhecer a posição de vanguarda ocupada pela experiência brasileira em Bancos de Leite Humano.

A principal diferença do modelo brasileiro em relação aos demais estabelece-se em três aspectos: pelo modelo de gestão praticado, por ter o aleitamento materno como objeto central de trabalho e por proceder a manipulação do leite humano com base nos referenciais da tecnologia de alimentos. Essa visão amplia o significado dos BLHs no cenário da saúde pública e permite operar com um elevado nível de segurança biológica, com baixo custo financeiro. Como exemplo, vale destacar que hoje é possível implantar um BLH no Brasil com cerca de 10.000 dólares, quantia que, segundo os modelos dos demais países, presta-se apenas à compra do equipamento para pasteurização.

O trabalho da Rede Nacional de Bancos de Leite Humano mereceu o reconhecimento internacional em 2001, quando a Organização Mundial da Saúde concedeu, por ocasião da realização da 54ª Assembléia Mundial de Saúde, o Prêmio Sasakawa de Saúde. Na oportunidade, o trabalho da Rede foi exposto por 15 dias no Palácio das Nações em Genebra e amplamente debatido com os integrantes das diferentes delegações que participaram da Assembléia. Como resultado, tornou-se evidente que os avanços alcançados pela Rede foram decorrentes dos investimentos realizados no âmbito da pesquisa e do desenvolvimento tecnológico.

Em virtude dessa constatação, a pesquisa e o desenvolvimento tecnológico em Bancos de Leite Humano foram eleitos como temática central para o III Congresso Brasileiro, realizado em 2002 na cidade de Petrópolis, no estado do Rio de Janeiro. O evento proporcionou a exposição e o debate de várias modalidades de trabalhos (relatos de experiências, estudos de caso, relatórios de pesquisa, dissertações de mestrado e teses de doutorado), todos desenvolvidos por profissionais que integram a Rede. Além disso, permitiu que os responsáveis pelas mais variadas atividades exercitassem de forma interativa o compartilhamento do conhecimento que vem sendo gerado tanto na rotina de sua prática diária como no exercício da atividade acadêmica. Esse evento consolidou as bases de dois importantes programas da Rede Nacional – O Programa Nacional de Qualidade em Bancos de Leite Humano e o Sistema de Gestão Rede BLH – on line.

Em 2002, uma equipe de profissionais que atuam em BLH de diferentes estados também se reuniu para fundar uma ABPBLH – Associação de Profissionais que atuam em BLH e com Aleitamento Materno – para, além de defender seu desempenho, promover o desenvolvimento científico e aprimoramento tecnológico na área de atuação.

A Rede mais uma vez reafirmou seu compromisso histórico com a busca da excelência por meio da educação e da qualidade, realizando em maio de 2005, na cidade de Brasília, o II Congresso Internacional de Bancos de Leite Humano. Além de comemorar duas décadas de Política Pública em Bancos de Leite Humano no Brasil, o evento foi sede do Fórum Latino-Americano de Bancos de Leite Humano. Com um misto de sonho e desafio, acolheu profissionais que se dispuseram a compartilhar o saber, em favor da iniciativa de construir a Rede Latino-Americana de BLHs, dando origem a um protocolo internacional denominado Carta de Brasília, firmado em 18 de maio de 2005 por 11 países (Argentina, Bolívia, Brasil, Colômbia, Costa Rica, Cuba, Equador, Guatemala, Paraguai, Uruguai e Venezuela) e 4 organismos internacionais (OPS, UNICEF, IBAN e WABA). Este documento traz em sua essência:

Nós, representantes da Área da Saúde dos Governos de Países da América Latina, reunidos em Brasília:

a) *Recordando os preceitos da declaração Universal dos Direitos Humanos e a Resolução 2001/33, de 23 de abril de 2001, da Comissão de Direitos Humanos das Nações Unidas, que reafirma o direito de todos os indivíduos ao gozo dos mais elevados padrões de saúde física e mental como direito humano;*
b) *Reafirmando as Resoluções da Organização Mundial da Saúde, as quais orientam as práticas apropriadas de alimentação e nutrição de recém-nascidos e crianças;*
c) *Reconhecendo que a excelência do leite humano como alimento inquestionável e necessário à ecologia do desenvolvimento humano, cujos efeitos positivos sobre a saúde ecoam da infância à vida adulta;*
d) *Ressaltando que o acesso ao leite humano e a adequada nutrição é um direito humano fundamental e que todos os esforços devem ser feitos para reconhecer, proteger e cumpri-lo, assegurando a redução da fome e da desnutrição para a população infantil.*

Considerando que os Bancos de Leite Humano:
– *Desempenham uma função estratégica na política pública de promoção, proteção e apoio ao aleitamento materno, com ênfase na amamentação exclusiva, nos seis primeiros meses de vida, e continuada até dois anos, ou mais;*
– *São essenciais para assegurar o acesso ao leite humano, tanto em quantidade como em qualidade adequadas, a todas as crianças prematuras, de baixo peso e portadoras de patologias para as quais o leite humano se configure como um fator vital, mas que estejam impedidas clinicamente de serem amamentadas diretamente no peito de suas mães;*
– *Representam no Brasil uma experiência de êxito, que ao longo das duas últimas décadas vem promovendo importantes transformações sociais no cenário da saúde da criança, em particular no que diz respeito à contribuição para a redução da mortalidade infantil;*

Portanto,
1. *Reiteramos nosso compromisso em promover e proteger a saúde pública e em empregar todos os esforços no sentido de assegurar, aos recém-nascidos, lactentes e crianças pequenas, o acesso eqüitativo ao leite humano no âmbito de nossas políticas de saúde;*
2. *Reafirmamos o interesse, a necessidade e o compromisso de elaborar e desenvolver a Rede Latino-Americana de Bancos de Leite Humano com vistas a melhorar a saúde infantil, por meio de programas de incentivos à amamentação;*
3. *Reconhecemos a necessidade de fortalecer a ação coordenada, a pesquisa e o desenvolvimento tecnológico como elementos de sustentação da Rede Latino-Americana de Bancos de Leite Humano aliada à segurança alimentar.*

Pelo que nós, representantes dos Ministérios da Saúde de Países da América Latina, resolvemos assumir os seguintes compromissos:

I. *considerar as necessidades dos diferentes grupos sociais na ampliação do acesso da população aos Bancos de Leite Humano (BLH);*
II. *garantir a quantidade, segurança e eficácia dos BLH a serem utilizados pela população de nossos países;*
III. *promover o uso racional dos Bancos de Leite Humano;*
IV. *estabelecer mecanismos de cooperação mútua em pesquisa e desenvolvimento da alimentação e nutrição, favorecendo um maior domínio da tecnologia necessária;*
V. *priorizar a capacitação de recursos humanos em todos os níveis, de modo a viabilizar o cumprimento dos compromissos assumidos;*
VI. *procurar meios de financiamento sustentável à promoção do acesso aos BLH, com vistas a assegurar o êxito no enfretamento dos desafios atuais e a garantir a continuidade das ações governamentais;*
VII. *assegurar mecanismos de intercâmbio de informação que permitam melhorar a eficiência da administração das políticas nacionais de BLH, expandindo iniciativas como Base de dados de Preços de Equipamentos.*

Esse fato consolida o papel estruturante da Rede Nacional de Bancos de Leite Humano no cenário internacional, a partir de então denominada Rede Brasileira de Bancos de Leite Humano (RedeBLH-BR), como um núcleo científico e tecnológico voltado também para as questões da América Latina. Nesse sentido, com investimento inicial da Fundação Oswaldo Cruz, foi o elaborado o projeto do Centro Latino-Americano de Tecnologia e Informação em Bancos de Leite Humano (CLATI-BLH). Esse projeto vem sendo implementado para qualificar o Centro de Referência da RedeBLH-BR para atuar como referência para a Rede Latino-Americana de Bancos de Leite Humano.

A vocação para atuar como referência vem-se consolidando de forma efetiva. Com o apoio da RedeBLH-BR, por meio do CLATI-BLH, dois BLHs foram postos em funcionamento no Uruguai, nas cidades de Montevidéu e Taquarembó; e, em 2006, entrarão em funcionamento os primeiros Bancos de Leite Humano do Equador em Quito; de Cuba, em Havana; e da Argentina, em Buenos Aires. Nessa iniciativa, além da participação do Ministério da Saúde de cada um dos países, vale destacar o apoio da OPS, do UNICEF, da FUNBASIC-Equador, da IBFAN-Latino-americana e da Sociedade Uruguaia de Pediatria.

REFERÊNCIAS BIBLIOGRÁFICAS

1. Almeida JAG. Amamentação: Um Híbrido Natureza-Cultura. Rio de Janeiro: Editora Fiocruz, 1999; 120p.
2. Almeida JAG. Leite humano ordenhado. In: Banco de Leite Humano, Porto Alegre: I Congresso Panamericano de Aleitamento Materno; 1985.
3. Almeida JAG. Qualidade de Leite Humano Coletado e Processado em Bancos de Leite. Tese de Mestrado, Viçosa: Universidade Federal de Viçosa, Imprensa Universitária; 1986.
4. Almeida JAG. A Evolução dos Bancos de Leite no Brasil (filme-vídeo). 1 cassete VHS, 57min, color, sonoro. Rio de Janeiro: Núcleo de Vídeo – CICT/Fundação Oswaldo Cruz; 1992a.
5. Almeida JAG, Novak FR. Banco de Leite Humano: fundamentos e técnicas. In: Sociedade Brasileia de Pediatria, org. Anais do VIII Congresso Brasileiro de Nutrição e Metabolismo Infantil. Porto Alegre: Sociedade Brasileira de Pediatria; 1994. p. 177-92.
6. Almeida JAG, Novak FR. O leite humano: qualidade e controle. In: Santos Jr LA. org. Fisiologia e Patologia da Lactação, Natal: Ed. Sociedade Brasileira de Mastologia; 1995. p. 35-52.
7. Almeida JAG. Aleitamento materno: uma visão sócio-cultural. In: Anais do I Congresso do Cone Sul de Aleitamento Materno (Compact Disc Data Storage). 1 CD, color., sonoro. Joinville: Videolar – Grupo Origem; 1996.
8. Almeida JAG. Leite fraco: um problema da mama ou da cultura. Masto-Magazine 1998a;2:2.
9. Almeida JAG. Rede Nacional de Bancos de Leite Humano. Gota de Leite 1998b;2:2-5.
10. Almeida JAG, Gomes R. Amamentação: um híbrido natureza-cultura. Revista Latino-Americana de Enfermagem 1998; 6(3):71-5.
11. Carvalho JFC, Almeida JAG, Novak FR. A Alimentação do recém-nascido filho de mãe HIV-positivo. Cadernos do NEPEN 1994;3:1-121.
12. Ferreira SLC. Bancos de Leite Humano: Duas Décadas de Política Pública no Brasil. Boletim Gota de Leite 2005;1(1). http://www.bvsam.cict.fiocruz.br/gotadeleite/index.htm
13. ICOTRON, Banco de Leite Humano. [mimeo]; 1985.
14. INAN – Instituto Nacional de Alimentação e Nutrição. Relatório do Programa Nacional de Incentivo ao Aleitamento Materno. Brasília: Ministério da Saúde; 1987.
15. INAN – Instituto Nacional de Alimentação e Nutrição. Brazilian Breast-Feeding Promotion Programme. Brasília: Gráfica & Editora Independência; 1991.
16. INAN – Instituto Nacional de Alimentação e Nutrição. Normas Gerais par Bancos de Leite Humano. Brasília: Ministério da Saúde; 1993.
17. INAN – Instituto Nacional de Alimentação e Nutrição. Manual de Rotinas para Bancos de Leite Humano. Brasília: Ministério da Saúde; 1994.
18. Monson MRR. Os Bancos de Leite e a Política de Aleitamento Materno na Década de Oitenta no Brasil. (filme-vídeo). 1 cassete VHS, 34min., color., sonoro. Rio de Janeiro: Núcleo de Vídeo – CICT/Fundação Oswaldo Cruz; 1992.

4.7

A Internet e o Aleitamento Materno

Marcus Renato de Carvalho

A comunicação pela internet ajudou a conectar o movimento pró-amamentação, que é muito forte, com adeptos em todos os lugares do mundo. Com o potencial de comunicação da rede fica mais fácil construir alianças com grupos de interesse que lutam pela promoção do aleitamento. Novos conhecimentos científicos comprovando o inestimável valor do leite materno são abundantes e com a internet a divulgação desses estudos é feita rapidamente, dando subsídios para o convencimento das pessoas em geral e dos profissionais de saúde em especial da superioridade do aleitamento exclusivo sobre o aleitamento artificial. Além disso, as redes mundiais podem ser um poderoso instrumento de persuasão dos governantes a estabelecerem políticas que favoreçam o estabelecimento e a manutenção da amamentação.

Dra. Elsa Giugliani – Presidente do Comitê de Aleitamento Materno da Sociedade Brasileira de Pediatria.

INTERNET: UMA RICA FONTE DE INFORMAÇÕES E UMA PODEROSA FERRAMENTA DE PESQUISA EM ALEITAMENTO MATERNO

O profissional de saúde que deseja manter-se atualizado, pesquisar, produzir conhecimentos, participar de encontros e congressos, discutir casos clínicos não pode prescindir do acesso à www – world wide web.

O Brasil encontra-se bem representado neste espaço com *sites* ou *home pages* abrangentes, de qualidade e atualização.

O *cyberespaço* brinda outras formas de educação continuada, como os blogs, fotologs, listas eletrônicas de discussão, fóruns, cursos *on line*, *chats*, teleconferências, ferramentas para telemedicina...

Sites de localização (buscadores) como o Google, Yahoo, Cadê... auxiliam a acharmos uma informação específica. Se buscarmos, por exemplo, em um deles o termo: "aleitamento materno", teremos 52.100 páginas ou referências; se pesquisarmos sobre "amamentação", encontraremos 166.000! documentos. E estes números crescem todo dia.

Para facilitar o ingresso neste mundo virtual quase infinito, relacionamos alguns sites nacionais onde se pode começar a exploração:

■ **Aleitamento.com**
www.aleitamento.com

A primeira *home page* de amamentação em português é atualizada diariamente e possui espaços específicos para profissionais de saúde, mães e pais. Trata também de questões sobre mãe-canguru, paternidade, bancos de leite, direitos materno-infantis, IBCLC/ILCA – Associação Internacional de Especialistas em Amamentação...

■ **Amamentação on-line**
www.aleitamento.org.br

Premiado site do grupo Origem de Olinda – PE, possibilita acesso a uma gama enorme de informações, publicações, principalmente sobre o movimento popular comunitário sob a óptica feminista. Possui uma galeria de arte, cartões virtuais e também um blog e um fotolog.

■ **Biblioteca Virtual em Saúde – Aleitamento Materno**
www.bvsam.bvs.br/html/pt/home.html

O Centro Latino-Americano e do Caribe de Informação em Ciências da Saúde (Bireme/OPS/OMS) oferece a Biblioteca Virtual, produzida em parceria com a Fundação Oswaldo Cruz. Trata-se de um instrumento de apoio na gestão de bancos de leite humano e na promoção do aleitamento materno como estratégia de combate à fome e à mortalidade infantil.

■ **Associação de Profissionais de Banco de Leite Humano e Aleitamento Materno**
www.abpblh.org.br

A ABPBLHAM, fundada em 2002, é uma associação civil, sem fins lucrativos, constituída de profissionais de Bancos de Leite Humano e de Serviços de Apoio e Incentivo ao

Aleitamento Materno. Tem por finalidade, entre outras, incrementar o estudo e o desenvolvimento científico, mediante a realização de debates, conferências, reuniões, cursos e congressos. No site há várias seções: Notícias, Eventos, Estatuto...

Grupo de Mães Amigas do Peito
www.amigasdopeito.org.br

Esta ONG foi fundada em 1980 por iniciativa de Bibi Vogel, atriz e modelo. Formada por mulheres voluntárias, ela luta pelo direito à amamentação e dá suporte emocional e psicológico às mães com problemas para amamentar. O grupo oferece apoio pela internet e por telefone – o Disque Amamentação promove reuniões em diversos locais do Rio de Janeiro e de Niterói.

Saúde de Criança – Aleitamento Materno
http://portal.saude.gov.br/portal/saude/

O Governo Federal, por meio do Ministério da Saúde, disponibiliza informações sobre a Política Nacional de Aleitamento Materno, em destaque para os Bancos de Leite Humano, Iniciativa Hospital da Criança, as Semanas Mundiais de Amamentação, o Projeto Carteiro Amigo, as Normas de controle da publicidade de alimentos infantis, mamadeiras e bicos.

Sociedade Brasileira de Pediatria
www.sbp.com.br

A SBP por meio do seu Departamento Científico de Aleitamento Materno tem promovido uma série de atividades, como cursos, congressos, e participado das Semanas Mundiais de Amamentação, conferindo o título de Madrinhas do Aleitamento para atrizes famosas, desde 1999. No site, você encontrará sobre o tema: notícias, atualizações, campanhas, história do Departamento...

IBFAN – Brasil
www.ibfan.org.br

Rede de pessoas e grupos que lutam pelo direito à amamentação monitorando as práticas de *marketing* das indústrias de alimentos infantis, mamadeiras e bicos e colaborando na elaboração de leis e normas baseadas no Código Internacional de Comercialização de Substitutos do Leite Materno. Para a IBFAN, a internet é um risco à proteção da amamentação, pois é um meio com a capacidade de alcançar milhões de consumidores em todo o mundo. Como é difícil controlar o conteúdo, torna-se ideal para a promoção comercial sem fronteiras, atingindo famílias e profissionais de saúde. Qualquer um pode acessar sites, tornando-se um ícone da globalização, não respeita línguas, culturas, costumes, legislações nacionais, tornando-se um novo desafio para a promoção ética de substitutos do leite materno.

Rede Nacional de Banco de Leite Humano
www.fiocruz.br/redeblh/

O Brasil possui a maior rede de Bancos de Leite Humano do mundo, tendo ganhado um prêmio da OMS em reconhecimento ao desenvolvimento de uma tecnologia simples, mas segura, de pasteurização. O site contém informações sobre todos os bancos que compõem a rede, o manual técnico, a legislação, vídeos, eventos, congressos bienais, produção científica...

Centro de Incentivo e Apoio ao Aleitamento Materno (CIAAM) – UNIFESP
www.unifesp.br/centros/ciaam

O CIAAM acredita que o aleitamento materno é uma prática que, ao longo dos anos, tem sofrido importantes avanços, e que a formação de recursos humanos para atender a essa mulher em fase de aleitamento é fundamental para garantir uma assistência de qualidade. Dessa forma, a UNIFESP, agente formador de profissionais de saúde, tem grande responsabilidade nesse contexto. O site tem seções de objetivos, serviços, integrantes, links...

ABONAM – Associação Brasileira de Profissionais de Odontologia Neonatal e Aleitamento Materno
www.abonam.com.br

O site divulga que a Odontologia Neonatal é o conjunto de procedimentos que o cirurgião-dentista pode realizar junto à equipe de atendimento neonatal, especialmente na promoção, proteção e apoio à amamentação. Há seções onde se encontra os estatutos, cursos, vídeos, artigos, links...

Centro de Estudos Avançados em Odontologia
www.ceaodontofono.com.br

O site do CEAO possui uma seção com vários artigos sobre o impacto positivo da amamentação e como mamadeiras, bicos e chupetas interferem negativamente sobre o sistema estomatognático, possibilitando o respirador bucal. Coordenado pela Dra. Gabriela Dorothy de Carvalho, oferece cursos, links, artigos...

FOTOLOG de Amamentação
www.fotolog.net/amamentando

Esse espaço tem a finalidade de "mostrar" como é o processo de amamentação, trocar experiências nesse campo de modo a prosseguir nessa pacífica luta amamentista. Coordenado pelo Dr. Luis Alberto Mussa Tavares, fruto de 20 anos de trabalho como pediatra, formado em Medicina pela UFRJ.

PALMA – Projeto de Aleitamento Materno
www.pucpr.br/palma

O site desse programa investe no aleitamento materno

(aspectos técnicos, práticos e políticos): da universidade para a comunidade. Favorece a troca de conhecimento popular com o acadêmico. Serve de campo de estágio para os estudantes dos vários cursos da PUC-PR e como fonte para trabalhos científicos e desenvolvimento de pesquisas. Integra acadêmicos, professores e funcionários (multidisciplinaridade), universidades (interuniversitalidade), população dos municípios de abrangência de ações sociais da PUC (intercomunitariedade) e outras entidades (interinstitucionalidade).

- **Hospital Amigo da Criança – Maternidade Interlagos**
  www.hminterlagos.com.br

Essa Maternidade pública do Estado de São Paulo tem um site atraente, com orientações sobre a Iniciativa Hospital Amigo da Criança, Ambulatório Junto ao Peito, Banco de Leite Humano, PRAMAMA – Programa de Aleitamento Materno para Mães Adotivas, com áreas específicas para mães e pais e para profissionais de saúde.

LINKS

Geralmente, em cada site há "enlaces" para outras *home-pages*.

- SELO de Qualidade: SITE AMIGO DA AMAMENTAÇÃO (WEB AMIGO de la LACTANCIA MATERNA = BREASTFEEDING FRIENDLY WEB – SITE)

O site aleitamento.com lançou esta campanha mundial para a promoção de *home pages* que verdadeiramente são apoiadoras do aleitamento materno, cumprindo estes cinco passos:

1. Ter uma política de incentivo ao aleitamento que deve ser transmitida rotineiramente a todos os colaboradores do site.
2. Possuir autores, colaboradores, articulistas, escritores capacitados em amamentação.
3. Informar ao público em geral vantagens do leite materno e da amamentação, bem como seu manejo.
4. Não estimular nem aceitar patrocínio ou apoio de produtores ou comerciantes de bicos artificiais, chupetas, mamadeiras, fórmulas ou alimentos infantis.
5. Disponibilizar links e endereços de grupos ou instituições que promovem, protegem e apóiam a amamentação.

- **Advertência**

Há de tudo na internet; antes de considerar uma informação verdadeira você deve saber quem a produziu, sua formação, referências, data e afastar interesses comerciais... pois qualquer um pode abrir um site. Recomendamos especialmente os sites que adotam os princípios da ONG "Health On the Net Fundation" – veja adiante.

- **Princípios do Código Hon de Conduta para sites de Medicina e Saúde**
  www.hon.ch

  1. Autoridade
     Toda orientação médica ou de saúde contida no site será dada somente por profissionais treinados e qualificados, a menos que seja declarado expressamente que uma determinada orientação está sendo dada por um indivíduo ou organização não-qualificado na área médica.
  2. Complementaridade
     A informação disponível no site foi concebida para apoiar – e não para substituir – o relacionamento existente entre pacientes ou visitantes do site e seus médicos.
  3. Confidencialidade
     Será respeitado o caráter confidencial dos dados dos pacientes e visitantes de um site médico ou de saúde – incluindo sua identidade pessoal. Os responsáveis pelo site se comprometem em honrar ou exceder os requisitos legais mínimos de privacidade de informação médica e de saúde vigentes no País e no estado onde se localizam o site e as cópias do site.
  4. Atribuições
     Quando for o caso, a informação contida no site será respaldada por referências claras às fontes consultadas e, quando possível, tendo links HTML para essas fontes. A data em que cada página médica foi atualizada pela última vez será exibida claramente (no topo da página, por exemplo).
  5. Justificativas
     Quaisquer afirmações feitas sobre os benefícios e/ou desempenho de um tratamento, produto comercial ou serviço específico serão respaldadas com comprovação adequada e equilibrada.
  6. Transparência na propriedade
     Os programadores visuais do site irão procurar dispor a informação da forma mais clara possível e disponibilizar endereços de contato para os visitantes que desejam informação ou ajuda adicional. O webmaster exibirá seu endereço de e-mail claramente em todas as páginas do site.
  7. Transparência do patrocínio
     Os apoios dados ao site serão identificados claramente, incluindo a identidade das organizações comerciais e não-comerciais que tenham contribuído para o site com ajuda financeira, serviços ou recursos materiais.

8. Honestidade da publicidade e da política editorial
Se a publicidade é uma das fontes de renda do site, isso deverá ser indicado claramente. Os proprietários do site fornecerão uma breve descrição da política de divulgação adotada. Os anúncios e outros materiais promocionais serão apresentados aos visitantes de uma maneira e em um contexto que facilitem diferenciá-los do material original produzido pela instituição gestora do site.

■ **Artigos científicos na internet**

A maioria das revistas científicas possui site onde se pode acessar os últimos artigos publicados. Exemplos:

- O JPED – versão eletrônica do Jornal de Pediatria, a maior e mais completa revista de pediatria da América Latina, publicado pela Sociedade Brasileira de Pediatria.
www.Jped.com

- A SciELO (Scientific Electronic Library Online) – é o resultado de um projeto de pesquisa da FAPESP – Fundação de Amparo à Pesquisa do Estado de São Paulo, em parceria com a BIREME – Centro Latino-Americano e do Caribe de Informação em Ciências da Saúde, com o apoio do CNPq – Conselho Nacional de Desenvolvimento Científico e Tecnológico. Tem por objetivo o desenvolvimento de uma metodologia comum para preparação, armazenamento, disseminação e avaliação da produção científica em formato eletrônico.
www.scielo.br

- Journal of Human Lactation – a maior revista da especialidade, publicação oficial da ILCA – International Lactation Consultants Association.
www.sagepub.com/journal.aspx?pid=250

■ **Lista de correio eletrônico: L-materno@**

Uma lista de discussão por e-mail é uma forma gratuita de compartilhar informações, difundir conhecimentos, trocar experiências, possibilitar uma educação continuada. Uma lista de correio pela internet é uma forma de comunicação simultânea daqueles nela inscritos – se envio uma mensagem para a lista, todos seus membros recebem e ficam livres para responder, se for o caso.

A lista de discussão eletrônica L-materno@ é um espaço aberto de discussão sobre amamentação e seu entorno (parto natural – humanização do nascimento – alimentação complementar...). A riqueza desse espaço é sua liberdade – sem vínculos institucionais, sem hierarquias, sem donos, sem moderação, sem "institucionalização", ou seja, com independência. É uma lista aberta, interdisciplinar, transnacional, não somente a profissionais, pesquisadores e estudantes de saúde, mães e pais, isso é, para todos aqueles que tenham interesse e lidam com o aleitamento materno no seu dia-a-dia. Esse grupo de discussão é um espaço privilegiado de problematização, formulação científica, mobilização, cooperação, solidariedade... **Para se inscrever:** envie um *e-mail* para **majordomo@listas.ufrj.br** com o texto: **subscribe L-materno** (deixe o *subject*/assunto em branco – não o preencha)

PRINCIPAIS SITES INTERNACIONAIS

- WABA – World Alliance for Breastfeeding Action
www.waba.org.my

- OMS
www.who.int

- UNICEF
www.unicef.org

- ABM – Academy of Breastfeeding Medicine
www.bfmed.org

- ILCA – International Lactation Consultant Association
www.ilca.org

- IBCLE – International Board of Lactation Consultant Examiners
www.ibcle.org

- LLLI – La Leche League International
www.lalecheleague.org

- The International Society for Research in Human Milk and Lactation
www.isrhml.org

- IBFAN – International Baby Food Action Network
www.ibfan.org

- Another Look – Breastfeeding and HIV
www.anotherlook.org

- Breastefeeding Coalition – California
www.breastfeeding.org

- Breastfeeding – Information, support and attitude
www.breastfeeding.com

- Medicamentos y Lactancia
www.e-lactancia.org

- Dar de mamar – Argentina
www.dardemamar.netfirms.com

- Promotion of Mother's Milk, Inc.
www.promom.org

- Wellstart International – USA
www.wellstart.org

CAPÍTULO 5

BENEFÍCIOS E CARACTERÍSTICAS DO ALEITAMENTO MATERNO

COMPOSIÇÃO BIOQUÍMICA DO LEITE HUMANO
• Valdenise Martins Laurindo Tuma Calil
• Flavio Adolfo Costa Vaz

IMUNOBIOLOGIA DO LEITE HUMANO
• Virginia Spinola Quintal • Solange Barros Carbonare • Magda M. Salles Carneiro Sampaio

PROTEÇÃO CONTRA DOENÇAS INFECCIOSAS
• Regina Célia de Menezes Succi

LEITE HUMANO E DOENÇAS DO TRATO DIGESTIVO
• Graciete Oliveira Vieira

CRESCIMENTO E ALEITAMENTO MATERNO
• Jayme Murahovschi • Cesar Gomes Victora
• Cora Luiza Pavin Araújo • Mercedes de Onis
• Flávia Cristina Brisque Neiva

SAÚDE BUCAL E ALEITAMENTO MATERNO: BENEFÍCIOS E CUIDADOS PRIMÁRIOS
• Sylvia Lavinia Martini Ferreira • Antonio Carlos Guedes-Pinto • Olga Maria Altavista

EFEITOS DO LEITE HUMANO SOBRE O DESENVOLVIMENTO NEUROPSICOMOTOR
• Mário Cícero Falcão

ALEITAMENTO MATERNO: ASPECTOS PSICOLÓGICOS
• Wilhelm Kenzler • Vera Ferrari Rego Barros

ALEITAMENTO MATERNO: ASPECTOS MATERNOS
• Ingrid Elisabete Bohn Bertoldo • Marcos Leite dos Santos • Tânia das Graças Mauadie Santana
• Corintio Mariani Neto • Nilson Roberto de Melo
• Cristina Aparecida Falbo Guazzelli

ALEITAMENTO MATERNO: BENEFÍCIOS A LONGO PRAZO
• Beatriz Tavares Costa-Carvalho • Gerlândia Neres Pontes • Patrícia Palmeira • Adriana Garófolo • Priscila dos Santos Maia • Antonio Sérgio Petrilli • Rubens Feferbaum • José Lauro Araújo Ramos

5.1

Composição Bioquímica do Leite Humano

Valdenise Martins Laurindo Tuma Calil
Flavio Adolfo Costa Vaz

INTRODUÇÃO

O leite humano, considerado o alimento ideal para o recém-nascido (RN)[1,2,37], não é um simples conjunto de nutrientes, uma vez que sua elevada complexidade biológica resulta em atividade protetora e também imunomoduladora. Assim, além de proporcionar proteção contra infecções e alergias, estimula ainda o desenvolvimento adequado do sistema imunológico, bem como a maturação dos sistemas digestivo e neurológico.

Sabe-se que o leite produzido por mães saudáveis é suficiente para suprir todas as necessidades nutricionais do RN de termo durante os primeiros 6 meses de vida, permitindo que ele permaneça em aleitamento materno exclusivo durante esse importante período de sua vida[1].

O leite humano possui uma composição nutricional balanceada, que inclui todos os nutrientes essenciais, além de um grande número dos condicionalmente essenciais e de aproximadamente 150 tipos diferentes de fatores bioativos; muitos desses fatores parecem contribuir para o crescimento e desenvolvimento do RN, bem como para a maturação de seu trato gastrintestinal[6,32]. Dentre eles se destacam fatores antimicrobianos, agentes antiinflamatórios, enzimas digestivas, vários tipos de hormônios, fatores de crescimento e imunomoduladores[18,30,32].

Dessa forma, os benefícios do aleitamento materno para o organismo infantil incluem, além do componente nutricional, aspectos higiênicos, imunológicos, psicossociais e cognitivos, bem como aqueles relativos à prevenção de doenças futuras[31,33,46,51]; devem ser consideradas ainda as vantagens econômicas provenientes do menor custo e do efeito anticoncepcional, bem como os benefícios do aleitamento sobre o organismo materno[1].

ESTÁGIOS DA LACTAÇÃO

As modificações detectadas na composição do leite humano de acordo com o tempo de lactação parecem vir de encontro às necessidades variáveis do lactente, cuja velocidade de crescimento sofre redução acentuada com o passar dos meses[11,32].

A glândula mamária produz o **colostro** desde o último trimestre de gestação até o final da primeira semana pós-parto. Trata-se de uma secreção mais viscosa em relação ao leite maduro, possuindo maiores concentrações de proteínas, minerais e vitaminas lipossolúveis, particularmente A, E e carotenóides, bem como menores quantidades de lactose, gorduras e vitaminas do complexo B[2,34]. Seu conteúdo energético oscila ao redor de 58kcal/100ml, em contraste com as 71kcal/100ml verificadas no leite maduro. Caracteriza-se ainda por conter resíduos de materiais celulares presentes na glândula mamária e ductos por ocasião do parto[2,34].

O colostro é rico em fatores de defesa, como imunoglobulinas, leucócitos e outros agentes antimicrobianos, bem como em substâncias imunomoduladoras e agentes antiinflamatórios; destacam-se ainda os fatores de crescimento ou tróficos, muito úteis para a maturação do trato gastrintestinal do lactente[18,45].

As imunoglobulinas representam a maior parte da fração protéica do colostro, constituindo, nessa fase da lactação, elementos de capital importância para a proteção do RN contra microrganismos presentes no canal de parto[12,40]. Os níveis de anticorpos sofrem rápido e acentuado declínio nos primeiros dias de vida, sendo seus valores com 72 horas apenas 20% daqueles das primeiras 24 horas[12,40].

A duração do período de colostro não é bem definida, existindo grandes variações individuais. Macy (1949)[34] considera colostro, na tentativa de uniformização, a produção láctea do primeiro ao quinto dias pós-parto. Segundo o Ministério da Saúde (1998), entretanto, o período de colostro estende-se até o sétimo dia pós-parto[35].

As modificações na composição láctea após o quinto dia ocorrem de forma gradual e progressiva, sendo denominado **leite de transição** aquele produzido no período intermediário entre o colostro e o leite maduro[2,34]. Embora se considere como período transicional aquele compreendido entre o sexto e décimo dias pós-parto, poucos nutrientes atingem o décimo dia com seus valores definitivos; essa irregularidade na composição láctea dos primeiros dias pode ser atribuída à imaturidade fisiológica e metabólica da glândula mamária[2]. Assim, embora o processo de transição perdure por todo o primeiro mês de lactação, convencionou-se definir como **leite maduro** aquele produzido posteriormente ao 15º dia de vida[2,34,35].

COMPOSIÇÃO PROTÉICA

O RN e o lactente são dotados de uma atividade anabólica intensa, dificilmente igualada em qualquer outro período de suas vidas; tal atividade necessita, pois, de uma oferta correspondente de nitrogênio a ser fornecida nos primeiros seis meses de vida[1].

A necessidade protéica do RN de termo é estimada em cerca de 2 a 2,5g/kg/dia, decrescendo gradualmente até chegar a 1,3g/kg/dia por volta do quarto mês[13]. O leite humano maduro fornece, em média, 1,2g de proteína para cada 100ml.

Deve-se levar em conta, no entanto, que o teor protéico do leite humano maduro foi, durante décadas, superestimado, por ter sido obtido a partir de seu conteúdo de nitrogênio total. Como a fração correspondente ao nitrogênio não-protéico representa cerca de 25% do nitrogênio total no leite humano, depreende-se daí que sua concentração protéica real oscila ao redor de 0,9g/dl[2,44,45].

As proteínas do soro constituem, no leite humano, cerca de 60 a 90% de seu teor protéico total[20]. Sua composição inclui a alfa-lactalbumina, a lactoferrina, a lisozima, a soroalbumina e as imunoglobulinas; a beta-lactoglobulina, proteína predominante no soro do leite de vaca, só está presente no leite humano quando a nutriz ingere leite de vaca, sendo a responsável pelos quadros de alergia ao leite bovino e pelas cólicas do lactente[28]. A alfa-lactalbumina, que constitui cerca de 40% das proteínas do soro do leite humano, é necessária para o transporte de ferro e ainda para a síntese de lactose na glândula mamária[11,50].

A lactoferrina, a lisozima e as imunoglobulinas, especialmente a IgA secretória, são proteínas do soro do leite humano envolvidas no sistema de proteção. A lactoferrina, glicoproteína presente em concentrações elevadas no leite humano sob forma amplamente insaturada, possui a propriedade de se ligar ao ferro, impedindo os microrganismos patogênicos de utilizar esse mineral para seu metabolismo. Efeito bacteriostático semelhante ao da lactoferrina também é exercido por outras proteínas presentes em menores proporções no leite humano, tais como aquelas que se ligam ao ácido fólico e à vitamina B_{12}[12,28]. A lisozima, enzima com ação lítica da parede celular bacteriana de microrganismos suscetíveis por meio da clivagem de peptideoglicanos, é encontrada em maior quantidade no leite maduro (0,014 a 0,039g/dl), ao contrário dos demais fatores da defesa, mais concentrados no colostro[28,40]. Sua ação é sinérgica à da lactoferrina e à da IgA secretória, possuindo efeito bactericida contra a maioria das bactérias gram-positivas e algumas gram-negativas. A IgA secretória representa cerca de 90% das imunoglobulinas presentes no colostro e leite maduro, sendo suas concentrações médias, nessas duas fases, de 1,74g/dl e 0,1g/dl[20,40] respectivamente. Trata-se de glicoproteína com estrutura molecular especial que lhe confere maior resistência às alterações de pH e à digestão por enzimas proteolíticas. É produzida, em sua maior parte, por células linfoplasmocitárias sensibilizadas, presentes na glândula mamária, oriundas dos tecidos linfóides associados a órgãos maternos como intestinos (GALT) e brônquios (BALT), que são integrantes dos sistemas imunes êntero e broncomamário[12,13,38,45]. A IgA secretória tem a propriedade de se ligar às membranas mucosas, impedindo a aderência dos microrganismos patogênicos. Age ainda por meio da aglutinação de microrganismos e da neutralização de enterotoxinas[12,13,45].

A caseína, proteína láctea encontrada em concentrações variáveis nas diferentes espécies de mamíferos, é altamente resistente ao calor, sofrendo precipitação em pH igual ou inferior a 5 ou por ação enzimática[32]. Existem vários subtipos de caseína, predominando no leite humano as frações beta-caseína (50%) e kappa-caseína (20 a 27%)[32].

Existe acentuada elevação do teor da caseína do leite humano durante a lactação, acompanhada de decréscimo concomitante dos níveis de proteínas do soro. Assim, a relação proteínas do soro/caseína, que é de 90:10 no início da lactação, modifica-se rapidamente no seu decorrer, atingindo valores de 60:40 ou até de 50:50 na fase do leite maduro[32].

A caseína é constituída por um grupo de subunidades que tem a propriedade de formar micelas estáveis com cálcio e fósforo, conferindo a aparência branca ao leite[38]. Tais micelas favorecem o transporte desses minerais em quantidades bem maiores do que seria possível apenas por meio de sua solubilidade. Assim, os conteúdos lácteos de cálcio e fósforo mostram correlação significativa com o teor de caseína[13]. As micelas do leite humano são pequenas, sendo seus coalhos, ou seja, os complexos insolúveis, formados em decorrência da precipitação da caseína, mais tênues e frágeis. Tais características reduzem o tempo de esvaziamento gástrico, contribuindo para a maior digestibilidade do leite humano[38].

A fração glicosilada kappa-caseína parece possuir função estabilizadora da micela, colaborando ainda para a integração entre proteínas e oligossacarídios na atuação como "fator bífido"; esse constitui um fator pré-biótico, ou seja, fator de crescimento para a flora de colonização, formada especialmente por *Lactobacillus bifidus*, *Bifidobacterium bifidum*, *Bifidobacterium infantis* e *Bifidobacterium longum*. O predomínio da flora bífida na luz intestinal propicia a redução do pH intraluminal e o torna incompatível com a proliferação acelerada de bactérias enteropatogênicas[38].

O perfil de aminoácidos do leite humano é bastante adequado às características metabólicas do RN. O recém-nascido, especialmente o pré-termo, revela imaturidade de alguns sistemas enzimáticos, que se traduz por limitada capacidade para a conversão de metionina em cistina (deficiência de cistationase), de fenilalanina em tirosina (deficiência de fenilalanina hidroxilase) e para a oxidação da tirosina (deficiência de tirosina oxidase). O leite humano, com sua menor concentração de caseína, caracteriza-se por possuir elevado teor do aminoácido condicionalmente essencial cistina e menores quantidades de metionina, fenilalanina e tirosina, perfil esse bastante adequado às características metabólicas descritas acima[32,47,50].

Os aminoácidos livres são encontrados em quantidades significantes no leite humano, ao contrário do que ocorre no leite bovino. A taurina, aminoácido condicionalmente essencial para o RN, em especial para o RN pré-termo, exerce importante papel na conjugação de sais biliares, aumentando a absorção lipídica, bem como no transporte de zinco; é encontrada em concentrações elevadas em tecido cerebral, parecendo atuar como neurotransmissor excitatório cerebelar, e ainda em tecido retiniano. A glutamina, também um aminoácido condicionalmente essencial, promove o crescimento de epitélio intestinal, sendo o principal combustível desse órgão durante períodos de estresse[38]. A carnitina, aminoácido também presente na fração solúvel do leite humano, parece não ser sintetizada por RN pré-termo em quantidade suficiente para suas necessidades; daí a importância de sua inclusão na dieta de tais RN. A carnitina tem atuação marcante no metabolismo dos ácidos graxos de cadeia longa, facilitando seu transporte através da membrana mitocondrial, que permite sua oxidação e conversão parcial a cetonas no fígado[8,47].

Os aminoácidos taurina, glutamina e carnitina têm sido acrescentados às fórmulas lácteas destinadas a RN pré-termo, em concentrações semelhantes àquelas do leite humano, na tentativa de reproduzir suas importantes funções[11].

Funções das proteínas e peptídios do leite humano

Nutritivas

Proteínas do soro, caseína. Fornecem peptídios, aminoácidos e nitrogênio para o crescimento do lactente.

Não-nutritivas[8,32,45]

No trato gastrintestinal

■ **Fatores de crescimento** – são hormônios polipeptídicos, tais como o fator de crescimento epidérmico (EGF), o fator de crescimento insulina símile 1 (IGF-1) e os fatores transformadores do crescimento alfa e beta (TGF-α e β). Eles promovem maturação da mucosa gastrintestinal, restringem a penetração de substâncias antigênicas potencialmente lesivas e demonstram ainda atividade antiinflamatória, suprimindo a função linfocitária.

■ **Outros hormônios** – citocinas, prostaglandinas, somatostatina e muitos outros; possuem funções tróficas, imunomoduladoras e antiinflamatórias.

■ **Peptídios** – alguns são derivados da caseína e possuem atividades semelhantes ao ópio e à endorfina (peptídios opióides e beta-casomorfinas), regulando a motilidade gastrintestinal. Outros, como o peptídio inibidor de gastrina, a bombesina, a colecistoquinina e a neurotensina, atuam sobre crescimento, maturação e regulação gastrintestinal.

Como enzimas

O leite humano possui mais de 60 enzimas, muitas das quais com papel fisiológico pouco conhecido. Elas apresentam, de maneira geral, estrutura terciária organizada de forma mais compacta em relação às mesmas enzimas de outras origens; essa característica torna-as mais hidrofóbicas, o que pode explicar a resistência de muitas delas à proteólise no trato gastrintestinal do lactente[9,10]. As enzimas lácteas podem ser divididas em três grupos, de acordo com seu papel fisiológico:

■ **Enzimas com atividade predominante na glândula mamária**[9] – atuam no transporte e síntese de vários componentes do leite humano.

■ **Enzimas com atividade predominante no RN**[9] – atuam na digestão e/ou no metabolismo do RN, podendo ainda contribuir para a atividade antibacteriana do leite humano. As mais conhecidas são as enzimas proteolíticas, as antiproteases, a sulfidril-oxidase, a alfa-amilase, a lipase estimulada por sais biliares, a glicuronidase, a lisozima, as peroxidases e a fosfatase alcalina.

■ **Enzimas lácteas sem função bem definida** – algumas delas podem exercer uma função específica, embora desconhecida, enquanto outras constituem simplesmente um subproduto do metabolismo. Entre as primeiras enquadra-se a desidrogenase láctica (DHL), com todo seu perfil de isoenzimas (DHL-1 a DHL-5). Existem estudos comprovando sua secreção pela glândula mamária e afastando a possibilidade de sua excreção para o leite humano a partir do soro materno[9,10,39]. Tais estudos demonstram ainda valores mais elevados de DHL total em colostro em relação ao leite de transição, sugerindo uma possível adaptação às maiores necessidades metabólicas do RN nos primeiros dias após o parto. Com relação ao perfil isoenzimático, foram verificadas modificações para se adequar às necessidades do metabolismo de carboidratos no período perinatal, com predomínio de um padrão de anaerobiose (níveis maiores de DHL-5) em colostro e evolução progressiva para um padrão de aerobiose (níveis maiores de DHL-1) no leite de transição[9,10,39].

Como agentes antiinfecciosos

■ **Glicoproteínas e glicopeptídios** – estudos recentes têm demonstrado a importância da glicosilação de várias proteínas do leite humano para sua atividade biológica. A ligação a carboidratos torna algumas proteínas mais resistentes à proteólise no trato gastrintestinal do lactente e promove sua atividade antimicrobiana, por meio de inibição da adesão dos microrganismos patogênicos às células epiteliais[32,45]. As principais glicoproteínas presentes no leite humano são a K-caseína, as imunoglobulinas IgG, IgM, IgA e IgA secretória, a lactoferrina, as moléculas de adesão celular solúveis ou seletinas, as mucinas e outras.

■ **Fatores estimuladores da proliferação de colônias de leucócitos** – granulócitos (G-CSF), macrófagos (M-CSF) ou ambos (GM-CSF).

■ **Fibronectina** – substância que facilita a captação de vários tipos de partículas por células fagocitárias mononucleares.

Como agentes imunomoduladores

São substâncias com habilidade potencial ou comprovada para modular a resposta imune do lactente, habilidade essa que se superpõe às suas funções biológicas primárias[32,45]. As principais proteínas com função imunomoduladora são a prolactina, a IgA secretória antiidiotípica (induz resposta imune contra o antígeno original), a lactoferrina, a prostaglandina E_2 e algumas citocinas, tais como as interleucinas-1β, 6 e 10, o fator de necrose tumoral (TNF) e o interferon-γ (IFN-γ).

Como agentes antiinflamatórios

O leite humano é pobre em fatores pró-inflamatórios, mais é muito rico em agentes antiinflamatórios. As principais proteínas com atividade antiinflamatória são a lactoferrina, a lisozima, a IgA secretória, enzimas antioxidantes como a catalase e a glutationa peroxidase, antiproteases como a alfa-1 antitripsina e a alfa-1 antiquimotripsina, a citocina IL-10, fatores de crescimento EGF, TGF-α e β, prostaglandinas E_1 e E_2, a acetil-hidrolase do fator ativador de plaquetas (PAF) e muitas outras[8,32,45].

COMPOSIÇÃO DE CARBOIDRATOS

A lactose constitui cerca de 70% do conteúdo de carboidratos do leite humano; sua concentração no colostro oscila ao redor de 5,3g/dl, elevando-se para 7g/dl no leite maduro[13]. Ela fornece ao redor de 45 a 50% do conteúdo energético total do leite humano. Os outros carboidratos, presentes em concentrações muito inferiores, são representados pela glicose (14mg/dl), galactose (12mg/dl), oligossacarídios complexos (500 a 1.200mg/dl) e glicoproteínas[13,32,39].

A lactose é um dissacarídio e, como tal, necessita da presença de uma dissacaridase, a lactase, para ser hidrolisada em glicose e galactose. Existem evidências de que a alimentação precoce com leite humano estimula a atividade endógena da lactase em RN pré-termo[32,48]. Assim, a ingestão do leite humano pode facilitar a digestão da lactose.

As elevadas concentrações de lactose no leite humano são consideradas de grande importância para o organismo do RN e do lactente, pois seu produto metabólico, a galactose, entra na constituição dos galactolipídios integrantes do sistema nervoso central[13]. Ademais, o alto conteúdo daquele dissacarídio acarreta grande acúmulo de água livre, ou seja, de água, que não precisa ser obrigatoriamente excretada com sais pelos rins; esta constitui uma reserva para a termorregulação, por meio da sudorese, nos lactentes amamentados[32].

Lactentes e RN, inclusive os RN pré-termo, têm capacidade de absorver mais de 90% do conteúdo de lactose do leite humano[48]. A permanência de pequena quantidade do carboidrato na luz intestinal é considerada um efeito fisiológico normal da alimentação com leite humano, resultando em algumas conseqüências benéficas para a criança, tais como[48]:

- eliminação de fezes mais amolesacarídiocidas, reduzindo a incidência de obstipação intestinal;
- promoção do crescimento da flora bacteriana não-patogênica na luz intestinal, em conjunto com o fator bífido, levando à queda do pH local e tornando o ambiente impróprio ao crescimento de bactérias patogênicas[13];
- ação facilitadora sobre a absorção de cálcio e fósforo na luz intestinal, o que poderia auxiliar na prevenção da doença metabólica óssea em RN pré-termo.

A mistura de oligossacarídios complexos presente no leite humano é peculiar, existindo apenas traços desses elementos nos leites de outras espécies de mamíferos[32]. O componente predominante da mistura é a lacto-N-tetraose (50 a 150mg/dl), seguido pelas lacto-N-fucopentaoses I e II. Os elementos citados constituem cerca de 50 a 70% do total de carboidratos lácteos complexos. A quantidade total de oligossacarídios complexos no leite maduro varia de 500 a 800mg/dl, podendo chegar a 1.200mg/dl.

Durante vários anos os oligossacarídios do leite humano foram valorizados apenas por seu papel como fatores de crescimento para a flora de bifidobactérias na luz intestinal de crianças amamentadas. Atualmente, no entanto, existem fortes evidências de que os oligossacarídios livres, bem como as glicoproteínas, seriam inibidores potentes da adesão bacteriana às superfícies epiteliais, etapa inicial dos processos infecciosos. Assim, tais compostos são considerados receptores solúveis de antígenos bacterianos, com estrutura análoga à dos carboidratos de células epiteliais superficiais. Especula-se ainda a respeito de sua função como ligandinas para seletinas que promovem a interação entre leucócitos e endotélio, na fase inicial das reações inflamatórias[32,48].

COMPOSIÇÃO LIPÍDICA

As gorduras constituem a maior fonte de energia do leite humano. Seu conteúdo no leite maduro varia entre 3 e 4g/dl, aproximadamente 45 a 55% do valor calórico total; já o colostro possui concentração lipídica algo menor, em torno de 1,8 a 2,9g/dl, que se eleva para valores intermediários (2,9 a 3,6g/dl) no leite de transição[13].

As células mamárias alveolares sintetizam a gordura láctea, sendo tal síntese estimulada pelo esvaziamento da mama, especialmente através da amamentação, e ainda pela prolactina, secretada no lobo anterior da hipófise. A maior proporção da gordura láctea é formada a partir dos lipídios circulantes, derivados da dieta e/ou dos depósitos maternos. Ademais, parte da gordura do leite humano pode ser sintetizada "de novo" na glândula mamária a partir da glicose, resultando na formação dos ácidos graxos saturados com 10 a 14 átomos de carbono[45]. A proporção desses ácidos graxos com cadeia média e intermediária aumenta quando a nutriz consome uma dieta pobre em gorduras e com elevado teor de carboidratos.

As células alveolares secretam os lipídios para a luz do alvéolo sob a forma de glóbulos de gordura. Esses contêm uma região central hidrofóbica, formada por triglicerídios, ésteres colesteril e retinil, e uma membrana constituída por fosfolipídios, proteínas, colesterol e enzimas. Alguns desses compostos são bipolares, estando localizados na interface óleo-água para possibilitar a estabilidade da emulsão de gordura no veículo lácteo aquoso[45].

Os triglicerídios constituem cerca de 98% do teor de gorduras do leite humano, correspondendo o restante a pequenas quantidades de fosfolipídios (0,7%), colesterol (0,5%) e produtos da lipólise, tais como ácidos graxos livres, mono e diacilgliceróis[45].

Os lipídios do leite humano são facilmente digeríveis e absorvíveis em decorrência da ação combinada de vários fatores, tais como a organização do glóbulo de gordura, a composição de ácidos graxos e o comprimento de suas cadeias, a distribuição dos ácidos graxos na molécula do triglicerídio e as atividades enzimáticas complementares[13,48]. A maioria dos triglicerídios do leite humano exibe o palmitato na posição 2. Tal distribuição de ácidos graxos complementa a ação das lipases, que hidrolisam preferencialmente aqueles nas posições 1 e 3; o ácido palmítico mantém-se primariamente como 2-monoglicerídios, cuja absorção é facilitada por suas maiores polaridade e hidrossolubilidade em relação ao ácido palmítico livre.

Existem duas lipases no leite humano, cujas quantidades são suficientes para hidrolisar 30 a 40% dos triglicerídios em 2 horas, complementando a ação das lipases gástrica e pancreática. A mais importante delas, a lipase estimulada por sais biliares, depende da presença de pequenas quantidades desses sais para participar da digestão intestinal dos lipídios lácteos, sendo ativa mesmo em RN pré-termo[13,48]; não se deve esquecer, porém, que tal enzima é termolábil, verificando-se redução significativa de sua atividade no leite humano pasteurizado. A outra é uma lipase lipoprotéica com ação na glândula mamária, facilitando a captação e a hidrólise das lipoproteínas provenientes do plasma para o leite humano[45].

Os principais ácidos graxos existentes no leite humano restringem-se àqueles com cadeias de 12 a 18 carbonos, ou seja, ácidos láurico, mirístico, palmítico, palmitoléico, esteárico, oléico, linoléico e linolênico. Os ácidos linoléico e linolênico, considerados ácidos graxos essenciais, são precursores dos ácidos graxos poliinsaturados de cadeia longa (LC-PUFA), a saber: ácidos aracquidônico e docosa-hexaenóico. Estes, sendo componentes dos fosfolipídios das membranas celulares, exercem importante papel no crescimento, no desenvolvimento do sistema nervoso, por meio da mielinização, e também na função retiniana[13,19,48]. Ademais, são precursores dos mediadores inflamatórios, como prostaglandinas, prostaciclinas, tromboxanos e leucotrienos[19].

O RN pré-termo, em especial aquele de muito baixo peso, possui capacidade limitada para sintetizar os LC-PUFA a partir de seus precursores, de onde se infere a importância de sua oferta a partir do leite humano[19].

Dentre os esteróis detectados no leite humano, o colesterol representa 90,1% e suas concentrações lácteas, maiores no colostro, oscilam em torno de 10 a 20mg/dl[15,16,45].

Ao nascer, os RN alimentados com leite humano recebem cerca de 50% das necessidades de colesterol por essa via, devendo os restantes 50% ser sintetizados pelo organismo (fígado e tecido gorduroso). Os lactentes consomem quantidades relativamente grandes de colesterol através do leite humano (25mg/kg/dia) quando comparados com os adultos (4,3mg/kg/dia)[15,16,45]. Os maiores níveis séricos de colesterol durante a fase de lactação parecem ser importantes para induzir a maturação dos sistemas enzimáticos que metabolizam tal lipídio, podendo influenciar a capacidade futura de regulação de suas concentrações plasmáticas e auxiliar na prevenção da doença aterosclerótica[15,16]. O colesterol é necessário ainda para a mielinização do sistema nervoso, para a produção de hormônios esteróides, de ácidos biliares e também da vitamina D.

Quanto aos fosfolipídios do leite humano, suas concentrações, na fase do leite maduro, variam em torno de 25mg/dl, sendo mais elevadas no colostro[45]. As principais classes de fosfolipídios lácteos são representadas por esfingomielina (30-37%), fosfatidilcolina (26%), fosfatidiletanolamina (27%), fosfatidilserina (8%) e fosfatidilinositol (6%)[45]. Sendo tais compostos substâncias bipolares, agem especialmente como emulsificantes, auxiliando a estabilização da emulsão de glóbulos. Como os fosfolipídios constituem importante fonte de LC-PUFA, a queda de seus níveis lácteos durante o primeiro mês de lactação é acompanhada por redução correspondente do conteúdo de tais ácidos graxos.

A composição nutricional do leite humano, especialmente em relação ao componente lipídico, apresenta variações biológicas inerentes ao processo da lactação[7,15,25,27]. Durante a mamada existe uma elevação significativa do conteúdo de gorduras, possuindo o leite final ou posterior por volta de três vezes a concentração lipídica do leite inicial ou anterior. Não foram detectadas alterações nos valores de ácidos graxos entre o início e o fim da mamada. Essas diferenças entre os leites inicial e final poderiam ser decorrentes do fenômeno mecânico de adsorção dos glóbulos de gordura à superfície secretora e aos ductos dos alvéolos mamários, resultando em sua liberação tardia durante a mamada[15]. Foram demonstradas ainda variações do volume de leite e de sua concentração lipídica durante o período de 24 horas[15,25,27]. O volume mostrou-se significativamente maior na mamada das 6 horas, manteve-se constante durante o dia e diminuiu na mamada das 22 horas. Já o conteúdo de gorduras apresentou seu menor valor às 6 horas (2 a 3g%), com pico entre 10 e 14 horas (cerca de 4g%) e posterior manutenção em valores intermediários.

Foi demonstrado que a síntese lipídica na glândula mamária está sob o controle da prolactina, hormônio cuja secreção é estimulada pela sucção do RN[27]. Existe considerável elevação de seus níveis sangüíneos entre o início e o fim da mamada, o que poderia estar relacionado com a maior quantidade de gorduras presente no leite posterior. Sabe-se ainda que sua secreção obedece a um ritmo circadiano, talvez o fator responsável pelas variações do conteúdo lipídico no decorrer do dia. As flutuações na composição de gorduras do leite humano poderiam ainda ter um significado fisiológico, permitindo ao RN desenvolver mecanismos de percepção de diferentes sabores, bem como de controle do apetite e da sede[27].

COMPOSIÇÃO MINERAL

O conteúdo mineral do leite humano representa cerca de um terço daquele observado no leite bovino, sendo a concentração no colostro superior à do leite maduro. Esses níveis parecem ser, na maioria das vezes, suficientes para a nutrição do RN e não resultam em sinais ou sintomas de intolerância.

Os macrominerais do leite humano incluem sódio, potássio, cloreto, cálcio, magnésio, fósforo e sulfato. O fator responsável pelas maiores variações nos níveis lácteos desses macrominerais é o tempo de lactação: enquanto os conteúdos de sódio e cloreto diminuem com o passar dos meses, aqueles de potássio, cálcio, fósforo e magnésio se elevam[45].

Sódio

Sua concentração no leite humano maduro, cujo valor corresponde a um terço daquele existente na fase de colostro, oscila ao redor de 7mEq/l; esses níveis são geralmente suficientes para preencher as necessidades dos RN de termo.

Os RN pré-termo, especialmente os de muito baixo peso, não possuem mecanismos bem desenvolvidos para a conservação de sódio, sendo sua fração de excreção elevada nos primeiros 10 a 14 dias após o nascimento. Assim, o conteúdo do mineral existente no leite humano pode resultar em uma entidade conhecida como "hiponatremia verdadeira do RN pré-termo extremo". O leite produzido por mães de RN pré-termo contém mais concentrações de sódio durante o primeiro mês de lactação, mas, mesmo assim, são insuficientes para as elevadas necessidades desses RN, sendo necessária a suplementação[5,11,13,48].

Níveis elevados de sódio e cloreto podem ser observados no leite de nutrizes com mastite, com valores maiores naquele proveniente da mama mais afetada. Concentrações mais altas desses minerais são também características das fases de pré-colostro, colostro inicial e involução da lactação. Em todas essas situações, as vias paracelulares existentes entre as células mamárias alveolares estão permeáveis, possibilitando a entrada de componentes do fluido extracelular nos espaços alveolares[25].

Potássio

Seus níveis no colostro são um pouco maiores em relação aos observados no leite maduro, sendo esses últimos da ordem 14mEq/l. Tal concentração se eleva no decorrer da lactação, sendo seus valores, em qualquer fase, adequados às necessidades dos RN de termo e pré-termo[45].

Cálcio e fósforo

Tanto o colostro como o leite maduro contém aproximadamente 28 a 33mg/dl de cálcio e 13 a 15mg/dl de fósforo. Essas quantidades são suficientes para que o RN de termo em aleitamento materno exclusivo apresente crescimento adequado, sem sinais de deficiência ou alterações esqueléticas[6,13,45].

O cálcio, bem como o magnésio, estão ligados ao fosfato nas micelas de caseína, o que contribui para o transporte dos minerais em quantidade maior do que seria possível através de sua solubilidade. O cálcio também se encontra no leite humano sob a forma ionizada, constituindo vários compostos como citrato e fosfato[13,27,45]. Assim, a concentração láctea desse mineral provavelmente varia em função dos conteúdos de citrato e caseína; sabe-se que os níveis de cálcio, magnésio e fósforo elevam-se no leite humano de acordo com o tempo de lactação, acompanhando a ascensão do teor de caseína[45].

O leite produzido por mães de RN pré-termo contém as mesmas quantidades de cálcio e fósforo em relação ao produzido por mães de RN de termo[14,48]. Considerando-se uma ingestão láctea média de 150 a 200ml/kg/dia, obteremos uma oferta aproximada de 45-60mg/kg/dia de cálcio e 22-30mg/kg/dia de fósforo; esses valores são insuficientes para satisfazer as necessidades nutricionais de RN pré-termo, especialmente daqueles de muito baixo peso, que devem ser comparáveis à incorporação intra-uterina do terceiro trimestre da gestação (130 a 150mg/kg/dia de cálcio e 75 a 85mg/kg/dia de fósforo)[4,14]. Assim, a ingestão de leite humano não-suplementado predispõe à chamada "doença metabólica óssea" nesses RN. Estudos de composição do leite humano em nutrizes que utilizaram suplementação de cálcio (até 1.000mg/dia) não detectaram elevação de seus níveis lácteos e tampouco menor incidência de alterações esqueléticas em RN pré-termo[45,48].

Magnésio

Suas concentrações em colostro e leite maduro são semelhantes, oscilando ao redor de 2,5 a 3,3mEq/l. Não se observa hipomagnesemia em RN de termo em aleitamento materno exclusivo. Nos RN de muito baixo peso, porém, alguns autores detectaram retenção inadequada de magnésio quando eles foram alimentados com leite humano da própria mãe não-suplementado[4]. Segundo tais autores, os pequenos prematuros nascem com reservas especialmente baixas desse íon, uma vez que seu depósito intra-uterino é formado no terceiro trimestre da gestação. Não existe, no entanto, unanimidade entre os pesquisadores a respeito da necessidade de suplementação de magnésio para RN de muito baixo peso alimentados com leite humano[48].

Microminerais, elementos-traço ou oligoelementos

São substâncias que entram na composição de porção inferior a 0,01% da massa corpórea[45]. São elas: zinco, cobre, ferro, manganês, selênio, iodeto, fluoreto, molibdênio, cobalto, crômio, níquel e cádmio.

As concentrações de **zinco** no leite humano demonstram queda progressiva no decorrer da lactação, com valores aproximados de 500 a 900mcg/dl nos três primeiros dias de colostro, que caem para cerca de 250 a 400mcg/dl no início da fase de leite maduro e para 80 a 100mcg/dl após quatro a sete meses. A vasta maioria dos RN de termo em aleitamento materno exclusivo não manifesta deficiência desse mineral. Isso se deve a sua elevada biodisponibilidade, graças à presença, no leite humano, de uma molécula de baixo peso molecular que funciona como ligante do mineral, aumentando sua absorção a partir do trato gastrintestinal[13,17,21,22,52].

Foram descritos, porém, alguns casos de deficiência transitória e sintomática de zinco em RN de termo em aleitamento materno exclusivo[5,13]. As concentrações desse elemento no leite de suas mães revelaram-se anormalmente baixas, não sendo corrigidas pela suplementação materna com sulfato de zinco. Esses dados sugerem a presença de uma falha no processo de transferência do zinco do sangue para o leite humano.

O RN de muito baixo peso em aleitamento materno é predisposto à deficiência de zinco, provavelmente em decorrência das reservas insuficientes, da queda progressiva dos níveis lácteos no decorrer da lactação, das perdas fecais excessivas e das maiores necessidades para o crescimento[13]. Segundo alguns autores, os níveis de zinco recomendados na dieta (500mcg/kg/dia) para se atingir a incorporação semelhante à intra-uterina só são conseguidos por meio da suplementação do leite humano, porém, não existe unanimidade entre os pesquisadores a respeito da necessidade de tal rotina[47,48].

Quanto aos níveis de **cobre** do leite humano, seus valores são um pouco superiores no colostro em relação ao início da fase de leite maduro, mantendo-se, a partir daí, relativamente constantes. Tais valores são suficientes para preencher as necessidades do RN de termo em aleitamento materno exclusivo. No que se refere aos RN de muito baixo peso, a oferta recomendada é de aproximadamente 100mcg/kg/dia, que nem sempre pode ser fornecida pelo leite humano não-suplementado. Esses RN nascem com reservas hepáticas de cobre diminuídas e apresentam, com freqüência, perdas fecais excessivas; disso resulta maior suscetibilidade à deficiência do mineral durante a fase do crescimento rápido[5]. Não existe, no entanto, unanimidade entre os autores a respeito da necessidade de suplementação de cobre para RN de muito baixo peso em aleitamento materno exclusivo[47,48].

Com relação às concentrações de **ferro** existentes no leite humano, mais elevadas no início da lactação, elas parecem ser suficientes para RN de termo, pois raramente se observa anemia ferropriva nesses RN quando em aleitamento materno exclusivo. Isto acontece em decorrência da grande biodisponibilidade do ferro do leite humano, pois sabe-se que seu conteúdo, em valor absoluto, é baixo. Tal biodisponibilidade pode resultar de seu menor conteúdo de proteínas e fósforo, bem como dos maiores níveis de lactose e vitamina C em relação ao leite bovino[52]. O baixo teor de ferro no leite humano é desejável para permitir que a lactoferrina permaneça, em sua maior parte, sob forma insaturada, mantendo suas propriedades bacteriostáticas[32,52].

Foi demonstrado um efeito inibitório dos alimentos sólidos sobre a absorção do ferro proveniente do leite humano, sugerindo necessidade de suplementação do mineral, em quaisquer lactentes em aleitamento materno, no momento da introdução de tais alimentos[6,52].

Quanto aos RN pré-termo, especialmente aqueles de muito baixo peso, sabe-se que seus depósitos de ferro ao nascimento são escassos; ademais, as várias colheitas sangüíneas a que são submetidos contribuem para a depleção do mineral. Dessa forma, tais RN, ao atingirem a idade pós-conceptual correspondente ao termo, deverão necessitar de suplementação de ferro para evitar a anemia ferropriva no final do primeiro ano de vida, tendo em vista a baixa concentração láctea do mineral[6,52].

A concentração de **flúor** no leite humano é baixa, mesmo em áreas contendo água fluorada (0,4 a 1,5mcg/dl no leite maduro)[45]. Sabe-se ainda que lactentes em aleitamento materno exclusivo não ingerem água. Alguns autores recomendam, pois, suplementação com 0,25mg/dia para tais crianças nos primeiros seis meses, enquanto outros preferem iniciá-la após o sexto mês e apenas em locais onde a água não é fluorada[52].

Quanto aos níveis de **iodeto** no leite humano, sua variação é pequena entre as fases de lactação, correspondendo a 12mcg/dl no colostro e a aproximadamente 7 a 14mcg/dl no leite maduro. Sua concentração láctea, no entanto, oscila bastante de acordo com a dieta materna e com a região geográfica; em áreas com baixo conteúdo dietético de iodeto, o teor láctico do mineral chega a cerca de 1,5mcg/dl, enquanto naquelas em que a quantidade de iodo na alimentação é mais adequada a concentração láctea atinge valores de até 15mcg/dl[41]. Não se descreve deficiência desse mineral nos lactentes em aleitamento materno exclusivo.

As concentrações lácteas de **manganês** oscilam entre 0,2 e 0,6mcg/dl, tanto em colostro como no início da fase de leite maduro, e seus níveis tendem a cair no decorrer da lactação[45]. A biodisponibilidade do mineral no leite humano é elevada graças à presença de vários tipos de ligandinas, que favorecem a absorção do oligoelemento a partir do trato gastrintestinal[41].

O **selênio** é um elemento-traço essencial para a atividade da enzima glutationa peroxidase, com ação antioxidante complementar à da vitamina E. Sua concentração no leite humano é elevada no início da lactação (4mcg/dl), em associação à fração protéica; os níveis lácteos decaem com o passar dos meses, sendo variáveis de acordo com a região geográfica e com a dieta materna (0,7 a 3,3mcg/dl)[41]. Existe uma forte correlação entre o conteúdo láctico de selênio, a atividade da enzima glutationa peroxidase no leite humano e os níveis sangüíneos do mineral no lactente[41]. Esses costumam ser suficientes para RN de termo, sendo bastante rara a deficiência do mineral em RN pré-termo[1,37].

Com relação aos demais oligoelementos, seus níveis lácteos costumam ser suficientes para a nutrição dos RN de termo ou pré-termo. Em leite maduro, as concentrações de **molibdênio** oscilam entre 0,1 e 0,2mcg/dl; as de **cobalto**, entre 0,01 e 0,02mcg/dl; as de **crômio**, entre 0,02 e 0,04mcg/dl; e as de **níquel**, entre 0,05 e 0,2mcg/dl. A nutriz que fuma cerca de 20 cigarros por dia possui nível láctico de **cádmio** equivalente ao dobro daquele observado em nutrizes não-fumantes. O leite humano possui ainda pequenas quantidades de **radioisótopos**, que resultam de vários eventos atômicos[45].

COMPOSIÇÃO VITAMÍNICA

O conteúdo vitamínico do leite humano é afetado por vários fatores, dos quais o mais importante é o estado nutricional materno. Em geral, quando a oferta materna de vitaminas é baixa, seus níveis lácteos são também baixos e respondem à suplementação; quando, no entanto, a oferta materna é elevada, as concentrações lácteas aproximam-se de um valor máximo constante, sendo menos responsivas à suplementação[41].

Os RN de termo, de mães eutróficas e com dieta adequada, parecem possuir, ao nascimento, reservas suficientes de vitaminas, com possível exceção da vitamina K. O leite humano pode preencher suas necessidades, desde que sejam ingeridos 750 a 1.000ml por dia.

Vitaminas hidrossolúveis

A maioria das vitaminas hidrossolúveis tem concentrações baixas no colostro, que aumentam no decorrer da lactação[13]. A **vitamina B₂** (riboflavina) pode fugir a essa regra, pois seu nível lácteo, bastante influenciado pela dieta materna, costuma ser elevado no início da lactação e decair durante os meses seguintes.

A suplementação vitamínica materna, conforme citado anteriormente, só aumenta a concentração láctea em mães com oferta insuficiente de tais substâncias; constituem exceções as **vitaminas B₁₂** e a **niacina**, cujo incremento na ingestão materna pode elevar os níveis lácteos mesmo em mães com concentrações orgânicas adequadas[41,45]. Podem ser detectados sinais clínicos de deficiência de vitamina B₁₂ nos lactentes em aleitamento materno exclusivo cujas mães sejam vegetarianas estritas; tal deficiência resulta, muitas vezes, em lesão neurológica grave e permanente[41,45]. Assim, deve-se indicar suplemento de vitamina B₁₂ para tais nutrizes.

As concentrações lácteas de **vitamina B₆** (piridoxina) podem estar drasticamente reduzidas em mães com história de utilização prolongada de contraceptivos orais[41].

A **vitamina C** e o **ácido fólico** são termolábeis, sofrendo inativação no leite humano pasteurizado.

Vitaminas lipossolúveis

Suas concentrações são geralmente mais elevadas no colostro, sofrendo queda progressiva com o transcorrer da lactação[41,45].

Enquanto os níveis lácteos das vitaminas hidrossolúveis são largamente influenciados pela dieta materna recente, seus teores parecem refletir em especial os depósitos vitamínicos maternos, resultantes dos padrões dietéticos anterior e habitual[2,41,42].

O termo **vitamina A** compreende uma família de compostos relacionados, muitos dos quais estão presentes no leite humano, tais como ésteres retinil, retinol e betacaroteno. O conteúdo lácteo de retinol livre é muito baixo, pois mais de 95% da vitamina A do leite humano está presente sob a forma de ésteres retinil[41,45].

O leite produzido por nutrizes eutróficas contém concentração adequada de vitamina A, enquanto aquele produzido por mulheres desnutridas fornece quantidade insuficiente da substância para o lactente. O conteúdo lácteo é pouco influenciado por oferta diária inferior a 15mg, mas a ingestão superior a 15mg por dia resulta em elevação acentuada de seu valor[41,45]. Foi descrita maior freqüência de infecções respiratórias e gastrintestinais em lactentes com concentrações séricas de vitamina A inferiores a 30mcg/dl. Vários autores recomendam suplementação da vitamina A para RN pré-termo devido a seus baixos depósitos ao nascimento, suas elevadas velocidades de crescimento e ainda à absorção gastrintestinal reduzida das vitaminas lipossolúveis[4,45]; particularmente nos RN de muito baixo peso, a vitamina A está relacionada à prevenção da doença pulmonar crônica.

Os níveis dessa vitamina no leite produzido por mães de RN pré-termo são superiores àqueles existentes no leite das nutrizes mães de RN de termo a partir do sexto dia pós-parto, mantendo-se mais elevados até o 37º dia e decaindo no decorrer da lactação[11,41,42].

A **vitamina E** inclui um grupo de compostos com vários graus de atividade biológica, dos quais o mais ativo é o alfa-tocoferol. Age primariamente como antioxidante, promovendo a remoção dos radicais livres e protegendo as membranas celulares contra a peroxidação dos LC-PUFA[45]. Sua deficiência, especialmente em RN pré-termo, pode resultar em anemia hemolítica, sendo seu nível sérico parcialmente relacionado às concentrações de LC-PUFA, ferro e selênio[41,45].

O leite humano maduro contém níveis adequados de vitamina E para o RN de termo, mas tais concentrações podem ser insuficientes para os RN pré-termo. Existe grande variação individual de seu conteúdo lácteo; ademais, os níveis no leite humano dependem do estágio da lactação, sendo mais elevados no colostro e decaindo durante as semanas seguintes. No leite produzido por mães de RN pré-termo, a concentração de vitamina E é estável durante todo o primeiro mês de lactação[4,42,45].

A suplementação das nutrizes com quantidades moderadas de vitamina E não altera seus níveis lácteos, o que só ocorre com grandes quantidades da substância na dieta materna[41,45]. A concentração adequada dessa vitamina no leite produzido por nutrizes carentes sugere mobilização dos depósitos maternos durante a lactação, assegurando suprimento adequado ao lactente[17,45].

As **vitaminas D₂** (ergocalciferol) e **D₃** (colecalciferol) são convertidas a seus metabólitos ativos, 25-OH colecalciferol e 1,25-(OH)₂ colecalciferol, respectivamente, no fígado e nos rins. Tais compostos têm papel fundamental no metabolismo de cálcio e fósforo e no processo de mineralização óssea. A vitamina D pode ainda ser sintetizada de forma endógena, na epiderme, por ação da luz solar.

A concentração de vitamina D no leite humano é baixa; assim, RN e lactentes em aleitamento materno exclusivo não recebem quantidade suficiente para prevenir o raquitismo e assegurar a mineralização óssea adequada. A suplementação da dieta materna só resulta em níveis lácteos satisfatórios na dose diária de 2.000UI, muito além da recomendada para nutrizes[45]. Tendo em vista a dificuldade de se quantificar a exposição à luz solar, recomenda-se a suplementação de todos os RN e lactentes, de termo ou pré-termo, com 400 a 800UI por dia de vitamina D[4,41,42,45].

Existem diferentes compostos naturais com atividade da **vitamina K:** a K_1 (filoquinona) é a forma predominante na dieta, enquanto a K_2 (menaquinona) é sintetizada por bactérias presentes na luz intestinal. Sua função principal é a síntese de proteínas relacionadas ao fenômeno da coagulação sangüínea[23,45].

A vitamina K está presente em concentrações semelhantes no colostro e no leite maduro, permanecendo estável durante os seis primeiros meses de lactação[45].

Lactentes em aleitamento materno exclusivo não atingem níveis adequados de vitamina K em seu organismo, estando mais propensos à doença hemorrágica. Os níveis lácteos de vitamina K são insuficientes para impedir o desenvolvimento de deficiência após dois meses de lactação, mesmo em crianças que recebam tal vitamina por via intramuscular ao nascimento. Assim, tem-se recomendado repetição da dose em RN de termo para a prevenção da doença hemorrágica[23,41,45].

Não existe relação entre a oferta dietética materna insuficiente em vitamina K e seu conteúdo no leite humano; os níveis lácteos só se elevam com suplementação materna em doses muito acima das recomendadas (5mg de filoquinona por dia durante 12 semanas)[23].

A tabela 5.1 mostra a composição aproximada do leite humano nas suas três fases, ou seja, colostro, leite de transição e leite maduro.

CONDIÇÕES QUE ALTERAM A COMPOSIÇÃO DO LEITE HUMANO

A composição do leite humano pode variar de acordo com diversos fatores, conforme já mencionado em outros locais deste capítulo. As principais condições que podem ser responsabilizadas por alterações na composição láctea são as que seguem:

Estágio da lactação

A fase de **colostro** vai até o sétimo dia de lactação, vindo a seguir a fase de **leite de transição** e por fim a do **leite maduro,** produção láctea a partir do 15º dia pós-parto. O colostro difere do leite maduro por apresentar maiores níveis de proteínas, minerais e vitaminas lipossolúveis, menores concentrações de lactose, gorduras e vitaminas do complexo B, bem como menor conteúdo calórico (58kcal/100ml). Possui ainda quantidade muito superior de fatores tróficos gastrintestinais e de defesa[36,43].

Rotina da amamentação

As variações **durante a mamada** são mais acentuadas para o componente lipídico e para as substâncias lipossolúveis, como vitamina A e zinco. A concentração de gorduras no **leite posterior** chega a ser cinco vezes maior em relação à do leite anterior. Quanto às variações **no decorrer do dia,** as mães de nossa região costumam apresentar menor concentração de gorduras no leite produzido logo no período da manhã (mamada das 6:00 horas)[14,24,36,43].

Pode haver variações na composição do leite maduro **durante o curso da lactação;** assim, alguns nutrientes, como proteínas e minerais, apresentam queda de 10 a 30% em sua concentração durante o primeiro ano, atingindo, a seguir, um platô. O nível lácteo de zinco pode, porém, evoluir com maior decréscimo, enquanto a concentração de sódio, ao contrário, varia muito pouco. As concentrações de lactose e gorduras elevam-se no decorrer da lactação, acompanhando o desenvolvimento do intestino e a ascensão concomitante das atividades da lactase e da lipase[24,36,43].

Idade e paridade maternas

Existem estudos mostrando que mães mais jovens e primíparas apresentam níveis lácteos maiores de vários componentes, como gorduras, proteínas totais e imunes, minerais e oligoelementos, enquanto nutrizes mais velhas e com elevada paridade tendem a produzir leite de pior qualidade[14,24,36,43]. Estudos realizados por Gouvêa et al. (1996 e 1998) demonstraram maior conteúdo de minerais e oligoelementos no colostro de nutrizes adolescentes com idade inferior a 17 anos[21,22].

Estação do ano

Propiciam variações nas concentrações lácteas de vários nutrientes, em especial nas de gorduras, proteínas imunes e vitaminas hidrossolúveis (com destaque para a vitamina C). Tais variações estão relacionadas basicamente a alterações na dieta materna e/ou no comportamento em relação à amamentação[24,36].

Região

Variações nos hábitos alimentares e nas condições ambientais podem resultar em diferenças na composição láctea, especialmente nas concentrações de proteínas, minerais, vitaminas e oligoelementos, entre nutrizes pertencentes a diferentes grupos socioeconômicos, geográficos e étnicos[26,36,43].

Dieta materna

Pode ocasionar variações em alguns componentes lácteos menores, mas não nos macronutrientes. Assim, o conteú-

Tabela 5.1 – Composição nutricional do leite humano em suas três fases.

Componente	Colostro	Leite de transição	Leite maduro
Água (g/dl)	87,2	86,4	87,6
Energia (kcal/dl)	58	74	71
Sólidos totais (g/dl)	12,8	13,6	12,4
Minerais	0,33	0,24	0,21
Gorduras	1,85-2,9	2,9-3,6	3,0-3,8
Lactose	5,3	6,6	7,0
Proteínas totais	2,7	1,6	1,2
Frações protéicas (g/dl)			
Caseína	1,2	0,7	0,25
Lactalbumina	*	0,8	0,3
Lactoglobulina	zero	zero	zero
Minerais			
Sódio (mEq/l)	21	13	7
Potássio (mEq/l)	19	16	14
Cloreto (mEq/l)	26	15	12
Cálcio (mg/dl)	31-32	29-34	28-33
(mEq/l)	15,5-16	14,5-17	14-16,5
Magnésio (mg/dl)	3-4	2,7-4	3-4
(mEq/l)	2,5-3,3	2,2-3,3	2,5-3,3
Fósforo (mg/dl)	12-14	15-17	13-15
Sulfato (mg/dl)	22	20	14
Ferro (mg/dl)	0,09	0,04	0,07-0,15
Iodo (mg/dl)	0,012	0,002	0,007-0,014
Cobre (mg/dl)	0,05-0,08	0,05	0,02-0,04
Zinco (mg/dl)	0,50-0,96	0,32-0,46	0,25-0,37
Aminoácidos			
Arginina (mg/dl)	75	63	51
Cistina (μmol/dl)	2,7	2,9	3,1
Histidina (mg/dl)	41	38	23
Isoleucina (mg/dl)	101	97	80
Leucina (mg/dl)	165	151	161
Lisina (mg/dl)	117	112	79
Metionina (mg/dl)	25	24	23
Fenilalanina (mg/dl)	70	62	64
Tirosina (mg/dl)	*	*	62
Tireonina (mg/dl)	85	78	62
Triptofano (mg/dl)	32	28	22
Valina (mg/dl)	117	105	90
Taurina (μmol/dl)	36	27	34
Ácidos graxos (% do total)			
Total saturado**	47,7	*	48,2
Láurico	0,9	*	4,7-5,5
Mirístico	2,8	*	7,9-8,5
Palmítico	24,6	*	23,2-26,7
Esteárico	9,9	*	6,9-8,3
Total insaturado	52,2	*	51,8
Palmitoléico	1,8	*	3,0-3,4
Oléico	36,0	*	36,5-37,5
Linoléico	7,5-14,7	*	10,7
Linolênico	0,3-0,6	*	0,4-1
Aracquidônico	*	*	0,5
Docosa-hexaenóico	*	*	0,2-1,9
Vitaminas			
A (mcg/dl)	161	88	53
Carotenóides (mcg/dl)	137	38	27
B_1 (mcg/dl)	1,9	5,9	16
B_2 (mcg/dl)	30,2	36,9	43
Niacina (mcg/dl)	*	*	172
B_1 (mcg/dl)	1,7	3,5	11
Ácido fólico (mcg/dl)	*	*	4-5
B_2 (mcg/dl)	0,05	*	0,18
C (mg/dl)	7,2	7,1	4,30
D (UI/dl)	*	*	0,4-10,0
E (mg/dl)	1,5	0,68	0,46
K (mcg/dl)	*	*	1,5

* Dados não disponíveis.   ** A composição de ácidos graxos é variável de acordo com a dieta materna.

do calórico, as concentrações de gorduras totais, carboidratos, proteínas totais, minerais e vitaminas lipossolúveis não mostram alterações significativas de acordo com a dieta materna recente; seus valores relacionam-se primordialmente aos depósitos maternos, ou seja, à dieta anterior e habitual. Já a composição de ácidos graxos, bem como os conteúdos lácteos de selênio e iodeto sofrem variações mais amplas com a dieta materna recente e, portanto, dentro de um curto período de tempo[1,2,14,24,36].

Gouvêa (1998) encontrou maior conteúdo dos oligoelementos cobre, ferro e principalmente zinco no colostro de nutrizes com menor nível socioeconômico, demonstrando mais uma vez a capacidade de adaptação da composição láctea às maiores necessidades do RN[21].

Estado nutricional materno

Estudos recentes não conseguiram demonstrar nenhuma relação convincente entre o estado nutricional materno, avaliado pelo índice de massa corpórea, e a composição do leite humano; tampouco houve relação desse índice com o conteúdo energético lácteo ou com o volume produzido. A nutriz mobiliza nutrientes de seu próprio organismo para priorizar sua produção láctea; dessa forma, a concentração dos nutrientes é preservada, exceto a de lipídios e vitaminas lipossolúveis nos casos de desnutrição materna grave[14,26,29,43,49].

Gouvêa (1998) demonstrou maiores concentrações de zinco, cobre e em especial de ferro no colostro de mães desnutridas, enfatizando novamente a capacidade de adaptação da composição láctea a situações adversas[21].

Diferenças individuais

Podem ser bastante significativas, tanto em relação aos macro como aos micronutrientes e ao volume lácteo produzido[3,36,43].

Adequação do peso de nascimento à idade gestacional

Nas décadas de 1980 e 1990 foram publicados vários estudos mostrando a maior concentração de alguns nutrientes no leite produzido por mães de **recém-nascidos pequenos para a idade gestacional,** em relação àquele produzido por mães de recém-nascidos adequados para a idade gestacional, como proteínas totais e imunes, sódio, fósforo, ácidos graxos insaturados e essenciais. Esses achados parecem refletir a adequação às maiores necessidades energéticas e de crescimento desses RN[14,24].

Idade gestacional

A partir de 1978, vários estudos têm mostrado a maior concentração de alguns nutrientes no leite produzido por mães de RN pré-termo durante as primeiras quatro a seis semanas de lactação, destacando-se os teores de nitrogênio total e proteínas, fatores de defesa, energia e lipídios, triglicerídios de cadeia média, LC-PUFA, sódio, cloro e vitaminas lipossolúveis[3,14,48]. Tais características vêm de encontro às maiores necessidades nutricionais e de defesa antiinfecciosa do RN pré-termo, particularmente daquele de muito baixo peso, no primeiro mês de vida.

Deve-se ressaltar que todas essas variações na composição do leite humano ocorrem dentro dos limites aceitáveis para a nutrição adequada dos RN e lactentes, proporcionando-lhes ótimos crescimento e desenvolvimento. Ademais, as propriedades antiinfecciosas, imunomoduladoras, tróficas e antioxidantes conferem ampla superioridade ao leite humano para a nutrição de RN de termo e pré-termo, fornecendo considerável proteção contra afecções como enterocolite necrotizante e retinopatia da prematuridade. Com relação ao desenvolvimento neurológico, estudos demonstram maior coeficiente intelectual aos 8 anos de idade em RN pré-termo que receberam leite materno no início da vida por pelo menos quatro semanas, sendo esse efeito dose-dependente. Não se pode deixar de mencionar ainda o importante papel do aleitamento materno na formação do vínculo mãe-filho e na prevenção de doenças futuras, tais como afecções cardiovasculares, atópicas e alérgicas, auto-imunes, obesidade e muitas outras[31,33,36,46,48].

Dessa forma, a equipe multidisciplinar da Unidade Neonatal não deve poupar esforços para orientar, incentivar e promover o aleitamento materno durante a internação e no decorrer do seguimento pós-alta. Os recém-nascidos vão agradecer.

REFERÊNCIAS BIBLIOGRÁFICAS

1. American Academy of Pediatrics: breastfeeding and the use of human milk. American Academy of Pediatrics. Work Group of Breastfeeding. Pediatrics 1997;100:1035-43.
2. Anderson GH. Human milk feeding. Pediatr Clin North Am 1985;32(2):335-53.
3. Atkinson AS. Human milk feeding of the micropremie. Clin Perinatol 2000;27(1):235-47.
4. Atkinson SA. Calcium, phosphorus and vitamin D needs of low birthweight infants on various feedings. Acta Paediatr Scand 1989;351(Suppl.):104-8.
5. Atkinson SA, Radde IC, Anderson GH. Macromineral balances in premature infants fed their own mothers milk or formula. J Pediatr 1983;102(1):99-106.

6. Bates CJ, Prentice A. Breast milk as a source of vitamins, essential minerals and trace elements. Pharmacol Ther 1994;62: 193-8.
7. Becker M, Fiori RM. Fatores maternos associados ao lactócrito de leite humano. Pediatr (S. Paulo) 1983;5:371-5.
8. Borum PR. Carnitine in neonatal nutrition. J Child Neutrol 1995;10(Suppl 2):525-31.
9. Calil VMLT. Atividades de lactato desidrogenase e isoenzimas em colostro, leite de transição e soro de mães de recém-nascidos de termo adequados e pequenos para a idade gestacional. São Paulo, 1998. 122 p. Tese (Doutorado) – Faculdade de Medicina, Universidade de São Paulo.
10. Calil VMLT, Barretto OC, Nonoyama K, Leone CR. Lactate dehydrogenase and isoenzymes activity in colostrum, transitional milk and serum from mothers delivering term infants appropriate or small for gestational age. Pediatr Res 1999; 45(4):278A.
11. Calil VMLT, Falcão MC. Composição do leite humano. In: Feferbaum R, Falcão MC, ed. Nutrição do Recém-Nascido. São Paulo: Atheneu; 2003. p. 215-27.
12. Calil VMLT, Leone CR, Ramos JLA. Composição nutricional do colostro de mães de recém-nascidos de termo adequados e pequenos para a idade gestacional. I – Principais vantagens do leite humano. Pediatr (S. Paulo) 1992;14(1):9-13.
13. Calil VMLT, Leone CR, Ramos JLA. Composição nutricional do colostro de mães de recém-nascidos de termo adequados e pequenos para a idade gestacional. II – Composição nutricional do leite humano nos diversos estágios da lactação. Vantagens em relação ao leite de vaca. Pediatr (S. Paulo) 1992; 14(1):14-23.
14. Calil VMLT, Leone CR, Ramos, JLA. Composição nutricional do colostro de mães de recém-nascidos de termo adequados e pequenos para a idade gestacional III. Condições que alteram a composição nutricional do leite humano. Pediatr (S. Paulo) 1992;14(1):24-9.
15. Decsi T, Fekete M, Koletzko B. Plasma lipid and apolipoprotein concentrations in full term infants fed formula supplemented with long-chain polyunsaturated fatty acids and cholesterol. Eur J Pediatr 1997;156:397-403.
16. Demmelmair H, Baumhever M, Koletzko B et al. Metabolism of U13C – labeled linoleic acid in lactating woman. J Lipid Res 1998;39:1389-94.
17. Fransson GB, Lönnerdal B. Iron, copper, zinc, calcium and magnesium in human milk fat. Am J Clin Nutr 1984;39:185-9.
18. Garofalo RP, Goldman AS. Expression of functional immunomodulatory and anti-inflammatory factors in human milk. Clin Perinatol 1999;26(2):361-77.
19. Genzel BO, Wahle J, Koletzko B. Fatty acid composition of human milk during the 1st month after term and preterm delivery. Eur J Pediatr 1997;156:142-8.
20. Goldman AS, Smith CW. Host resistance factors in human milk. J Pediatr 1973;82(6):1082-90.
21. Gouvêa LC. Zinco, ferro e cobre no colostro de mães adolescentes eutróficas e desnutridas de dois níveis sociais. São Paulo, 1998. Tese (Doutorado) – Universidade Federal de São Paulo.
22. Gouvêa LC, Queiroz SS, Nóbrega FJ, Novo NF. Calcium, magnesium and phosphorus content of colostrum from high and low socioeconomic level adolescent mothers. In: Nóbrega FJ, ed. Human Milk Composition. São Paulo: Revinter; 1996. p. 30-42.
23. Greer FR, Marshall SF, Joley AL et al. Improving the vitamin K status of breastfeeding infants with maternal vitamin K supplements. Pediatrics 1997;99:88-103.
24. Gregory K. Update on nutrition for preterm and full-term infants. J Obstet Gynecol Neonatal Nurs 2005;34(1):98-108.
25. Hall B. Uniformity of human milk. Am J Clin Nutr 1979;32: 304-12.
26. Howard CR, Howard FM. Management of breastfeeding when the mother is ill. Clin Obstet Gynecol 2004;47(3):683-95.
27. Hytten FE. Clinical and chemical studies in human lactation. Br Med J 1954;2(1):175-82.
28. Jakobson I, Lindberg T, Benediktsson B, Hansson BG. Dietary bovine beta-lactoglobulin is transfered to human milk. Acta Paediatr Scand 1985;74:342-5.
29. Jelliffe DB, Jelliffe EFP. The volume and composition of human milk in poorly nourished communities. A review. Am J Clin Nutr 1978;31(3):492-515.
30. Koldovsky O. Hormones in milk. Vitam Horm 1995;50:77-86.
31. Koletzko S, Sherman P, Corey M et al. Role of infant feeding practices in development of Crohn's disease in childhood. BMJ 1989;298:1617-20.
32. Kunz C, Rodriguez-Palmero M, Koletzko B, Jensen R. Nutritional and biochemical properties of human milk, part I: general aspects, proteins and carbohydrates. Clin Perinatol 1999; 26(2):307-33.
33. Lucas A, Morley R, Cole TJ et al. Breast milk and subsequent intelligence quotient in children born preterm. Lancet 1992; 339:261-4.
34. Macy IG. Composition of human colostrum and milk. Am J Dis Child 1949;78:589-603.
35. Ministério da Saúde. Recomendações Técnicas para o Funcionamento de Bancos de Leite Humano, 3ª ed. Secretaria de Políticas de Saúde: 1-48; 1998.
36. Nascimento MBR, Issler H. Breastfeeding: making the difference in the development, health and nutrition of term and preterm newborns. Rev Hosp Clín Fac Med S Paulo 2003; 58(1):49-60.
37. Nutrition Committee of the Canadian Pediatric Society: Committee on Nutrition of the American Academy of Pediatrics. Breast-feeding. Pediatrics 1978;62:591-5.
38. Ogra SS, Ogra PL. Immunologic aspects of human colostrum and milk. I – Distribution, characteristics and concentrations of immunoglobulins at different times after the onset of lactation. J Pediatr 1978;92:546-9.
39. Patil KP, Rangnekar NR. Lactate dehydrogenase and its isoenzymes in human milk – a preliminary study. Clin Chem 1983; 29:1568-70.
40. Peitersen B, Bohn L, Andersen H. Quantitative determination of immunoglobulins, lysozyme and certain electrolytes in breast milk during the entire period of lactation, during a 24 hours period and in milk from the individual mammary gland. Acta Pediatr Scand 1975;64:709-17.
41. Pereira GR, Barbosa NMM. Controversies in neonatal nutrition. Pediatr Clin North Am 1986;33(1):65-89.
42. Picciano MF. Human milk: nutritional aspects of a dynamic food. Biol Neonate 1998;74:84-93.

43. Prentice A. Constituents of human milk. Food and Nutrition Bulletin 1996;17(4):1-16.
44. Räihä N. Milk protein quantity and quality in term infants: intakes and metabolic effects during the first six months. Acta Paediatr Scand 1989;351(Suppl.):24-8.
45. Rodriguez-Palmero M, Koletzko B, Kunz C, Jensen R. Nutritional and biochemical properties of human milk: II. Lipids, micronutrients and bioactive factors. Clin Perinatol 1999; 26(2):335-59.
46. Saarinen VM, Kajosaari M. Breast feeding as prophylaxis against atopic disease: prospective follow-up until 17 years old. Lancet 1995;346:1065-71.
47. Schanler RJ. Human milk for preterm infants: nutritional and immune factors. Sem Perinatol 1989;13:69-77.
48. Schanler RJ, Hurst NM, Lau C. The use of human milk and breastfeeding in premature infants. Clin Perinatol 1999; 26(2):379-98.
49. Thorsdottir I, Gunnarsdottir I, Kvaran MA, Gretarsson SJ. Maternal body mass index, duration of exclusive breastfeeding and children's developmental status at the age of 6 years. Eur J Clin Nutr 2005;59:426-31.
50. Tikanoja T, Simell O, Vükari M, Järvenpää AL. Plasma amino acids in term neonates after a feed of human milk or formula. II – Characteristic changes in individual amino acids. Acta Paediatr Scand 1982;71(3):391-7.
51. Wilson AC, Forsyth JS, Greene SA et al. Relation of infant diet to childhood health: seven year follow-up of cohort of children in Dundee infant feeding study. BMJ 1998;316:21-5.
52. Ziegler EE. Infants of low- birth-weight: special needs and problems. Am J Clin Nutr 1985;41:440-6.

5.2

Imunobiologia do Leite Humano

Virginia Spinola Quintal
Solange Barros Carbonare
Magda M. Salles Carneiro Sampaio

Desde tempos remotos já se sabia que a criança era protegida contra infecções pelo aleitamento materno. No entanto, foi só muito recentemente, na década de 1950, que apareceram os primeiros estudos clínico-epidemiológicos realizados com métodos científicos rigorosos, demonstrando a menor freqüência de doenças infecciosas, especialmente diarréias, em lactentes amamentados[26, 52].

A partir da década de 1960, começaram a surgir na literatura os primeiros dados sobre os mecanismos responsáveis pela proteção antiinfecciosa conferida pelo aleitamento materno. O desenvolvimento de novas técnicas laboratoriais para o estudo da resposta imune tornou possível a detecção de anticorpos e outros fatores antiinfecciosos presentes no leite, assim como seus mecanismos de proteção[22, 26].

A criança nasce com o sistema imune imaturo, o intestino desprovido de microflora, o estômago com a função de excluir patógenos ainda insuficiente e suscetível às infecções de modo geral. A natureza desenvolveu mecanismos de proteção adaptativa, representados pela passagem transplacentária de anticorpos, pelos fatores de resistência presentes no líquido amniótico e na vida extra-uterina, pelo colostro e o leite humano que possui vários agentes protetores.

Alguns desses fatores inibem patógenos específicos, outros, famílias de patógenos. Alguns atuam por meio de mecanismos diretos, como ligando o patógeno ao seu receptor, outros com função indireta, modificando a microflora intestinal.

A doença diarréica é responsável por acarretar morbidade e mortalidade nas crianças, particularmente naquelas com idade inferior a 5 anos. O aleitamento materno é considerado a medida preventiva mais efetiva na proteção contra a diarréia. Esse mecanismo protetor deve-se a presença de múltiplos fatores antiinfecciosos, antiinflamatórios, imunomoduladores, tais como anticorpos secretores, glicanos (oligossacarídios e glicoconjugados), lactoferrina, leucócitos, citocinas e outros fatores produzidos pelo sistema imune inato e adquirido materno.

O aleitamento materno exclusivo, ou seja, aquele definido como uso de apenas leite humano sem outros líquidos ou alimentos, é responsável por conferir o máximo de proteção contra diarréia até os 6 meses de idade. Comparado com o aleitamento parcial ou misto, confere quatro vezes mais proteção contra as mortes por diarréia.

A Organização Mundial da Saúde, em 1984, publicou o resultado de um estudo multicêntrico realizado em 14 países onde a incidência de diarréia antes dos 6 meses de idade foi 4 a 5 vezes menor nas crianças em aleitamento exclusivo comparada com a de crianças não-amamentadas.

O aleitamento é uma comunicação entre o sistema imunológico da mãe e do recém-nascido, com influências metabólicas, imunológicas e na microflora da criança. O leite humano contém muitos fatores da imunidade inata e adaptativa que conferem proteção e também promovem o desenvolvimento do recém-nascido e seu próprio sistema imune.

SISTEMA IMUNE COMUM DE MUCOSAS

A porta de entrada da maioria das infecções no ser humano é representada pelas superfícies mucosas, principalmente dos tratos gastrintestinal e respiratório. As superfícies mucosas são uma fronteira entre o meio interno e o ambiente externo. Por meio da alimentação e respiração, o organismo entra em contato com microrganismos patogênicos e não-patogênicos, assim como com substâncias potencialmente alergênicas ou nocivas. No entanto, o equilíbrio com o ambiente é praticamente perfeito, e o estado de "doença" constitui a exceção e não a regra.

As superfícies mucosas contam com um sistema de proteção antiinfecciosa muito eficiente, onde atuam mecanismos inespecíficos como movimento peristáltico, transporte mucociliar e enzimas, e mecanismos adaptativos representados principalmente pelo sistema imune de mucosas (MALT, *Mucosal associated lymphoid tissue*). Esse sistema constitui-se em células imunocompetentes que infiltram as mucosas, nódulos linfóides que formam as estruturas como placas de Peyer na mucosa intestinal e seus equivalentes em mucosa brônquica, além de linfonodos regionais, tais como os mesentéricos. O MALT é povoado por células de diversas subpopulações, com as mais variadas funções, inclusive a de produzir anticorpos secretores, com predominância absoluta de IgA secretória (SIgA), que, atravessando o epitélio, vai incorporar-se ao muco que recobre todas as superfícies mucosas do organismo[8,9].

No recém-nascido, o sistema imune comum de mucosas ainda não se encontra amadurecido, as placas de Peyer contêm apenas centros germinativos primários, as células B da submucosa produzem apenas IgM, há poucas células T e praticamente não se encontram células de memória[6].

Particularmente no caso do trato gastrintestinal, a imaturidade do epitélio permite maior permeabilidade para macromoléculas e o padrão de glicosilação dos microvilos propicia maior adesão de microrganismos. A baixa acidez gástrica e a menor atividade de enzimas digestivas ainda não representam uma barreira tão eficiente como ocorre nos organismos adultos[6].

O aleitamento materno não só protege o lactente de infecções gastrintestinais respiratórias e sistêmicas durante a vigência da lactação por meio de uma proteção passiva, como também produz efeitos a longo prazo, diminuindo a incidência de infecções, alergias e outras entidades patológicas. O aleitamento tem significante capacidade de reduzir a taxa de mortalidade infantil, risco de diarréias agudas e persistentes, sepse neonatal, doenças respiratórias, entre outros benefícios[26,51].

O aleitamento é uma comunicação entre o sistema imunológico da mãe e do recém-nascido, com influências metabólicas, imunológicas e na microflora da criança. O leite humano contém muitos fatores da imunidade inata e adaptativa que conferem proteção e também promovem o desenvolvimento do recém-nascido e seu próprio sistema imune[20].

O aleitamento materno está relacionado à menor incidência de processos alérgicos como eczema atópico e alergia alimentar ou respiratória. Deve-se levar em conta que muitos fatores influenciam o desenvolvimento de alergias, o que dificulta a avaliação exata da contribuição do aleitamento nesse processo[26].

Existem muitos estudos que trazem evidências de que o aleitamento produz efeitos a longo prazo, por vários anos após o término da lactação, tanto na proteção contra infecções gastrintestinais e respiratórias, como na proteção contra alergias e doenças auto-imunes. Existem relatos de melhor resposta de anticorpos a vacinas contra tétano, difteria, poliomielite e *Haemophilus influenzae* tipo b, e também de melhor resposta de células T para a vacina de BCG; no entanto, não há consenso na literatura a respeito desses dados[25].

Existem também na literatura indicações de que o aleitamento diminuiria o risco do desenvolvimento futuro de doenças como diabetes tipo 1, esclerose múltipla, artrite reumatóide, asma, doença celíaca e doença de Crohn[20,26].

Todos esses achados demonstram que o aleitamento tem um efeito direto sobre a resposta imune do lactente, promovendo uma maturação e uma ativação com conseqüências imediatas e também duradouras.

ANTICORPOS SECRETORES DA CLASSE IgA

Como em outras secreções externas, também no leite humano predominam os anticorpos secretores da classe IgA (SigA) que, no entanto, não são absorvidos pelo trato gastrintestinal do recém-nascido. A função desses anticorpos é agir localmente, promovendo um revestimento protetor nas superfícies mucosas da criança.

Os SIgA apresentam uma estrutura peculiar, extremamente adaptada para agir nas condições das superfícies mucosas: é geralmente polimérica (dimérica ou trimérica), estando associada à cadeia J (sintetizada pelos plasmócitos) e ao componente secretor (produzido pela célula epitelial), constituindo um complexo tetra ou pentamolecular (SIgA), com alta avidez para ligação com antígenos e maior resistência à ação de enzimas proteolíticas, abundantes nas secreções mucosas[8,46].

Esses anticorpos são produzidos por plasmócitos presentes na lâmina própria subjacente ao epitélio e são liberados geralmente como dímeros ligados à cadeia J nas proximidades da porção basolateral das células epiteliais, onde estão presentes os receptores para imunoglobulina polimérica. Esses receptores são glicoproteínas de cerca de 100kDa, pertencentes à superfamília de imunoglobulinas, e são expressos constitutivamente na membrana basolateral das células epiteliais secretórias. A expressão desses receptores pode ser estimulada por citocinas como IFN-γ (interferon gama)[8,9].

Os dímeros de IgA ligam-se ao receptor, iniciando um processo de internalização por endocitose. Dessa forma, a imunoglobulina polimérica atravessa a camada epitelial e é secretada na porção apical da célula. Ocorre aí uma clivagem do receptor, sendo que um pequeno fragmento C terminal transmembrânico que permanece na célula epitelial é degradado, enquanto a porção maior extracelular é incorporada ao complexo IgA-cadeia J como componente secretor. Esse mecanismo de secreção de SIgA ocorre tanto nas superfícies mucosas oral, intestinal, brônquica ou urinária, como também na glândula mamária, durante a lactação.

Esse mesmo mecanismo de secreção pode ocorrer também com a IgM polimérica ligada à cadeia J, que apresenta afinidade pelo componente secretor. Esse fato é particularmente importante nos casos de deficiência de IgA em que há produção e secreção de SIgM, constituindo-se em um mecanismo de compensação que pode suprir a falta de SIgA, observado tanto nas secreções como também no leite de mulheres com deficiência de IgA.

São conhecidas duas subclasses de IgA: IgA_1 e IgA_2. A IgA_1 constitui cerca de 90% do total de IgA no soro, onde é encontrada em forma de monômeros. Nas secreções, as duas subclasses são encontradas em proporções mais equilibradas, variando ligeiramente de um local para outro. IgA_1 pode sofrer a ação de proteases de IgA produzidas por algumas bactérias patogênicas como hemófilos, neisserias e estreptococos, que agem sobre seqüências de aminoácidos da região da dobradiça de IgA_1. IgA_2 não é sensível a essas enzimas por ter uma deleção nessas seqüências, o que favorece sua adaptação especialmente em locais intensamente colonizados como o cólon e a faringe[22].

Uma das principais funções dos anticorpos secretores é promover a exclusão imune, que consiste em um mecanismo não-inflamatório para manter fora do organismo toxinas, microrganismos e outros materiais antigênicos potencialmente perigosos.

O leite humano representa um verdadeiro "suplemento" imunológico durante o período de imaturidade do recém-nascido e do lactente, que, se alimentados integralmente pelo leite materno, recebem por dia cerca de 0,2-0,3g/kg de SIgA[14].

ELO BRONCOENTEROMAMÁRIO

O leite humano apresenta anticorpos dirigidos a inúmeros microrganismos com os quais a mãe entrou em contato durante toda sua vida, representando de certa forma uma "memória" do seu repertório imunológico. A maior parte desses microrganismos entrou em contato com as superfícies mucosas do aparelho gastrintestinal ou respiratório maternos, já que a maioria dos linfócitos que vão povoar a glândula mamária é oriunda dos tecidos linfóides associados aos tratos digestivo e respiratório (GALT – *Gut associated lymphoid tisue* e BALT – *Bronchial associated lymphoid tissue*, respectivamente)[9,25].

Células imunocompetentes das mucosas são estimuladas a se diferenciar pelos antígenos presentes no local, migram pelas vias linfáticas até os linfonodos mesentéricos, entram na circulação sangüínea através do ducto torácico, até alcançar outras mucosas, já como plasmócitos maduros, onde se instalam, como, por exemplo, no tecido mamário, e são estimuladas à produção preferencial de IgA[26]. Esse mecanismo de circulação celular é conhecido como o "elo broncoenteromamário", que integra o sistema imune comum de mucosas. Como resultado desse processo, o leite materno apresenta níveis elevados de anticorpos dirigidos aos patógenos causadores de gastrenterites e doenças respiratórias, presentes no ambiente compartilhado por mãe e filho[9].

MECANISMOS DE AÇÃO DE IgA

A principal ação dos anticorpos secretores da classe IgA é ligar-se a microrganismos e macromoléculas, impedindo sua aderência às superfícies mucosas, prevenindo, assim, o contato de patógenos com o epitélio[8,46].

A aderência bacteriana é o passo inicial e essencial para que microrganismos consigam colonizar as superfícies mucosas. Essa interação ocorre entre adesinas, presentes muitas vezes em fímbrias ou em proteínas da membrana externa de bactérias e receptores presentes nas células do hospedeiro. Em geral, as adesinas são estruturas de natureza protéica, e os receptores do hospedeiro são lectinas, ou seja, glicoconjugados capazes de se ligar a proteínas. Por meio dessa ligação de complementaridade, tanto a bactéria seleciona o hábitat onde sua sobrevivência é ótima como o hospedeiro direciona o estabelecimento da flora expressando receptores variáveis em diferentes hábitats[1].

A associação entre adesinas e receptores dá condições para que os microrganismos possam se multiplicar e colonizar o hospedeiro, podendo, a partir de então, ter acesso aos tecidos das mucosas, desencadear alterações nas células-alvo, liberar toxinas e outros fatores de virulência, invadir tecidos e até conseguir maior disseminação no organismo hospedeiro[1].

Diante de tantas conseqüências da adesão microbiana, pode-se inferir como são importantes os mecanismos de defesa do hospedeiro, que se baseiam justamente em inibir a adesão de microrganismos às superfícies mucosas. Essas, por sua vez, são dotadas de múltiplos sistemas de defesa que agem em conjunto para inibir a adesão.

Os anticorpos secretores são extremamente eficientes na inibição da adesão, tanto no caso de ligação específica com adesinas, como quando dirigidos para outras moléculas de superfície que participam da ligação com o hospedeiro[46].

A capacidade dos anticorpos SIgA de inibirem a adesão bacteriana foi comprovada a partir de um modelo experimental *in vitro* para estudar a interação entre *Escherichia coli* causadoras de diarréias e células epiteliais humanas[14].

MECANISMO DE AÇÃO DE SIgA DO COLOSTRO NA PROTEÇÃO CONTRA GASTRENTERITES

No Brasil e em outros países em desenvolvimento, a diarréia continua sendo a causa mais importante de morbidade e mortalidade entre as crianças de baixo nível social, sendo a *Escherichia coli* enteropatogênica (EPEC – *Enteropathogenic E. coli*) o principal agente etiológico de diarréias agudas em crianças até 1 ano de idade em nosso país[23].

Com base nas constatações clínico-epidemiológicas de que os lactentes amamentados ao peito são menos suscetíveis às diarréias infecciosas[51], incluindo a causada pela EPEC, vários estudos têm sido realizados desde o início dos anos 1990, visando ao esclarecimento dos mecanismos de proteção antiinfecciosos veiculados pelo leite humano de populações de áreas endêmicas. O leite humano é um potente inibidor da infecção *in vitro* pela EPEC e o principal mediador da atividade inibitória encontra-se na fração IgA[10,49]. Anticorpos da classe IgA reativos com os principais fatores de virulência da EPEC foram detectados no leite humano[10,12,32,47]. Além de mediar a inibição da aderência bacteriana às células epiteliais pela neutralização de certos fatores de virulência, os anticorpos IgA anti-EPEC presentes no colostro são capazes de opsonizar a bactéria[27], favorecendo a destruição das bactérias "ingeridas" pelos fagócitos mononucleares, também presentes em elevadas concentrações durante a primeira semana de lactação.

Desde as primeiras horas de vida, diversas linhagens de *Escherichia coli* colonizam o intestino humano, passando a fazer parte da sua flora normal. No entanto, algumas delas podem causar doença intestinal grave.

Os mecanismos de patogenicidade das *E. coli* são diversos, sendo que, de acordo com esse critério, as bactérias são classificadas como enteropatogênicas (EPEC), enteroinvasoras (EIEC), enterotoxigênicas (ETEC), enteroagregativas (EAEC), difusamente aderentes (DAEC) e produtoras de toxinas Shiga (STEC)[39]. São bem conhecidos os mecanismos patogênicos das ETECs que liberam toxinas que agem de modo semelhante às de *Vibrio cholerae*, ou das EIECs que causam disenteria semelhante à causada por *Shigella*, invadindo e destruindo os enterócitos e despertando uma reação inflamatória significativa[39].

No caso das EPECs, toda a patogenia decorre da simples aderência das bactérias à superfície da mucosa intestinal, sem haver invasão tecidual significativa ou liberação de toxinas. Daí a importância de se ter noção das estruturas bacterianas conhecidas como adesinas, pelas quais os microrganismos interagem com os enterócitos[39].

Essas bactérias causadoras de diarréias têm características genéticas peculiares, apresentando uma ilha de patogenicidade no seu cromossomo contendo genes que codificam fatores de virulência: adesinas e proteínas que são secretadas e interagem com as células do hospedeiro. Além disso, geralmente apresentam plasmídios contendo genes que também codificam outros fatores de virulência, como, por exemplo, as fímbrias no caso de EPEC e EAEC, hemolisina no caso de STEC, enterotoxinas no caso de ETEC ou as Ipas, antígenos de invasão, no caso das EIECs[39].

Os mecanismos patogênicos dessas bactérias diferem entre si na forma de dano à célula do hospedeiro. Algumas liberam toxinas, outras causam transformações na superfície de microvilosidades do enterócito e outras invadem o epitélio. No entanto, todas têm em comum uma importante característica: o primeiro passo para a patogenicidade é a adesão da bactéria à superfície da célula epitelial do hospedeiro[39].

Anticorpos secretores reativos com os fatores de virulência dessas bactérias são capazes de inibir a adesão bacteriana à mucosa intestinal e com isso impedir a colonização do hospedeiro e, conseqüentemente, interromper a seqüência de eventos que culminaria com a infecção e a diarréia[14].

Esse é um importante mecanismo de proteção conferido pelo leite materno, que deve ocorrer não somente contra gastrenterites causadas por *Escherichia coli* diarreiogênicas, como também nos casos de outras infecções iniciadas pela adesão de microrganismos às superfícies mucosas[14].

O mecanismo de ação dos anticorpos secretores do colostro humano foi estudado em trabalhos realizados com o emprego de um modelo experimental *in vitro* que avalia a interação entre bactérias e células humanas na tentativa de simular o que acontece no intestino infectado. Nesse modelo, bactérias são colocadas sobre uma camada de células epiteliais humanas em cultura das linhagens HEp-2 ou HeLa[49]. Observa-se ao microscópio a aderência de bactérias EPEC a praticamente 100% das células epiteliais, em um padrão característico denominado adesão localizada. Quando se adiciona colostro humano ao sistema, ocorre intensa inibição da adesão bacteriana, constatando-se que praticamente todas as células epiteliais se encontram livres de bactérias[49].

Esse fenômeno não é um evento particular, e sim um efeito generalizado: todas as amostras de colostro já analisadas de mulheres da Grande São Paulo inibiram fortemente a adesão de EPEC a células HEp-2, além de amostras de leite do 7º, 30º e 60º dia de lactação[10,17].

Anticorpos secretores da classe IgA presentes no colostro são os principais responsáveis pela inibição da adesão de EPEC a células HEp-2. Entre eles, destacam-se os anticorpos dirigidos a uma importante adesina de EPEC, a intimina, responsável pela adesão íntima da bactéria a células do hospedeiro[10,12]. O colostro humano também apresenta anticorpos contra outros fatores de virulência de EPEC, sendo eles fímbrias ou proteínas secretadas pela bactéria, e todos eles em conjunto devem ter um papel importante na inibição da adesão bacteriana e na proteção contra a infecção por EPEC[32,47].

Foram estudados também o colostro e o leite de mães de recém-nascidos de baixo peso, tanto prematuros como de termo, e pequenos para a idade gestacional. Nesses dois grupos foram encontradas concentrações significativamente mais elevadas de proteínas, incluindo IgA, quando comparados a um grupo controle de mães de recém-nascidos de termo e de peso adequado[5,17,24]. O colostro e o leite de 7º, 30º e 60º dias de lactação das mães de recém-nascidos de baixo peso também inibem fortemente a adesão de EPEC a células HEp-2, em níveis equivalentes ao grupo controle. No entanto, foram encontrados níveis mais altos de IgA e de anticorpos anti-EPEC detectados por ELISA nos colostros dos grupos de baixo peso em comparação com o grupo controle[17].

Esses resultados mostram que no decorrer da lactação, mesmo com o declínio da concentração de IgA no leite materno, a atividade biológica de inibição de adesão bacteriana mantém-se inalterada. Esse dado é compatível com a observação clínica de que as crianças permanecem protegidas contra gastrenterites durante todo o período em que recebem o aleitamento materno. Episódios de diarréias são mais freqüentes após o desmame, independentemente da idade em que ele ocorra. Por sua vez, esses dados reforçam a importância do leite materno para recém-nascidos prematuros e pequenos para a idade gestacional, que deveriam ser preferencialmente amamentados com o leite das próprias mães.

Colostro e leite de bancos de leite humano são obrigatoriamente submetidos a pasteurização e podem, eventualmente, sofrer liofilização ou aquecimento por microondas. Esses tratamentos não alteraram a capacidade de inibir a adesão bacteriana, muito embora a pasteurização tenha reduzido parcialmente o nível de IgA total e o nível de anticorpos anti-EPEC[11].

As *E. coli* produtoras de toxinas Shiga (STEC) têm vários fatores de virulência muito semelhantes aos das EPECs, como adesinas, fímbrias e proteínas secretadas, sendo a principal diferença sua capacidade de secretar toxinas semelhantes às de *Shigella*. Nesse caso, o colostro humano também é capaz de inibir a adesão de STEC a células HEp-2, e os anticorpos IgA antiintimina exercem um papel fundamental nesse processo de inibição[44].

Uma outra categoria de *E. coli* diarreiogênica, muito comum em cidades grandes como São Paulo, especialmente nas populações que vivem em baixas condições de higiene, é a EIEC que, assim como a *Shigella*, invade e multiplica-se dentro de células epiteliais do cólon, levando a um quadro disentérico. A capacidade invasiva dessa bactéria depende da presença de um plasmídio que codifica a produção de proteínas conhecidas como Ipas (*invasion plasmid antigens*), necessárias à virulência bacteriana. Assim como a adesão, a invasão bacteriana também pode ser estudada *in vitro* em cultura de células HEp-2, permitindo a visualização microscópica de bactérias internalizadas no citoplasma celular. Na presença de colostro humano, observa-se inibição acentuada da invasão de células HEp-2 por EIEC. Essa capacidade inibitória da invasão está relacionada com a presença, nas amostras de colostro, de anticorpos IgA anti-EIEC, e em especial a anticorpos IgA reativos com as Ipas[13].

A diarréia persistente, com duração superior a 14 dias, é um sério problema de saúde pública tanto no Brasil como em outras regiões do mundo, e muitas vezes contribui para agravar quadros de desnutrição, comprometendo o crescimento e o ganho de peso da criança. As *Escherichia coli* enteroagregativas (EAEC) freqüentemente estão associadas a esses quadros[19]. O colostro humano de mulheres brasileiras tem a capacidade de inibir a adesão de EAEC a células HEp-2. Essa atividade está relacionada com a presença de anticorpos SIgA reativos com uma fímbria essencial para a adesão bacteriana[19].

As *Escherichia coli* enterotoxigênicas (ETEC) são responsáveis por muitos casos de diarréia no mundo todo. Recentemente foi descrito que o colostro humano inibe fortemente a adesão de ETEC a células CaCo-2, e também apresenta anticorpos secretores da classe IgA reativos com os fatores de colonização I e II (CFAI e CFAII), fímbrias que promovem a adesão bacteriana às células do hospeiro[48].

Os anticorpos SIgA do colostro humano resistem ao trato gastrintestinal do recém-nascido e podem ser encontrados intactos nas fezes, preservando a mesma reatividade com antígenos que apresentavam quando no colostro da mãe, o que possibilita sua atividade na proteção antiinfecciosa ao longo de todo o trato gastrintestinal do recém-nascido[13]. Além disso, IgA isolada de *pools* de colostro e leite humanos por meio de técnicas de precipitação adequadas para o processamento de grandes volumes mantém as características semelhantes aos materiais originais em relação às propriedades imunológicas dos anticorpos.

Diante de todas essas evidências, podemos concluir que os anticorpos IgA presentes no colostro humano e reativos com fatores de virulência de várias *E. coli* diarreiogênicas participam dos mecanismos de proteção da mucosa intestinal contra diarréias, inibindo a interação entre as bactérias e as células epiteliais.

A ligação das moléculas de SIgA com as adesinas bacterianas pode se dar tanto pelo sítio de ligação do anticorpo com o antígeno (fração Fab) como pelas cadeias laterais de oligossacarídios, ricas em resíduos de manose, capazes de interagir com lectinas, como já foi demonstrado no caso de fímbria tipo I de *Escherichia coli*. Foi também descrito um outro mecanismo de ligação a bactérias com oligossacarídios do componente secretor[22].

Além desse efeito inibitório da adesão e invasão bacteriana, as moléculas de IgA do colostro podem também atuar como opsoninas, ligando-se na superfície das bactérias e facilitando sua ingestão e eliminação pelos fagócitos, como será descrito a seguir, na exposição sobre as atividades das células do colostro humano[27].

Analisando as amostras de colostro da mesma população, recentemente também foi demonstrada em nosso laboratório a presença de anticorpos da classe IgA reativos com lipopolissacarídios (LPS) de *E. coli*, ou seja, com as endotoxinas de bactérias gram-negativas, consideradas importantes fatores nos quadros septicêmicos[38]. Infere-se que os anticorpos anti-LPS reduziriam a absorção dessas moléculas pela mucosa intestinal e, assim, protegeriam o recém-nascido contra os riscos que representam.

OUTRAS IMUNOGLOBULINAS

As outras imunoglobulinas são encontradas no colostro e no leite humano em concentrações bem mais baixas do que IgA. Dentre elas, destaca-se IgM como a segunda mais abundante, em concentrações de até 2,5mg/ml. A afinidade de IgM pelo receptor para imunoglobulina polimérica na face basolateral das células epiteliais possibilita sua secreção na forma polimérica ligada ao componente secretor. Anticorpos IgM de alta avidez reativos com vírus e bactérias podem ter um importante papel na defesa das superfícies mucosas do lactente.

IgG encontra-se em baixas concentrações no leite humano, cerca de 0,1mg/ml, e apenas IgG_2 e IgG_4 estão presentes em concentrações mais altas do que no soro, talvez para suprir a falta da produção dessas subclasses pelo recém-nascido. IgG tem atividade opsonizante, pode ativar o complemento e a citotoxicidade dependente de anticorpo, atividades pouco presentes nas superfícies mucosas do lactente.

IgD e IgE encontram-se em muito baixas concentrações no colostro e leite humano. Essas imunoglobulinas podem combinar-se com microrganismos e outros antígenos na mucosa. No caso de IgE, essa ligação pode levar à liberação de mediadores químicos pelos mastócitos, aumentando a permeabilidade vascular e facilitando a passagem de IgG para a luz intestinal[52].

FATORES ANTIINFECCIOSOS DA IMUNIDADE INATA

Além dos anticorpos, o colostro humano contém inúmeros fatores bioquímicos e células imunocompetentes, que interagem entre si e com a mucosa do trato digestivo e respiratório alto do recém-nascido, conferindo não apenas imunidade passiva, como também estímulo ao desenvolvimento e maturação do próprio sistema imune de mucosas[21,26].

Os principais fatores antiinfecciosos inespecíficos encontrados no leite humano possuem algumas características comuns, como o fato de serem adaptados para atuar nas condições das superfícies mucosas, sendo resistentes aos processos digestivos, muitas vezes são multifuncionais e capazes de agir em conjunto sinergicamente e também sua produção e secreção pela glândula mamária variam no decorrer da lactação, e em geral são inversamente proporcionais a sua produção pelo lactente[21].

Os fatores antiinfecciosos presentes no colostro e leite exercem suas ações sem desencadear reações inflamatórias intensas que poderiam ser nocivas à mucosa intestinal do lactente. Podemos observar que existem poucos mediadores ou indutores de inflamação, que, quando presentes, estão em baixas concentrações. Além desse fato, o leite ainda apresenta outros componentes com ação antiinflamatória direta[21].

A grande diversidade de fatores biológica e imunologicamente ativos do leite humano é ainda incrementada pela formação de outros componentes ativos como resultado da digestão no trato gastrintestinal do lactente, como, por exemplo, o caso de ácidos graxos e peptídios[40].

A **lactoferrina** é uma glicoproteína de cerca de 80kDa que contém dois sítios capazes de se ligar a íons Fe^{3+}, resistente à proteólise enzimática, presente em altas concentrações no colostro (5 a 6mg/ml) e leite (1a 2mg/ml), proporcionando uma ingestão de 120 a 250mg/kg/dia, dependendo do período da lactação[22,52]. Uma das funções da lactoferrina é quelar íons Fe^{3+} que são essenciais para a multiplicação de microrganismos patogênicos, diminuindo assim sua disponibilidade no microambiente intestinal, processo que é favorecido pela presença de bicarbonato no leite humano. Além desse mecanismo, a lactoferrina também pode ligar-se diretamente a certos componentes da parede bacteriana como LPS e porinas, bem como pode inibir diretamente certos vírus como o citomegalovírus e o vírus da imunodeficiência humana (HIV). Lactoferrina derivada do leite é encontrada intacta tanto nas fezes como na urina de crianças amamentadas, após absorção por endocitose, e entrar na circulação, podendo assim exercer um papel protetor sistêmico.

A digestão da lactoferrina resulta na formação de **lactoferricina**, um peptídio bactericida que tem ação na inibição da adesão de EPEC a células intestinais e também mostrou ação contra vírus e fungos[31].

A **lisozima** é uma enzima capaz de degradar peptidoglicanos da parede de bactérias gram-positivas como *Staphylococcus aureus*, mas também pode ser bactericida para outras bactérias gram-negativas como *Escherichia coli*, interagindo sinergicamente com lactoferrina e IgA. Apresenta-se nas concentrações de 70mcg/ml no colostro, 20mcg/ml no leite de 1 mês e 250mcg/ml no leite de 4 meses, proporcionando uma ingestão diária de 3 a 6mg/kg/dia, dependendo da época da lactação. Por ser resistente à digestão por tripsina e ao meio ácido, é encontrada nas fezes da criança amamentada[22,31,52].

Os **lipídios** presentes no leite humano são hidrolisados em ácidos graxos e monoglicerídios que têm atividade sobre vírus envelopados, certas bactérias e protozoários como *Giardia lamblia* e *Entamoeba histolytica*[22]. Triglicerídios presentes no leite humano sob ação de lipases linguais e gástricas são transformados em **ácidos graxos livres** (FFAs) e **monoglicerídios** que têm atividade antimicrobiana. Um importante exemplo é a capacidade dos ácidos oléico e linoléico em destruir vírus envelopados. Os FFAs e os monoglicerídios apresentam ação sinérgica entre si e combinados com peptídios[40].

Peptídios antimicrobianos são abundantes no leite humano, antes e após a digestão. Essa grande diversidade possibilita uma atividade eficiente em diferentes condições do microambiente ao longo da mucosa do aparelho digestivo do lactente. As **defensinas** são peptídios pequenos, catiônicos, produzidos por muitas espécies, inclusive plantas, que têm ação antimicrobiana. Agem formando poros nas membranas de microrganismos. No homem existem vários tipos de α-defensinas, produzidas pelos neutrófilos, macrófagos e células Paneth do intestino delgado e as β-defensinas, produzidas por células epiteliais. No leite humano já foram detectados os dois tipos de defensinas, que podem ter sido produzidas ou pelas células da glândula mamária, ou por células do colostro, já que nessas também foi detectada a presença de mRNA para alguns tipos de α e β-defensinas[4].

A partir da **lactoperoxidase** do leite humano, na presença de H_2O_2 e tiocianato da saliva do lactente, forma-se um composto bactericida para bactérias gram-positivas e gram-negativas que pode agir na proteção da boca e do trato gastrintestinal superior da criança[31].

A **α-lactalbumina** do leite humano, sob as condições encontradas no estômago do lactente e na presença do ácido oléico, resulta em um complexo biologicamente ativo capaz de provocar apoptose de células malignas pela ligação com histonas, provocando condensação do DNA nuclear. Este complexo foi chamado de HAMLET: *human α lactalbumin made lethal to tumor cells*[40].

O leite humano é rico em **glicoconjugados**, que são estruturas complexas de carboidratos ligados a outras moléculas formando glicoproteínas, glicolipídios, mucinas, glicosaminoglicanos, além de **oligossacarídios livres**. O colostro apresenta cerca de 20g/l de oligossacarídios, e o leite maduro de 3 a 10g/l aproximadamente, o que representa o terceiro componente mais abundante além de lactose e dos lipídios. Os oligossacarídios têm na sua estrutura de 3 a 32 açúcares, com lactose na terminação redutora e fucose ou ácido siálico na terminação não-redutora. Geralmente os oligossacarídios fucosilados apresentam a α-1,2-fucose e são homólogos do antígeno Lewis de grupo sangüíneo[35]. Essas estruturas são semelhantes a receptores presentes nas superfícies das células intestinais capazes de se ligar a adesinas microbianas. Os oligossacarídios livres agem como análogos de receptores, inibindo a adesão de inúmeros microrganismos como *Streptococcus pneumoniae*, *Escherichia coli*, *Campylobacter jejuni*, entre outros. A absorção de oligossacarídios pela mucosa intestinal e sua excreção pela urina pode ser um importante mecanismo de proteção das infecções urinárias[30]. Acredita-se que exista um controle genético na expressão dos oligossacarídios do leite humano. Alguns estudos mostram que ocorre uma heterogeneidade na expressão desses genes e isso está associado com as diferenças existentes entre os indivíduos quanto à suscetibilidade às infecções. Da mesma forma, as mulheres podem oferecer diferentes níveis de proteção ao amamentarem seus filhos[34].

A **mucina** é uma proteína altamente glicosilada; no colostro e leite, ela está ligada aos glóbulos de gordura. Sua principal função é inibir a adesão bacteriana, como, por exemplo, pela ligação com a fímbria S de *Escherichia coli*. Pode ligar-se também a rotavírus, inativando-o. Essas ações estão diretamente relacionadas com seus resíduos glicosídicos, como o ácido siálico[22].

A **κ-caseína** é uma subunidade ou derivado da caseína, glicoproteína rica em ácido siálico, capaz de inibir a adesão de *Helicobacter pylori* na mucosa gástrica[31].

TLR (*tool like receptors*) são receptores presentes na membrana de vários tipos celulares, inclusive fagócitos, que promovem a ativação das células após a ligação com certos componentes dos microrganismos, como, por exemplo, o LPS de bactérias gram-negativas. Já foram detectados vários tipos de TLR na forma solúvel no leite humano, e também a expressão de mRNA para TLR em células do leite humano. TLR solúvel ou na superfície de células do colostro podem ligar-se a microrganismos patogênicos, inibindo sua ação[4].

Os **componentes do complemento** são encontrados no colostro em concentrações muito mais baixas que no soro materno ou do lactente. Essas concentrações diminuem ainda mais no decorrer da lactação. A média da concentração de C3, o principal componente, no leite é de cerca de 0,1mg/ml, enquanto no soro materno é de cerca de 164mg/ml[52]. Esses componentes podem exercer uma atividade protetora, mas sua baixa concentração é compatível com o ambiente de baixa inflamação da mucosa gastrintestinal do lactente.

FATORES IMUNOMODULATÓRIOS DO LEITE HUMANO

O colostro e o leite humano contêm inúmeras **citocinas** e **fatores imunomoduladores**, alguns deles em concentrações até mais altas que as encontradas no sangue circulante, como, por exemplo, IFN-γ, TGF-β (*transforming growth factor*) e G-CSF (*granulocyte-colony stimulating factor*)[25]. Existem **fatores estimuladores de colônias** como GM-CSF, G-CSF e M-CSF (*granulocyte and macrophage stimulating factors*, respectivamente), que podem estimular a proliferação de populações celulares, talvez do recém-nascido. Há também fatores como as **interleucinas** IL-1, IL-8 e TNF-α (*tumor necrosis factor*-α), que são mediadores de imunidade não específica e podem estimular células fagocitárias. Existem também os mediadores de imunidade específica como IL-2, IL-4 e IL-6 que apresentam ação estimulatória sobre linfócitos T e B, e IL-10 que estimula a produção de IgA, mas também tem efeitos inibitórios e moduladores[6]. Aparentemente, existe uma predominância de citocinas imunomoduladoras ou antiinflamatórias como IL-10, TGF-β sobre o efeito das citocinas pró-inflamatórias como IL-1-β, IL-6, IL-8, TNF-α, o que condiz com o conceito de preservação e "proteção silenciosa" das superfícies mucosas do lactente[20].

Não se sabe exatamente qual a função dessas e outras citocinas no leite humano. É provável que elas ajudem na aceleração da maturação do sistema imune de mucosas da criança ou que elas tenham um papel na diminuição de possíveis processos inflamatórios danosos envolvendo as mucosas do recém-nascido[6].

As citocinas do leite humano podem ter como alvo tanto as células da criança, como as células do próprio leite materno. No primeiro caso, elas podem agir como imunoestimuladores ou imunomoduladores sobre as células fagocitárias e sobre os linfócitos envolvidos no desenvolvimento da resposta imune específica da criança, podendo também ter um papel na prevenção de hipersensibilidades e alergias. No segundo caso, elas podem ter um efeito sobre as células do leite materno, promovendo sua ativação, estímulo à fagocitose e apresentação de antígenos[6].

Alguns outros componentes multifuncionais, como hormônios, peptídios derivados de proteínas do leite, outras moléculas derivadas de nutrientes, podem exercer influência sobre o desenvolvimento do sistema imune do lactente. Nesse grupo podemos incluir **hormônios e fatores de crescimento** como cortisol, insulina, estrógenos, progesterona, hormônios da tireóide e outros, que exercem influência sobre o desenvolvimento e a maturação da mucosa intestinal e MALT da criança[20].

Ácidos graxos poliinsaturados de cadeia longa (**PUFAs**), como o araquidônico e o docosa-hexanóico, exercem efeito no desenvolvimento imune e na modulação do balanço Th1/Th2 da resposta imune, aumentando a produção de IL-10, diminuindo IL-2 e influenciando na expressão de marcadores de superfície e moléculas de adesão[20].

O leite humano apresenta um conteúdo de **nucleotídios** significativamente mais alto que o leite bovino. A absorção de nucleotídios pode facilitar a multiplicação celular a alguns estudos mostram que a ingestão de nucleotídios contribui para melhorar a reposta imune do lactente[15].

A microflora intestinal da criança amamentada é peculiar. Componentes **pré-bióticos** presentes no leite humano estimulam a proliferação de bactérias benéficas como lactobacilos e bifidobactérias, abaixando o pH intestinal e inibindo a proliferação de bactérias patogênicas[31]. Esse efeito foi atribuído a um **fator bífido**, identificado inicialmente como N-acetil-galactosamina. Várias outras substâncias foram identificadas com forte atividade pré-biótica, como oligossacarídios e derivados de proteínas do leite[40]. A alta concentração de lactose e oligossacarídios não digeridos encontrados no leite humano favorece a formação de colônias de *Bifidobacterium* spp. e *Lactobacillus* spp., evitando o crescimento de *Clostridium* spp. e outros agentes patogênicos, e promove redução na gravidade das gastrenterites. O estabelecimento de uma microflora ótima nos primeiros meses de vida tem a capacidade de favorecer a maturação do sistema imune da criança e dirigir o desenvolvimento de uma resposta imune Th2 predominante sobre Th1, o que possibilita a eliminação de patógenos pela resposta citotóxica e a indução de tolerância aos antígenos inócuos provenientes da alimentação do lactente[20].

A microbiota intestinal funciona como componente importante da barreira defensiva da mucosa intestinal[33]. O padrão de colonização bacteriana no intestino de recém-nascidos pré-termo é diferente do observado nos de termo. Pelo fato de os primeiros requererem cuidados higiênicos intensivos, adquirem microrganismos intestinais mais lentamente, e o estabelecimento de flora bífida também é retardado. A colonização bacteriana lenta, com número limitado de espécies, tende a ser perigosa pelo fato de o supercrescimento bacteriano ser um dos fatores que promovem a translocação bacteriana. Logo, iniciar a alimentação do recém-nascido com colostro de suas mães certamente representa um grande benefício[42].

Células do colostro

O colostro humano contém grande número de **leucócitos** viáveis, com predominância de fagócitos polimorfonucleares e mononucleares, incluindo numerosos macrófagos. Apesar de tão numerosos, pouco se sabe sobre as possíveis funções dessas células no intestino do recém-nascido. Essas células são derivadas do sangue periférico, e chegam à glândula mamária por meio da ação de moléculas de adesão, após estímulo hormonal durante o final da gestação e início da lactação; atravessam o epitélio e são liberadas na secreção do leite[22,25].

A concentração de células no colostro é muito variável, como pode ser observado pelos dados da literatura[21,52]. Em trabalho realizado com amostras de colostro de mulheres de São Paulo, foram encontradas concentrações de 10^6 a 10^9 células/ml, distribuídas em 45,1% de fagócitos polimorfonucleares, 32,6% de fagócitos mononucleares, 21,3% de linfócitos, 0,6% de plasmócitos e 0,5% de células epiteliais[5]. A presença de numerosos glóbulos de gordura no citoplasma dificulta a diferenciação microscópica das populações de fagócitos. O número total de células diminui muito no decorrer da lactação, caindo a valores muito baixos já na segunda semana pós-parto. Dentre os linfócitos, 80% são células T e apresentam marcadores típicos de células ativadas e de memória imunológica. Ambas as subpopulações de CD4+ e CD8+ estão presentes, observando-se que os níveis de CD8+ são relativamente mais altos que no sangue periférico[22].

Os fagócitos presentes no colostro apresentam alta atividade fagocitária tanto para partículas como para microrganismos. Em estudos sobre a atividade fagocitária, as células do colostro humano mostraram-se capazes de internalizar partículas de zimozan, EPEC e *Salmonella*[27,45,50]. Fagócitos mononucleares do colostro humano apresentam receptores para fração Fc de IgG e IgA (CD8) e também para o componente C3 do complemento, o que favorece sua atividade fagocitária[27,50]. Em estudos de atividade bactericida, os fagócitos mononucleares do colostro humano foram capazes de destruir efetivamente bactérias EPEC quando opsonizadas por IgA. Essa capacidade é devida à presença dos receptores para a fração Fc de IgA na membrana dos fagócitos mononucleares do colostro humano[27,28].

A fagocitose e a destruição pelos fagócitos do colostro de bactérias recobertas por IgA podem representar mais um mecanismo da proteção contra infecções intestinais conferida pelo aleitamento materno, especialmente nos primeiros dias de vida, quando tanto o número de células como as concentrações de IgA são muito elevados no colostro. Foi demonstrado que os fagócitos são capazes de ultrapassar intactos a barreira gástrica do recém-nascido, sendo possível sua atuação na proteção antiinfecciosa no intestino delgado[52].

O colostro humano é definido como o primeiro produto da secreção láctea da nutriz, até o sétimo dia pós-parto, e constitui o leite que possui maior quantidade de fatores antiinfecciosos (Tabela 5.2).

Componentes imunológicos no leite humano de banco

A emancipação social e econômica da mulher tem contribuído para que grande número de mães procurem trabalho fora do seu domicílio. Embora a legislação brasileira assegure alguns direitos à nutriz, como licença maternidade de 120 dias e creche para o lactente, mães de classes sociais pouco privilegiadas são as que menos têm esses direitos garantidos. Nessas situações, o leite humano po-

Tabela 5.2 – Fatores antiinfecciosos do colostro humano.

Componentes solúveis	Componentes celulares	
Imunoglobulinas:	(10^5 a 10^6 células/mm^3)*	
SIgA > SIgM > IgG > IgD > IgE	Fagócitos polimorfonucleares	45,1%
Lisozima	Fagócitos mononucleares	32,6%
Lactoferrina	Linfócitos	21,3%
Componentes do sistema complemento	Plasmócitos	0,6%
Peptídios bioativos	Células epiteliais	0,5%
Oligossacarídios		
Lipídios		

SigA = IgA secretória. As Igs estão em ordem decrescente de concentração.
* Fonte: Barros e Carneiro-Sampaio[5].

deria ser coletado e estocado para consumo posterior pelo filho durante a ausência da mãe. Outra situação cada vez mais freqüente na atualidade é o uso de leite estocado para recém-nascidos internados em unidades de cuidados neonatais impossibilitados de serem amamentados por suas próprias mães.

O leite humano ordenhado obtido da própria mãe ou de doadora saudável é livre de microrganismos patogênicos. Esses, quando ocorrem, encontram-se associados a fontes externas de contaminação. Entre os contaminantes externos, os coliformes ocupam lugar de destaque devido ao seu próprio significado e à elevada probabilidade de sua ocorrência quando o leite é submetido a condições higiênico-sanitárias insatisfatórias[2].

Deve-se considerar, para efeito de sua doação a um Banco de Leite Humano (BLH), que a magnitude dos contaminantes secundários, incorporados ao produto durante sua coleta, pode exercer efeito decisivo sobre a qualidade final do produto. Assim, a presença de contaminantes em níveis elevados acarreta a redução de seu valor biológico ou o desqualifica para o consumo[3].

Em estudo realizado por Novak et al., a veiculação de microrganismos potencialmente patogênicos, resistentes aos antibióticos, por meio de leite humano ordenhado, pode ser um fator de risco potencial. A maioria dos microrganismos isolados pelo autor (8,48% das amostras) pertencia a apenas duas espécies, *Enterobacter cloacae* e *Klebsiella pneumoniae* (91,6% de todos os isolamentos)[41].

Por outro lado, durante o aleitamento diretamente ao seio materno não se observa transferência de microrganismos de mãe para filho, devido ao pequeno número de microrganismos, sua baixa virulência, além dos fatores de proteção anteriormente citados. Tais microrganismos vistos no leite ordenhado são contaminantes secundários e como tal indicam inobservância dos procedimentos higiênico-sanitários recomendados pela Rede Nacional de Bancos de Leite Humano (MS – Normas gerais para Bancos de Leite Humano – 1995)[37].

Alguns estudos demonstram que o leite humano obtido por expressão manual é mais seguro, do ponto de vista de contaminação microbiológica, que o coletado por bomba[30].

O método de escolha para estocagem por curto intervalo de tempo deve ser a refrigeração entre 4 e 6°C. Em estudo realizado por Moulin, o leite humano mantido à temperatura ambiente apresenta queda nas contagens de colônias bacterianas nas primeiras horas após a coleta[36]. Essa observação reflete a efetividade das propriedades bacteriostáticas e bactericidas do leite humano *in vitro*, mesmo quando exposto às temperaturas entre 17° e 30,5°C, que propiciam a multiplicação bacteriana. Após 9 horas, observa-se aumento da população microbiana, provavelmente pelo consumo desses fatores imunológicos. Está comprovado também o efeito inibidor da refrigeração sobre o crescimento bacteriano, uma vez que, durante o estudo de Moulin, as médias de contagem de bactérias em amostras mantidas entre 2° e 6°C se mantiveram baixas.

Alguns critérios são adotados em bancos de leite com limites aceitáveis de tempo de estocagem (até 12 horas em refrigeração) e de contaminação bacteriana do leite cru; quando esses critérios não são preenchidos, o leite humano deve ser pasteurizado. Para crianças internadas em unidades neonatais ou de terapia intensiva neonatal, o leite coletado no domicílio deve ser sempre pasteurizado para que sejam eliminadas quaisquer fontes de contaminação.

A possibilidade de guardar leite humano para consumo posterior pela criança deve ser discutida com as mães e apresentada como proposta por todos que trabalham com aleitamento materno, tanto para mães que pretendem voltar ao trabalho, como também para mães de recém-nascidos internados que por sua condição estão impossibilitados de serem amamentados por suas mães.

Não deve ser esquecido que as recomendações adotadas pelos bancos de leite humano enfatizam o rigor das medidas higiênico-sanitárias para a coleta, pois o aumento da flora contaminante leva à saturação das barreiras bioquímicas, diminuindo o valor imunológico e a capacidade de proteção ao organismo do lactente (BLH – fundamentos e técnicas – www.fiocruz.br/redeblh).

Para a estocagem por períodos superiores a 24 horas, recomenda-se o congelamento por um período não superior a 15 dias, e em temperaturas de –13° a –20°C. Se o leite for pasteurizado, seu estoque sob congelamento poderá durar até seis meses.

Efeitos do tratamento térmico sobre os componentes imunológicos do leite humano

Os efeitos do calor sobre fatores antiinfecciosos do colostro humano, que incluem anticorpos específicos antivirais e antibacterianos, além de células de defesa e componentes solúveis com propriedades antiinfecciosas, podem ser vistos no quadro 5.1. As perdas são variáveis quando o leite é submetido ao tratamento térmico pelo calor. A pasteurização (62,5°C por 30 minutos) em geral causa uma perda menos significante de IgA (no máximo 30%), enquanto a lisozima e a lactoferrina podem sofrer perda de até 66%. A maior alteração ocorre nos componentes celulares, os quais resistem menos ao calor.

Quanto à atividade bacteriostática do leite armazenado em congelador (a –20°C), tende a ocorrer deterioração progressiva após um mês de estocagem. As principais alterações observadas incluem perda progressiva de mais de 89% da viabilidade das células e perda da sua atividade bacteriostática, enquanto os demais componentes como IgA,

Quadro 5.1 – Efeitos da pasteurização sobre fatores antiinfecciosos do colostro humano.

Fator	Ação antimicrobiana	Efeito do calor
SIgA	Transporte transluminar, neutralização e ativação do complemento	Estável a 56°C e perda (0-30%) a 62,5°C por 30min
IgM, IgG	Neutralização e ativação do complemento	IgM destruída e IgG diminuída a 1/3 a 62,5°C/30min
Fator de crescimento *Bifidobacterium*	Bacteriostática	Estável
Lisozima e lactoperoxidase	Bacteriostática e antiinflamatória	Perda parcial a 56°C/30min
Complemento	Lise, opsonização e neutralização viral	Destruído após 56°C/30min
Lactoferrina	Bacteriostática	66% destruída após 30min a 62,5°C
Citocinas	Imunomodulação e antialergia	Desconhecido
Lipídios	Lise	Estáveis
Macrófagos, neutrófilos e linfócitos	Fagocitose, imunomodulação e produção de anticorpos	Destruídos a 62,5°C/30min

Fonte: Ogundele[43].

IgG, IgM, lactoferrina, lisozima, componentes do complemento C3 e C4, aminoácidos e ácidos graxos podem permanecer preservados ou apresentar pequenas perdas[7,18].

Por outro lado, foi observado que, em leite estocado sob refrigeração (a +4°C) por três dias, havia um efeito melhor sobre o seqüestro de bactérias pela ativação de fragmentos de complemento acumulados no leite estocado. Além disso, é conhecido que o congelamento de leite por pelo menos um dia destrói o citomegalovírus em leite de mães infectadas[16].

Dessa forma, o congelamento ou refrigeração do leite com ou sem aquecimento tem sido recomendado. Para períodos curtos é preferível a refrigeração. Para estoques por períodos maiores de um dia até um mês, recomenda-se congelamento a –20°C, se for leite fresco, não pasteurizado[43]. Na rotina dos bancos de leite humano, o período máximo de congelamento do leite fresco tem sido de 15 dias, pelo fato de que os receptores em geral são recém-nascidos pré-termo de baixo peso ao nascer ou com doenças graves.

O efeito de diferentes métodos de tratamento sobre a atividade biológica do colostro e do leite maduro (pasteurização, liofilização e aquecimento por microondas), em relação à capacidade de inibir a aderência de *E. coli* enteropatogênica em culturas de células epiteliais, foi testado por Carbonare et al.[11]. Não foram observadas diferenças na habilidade do colostro e do leite maduro nos diferentes tipos de tratamento.

Em resumo, sabemos que existem situações práticas nas quais o uso do leite processado acaba sendo inevitável. Utilizando-se técnicas adequadas para a coleta do leite com o mínimo de contaminação e o estoque imediato em congelador, teremos melhor preservação dos fatores imunológicos. A pasteurização a 62,5°C por 30 minutos tem sido considerado o melhor método para a destruição de patógenos sem grande prejuízo da qualidade imunológica do leite. O leite humano de banco em qualquer das circunstâncias apresentadas provê proteção significativa contra infecções e é mais bem tolerado, devendo ser uma recomendação primordial na alimentação do recém-nascido pré-termo após o leite de sua própria mãe.

REFERÊNCIAS BIBLIOGRÁFICAS

1. Abraham SN, Sharon N, Ofek I. Adhesion of bacteria to mucosal surfaces. In: Ogra PL, Mestecky J, Lamm ME, Strober W, Bienenstock J, McGhee JR, eds. Mucosal Immunology. 2nd ed. Academic Press; 1999. p. 31-42.
2. Almeida JAG. Amamentação: Repensando o Paradigma. Rio de Janeiro: Ed. Fiocruz; 1998.
3. Almeida JAG. Amamentação: um híbrido natureza-cultura. Rio de Janeiro: Ed. Fiocruz; 1999.
4. Armogida SA, Yannaras NM, Melton AL, Srivastava MD. Identification and quantification of innate immune system mediators in human breast milk. Allergy and Asthma Proc 2004; 25:297-304.
5. Barros MD, Carneiro-Sampaio MMS. Milk composition of low birth weight infants mothers. Acta Paediatr Scand 1984;73: 693-4.
6. Bernt KM, Walker WA. Human milk as a carrier of biochemical messages. Acta Paediatr Suppl 1999;430:27-41.
7. Bjöksten B, Burman IG, De Chateau P, Fredrikzon BO, Gothefors L, Hernell O. Collecting and banking human milk: to heat or not to heat. BMJ 1980;281:765-9.
8. Brandtzaeg P. Molecular and cellular aspects of the secretory immunoglobulin system. APMIS 1995;103:1-19.
9. Brandtzaeg P. Mucosal immunity: integration between mother and the breast-fed infant. Vaccine 2003;21:3382-2288.
10. Câmara LM, Carbonare SB, Silva MLM, Carneiro-Sampaio

MMS. Inhibition of enteropathogenic *Escherichia coli* (EPEC) adhesion to HeLa cells by human colostrum: detection of specific SIgA related to EPEC outer membrane proteins. Int Arch Allergy Immunol 1994;103:307-10.
11. Carbonare SB, Palmeira P, Silva MLM, Carneiro-Sampaio MMS. Effect of microwave radiation, pasteurization and lyophilization on the ability of human milk to inhibit *Escherichia coli* adherence to Hep-2 cells. J Diarrhoeal Dis Res 1996;14:90-4.
12. Carbonare SB, Silva MLM, Palmeira P, Carneiro-Sampaio, MMS. Human colostrum IgA reactive to enteropathogenic *Escherichia coli* antigens and their persistence in the faeces of a breastfed infant. J Diarrhoeal Dis Res 1997;15:53-8.
13. Carbonare SB, Silva MLM, Trabulsi LR, Carneiro-Sampaio MMS. Inhibition of HEp-2 cell invasion by enteroinvasive *Escherichia coli* by human colostrum IgA. Int Arch Allergy Immunol 1995;108:113-8.
14. Carneiro-Sampaio MMS, Silva MLM, Carbonare SB, Palmeira P, Delneri MT, Honório AC et al. Breast-feeding protection against enteropathogenic *Escherichia coli*. Rev Microbiol São Paulo 1996;26:151-4.
15. Carver JD. Dietary nucleotides: effects on the immune and gastrintestinal systems. Acta Paediatr Suppl 1999;430:83-8.
16. Cheesman SH, McGraw BR. Studies on cytomegalovirus in human milk. J Infect Dis 1983;148:615-6.
17. Delneri MT, Carbonare SB, Silva MLM, Palmeira P, Carneiro-Sampaio MMS. Inhibition of Enteropathogenic *Escherichia coli* adhesion to Hep-2 cells by colostrum and milk from mothers delivering low-birth-weight neonates. Eur J Pediatr 1997;156:493-8.
18. Deodhar L, Joshi S. Microbiological study of breast milk with special reference to its storage in milk bank. J Postgrad Med 1991;37:14-6.
19. Fernandes RM, Carbonare SB, Carneiro-Sampaio MMS, Trabulsi LR. Inhibition of enteroaggregative *Escherichia coli* adhesion to HEp-2 cells by secretory IgA from human colostrum. Pediatr Infect Dis J 2001;20:272-8.
20. Field CJ. The immunological components of human milk and their effect on immune development in infants. J Nutr 2005; 135:1-4.
21. Goldman AS. The immune system of human milk: antimicrobial, antiinflamatory and immunomodulatory properties. Pediatr Infect Dis J 1993;12:664-71.
22. Goldman AS, Ogra PL. Anti-infectious and infectious agents in human milk. In: Ogra PL, Mestecky J, Lamm ME, Strober W, Bienenstock J, McGhee JR, eds. Mucosal Immunology. 2nd ed. Academic Press; 1999. p. 1511-21.
23. Gomes TAT, Rassi V, MacDonald KL, Silva-Ramos SRT, Trabulsi LR, Vieira MAM et al. Enteropathogens associated with acute diarrheal disease in urban infants in São Paulo. J Infect Dis 1991;164:331-7.
24. Grumach AS, Carmona RC, Lazarotti D, Ribeiro MA, Rosentraub RB, Racz ML et al. Immunological factors in milk from Brazilian mothers delivering small-for-date term neonates. Acta Paediatr 1993;82:284-90.
25. Hanson LA. Breastfeeding provides passive and likely long-lasting active immunity. Ann Allergy Asthma Immunol 1998; 81:523-37.

26. Hanson LA, Telemo E. Immunobiology and epidemiology of breastfeeding in relation to prevention of infections from a global perspective. In: Ogra PL, Mestecky J, Lamm ME, Strober W, Bienenstock J, McGhee JR, eds. Mucosal Immunology. 2nd ed. Academic Press; 1999. p. 1501-10.
27. Honório-França AC, Carvalho MPSM, Isaac L, Trabulsi LR, Carneiro-Sampaio, MMS. Colostral mononuclear phagocytes are able to kill enteropathogenic *Escherichia coli* opsonized with colostral IgA. Scand J Immunol 1997;46:59-66.
28. Honório-França AC, Launay P, Carneiro-Sampaio MMS, Monteiro RC. Colostral neutrophils express Fc alpha receptors (CD89) lacking gamma chain association and mediate noninflammatory properties of secretory IgA. J Leuk Biol 2001;69:289-96.
29. Kunz C, Rudloff S. Biological functions of oligosaccharides in human milk. Acta Paediatr 1993;82:903-12.
30. Liebhaber M, Lewiston NJ, Asquish MT, Sunshine P. Comparison of bacterial contamination with two methods of human milk collection. J Pediatr 1978;92:236-7.
31. Lonnerdal B. Nutritional and physiologic significance of human milk proteins. Am J Clin Nutr 2003;77(Suppl):1537S-43S.
32. Loureiro I, Frankel G, Adu-Bobie J, Dougan G, Trabulsi LR, Carneiro-Sampaio MM. Human colostrum contains IgA antibodies reactive to enteropathogenic *Escherichia coli* virulence-associated proteins: intimin, BfpA, EspA, and EspB. J Pediatr Gastroenterol Nutr 1998;27:166-71.
33. Matsuzaki T, Chin J. Modulating immune responses with probiotic bactéria. Immunol Cell Biol 2000;78:67-73.
34. Morrow AL, Rangel JM. Human milk protection against infections diarrhea: implications for prevention and clinical care. Semin Pediatr Infect Dis 2004;15:221-8.
35. Morrow AL, Ruiz-Palacios GM, Jiang X, Newburg DS. Human-milk glycans that inhibit pathogen binding protect breast-feeding infants against infectious diarrhea. J Nutr 2005; 135:1304-7.
36. Moulin ZS, Lamounier JA, Vieira MBCM, Baeta M, Silva MAD, Araújo RSS. Contaminação bacteriana do leite humano coletado por expressão manual e estocado à temperatura ambiente. J Pediatr (Rio J) 1998;74(5):376-82.
37. MS – Ministério da Saúde. Normas gerais para funcionamento de bancos de leite humano. Brasília: Secretaria de Programas Especiais, Ministério da Saúde; 1995.
38. Nagao AT, Friedlander-Delnero D, Arlanian C, Carneiro-Sampaio MMS. Elevated levels and different repertoire profile of colostral anti-LPS antibodies may have a significant role in compensating newborn immunity. Scand J Immunol 2001; 53:602-9.
39. Nataro JP, Kaper JB. Diarrheagenic *Escherichia coli*. Clin Microbiol Rev 1998;1:142-201.
40. Newburg DS. Innate immunity and human milk. J Nutr 2005; 135:1308-12.
41. Novak FR, Almeida JAG, Asensi MD, Moraes BA, Rodrigues, DP. Resistência antimicrobiana de coliformes isolados de leite humano ordenhado. Cad Saúde Pública, Rio de Janeiro 2001; 17(3):713-7.
42. Novak FR, Almeida JAG, Silva GO, Borba LM. Colostro humano: fonte natural de probióticos? J Pediatr (Rio J) 2001; 77(4):265-70.

43. Ogundele MO. Techniques for the storage of human breast milk: implications for anti-microbial functions and safety of stored milk. Eur J Pediatr 2000;159:793-7.
44. Palmeira P, Carbonare SB, Amaral JA, Tino-De-Franco M, Carneiro-Sampaio MMS. Colostrum from healthy Brazilian women inhibits adhesion and contains IgA antibodies reactive with Shiga toxin-producing *Escherichia coli*. Eur J Pediatrics 2005;164:37-43.
45. Pontes GN. Avaliação da atividade fagocitária e microbicida de células do colostro humano para *Salmonella typhimurium*. São Paulo, 1999. Dissertação de Mestrado – Departamento de Imunologia, Instituto de Ciências Biomédicas, Universidade de São Paulo.
46. Russel MW, Kilian M, Lamm ME. Biological activities of IgA. In: Ogra PL, Mestecky J, Lamm ME, Strober W, Bienenstock J, McGhee JR, eds. Mucosal Immunology. 2nd ed. Academic Press; 1999. p. 225-40.
47. Sanches MA, Keller R, Hartland EL, Figueiredo DMM, Batchelor MM, Martinez MB et al. Human colostrum contains antibodies reactive to the Intimin-binding region of enteropathogenic *Escherichia coli* translocated receptor. J Pediatr Gastroenterol Nutr 2000;30:73-7.
48. Silva SC. Pesquisa de anticorpos IgA do colostro humano reativos com fatores de virulência de *Escherichia coli* enterotoxigênica (ETEC). São Paulo, 2003. Dissertação de Mestrado – Departamento de Imunologia, Instituto de Ciências Biomédicas, Universidade de São Paulo.
49. Silva MML, Giampaglia CMS. Colostrum and human milk inhibit localized adherence of enteropathogenic *Escherichia coli* to HeLa cells. Acta Paediatr Scand Suppl 1992;381:266-7.
50. Vassão RC, Carneiro-Sampaio MMS. Phagocytic activity of colostrum macrophages. Braz J Med Biol Res 1989;22:457-64.
51. Victora CG, Smith PG, Vaughan JP, Nobre LC, Lombardi C, Teixeira AMB et al. Evidence for protection by breast-feeding against infant death from infectious disease in Brazil. Lancet 1987;8(8554):319-22.
52. Xanthou M. Immune protection of human milk. Biol Neonate 1998;74:121-33.

5.3

Proteção contra Doenças Infecciosas

Regina Célia de Menezes Succi

O retorno à prática do aleitamento materno a partir de meados da década de 1970 teve como fator desencadeante importante o conhecimento acumulado sobre os benefícios nutricionais, sociais, econômicos e a capacidade protetora do leite materno (LM) contra as doenças alérgicas, metabólicas e infecciosas.

O LM é capaz de suprir o lactente com fatores específicos e não-específicos que atuam sinergicamente como agentes antimicrobianos, antiinflamatórios e imunomoduladores[22,28,30,41,47]. São fatores antimicrobianos do LM: agentes promotores do crescimento de bactérias entéricas protetoras; fatores que interferem com o metabolismo bacteriano; enzimas que lisam bactérias, anticorpos adaptados à ação nas mucosas, oligossacarídios, proteínas glicosiladas, lipídios antivirais e leucócitos. Fatores bioativos do LM, como hormônios, fatores imunológicos e nutrientes específicos, promovem a maturação da mucosa gastrintestinal e diminuem a incidência de infecção, alterando a microflora intestinal e exercendo ação antiinflamatória[10,30,33,35,47].

A ação do LM sobre o sistema imune ainda não totalmente maduro do recém-nascido melhora sua capacidade de defesa contra agentes infecciosos, especialmente aqueles da microflora intestinal materna[23,35], principalmente devido à grande quantidade de IgA secretória do LM, pois muito dos anticorpos dessa classe de imunoglobulina são dirigidos contra a microflora intestinal materna. Dessa forma, o LM modula a exposição precoce da mucosa intestinal do lactente aos microrganismos e limita a translocação bacteriana através da mucosa intestinal[23]. Talvez este seja o principal fator protetor contra sepse neonatal e várias outras infecções.

O LM contém enorme variedade de proteínas que, além de contribuir para o crescimento rápido do lactente nessa fase da vida, melhora a digestão e a utilização de micro e macronutrientes do leite[29]. Várias proteínas, oligossacarídios e peptídios (gerados a partir de reações proteolíticas das proteínas do LM) têm sido descritos com atividade antiinfecciosa, tais como imunoglobulinas, kapa-caseína, lisozima, lactoferrina, alfa-lactoalbumina, lactoperoxidase e betalactoglobulina, que são relativamente resistentes à proteólise no trato gastrintestinal, têm capacidade antiadesiva e contribuem para a defesa contra agentes infecciosos[10,26,30,46]. A alfa-lactoalbumina tem também ação de estimular a apoptose, o que possivelmente modifica o *turnover* da mucosa e a proliferação celular[26]. A ação probiótica de algumas proteínas promove o crescimento de lactobacilos e bifidobactéria que, por meio da diminuição do pH, limitam o crescimento de agentes infecciosos. Algumas proteínas e peptídios têm atividade imunomodulatória (citocinas e lactoferrina) e outras estão envolvidas no desenvolvimento da mucosa intestinal e outros órgãos e tecidos do recém-nascido (fator de crescimento semelhante à insulina, lactoferrina e fator de crescimento epidérmico). Dessa forma, as proteínas do LM fornecem nutrição adequada, facilitação do desenvolvimento de funções fisiológicas e simultaneamente defesa contra infecções[29,46]. O efeito protetor pode ser consequência do padrão de colonização dessas crianças que mesmo infectadas por agentes infecciosos desenvolvem menos sintomas que as crianças não aleitadas ao seio[46].

Inúmeros estudos têm sido feitos para avaliar a eficácia do aleitamento materno na promoção da saúde da criança. Esses estudos têm confirmado o impacto positivo do aleitamento materno na sobrevida, crescimento e desenvolvimento infantis. Um importante estudo colaborativo publicado em 2003 avaliou que mais que 60% dos 10 milhões de crianças que morrem a cada ano em países em desenvolvimento poderiam ser prevenidas[26]; aumentar o número de crianças com aleitamento materno exclusivo nos primeiros 6 meses de vida, além de manutenção do aleitamento até o fim do primeiro ano seria capaz de prevenir 13% dessas mortes. Estudo de metanálise realizado por Pelletier e Frongillo, reforçou a importância da desnutrição consequente ao desmame, levando à mortalidade infantil: muitas das 3 milhões de mortes anuais em crianças com mais de 6 meses poderiam ser prevenidas com a prática do aleitamento materno[37].

No Brasil, a melhoria da qualidade e maior facilidade de acesso aos serviços de assistência ao parto e ao primeiro ano de vida, além da melhoria nos sistemas de abastecimento de água e esgoto associaram-se com queda acentuada e progressiva do coeficiente de mortalidade infantil observado no estado de São Paulo[17]. Diarréia e pneumonia, entretanto, continuam sendo as principais causas de óbito pós-neonatal; um inquérito populacional realizado em 14 municípios da Grande São Paulo avaliou o impacto da amamentação na redução da mortalidade infantil por diarréia e infecções respiratórias nos anos de 1999 e 2000. A fração de mortalidade evitável pelo LM por infecção respiratória variou, segundo o município e a faixa etária, entre 33 e 72%; para diarréia, a variação ficou entre 35 e 86%[17].

A proteção do LM contra infecções pode ser demonstrada mesmo nas primeiras semanas de vida, mas a maioria dos estudos foi feita avaliando o primeiro ano de vida, mostrando que a melhor proteção ocorre nos primeiros 6 meses; poucos estudos têm sido feitos para demonstrar a proteção no primeiro mês de vida. Nos primeiros 7 dias de vida, a mortalidade neonatal relaciona-se muito mais com prematuridade, baixo peso, anomalias congênitas e asfixia, enquanto no período neonatal tardio predominam as infecções (sepse, infecções respiratórias, onfalite, meningite e diarréia) como principais causas de morte, que poderiam ser prevenidas pelo aleitamento materno.

Até a década de 1990, vários estudos observacionais mostraram a associação entre aleitamento materno, diminuição do risco infeccioso e mortalidade infantil atribuída a doenças infecciosas[7,13,18,19,24,42,45]. Mais recentemente, estudos clínicos controlados, estudos de caso-controle e metanálises feitos a partir de revisões sistemáticas da literatura produziram evidências convincentes sobre os benefícios do aleitamento materno tanto para lactentes quanto para recém-nascidos de termo e pré-termo[4,5,8,9,12,27,33,34,41,44]. A diminuição da morbimortalidade por doenças infecciosas, em conseqüência do aleitamento materno, tem ainda outras vantagens: melhora os ganhos financeiros das famílias, tanto pela economia com o custo dos alimentos, como pelo menor custo do cuidado hospitalar de mães e recém-nascidos[3,6].

O aleitamento materno já foi associado com proteção contra várias infecções ou condições relacionadas à infecção: **gastrenterites, infecções do trato respiratório alto e baixo, otite média aguda, infecção do trato urinário, meningites, sepse neonatal e enterocolite necrotizante.**

A proteção do LM contra **doença diarréica** tem sido mais estudada e mais bem evidenciada. No Sul do Brasil, estudo de caso-controle realizado em 1985 demonstrou que a mortalidade por diarréia era 4,2 vezes maior entre crianças com aleitamento misto e 14,2 vezes maior em crianças sem aleitamento materno, quando comparado com crianças que recebiam LM exclusivo[42]; na mesma região do País, em 1987-1988, outro estudo revelou que, em crianças com idade inferior a 2 anos, a ausência de aleitamento materno funcionava como fator de risco e de prognóstico para diarréia[20]. Vários outros estudos observacionais ou controlados realizados na Rússia[27], México[33], Índia[5], Sri Lanka[38], Filipinas[48], Egito[11] e vários outros países evidenciaram que a promoção do aleitamento materno diminuía a incidência ou sua manutenção protegia contra internações por diarréia. Estudo realizado por um grupo da OMS analisou dados de 1.223 mortes de crianças menores de 2 anos de idade usando técnicas de metanálise em seis países em desenvolvimento no período de 1980 a 1998[44]; a proteção do LM foi evidente, mas caiu rapidamente durante a infância, determinando um *odds ratio* de 5,8 para crianças menores de 2 meses de idade e de 1,4 dos 9 aos 11 meses. Nos primeiros 6 meses de vida, a proteção contra **mortes por diarréia** é maior que a proteção contra **mortes por infecções respiratórias**, mas, no segundo semestre da vida, os níveis de proteção são similares para as duas doenças.

Os benefícios do LM na proteção contra **diarréia e outras doenças infecciosas** também são evidenciáveis em países desenvolvidos. No início da década de 1990, estudo feito nos EUA mostrou que duas coortes de crianças de famílias de bom nível socioeconômico e com mães com média de 16 anos de educação, acompanhadas até os 2 anos de idade, que receberam LM pelo menos até os 12 meses, apresentaram a metade da incidência de diarréia, 19% menos **otite média** em geral e 80% menos otite média com duração superior a 10 dias, que os aleitados com fórmula[15]. No Canadá, crianças aleitadas ao seio e avaliadas no primeiro semestre da vida apresentaram efeito protetor significativo contra **infecções respiratórias, gastrintestinais e outras doenças infecciosas**[7].

No Brasil, estudo de caso-controle realizado no sul do País encontrou probabilidade 17 vezes maior de **internação por pneumonia** entre as crianças que não receberam LM quando comparadas com aquelas aleitadas ao seio[9]. Na Austrália, estudo prospectivo de uma coorte com 2.602 crianças acompanhadas desde o nascimento mostrou que o LM, por pelo menos seis meses, protege contra **morbidades e hospitalizações por infecções respiratórias**[36]. Metanálise conduzida por Bachrach et al., em 2003, para avaliar a importância do LM na proteção contra hospitalizações por infecções respiratórias baixas em crianças nascidas de termo em países desenvolvidos mostrou que as **hospitalizações** por quadros graves foram mais que três vezes mais freqüentes entre crianças que não foram aleitadas quando comparadas com aquelas aleitadas exclusivamente ao seio por quatro meses[4]. No México, estudo prospectivo realizado com 1.202 crianças de 1988 a 1992 para avaliar a incidência de infecções respiratórias nos primeiros seis meses de vida revelou que o aleitamento materno se relacionava com menor incidência significante e menor duração das infecções respiratórias baixas[14].

Estudo prospectivo observacional feito em Bangladesh de 1993 a 1995, acompanhando desde o nascimento 1.677 crianças que viviam em favelas, para verificar a influência do LM exclusivo sobre o risco de **morte atribuída a infecções respiratórias e diarréia,** mostrou que, comparadas com crianças aleitadas exclusivamente ao seio, o aleitamento misto ou artificial esteve associado com 2,23 vezes maior risco de morte por qualquer causa e 2,40 e 3,94 vezes maior risco de morte **atribuída a infecções respiratórias e diarréia**[1].

Avaliação da eficácia do aleitamento materno na proteção contra **sepse neonatal** tem sido investigada[2,8,24,25,31]. No Paquistão, a proteção do LM em crianças de alto risco para sepse neonatal precoce foi evidenciada em estudo de Bhutta e Yusuf no início da década de 1990[8]; mesmo o aleitamento parcial foi capaz de proteger recém-nascidos contra sepse[2]. Em estudo prospectivo multicêntrico inglês, Lucas e Cole (1990), avaliando 926 recém-nascidos prétermo, verificaram que a ocorrência de **enterocolite necrotizante** foi 6 a 10 vezes mais freqüente entre os que receberam exclusivamente fórmula e três vezes mais freqüente entre aqueles que receberam aleitamento misto[30]. Uma revisão cuidadosa da literatura, feita por Huffman et al.[25], em 2001, evidenciou redução significativa da **mortalidade neonatal** em crianças que receberam aleitamento materno. Embora haja mais estudos avaliando recém-nascidos de termo, pesquisa feita nos USA para verificar os efeitos do LM na incidência de **infecções em recém-nascidos de muito baixo peso** que recebiam alimentação enteral mostrou que o LM protegeu significativamente contra todas as **infecções e contra sepse ou meningite**[24].

Dois estudos realizados antes da introdução das vacinas conjugadas contra Hib e pneumococo, respectivamente, na Suécia e no Alasca, mostraram que o aleitamento materno exclusivo se associou à proteção contra **doenças invasivas por Hib e pneumococo**[21,40].

Para avaliar o papel do LM na proteção contra **infecção do trato urinário**, um estudo do tipo caso-controle na Suécia avaliou 200 crianças com essa infecção e com idades entre 0 e 6 anos, demonstrando proteção do aleitamento materno, que é maior nos primeiros meses de vida, diminuindo a seguir até os 7 meses de vida[32]. Em relação à **otite média**, dois estudos americanos demonstraram que o LM protege contra essa infecção[16,39], sendo que um deles considerou essa proteção relacionada com a quantidade de LM recebido: quanto mais LM um lactente recebe nos primeiros 6 meses de vida, menor probabilidade ele terá de desenvolver otite média[39].

Em resumo, a proteção fornecida pelo LM não ocorre apenas durante o período de aleitamento, mas se prolonga por longos períodos da vida da criança, determinando melhores condições de nutrição, crescimento e desenvolvimento, além de redução da gravidade das doenças no lactente, benefício social e econômico para a comunidade e benefícios para a saúde da mãe. A proteção eficiente do leite materno contra doenças infecciosas inicia-se logo após o nascimento, é reconhecida há várias décadas e resulta em diminuição da morbidade e mortalidade infantil, particularmente nos países em desenvolvimento.

REFERÊNCIAS BIBLIOGRÁFICAS

1. Arifeen S, Black RE, Antelman G, Baqui A, Caulfield L, Becker S. Exclusive breastfeeding reduces acute respiratory infection and diarrhea deaths among infants in dhaka slums. Pediatrics 2001;108 (4):e67.
2. Asrhaf RN, Jalil F, Zamana S. Breast feeding and protection against neonatal sepsis in a high risk population. Arch Dis Child 1991;66:488-90.
3. Ball TM, Bennett DM. The economic impact of breastfeeding. Pediatr Clin North Am 2001;48:253-62.
4. Bachrach VRG, Schwarz E, Bachrach LR. Breastfeeding and the risk of hospitalization for respiratory disease in infancy. A meta-analysis. Arch Pediatr Adolesc Med 2003;157:237-43.
5. Bhandari N, Bahl R, Mazumdar S, Martines J, Black RE, Bhan MK. Infant Feeding Study Group. Effect of community-based promotion of exclusive breastfeeding on diarrhoeal illness and growth: a cluster randomised controlled trial. Lancet 2003;361: 1418-23.
6. Bhatnagar S, Jain NP, Tiwari VK. Cost of infant feeding in exclusive and partially breastfed infants. Indian Pediatr 1996; 33:655-8.
7. Beaudry M, Dufour R, Marcoux S. Reaction between infant feeding and infections during the first six months of life. J Pediatrics 1995;126(2):191-7.
8. Bhutta ZA, Yusuf K. Early-onset neonatal sepse in Pakistan: a case control study of risk factors in a birth cohort. Am J Perinatol 1997;14:577-81.
9. Cesar J, Victora CG, Barros FC, Santos IS, Flores JA. Impact of breast feeding on admission for pneumonia during postneonatal period in Brazil: nested case-control study. BMJ 1999;318:1316-20.
10. Clare DA, Catignani GL, Swaisgood HE. Biodefense properties of milk: the role of antimicrobial proteins and peptides. Curr Pharm Des 2003;9(16):1239-55.
11. Clemens J et al. Early initiation of breastfeeding and the risk of infant diarrhea in rural Egypt. Pediatrics 1999;104(1):e3.
12. Collaborative Study Team on the role of Breast-feeding on the prevention of infant mortality. Effect of breast-feeding on infant and child mortality due to infectious disease in less developed countries: a pooled analysis. Lancet 2000;355:451-5.
13. Cunningham A, Jelliffe D, Jelliffe E. Breastfeeding and health in the 1980s: a global epidemiologic review. J Pediatr 1991;118: 659-66.

14. Cushing AH et al. Breastfeeding reduces risk of respiratory illness in infants. Am J Epidemiol 1998;147:863-70.
15. Dewey KG, Heinig MJ, Nommsen-Rivers LA. Differences in morbidity between breast-fed and formula-fed infants. J Pediatrics 1995;126(5 part):696-702.
16. Duffy LC, Faden H, Wasielewski R, Wolf J, Krystofik D. Exclusive breastfeeding protects against bacterial colonization and day care exposure to otitis media. Pediatrics 1997;100(4):E7.
17. Escuder MML, Venâncio SI, Pereira JCR. Estimativa de impacto da amamentação sobre a mortalidade infantil. Rev Saúde Pública 2003;37(3):319-25.
18. Feachem RG, Koblinsky RA. Intervention for the control of diarrhoeal diseases among young infants: promotion of breast-feeding. Bull World Health Organ 1984;62:271-91.
19. Fonseca W, Kirkwood BR, Victora CG, Fuchs SR, Flores JA, Misago C. Risk factors for childhood pneumonia among the urban poor in Fortaleza, Brazil: a case-control study. Bull World Health Organ 1996;74(2):199-208.
20. Fuchs SC, Victora CG. Risk and prognostic factors for diarrheal disease in Brazilian infants: a special case-control design application. Cad Saude Publica 2002;18(3):773-82.
21. Gessner BD, Ussery XT, Parkinson AJ, Breiman RF. Risk factors for invasive disease caused by Streptococcus pneumoniae among Alaska native children younger than two years of age. Pediatr Infect Dis J 1995;14(2):123-8.
22. Goldman AS. Modulation of the gastrintestinal tract of infants by human milk. Interfaces and interactions. An evolutionary perspective. J Nutr 2000;130(2S Suppl):426S-31S.
23. Hanson LA, Korotkova M. The role of breastfeeding in prevention of neonatal infection. Semin Neonatol 2002;7(4):275-81.
24. Hylander MA, Strobino DM, Dhanireddy R. Human milk feedings and infection among very low birth weight infants. Pediatrics 1998;102(3):E38.
25. Huffman SI, Zehner ER, Victora C. Can improvements in breast-feeding practices reduces neonatal mortality in developing countries? Midwifery 2001;17(2):80-92.
26. Jones GW, Steketee R, Black RE, Bhutta ZrA, Morris SS. Bellagio Child Survival Study Group. How many child deaths can we prevent this year? Lancet 2003;362(9377):65-71.
27. Kramer MS, Chalmers B, Hodnett ED et al. Promotion of breastfeeding intervention trials (PROBIT): a randomised trial in the Republic of Belarus. JAMA 2001;285:413-20.
28. Labbok MH, Clark D, Goldman AS. Breastfeeding: maintening an irreplaceable immunological resource. Nat Rev Immunol 2004;4:565-72.
29. Lonnerdal B. Nutritional and physiologic significance of human milk proteins. Am J Clin Nutr 2003;77(6):1537S-43S.
30. Lonnerdal B, Lien EL. Nutritional and physiologic significance of alpha-lactalbumin in infants. Nutr Rev 2003;61(9):295-305.
31. Lucas A Cole TJ. Breast milk and neonatal necrotising enterocolitis. Lancet 1990;336:1519-23.
32. Marild S, Hansson S, Jodal U, Oden A, Svedberg K. Protective effect of breastfeeding against urinary tract infection. Acta Paediatr. 2004;93(2):164-8.
33. Morrow AL, Guerrero ML, Shults J et al. Efficacy of home-based peer counselling to promote exclusive breastfeeding: a randomised controlled trial. Lancet 1999;353:1226-31.
34. Oddy WH. Breastfeeding protects against illness and infection in infants and children: a review of the evidence. Breastfeeding Review 2001;9(2):11-8.
35. Oddy WH. The impact of breastmilk on infant and child health. Breastfeed Rev 2002;10(3):5-18.
36. Oddy WH, Sly PD, de Klerk NH, Landau LI, Kendall GE, Holt PG, Stanley FJ. Breast feeding and respiratory morbidity in infancy: a birth cohort study. Arch Dis Children 2003;88(3):224-8.
37. Pelletier D, Frongillo E. Changes in child survival are strongly associated with changes in malnutrition in developing countries. J Nutr 2003;133:107-19.
38. Perera BJ, Ganesan S, Jayarasa J, Ranaweera S. The impact of breastfeeding practices on respiratory and diarrhoeal disease in infancy: a study from Sri Lanka. J Trop Pediatr 1999;45:115-8.
39. Scariati PD, Grummer-Strawn LM, Fein SB. A longitudinal analysis of infant morbidity and the extent of breastfeeding in the United States. Pediatrics 1997;99(6):E5.
40. Silfverdal SA, Bodin L, Hugosson S, Garpenholt O, Werner B, Esbjorner E, Lindquist B, Olcen P. Protective effect of breastfeeding on invasive Haemophilus influenzae infection: a case-control study in Swedish preschool children. Int J Epidemiol 1997;26(2):443-50.
41. Van de Perre P. Transfer of antibody via mother's milk. Vaccine. 2003;21(24):3374-6.
42. Victora CG, Smith PG, Vaughan JP, Nobre LC, Lombardi C, Teixeira AM, Fuchs SM, Moreira LB, Gigante LP, Barros FC. Evidence for protection by breast-feeding against infant deaths from infectious diseases in Brazil. 1987. Lancet 2(8554):319-22.
43. Victora CG, Smith PG, Vaughan JP, Nobre LC, Lombardi C, Teixeira AM, Fuchs SC, Moreira LB, Gigante LP, Barros FC. Infant feeding and deaths due to diarrhea. A case-control study. Am J Epidemiol 1989;129(5):1032-41.
44. WHO. Collaborative Study Team on the Role of Breastfeeding on the Prevention of Infant Mortality. Effect of breastfeeding on infant and child mortality due to infectious diseases in less developed countries: a pooled analysis. Lancet 2000;355,451-5.
45. Winberg J, Wessner G. Does breast milk protect against septicaemia in newborn? Lancet 1971;1:1091-4.
46. Wold AE, Adlerberth I. Breast feeding and the intestinal microflora of the infant-implications for protection against infectious diseases. Adv Exp Med Biol 2000;478:77-93.
47. World Health Organization/United Nations Children's Fund. Innocenti Declaration on the Protection, Promotion and Support of Breastfeeding. UNICEF [online], http://www.unicef.org/programme/breastfeeding/innocenti.htm (1990).
48. Yoon PW, Black RE, Moulton LH, Becker S. Effect of not breastfeeding on the risk of diarrhea and respiratory mortality in children under 2 years of age in Metro Cebu, The Philippines. Am J Epidemiol 1996;143(11):1142-8.

5.4

Leite Humano e Doenças do Trato Digestivo

Graciete Oliveira Vieira

A comunidade científica reconhece que o leite humano é o melhor alimento para a sobrevivência e a otimização da espécie. O leite humano representa um verdadeiro *link* entre a mãe e o recém-nascido no ambiente extra-uterino, com atributos de qualidade diante das necessidades dos lactentes. As substâncias imunológicas, fatores imunomoduladores e de crescimento presentes no leite humano, modificam o meio ambiente intestinal, suprimem o crescimento de alguns microrganismos patogênicos, matam outros, estimulam a maturação intestinal e aumentam a produção de enzimas digestivas, protegendo assim o trato digestivo da invasão de bactérias, vírus, parasitas e macromoléculas antigênicas. A amamentação representa um valioso recurso para evitar a morbidade, a mortalidade e os altos custos associados às doenças do trato digestivo.

LEITE HUMANO E AS NECESSIDADES BIOLÓGICAS DA ESPÉCIE

O leite humano é um alimento inigualável e adequado às necessidades biológicas da espécie. É fácil afirmar que o ser humano está geneticamente programado para a amamentação, uma vez que, em 99,9% da sua existência, ele amamentou e foi amamentado. A composição do leite humano, aperfeiçoada pela natureza em bilhões de anos, tem evolução diferente dos leites de outras espécies, particularmente vegetais (soja), dos quais os leites industrializados são produzidos. Há aproximadamente dois milhões de anos, nossos primatas ancestrais mudaram da posição quadrípede para a bípede. Essa mudança foi acompanhada de rápido crescimento do cérebro e do crânio, aumento da inteligência e desenvolvimento do complexo método de comunicação – a linguagem. A mudança da posição quadrípede para a bípede permitiu que o animal olhasse sobre toda a espécie, para localizar presas e predadores, livrou as mãos para o trabalho e mudou a conformação da pelve feminina. O aumento de tamanho do crânio e a mudança de conformação da pelve feminina determinaram pressão biológica para o nascimento mais precoce.

Conseqüentemente, o recém-nascido humano, em contraste da maioria das espécies, é o mais imaturo e dependente dentre os primatas, e seu sistema nervoso continua a desenvolver até quatro a seis anos de vida. Assim como o sistema nervoso, o sistema imune é consideravelmente imaturo[43].

Na época moderna, o fato de a amamentação, embora biologicamente determinada, ser condicionada por fatores socioculturais, permitiu que essa prática se tornasse opcional, contrariando a expectativa biológica da espécie. As conseqüências, a longo prazo, dessa mudança de comportamento com interrupção da amamentação ou amamentação subótima, ainda não são totalmente conhecidas, uma vez que as mutações genéticas não ocorrem na mesma velocidade das mudanças de hábitos.

A amamentação, quando focada sob a perspectiva do desenvolvimento humano, tem efeitos que vão além da adequação do crescimento e do desenvolvimento da criança em seus dois primeiros anos de vida e de taxas menores de mortalidade infantil e da proteção contra doenças agudas. O leite humano, em face da sua composição, mostra-se capaz de modular o metabolismo do lactente e exercer reflexos importantes ao longo da vida dos indivíduos, a exemplo do melhor desempenho das crianças nos testes de desenvolvimento cognitivo e das menores taxas de obesidade, *diabetes mellitus*, hipercolesterolemia, doenças alérgicas, linfoma, leucemia[2,20] e doenças do trato digestivo, tais como doença de Crohn, colite ulcerativa e doença celíaca.

A efetividade da ação protetora conferida pelo leite humano guarda uma relação direta com o "efeito dose-resposta" – quanto maior o número de mamadas e a duração da amamentação, maior será a proteção[65]. Sob essa óptica e considerando, ainda, os dois primeiros anos de vida como o período de maior velocidade de crescimento e de maior vulnerabilidade da criança, enfatiza-se a importância do aleitamento materno, sobretudo como prática alimentar exclusiva nos seis primeiros meses[2,66], quando é absolutamente contra-indicado o uso de água, chá, suco ou qualquer outro alimento.

PROPRIEDADES DO LEITE HUMANO NA PROTEÇÃO DO TRATO DIGESTIVO

Para o entendimento dos mecanismos de proteção conferidos pelo leite humano à criança contra as doenças do tubo digestivo, é necessário lembrar que as portas de entrada da maioria das infecções no ser humano são as superfícies mucosas, principalmente dos aparelhos respiratório e gastrintestinal. Situados na interface dos meios interno e externo, representam a primeira linha de defesa contra a penetração de microrganismos, antígenos e toxinas para a circulação. A criança, sobretudo nos primeiros meses de vida, luta contra vários problemas, como colonização por microrganismos patogênicos, toxinas produzidas pelos patógenos e ingestão de antígenos macromoleculares. Qualquer deles, se lhe for permitido cruzar a barreira intestinal, pode causar reações adversas[62].

Por outro lado, em contraste com a maioria dos animais, o sistema secretor imune do recém-nascido não está completamente desenvolvido. Embora todos os recém-nascidos recebam alguma proteção por meio da transferência de imunoglobulinas G (IgG), que ocorre desde a 20ª semana de gestação, a resposta imune secretória do lactente inicia-se somente por volta dos primeiros três meses de idade. Em adição, a resposta imune celular também é imatura. Crianças amamentadas ganham proteção extra: o leite humano, além de promover o suporte necessário para o desenvolvimento e maturação do sistema imune[43], desenvolve, também, mecanismos de proteção adotiva, por meio dos fatores antiinfecciosos, um verdadeiro suplemento imunológico, durante o período de imaturidade do recém-nascido e do lactente.

Componentes imunológicos do leite humano

As propriedades antiinfecciosas do leite humano manifestam-se tanto por meio dos componentes celulares, quanto dos solúveis. Os componentes celulares são constituídos por fagócitos polimorfonucleares, fagócitos mononucleares, linfócitos, plasmócitos e células epiteliais. Os componentes solúveis incluem IgA, IgM, IgG, IgD, IgE, com predominância de IgA (corresponde a 90% de todas as imunoglobulinas), lisozima, lactoferrina, componentes do sistema complemento, peptídios bioativos, oligossacarídios e lipídios[9,62].

■ Imunoglobulina A

A imunoglobulina A é o anticorpo de maior relevância na defesa das superfícies mucosas dos aparelhos digestivo, respiratório e urinário, nos quais exerce ação antiinfecciosa contra vírus, bactérias e parasitas[12]. Essa imunoglobulina não está presente nas secreções do recém-nascido[2], o que reforça a importância da utilização do leite humano, particularmente do colostro[14]. A concentração média de IgA no colostro é de aproximadamente 11g/l, com variação entre 6 e 40g/l[36]. No leite maduro, essa concentração decresce[36]. O leite da mãe do prematuro apresenta valores significativamente mais elevados de IgA, quando comparado com o recém-nascido a termo[12].

A imunoglobulina A produzida pela glândula mamária e presente no leite humano, IgA secretora, difere físico-quimicamente da IgA sérica – presente no sangue. É uma macromolécula dimérica que corresponde à união de duas moléculas de IgA por uma porção protéica (componente secretor). Essa estrutura confere maior resistência à IgA secretora quanto à ação do pH ácido do estômago e de enzimas proteolíticas digestivas, bem como confere termorresistência, fato de particular importância no processo de pasteurização do leite humano ordenhado, tratamento térmico conduzido a 62,5ºC por 30 minutos, obrigatório no controle de qualidade nos Bancos de Leite Humano[62]. Essa IgA não é absorvida na luz intestinal, recobrindo a superfície da mucosa do trato digestivo do lactente, e atua por diversos mecanismos: bloqueia a adesão de bactérias às mucosas; facilita a eliminação das bactérias, por suas propriedades aglutinantes, e neutraliza toxinas bacterianas, causando dificuldade para o crescimento das bactérias[12]. Vale lembrar que, para as manifestações clínicas das doenças do trato digestivo, é fundamental a adesão das bactérias à superfície mucosa intestinal e posterior colonização. A IgA secretora protege, também, o epitélio intestinal contra a absorção de macromoléculas antigênicas[19]. Por outro lado, as moléculas de IgA secretora, distintamente de outros anticorpos, não causam reações adversas ao lactente, porque em seu mecanismo de ação não provoca reação inflamatória com conseqüente efeito lesivo para os tecidos sadios. Crianças que usam leites de outras espécies ou fórmulas de soja têm poucos meios de defender-se contra patógenos ingeridos, até que comecem a fabricar a sua própria IgA secretora.

■ Lactoferrina

A lactoferrina, proteína de papel imunológico, resistente à proteólise enzimática, tem como uma de suas principais funções quelar os íons ferro, diminuindo a disponibilidade desse íon no microambiente intestinal. Como muitas bactérias patogênicas cresce à custa de ferro, a lactoferrina, por reduzir a quantidade de ferro disponível, frustra o crescimento dessas bactérias, determinando, assim, um efeito bacteriostático para os microrganismos ferro-dependentes[9]. O efeito antiinfeccioso da lactoferrina é mais complexo que a simples competição pelo átomo de ferro: a lactoferrina contém um peptídio, a lactoferricina, que é bactericida contra *E. coli, Klebsiella, Pseudomonas, Proteus,*

Yersinia, Staphylococcus, Listeria, bem como inibe certos vírus, fungos e certas células tumorais[27]. Adicionalmente, a lactoferrina age sinergicamente com a lisozima, provocando danos nas paredes celulares das bactérias patogênicas e conseqüente destruição[43].

Lisozima

A lisozima ou muramidase é uma enzima lítica que atua diretamente sobre a bactéria, com efeito bactericida pela ação de hidrólise na camada de peptidoglicano que integra a parede celular de bactérias gram-positivas, a exemplo do *Staphylococcus aureus*, e bactérias gram-negativas como a *Escherichia coli*[9]. Ademais, tem um papel antiinflamatório que limita o fator quimiotáxico dos neutrófilos e a geração de radicais tóxicos durante a fagocitose, protegendo as células intestinais[22]. Têm sido também descritas mais de 20 enzimas presentes no leite humano. Elas podem ser categorizadas em três atividades: função na glândula mamária (lactose sintetase), enzimas compensatórias digestivas (amilase, lipases, proteases) e função antiinfecciosa (lisozima, peroxidases). Adicionalmente, as enzimas presentes no leite humano são importantes estímulos de crescimento neonatal (fosfatase alcalina, xantina oxidase)[9].

Oligossacarídios

Os oligossacarídios e gliconjugados atuam de duas maneiras, promovem o crescimento de bactérias não-patogênicas no intestino dos lactentes, especialmente as *Bifidobacterium bifidum*. E, por ter estrutura similar aos receptores da mucosa intestinal (receptores análogos), liga-se às bactérias patogênicas, impedindo, assim, sua aderência às superfícies mucosas[43]. Tem sido relatada atividade antiaderente para inúmeros microrganismos, como o *Streptococcus pneumoniae*, *Escherichia coli* e *Campylobacter jejuni*[9,27,42].

Lipídios

Os lipídios presentes no leite humano têm pelo menos três funções básicas: ser importante fonte de calorias, oferecer substrato para o desenvolvimento do sistema nervoso central e, a partir de sua digestão em ácidos gordurosos e monoglicerídios, produzir efeito protetor contra infecções. Em linhas gerais, são ésteres e ácidos graxos de cadeia curta que têm atividade sobre certas bactérias e protozoários como a *Giardia lamblia* e a *Entamoeba histolytica*[9,62].

Hormônios e fatores de crescimento epidérmico

O leite humano contém homônios (cortisol, insulina e tiroxina) e fatores de crescimento (fator de crescimento epidérmico e dos nervos) que promovem a maturidade intestinal[22]. O fator de crescimento epidérmico é um pequeno polipeptídio que resulta no crescimento e na maturação do epitélio pulmonar e intestinal e também na recuperação de agressões epiteliais. É encontrado na concentração de 30-40ng/ml no leite humano e não está presente nos leites industrializados[43]. Essa maturação proporcionada pelo leite humano ocorre em um período crítico da vida do lactente, em que existe uma imaturidade do tubo digestivo com o aumento da permeabilidade intestinal. O processo de pasteurização destrói ou inativa esses hormônios. A adição de enzimas e de hormônios às fórmulas de leites artificiais não podem ser realizadas, porque esses componentes são espécie-específicos[43].

Fatores imunomoduladores

Diferentes agentes imunomoduladores e citocinas podem ser identificados no LH. As citocinas estão presentes na fase aquosa do leite humano e contribuem de forma significativa na defesa da mucosa do trato respiratório e intestinal. As interleucinas parecem ser resistentes ao processo digestivo[22] e são mediadores de imunidade não-específica (IL-1, IL-8) e de imunidade específica com ação estimulatória sobre os linfócitos T e B (IL-2, IL-4, IL-6), e estímulo à produção de IgA (IL-10). Existem fatores estimuladores de colônias (GM-CSF, M-CSF) que podem estimular a proliferação de população celular[9].

É possível que os fatores imunomoduladores do leite humano tenham um papel na diminuição de possíveis processos inflamatórios danosos, envolvendo as mucosas do recém-nascido ou que participem na maturação do sistema imune de mucosas da criança[9].

Componentes celulares

Além dos componentes solúveis, no leite humano existem componentes celulares. As defesas celulares consistem de células da série branca do sangue (leucócitos), que combatem diretamente a infecção. A maior concentração é de macrófagos (90%), seguidos por linfócitos T (5%), linfócitos B (3%) e granulócitos neutrófilos (2%)[43]. A maior concentração dessas células é na primeira semana após o parto; essas células são destruídas pelo processo de pasteurização do leite humano ordenhado. Essas células ajudam a evitar infecções tanto por fagocitose, quanto pela secreção de substâncias imunes com alguma especificidade a microrganismos com quais a mãe teve contato. Os macrófagos representam um importante efeito imunoprotetor. No trato digestivo do RN podem ter ação contra patógenos invasores[22].

Existem evidências de que ocorre migração de linfócitos do GALT (Gut Associated lymphoid Tissue) para a glândula mamária em lactação, onde seriam diretamente secretadas. A maior quantidade de linfócitos é da linhagem T, que eliminam diretamente células infectadas, e modulam outros componentes do sistema imunológico. Nessa modulação, os linfócitos secretam mediadores com alguma especificidade contra microrganismos com os quais a mãe tenha tido contato[22]. Ou seja, a mulher, através das superfícies mucosas do aparelho gastrintestinal e respiratório, entra em contato com microrganismos pertencentes aos diferentes ecossistemas que integram o meio em que vive ou viveu, com resposta específica e produção de anticorpos. A resposta imune que se produz nessas mucosas se estendem a outras mucosas do organismo e às glândulas exócrinas, como as salivares e as mamárias. Assim, os linfócitos presentes no leite humano apresentam uma característica ímpar, quando comparado aos leites de outras espécies: contêm anticorpos dirigidos contra inúmeros microrganismos com os quais a mãe entrou em contato ao longo de sua vida, representando, de certa forma, uma memória do seu repertório imunológico[9]. Por sua vez, o leite humano tem elevados níveis de anticorpos contra alguns patógenos causadores das infecções respiratórias e gastrintestinais e, quando ingerido pelo lactente, protege-o dessas infecções[62]. Vale lembrar que crianças têm grande probabilidade de entrar em contato com as mesmas bactérias, vírus, parasitas e fungos com os quais a mãe teve contato ao longo de sua vida, e os anticorpos presentes no leite humano são altamente dirigidos contra esses microrganismos. Lactentes que consomem alimentos substitutos do leite materno são privados dessa vantagem.

Microbiota intestinal

Parte da proteção do leite humano contra enfermidades infecciosas, sobretudo a diarréia, está relacionada à microbiota que coloniza o trato intestinal dos recém-nascidos e lactentes amamentados[45,62].

A microflora intestinal é um importante constituinte de defesa da barreira da mucosa intestinal. A população microbiana que habita as superfícies mucosas dos tratos digestivo e respiratório representa um ecossistema que, pelo seu tamanho e complexidade, pode ser considerado um órgão isolado no corpo humano, onde se desenvolvem diversas funções benéficas para o hospedeiro, como: proteção ecológica, imunoestimulação e contribuição nutricional. Modificações no equilíbrio populacional desse ecossistema resultam em interferência nas suas funções[48].

Ao nascimento, o trato gastrintestinal da criança apresenta-se livre de bactérias. Geralmente, a microbiota gastrintestinal de uma criança só atinge as características populacionais e funcionais de um adulto após seis meses a um ano de vida. Portanto, a fase de colonização digestiva no recém-nascido é um período crítico, no qual a colonização por microrganismos potencialmente patogênicos pode ser prejudicial. O gênero e a espécie de bactérias que colonizam o trato digestivo dependem, entre outros fatores, da prática alimentar. Nas crianças amamentadas, instala-se no trato intestinal uma microbiota ímpar, uma verdadeira barreira biológica viva, formada pelos *Lactobacillus bifidus*, que se desenvolve graças a um fator de crescimento específico e disponível somente no leite humano, o fator bífidos. As bifidobactérias não apresentam nenhum fator de patogenicidade para o homem e nunca foram citadas como causas de infecções intestinais. Por outro lado, esses microrganismos, pela elevada competitividade, determinam resistência à colonização bacteriana, fato que impede potenciais agentes patogênicos como a *E. coli* enteropagênica, entre outras enterobactérias, de colonizar o trato intestinal[45,62].

A função do sistema imune do trato digestivo, maior órgão linfóide do organismo, é profundamente afetada pela presença da microbiota. As bífidobactérias favorecem a modulação das funções imunes, com resposta imune local antígeno-anticorpo específico (particularmente da classe IgA), previnem os defeitos de permeabilidade intestinal e controlam a absorção de anticorpos[16]. Também, produzem a formação de anticorpos séricos contra numerosas estruturas das bactérias presentes no intestino e estende-se a outras mucosas e às glândulas exócrinas como as salivares e as mamárias[40,45]. Com o tempo, a microbiota intestinal pode induzir à tolerância imunológica, tendo como resultado a diminuição da capacidade do organismo de reagir à flora normal e a alguns de seus componentes[62].

Por fim, é fundamental lembrar que a composição do leite humano é diferente do leite de vaca, uma vez que esse foi desenhado pela natureza para o desenvolvimento de uma espécie herbívora. Estudos clínicos e epidemiológicos têm demonstrado a força das propriedades antiinfecciosas do leite humano no decréscimo da mortalidade infantil nos países em desenvolvimento[55,64], assim como nos países desenvolvidos.

DIARRÉIA AGUDA

A doença diarréica aguda infecciosa tem como principal manifestação a mudança do ritmo intestinal, com o aumento do número de dejeções e eliminação de fezes de consistência diminuída, em um período autolimitado, de no máximo 14 dias. Os fatores que contribuem para a diarréia aguda são múltiplos e, dentre esses, destaca-se o desmame precoce.

Vale lembrar que os lactentes vivem expostos a elevados níveis de risco biológico de contaminação ambiental por agentes infecciosos, uma vez que a grande maioria dos agentes enteropatogênicos da diarréia aguda penetra no organismo pela via oral, por meio da ingestão de água e alimentos contaminados com microrganismos e/ou toxinas produzidas por microrganismos. Assim, na patogenia da diarréia aguda, fatores relacionados com o agente (quantidade do inóculo, adesão, produção de toxinas, capacidade de invasão), com o hospedeiro (integridade da mucosa, pH gástrico, muco, sistema imunológico) e com o ambiente (exposição a enteropatógenos) estão diretamente relacionados com o aparecimento da doença diarréica e sua apresentação clínica[59]. A opção pelo tipo de alimento pode ser decisiva para a relação saúde-doença da criança. Estudos epidemiológicos mostram fortes evidências de que o leite materno confere proteção contra diarréia, sobretudo em crianças de baixo nível socioeconômico de países em desenvolvimento[3,18,34,60,61,64].

O leite humano, por sua vez, tem propriedades antiinfecciosas que incluem a atividade dos leucócitos, anticorpos, produtos antibacterianos e inibição competitiva e outros fatores que sustentam o desenvolvimento do sistema imunológico normal e impedem a adesão dos enteropatógenos. A incidência de diarréia, especialmente por cólera, *Shigella* e *Escherichia coli*, *Campylobacter*, *Giardia lamblia* são significantemente reduzidos pelas propriedades antiinfecciosas do leite humano, bem como, no caso de rotavírus, observa-se redução da gravidade do quadro de diarréia em crianças amamentadas[9,21].

A amamentação exclusiva confere maior proteção. Feachen e Koblinski (1984)[18], em uma revisão de 35 estudos publicados em 14 países, encontraram relato de proteção do aleitamento materno exclusivo, na diarréia, em 83% deles. Revisão sistemática demonstrou que crianças que mamaram exclusivamente até os seis meses apresentaram menor prevalência de diarréia e tiveram menos hospitalizações por doença respiratória, além de não apresentarem atraso de crescimento, quando comparadas a crianças que receberam alimentação complementar, em adição ao leite materno, aos 3-4 meses[34].

A maior ocorrência de diarréia coincide com a introdução dos alimentos complementares e desmame precoce, pela privação dos fatores de proteção presentes no leite humano, com possibilidade de consumo de alimentos de menor valor nutricional e de água de baixa qualidade. A simples suplementação do leite materno com água ou chás, até pouco tempo considerada inócua, pode dobrar o risco de diarréia nos primeiros seis meses[60]. Em adição, o uso de mamadeiras torna as crianças não-amamentadas mais expostas aos riscos de higiene inadequada, com conseqüente aumento da probabilidade de adquirirem infecções.

A proteção do leite humano faz-se mais evidente em crianças de menor idade[61,64]. Conforme metanálise, conduzida sob os auspícios da Organização Mundial da Saúde, baseada em seis conjuntos de dados provenientes de três continentes, incluindo uma coorte brasileira, mostrou que o risco de morte por doenças infecciosas é 5,8 vezes maior entre lactentes desmamados nos dois primeiros meses de vida, diante dos que são amamentados[64]. No primeiro semestre de vida do lactente, a ação protetora do leite humano contra o risco de morrer por diarréia revelou-se maior (*odds ratio*: 6:1) que a proteção conferida na infecção respiratória (*odds ratio*: 2,4)[64]. Esses resultados chamam a tenção para a importância da promoção do aleitamento materno na prevenção da diarréia. Estudo de coorte revelou que o aconselhamento em amamentação é importante para mudanças nas práticas do aleitamento materno e para menor incidência de diarréia aguda nos primeiros seis meses de vida com repercussões positivas para o crescimento linear da criança[55].

Uma das principais conseqüências da diarréia aguda é a desidratação e os distúrbios hidreletrolíticos. O efeito da amamentação nos níveis de eletrólitos e na mortalidade infantil foi estudado em um grupo de 430 crianças hospitalizadas com desidratação grave devido à diarréia. Hiponatremia e hipocalemia foram significativamente mais prevalentes nas crianças não-amamentadas (37,3% e 46,3%), quando comparadas com as amamentadas (12,2% e 16,7%). A mortalidade foi significativamente mais baixa dentre as crianças amamentadas (4,4%), que entre as não-amamentadas (16,4%)[4]. A amamentação durante um episódio de diarréia possibilita à criança a manutenção de uma fonte de nutrição e de fatores imunológicos que a ajudarão na recuperação da doença[62]. Por conseguinte, recomenda-se aumentar a freqüência das mamadas durante o processo diarréico.

A maior parte das crianças recupera-se da diarréia em 14 dias. No entanto, uma minoria pode evoluir para a diarréia prolongada, com maiores riscos de complicações, como desnutrição, intolerâncias alimentares, reiinfecções, atraso do crescimento e morte. Existe uma interação de fatores na patogenia da diarréia prolongada, como tenra idade, desnutrição protéico-calórica, aleitamento artificial, proliferação bacteriana do intestino delgado, tipo de agente etiológico e alto índices de contaminação ambiental[62]. Infecção inicial por rotavírus, cepas de *Escherichia coli*, *Salmonella*, *Shigella*, *Clostridium difficile*, *Giardia Lamblia* e *Cryptosporidium* têm sido associadas à persistência de diarréia[62]. Os fatores inter-relacionados na etiopatogenia da diarréia aguda e aguda prolongada ressaltam a importância do aleitamento materno na prevenção da morbidade e mortalidade infantil.

ALERGIA À PROTEÍNA DO LEITE DE VACA

A alergia alimentar é uma importante causa de morbidade na infância[14] e pode ser desenvolvida em relação a qualquer proteína presente na dieta, sendo uma das mais freqüentes a proteína do leite de vaca, por seu alto poder alergênico e pela precocidade do seu uso. A incidência de alergia à proteína do leite de vaca parece ter aumentado durante as últimas décadas nos países desenvolvidos. Tem sido relatada incidência entre 2 e 5%, com maior prevalência dos sintomas nos primeiros quatro meses de vida[56].

A alergia alimentar é uma reação transitória aos alérgenos alimentares, imunologicamente mediada por mecanismos de hipersensibilidade em pacientes predispostos geneticamente. A resposta imunológica gera manifestações clínicas gastrintestinais (regurgitações, vômitos, diarréia aguda e crônica, cólicas, dor abdominal, constipação), respiratórias (otite, bronquites, asma), dermatológicas (dermatite atópica, eczema, urticária) e, em alguns casos, neurológicas (insônia, irritabilidade, cefaléia), com repercussões nutricionais negativas. Outros fatores, além do genético, podem estar envolvidos no desenvolvimento da alergia alimentar, como integridade da barreira mucosa intestinal, exposição às proteínas alergênicas da dieta, quantidade, freqüência, idade da exposição e desenvolvimento da tolerância oral[25,62].

O epitélio gastrintestinal funciona como uma barreira ativa contra a absorção de antígenos estranhos e penetração de bactérias. Contudo, nos primeiros meses de vida, sobretudo no período neonatal, a imaturidade de vários componentes da barreira intestinal e do sistema imune reduz a eficiência da barreira mucosa. Nas crianças amamentadas, o leite humano contribui ativamente para a maturação e atividade ótima dessa barreira. Os anticorpos secretores IgA, presentes no leite humano, atuam como a primeira linha de defesa, realizando a exclusão imunológica na superfície epitelial, podendo prevenir a entrada de antígenos na mucosa intestinal[33]. A indução da tolerância oral permite que o trato gastrintestinal, em constante contato com antígenos alimentares presentes na dieta, raramente apresente sintomas clínicos. Os mecanismos envolvidos com a indução de tolerância oral não estão totalmente esclarecidos, mas, na última década, tem aumentado o interesse para a importância da microbiota intestinal, na resposta imune da mucosa e no desenvolvimento da tolerância oral[8]. Recentes estudos prospectivos confirmam que as bifidobactérias são menos encontradas no tubo digestivo de crianças que desenvolvem alergia, em comparação com as que não desenvolvem[52].

Existem evidências científicas da proteção do leite humano contra as doenças alérgicas na infância[14,47]. Estudo clássico mostrou que a amamentação por mais de um mês, sem outros suplementos lácteos, oferece profilaxia significativa contra alergia alimentar aos três anos de idade, e contra a alergia respiratória aos 17 anos de idade[53]. Necessita-se de amamentação por seis meses para prevenir eczema durante os primeiros três anos[53]. Os possíveis mecanismos de proteção do leite humano contra a alergia alimentar são: proteção local da mucosa imatura do trato digestivo contra a absorção de macromoléculas, proporcionada principalmente pela IgA secretora; indução da maturação da barreira da mucosa intestinal e do sistema imune secretório[7,8,10,26,53] e o desenvolvimento da tolerância oral aos alimentos[8,30,41,67]. Contribui, também, a menor exposição aos alérgenos alimentares, a inibição de infecções, a influência da flora microbiana intestinal e a presença de um fator supressor de IgE presente no colostro humano[53].

Estudos mais recentes chamam a atenção para a importância da introdução de alimentos sólidos, após o quarto mês de vida, na redução de risco de alergia alimentar, dermatite atópica e asma na infância[25]. Vale ressaltar que crianças amamentadas apresentam melhores hábitos alimentares, com introdução mais tardia de alimentos sólidos, quando comparadas às não-amamentadas[63]. A primeira exposição a antígenos alimentares provoca uma resposta imune, sendo tão mais intensa quanto mais cedo for sua introdução. A manutenção da proteína agressora na dieta mantém em atividade o processo de agressão epitelial com agravamento da diarréia, deterioração das funções digestivas, má absorção e desnutrição evidente[62]. Estudo de coorte com seguimento de 6.209, em que 824 foram exclusivamente amamentados e 87% necessitaram de suplementação com fórmula de leite de vaca ainda na maternidade, mostrou aumento significativo no risco de desenvolvimento de alergia ao leite de vaca nas crianças que tiveram a alimentação suplementada; entretanto, o aleitamento exclusivo não eliminou o risco por completo[54].

Na alergia alimentar, outro fato que tem que se levar em consideração é a qualidade da proteína consumida e seu potencial alergênico. O leite humano maduro tem concentração de proteínas nutricionalmente disponível de 0,8 a 0,9g/100ml[62]. Essa concentração de proteínas é adequada para o crescimento e o desenvolvimento da espécie humana. Em relação à constituição, as proteínas do soro humano constituem-se principalmente de alfa-lactoalbumina humana, enquanto a proteína dominante no soro do leite bovino é betalactoglobulina, que não se faz presente no leite humano[35]. O leite de vaca tem inúmeros alérgenos, entretanto a betalactoglobulina é o maior de todos os alérgenos[31]. Tem sido objeto de estudo, nos últimos anos, a contaminação do leite humano no momento da síntese, em nível de célula alveolar materna, por frações peptídicas oriundas do leite de vaca consumido pela nutriz, na sua dieta cotidiana[62] e seu potencial fator de risco para o desenvolvimento de alergia alimentar em lactentes exclusivamente amamentados[52]. Relata-se que reações à proteína do leite de vaca ocorrem em aproximadamente 0,5% das crianças amamentadas, e 0,37% das crianças exclusivamente amamentadas[56]. No entanto, não há estudos conclusivos indicando que a intervenção preventiva na dieta materna durante a gravidez ou lactação poderá prevenir a alergia alimentar[25].

A terapêutica de crianças não-amamentadas e com alergia ao leite de vaca requer a seleção de fórmulas alternativas. O leite de cabra, a fórmula de soja e de proteínas parcialmente hidrolisadas podem ser tentados; entretanto, a alternativa mais segura constitui-se nos hidrolisados protéicos e, para aqueles que ainda reagem (pela presença de alérgenos residuais), fórmula de aminoácidos são necessárias[1]. A prevenção da alergia ao leite de vaca é realizada por meio do aleitamento exclusivo e introdução tardia dos alimentos sólidos e de maior potencial alergênico, na dieta da criança. Para crianças com alto risco de alergia, que não podem ser amamentadas, sugere-se a utilização de hidrolisados protéicos[25].

PROCTOCOLITE ALÉRGICA

A proctocolite alérgica foi descrita inicialmente por Gryboski (1966)[23]. A incidência da proctocolite alérgica não está definida. Com relação à fisiopatologia dessa afecção, tem sido geralmente descrito como gatilho desencadeador o leite de vaca, pela abundância de determinantes antigênicos. No entanto, a proctocolite alérgica pode manifestar-se mesmo em pacientes não-expostos diretamente à proteína heteróloga, como é caso de lactentes exclusivamente amamentados[56]; assim como pode ocorrer no uso de hidrolisado protéico[56]. A betalactoglobulina, proteína do leite de vaca de alta antigenicidade, pode passar para o leite materno e ser reconhecida pelas células T de pacientes alérgicos. Outros componentes, além da betalactoglobulina podem estar envolvidos na indução de sintomas alérgicos nas crianças exclusivamente amamentadas[51], como proteína da soja, ovo, amendoim, dentre outros. No final do primeiro ano de vida, a normalização das alterações linfocitárias marca o desenvolvimento da tolerância oral. Embora a eliminação de certas proteínas da alimentação materna, durante a amamentação, possa reduzir os sintomas de alergia nas crianças amamentadas, nenhum estudo foi capaz de demonstrar associação inequívoca entre a presença de alérgenos no leite materno e o desenvolvimento de alergia.

Os mecanismos imunológicos envolvidos na proctocolite alérgica não estão bem definidos, parece que a doença não é mediada por IgE (testes cutâneos para a detecção de anticorpos IgE são negativos), e sim por hipersensibilidade mediada por células (linfócitos T)[1]. Ademais, nos primeiros meses de vida do lactente, a maior permeabilidade intestinal a macromoléculas atua como fator precipitante[56]. As alterações fisiopatológicas são basicamente do intestino grosso sem repercussões para o estado nutricional, comportamento diferente da enteropatia às proteínas alimentares que acomete principalmente o intestino delgado (principal área de absorção de nutrientes), com importantes repercussões nutricionais e também manifestações em outros sistemas do organismo.

A proctocolite alérgica apresenta-se clinicamente, em lactentes jovens (média 2 meses) com aspecto saudável, por eliminação de fezes com estrias de sangue e muco, na ausência de sintomas sistêmicos como vômitos, diarréia e atraso do crescimento; a constipação intestinal pode ocorrer devido à dor evacuatória, associada à inflamação do reto. A falta de sintomas sistêmicos (vômitos, diarréia, distensão abdominal, sinais de má absorção e de atraso do crescimento) auxilia no diagnóstico diferencial dessa afecção em relação a outras doenças do tubo digestivo de causa alérgica e diarréia infecciosa[1].

Em relação ao diagnóstico, o critério mais utilizado é a eliminação na dieta da proteína causal da desordem, a regressão dos sintomas e a recaída com nova provocação[1]. O sangramento cessa em torno de 72 horas após a exclusão das proteínas da dieta. A pesquisa de IgE específica, por meio de exames sorológicos (RAST) ou testes cutâneos (Prick teste), não é suficientemente sensível entre lactentes, e tais testes não são recomendados; no hemograma nota-se eosinofilia. No exame endoscópico com biópsia relatam-se sinais de colite (edema difuso, eritema, friabilidade da mucosa e pequenas erosões), hiperplasia nodular linfóide e predominância de eosinófilos[50].

Quanto ao tratamento, a retirada do alimento suspeito de provocar os sintomas é a principal terapia. No entanto, deve-se ter o cuidado para a eliminação da proteína da dieta não causar conseqüências nutricionais danosas à nutriz e ao lactente. Nas crianças desmamadas, recomenda-se inicialmente fórmula de soja. Não havendo regressão dos sintomas, recomendam-se fórmulas de hidrolisados protéicos ou de aminoácidos. Existem evidências conflitantes acerca do papel de fórmulas parcialmente hidrolisadas (hipoalergênicas) no tratamento da proctocolite alérgica. Assim como a prescrição de medicamentos como corticóides, cromoglicato de sódio, lactobacilo, anti-histamínicos, inibidor de leucotrienos e metronidazol é discutida.

Em relação à evolução da proctocolite alérgica, ocorre tolerância clínica para a maioria dos alimentos, com regressão dos sintomas ao redor de um ano de idade, podendo ser reintroduzida na dieta a proteína alimentar causal. De grande importância, no momento da decisão do tratamento, é o conhecimento de que a doença pode ser autolimitada, com resolução espontânea em 20% dos lactentes, sem mudança da dieta materna, e que não existe risco, a longo prazo, de desenvolvimento de doenças alérgicas ou doença crônica intestinal[50]. Embora demande dieta de exclusão, a proctocolite alérgica, na maioria das vezes, resolve-se com o tempo e não existe atualmente nenhum dado que indique conseqüências danosas da manutenção da amamentação, apesar dos discretos sangramentos em lactentes aparentemente saudáveis[1].

CÓLICA DO LACTENTE

A cólica é uma condição transitória que surge, geralmente, na segunda semana de vida e resolve-se em torno do quarto mês, não interferindo no crescimento da criança; é, porém, uma situação estressante para a mãe, a família e o pediatra, e pode gerar discórdia e sensação de incompetência dos pais. Caracteriza-se por paroxismos de irritabilidade, agitação ou choro inconsolável, geralmente ao anoitecer. Admite-se, também, uma definição quantitativa para a cólica, em que o lactente chora mais de 3 horas por dia, mais de três dias na semana e apresenta-se saudável, em outros aspectos[17]. É um diagnóstico de exclusão, realizado após história e exame físico para afastar causas orgânicas de choro e dor, nessa faixa etária[17].

Existe uma tendência de explicar a origem da cólica do lactente por meio de duas linhas de pensamento, o modelo imunológico e o psicogênico. O modelo imunológico foca a possibilidade de alérgenos alimentares, presentes no leite materno ou nos alimentos consumidos pelo lactente, determinar cólica[58]. Proteínas intactas da dieta materna, mais freqüentemente o leite de vaca, podem passar para o leite materno e provocar reações adversas no lactente com sintomas gastrintestinais e cólicas[1,38,39]. Estudo de metanálise concluiu que a cólica do lactente deve ser tratada com substituição do leite de vaca por fórmulas hipoalergênicas. Os hidrolisados protéicos foram mais indicados do que as fórmulas de soja ou as de redução de lactose[38]. Está bem documentado que crianças com diagnóstico de alergia alimentar têm altas taxas de cólica (44%) e, nesses casos, fórmulas hipoalergênicas são eficientes no tratamento[1]. Entretanto, a alimentação como possível causa de cólica, na ausência de outros sintomas de alergia, não está bem definida e necessita de estudos adicionais, uma vez que não existe nenhuma evidência de maior prevalência de doença atópica nos lactentes com cólicas[1]. O modelo psicogênico, por sua vez, estabelece relação entre o choro do lactente e tensão ou desequilíbrio da interação mãe-filho[58].

A cólica tem sido também associada a outras variáveis, incluindo causas gastrintestinais; desenvolvimento emocional normal do lactente, menor capacidade do lactente em regular a duração do choro, ou até uma questão de seu temperamento[17]. Dentre as causas gastrintestinais foram levantadas algumas hipóteses, como imaturidade fisiológica do tubo digestivo, motilidade intestinal alterada pela exacerbação do hormônio intestinal (motilina) e excesso de ar deglutido durante as alimentações. No entanto, o tratamento com medicamentos antiflatulentos não mostrou ser mais eficaz que o placebo[17]. Recentemente, tem-se estudado o papel da microflora intestinal na etiopatogenia da cólica, uma vez que a cólica é mais prevalente em um período em que a microbiota intestinal está sendo definida. A cólica foi menos freqüente nos lactentes colonizados por *Lactobacillus* spp. do que nos colonizados por bactérias anaeróbias e gram-negativas[57]. Entretanto, não foi demonstrada diferença de incidência de cólicas em crianças amamentadas e não-amamentadas[15].

O atual desconhecimento acerca de mecanismos fisiopatológicos da cólica do lactente e de sua causa primária não permite a indicação de um tratamento específico. Modificações na dieta da nutriz ou interrupção do aleitamento são desaconselhadas, uma vez que privará o lactente das vantagens do aleitamento materno, sem aliviar os sintomas da cólica. Por fim, é importante ressaltar que a cólica do lactente, por definição, é autolimitada, sem repercussões para o crescimento e sem efeitos adversos a longo prazo. No entanto, é necessário realizar história e exame clínico cuidadoso para afastar outras doenças do tubo digestivo, que cursam com dor (choro) nessa mesma faixa de idade (como o refluxo gastroesofágico e a alergia ao leite de vaca) e que necessitariam de intervenções e, assim, poder tranqüilizar os pais sobre a saúde de seu filho.

REFLUXO GASTROESOFÁGICO

O refluxo gastroesofágico é muito freqüente nos lactentes e, na maioria das vezes, é fisiológico. Entretanto, quando o retorno do conteúdo gástrico para o esôfago se associa a complicações, torna-se patológico e a situação clínica denomina-se de doença do refluxo gastroesofágico (DRGE) e, se não tratada, pode associar-se a graves complicações. Salvatore e Vandenplas (2002)[56] realizaram revisão de literatura, sob os auspícios da Academia Americana de Pediatria, para investigar a relação entre a DRGE e a alergia alimentar, e propuseram classificar essa afecção como refluxo gastroesofágico primário fisiológico ou patológico, quando resultante de uma disfunção no esfíncter esofágico, e refluxo gastroesofágico secundário, quando resultante de outras condições clínicas, como alergia alimentar, obstrução intestinal, dentre outras.

Recentemente tem sido estudada a relação entre alergia ao leite de vaca e DRGE[1,13,44,56] e um subgrupo de crianças (16-42%) com DRGE; foi atribuída à alergia ao leite vaca[56]. Na grande maioria dos casos, os sintomas da DRGE associada à alergia ao leite de vaca são os mesmos da DRGE primária.

A DRGE ocorre mais freqüentemente nos primeiros quatros meses de vida, época em que muitas crianças estão sendo amamentadas. A IgG antibetalactoglobulina, proteína de alta antigenicidade presente no leite de vaca e ausente no leite humano, foi identificada em crianças com DRGE e alergia ao leite de vaca[13]. Foi relatado, também, traçado típico na pHmetria com queda prolongada do pH esofágico, após ingestão do leite de vaca[13]. A proteína do leite de vaca, quando ingerida pela nurtiz, pode passar para o leite materno e determinar reações adversas no lactente atópico, com manifestações clínicas de vômitos e regurgitações[56].

No caso de crianças em aleitamento exclusivo, deve-se manter o aleitamento em livre demanda (sem horários e tempo fixos); amamentar em posição em que a cabeça da criança fique mais elevada que o esôfago e estômago; após a mamada colocar a criança para arrotar em ortostase; se não arrotar, aguardar em torno de 30 minutos para colocá-la no berço. Em crianças em aleitamento materno exclusivo, com sintomas adicionais de alergia ao leite de vaca, ou quando existir pobre resposta a outras medidas anti-refluxo e medicamentos, a eliminação do leite de vaca da dieta materna pode ser considerada[1]. Com lactentes em alimentação complementar deve-se inicialmente avaliar a alergenicidade dos alimentos complementares (heterólogos), antes de indicar mudanças na dieta materna, uma vez que o leite materno é uma fórmula equilibrada, homóloga (espécie-específica), sem riscos de hiperosmolaridade, perfil lipídico ideal, grande digestibilidade e promove melhor esvaziamento gástrico. Características essas importantes na fisiopatologia da DRGE.

DOENÇA CELÍACA

A doença celíaca representa uma resposta imune permanente aos alimentos que contêm glúten, na qual uma agressão ambiental, a gliadina, parece desencadear uma cadeia de eventos que conduzem a manifestações clínicas de má absorção e lesões histológicas típicas no intestino delgado, em um hospedeiro com predisposição genética. O glúten é uma proteína presente no trigo, centeio, cevada e aveia. A apresentação clínica da doença celíaca é ampla. As formas típicas usualmente apresentam sinais características de má absorção, como diarréia crônica, distensão abdominal, esteatorréia, dificuldade no crescimento, perda muscular, hipotonia, anorexia, irritabilidade e tristeza, com início dos sintomas no primeiro ano de vida. Outros sintomas atípicos, porém, podem retardar o diagnóstico, como anemia, baixa estatura, atraso da puberdade e osteoporose. Somente uma pequena parte dos pacientes com doença celíaca apresenta as formas típicas e é diagnosticada precocemente. O aleitamento materno ajuda a proteger a criança contra a doença celíaca, pela presença do anticorpo antigliadina (AGA-IgA) no leite humano[46]. Estudo caso-controle conduzido, para investigar a associação da duração do aleitamento e a idade da primeira exposição ao glúten da dieta e a idade da incidência da doença celíaca, demonstrou efeito protetor significante do aleitamento materno na incidência de doença celíaca e que a idade de exposição ao glúten parece afetar a idade de aparecimento dos primeiros sintomas[49]. Por sua vez, Ivarsson et al.[32] (2002), investigando se o aleitamento materno e a maneira de introdução do glúten na dieta da criança tiveram influência no risco de doença celíaca, demonstraram que a introdução gradual dos alimentos contendo glúten na alimentação das crianças, enquanto estão sendo amamentadas, reduz o risco dessa afecção.

O tratamento efetivo envolve a exclusão estrita dos alimentos que contêm o glúten (trigo, centeio, cevada e aveia) da dieta, uma vez que a presença dessa proteína, na alimentação da criança, é pré-requisito para o desenvolvimento da doença.

DOENÇAS INFLAMATÓRIAS CRÔNICAS DO TRATO INTESTINAL

Em função de uma provável programação do sistema imunológico, a amamentação é capaz de exercer efeitos a longo prazo na relação saúde-doença, com menor incidência de doenças auto-imunes em crianças amamentadas[26,27]. Nesse foco, tem-se despertado o interesse da comunidade científica para os possíveis efeitos benéficos da amamentação contra doenças inflamatórias crônicas do trato intestinal. A doença inflamatória crônica intestinal é caracterizada por processo inflamatório intestinal, com períodos de remissão e recidivas, e engloba duas entidades clínicas distintas, a doença de Crohn e a colite ulcerativa.

A doença de Crohn é uma importante causa de doença inflamatória intestinal em crianças e adultos. Relata-se prevalência de aproximadamente 10 por 100.000 crianças, dentre as menores que 18 meses[6]. Em relação a sua etiopatogênese, associam-se fatores como o ambiental (aleitamento materno, dieta, infecções comuns na infância, agentes microbianos, fumo, estresse, dentre outros), o genético e o imunológico[5,11]. O processo inflamatório pode envolver todo o trato alimentar, da boca ao ânus, de modo segmentar. Discute-se como se estabelece a reação inflamatória e como ela progride[6,62]. O quadro clínico caracteriza-se por dor abdominal, vômitos, diarréia, perda de peso, sangramento digestivo baixo e atraso do crescimento. Apresenta também manifestações extra-intestinais como alterações ósseas, lesões cutaneomucosas, oculares e hepatobiliar.

A colite ulcerativa é uma doença inflamatória crônica intestinal, que se manifesta clinicamente como diarréia e enterorragia, relacionadas a uma extensa lesão da mucosa colônica. Os sintomas incluem diarréia, com ou sem sangramento, e, freqüentemente, dor abdominal e sensação de urgência para evacuar. Além disso, pode haver lesões cutâneas, dor articular e repercussões negativas para o crescimento. O diagnóstico dessa afecção baseia-se em uma combinação de dados clínicos e patológicos, curso de doença, sua extensão, e distribuição anatômica, e na exclusão de outras formas de colite causadas por agentes infecciosos (*Campylobacter jejuni, Salmonella, Shigella, E. histolytica, E. coli*)[11].

A etiopatogenia dessas doenças não está totalmente esclarecida e a teoria mais aceita é multifatorial. Em hospedeiro geneticamente suscetível, uma infecção intestinal persistente, concomitante com alteração na barreira mucosa, determinaria resposta imune inadequada a esses agentes[11]. A flora intestinal figura como um fator relevante no desenvolvimento dessa afecção, em que os próprios produtos da flora comensal parecem promover reação inflamatória anormal, na presença de uma barreira mucosa lesada[6,28]. Embora o mecanismo preciso da participação das bactérias nessa doença permaneça, ainda, não esclarecido[29], sabe-se que os lactobacilos GC podem ter efeito na função da barreira intestinal na doença de Crohn[24]. Tem sido também relatada reativação da colite ulcerativa na vigência de infecções virais e de infecções entéricas por *Campylobacter jejuni, Salmonella, Shigella, Yersinia* e *E. coli*. A estimulação do sistema imune para eliminar a infecção provoca resposta inflamatória intestinal não-específica. Por sua vez, o aumento da permeabilidade intestinal e a infecção entérica atuam sinergicamente, aumentando a exposição da mucosa a estímulos antigênicos não-infecciosos[11,37]. Adicionalmente, muitos pacientes com doença inflamatória crônica intestinal apresentam anticorpos contra proteínas do leite de vaca. O intestino inflamado, com alteração de permeabilidade, permite a passagem de proteínas intactas, desencadeando resposta imune. Nesses casos, a resposta imune às macromoléculas é provavelmente secundária ao processo e não a causa primária da doença[11]. Serão necessárias novas pesquisas para esclarecer o verdadeiro papel da microflora e da integridade da mucosa na etiopatogenia da doença inflamatória crônica intestinal. Assim como a etiopatogenia dessas afecções não está completamente esclarecida, o tratamento específico ainda não foi descoberto[6].

Para melhor compreender os possíveis mecanismos pelo qual o leite humano protege o trato digestivo contra doenças inflamatórias crônicas, é importante lembrar que a flora intestinal normal induz tolerância imunológica e diminui a capacidade de reagir à flora normal ou a alguns de seus componentes, diminuindo assim o risco de reações inflamatórias iniciadas pelo sistema imune contra bactérias presentes normalmente no ecossistema intestinal. Quando esse mecanismo de tolerância imunológica não funciona, podem manifestar-se as doenças crônicas do tubo digestivo[62].

REFERÊNCIAS BIBLIOGRÁFICAS

1. American Academy of Pediatrics – AAP. Sicherer SH. Clinical aspects of gastrintestinal food allergy in childhood. Pediatrics 2003;111(6):1609-15.
2. American Academy of Pediatrics – AAP. Breastfeeding and the use of human milk. Pediatrics 2005;115:496-506.
3. Arifeen S, Black RE, Antelman G, Baqui A, Caulfield L, Becker S. Exclusive breastfeeding reduces acute respiratory infection and diarrhea deaths among infants in Dhaka slums. Pediatrics 2001;108(4):E67.
4. Banajeh SM, Hussein RF. The impact of breastfeeding on serum electrolytes in infants hospitalized with severe dehydrating diarrhoea in Yemen. Ann Trop Paediatr 1999;19(4):371-6.
5. Barbieri D. Doenças inflamatórias intestinais. Artigo de revisão. J Pediatr 2000;76(Suppl 2):173-80.
6. Baron M. Crohn disease in children: this chronic illness can be painful and isolating, but new treatments may help. Lippincott Williams & Wilkins. 2002;102(10):26-34.
7. Bernt KM, Walker WA. Human milk as a carrier of biochemical messages. Acta Paediatr Suppl 1999;88(430):27-41.
8. Brandtzaeg PE. Current understanding of gastrintestinal immunoregulation and its relation to food allergy. Ann N Y Acad Sci. 2002;964:13-45.
9. Carbonare SB, Carneiro-Sampaio MMS. Composição do leite humano: aspectos imunológicos. In: Rego JD. Aleitamento Materno. Rio de Janeiro: Atheneu; 2001. p. 83-97.
10. Carlsson B, Hanson LA. Immunologic effects of breastfeeding on the infant. In: Ogra PL et al. Handbook of Mucosal Immunology. USA: Academic Press, Inc. San Diego; 1994. p. 653-60.
11. Carneiro NB, Moreira LAC. Doenças inflamatórias do intestino. In: Silva LR (Org.). Urgências Clínicas e Cirúrgicas em Gastroenterologia e Hepatologia Pediátricas. Rio de Janeiro: MEDSI; 2004. p. 409-23.
12. Carneiro-Sampaio MMS et al. Breastfeeding protection against enteropathogenic Escherichia coli. Rev Microbiol 1996;27(Suppl 1):129-35.
13. Cavataio F, Carroccio A, Iacono G. Milk-induced reflux in infants less than one year of age. J Pediatr Gastroenterol Nutr 2000;30(1):S36-44.
14. Chandra RK. Food hypersensitivity and allergic diseases. Eur J Clin Nutr 2002;56(Suppl 3):S54-6.
15. Clifford TJ, Campbell MK, Speechley KN, Gorodzinsky F. Infant colic – empirical evidence of the absence of an association with source of early infant nutrition. Arch Pediatr Adolesc Med 2002;156:1123-8.
16. Das UN. Essential fatty acids as possible enhancers of the beneficial actions of probiotics. Nutrition 2002;18(9):786.
17. Donnam M, Roberts DM, Ostapchuk M, O'Brien JG. Cólica do lactente. Am Fam Physician 2004;1(2):31-8.

18. Feachen RG, Koblinski MA. Interventions for the control of diarrhoeal diseases among young children: promotion of breast-feeding. Bull WHO 1984;271-91.
19. Fernandes RM, Carbonare SB, Carneiro-Sampaio MM, Trabulsi LR. Inhibition of enteroagregative Escherichia coli adhesion to HEp-2 cells by secretory immunoglobulin A from human colostrum. Pediatr Infect Dis J 2001;20(7):672-8.
20. Fewtrell MS. The long-term benefits of having been breast-fed. Curr Paediatr 2004;14:97-103.
21. Gianino P, Mastretta E, Longo P, Laccisaglia A, Sartore M, Russo R, Mazzaccara A. Incidence of nosocomial rotavirus infections, symptomatic and assymptomatic, in breast-fed and non-breast-fed infants. J Hosp Infect 2002;50(1):13-7.
22. Grassi MS, Costa MTZ da, Vaz FAC. Fatores imunológicos do leite humano. Pediatria 2001;23(3):258-63.
23. Gryboski JD, Burkle F, Hillman R. Milk induced colitis in an infant. Pediatrics 1966;38:299-302.
24. Gupta P, Andrew H, Kirschner BS, Guandalini S. Is lactobacillus CG hepful in children with Crohn's disease? Results of a preliminary, open-label study. J Pediatr Gastroenterol Nutr 2000;31(4):453-7.
25. Halken S, Host A. Prevention. Curr Opin Allergy Clin Immunol 2001;1(3):229-36.
26. Hanson LA. Human milk and host defence: immediate and long-term effects. Acta Paediatr Suppl 1999;88(430):42-6.
27. Hanson LA. Breastfeeding stimulates the infant immune system. Sci Med 1997;12-21.
28. Hemker MO, Fiocchi C. Ethiopathogenesis of inflammatory bowel disease: the importance of pediatric perspective. Inflammatory Bowel Dis 2001;8:112-28.
29. Hendrickson BA, Gokhale R, Cho JH. Clinical aspects and pathophysiology of inflammatory bowel disease. Clin Microbiol Rev 2002;15(1):79-94.
30. Husby S. Sensitization and tolerance. Curr Opin Allergy Clin Immunol 2001;1(3):237-41.
31. Inoue R, Matsushita S, Kaneko H, Shinoda S, Sakaguchi H, Nishimura Y, Kondo N. Identification of β-lactoglobulin-derived peptides and class II HLA molecules recognized by T cells from patients with milk allergy. Clin Exp Allergy 2001;31:1126-34.
32. Ivarsson A, Hernell O, Stenlund H, Persson LA. Breast-feeding protects against celiac disease. Am J Clin Nutr 2002;75(5):914-21.
33. Kirsi-Marjut J, Seppo TL, Anna-Liisa J, Hanna KS. Does low IgA in Human milk predispose the infant to development of Cow's Milk Allergy? Pediatr Res 2000;48:457-62.
34. Kramer MS, Kakuma R. Optimal duration of exclusive breast-feeding (cochrane review). The cochrane library. Oxford: Update Software; 2002.
35. Lamounier JA, Vieira GO, Gouvêa LC. Composição do leite humano – fatores nutricionais. In: Rego JD. Aleitamento Materno. Rio de Janeiro: Atheneu; 2001. p. 47-58.
36. Lilius E, Marnila P. The role of colostral antibodies in prevention of microbial infections. Curr Opin Infect Dis 2001;14:295-300.
37. Liu Z, Li N, Neu J. Tight junctions, leaky intestines, and pediatric diseases. Acta Paediatr 2005;94(4):386-93.
38. Lucassen PL et al. Systematic review of the ocurrence of infantile colic in the community. Arch Dis Child 2001;84:398-403.
39. Lucassen PL, Assendelft WJ, Gubbels JW et al. Effectiveness of treatments for infantile colic: systematic review. Br Med J 1998;316:1563-9.
40. Matsuzaki T, Chin J. Modulating immune responses with probiotic bacteria. Immunol Cell Biol 2000;78:67-73.
41. Moneret-Vautrin DA, Hatahet R, Kanny G. Hydrolysats de protéines: laits hypoallergéniques et formules extensivement hydrolysées. Bases immunoallergologiques de leur utilisation dans la prévention et le traitement de l'allergie au lait. [Protein hydrolysates: hypoallergenic milks and extensively hydrolyzed formulas. Immuno-allergic basis for their use in prevention and treatment of milk allergy]. Arch Pediatr 2001; 8(12):1348-57.
42. Morrow AL, Ruiz-Palacios GM, Jiang X, Newburg DS. Human-milk glycans that inhibit pathogen binding protect breast-feeding infants against infectious diarrhea. J Nutr 2005; 135(5):1304-7.
43. Newton ER. Breastmilk: the gold standard. Clin Obstet Gynecol 2004;47(3):632-42.
44. North American Society for Pediatric Gastroenterology and Nutrition. Pediatric GE Reflux clinical practice guidelines. J Pediatr Gastroent Nutr 2001;32:S1-S30.
45. Novak FR et al. Colostro humano: fontes naturais de probióticos? J Pediatr 2001;77(4):265-71.
46. Oddy WH, Sherriff JL, de Klerk NH, Kendall GE, Sly PD, Beilin LJ, Blake KB, Landau LI, Stanley FJ. The relation of breastfeeding abd body mass index to asthma and atopy in children: a prospective cohort study to age 6 years. Am J Public Health 2004;94(9):1531-7.
47. Ozkan T, Ozeke T, Meral A. Gliadin-specific IgA antibodies in breast milk. J Int Med Res 2000;28(5):234-40.
48. Penna FJ, Nicoli JR. Influência do colostro na colonização bacteriana normal do trato digestivo do recém-nascido [Influence of colostrum on normal bacterial colonization of the neonatal gastrintestinal tract]. J Pediatr 2001;77(4):251-2.
49. Peters U, Schneeweiss S, Trautwein EA, Erbersdobler HF. A case-control study of the effect of infant feeding on celiac disease. Ann Nutr Metab 2001;45(4):135-42.
50. Pumberger, Geissler. Proctocolitis in breast fed infants: a contribuition to diferrential diagnosis of haematochezia in early childhood. Postgrad Med J 2001;77:252-4.
51. Restani Ñ, Gaiaschi A, Plebani A, Beretta B, Velona T, Cavagni G, Poiesi C, Ugazio A, Galli C. Evaluation of the presence of bovine proteins in human milk as a possible cause of allergic symptoms in breast-fed children. Am Coll Allergy, Asthma Immunol 2000;84(3):353-60.
52. Rizzo MCF. Alergia na Infância. São Paulo: Lemos; 2002.
53. Saarinen UM, Kajosaari M. Breastfeeding as prophylaxis against atopic disease: prospective follow-up study until 17 years old. Lancet 1995;346:1065-9.
54. Saarinen KM, Juntunen-Backman K, Järvenpää AL et al. Breast-feeding and the development of cows' milk protein allergy. Adv Exp Med Biol 2000;478:121-30.
55. Saleemi MA, Zaman S, Akhtar HZ, Jalil F, Ashraf RN, Hanson LA, Mellander L. Feeding patterns, diarrhoeal ilness and linear growth in 0-24-month-old children. J Trop Pediatr 2004;50(3):164-9.
56. Salvatore S, Vandenplas Y. Review article. Gastroesophageal

reflux and cow milk allergy: is there a link? Pediatrics 2002; 110(5):972-83.
57. Savino F, Cresi F, Pautasso S, Palumeri E, Tullio V, Roana J, Silvestro L, Oggero R. Intestinal microflora in braest colicky and non-colicky infants. Acta Paediatr 2004;93(6):825-9.
58. Schach B, Haight M. Colic and food allergy in the breastfed infant: Is it possible for an exclusively breastfed infant to suffer from food allergy? J Hum Lact 2002;18(1):50-2.
59. Silva LR. Diarréia aguda e desidratação. In: Silva LR (org). Urgências Clínicas e Cirúrgicas em Gastroenterologia e Hepatologia Pediátricas. Rio de Janeiro: MEDSI; 2004. p. 233-55.
60. Victora CG, Smith PG, Vaughan JP et al. Evidence for protection by breast-feeding agains infant deaths from infections diseases in Brazil. Lancet 1987;2:319-22.
61. Vieira GO. Alimentação infantil e morbidade por diarréia na cidade de Feira de Santana [dissertação]. Feira de Santana: Departamento de Saúde da Universidade Estadual de Feira de Santana; 2002.
62. Vieira GO, Almeida JA. Leite materno como fator de proteção contra as doenças do trato digestivo. In: Silva LR (org). Urgências Clínicas e Cirúrgicas em Gastroenterologia e Hepatologia Pediátricas. Rio de Janeiro: MEDSI; 2004. p.951-61.
63. Vieira GO, Rodrigues LR, Vieira TO, Almeida JAG, Cabral VA. Hábitos alimentares de crianças menores de 1 ano amamentadas e não amamentadas. J Pediatr 2004;80(5):411-6.
64. World Health Organization – WHO. Collaborative Study Team on the role of Breastfeeding on the prevention of infant mortality. Effect of breastfeeding on infant and child mortality de to infectious diseases in less developed countries: a pooled analysis. Lancet 2000;355:451-5.
65. World Health Organization – WHO. Complementary feeding of young children in developing countries: a review of current scientific knowledge. Geneva: WHO/NOT; 1998. p. 227.
66. World Health Organization – WHO. The optimal duration of exclusive breastfeeding: a systematic review. Geneva; 2001.
67. Zuppa AA, Cota F, Barberi S, De Luca D, Visintini F, Tortorolo G. [Alimentary strategies in the neonatal period in the prevention of allergies.] Strategie alimentari nella prevenzione dell'allergia in età neonatale. Pediatr Med Chir 2002;24(1):45-52.

5.5

Crescimento e Aleitamento Materno

- CRESCIMENTO DO LACTENTE EM ALEITAMENTO MATERNO
- UMA NOVA CURVA DE CRESCIMENTO PARA O SÉCULO XXI
- CRESCIMENTO E DESENVOLVIMENTO ESTOMATOGNÁTICO

5.5.1 CRESCIMENTO DO LACTENTE EM ALEITAMENTO MATERNO

Jayme Murahovschi

A Pediatria só pode ser considerada uma especialidade porque cuida do ser humano em uma fase delimitada de sua existência caracterizada pelo fenômeno do crescimento e desenvolvimento.

Ao pediatra generalista cabe enfocar a criança de maneira integral, de modo que ao atingir sua maturidade ela esteja apta a exercer toda sua potencialidade.

Isso significa basicamente acompanhar e proteger seu crescimento, detectar precocemente seus desvios, investigar e corrigir as respectivas causas.

Para isso, são necessárias consultas periódicas que incluem anamnese ampliada, avaliação da vitalidade, da disposição e das etapas de desenvolvimento.

A pesagem e a medida do comprimento/estatura são componentes importantes da consulta pediátrica.

No entanto, como dado isolado, têm valor limitado; importante é acompanhar o crescimento em um período determinado de tempo e é aí que entram as curvas de crescimento.

Nossa posição é que o diagnóstico de crescimento insuficiente e desnutrição (ou obesidade) não se baseia nunca em uma simples comparação com tabelas e gráficos. O exame clínico, a impressão geral e o conhecimento das características genéticas, além das condições da mãe e o ambiente (que se consegue em um acompanhamento longitudinal), constituem o dado mais importante. As curvas de crescimento são fundamentais nos estudos populacionais e constituem um recurso auxiliar adicional que completa a avaliação diagnóstica no acompanhamento personalizado, sem substituir os critérios mencionados.

O estudo antropométrico de crianças brasileiras de zero a 12 anos de idade, meritório trabalho realizado em Santo André (SP, 1971) com importante participação de Marcondes, Berquó, Marques e Zacchi, incluíu lactentes com alimentação predominantemente artificial e que foram pesados e medidos apenas com zero, três e seis meses, sendo as demais medidas desses intervalos inferidas por interpolação.

Esse fato, a ausência de curvas de crescimento específicas para lactentes em aleitamento materno exclusivo e a disponibilidade de preciosa e expressiva amostra obtida graças ao trabalho pioneiro de um grupo motivado e experiente, possibilitou um trabalho pioneiro, em âmbito internacional, sobre o qual vale a pena refletir.

CARACTERÍSTICAS DA PESQUISA

- **Período** de estudo – 1983-1985.
- **Amostra** – 576 lactentes de 0-6 meses, sendo 273 meninas (47,4%) e 303 meninos (52,6%).
- **Critérios de inclusão** – recém-nascidos de termo com peso adequado à idade gestacional, limites: 2.600 a 3.800g, saudáveis.
- **Distribuição** – a amostra foi constituída por duas parcelas quase iguais:

1. crianças de classe socioeconômica média baixa, nascidas no Hospital Guilherme Álvaro da Faculdade de Ciências Médicas de Santos, mantidas em alojamento conjunto mãe-recém-nascido e em aleitamento natu-

ral desde as primeiras horas de vida e acompanhadas até 6 meses no Ambulatório de Estímulo à Amamentação (chefe: Keiko M. Teruya, responsável: Laís Graci dos Santos Bueno);
2. lactentes de classe média alta acompanhados nos consultórios particulares dos mesmos autores.

- **Tipo** de estudo – acompanhamento longitudinal e prospectivo; 70% da amostra até os 6 meses de idade; 30% até os 4 meses (quando a alimentação exclusiva ao seio foi interrompida geralmente pela volta da mãe ao trabalho).
- **Condição básica** – leite materno exclusivo, horário livre, sem adição de água, chá, sucos e alimentos semi-sólidos (papa de frutas ou salgados).
Critérios para garantir a exclusividade do aleitamento materno: informações dadas pela mãe à atendente especialmente treinada, na sala de espera e por ocasião da pesagem; ato da amamentação no momento da consulta, informações dadas pela mãe ao médico, observação do aspecto característico das fezes.
- **Acompanhamento** – todas crianças foram acompanhadas pessoalmente pelos mesmos autores (um grupo que faz parte do **Centro de Lactação de Santos**); na orientação e resolução dos problemas do aleitamento foi seguida a **Cartilha da Amamentação** (Murahovschi, Teixeira do Nascimento, Teruya, Santos Bueno e Baldin). A biometria foi feita em equipamento aferido e por profissionais treinados e supervisionados.
- **Análise estatística** – adequada compreendendo análise de regressão linear com equações e curvas linearizáveis para a determinação dos desvios-padrão e medidas de tendência central para a determinação dos percentis.
- **Produto**:
    1. **Curvas** de crescimento para peso e comprimento, com fracionamento semanal, de 0-6 meses, separadamente para ambos os sexos e para o peso de nascimento: faixas de 2.601 a 3.000g; 3.001 a 3.500g e 3.501 a 3.800g: a) todos contendo os percentis 5, 10, 25, 50, 75, 90 e 95; b) curvas de regressão com a média e mais ou menos 1 e 1,96 desvio-padrão.
    2. **Tabelas** de crescimento para peso e comprimento, com fracionamento mensal (o peso foi escalonado para 0, 5, 10, 30 dias a seguir mensalmente para ambos os sexos, as mesmas categorias de peso de nascimento: a) com os percentis 5, 10, 25, 50, 75, 90 e 95; b) com a média e mais ou menos 1 e 1,96 desvio-padrão.
    3. **Velocidade** de crescimento em cada mês (do 1º ao 6º) com média e 1 e 2 desvios-padrão para mais e para menos.

4. Comparação entre as curvas das crianças de classes socioeconômicas diferentes (ambulatório universitário x clínica particular).

COMENTÁRIO

Em importante artigo em um suplemento de Pediatrics 1984, os autores concluem que as curvas de crescimento disponíveis não eram confiáveis para lactentes em aleitamento materno exclusivo, porque: a) todas são baseadas em lactentes com aleitamento artificial predominante e introdução precoce de suplementos semi-sólidos; b) amostras com número insuficiente; c) amostra não representativa da população; d) falta de informação sobre peso de nascimento; e) não separação dos recém-nascidos pequenos para a idade gestacional; f) falta de documentação sobre exclusividade no aleitamento materno; g) estudo não-longitudinal.

Nenhuma dessas críticas se aplica ao nosso trabalho, que recebeu o prêmio "Zezinho, Amigo do Peito" no Congresso Brasileiro de Pediatria, Fortaleza (CE), 1985.

OBSERVAÇÕES

1. O crescimento foi sempre um pouco maior no sexo masculino que no feminino, sendo desacelerado em todas as crianças. Assim, no primeiro mês o ganho ponderal foi de 39g/dia no sexo masculino e 34 no sexo feminino, decrescendo progressivamente até 14 e 11g/dia, respectivamente, no sexto mês. Em relação ao comprimento, o aumento foi de 59 e 47mm/mês no primeiro mês, sendo reduzido progressivamente até 12mm/mês no sexto mês de vida.
2. Os desvios-padrão em relação ao valor mediano têm valor clínico, servindo como orientação nos casos de dúvida em relação à normalidade do crescimento e nos quais só se dispõe de duas medições com intervalo igual ou menor a um mês.
3. Tempo necessário para dobrar o peso de nascimento – as crianças pertencentes às classes de recém-nascidos de peso inferior (dentro da normalidade) de modo geral tendem a dobrar seu peso de nascimento em um período menor que as crianças de peso inicial maior.

As crianças de peso inicial menor dobraram seu peso em 11 a 15 semanas, enquanto as maiores o fizeram em 14 a 25 semanas, a maioria das crianças dobram seu peso de nascimento em 15 (sexo masculino) a 17 (sexo feminino) semanas.

Comentário – quando se dispõe de apenas duas medições com intervalo igual ou inferior a um mês em um caso em

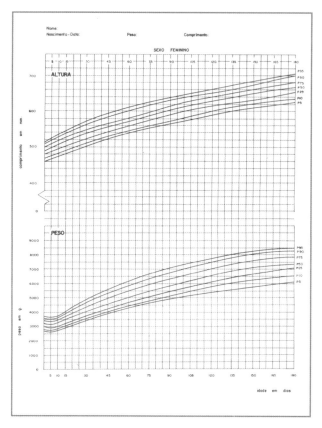

Figura 5.1 – Gráfico de controle da evolução pôndero-estatural para crianças em aleitamento materno (Jornal de Pediatria, vol. 63(4); 1987).

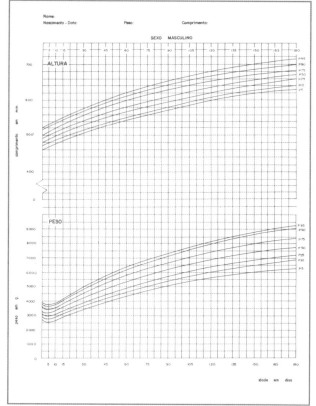

Figura 5.2 – Gráfico de controle da evolução pôndero-estatural para crianças em aleitamento materno.

que se tenha dúvida a respeito da normalidade do crescimento, é necessário conhecer a velocidade de crescimento normal e especialmente seus desvios-padrão que permitem um juízo clínico.

Os desvios-padrão são considerados importantes porque se prestam ao julgamento clínico, particularmente quando se dispõe apenas de medidas isoladas: até 1DP presumivelmente se trata de criança normal; variações entre 1 e 2DP alertam para um acompanhamento mais cuidadoso da criança, já medidas abaixo de 2DP exigem uma investigação completa, incluindo o exame físico detalhado da criança (avaliação clínica do estado nutricional) e a pesquisa de problemas relacionados com o lactente (infecção urinária, mucoviscidose, prematuridade), com a mãe (doenças como hipotireoidismo, estresse familiar, efeito de medicamentos: pílula anticoncepcional, antialérgicos, sedativos) ou com ambos (técnicas inadequadas de amamentação).

COMENTÁRIOS ADICIONAIS

O crescimento do lactente é um processo complexo, que depende da interação de múltiplos fatores genéticos e ambientais, tanto maternos (estado nutricional pré e pós-natal) como da criança (peso de nascimento, dieta e infecções). Por sua vez, esses fatores dependem de condições socioeconômicas, culturais e biológicas.

É de consenso que o aleitamento natural (leite de peito) exclusivo é o método de alimentação ideal para o lactente enquanto ele mantiver um crescimento satisfatório.

Desde que a presente pesquisa pode ser confiável, o que mostram seus resultados?

As curvas de crescimento de nossas crianças situaram-se um pouco abaixo das de Santo André, fato já esperado, porque estas últimas se referem às crianças das camadas economicamente mais favorecidas e alimentadas artificialmente (obesidade limítrofe?); por outro lado, estão ligeiramente acima das curvas já um pouco antigas do NCHS.

Ponto fundamental dessa pesquisa é a comparação de duas classes bem distintas, representadas de um lado pela clientela de consultório particular, e de outro, por crianças pobres que freqüentam um ambulatório assistencial. O resultado só pode ser classificado como emocionante: não houve diferença significativa entre os dois grupos.

Em outras palavras, crianças de qualquer condição socioeconômica, incluindo as crianças pobres vivendo em ambiente desfavorável, podem ter um crescimento ótimo no primeiro (e importantíssimo) semestre de vida simplesmente pelo aleitamento natural. Não se deve perder de vista que crescimento ótimo no primeiro semestre de vida significa, na verdade, um estado de saúde ideal. Aliás, foram raríssimas as crianças excluídas dessa pesquisa por motivo de doença grave intercorrente nesse período.

Pode-se argumentar que essas crianças receberam um cuidado especial por freqüentarem um ambulatório especializado em estimular a amamentação. Isso é verdade, mas não há nenhum motivo pelo qual nosso modelo de ambulatório não possa ser imitado em qualquer região do País e nas mais diversas condições.

É necessário considerar o período vulnerável das duas primeiras semanas em que a decisão prévia da mãe vai ser posta à prova e em que a amamentação deva ser considerada prazerosa e eficiente. Cabe ao pediatra considerar a amamentação, um processo de aprendizado que necessita de apoio, estímulo e orientação técnica, além do controle do crescimento ponderal, o qual não vai ser baseado em curva de crescimento, mas sim em velocidade diária de ganho ponderal. A perda de peso inicial é de 6,6% nos primeiros dias de vida (pode chegar a 11,8%); a recuperação do peso de nascimento ocorre entre o 8º e o 9º dias (máximo 15 dias). Crianças fora desses limites devem ser investigadas e acompanhadas de perto.

As curvas de crescimento ponderal aplicam-se melhor depois do terceiro mês de vida, sempre com uso criterioso e como complemento da observação clínica.

Mas se tivéssemos de escolher o resultado mais importante dessa pesquisa, diríamos simplesmente que é o fato de ela poder ter sido realizada com essa metodologia e essa casuística tão expressiva.

E fica mais uma vez demonstrado que, pelo menos em grande parte, o futuro depende de nós!

Em comentário sobre gráficos de crescimento para crianças alimentadas com leite materno, Onis e Victora (OMS), maio de 2004, expressam que "a exatidão do aconselhamento a respeito da alimentação pode ser prejudicada se os gráficos de crescimento usados não representam adequadamente o padrão de crescimento fisiológico das crianças alimentadas com leite materno" e que isso pode levar a uma investigação para (pseudo) atraso de crescimento e introdução de mamadeira suplementar. Daí a justificativa para um estudo multicêntrico de Referência para o Crescimento, da OMS (WHO MG RS), com 8.500 crianças de meios étnicos e culturais diversos, incluindo brasileiros.

Esse estudo permite (2005-2006) o desenvolvimento de uma referência verdadeiramente internacional e a "reafirmação de que as crianças crescem de forma semelhante... quando suas necessidades de saúde e cuidado são atendidas".

"Uma pesquisa internacional e recente... indicou que, além da simples mudança de gráficos, deve haver uma revisão das práticas de monitoramento do crescimento como um todo" "com oferta de apoio adicional face a face" e precisa incluir orientação de técnicas de amamentação e formas de resolver seus problemas.

REFLEXÕES

1. Tendo em vista a alta qualificação dos autores e do patrocínio da OMS, a atual pesquisa é de elevadíssimo nível técnico e constitui-se em verdadeiro modelo de trabalho de campo, como, internacional, multicêntrico, em uma população em condições de vida ideal.

2. Apesar disso, os resultados são apenas variações pouco expressivas das curvas e tabelas de nossa pesquisa e das pesquisas posteriores de Marques e Chaves.

3. Os autores estão certos quando dizem que a pesquisa da OMS permite uma "reafirmação" que todas crianças amamentadas crescem de forma semelhante desde que suas necessidades básicas de saúde sejam atendidas; foi exatamente essa a "nossa afirmação", mostrando em nossa pesquisa que crianças de níveis socioeconômicos muito diferentes têm curvas de crescimento idênticas quando em aleitamento materno exclusivo.

4. A simples mudança de gráficos não é suficiente, mas importante é iniciar a orientação e a doutrinação já no pré-natal e na maternidade (Hospital Amigo da Criança), a detecção e correção dos não raros problemas da amamentação e o apoio dado pelo acompanhamento em visitas repetidas a curto prazo, especialmente nas duas primeiras semanas de vida e depois a cada 15-30 dias em ambulatório ou consultório qualificado para amamentação. É obvio que nem precisaria ser conclusão de uma pesquisa internacional, pois é isso que nosso Centro de Lactação de Santos (e nosso ambulatório de acompanhamento de lactentes em aleitamento materno exclusivo no Hospital Guilherme Álvaro, Santos), bem como numerosos grupos no Brasil já vêm fazendo. Mas é mesmo preciso expandir essa atitude.

5. Na qualidade de autor de uma pesquisa que chegou a ser taxada de "impossível" de ser levada a cabo, e que nunca deixará de ser a pioneira, posso dizer que muito mais importante do que qualquer curva de

crescimento é a análise clínica que inclui peso e condições de nascimento, técnica de amamentação, perda e recuperação do peso nos primeiros dias, velocidade de crescimento (que já consta de nossa pesquisa), sinais de vitalidade da criança, desenvolvimento adequado, isso permite concluir se a criança é saudável independente da balança.

REFERÊNCIAS BIBLIOGRÁFICAS

1. Chandra RK. Physical growth of exclusively breast-fed-infants. Nutr Res 1982;2:275.
2. Graitcer PL. Measuring children: one reference for all. Lancet 1982;2:297.
3. Grant SP. Situação mundial da infância. Unicef; 1985.
4. Hitchcock NE, Gracey M, Owles EN. Growth of healthy breast-fes infants in the first six months. Lancet 1981;2:64.
5. Marcondes E, Berquó ES et al. Estudo antropométrico de crianças brasileiras de zero a doze anos de idade. Anais Nestlé; 1971, p. 84.
6. Marques RM, Berquó E et al. Crecimiento de ninos brasilenos: peso y altura em relacion com la edad y el sexo la influencia de factores socioeconômicos. Publ Cient nº 309. Organizacion Panamericana de la Salud; 1975.
7. Marques RFSV, Lopez FA, Braga JAP. Crescimento de crianças alimentadas com leite materno exclusivo nos primeiros 6 meses de vida. J Pediatr (Rio J): 2004;80(2):99-105.
8. Murahovschi J, Nascimento ET et al. Cartilha da amamentação. São Paulo: Almed; 2003.
9. Murahovschi J, Teruya KM, Nascimento ET, Bueno LGS, Pinheiro L, Maneta ME, Gimenes AR. Curvas e Tabelas de Crescimento em Lactentes brasileiros de 0 a 6 meses de idade alimentados exclusivamente com leite materno. J Pediatr 1987;63(4)1. Prêmio do Congresso Brasileiro de Pediatria, Fortaleza; 1985.
10. Nascimento ET, Murahovschi J. Aleitamento materno: ensino e prática. Pediatr (S. Paulo): 1984;6:3.
11. Onis M, Victora CG. Growth charts for breastfed babies. J Pediatr (Rio J): 2004;80(2):85-7.
12. Seward JF, Serdula MK. Infant feeding and infant growth in report of the task force on the scientific evidence to infant health. Pediatrics 1984;74(Suppl 4):728.
13. Simões EF, Pereira SM. The growth of exclusively breasts infants. Ann Trop Paediatr 1986;6:17-21.
14. Vaugham VV. Crescimento e desenvolvimento. In: Nelson – Tratado de Pediatria. 11ª ed. Rio de Janeiro: Interamericana; 1983. p. 35.
15. Waterlow JC, Thomson AM. Observations on the adequacy of breast-feeding. Lancet 1979;2:238.
16. Waterlow JC, Ashworth A, Griffiths M. Faltering in infant growth in less developed contries. Lancet 1980;2:1.176.
17. WHO. Child Growth Standards. Acta Pediatr 2006 (Suppl 450).

5.5.2 UMA NOVA CURVA DE CRESCIMENTO PARA O SÉCULO XXI

Cesar Gomes Victora
Cora Luiza Pavin Araújo
Mercedes de Onis

Avaliações do crescimento permitem conhecer o estado de bem-estar geral de crianças individualmente, de grupos de crianças, ou da comunidade onde vivem. Acompanhar adequadamente crianças desde seu nascimento permite prevenir e identificar desvios do crescimento normal e alertar sobre problemas gerais de saúde[38].

O crescimento normal é condicionado a inúmeros processos fisiológicos que dependem do atendimento de várias necessidades durante a vida fetal e a infância. Embora a adequação do crescimento seja insuficiente, por si só, para avaliar adequadamente o estado de saúde de um indivíduo ou de uma população, o crescimento físico normal é um pré-requisito para qualquer estratégia de promoção do bem-estar infantil. A marcante vulnerabilidade das crianças faz com que seu crescimento constitua um excelente indicador "sentinela" na avaliação do desenvolvimento socioeconômico e de saúde da comunidade onde elas vivem.

Alguns autores fazem uma diferença importante entre padrões e referências de crescimento. Um *padrão* indicaria uma trajetória recomendável, ou prescritiva, de crescimento ideal, à qual todas as crianças deveriam almejar. Já uma *referência* seria menos prescritiva e mais descritiva, ao documentar como determinada população (considerada como "de referência") cresce. O uso de referências de crescimento permite comparar populações distintas, nas quais as distribuições de crianças conforme o sexo e a idade são diversas.

ATUAL REFERÊNCIA DE CRESCIMENTO (NCHS/OMS)

A atual referência de crescimento foi idealizada pelo Food and Nutrition Board da Academia Nacional de Ciências do Estados Unidos e desenvolvida pelo National Center for Health Statistics (NCHS) e pelo Centro para o Controle de Doenças dos Estados Unidos (CDC). O grupo de trabalho reuniu dados longitudinais (0-23 meses) coletados pelo Ohio Fels Research Institute a partir de vários grupos de crianças estudadas entre 1929 e 1975, e dados transversais coletados pelos National Health and Nutrition Examination Surveys (NHANES) conduzidos entre 1960 e 1975 em indivíduos de 2-18 anos de idade. Os dados do Fels Research Institute foram coletados a partir de crianças que, predominantemente, recebiam leites artificiais, residiam em uma única área geográfica e pertenciam a famílias de descendência norte-européia, de nível socioeconômico relativamente alto. Essas curvas passaram a ser conhecidas como "referência NCHS".

Em 1975, um grupo de especialistas da OMS reuniu-se para deliberar sobre o uso de indicadores antropométricos em inquéritos de avaliação nutricional[35]. Esse grupo recomendou o uso de uma referência internacional para essa finalidade e delineou critérios específicos que tais dados deveriam possuir. Embora nenhum conjunto de dados disponível naquela época preenchesse os critérios ideais, o NCHS foi recomendado por esse grupo para uso como referência internacional[41], passando então a ser denominada referência NCHS-OMS.

O estudo de Fels foi cuidadosamente conduzido, com um rígido protocolo antropométrico. Entretanto, várias questões têm sido levantadas recentemente com relação a sua adequação como referência internacional[1] pelas seguintes razões: 1. a amostra era restrita em termos de origem genética; 2. as crianças foram predominantemente alimentadas com mamadeira; 3. peso e altura foram medidos apenas ao nascer, com 1, 3, 6, 9, 12, 18 e 24 meses, prejudicando o ajuste preciso das curvas; 4. o tamanho amostral oscilou em diferentes idades, variando de 298, para ambos os sexos ao nascer, até 935 aos 18 meses[31]; 5. os procedimentos empregados para o ajuste das curvas são hoje considerados obsoletos e provavelmente eram inapropriados para descrever o padrão e a variabilidade do crescimento normal. Além disso, um problema importante com a referência NCHS-OMS foi a disjunção nas curvas de altura aos 24 meses[10,12]: a amostra de Fels encontra-se em média cerca de 1,8cm (0,5 desvio-padrão) acima do que a curva baseada no NHANES. Esse problema também afeta as curvas de peso-para-altura. Finalmente, a referência NCHS-OMS caracteriza-se por apresentar um desvio positivo na distribuição de peso, refletindo um substancial nível de obesidade na infância[10].

Tendo em vista a crescente utilização das medidas e indicadores antropométricos para a triagem e avaliação do estado de saúde de indivíduos e populações de todas as idades, assim como as freqüentes críticas à referência NCHS-OMS, a Organização Mundial da Saúde estabeleceu, em 1993, o Grupo de Trabalho sobre Crescimento Infantil. Esse grupo foi encarregado de desenvolver recomendações para uso e interpretação apropriados da antropometria em recém-nascidos e crianças pequenas. No início de suas deliberações, o grupo observou que crianças amamentadas, saudáveis, filhas de mães bem nutridas e vivendo sob condições ambientais favoráveis ainda assim pareciam estar crescendo inadequadamente em termos da referência NCHS-OMS. Esse atraso de crescimento era inconsistente com os múltiplos benefícios de saúde associados ao aleitamento materno e ao fato de que essas crianças viviam em ambientes propícios à saúde e ao crescimento. Tais inconsistências indicavam que a referência de crescimento NCHS-OMS[26] precisava ser repensada.

O grupo passou então a reunir dados, publicados e não-publicados, sobre crescimento de crianças exclusiva ou predominantemente amamentadas pelo menos até 4 meses de idade e que continuaram em aleitamento materno até os 12 meses. Tomou-se cuidado em eliminar a possibilidade de que o padrão de crescimento das amostras selecionadas houvesse sido prejudicado por fatores ambientais, estado nutricional materno, paridade ou apoio inadequado à lactação. Assim, uma amostra de 226 crianças menores de um ano de idade (109 meninos e 117 meninas), que preenchiam todas as recomendações quanto à alimentação e outros critérios acima mencionados, foi selecionada entre os maiores conjuntos de dados[40], publicados ou não, disponibilizados ao grupo. Embora essa amostra tivesse uma base geográfica mais ampla do que a amostra do estudo de Fels, o conjunto dessas crianças amamentadas ainda apresentava origem predominantemente européia e nível socioeconômico relativamente alto.

Dentre as análises realizadas, três resultados revelaram-se particularmente relevantes. Primeiro, ficou claro que o crescimento dessa amostra de crianças era claramente inferior ao da referência NCHS-OMS e que a magnitude desse desvio era suficientemente grande para interferir na conduta nutricional. Os escores Z médios de comprimento para idade, peso para idade e peso para comprimento de crianças entre 1 e 12 meses de idade, calculados com base na referência NCHS-OMS, estão apresentados na figura 5.3. Os escores Z de peso para idade e de peso para comprimento das crianças amamentadas diminuíam progressivamente entre 2 e 12 meses de idade. Para o comprimento para idade, os escores Z apresentavam redução desde o primeiro até o oitavo mês de idade. Além desse, outro conjunto de dados foi utilizado para a comparação com o NCHS/OMS. O segundo conjunto de análises incluiu a identificação de 1.273 crianças com características semelhantes às descritas acima, acompanhadas em um estudo do Programa de Reprodução Humana (HRP) da OMS,

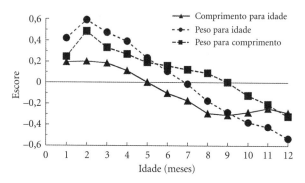

Figura 5.3 – Escores Z médios de comprimento para idade, peso para idade e peso para comprimento de crianças saudáveis e amamentadas de sete países desenvolvidos, relativamente à referência NCHS/OMS.

conduzido em cinco países: Chile, Egito, Hungria, Kenya e Tailândia[39]. Os resultados nessa amostra multiétnica foram muito similares aos anteriores.

O declínio dos escores Z nessas duas amostras, em relação à atual referência internacional, assim como a semelhança entre elas em termos de padrões de crescimento, apoiaram a conclusão de que a referência NCHS-OMS seria inadequada para avaliar o crescimento de crianças saudáveis, e de que o padrão de crescimento apresentado pelo conjunto de crianças amamentadas provavelmente refletiria de forma mais adequada o crescimento ideal.

O terceiro achado foi que a variabilidade do crescimento no conjunto de dados das crianças amamentadas pareceu ser significativamente menor que aquela observada na referência NCHS-OMS, tanto em termos de comprimento quanto de peso, em ambos os sexos. Uma distância menor entre as médias e os pontos de corte tradicionalmente usados (± 2 desvios-padrão) para identificar crianças sob risco de crescimento insuficiente ou excessivo, pode afetar a classificação de uma criança individualmente, assim como as estimativas de prevalência de atraso ou excesso.

CONCLUSÕES DO GRUPO DE TRABALHO DA ORGANIZAÇÃO MUNDIAL DA SAÚDE

Os achados acima discutidos[40] levaram o Grupo de Trabalho a concluir que novas referências eram necessárias e que uma abordagem *prescritiva* deveria ser adotada, aproximando-se mais de um *padrão* do que de uma *referência*. Isso quer dizer que esse novo conjunto de dados deverá evidenciar *como as crianças deveriam crescer*. Para esse fim, os critérios de seleção da amostra devem incluir comportamentos específicos, consistentes, com as recomendações atuais para a promoção da saúde (por exemplo, recomendações sobre o aleitamento materno, cuidados pediátricos adequados, ausência de tabagismo materno etc.).

Um novo Grupo de Trabalho foi formado em 1995 para desenvolver um protocolo para o desenvolvimento das novas curvas de crescimento para crianças com até 5 anos de idade. Em síntese, as análises, as deliberações dos Grupos de Trabalho e a extensiva revisão das conclusões e recomendações de ambos os Grupos de Trabalho culminaram no desenvolvimento de um protocolo de estudo com quatro características:

a) uma abordagem claramente *prescritiva*, que leve em conta a alimentação infantil, apoio para o aleitamento materno e condições ambientais que permitam o desenvolvimento pleno do potencial genético de crescimento da criança;
b) a amostra deve ter representatividade internacional;
c) uso de métodos epidemiológicos e estatísticos atualizados para planejar, implementar e garantir o controle de qualidade na coleta de dados, assim como na elaboração das curvas propriamente ditas (de acordo com revisões sistemáticas da literatura e com técnicas modernas de análise de dados longitudinais e transversais);
d) a proposta de articulação entre a avaliação antropométrica e os indicadores funcionais específicos de relevância preditiva ao bem-estar de crianças, incluindo no estudo um componente de desenvolvimento motor[37].

ESTUDO INTERNACIONAL PARA A ELABORAÇÃO DAS NOVAS CURVAS DE CRESCIMENTO DA OMS

A recomendação para a construção de novas curvas de crescimento foi referendada pela Assembléia Mundial de Saúde da Organização Mundial da Saúde em 1994. A OMS, por meio de seu Programa de Nutrição, desempenhou as funções de coordenação geral do estudo. Em 1995 foi constituído o Grupo de Trabalho (que incluiu dois dos autores, C.G.V. e M.O.) para a construção da nova referência internacional de crescimento, do qual fizeram parte pediatras, nutricionistas, biologistas humanos, epidemiologistas e estatísticos, inicialmente encarregados da preparação do protocolo para a realização do estudo.

Seleção dos locais de estudo

Em 1996 foi dado início ao processo de seleção das regiões que participariam do estudo. Essa seleção pautou-se na avaliação de alguns critérios de elegibilidade específicos para cada população de estudo, baseados no protocolo de investigação. Um dos requisitos era de que os países selecionados deveriam representar as seis principais regiões geográficas do mundo. Vários países expressaram

Quadro 5.2 – Critérios para a avaliação e seleção dos locais de estudo.

Critérios primários	Critérios secundários
• Situação socioeconômica que não prejudique o crescimento: – baixa mortalidade infantil – déficits de peso/idade, estatura/idade e peso/estatura < 5%, entre 12 e 23 meses de idade • Baixa altitude: < 1.500m • Baixa mobilidade da população para permitir o acompanhamento durante dois anos • Mínimo de 20% de mães com desejo de seguir as recomendações sobre alimentação infantil • Existência de um sistema de apoio à lactação • Presença de instituição colaboradora com experiência na área do trabalho	• Elevada taxa de partos hospitalares • Número suficiente de nascimentos elegíveis que possibilite o recrutamento de recém-nascidos no período de 12 meses (pelo mesmo, 7-8 nascimentos elegíveis por semana) • Peso ao nascer médio na subpopulação em estudo • Altura materna na subpopulação em estudo • Alimentação complementar na subpopulação em estudo (densidade energética e uso de suplementos minerais e vitamínicos) • Comportamentos relacionados à saúde na subpopulação em estudo: imunização, rotina pediátrica • Riscos ambientais: taxa de doença diarréica • Viabilidade de implantação do protocolo do estudo • Distribuição geográfica: existência de outros locais candidatos na mesma unidade etnogeográfica • Financiamento: disponibilidade de orçamento para um período de quatro anos

interesse em participar do estudo. Foi-lhes solicitado enviar à OMS dados relativos aos critérios de inclusão no estudo (Quadro 5.2). Para países que não dispunham previamente dessas informações, foram realizados estudos para o levantamento dos dados necessários: quatro estudos foram conduzidos na Ásia, um na África e um no Oriente Médio. O principal objetivo dessas investigações foi avaliar o crescimento de crianças pertencentes, dentro de cada país, a famílias de nível socioeconômico alto e selecionar indicadores destinados a identificar essas crianças dentro da população geral (por exemplo, renda familiar, escolaridade dos pais, características da moradia etc.). Também importante era conhecer os padrões de alimentação infantil, a mobilidade da população e outros critérios de elegibilidade identificados pelo protocolo (Quadro 5.2). Além disso, os grupos de pesquisa candidatos foram visitados por membros do Grupo de Trabalho.

A decisão final para a seleção foi feita com base nos resultados dos estudos epidemiológicos descritos acima[4,25,28] ou em dados disponíveis por meio de outras fontes[3], na localização geográfica das comunidades, na presença de instituição de pesquisa capaz de implementar o protocolo do *Multicentre Growth Reference Study* (MGRS) e na disponibilidade de fundos nacionais ou internacionais para a colaboração no financiamento do estudo. Assim, foram selecionados e participaram do estudo os seguintes países: Brasil (Pelotas), Ghana (Accra), Índia (Nova Delhi), Noruega (Oslo), Oman (Muscat) e Estados Unidos (Davis), representando as diferentes regiões do mundo (Fig. 5.4).

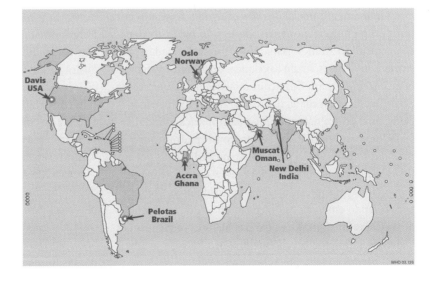

Figura 5.4 – Locais de coleta dos dados do Estudo Internacional Multicêntrico de Curvas de Crescimento da Organização Mundial da Saúde.

Preparação para o estudo

Durante 1996 e no início de 1997 foram preparados a documentação detalhada e os demais materiais do estudo, para serem usados pelas equipes locais. Essa documentação incluiu um manual operacional, protocolos de medidas antropométricas, métodos para a padronização das entrevistadoras, questionários, manuais para as entrevistadoras e protocolo para o manejo dos dados (disponíveis por meio de solicitação à OMS).

Os instrumentos a serem utilizados pelo estudo foram pré-testados em Pelotas, que serviu como estudo-piloto para os outros centros. Os documentos, originalmente em inglês, foram traduzidos para o árabe, norueguês e português e novamente traduzidos para o idioma inglês, assegurando assim a fidedignidade em relação ao documento original. O primeiro local a iniciar (e concluir) o estudo foi também Pelotas. O Estudo de Desenvolvimento Motor (EDM) foi delineado posteriormente, o que inviabilizou a participação do Brasil. O protocolo desse estudo foi testado nos Estados Unidos[37].

Devido às características do trabalho a ser realizado, em todos os locais de estudo, o pessoal selecionado para a coleta de dados no hospital e domicílios era do sexo feminino e possuía, no mínimo, nível secundário de escolaridade. O planejamento detalhado de cada estudo está descrito em documentos já publicados[1,2,5,11,17,30]. A fase de planejamento do MGRS culminou com a entrevista do primeiro recém-nascido em Pelotas, no Brasil, no dia 1º de julho de 1997. O início da coleta de dados dos outros locais ocorreu entre 1998 e 2003.

Os procedimentos de coleta de medidas antropométricas e os guias para o treinamento das entrevistadoras foram preparados pela coordenação central do MGRS em Genebra, tendo como base as melhores práticas recomendadas nos manuais antropométricos e na literatura[6,13,14,18,23,32,38].

O treinamento inicial de cada equipe foi realizado por um perito em antropometria, designado pela coordenação central do MGRS. As equipes foram treinadas para entrevistar as mães, medir as crianças e os pais. Foram também instruídas para lidar com crianças não-coperativas, no momento da tomada das medidas antropométricas. A etapa final do treinamento foi a padronização das entrevistadoras em cada local, tendo como padrão-ouro as medidas tomadas pelo perito. Esse procedimento permitiu identificar se as entrevistadoras estavam suficientemente treinadas para iniciar a coleta das medidas antropométricas. Tendo em vista os objetivos do estudo, a obtenção de medidas fidedignas foi uma das maiores preocupações e alvo de inúmeros procedimentos de controle, os quais foram permanentemente aplicados.

Anualmente, um perito em antropometria da coordenação central do MGRS visitava cada uma das equipes para assegurar que métodos idênticos estavam sendo usados em todos os países durante a coleta de dados.

Metodologia do estudo

O MGRS combina um estudo longitudinal (do nascimento até 24 meses de idade) com um estudo transversal, incluindo crianças entre 18 e 71 meses de idade. No estudo longitudinal, os recém-nascidos foram seguidos até os 24 meses com acompanhamento das práticas de alimentação e crescimento. O estudo longitudinal foi necessário para proporcionar apoio à lactação para as mães participantes, avaliar possíveis vieses de seleção e proporcionar informação sobre incrementos de crescimento, que permitissem a construção de uma referência de velocidade de crescimento. Mães e crianças foram selecionadas ao nascer e receberam 20 visitas domiciliares: quando a criança completava duas, quatro e seis semanas e, mensalmente, nos primeiros 12 meses de vida e, a cada dois meses no segundo ano de vida. As mães selecionadas na triagem hospitalar dispunham de um período de duas semanas para considerar e discutir com sua família sobre a participação no estudo. Assim, na primeira visita domiciliar (aos 14 dias de vida), aquelas mães que não concordassem, que impusessem restrições ou dificuldades importantes para sua participação, foram substituídas na amostra. Aquelas mães que deixaram o estudo após esse momento foram consideradas perdas de acompanhamento, não sendo substituídas.

Um delineamento transversal foi adotado para crianças entre 18 e 71 meses de idade, assim evitando o tempo e o custo de conduzir um estudo longitudinal até esse limite de idade e também porque o crescimento nessa faixa etária é mais linear do que entre crianças mais jovens. A decisão de incluir crianças a partir de 18 meses de idade permitiu uma superposição de seis meses com o estudo longitudinal, proporcionando informação para a transição da medida de comprimento (criança deitada) para altura (criança em pé), melhorando a qualidade da junção dos dois conjuntos de dados. Embora as curvas a serem construídas cubram os cinco primeiros anos de vida, a coleta dos dados foi estendida até 71 meses de idade por motivos estatísticos, proporcionando estimativas confiáveis de crescimento até os 60 meses.

O MGRS é um estudo de base populacional com áreas de abrangência e critérios de elegibilidade bem definidos. Nos seis locais do estudo, o recrutamento das crianças para o estudo longitudinal foi feito em hospitais, dentro das 24 horas após o nascimento. O número de hospitais participantes foi determinado para assegurar que 80% ou mais da população nas áreas de abrangência seriam cobertas. Para o estudo transversal, a estratégia amostral foi desenvolvida de acordo com as circunstâncias locais[1,2,5,11,17,30], de modo a proporcionar uma amostra de crianças com origem na mesma população a que pertencem os recém-nascidos do estudo longitudinal.

Uma importante característica do estudo é a diversidade étnica. A decisão de incluir populações das principais regiões do mundo apoiou-se na sólida evidência de que os padrões de crescimento de pré-escolares bem nutridos e saudáveis são similares em diferentes países[36,38]. Os estudos conduzidos como parte do processo de seleção dos países participantes do MGRS confirmaram os achados anteriores[4,25,28].

Critérios para a elegibilidade das populações e crianças

Os critérios de elegibilidade populacional, apresentados no quadro 5.2, deveriam estar presentes nas subpopulações selecionadas para o estudo, mesmo que a população do país como um todo não atendesse a todos os requisitos exigidos. Caso contrário, provavelmente apenas países desenvolvidos atenderiam a tal nível de exigência.

Os critérios de elegibilidade aplicados a indivíduos, mães e crianças encontram-se descritos no quadro 5.3. Previamente ao início do estudo, foram identificadas características socioeconômicas que, uma vez presentes, possibilitariam que a subpopulação em estudo desenvolvesse seu potencial genético durante o processo de crescimento. Em outras palavras, foram identificados níveis de escolaridade dos pais e/ou de renda familiar, acima dos quais as crianças não apresentavam evidências de atraso de crescimento[3,4,25,28]. As recomendações alimentares dirigidas às mães estão sumarizadas no quadro 5.4. Crianças com baixo peso ao nascer, com idade gestacional de 37 semanas ou mais, não foram excluídas, tendo em vista que tal restrição distorceria artificialmente os centis mais baixos da nova curva, para os primeiros meses de vida. Crianças com morbidade importante foram incluídas, sendo a lista de

Quadro 5.3 – Critérios para elegibilidade de mães e crianças individualmente.

- Parto único
- Ausência de patologia perinatal importante
- Nascimento a termo: ≥ 37 semanas completas e < 42 semanas completas
- Mãe não-fumante: antes e após o parto
- Desejo de seguir as recomendação alimentares
- Situação socioeconômica que não prejudique o crescimento da criança

Quadro 5.4 – Critério operacional e definições sobre recomendações alimentares.

Critérios

- Aleitamento materno exclusivo ou predominante por, pelo menos, até os 4 meses de idade (120 dias)
- Introdução de alimentos complementares aos 6 meses de idade (180 dias)
- Aleitamento materno parcial até, pelo menos, os 12 meses de idade (365 dias)

Definições

Aleitamento materno exclusivo – criança que recebe leite materno da mãe ou da ama-de-leite ou extraído do seio por sucção manual ou mecânica, sem nenhum outro líquido ou sólido, exceto gotas ou xaropes de vitaminas, minerais ou medicamentos

Aleitamento materno predominante – a fonte predominante da alimentação infantil é o leite materno. Entretanto, a criança pode ainda receber água ou bebida à base de água (água adoçada, flavorizada, chás, infusões); suco de fruta, soro de reidratação oral, gotas e xaropes de vitaminas, minerais ou medicamentos (em quantidades limitadas). Com exceção de suco de frutas e de água adoçada, nenhum outro fluido baseado em alimento é permitido, conforme essa definição

diagnósticos para exclusão definida após a consulta a neonatologistas e pediatras locais[1,2,5,11,17,30]. Finalmente, o tabagismo materno antes ou depois do parto foi também um critério de exclusão, devido a seu efeito sobre o desempenho da lactação, o peso ao nascer e o crescimento da criança[16,20,24,34].

Os critérios de elegibilidade foram similares entre os estudos longitudinal e transversal, com exceção às recomendações alimentares. Para inclusão no estudo transversal, uma duração mínima de três meses de aleitamento materno, exclusivo ou não, foi exigida.

Tamanho amostral

A precisão de um estudo depende, em grande parte, de seu tamanho amostral. No caso da elaboração de um padrão de crescimento, é importante garantir que não apenas o valor mediano de cada medida antropométrica, mas também os diferentes percentis, sejam estimados com uma margem de erro reduzida. Diversos cálculos de tamanho de amostra foram realizados, chegando-se à conclusão de que seriam necessárias pelo menos 200 crianças de cada sexo, em cada idade, ou seja, 400 crianças no total. Isso exigiu que cada um dos seis centros contribuíssem com cerca de 70 crianças acompanhadas do nascimento aos 2 anos de idade, que cumprissem todas as recomendações alimentares do estudo. Uma vez que era previsto que um número substancial de mães não seria capaz de seguir as recomendações do estudo, por diversos motivos, cada centro recrutou 300 recém-nascidos.

De forma análoga, para o estudo transversal eram necessárias 70 crianças por faixa etária trimestral (24-26 meses, 27-29, e assim por diante).

Informações coletadas

Foram coletadas informações relativas à antropometria, ao desenvolvimento motor (exceto no Brasil) e às características socioeconômicas, demográficas e ambientais. O questionário incluiu ainda fatores perinatais, morbidade e práticas de alimentação. As medidas antropométricas incluíram peso, comprimento, altura, perímetros cefálico e braquial e pregas cutâneas tricipital e subescapular, além de peso e altura dos pais. O desenvolvimento motor incluiu o estudo de aquisição de seis habilidades: sentar sem apoio, engatinhar, ficar em pé com ajuda, caminhar com ajuda, permanecer em pé sozinho e andar sozinho.

Diferentes questionários foram utilizados no estudo longitudinal com variados objetivos: 1. identificar crianças e mães elegíveis (no hospital); 2. documentar o início da prática de aleitamento materno (no hospital); 3. coletar informações sobre o estabelecimento da prática de aleitamento (no domicílio, na 1ª, 2ª, 3ª e 6ª semanas); 4. obter informações socioeconômicas, demográficas e ambientais, história da gestação, peso e altura dos pais; 5. obter informações detalhadas sobre as práticas de alimentação (incluindo um inquérito recordatório de 24 horas), morbidade infantil e materna, uso de suplementos vitamínicos e minerais, trabalho materno, fumo, peso da mãe e medidas antropométricas da criança (coletadas em cada uma das 20 visitas domiciliares realizadas por criança); 6. registrar o desenvolvimento motor (dos 5 aos 24 meses); 7. descrever as razões para saída do estudo (por exemplo, completar 24 meses, recusa, mudança de cidade etc.); 8. obter informações aos 12 meses de idade sobre as características de crianças elegíveis mas que não participaram do estudo (porque a mãe não manifestou intenção de amamentar, recusou-se a participar das entrevistas periódicas etc.).

No estudo transversal, três formulários foram usados: um para a triagem e seleção das crianças, e dois outros para duas visitas domiciliares realizadas para cada criança.

Procedimentos para o controle de qualidade

Padrões rigorosos foram empregados nesse complexo multicêntrico estudo de base populacional. Esses incluíram:

■ **Padronização** – a padronização entre as entrevistadoras de cada centro, e entre os diferentes centros, foi um aspecto-chave do estudo[8]. Um importante objetivo do treinamento padronizado é capacitar as entrevistadoras para medirem com **acurácia**, isto é, sem viés. Para obter essa qualidade de medida as entrevistadoras devem ser treinadas para obter medidas que são, em média, iguais aos valores medidos por um perito em antropometria, considerado "padrão-ouro". O grau de acurácia pode ser avaliado em um estudo de teste e re-teste no qual várias crianças são medidas por um perito e por cada entrevistadora, sendo o viés calculado como a diferença média entre as duas medidas.

É igualmente importante que as medidas sejam tomadas com **precisão**, isto é, com reprodutibilidade. Esta é avaliada com base nas diferenças entre duas medidas tomadas pela mesma entrevistadora, na mesma criança (estudo de teste e re-teste). O parâmetro mais comumente usado para avaliar a falta de precisão é o erro técnico da medida (TEM)[19].

As sessões de padronização foram realizadas antes do início do estudo e a cada dois meses em todos os locais de estudo. Uma vez ao ano, a padronização coincidia com a visita anual do perito em antropometria da OMS. A finalidade dessas sessões era identificar desvios e corrigi-los rapidamente. Análises de acurácia e precisão eram realizadas imediatamente após as sessões de padronização[7,15,19,21,22,33]. Os resultados das padronizações bimestrais eram enviados à coordenação geral do MGRS, em Genebra. As médias dos TEMs de cada local do estudo foram monitoradas durante todo o tempo de realização do estudo. Em geral, os TEMs foram maiores no início do estudo, seguindo o mesmo padrão de consistência para todas as medidas. A precisão melhorou conforme as entrevistadoras foram adquirindo mais experiência. Uma vez estabilizadas, as médias dos TEMs permaneceram baixas, refletindo a alta precisão das medidas tomadas pelas equipes dos estudos em cada local.

■ **Coleta das medidas antropométricas** – as medidas antropométricas coletadas no estudo foram: peso, comprimento (criança deitada), altura (criança em pé), perímetros cefálico e braquial e pregas cutâneas tricipital e subescapular. As medidas foram coletadas em cada uma das 20 visitas. Peso e altura do pai foram coletados uma única vez. A altura da mãe também foi coletada e seu peso foi medido em todas as visitas domiciliares.

No estudo transversal, as crianças com idades entre 18 e 71 meses foram medidas uma vez, com exceção de dois locais de estudo que fizeram uma combinação transversal-longitudinal[8], na qual algumas crianças foram medidas duas ou três vezes, em intervalos de três meses. O peso e a altura dos pais também foram medidos.

Esforços foram feitos para conseguir obter as medidas nas datas exatas de cada visita agendada. Atrasos ou antecipações foram aceitos com, no máximo, 10% de tolerância (por exemplo, para uma criança com 30 dias de idade era aceita uma defasagem de ± 3 dias, e aos seis meses ou 180 dias de idade, de ± 18 dias). Menos de 1% das visitas ocorreram fora dos limites de tolerância.

Os seis centros utilizaram equipamentos idênticos para a antropometria. Os instrumentos apresentavam alta acurácia e precisão, eram portáteis e suficientemente robustos para resistir ao transporte diário, necessário à realização das entrevistas domiciliares. Detalhes dos equipamentos utilizados estão disponíveis na literatura[9].

Todos os equipamentos eram calibrados regularmente, em geral, diariamente, antes da visita hospitalar ou domiciliar. As balanças eram calibradas com diferentes pesos-padrões que abrangiam a faixa de peso usual das crianças. Os antropômetros e estadiômetros eram calibrados com barras de metal de comprimento conhecido. Os plicômetros eram calibrados com blocos de metal com larguras conhecidas para assegurar que o ponteiro do mostrador do aparelho se movia suave e continuamente, de acordo com a abertura das hastes do plicômetro.

Um protocolo preparado pela coordenação central do MGRS, assim como um vídeo, descrevia todos os procedimentos técnicos quanto à tomada das medidas antropométricas. Mais detalhes sobre as técnicas antropométricas estão disponíveis[9].

Outros procedimentos de controle de qualidade incluíram:

- Estudo piloto em todos os centros.
- Rigorosa uniformização de formulários e manuais de instrução utilizados para a coleta de dados.
- Os questionários e manuais foram traduzidos para o idioma local participante do estudo e novamente traduzido para o inglês para assegurar a uniformização dos documentos.
- Cuidadosa seleção, treinamento rigoroso e supervisão constante das entrevistadoras.
- Visitas regulares a cada local, onde o estudo foi realizado, pela equipe central.
- Treinamento para a coleta das medidas antropométricas de avaliação do desenvolvimento motor por peritos internacionais com visita anual a cada local de estudo para padronização e/ou re-treinamento.
- Sessões de padronização regulares durante todo o período de coleta dos dados com avaliação de confiabilidade intra e interentrevistadoras[9,27,37].
- Equipamentos de medidas de alta precisão, uniformizados entre os seis locais de estudo e calibrados com regularidade[9].
- Encontros de coordenação e intercâmbio de informações entre as equipes dos seis locais do estudo.

- Entrada de dados por dois digitadores independentes.
- Repetição de 10% de todas as entrevistas por telefone.
- Monitoramento contínuo pela coordenação central do estudo.

O monitoramento da qualidade dos dados foi efetiva na identificação de eventuais problemas e em sua correção imediata.

COLETA DE DADOS DO MGRS NO BRASIL

Pelotas, no Estado do Rio Grande do Sul, foi a cidade selecionada para representar a América do Sul no Estudo Internacional Multicêntrico para a elaboração das novas curvas de crescimento da OMS.

Entre os diversos requisitos para a escolha dos centros participantes no MGRS (Quadro 5.2) estava a garantia de que pelo menos uma parcela da população deveria apresentar condições socioeconômicas que permitissem às crianças desenvolverem seu potencial genético de crescimento (Quadro 5.2). Estudo realizado em Pelotas, em 1993[3], identificou que crianças dessa comunidade, pertencentes a famílias com renda familiar igual ou superior a seis salários mínimos, apresentavam prevalência de 2,5% de atraso de altura[29], valor esse similar aos 2,3% esperados a partir da atual referência NCHS-OMS de crescimento[26]. Outro critério era a necessidade de haver uma instituição de pesquisa com suficiente estrutura e com experiência na área de pesquisa materno-infantil, capaz de conduzir um estudo com a complexidade do MGRS. Finalmente, a equipe de pesquisa deveria ter ainda capacidade de implementar um sistema de apoio ao aleitamento materno e demais recomendações alimentares (Quadro 5.4).

A implementação do estudo iniciou com a seleção e treinamento das entrevistadoras em março de 1997, sendo a primeira criança incluída no estudo em 1º de julho. Por ter sido a primeira equipe a dar início à coleta dos dados, o estudo de Pelotas constituiu o estudo piloto para o projeto internacional. O segundo grupo a implementar o estudo foi o norte-americano, coordenado pela Universidade da Califórnia (Davis), que iniciou sua coleta de dados em 1º de janeiro de 1998.

Seis equipes foram formadas para realizar os estudos longitudinal e transversal (triagem hospitalar, aconselhamento/apoio à lactação, longitudinal, transversal, coordenação e gerenciamento do banco de dados). As mesmas entrevistadoras participaram do estudo longitudinal e do transversal. Todas as entrevistadoras trabalhavam em tempo integral.

Estudo longitudinal

O recrutamento foi realizado nos três maiores hospitais da cidade, que cobriam cerca de 90% dos nascimentos.

Todas as crianças selecionadas para participar do estudo atendiam os critérios de elegibilidade do MGRS[8]. Outros critérios específicos para a seleção das crianças em Pelotas encontram-se descritos no quadro 5.5. O critério de exclusão "mãe pretende parar o aleitamento materno exclusivo antes dos quatro meses" do protocolo do MGRS não foi aplicado, pois estudos locais mostraram que a intenção declarada de amamentar exclusivamente não estava efetivamente associada com o eventual duração do aleitamento exclusivo. No estudo longitudinal foram realizadas 4.801 entrevistas hospitalares, 310 mães/crianças foram consideradas elegíveis e aceitaram participar do estudo e 281 foram acompanhadas até os 24 meses de idade. O consentimento informado, por escrito, era obtido na primeira visita domiciliar, aos 14 dias.

Quadro 5.5 – Critérios de elegibilidade específicos para o estudo de Pelotas, Brasil.

Critérios	Operacionalização
Morbidade perinatal	Ausência de morbidade perinatal importante: recém-nascidos com tempo de permanência inferior a 24 horas na unidade de cuidado intensivo
Intenção de amamentar	Mães que expressaram intenção de amamentar independente do tempo de duração
Critério socioeconômico	Renda familiar ≥ 6 salários mínimos

Para avaliar a possibilidade de ocorrência de viés de seleção era importante ter informação sobre as mães e crianças que recusaram participar ou que foram perdidas (por exemplo, mudança de cidade)[8]. Esforços foram feitos para localizar, por telefone, as famílias dessas crianças, identificadas como elegíveis mas que, por diversas razões, não permaneceram no estudo até completarem 12 meses de idade. Uma visita domiciliar foi agendada para todas aquelas que aceitaram participar desse subestudo, aos 12 meses.

Além do aconselhamento realizado no hospital por ocasião do nascimento, uma equipe de apoio à lactação fazia visitas domiciliares quando a criança estava com 5, 15, 30 e 45 dias e ainda, com 2, 3, 4, 6, 8, 10 e 12 meses de idade. Visitas extras eram conduzidas sempre que houvesse algum problema que requeresse orientação, tais como, fissura no mamilo. Nas idades de 5, 7, 9 e 11 meses, era feita uma chamada telefônica para saber se o aleitamento materno estava evoluindo satisfatoriamente e, se necessário, visitas adicionais eram realizadas.

A primeira visita no hospital informava sobre as vantagens do aleitamento materno. Uma mamada era observada e, se necessário, a mãe era aconselhada a corrigir a posição da criança. As mães eram instruídas sobre como retirar leite manualmente, e folhetos sobre promoção do aleitamento materno eram entregues. Quando a criança completava 6 meses de idade, a mãe era aconselhada a introduzir alimentos complementares (Quadro 5.6).

Quadro 5.6 – Orientação sobre alimentação complementar no estudo do Brasil.

Idade (meses)	Recomendações
0-5	• Leite materno • Não dar chás, água ou outro tipo de leite ou alimento
6-11	• Leite materno • Introduzir alimentos complementares, com ênfase em carnes, ovos, frutas e vegetais (principalmente os amarelos) e leguminosas (exemplo: feijão) amassadas • Evitar diluir os alimentos com elevada quantidade de água • Usar xícara ou colher, em vez de mamadeira • Iniciar com um alimento complementar por dia e aumentar para três alimentos por dia
12-23	• Leite materno • Dar alimentos complementares pelo menos cinco vezes por dia • Os alimentos da família devem ser o principal tipo de nutriente

A mesma conselheira de lactação acompanhou a mãe/criança durante todo o estudo. A coordenadora da equipe de lactação visitou cada mãe, pelo menos, uma vez durante o estudo e acompanhou a conselheira de lactação quando alguma dificuldade especial ocorria.

Um telefone celular, mantido 24 horas por dia, sete dias por semana, foi disponibilizado para que as mães pudessem entrar em contato com a conselheira de lactação caso algum problema grave ocorresse. O número desse telefone foi informado para todas as mães e pediatras das crianças.

Estudo transversal

As crianças que participaram do estudo transversal tinham idades entre 18 e 71 meses. Em Pelotas, o estudo "transversal" teve na verdade um delineamento semi-longitudinal. Cada criança foi visitada três vezes, em intervalos de três meses. Essa estratégia ajudou a aumentar o número de medidas disponíveis. Crianças que completaram 72 meses durante sua participação no estudo eram visitadas apenas uma ou duas vezes.

A estratégia amostral do estudo transversal foi definida para obter uma amostra de crianças com idades entre 2 e 5 anos, similares àquelas crianças que participaram do estudo longitudinal. Para alcançar esse objetivo, os endereços das crianças participantes do estudo longitudinal (crianças-índice) foram localizados no mapa da cidade. Esses endereços foram usados como pontos de partida para identificar, na vizinhança, crianças para o estudo transversal. Os entrevistadores percorriam a vizinhança de forma pré-definida até obter três crianças na faixa etária requerida. Sempre que uma criança com idade entre 18 e 71 meses era identificada, um questionário de triagem era aplicado a seu responsável. Se todos os critérios de elegibilidade fossem atendidos a mãe ou responsável era convidado a participar do estudo. Crianças que participaram do estudo longitudinal eram inelegíveis para o transversal. Assim, no transversal foram selecionadas 487 crianças, sendo realizadas 1.356 visitas domiciliares.

Os procedimentos de treinamento, controle de qualidade e de manejo de dados foram realizados rigorosamente, de acordo com o recomendado pelo estudo internacional, descrito acima.

ESTADO ATUAL DA PESQUISA

A coleta de dados do MGRS foi encerrada em dezembro de 2003, quando a última criança recrutada na Índia completou 2 anos de idade. Seguiu-se uma fase intensa de manejo e análise de dados. O primeiro conjunto de curvas a ser liberado incluiu os padrões de peso/idade, altura (comprimento)/idade, peso/altura(comprimento), índice de massa corporal/idade e desenvolvimento motor. Um segundo conjunto será elaborado, incluindo os padrões de perímetro braquial, prega cutânea tricipital, prega cutânea subescapular, índice de massa corporal e curvas de velocidade de crescimento, em termos das diferentes medidas descritas acima, todos por idade.

Paralelamente ao lançamento das curvas, está sendo preparada toda uma agenda de implementação. Essa inclui estudos-piloto de implementação das novas curvas em diversos países; desenvolvimento de software para usos individuais e populacionais; preparação de módulos de treinamento; revisão das intervenções existentes para prevenir e tratar distúrbios do crescimento; estabelecimento de uma estratégia de disseminação das curvas; e adaptação dos sistemas nacionais e internacionais de monitoramento de crescimento infantil.

CONCLUSÕES

As novas curvas de crescimento da OMS apresentam diversos aspectos inovadores. Ao contrário das referências tradicionais, como a NCHS/OMS, que são primariamente descritivas de uma determinada amostra populacional, as novas curvas são prescritivas, ou normativas. Em outras palavras, as novas curvas baseiam-se no estado-da-arte do conhecimento atual sobre nutrição infantil para definir o que seria um crescimento ideal para crianças pequenas, tanto em termos de alimentação como em termos da ausência de restrições econômicas ou ambientais ao potencial genético de crescimento. Portanto, as novas curvas representam padrões normativos de crescimento, e não apenas referências.

Outra característica importante dos novos padrões é o uso de uma amostra internacional e multiétnica. Análises preliminares demonstram que o crescimento das crianças nos seis centros participantes foi notavelmente similar. Crianças amamentadas, de nível socioeconômico elevado, e que cumpriam com os demais critérios de inclusão do estudo, crescem de maneira muito similar em diferentes partes do mundo. Em uma época de globalização, esse achado é altamente relevante.

Os novos padrões, baseados em crianças amamentadas, certamente levarão à identificação mais precoce de crianças com sobrepeso e obesidade, uma epidemia crescente em todo o mundo. As curvas atuais têm sido criticadas por serem baseadas em amostras com uma prevalência substancial de sobrepeso, o que faz com que os percentis superiores sejam superestimados, deixando assim de identificar muitas crianças com sobrepeso.

Outros aspectos inovadores dos novos padrões incluem a produção de curvas de velocidade de crescimento e a ligação significativa entre os desenvolvimentos físico e motor.

Finalmente, os novos padrões definem o aleitamento materno como norma para o crescimento ideal, sendo propostos para todas as crianças independentemente de serem amamentadas ou não. Portanto, crianças que recebem alimentação artificial serão avaliadas a partir de agora por meio de padrões baseados em crianças amamentadas. Isso representa uma completa reviravolta em termos da situação atual, quando as curvas NCHS/OMS são usadas para avaliar o crescimento de crianças amamentadas, e freqüentemente contribuem para provocar o desmame devido a uma percepção errônea de que o crescimento estaria sendo demasiadamente lento.

Espera-se que os novos padrões, devido ao rigor com que foram desenvolvidos e seu aspecto normativo, sejam utilizados durante muitas décadas, tornando-se uma ferramenta efetiva na promoção do crescimento ideal baseado no aleitamento materno.

REFERÊNCIAS BIBLIOGRÁFICAS

1. Araújo CL, Albernaz E, Tomasi, E, Victora CG, for the WHO Multicentre Growth Reference Study Group. Implementation of the WHO Multicentre Growth Reference Study in Brazil. Food Nutr Bull 2004;25(1)(Suppl 1):S53-9.

2. Baerug A, Bjoerneboe GEA, Tufte E, Norum KR, for the WHO Multicentre Growth Reference Study Group. Implementation of the WHO Multicentre Growth Reference Study in Norway. Food Nutr Bull 2004;25(1)(Suppl 1):S72-7.
3. Barros FC, Victora CG, Vaughan JP, Tomasi E, Horta BL, Cesar JA, Menezes MB, Halpern R, Post CL, del Mar Garcia M. The epidemiologic transition in maternal and child health in a Brazilian city, 1982-1993: comparison of two population-based cohorts. Paediatr Perinat Epidemiol 2001;15:4-11.
4. Bhandari N, Bahl R, Taneja S, de Onis M, Bhan MK. Growth performance of affluent Indian children is similar to that in developed countries. Bull WHO 2002;80:189-95.
5. Bhandari N, Taneja S, Rogsen T, Chetia J, Sharma P, Bahl R, Kashyap DK, Bhan MK, for the WHO Multicentre Growth Reference Study Group. Implementation of the WHO Multicentre Growth Reference Study in India. Food Nutr Bull 2004; 25(1)(Suppl 1):S56-71.
6. Cameron N. Anthropometric measurements. In: Cameron N ed. The Measurement of Human Growth. London: Croom Helm; 1984. p. 56-99.
7. Daly LE, Bourke GJ. Interpretation and use of medical statistics. 5th ed. Oxford, UK: Blackwell Science; 2000.
8. de Onis M, Garza C, Victora CV, Onyango AW, Frongillo EA, Martines J, for the WHO Multicentre Growth Reference Study Group. The WHO Multicentre Growth Reference Study: planning, study design, and methodology. Food Nutr Bull 2004; 25(1)(Suppl 1):S15-26.
9. de Onis M, Onyango AW, Van der Broeck J, Chumlea WC, Martorell R, for the WHO Multicentre Growth Reference Study Group. Measurements and standardization protocols for anthropometry used in the construction of a new international growth reference. Food Nutr Bull 2004;25(1)(Suppl 1):S27-36.
10. de Onis M, Yip R. The WHO growth chart: historical considerations and current scientific issues. Bibl Nutr Diet 1996; 53:74-89 [Medline].
11. Dewey KG, Cohen RJ, Nommsen-Rivers LA, Heinig MJ, for the WHO Multicentre Growth Reference Study Group. Implementation of the WHO Multicentre Growth Reference Study in the United States. Food Nutr Bull 2004;25(1)(Suppl 1):S84-9.
12. Dibley MJ, Staehing, Nieburg P, Trowbridge FL. Interpretation of Z-score anthropometric indicators derived from the international growth reference. Am J Clin Nutr 1987;46:749-62 [Abstract].
13. Gordon CC, Cameron Chumlea W, Roche AF. Statures, recumbent length and weight. In: Lohman TG, Roche AF, Martorell R eds. Anthropometric Standardization Reference Manual. Champaign, Ill, USA: Human Kinetics Books; 1988. p. 3-8.
14. Habicht J-P, Yarbrough C, Martorell R. Anthropometric field methods: criteria for selection. In: Alfin-Slater RB, Kritchevsky D, series eds; Jelliffe DB, Jelliffe EFP, volume eds. Human Growth-a Comprehensive Treatise. Vol 2. Nutrition and growth. New York: Plenum Publishing Company; 1979. p. 365-87.
15. Johnson TS, Engstrom JL, Gelhar DK. Intra and interexaminer reliability os anthropometric measurements of term infants. J Pediatr Gastroenterol Nutr 1997;24:497-505.
16. Kramer MS. Determinants of low birth weight: methodological assessment and meta-analysis. Bull WHO 1987;65: 663-737.
17. Lartey A, Owusu WB, Sagoe-Moses I, Gomes V, Sagoe-Moses C, for the WHO Multicentre Growth Reference Study Group. Implementation of the WHO Multicentre Growth Reference Study in Ghana. Food Nutr Bull 2004;25(1)(Suppl 1):S60-5.
18. Lohman TG, Roche AF, Martorell R eds. Anthropometric standardization reference manual. Champaign, Ill, USA: Human Kinetics Books; 1988.
19. Malina RM, Hamil PPV, Lemeshow S. Selected measurements of children 6-11 years. Vital Health and Statistics Series11, No. 123, USDHHS. Washington, DC: US Government Printing Office; 1973.
20. Mansbach IK, Greenbaum CW, Sulkes J. Onset and duration of breastfeeding among Israeli mothers: relationships with smoking and type of delivery. Soc Sci Med 1991;33:1391-7.
21. Marks CG, Habicht JP, Mueller WH. Reliability, dependability, and precision of anthropometric measurements. Am J Epidemiol 1989;130:578-87.
22. Martorell R, Habicht JP, Yarbrough C, Guzman G, Klein RE. The identification and evaluation of measurement variability in the anthropometry of preschool children. Am J Physiol Anthopol 1975;43:347-52.
23. Martorell R, Mendoza F, Mueller WH, Pawson IG. Which side to measure: right or left? In: Lohman TG, Roche AF, Martorell R eds. Anthropometric Standardization Reference Manual. Champaign, Ill, USA: Human Kinetics Books; 1988. p. 87-91.
24. Meyer MB. Breast-feedinf and smoking. Lancet 1979;1:975-6.
25. Mohamed AJ, Onyango AW, de Onis M, Prakash N, Mabry RM, Alasfoo DH. Socioeconomic predictor of unconstrained child growth in Muscat, Oman. East Mediterr Health J, in press.
26. National Center for Health Statistics. Growth curves for children birth-18 years, United States. Vital and Health Statistics, Series 11, No. 165. Department of Health, Education and Welfare Publication No. 78-1650. Washington, DC: US Government Printing Office; 1977.
27. Onyango AW, Pinol AJ, de Onis M, for the WHO Multicentre Growth Reference Study Group. Managing data for a multi-country longitudinal study: experience from the WHO Multicentre Growth Reference Study. Food Nutr Bull 2004;25(1) (Suppl 1):S46-52.
28. Owusu WB, Lartey A, de Onis M, Onyango AW, Frongillo EA. Factors associated with unconstrained growth amomg affluent Ghanaian children. Acta Paediatr 2004;8:1115-9.
29. Post CL, Victora CG, Barros FC, Horta BL, Guimarães PRV. Desnutrição e obesidade em duas coortes de base populacional no Sul do Brasil: tendências e diferenciais. Cadernos de Saúde Pública 1996;12(Supl 1):49-75.
30. Prakash NS, Mabry RM, Mohamed AJ, Alasfoor D, for the WHO Multicentre Growth Reference Study Group. Implementation of the WHO Multicentre Growth Reference Study in Oman. Food Nutr Bull 2004;25(1)(Suppl 1):S78-83.
31. Roche AF. Executive Summary of NCHS Growth Chart Summary Workshop 1992. US Department of Health and Human Services, Washington DC. Socioeconomic predictors of unconstrained child growth in Muscat, Oman. East; 1994.
32. Tanner JM, HiernauxJ, Jarman S. Growth and physique studies. In: Weiner JS, Lourie JA eds. Human Biology. A Guide to Field Methods. IBP Handbook No. 9. Oxford, UK: Blackwell Scientific Publications; 1969. p. 1-42.
33. Villar J, Kestler E, Pareja G. Measurement error in clinical perinatal data. Am J Obstet Gynecol 1989;160:380-2.

34. Vio F, Salazar G, Infante C. Smoking during pregnancy and lactation and its effects on breast-milk volume. Am J Clin Nutr 1991;54:1011-6.
35. Waterlow JC, Buzina R, Keller W, Lane JM, Nichaman MZ, Tanner JM. The presentation and use of hight and weight data for comparing nutricional status of groups of children under age of 10 uears. Bull WHO 1977;55:489-98.
36. WHO Working Group on the Growth Reference Protocol and WHO Task Force on Methods for the Natural Regulation of Fertility. Growth patterns of breastfed infants in seven countries. Acta Paediatr 2000;89:215-22.
37. Wijnhoven TMA, de Onis M, Onyango AW, Wang T, Bjoerneboe GEA, Bhandari N, Lartey A, Al Rashidi B for the WHO Multicentre Growth Reference Study Group. Assessment of gross motor development in the WHO Multicentre Growth Reference Study. Food Nutr Bull 2004; 25(1)(Suppl 1):S37-45.
38. World Health Organization. Physical Status: The Use and Interpretation of Anthropometry. Report of a WHO Expert Committee. Technical Report Series, No. 854. WHO, Geneva, Switzerland; 1995a.
39. World Health Organization Task Force for Epidemiological Research on Reproductive Health; Special Programme of Research, Development, and Research Training in Human Reproduction. Progestogen-only contraceptives during lactation: I. Infant Growth. Contraception 1994;50:35-53.
40. World Health Organization Working Group on Infant Growth. An evaluation of infant growth. Geneva: World Health Organization; 1994.
41. World Health Organization. A growth chart for international use in maternal and child health care. Guidelines for primary health personnel. Geneva:World Health Organization; 1978.

ADENDO – NOVAS CURVAS DE CRESCIMENTO DA OMS

No final do mês de abril de 2006, a Organização Mundial da Saúde (www.who.int/childgrowth/en) disponibilizou o primeiro conjunto de curvas do novo padrão internacional para avaliar crescimento e desenvolvimento de crianças desde seu nascimento até os 5 anos de idade.

Pela primeira vez, dados antropométricos foram coletados para representar o crescimento ideal de crianças até 5 anos de idade. Com o novo padrão, a desnutrição, o sobrepeso, a obesidade e outras condições relacionadas à nutrição e ao crescimento poderão ser mais adequadamente detectados e tratados em idades precoces.

O primeiro conjunto de gráficos a ser disponibilizado refere-se aos índices peso para idade, comprimento/altura para idade, peso/comprimento-altura e índice de massa corporal para idade. A figura 5.5 mostra as curvas de peso para idade, comprimento/altura para idade e índice de massa corporal para idade). Estão também disponíveis padrões de desenvolvimento motor, especificamente as faixas de idade de seis marcos básicos (sentar sem apoio, ficar em pé com apoio, engatinhar, caminhar com ajuda, ficar em pé sem apoio e caminhar sem ajuda).

As novas curvas de crescimento incluíram somente crianças que seguiram as recomendações alimentares da OMS até os 12 meses de vida e, portanto, suas formas diferem das anteriores (NCHS/WHO, 1977). Em termos de peso para idade, o novo padrão de crescimento apresenta ganho de peso mais rápido até a idade de 3-4 meses, seguido de ganhos mais lentos. O novo padrão da OMS deve ser usado para avaliar o crescimento de todas as crianças menores de 5 anos de idade, independentemente de etnia, de *status* socioeconômico e do tipo de alimentação.

As novas curvas permitem avaliar e monitorar o crescimento infantil sob o ponto de vista *normativo*, isto é, como as crianças devem crescer e não meramente *descrever* o crescimento, como ocorria anteriormente. A inclusão de crianças de seis diferentes regiões do mundo mostrou que são mínimas as diferenças nos padrões de crescimento entre diferentes etnias, justificando, portanto, o uso de um único padrão global. Espera-se que países que atualmente usam suas próprias curvas de crescimento passem a utilizar o novo padrão internacional, possibilitando a ampliação das comparações da situação nutricional entre os diversos países.

Os próximos passos para a implementação do uso do novo padrão de crescimento da OMS incluem a decisão dos governos em adotar as novas curvas, a definição de quais índices e critérios serão usados na rotina dos serviços, a impressão e a distribuição dos gráficos, simultaneamente com o treinamento de trabalhadores de saúde para a utilização e interpretação adequada dos resultados.

A Associação Internacional de Pediatria (IPA) endossou as novas curvas e recomendou sua adoção às Associações e Sociedades a ela filiadas. No Brasil, o Ministério da Saúde já está definindo a estratégia para a implementação das novas curvas, em âmbito nacional.

Finalmente, a ampla utilização das novas curvas de crescimento da OMS será um instrumento eficiente para ajudar na monitoração do estado nutricional de indivíduos e populações, fornecendo subsídios para trabalhadores e planejadores de saúde na prevenção e tratamento das doenças nutricionais.

REFERÊNCIA BIBLIOGRÁFICA

National Center for Health Statistics. Growth curves for children birth-18 years, United States. Vital and Health Statistics, Series 11, Nº 165. Department of Health, Education and Welfare Publication Nº 78-1650. Washington, DC: US Government Printing Office; 1977.

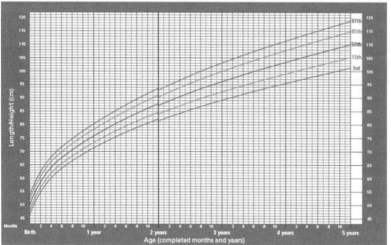
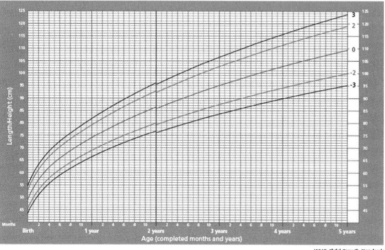
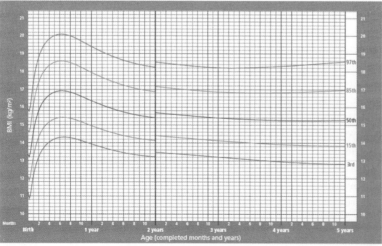

FIGURA 5.5

FIGURA 5.5

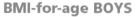

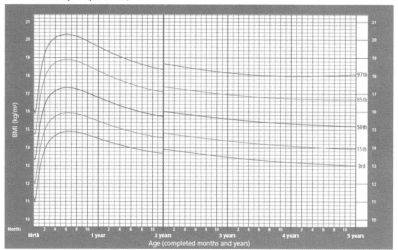

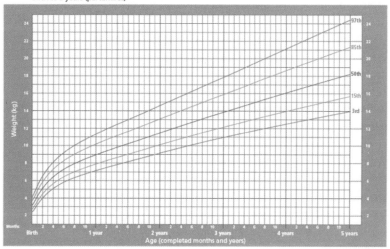

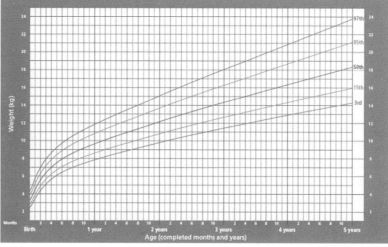

5.5.3 CRESCIMENTO E DESENVOLVIMENTO ESTOMATOGNÁTICO

Flávia Cristina Brisque Neiva

Dentre as inúmeras vantagens e benefícios do aleitamento materno, tem-se o crescimento e o desenvolvimento estomatognático.

O sistema estomatognático é composto pelos ossos fixos da cabeça, mandíbula, hióide e esterno, pelos músculos da sucção, mastigação, da deglutição, faciais e pelas articulações temporomandibulares e dentoalveolares, pelos dentes e tecidos anexos. Está relacionado às funções de sucção, mastigação, deglutição, articulação dos sons da fala, respiração; além de relacionar-se à postura, à mobilidade e à tonicidade da musculatura dos lábios, língua, palato mole e duro, maxila, mandíbula, musculatura orofacial, dentes e arcadas dentárias[13,16,18,29,34,35,42].

A função de sucção tem um papel importante no suprimento das necessidades nutricionais do recém-nascido (RN), que anatomicamente é preparado para a realização dessa função. Além disso, também tem o papel de promover o crescimento e o desenvolvimento estomatognático.

Em função da contração coordenada e rítmica de diversos grupos musculares, durante a sucção do seio materno ocorrem mudanças em algumas características da face do recém-nascido nos primeiros meses de vida. Dentre elas: crescimento ósseo e craniofacial, maturação do controle motor oral preparando para as futuras funções, desenvolvimento das funções orais levando à funcionalidade dos órgãos fonoarticulatórios, equilíbrio da musculatura intra e extra-oral, erupção dos dentes e oclusão adequada, habilidades orais, que permitem a transição alimentar adequada, mastigação e deglutição efetivas; e articulação correta dos sons da fala[13,31,48,50].

Acrescenta-se que a sucção no seio materno promove o estabelecimento do padrão adequado de respiração nasal e postura correta da língua, além de estimular adequada e equilibradamente os músculos envolvidos, aumentando o tônus e promovendo a postura correta durante o repouso e durante as funções de mastigação, deglutição e respiração. A amamentação também promove o posicionamento correto da mandíbula, a instalação da oclusão decídua normal e o início da remodelação das articulações temporomandibulares[13].

Do nascimento até por volta dos 3-4 meses de vida os lactentes apresentam algumas características, que predominam e determinam uma habilidade funcional para a realização da sucção. Essas características correspondem a: depósito de tecido gorduroso nas bochechas ou *sucking pads*, que fornecem firmeza para as bochechas e favorecem a estabilidade na sucção; pequeno espaço intra-oral, devido à presença de retração de mandíbula; não dissociação entre os movimentos de língua e mandíbula[18,29,47,50].

Com o movimento de sucção realizado nesses primeiros meses, as estruturas desenvolvem-se, de modo que ocorre a absorção das *sucking pads*, crescimento ósseo da mandíbula e, conseqüentemente, aumento do espaço intra-oral, gerando mais possibilidades de movimentação da língua e dissociação dos seus movimentos, lábio e mandíbula[18,29,45].

Para que esse desenvolvimento ocorra adequadamente, faz-se necessário um padrão de sucção correto, adequação da postura e da pega do mamilo, refletindo na extração e na condução do leite.

Um padrão de sucção correto pressupõe a existência de uma harmonia e coordenação dos movimentos, vedamento labial, adequação dos movimentos de mandíbula e língua, ritmo, coordenação das funções de sucção-delgutição-respiração ritmicidade, força muscular associados a eficiência e ausência de engasgo, cianose, queda na saturação de oxigênio, taquicardia, bardicardia e outros sinais de estresse[13,14,29,46,50].

A "pega" adequada do mamilo é primordial e essencial para a amamentação eficiente e para o desenvolvimento estomatognático, pois interfere na movimentação de lábios, língua e mandíbula durante a sucção. Está intimamente relacionada à forma do mamilo e à postura do recém-nascido em relação ao seio materno[22] (Fig. 5.6).

O reflexo de procura ou busca é um precursor para a adequação da pega, impedindo que o recém-nascido sugue apenas o mamilo causando fissuras e rachaduras mamilares, bem com inadequações no movimento da sucção[22,30].

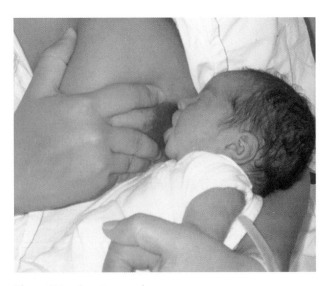

Figura 5.6 – Sucção no seio materno.

A sucção tem uma seqüência temporal e relacionada à deglutição. Normalmente, a sucção adequada é conseqüência do reflexo de busca, quando ocorre a abertura da boca[20], protrusão da língua em busca do bico e selo labial firme, por meio da contração dos lábios e dos músculos faciais[11,24,26], direcionando os lábios para a sucção do mamilo[45]. A partir do momento em que o bico se encontra dentro da cavidade oral do recém-nascido, o reflexo de sucção é desencadeado e iniciam-se os movimentos de sucção.

A extração do leite do bico ocorre graças aos movimentos dos lábios, língua e mandíbula, que são responsáveis pela manutenção e variação da pressão intra-oral. Os lábios são responsáveis pelo vedamento labial durante a sucção, por meio da ação dos músculos orbiculares e bucinadores, mantendo a pressão intra-oral criada pelos movimentos da língua, auxiliando na extração do leite e impedindo que esse escape da cavidade oral[2,11,20,28,47,50].

A língua e a mandíbula realizam seus movimentos em conjunto, pois até por volta dos 6 meses não há dissociação entre eles. Assim, quando a mandíbula se eleva, a ponta da língua comprime o mamilo contra a papila palatina e a parte posterior realiza o selamento com o palato mole e faringe. Também se observa o movimento peristáltico da língua, em que há uma elevação da parte medial e do dorso da língua em forma de onda; esse movimento tem a função de conduzir o leite para a orofaringe. Quando a mandíbula abaixa, a língua realiza o acanolamento (bordas laterais aderidas ao palato, formando um suco na porção medial), aumentando o espaço intra-oral e criando uma pressão intra-oral negativa. Durante a sucção, esses movimentos vão se alternando, exercendo pressões positivas e negativas sucessivas na cavidade oral[7,11,12,15,17,25,29,38,39,41,47,49].

Um outro aspecto importante refere-se ao ritmo de sucção, que é caracterizado pela presença de eclosões de sucção, ou grupos de sucções, alternadas com pausas, que possibilitam a organização e a coordenação do recém-nascido[14,18,39,52]. O ritmo varia ao longo da mamada, de modo que, no início, o recém-nascido realiza longas eclosões e pequenas paradas para pausa e, ao final, observa-se diminuição na duração das eclosões e aumento da duração das pausas[14,15,23,25,33].

A coordenação entre as funções de sucção, deglutição e respiração é essencial ao se considerar a adequação da sucção, sua eficiência e segurança. Corresponde à capacidade de o recém-nascido em sugar, deglutir e respirar simultaneamente, sem precisar fazer pausas para respirar, enquanto suga e deglute[9,29,51]. O sucesso na sucção e, conseqüentemente, na alimentação, assim como a presença de ritmo e sincronia, dependem da coordenação da sucção com a deglutição e com a respiração[14,19]. Se essa coordenação estiver ausente, o recém-nascido pode fazer com que o líquido se dirija para a orofaringe, em vez de caminhar para o esôfago, podendo ser aspirado para as vias respiratórias[44]. Alguns sinais podem ser indicativos de incoordenação, entre eles tem-se: regurgitação, náuseas, soluço, caretas faciais, retração labial, arqueamento do tronco, dedos espalhados, abdução dos braços estendidos, extensão dos membros, espirro, bocejo, tosse, suspiro, choro e engasgo[28].

Nem sempre a sucção ocorre de maneira correta, incluindo todos os aspectos apontados acima. Alguns recém-nascidos apresentam alterações na sucção ou diferenciações no padrão de sucção que podem estar relacionadas ao movimento da língua, dos lábios, da mandíbula (por exemplo, presença de mordidas, de modo que, em vez de sugar e comprimir a aréola, o recém-nascido pode morder o mamilo com as gengivas e levar a alterações, como fissuras e rachaduras mamilares), da musculatura oral e ao ritmo durante a sucção e podem interferir no aleitamento materno e conseqüentemente no desenvolvimento estomatognático[1,6,14,32].

Muitas vezes, essas diferenciações advêm de inadequações da técnica de sucção como: posicionamento inadequado do recém-nascido, seio materno com mamilo pequeno ou presença de fissuras e rachaduras mamilares. Nesses casos, deve-se encontrar uma postura na qual a mãe e o recém-nascido se adaptem, favorecendo o padrão correto de sucção[36] (Fig. 5.7).

Os recém-nascidos com diferenciações no padrão de sucção podem apresentar dificuldades ao sugar, o que pode levar à alimentação ineficaz. Tais alterações na sucção refletem em frustração materna, diminuição da confiança e insatisfação com a experiência de alimentação que, se não eliminada a tempo, leva a dificuldades em iniciar e manter o aleitamento materno[27]. Enfatiza-se que esses aspectos associados às inseguranças maternas acabam levando ao desmame precoce e à introdução de mamadeiras, uma

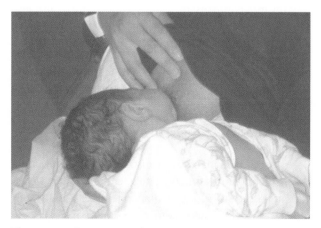

Figura 5.7 – Postura no seio materno.

vez que as mães acham que muitas das dificuldades que o recém-nascido apresentava no seio materno são, de certa forma, minimizadas na mamadeira[36].

Essa conduta, além de ser prejudicial do ponto de vista nutricional, também é quanto ao desenvolvimento estomatognático, uma vez que há diferenças no mecanismo de sucção em função dos diversos métodos de alimentação da criança: aleitamento materno exclusivo, aleitamento misto e alimentação artificial[27].

A amamentação e a alimentação artificial oferecem estímulos diferentes em relação ao tipo de bico, tamanho do furo, fluxo de leite[13]. O bico da mamadeira tem forma pré-determinada, é alongado e posicionado na língua pelo alimentador; já na amamentação natural o recém-nascido busca o bico do seio, moldando-o e alongando-o naturalmente. Ao sugar na mamadeira, o recém-nascido projeta a língua para a frente, pressionando a gengiva, na qual mais tarde se implantarão os dentes. Na mamadeira, o fluxo de leite é maior, de modo que o recém-nascido precisa realizar menos força para obter o leite, e devido a isso podem desenvolver preferência pelo bico artificial, apresentando dificuldades para serem amamentados no seio materno, o que pode contribuir para o desmame precoce.

A ação da musculatura oral também é diferente, de modo que a sucção na mamadeira estimula apenas os músculos bucinadores e orbicular da boca, deixando de estimular outros músculos, tais como pterigóideo lateral, pterigóideo medial, masseter, temporal, digástrico, gênio-hióideo e milo-hióideo. O trabalho muscular excessivo de orbiculares pode influenciar no crescimento craniofacial, levando a arcadas estreitas e falta de espaço para dentes e língua. Induz, ainda, disfunções na mastigação, deglutição e articulação dos sons da fala, conduzindo a alterações de mordida e más oclusões. Além disso, a sucção do bico de borracha não requer os movimentos de protrusão e retração da mandíbula, que são importantes para o crescimento mandibular correto.

Acrescenta-se que o uso de bicos de mamadeira com furos grandes fazem com que os recém-nascidos criem mecanismos compensatórios para conter o fluxo de leite e impedir a presença de engasgos; para isso projetam a língua para a frente, interferindo negativamente no desenvolvimento motor-oral.

Nos primeiros meses de vida, o uso da mamadeira faz com que o recém-nascido não satisfaça suas necessidades de sucção, levando ao estabelecimento de hábitos de sucção não-nutritiva, como chupeta, sucção digital, entre outros.

Assim como a mamadeira, esses hábitos interferem no desenvolvimento estomatognático, craniofacial, no crescimento ósseo, na oclusão dental e na articulação dos sons da fala, em decorrência da força mecânica exercida pelo bico e pelas ações musculares desequilibradas que interferem nas bases ósseas e nos dentes[13]. O movimento de anteriorização da língua, presente na sucção da mamadeira e da chupeta, leva a um mau posicionamento da língua durante o repouso e durante a realização das funções de mastigação, deglutição, respiração e articulação.

Os dentes e as demais estruturas também sofrem pressões de forças provenientes da musculatura da face e da língua durante as funções de sucção, mastigação, deglutição, respiração e articulação dos sons, indicando estreita relação entre o desenvolvimento da dentição e a atividade muscular.

Existem vários estudos na literatura apontando associações entre o desmame precoce e o uso de mamadeira com problemas como má oclusão dental, alterações de mordida, distúrbios respiratórios como respiração bucal, maior incidência de hábitos orais, alterações fonoarticulatórias[3,4,10,21,40,43].

Portanto, o desmame precoce e, conseqüentemente, o uso de mamadeira e a instalação de hábitos orais podem levar à ruptura do desenvolvimento estomatognático, provocando alterações na postura e força dos lábios e língua, prejudicando as funções de mastigação, deglutição, respiração e articulação dos sons da fala e possibilitando a instalação de má oclusão, respiração oral e alteração motora oral[37].

Ao considerar a evolução do desenvolvimento estomatognático, é essencial levar em conta por quanto tempo se prolonga o aleitamento, o uso da mamadeira e a presença dos hábitos orais, visto que o uso prolongado de mamadeira pode levar a um atraso na introdução de alimentos sólidos fundamentais para a realização da mastigação, podendo provocar alterações no crescimento facial.

Conforme preconizado pela Organização Mundial da Saúde, o aleitamento materno deve ser exclusivo até os 6 meses de idade. A partir desse momento, ao longo dos primeiros anos de vida, o desenvolvimento estomatognático continua ocorrendo. Para que isso ocorra, devem ser introduzidos outros alimentos, de texturas e consistências diferentes, que estimulem os movimentos mastigatórios, dando continuidade à evolução da mobilidade, da força da musculatura oral e do desenvolvimento de todas as estruturas do sistema estomatognático[22,31].

Finalizando, enfatiza-se a importância do conhecimento dos benefícios do aleitamento materno para todo o desenvolvimento estomatognático, para que, por mais um motivo, o aleitamento seja sempre priorizado e incentivado. Também se destaca que o conhecimento sobre o padrão de sucção normal, por todos os profissionais envolvidos, é fundamental para a realização das ações de incentivo ao aleitamento materno, pois só assim podem-se detectar, minimizar e eliminar alterações que repercutam no sucesso dessa prática.

REFERÊNCIAS BIBLIOGRÁFICAS

1. Andrade CRF, Gullo A. As alterações do sistema motor oral dos bebês como causa das fissuras/rachaduras mamilares. Pediatr (São Paulo) 1993;15:28-33.
2. Ardran GM, Kemp FH, Lind JA. Cineradiographic study of the bottle feeding. Br J Radiol 1958;31:11-22.
3. Barbosa C, Schnonberger MB. Importância do aleitamento materno no desenvolvimento da motricidade oral. In: Marchesan IQ, Zorzi JL, Gomes IC eds. Tópicos em Fonoaudiologia. São Paulo: Lovise; 1996. p. 435-46.
4. Black B, Kövesei E, Chusid IJ. Hábitos bucais nocivos. Ortodontia 1990;23:40-4.
5. Bosma JF, Hepburn LG, Josell SD, Baker K. Ultrasound demonstration of tongue motions during suckle feeding. Dev Med Child Neurol 1990;32:223-9.
6. Braun MA, Palmer M. A pilot study of oral motor dysfunction in 'at risk' infants. Physiol Occup Ther Pediatr 1986;5:13-25.
7. Bu'Lock F, Woolridge MW, Baum JD. Development of coordination of sucking, swallowing and breathing: ultrasound study of term and preterm infants. Dev Med Child Neurol 1990;32:669-78.
8. Cattoni DM, Neiva FCB, Zackiewicz DV, Andrade CRF. Fonoaudiologia e Aleitamento materno: algumas contribuições. Pró-Fono Revista de Atualização Científica 1998;10:45-50.
9. Daniëls H, Casaer P, Devlieger H, Eggermont E. Mechanisms of feeding efficiency in preterm infants. J Pediatr Gastroenterol Nutr 1986;5:593-6.
10. Davis DW, Bell PA. Infant feeding practices and occlusal outcomes: a longitudinal study. J Can Dent Assoc 1991;57:593-4.
11. Eishima, K. The analysis of sucking behavior in newborn infants. Early Hum Dev 1991;27:163-73.
12. Erenberg A, Smith WL, Nowak AJ, Franken EA. Evaluation of sucking in the breast-fed infant by ultrassonograhy. Pediatr Res 1986;20:409.
13. Felício CM. Desenvolvimento normal das funções estomatognáticas. In: Ferreira LP. Tratado de Fonoaudiologia, São Paulo: Roca; 2004. p. 195-211.
14. Glass RP, Wolf LS. A global perspective on feeding assessment in the neonatal intensive care unit. Am J Occup Ther 1994;48:514-26.
15. Hafström M, Lundquivst K, Lindecrantz K, Kjellmer I. Recording non-nutritive sucking in the neonate. Description of na automatized system for analysis. Acta Pediatr 1997;86:82-90.
16. Hanson ML, Barnard LW, Case JL. Tongue-thrust in preschool children. Am J Orthod 1969;56:60-9.
17. Hayashi Y, Hoashi E, Nara T. Ultrassonographic analysis of sucking behavior of newborn infants: the driving force of sucking pressure. Early Hum Dev 1997;49:33-8.
18. Hernandez AM. Atuação fonoaudiológica em neonatologia: uma proposta de intervenção. In: Andrade CRF org. Fonoaudiologia em Berçário Normal e de Risco – Série Atualidades em Fonoaudiologia. São Paulo: Editora Lovise; 1996. p. 43-98.
19. Lau C, Schanler R. Oral motor function in the neonate. Clin Perinatol 1996;23:161-78.
20. Lawrence R. The clinican's role in teaching proper infant feeding techniques. J Pediatr 1995;126:112-7.
21. Leite ICG, Rodrigues CC, Faria AR, Medeiros GV, Pires LA. Associação entre aleitamento materno e hábitos de sucção não-nutritivos. Revista da Associação Paulista dos Cirurgiões Dentistas 1999;53:151-5.
22. Lemons PK, Lemons JA. Transition to breast/bottle feedings: the premature infant. J Am Coll Nutr 1996;15:126-35.
23. Luna-Solarzano HG, Clark ML, Peterson MD, Mathew OD. Nutritive vs. non-nutritive sucking: effects on breathing patterns of term neonates. Pediatr Res 1984;18:397.
24. Mathew OP. Breathing patterns of preterm infants during bottle feeding: role of milk flow. J Pediatr 1991a;119:960-5.
25. Mathew OP. Science of bottle feeding. J Pediatr 1991b;119:511-91.
26. McBride MC, Danner SC. Sucking disorders in neurologically impaired infants: assessment and facilitation of breastfeeding. Clin Perinatol 1987;14:109-30.
27. MacMullen NJ, Dulski LA. Factors related to sucking ability in healthy newborns. JOGNN 2000;29:390-6.
28. Meyerhof PG. O neonato de risco – proposta de intervenção no ambiente e no desenvolvimento. In: Kudo AM coord. Fonoaudiologia, Fisioterapia e Terapia Ocupacional em Pediatria. 2ª ed. São Paulo: Sarvier; 1994. p. 204-22.
29. Morris S, Klein M. Pre-feeding skills: a comprehensive resourse for feeding development. therapy skill builders. Arizona: Tucson; 1987.
30. Moran M, Radzyminski SG, Higgins KR, Dowling DA, Miller M, Anderson GC. Maternal kangaroo (skin-to-skin) care in the NICU Beginning 4 hours postbirth. MCN Am J Matern Child Nurs 1999;24:74-9.
31. Neifert MR. The optimization of the breast-feeding in the perinatal period. Clin Perinatol 1998;25:303-26.
32. Neiva FCB. Análise do padrão de sucção em recém-nascidos de termo e pré-termo com idade gestacional de 34 a 36 6/7 semanas [dissertação] São Paulo: Faculdade de Medicina, Universidade de São Paulo; 1999a.
33. Neiva FCB. Ritmo de sucção: variações na duração das eclosões e das pausas durante a sucção de recém-nascidos. In: Coleção Sociedade Brasileira de Fonoaudiologia – Atualização em Voz, Linguagem, Audição e Motricidade Oral. São Paulo: Frôntis Editorial; 1999b. p. 435-49.
34. Neiva FCB. Sucção em recém-nascidos – algumas contribuições da fonoaudiologia. Pediatr (S Paulo) 2000a;22(3):264-70.
35. Neiva FCB. Proposta de um formulário de avaliação da sucção de recém-nascidos. Pró-Fono 2000b;12:113-9.
36. Neiva FCB. Aleitamento materno em recém-nascidos. In: Hernandez AM. Conhecimentos Essenciais para Atender Bem Bebê de Risco. São Paulo: Editora Pulso; 2003. p. 97-105.
37. Neiva FCB, Cattoni DM, Ramos JLA, Issler H. Desmame precoce: implicações para o desenvolvimento motor-oral. J Pediatr 2003;79:7-12.
38. Nowak AJ, Smith WL, Erenberg A. Imaging evaluation of artificial nipples during bottle-feeding. Arch Pediatr Adolesc Med 1994;148:40-3.
39. Nowak AJ, Smith WL, Erenberg A. Imaging evaluation of breast-feeding and bottle-feeding systems. J Pediatr 1995;126:130-4.
40. Ogaard B, Larsson E, Lindsten R. The effect of sucking habits, cohort, sex, intercanine arch widths, and breast or bottle feed-

ing on posterior crossbite in Norwegian and Swedish 3-year-old children. Am J Orthod Dentofacial Orthop 1994;106: 161-6.
41. Phillips V. Correting faulty suck: tongue protusion and the breastfed infant. [Letter]. Med J Aust 1992;156:508.
42. Pierce RB. Expanding our expertise. Int J Orofacial Myology 1983;9:7-8.
43. Pierotti SR. Amamentar: influência na oclusão, funções e hábitos orais. Rev Dental Press Ortodon Ortop Facial 2001;6:91-8.
44. Pittard WB, Andersonn DM. Neonatal enteral and parenteral nutrition. Pediatr Ann 1995;24:592-8.
45. Proença MG. Sistema sensório-motor-oral. In: Kudo AM coord. Fonoaudiologia, Fisioterapia e Terapia Ocupacional em Pediatria. 2ª ed. São Paulo: Sarvier; 1994. p. 115-24.
46. Ramsay M, Gisel EG. Neonatal sucking and maternal feeding pratices. Dev Med Child Neurol 1996;38:34-47.
47. Rudolph CD. Feeding disorders in infants and children. J Pediatr 1994;125:S.116-24.
48. Sloan N, Camacho LWL, Rojas EP, Stern C. Kangaroo mother method: randomised controlled trial of an alterantive method of care for stabilised low-birth weight infants. Lancet 1994; 344:782-5.
49. Smith WL, Erenburg A, Nowak A, Franken EA. Physiology of sucking in the normal term infant using real-time US. Radiology 1985;156:379-81.
50. Stevenson RD, Allaire JH. The development of normal feeding and swallowing. Pediatr Clin North Am 1991;38:1439-53.
51. Wilson SL, Thach BT, Brouillette RT, Abu-Osba YK. Coordination of breathing and swallowing in human infants. J Appl Physiol 1981;50:851-8.
52. Wolff PH. The serial organization of sucking in the young infant. Pediatrics 1968;42:943-56.

5.6

Saúde Bucal e Aleitamento Materno: Benefícios e Cuidados Primários

Sylvia Lavinia Martini Ferreira
Antonio Carlos Guedes-Pinto
Olga Maria Altavista

A Odontologia tem demonstrado enorme preocupação com a qualidade de vida do ser humano, entendendo a saúde bucal como parte de um todo, que, além da prevenção, busca também conhecer necessidades específicas de determinadas populações ou grupos de indivíduos em diferentes faixas etárias.

Com relação à saúde bucal, o aleitamento materno quando praticado de forma correta satisfaz dois instintos importantes do recém-nascido, o de alimentação e o de sucção, proporcionando um desenvolvimento adequado das funções de mastigação, deglutição, fonação e respiração, além do correto posicionamento dos dentes nos arcos dentais, prevenindo as más oclusões e distúrbios da fala.

Deve ser estimulado sempre que possível, pois, no atendimento clínico infantil, pediatras e odontopediatras precisam caminhar juntos, desempenhando e atuando inter e multidisciplinarmente nas questões sobre promoção de saúde[58].

Atualmente há um consenso entre os odontopediatras quanto ao desenvolvimento e à aplicação de estratégias preventivas no atendimento de crianças durante a primeira infância. Esses cuidados incluem principalmente orientações de antecipação oferecidas aos pais e/ou responsáveis, ainda durante o primeiro ano de vida.

As orientações fornecidas pela equipe multidisciplinar de atendimento em ambulatórios infantis e a realização de simples procedimentos preventivos realizados pelo odontopediatra possibilitam uma dentição decídua hígida, fator primordial e essencial para saúde a bucal da criança e do adolescente.

BENEFÍCIOS PARA A SAÚDE BUCAL

O aleitamento materno proporciona inúmeros benefícios para a saúde da criança, sendo que alguns estão diretamente ligados à saúde bucal.

Crescimento adequado do complexo craniofacial e treinamento da musculatura bucal

O aleitamento materno que age de forma fisiológica durante o período mais importante da vida da criança oferece estímulos paratípicos imprescindíveis para o bom desenvolvimento do sistema estomatognático[48] que, além de estimular o desenvolvimento da estrutura óssea e dos músculos da face[10,30,42], contribui para o desempenho correto das funções de respiração, sucção, mastigação e fonação.

Durante a realização desse ato fisiológico por excelência, que exige um enorme esforço muscular, ocorrem três fatos fundamentais, muito importantes para a saúde bucal da criança[48]:

a) a respiração nasal é mantida de forma fisiológica durante e após o aleitamento, permitindo o selamento labial que proporciona o crescimento adequado dos maxilares com espaço suficiente para a erupção da dentição decídua;
b) a mandíbula avança e a retrai durante a ordenha do leite no seio materno, exercitando todo o sistema muscular (masseteres, temporais e pterigóideos), que preparam a boca para a função mastigatória;
c) maior diferenciação nas articulações temporomandibulares (ATM), pelas sucessivas trações durante os movimentos protrusivo e retrusivo da mandíbula, estimulando o crescimento póstero-anterior dos ramos mandibulares e a modelação do ângulo mandibular, facilitando mais tarde o ato da mastigação.

Do ponto de vista de promoção de saúde, o aleitamento materno é considerado, por alguns odontopediatras e ortodontistas, o primeiro aparelho ortodôntico ou ortopédico, uma vez que esses estímulos contribuem, de forma direta ou indireta, para o desenvolvimento da boca, evitando as más oclusões, além de contribuir para o equilíbrio postural da criança.

Redução da probabilidade de adquirir hábitos nocivos

O recém-nascido já nasce com o reflexo de sucção, que deve ser satisfeito por meio do aleitamento materno, evitando que a criança tente satisfazer esse reflexo com a sucção digital ou outro tipo de sucção sem fins nutritivos, como chupeta ou de lábio inferior, que podem influenciar negativamente no desenvolvimento da oclusão da criança[19].

A prevalência de hábitos de sucção não-nutritiva está aumentando nos países industrializados e é preciso reconhecer os fatores desfavoráveis que atuam no crescimento e desenvolvimento das estruturas orais e faciais, assim como a influência de fatores favoráveis como o aleitamento materno[42].

De maneira geral, crianças que foram aleitadas por um período mais curto necessitam sugar chupeta aos 3 anos mais que aquelas que foram aleitadas por um período mais longo. Além desse fato, há forte associação de mordida aberta anterior com sucção de chupeta e dedo[45].

Crianças com menor tempo de aleitamento materno, quando comparadas àquelas aleitadas no seio por um período de no mínimo seis meses, possuem um risco relativo sete vezes superior de desenvolverem hábitos bucais deletérios (sucção de dedo, chupeta, ato de morder objeto e onicofagia). Esse risco é de quase dez vezes para as crianças que foram aleitadas com mamadeira por mais de um ano, quando comparadas àquelas que nunca utilizaram essa forma de aleitamento[55].

Esses hábitos, quando mantidos por longos períodos durante o desenvolvimento infantil, podem comprometer a oclusão na dentição decídua[27,45,55,59] e também prejudicar a saúde psicológica da criança[27], situações que, muitas vezes, poderiam ser evitadas por meio do aleitamento materno[19,27].

Qualidade dos tecidos dentais e redução da prevalência dos defeitos de desenvolvimento do esmalte

O leite materno tem um papel fundamental para o desenvolvimento adequado da criança, não só do ponto de vista da satisfação afetiva recíproca mãe/filho, mas principalmente por melhorar sua nutrição ou favorecer uma condição de nutrição normal[2].

Quanto aos minerais presentes no leite materno, a disponibilidade do cálcio é muito alta durante os primeiros meses de aleitamento, apresentando uma relação cálcio-fósforo (2:1) que facilita sua absorção pelo trato gastrintestinal[26,64].

Além do cálcio, o leite materno também apresenta outros minerais em sua composição e, entre eles, o fluoreto, que tem sido observado em baixas concentrações, mesmo quando a mãe recebia altas doses de fluoreto[56], que quando presente durante o período pré-eruptivo do desenvolvimento dental aumenta a resistência à cárie[12].

A formação do esmalte (amelogênese) na dentição decídua inicia-se por volta da sexta semana de vida intrauterina[4,21,32,50,65]. A calcificação do esmalte é um processo lento e gradual que ocorre por um longo período, iniciando-se com a precipitação de esmalte no topo das cúspides e faces incisais dos dentes, continuando com a produção de mais camadas a partir desses pontos de origem. A irregularidade na calcificação notada em qualquer dente completamente desenvolvido pode freqüentemente ser atribuída a um distúrbio sistêmico específico[18].

Quando ocorrem alterações durante a *formação da matriz*, resulta no aparecimento de hipoplasia de esmalte, definida como uma quantidade deficiente de esmalte (defeitos externos) e/ou estar associada com a redução da sua espessura, clinicamente expressa como defeitos de superfície externa do esmalte.

Quando esses defeitos ocorrem durante os *períodos de calcificação*, o esmalte apresenta-se hipomineralizado, visualmente identificado como uma anormalidade na sua translucidez, e recebem o nome de opacidades de esmalte[7,11,15,21,28,46].

Podem ser demarcadas quando possuem limites bem definidos ao esmalte normal adjacente, variando de cor branca, creme, amarela ou marrom. Quando são difusas, apresentam-se como um defeito linear ou contínuo, sem limite com o esmalte adjacente[5].

Como a dentição decídua tem um período pré e pós-natal de desenvolvimento, muitos distúrbios que ocorrem durante a formação dos dentes antes ou após o nascimento podem afetar a dentição decídua e/ou a dentição permanente[14,28,57], uma vez que o estado nutricional da mãe durante a gestação pode ter influência no estado nutricional do feto e no seu metabolismo.

Sabendo-se que a odontogênese tem seu início durante o período intra-uterino, podem-se correlacionar alguns destes defeitos de esmalte com épocas críticas de desnutrição, que atingiriam grupos de dentes com desenvolvimento durante esses períodos, uma vez que a matriz do esmalte sofre alterações em sua composição e formação no período gestacional.

Outras intercorrências nutricionais após o nascimento também poderiam afetar a formação dos dentes decíduos, pois o final da formação do esmalte durante a formação coronária ocorre após o nascimento[25].

A associação desses defeitos com a carência de vitamina D[21,35], já tem sido relatada desde de 1937[35], o que levou alguns pesquisadores a sugerir a complementação da quantidade de vitamina D para gestantes[38] e para crianças durante o período de desenvolvimento dos dentes[27,51].

A má nutrição materna e a neonatal (incluindo deficiência de proteínas e vitamina A em muitos países em desenvolvimento) têm sido correlacionadas com hipoplasia grave de esmalte[65].

A hipocalcemia neonatal durante o processo de mineralização do esmalte foi relacionada por Melander et al.[34] a hipoplasia de esmalte, opacidades e outros defeitos de mineralização, genericamente chamados de defeitos do desenvolvimento do esmalte (DDE)[15].

Nutrientes como proteínas, zinco, ferro, vitaminas D, A e C, cálcio e fósforo também têm sido relacionadas ao desenvolvimento dental e a sua posterior capacidade de resistência às doenças bucais ao longo da vida[12], reforçando a influência da desnutrição na qualidade e textura dos tecidos dentais, quando também pode ocorrer maior componente de dentes cariados, obturados e extraídos em ambas as dentições.

Existe uma correlação em torno de 40% entre a ocorrência de hipoplasia de esmalte e opacidades na dentição decídua de recém-nascidos pré-termo ou de baixo peso[20], incluindo-se os pequenos para a idade gestacional e os prematuros, enquanto a prevalência desses defeitos é de 10 a 20% entre as crianças que nasceram a termo[40].

A deficiência da vitamina D tem sido relatada desde 1937 como um fator que poderia enfraquecer o dente, deixando-o mais propenso às cáries[35].

A deficiência crônica de vitamina D é a forma mais comum relacionada à hipoplasia de esmalte[7,51] e aproximadamente 50% das crianças que apresentam a deficiência mostram sinais de alterações no esmalte[28].

A quantidade de leite materno ofertada logo no início do período neonatal e talvez a estação do ano em que a criança nasceu foram relatadas como os fatores mais importantes para a ocorrência dos defeitos de desenvolvimento do esmalte nas crianças que nasceram com baixo peso[28]. Um tempo menor de exposição à luz do sol nesses meses resultava em um decréscimo de níveis de produção de vitamina D, comprometendo a absorção do cálcio[34].

Os defeitos de esmalte, em geral, são mais prevalentes nas crianças que tiveram menor tempo de aleitamento materno, com introdução mais cedo de mamadeira, que naquelas que não apresentaram defeitos de esmalte[61]. O aleitamento artificial prematuro pode desenvolver hipoplasia de esmalte, explicada pela hipocalcemia que é induzida por altos níveis de fosfato no leite[57].

Pode-se concluir que o aleitamento materno praticado de forma correta apresenta caráter preventivo na ocorrência dos defeitos de desenvolvimento do esmalte[28,34,57].

Redução no risco de cárie

A interação de alguns fatores determinantes geram a *doença cárie*, que se manifesta por um sintoma clínico, conhecido como *lesão de cárie*, que pode estar distribuída na cavidade bucal de uma pessoa ou de determinada população, de acordo com a freqüência e as intensidades com que os fatores determinantes interagiram[6].

A cárie dental é uma doença infecciosa, transmissível e multifatorial que resulta de uma combinação de três fatores principais: hospedeiro e dentes suscetíveis, microrganismos do biofilme dental (placa bacteriana), principalmente o *Streptococcus mutans*, e substrato, principalmente a sacarose. Um quarto fator, o tempo, também é relevante, pois mesmo com os outros três fatores presentes pode levar até quatro anos para que o rompimento da integridade do esmalte seja observado clinicamente[6].

A figura 5.8 mostra claramente como esses fatores interagem durante a primeira infância e permite uma compreensão mais adequada do chamado "modelo de casualidade complexa" que considera os indivíduos como diferentes entre si, agrupados de maneira diversa na estrutura social, formando grupos que mantêm padrões social, cultural e comportamental semelhantes[23].

Esse modelo também permite avaliar a possibilidade maior ou menor de uma criança adquirir a doença cárie. Os métodos de determinação de risco baseiam-se na procura de *fatores ambientais* (contaminação precoce da boca da criança, ausência do hábito precoce de limpeza e/ou escovação dental, aleitamento noturno sem higiene, alto consumo de carboidratos, principalmente açucarados e em alta freqüência, presença/ausência de flúor na água de abastecimento) e *não ambientais* como a presença de dentes suscetíveis ou defeitos congênitos que afetam a boca e/ou os dentes[63].

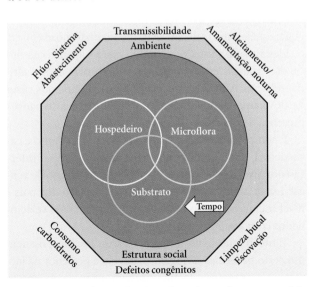

Figura 5.8 – Avaliação do risco de cárie conforme o modelo de casualidade complexa.

Composição e morfologia dental e susceptibilidade à cárie

Os defeitos de esmalte ocasionados por nutrição deficiente podem ser um fator predisponente ao aparecimento de cáries quando combinados com fatores cariogênicos locais[29,46,65].

Um agravo nutricional durante o período crítico de formação do esmalte dental ocasiona mudanças qualitativas e quantitativas nas lesões hipoplásticas[68] de determinado dente ou grupos de dentes, aumentando a susceptibilidade destes dentes à cárie. Essas lesões costumam ser mais graves quando incidem durante a gestação ou durante o primeiro ano de vida da criança[3].

A subnutrição também aumenta a susceptibilidade à cárie dental, independente dos demais fatores que determinam o aparecimento da enfermidade dental ao qual estão expostos os grupos de crianças subnutridas, assim como no grupo das bem nutridas[45,51].

Quando se asseguram ofertas adequadas de proteínas, vitaminas A, C, D, cálcio, fósforo e flúor durante os primeiros anos de vida, a qualidade da substância dental é reforçada, reduzindo-se o risco de cárie[41].

O leite materno, alimento nutricionalmente mais adequado e fonte importante de vitamina D, foi associado à redução da prevalência dos defeitos hipoplásticos de esmalte dental nas crianças nascidas em famílias de baixa renda que aleitaram seus filhos por um período maior ou igual há quatro meses[27], evitando as alterações de superfície dental que favoreçam o desenvolvimento das lesões de cárie.

Prevenção da cárie grave da infância

Cariogenicidade e aleitamento materno

A probabilidade de desenvolvimento de lesões de cárie nas crianças que se alimentam por meio da mamadeira é maior que naquelas que realizam aleitamento materno exclusivo ou aleitamento misto, observando que a higienização bucal das crianças é mais efetiva quando ocorre após a última refeição. A adição de açúcar na mamadeira, nos casos de desmame tardio, é um importante fator associado à presença de cáries.

É complexa a relação entre aleitamento materno e cárie dental, já que outras variáveis biológicas como infecção por *Streptococci mutans*, hipoplasias, consumo de açúcar, assim como variáveis relativas à educação dos pais e nível socioeconômico familiar também têm sido relacionados com a saúde bucal.

Tanto o leite materno como o leite bovino possuem um certo potencial cariogênico, devido à presença da lactose[1]. No entanto, a lactose presente aparece em maior quantidade no leite materno e nas fórmulas artificiais (7g/100ml) que no leite bovino (4g/100ml), o que lhe confere um potencial maior de fermentação[16,49] apesar de a lactose entre os vários tipos de açúcar ter a menor capacidade de reduzir o pH da placa dental.

Normalmente, leite bovino é oferecido à criança com adição de sacarose, tornando-o mais cariogênico que o leite materno, apesar de este possuir um maior teor de lactose[16].

Nas lesões de cárie associadas ao aleitamento materno, o padrão de consumo de leite é atípico, envolvendo grande demanda, muitas vezes ao dia, por vários anos e principalmente, com mamadas durante a noite inteira[16,24].

Segundo Kotlow[24], clinicamente a aparência inicial das lesões de cárie decorrente de aleitamento materno e do uso de mamadeira possui aspectos diferentes. A cárie de aleitamento começa na face vestibular ou lingual, causando rapidamente um chanfro no meio do terço incisal, sem afetar as faces mesial e distal (Fig. 5.9).

Na cárie de mamadeira, o processo tem início na distal das faces palatinas dos incisivos decíduos superiores, envolvendo toda a face do dente, incluindo as faces oclusais dos primeiros molares decíduos superiores, vestibular dos caninos e finalmente os molares inferiores (Fig. 5.10).

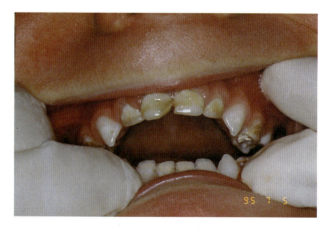

Figura 5.9 – Aspecto em chanfro da cárie de aleitamento.

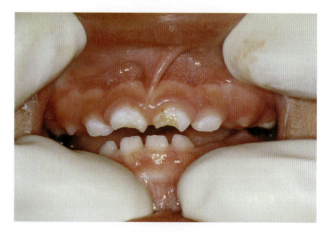

Figura 5.10 – Aspecto da cárie de mamadeira.

A ausência de limpeza/escovação associada a longos períodos de aleitamento (artificial ou materno) e a redução do fluxo salivar durante o período noturno são fatores importantes no aparecimento de lesões de cárie em crianças, uma vez que a higienização (limpeza/escovação) diária iniciada antes do primeiro ano de vida contribui de forma significativa para que as crianças cresçam livres de cárie[66].

O aleitamento materno quando bem orientado atrasa a introdução de sacarose na dieta da criança e evita o uso da mamadeira, o que diminui o risco de cárie nas crianças.

Ao longo do acompanhamento da criança, as mães devem receber orientações globais para a promoção da saúde de seus filhos, além das informações sobre higiene bucal, hábitos dietéticos e erupção de dentes.

Deve haver bom senso no incentivo da prática de aleitamento por um período prolongado, em qualquer dos tipos de aleitamento realizado[5].

RECOMENDAÇÕES PARA ESTRATÉGIAS PREVENTIVAS

A orientação quanto à importância do aleitamento materno deve ser indicada, não somente como fonte de nutrição, mas também como meio de prevenção física e psicológica para a saúde integral da criança[28].

"A infância é particularmente importante para a manutenção das estruturas dentais na dentição permanente. Além disso, o controle da dieta e os programas de controle de placa, subseqüentes à erupção dos dentes, têm influências profundas na saúde ou doença dos dentes e suas estruturas de suporte"[65].

Uma dentição decídua saudável é inegavelmente um fator importante para o desenvolvimento de um padrão satisfatório de mastigação e fala. Boa saúde bucal na infância evita sofrimentos desnecessários causados pela dor, desconforto e longos tratamentos[39].

O atendimento odontológico preventivo deve ser o mais precoce possível, uma vez que o risco de cárie em criança está diretamente ligado à idade[49].

As ações de proteção à saúde bucal na infância devem fazer parte dos programas da área materno-infantil e do trabalho em pediatria de uma maneira geral, procurando sempre envolver ativamente pais e responsáveis[47], com a participação de médicos pediatras que, em conjunto com odontopediatras, têm valorizado os cuidados com a saúde oral das crianças, complementando a puericultura.

A interação multidisciplinar das diversas áreas que visam o binômio educação e saúde é benéfica e necessária[31,33] para que um ambulatório de saúde materno-infantil consiga a diminuição do índice de cáries em crianças, prevenção e promoção de saúde global, por meio da mudança de atitudes[9,33].

A atenção precoce, eliminando os fatores de risco, pode aumentar a possibilidade de prevenção da cárie, que é de 95,5% no primeiro ano de vida, 71,5% após o primeiro ano e 51,9% quando a atenção ocorre entre 2 e 3 anos de idade[62].

A identificação de crianças de risco pode ser feita por meio do peso ao nascimento, já que esse dado tem sido correlacionado com alterações dentais, que podem agravar-se dependendo dos hábitos ou costumes familiares e das condições socioeconômicas[37].

Gravidez de alto risco ou parto complicado, problemas de crescimento, história familiar de doenças dentais graves ou moderadas, fatores sociais e ambientais (como, por exemplo, famílias com somente um dos pais; barreiras ao acesso ao tratamento dentário) e pouco interesse ou envolvimento dos pais em medidas preventivas também são considerados como fatores que colocam a criança como de risco mais alto para doenças dentais[44].

Seguindo esse raciocínio, outros conceitos como a hipoplasia de esmalte na dentição decídua causada por deficiências nutricionais durante o período pré-natal ou baixo peso de nascimento também podem ser sugeridos como importantes fatores de risco.

Tratar a criança dentro da filosofia do risco enquadra-se no conceito de tratamento integral, no qual os aspectos educativos, preventivos e curativos são abrangidos obedecendo a uma seqüência evolutiva e hierarquizada, que se inicia com a eliminação dos fatores de risco, aumento da resistência do hospedeiro e dos dentes e finalmente controlando os problemas presentes[13,62,63], proposta que tem norteado o atendimento odontológico tanto em consultórios particulares como nos serviços públicos de saúde.

A recomendação atual é para que se faça primeiro exame odontológico da criança na época da erupção do primeiro dente, para avaliação do risco de cárie[8,22,43,52].

A idade em que se inicia o acompanhamento odontológico e a freqüência das escovações são fatores importantes na prevenção da cárie[66].

Hábitos de higiene bucal estabelecidos desde a mais tenra idade e o uso de fluoretos parecem ser essenciais para uma boa saúde bucal ao longo da infância, uma vez que a presença de cárie tem associação positiva com placa visível, desmame tardio, consumo de doces, uso de pasta dental e baixo nível de educação dos pais.

Um estudo recente que avaliou e comparou as condições de saúde bucal de crianças nascidas de termo, com mais de 37 semanas, classificadas de acordo com o peso de nascimento como normais (peso maior que 3.000g) e pequenas para a idade gestacional (PIG) (peso menor que

2.500g), que tiveram um tempo médio de aleitamento em torno de nove meses, verificou que, para ambos os grupos, os três primeiros fatores significativos para a saúde bucal foram: limpeza dos dentes, ausência de placa visível e orientação sobre higiene bucal[17].

Os profissionais de saúde que mantêm os primeiros contatos com as mães não devem se esquecer de reforçar, junto aos responsáveis, os cuidados com a saúde bucal da criança:

- Elucidar as mães quanto à prevenção, alertando-as para as dificuldades e limitações do atendimento odontológico curativo.
- Orientar para que evitem a transmissão de microrganismos cariogênicos por meio de hábitos como beijo na boca, soprar, esfriar ou provar alimentos oferecidos a criança.
- Iniciar a limpeza/higiene bucal tão logo erupcionem os primeiros dentes decíduos, evitando que a criança adormeça com alimento na cavidade bucal, independente do tipo de aleitamento.
- Evitar o aleitamento durante o sono ou para a criança dormir, principalmente após a erupção dos dentes.
- Não liquidificar os alimentos quando do início da alimentação complementar, para que haja estímulo mastigatório.
- Estimular o uso de alimentos saudáveis.
- Evitar, quando possível, a introdução da mamadeira, principalmente com a adição de açúcar, achocolatados e farinhas.
- Orientar quanto ao manejo e à época adequada do desmame.
- Encaminhar a criança para primeiro exame odontológico, se possível, na época da erupção do primeiro dente, para avaliação do risco de cárie.

Com relação às políticas públicas de saúde, durante o V Encontro Nacional de Odontologia para Bebês (Londrina PR/2004), foi realizado um simpósio sobre a "Inserção da odontologia desde o primeiro ano de vida no Programa da Saúde da Família" (PSF), que discutiu sobre o desafio de identificar o elo de ligação entre o Programa da Saúde da Família e a atenção odontológica ao bebê, por meio de protocolos integrados de atenção em saúde, com a adoção de medidas que privilegiem a educação em saúde e integralidade das ações, possibilitando uma ampliação do acesso à assistência odontológica.

Para tanto, sugeriu-se a capacitação dos profissionais das Equipes de Saúde da Família para a realização da prática da odontologia para crianças desde o primeiro ano de vida, com a utilização da carteira de vacinação como instrumento para inserção das crianças nos serviços de saúde bucal, com ênfase à época da segunda dose da vacina tríplice, por volta do quarto mês de vida[60].

Essa idéia busca aliar competência clínica à sensibilidade social, intensificando a resolutividade da atenção em saúde que deve ser iniciada antes do primeiro ano de vida, independentemente das características físicas, psicológicas e neurológicas da criança.

Enquanto esse modelo preventivo de atendimento odontológico não entra em vigor, cabe à equipe de profissionais de saúde atuar de forma inter e multidisciplinar para buscar soluções que verdadeiramente promovam a saúde bucal, permitindo que seja possível cumprir as metas da Organização Mundial da Saúde para 2010, isto é, 90% de crianças livres de cárie entre 5 e 6 anos de idade.

REFERÊNCIAS BIBLIOGRÁFICAS

1. Albey LM. A amamentação ao seio será causa de cárie dentária em crianças pequenas? Bol Serv Odont 1980;2(7):3-5.
2. Ancona Lopez F, Nóbrega JF. Crescimento e desenvolvimento da criança. In: Nóbrega JF. Clínica pediátrica. Rio de Janeiro: Guanabara Koogan; 1987. cap. 1, p. 1-6.
3. Alvarez JO, Navia JM. Nutritional status, tooth eruption and dental caries: a review. Am J Clin Nutrit 1989;49(3):417-26.
4. Birkehed D, Johansson I. A dieta e o processo cariogênico. In: Thylstrup A, Fejerskov O. Cariologia Clínica. Trad. de Sergio Weyne e Rui Oppermann. 2ª ed. São Paulo: Santos; 1995. cap. 13, p. 283-310.
5. Bönecker MJS. Análise comparativa de estudos epidemiológicos de cárie dentária em crianças de 5 a 59 meses de idade do município de Diadema, São Paulo – Brasil – 1995 e 1997. [Tese de Doutorado]. São Paulo: Faculdade de Odontologia da USP; 1999.
6. Bönecker MJS. Cárie dentária: um enfoque epidemiológico. In: Bönecker MJS, Sheiham A. Promovendo Saúde Bucal na Infância e Adolescência: Conhecimentos e Práticas. São Paulo: Santos; 2004. cap. 1, p. 13-28.
7. Braido CA, Yassuda LYW. Anormalidades de calcificação dentária: hipoplasia de esmalte. Pediatr Mod 1991;26(2): 103-16.
8. Clinical Guideline On Infant Oral Health Care. Pediatr Dent 2001/2002;23(7):31.
9. Cordeiro MLVP, Ferreira SLM, Abreu AMOW. Médicos pediatras: sua contribuição à promoção de saúde bucal infantil. Pediatr Atual 2002;15(6):24-6.
10. Davis DW, Bell PA. Infant feeding practices and occusal outcomes: a longitudinal study. J Can Dent Assoc 1991,57(7): 593-4.
11. Diagnóstico clínico de los defectos del esmalte. Pract Odontol 1998;19(9):32-5.
12. Diet, nutrition and oral health. [Entrevista com Dr. Dominick P. de Paola] J Am Dent Assoc 1984;109:20-8.
13. Di Reis IT, Moreira SC. Risco de cárie em bebês. ROBRAC 1995;5(14):11-7.
14. Drummond BK, Ryan S, O'sullivan EA, Congdon P, Curzon MEJ. Enamel defects of the primary dentition and osteopenia of prematurity. Pediatr Dent 1992;14(2):119-21.

15. FDI. Comission On Oral Health, Research And Epidemiology. A review of the developmental defects of enamel index (DDE index). Int Dent J 1992;42(6):411-26.
16. Fraiz FC. Dieta e cárie na primeira infância. In: Walter LRF, Ferelle A, Issao M. Odontologia para o Bebê. São Paulo: Artes Médicas; 1996. cap. 7. p. 107-22.
17. Ferreira SLM. Avaliação das condições de saúde bucal de crianças com desnutrição intra-uterina [Tese de Doutorado]. São Paulo: Faculdade de Odontologia da USP; 2003.
18. Full CA. Mudanças dentárias.In: Pinkham JR. Odontopediatria – da infância à adolescência. Trad. Dra. Cássia Cilene Dezan. 2ª ed. São Paulo: Artes Médicas; 1996. cap. 12, p. 168-90.
19. Gava-Simioni LR, Jacinto SR, Gavião MBD, Puppin Rontani MR. Amamentação e odontologia. J Bras Odontopediatr Odontol Bebê 2001;4(17):125-31.
20. Goepferd S. Exame do bebê e da criança que está aprendendo a andar (Lactente e infante). In: Pinkham JR. Odontopediatria – da Infância à Adolescência. Trad. de Dra. Cássia Cilene Dezan. 2ª ed. São Paulo: Artes Médicas; 1996. cap. 13, p. 201-12.
21. Goodman AH, Martinez C, Chavez A. Nutritional supplementation and the development of linear enamel hypoplasias in children from Tezonteopan, México. Am J Clin Nutr 1991;53(3):773-81.
22. Griffin AP, Lewis Jr JL. Dental practice considerations. Dent Clin North Am 1995;39(4):861-75.
23. Kirchener UL, Mendonça LL, Costa RN. Educação para a saúde bucal. Belo Horizonte: Editora UFMG/ISHIS; 1992. cap. 2, p. 29-44.
24. Kotlow LA. Breast feeding: a cause of dental caries in children. J Dent Child 1977;44:192-3.
25. Kronfeld R. Development and calcification of the human decíduos e permanent dentition. Bur 1935;35:18-25.
26. Lamounier JA, Vieira GO, Gouvêa LC. Composição do leite humano – fatores nutricionais. In: Rego JD. Aleitamento Materno. Rio de Janeiro: Atheneu; 2001. cap. 5, p. 47-58.
27. Li Y, Navia JM, Bian JY. Prevalence and distribuition of development enamel defects in primary dentition of Chinese children 3-5 years old. Community Dent Oral Epidemiol 1995; 23(2):72-9.
28. Li Y, Navia, JM, BIAN, JY. Caries experience in deciduous dentition of rural Chinese children 3-5 years old in relation to the presence or absence of enamel hypoplasia. Caries Res 1996; 30(1):8-15.
29. Leite ICG, Rodrigues CC, Faria AR, Medeiros GV, Pires LA. Associação entre aleitamento materno e hábitos de sucção não-nutritivos. Rev Assoc Paul Cirurg Dent 1999;53(2):151-5.
30. Luke DA. Dental and craniofacial development in the normal and growth retarded human fetus. Biol Neonate 1976; 29:171-7.
31. Madeira ADP, Oliveira APGM, Paiva SM. Médicos pediatras e saúde bucal – reflexos de sua prática clínica. Pediatr Atual 1996;9(6):67-72.
32. Matee MIN, Mikx FHM, Maselle SYM, Van Palestein Helderman WH. Rampant caries and linear hypoplasia. Caries Res 1992b;23(3):205-8.
33. Medeiros UV, Souza MIC, Fonseca CT. Prevalência de cáries em bebês. J Bras Odontopediatr Odontol Bebê 1998;1(3): 23-34.
34. Melander M, Noren JG, Freden H, Kjellmer I. Mineralization defects in deciduos teeth of low birthweight infants. Acta Paediatr Scand 1982;71(5):727-33.
35. Mellanby M. The role of nutrition as a factor in resistance to dental caries. Br Dent J 1937; 62(5):241-52.
36. Milgrom P, Weinstein P. Early childhood caries: a team approach to prevention and treatment. Seattle: University of Washington Continuing Dental Education; 1999. cap. 3, p. 47-58.
37. Miller J, Okoisor FE, Liddington DA. Dental disease as an indication of nutrition problems. J Dent Child 1986;53(1):27-31.
38. Moreira GS, Oliveira JF, Taveira MITA, Chiapinoto GA. Contribição ao estudo das hipoplasias. Adamantina – um enfoque perinatal. J Pediatr 1985;58(5):272-4.
39. Moysés ST, Rodrigues SR. Ambientes saudáveis: uma estratégia de promoção de saúde bucal de crianças. In: Bönecker MJS, Sheiham A. Promovendo Saúde Bucal na Infância e Adolescência: Conhecimentos e Práticas. São Paulo: Santos; 2004. cap. 5, p. 81-96.
40. Needleman HL, Allred E, Bellinger D, Leviton, Rabinowitz M, Iverson K. Antecedents and correlates of hypoplastic enamel defects of primary incisors. Ped Dent 1992;14(3):158-66.
41. Nizel AE. Tratado de nutricion en pediatria. Barcelona: Salvat; 1985. p. 555-65.
42. Nowak AJ. Feeding and dentofacial development. J Dent Res 1991;70(2):159-60.
43. Nowak AJ, Johnson D, Waldman HB, Metigue DJ, Casamassimo P. Status report: pediatric oral health. J Clin Pediatr Dent 1994;18(4):327-8.
44. Nowak A, Crall J. Prevenção da doença dental. In: Pinkham JR. Odontopediatria – da Infância à Adolescência. Trad. de Dra. Cássia Cilene Dezan. 2ª ed. São Paulo: Artes Médicas; 1996. cap. 14, p. 213-31.
45. Paunio P, Rautava P, Sillapaa M. The finish family competence study: he effects of living conditions on sucking habits in 3-year-old Finish childrenand association between these habits and dental occlusion. Acta Odont Scand 1993;51(1):23-9.
46. Pérez AB, Martínez MM, Hernández RC, Barreto E. Efecto de la malnutrición fetal sobre los tejidos dentarios. Rev Cubana Estomatol 1997;34(2):57-61.
47. Pinto VG. Saúde bucal coletiva. São Paulo: Santos; 2000. cap. 4, p. 99-137.
48. Planas P. Reabilitação neuroclusal. Rio de Janeiro: Medsi; 1997. cap. 8, p. 105-15.
49. Ripa LW. Nursing caries: a comprehensive review. Pediatr Dent 1988;10(4):268-79.
50. Robinson C, Briggs HD, Atkinson PJ, Weatherell JA. Chemical changes during formation and maturation of human deciduos enamel. Arch Oral Biol 1981;26(12):1027-33.
51. Rugg-Gunn AJ. Nutrition, diet and dental public health. Community Dent Health 1993;10(2)Suppl:47-56.
52. Schalka M, Rodrigues CRMD. A importância do médico pediatra na promoção da saúde bucal. Rev Saúde Públ 1996;30(2): 179-86.
53. Seow WK. Effects of preterm birth on oral growth and development. Aust Dent J 1997a;42(2):85-91.
54. Seow WK. Clinical diagnosis of enamel defects: pitfalls and practical guidelines. Int Dent J 1997b;47(3):173-83.
55. Serra-Negra JMC, Pordeus IA, Rocha Jr JF. Estudo da associação entre aleitamento, hábitos bucais e más oclusões. Rev Odontol Univ São Paulo 1997;11(2):79-86.

56. Spak CJ, Ekstrand J, Hardell LI. Fluoride balance studies on infants in a 1ppm water fluoride area. Caries Res 1984;18: 87-92.
57. Speirs RL, Beeley JA. Food and oral health: 1. Dental Caries. Dent Update 1992:19(3):100-7.
58. Tollendal ME. Estomatologia preventiva e abrangente. São Paulo: Pancast; 1991. cap. 2, p. 49-78.
59. Tomita NE. Relação entre determinantes sócio-econômicos e hábitos bucais: influência na oclusão de pré-escolares de Bauru-SP – Brasil. [Tese de Doutorado]. Bauru: Faculdade de Odontologia da USP/Bauru; 1997.
60. V Encontro Nacional de Odontologia para bebês. 2004. Disponível em: URL: http://www.proex.uel.br/eventos/bebe [2005 set.]
61. Vignarajah S, Williams GA. Prevalence of dental caries and enamel defects in the primary dentition of Antiguan pré-school children aged 3-4 years including an assesment of their habits. Community Dent Health 1992;9(4):349-60.
62. Walter LRF, Nakama L. Pacientes de alto índice de cárie X pacientes de alto risco. Qual a conduta? In: Bottino MA, Feller C coord. Atualização na clínica odontológica. São Paulo: Artes Médicas; 1992. cap.18, p. 251-8.
63. Walter LRF, Ferelle A, Issao M. Odontologia para o bebê. São Paulo: Artes Médicas; 1996. cap. 6, p. 93-106.
64. Waterlow JC. Malnutrición proteico-energética. Washington: OPAS; 1996. cap. 4, p. 49-65. Publication Científica; 555.
65. Wei SHY, Anderson TA. Nutrition and dental health. In: Stewart RE, Barber TK, Troutman KC, Wei SHY. Pediatric Dentistry: Scientific Foundations and Clinical Practice. London: Mosby; 1982. cap. 32, p. 561-75.
66. Wendt LK, Hallonsten AK, Koch G, Birkhed D. Oral hygiene in elation to caries development and immigrant status in infants and toddlers. Scand J Dent 1994;102(5):269-73.
67. Yasin-Harnekar S. Nursing caries: a review. Clin Prev Dent 1988;10(2):3-8.
68. Zheng SG, Deng H. Enamel hypoplasia in the primary dentition and its susceptibility to denta caries [abstract P-O-12]. Int J Paediatr Dent 2003;13(Suppl 1):53.

5.7

Efeitos do Leite Humano sobre o Desenvolvimento Neuropsicomotor

Mário Cícero Falcão

NUTRIÇÃO E DESENVOLVIMENTO NEUROLÓGICO

Nas últimas décadas várias pesquisas mostraram os efeitos da desnutrição sobre o desenvolvimento neuropsicomotor em crianças. Sabe-se que vários fatores alteram esse desenvolvimento, entre eles os genéticos, o meio ambiente, o nível socioeconômico e a presença de co-morbidades, mas seguramente a nutrição ocupa papel primordial no desenvolvimento neurológico da criança[15].

Estudos bem conduzidos demonstraram que a suplementação nutricional, em determinadas situações, reverte algum déficit neurológico em crianças desnutridas, mormente a suplementação de micronutrientes[17].

Existem várias teorias para justificar a relação entre desnutrição e déficit cognitivo na infância, sendo que uma delas aponta lesões irreversíveis no cérebro, à custa de uma dieta inadequada, tanto quantitativa quanto qualitativamente[18].

Esse prejuízo neurológico é mais evidente quanto mais precoce ocorrer a desnutrição e, caso ocorra já uma agressão nutricional durante a vida intra-uterina, a magnitude da lesão será maior ainda. Nas situações nas quais ocorre o somatório da restrição do crescimento intra-uterino e desnutrição nos primeiros anos de vida, o déficit neurológico será ainda mais evidente[18].

Uma metanálise, incluindo crianças com baixo peso ao nascer, mostrou deficiência neurológica quando comparadas a recém-nascidos com peso adequado ao nascimento[1]. Uma das críticas a esse estudo é sobre a população incluída, pois a maioria dessas crianças com baixo peso também era prematura e poderia apresentar outros fatores que afetariam seu desenvolvimento neurológico, como, por exemplo, as hemorragias intracranianas[13].

Vale ressaltar que nos países em desenvolvimento a maioria das crianças com baixo peso ao nascer é composta de recém-nascidos pequenos para a idade gestacional e que, muitos desses, são frutos de restrição do crescimento intra-uterino do tipo simétrico, ou seja, onde a agressão nutricional ocorreu precocemente na gravidez, com grande probabilidade de afetar o crescimento cerebral em seu período mais crítico, quando ocorre a divisão celular.

Estudos em animais mostraram que a desnutrição promove alterações na estrutura e nas funções cerebrais, principalmente quando ocorre em períodos de mitose acelerada. Essas alterações incluem redução da mielina, de neurotransmissores e das ramificações dendríticas e aumento da mitocôndria neuronal[18].

A análise das pesquisas com suplementação nutricional mostra interessantes informações, pois não resulta em benefícios importantes sobre o desenvolvimento neurológico quando essa suplementação é realizada somente na gestante, demonstrando que o déficit nutricional durante os dois primeiros anos de vida também acarreta sérios prejuízos sobre o desenvolvimento neuropsicomotor, levando-se em conta que esse período é um dos mais propensos à ocorrência de desnutrição[16]. Além disso, vários estudos demonstraram a relação entre ofertas nutricionais adequadas no primeiro ano de vida e melhor desenvolvimento cognitivo futuro, inclusive em crianças que sofreram algum grau de desnutrição em idades superiores a 2 anos[15].

Lucas et al., em 1998, demonstraram diferenças significativas no desenvolvimento neurológico de crianças prematuras aos 8 anos de idade, em relação à dieta dos primeiros meses de vida. O grupo que recebeu leite humano apresentou melhor desempenho intelectual, quando comparado ao grupo que foi alimentado com fórmulas para pré-termo. No entanto, confrontando-se os grupos que receberam aleitamento artificial, aqueles alimentados com fórmula para pré-termo mostraram melhor desempenho em relação aos alimentados com fórmula para termo[20].

NUTRIENTES E DESENVOLVIMENTO NEUROLÓGICO

Vários estudos são concordantes em afirmar que uma drástica redução de energia e/ou de nutrientes essenciais, durante os primeiros anos de vida, provocam efeitos deletérios na estrutura e função do sistema nervoso central[26].

A associação entre restrição do crescimento intra-uterino e desnutrição precoce na vida pós-natal mostra alterações como diminuição do número de células e do conteúdo de DNA nas células restantes[8]. Além disso, as pesquisas também revelam menor produção de neurotransmissores (acetilcolina, dopamina e norepinefrina) e menor depósito de mielina.

As funções correlatas dessas alterações bioquímicas induzidas pela desnutrição seriam variações eletroencefálicas e nos potenciais evocados auditivo e visual.

A correlação entre alterações neurológicas e restrição do crescimento intra-uterino são bem evidentes em relação à privação energético-protéica e à deficiência de iodo. Entretanto, outros déficits nutricionais também devem ser apontados, como, por exemplo, ferro, taurina e ácidos graxos essenciais[6].

Em relação ao iodo, o desenvolvimento do cérebro humano é dependente de hormônios tireoidianos e o período mais crítico da deficiência de iodo situa-se entre a vida fetal e o terceiro ano de vida[28]. Por várias décadas a falta desse nutriente foi considerada a causa mais comum de retardo mental prevenível. Estimam-se 800 milhões de indivíduos vulneráveis à deficiência de iodo e desses, 200 milhões estariam afetados[7].

Os ácidos graxos poliinsaturados de cadeia longa (LCPUFA) e seus respectivos derivados eicosanóides estão envolvidos na regulação do crescimento celular por meio da modulação gênica. A prova disso é o efeito do àcido docosa-hexaenóico (DHA) na maturação funcional da retina, observado em várias espécies animais, incluindo os primatas, nos quais esse ácido promove um efeito direto na diferenciação dos fotorreceptores[22]. Vale lembrar que esse efeito se inicia na vida intra-uterina, mas só termina no final do primeiro ano de vida, mostrando a importância de níveis adequados de DHA no feto, recém-nascido e lactente jovem.

A regulação da expressão gênica pelos LCPUFA é realizada pela transcrição, e os fatores que ativam essa transcrição apresentam estrutura semelhante aos receptores nucleares dos hormônios da supra-renal, da vitamina D, da tiroxina e do ácido retinóico[5].

Os LCPUFA são componentes de vários fosfolipídios que, em conjunto com o colesterol, promovem a organização da membrana celular e de diversas organelas intracelulares. Já é bem conhecida a relação entre alteração dos ácidos graxos da membrana celular e déficit funcional em relação à fluidez, espessura, propriedades elétricas e interação com proteínas das referidas membranas[19]. A deficiência da série ômega-3 dos LCPUFA provoca uma troca de ácidos graxos na membrana celular, mais evidente nas células nervosas e retinianas, nas quais ocorre uma alteração na permeabilidade celular. Essa permeabilidade é ainda mais afetada quando ocorre substituição de ácido graxo poliinsaturado por saturado, colocando em risco a integridade da célula, com alteração da molécula de fosfolipídio e prejuízo na sua função[51]. Além disso, essa troca de ácidos graxos diminui o potencial elétrico da membrana celular, por bloquear os canais de sódio e cálcio[26].

Ademais, deve-se observar com bastante interesse o efeito dos ácidos graxos (ácidos linoléico e linolênico) na maturação da função retiniana. Crianças alimentadas precocemente com leite humano apresentam maiores quantidades de ácidos araquidônico e docosa-hexaenóico no córtex cerebral e na retina, pois o leite materno, além ter quantidades adequadas de ácidos graxos essenciais, também apresenta em sua composição ótimas quantidades de LCPUFA[25].

Por meio da análise do potencial evocado visual, que avalia a integridade neuronal entre a retina e o córtex occipital, foi possível observar que crianças alimentadas com leite humano ou suplementadas com óleo de peixe apresentavam melhor desempenho visual, quando comparadas com crianças que receberam fórmula infantil convencional. Esse melhor desempenho é justificado por maiores níveis de ácidos graxos essenciais e LCPUFA. Vale também ressaltar que essas mesmas crianças, aos 3 anos de idade, apresentavam melhor acuidade visual e melhor desempenho neuropsicomotor[2].

À luz da biologia molecular é importante ressaltar os efeitos dos nutrientes na expressão gênica e na regulação molecular. Vários nutrientes (aminoácidos, ácidos graxos e micronutrientes) podem influenciar a transcrição do DNA e, conseqüentemente, a expressão gênica, a síntese e estabilidade do RNA mensageiro, a síntese de proteínas nucleares e a atividade enzimática[26].

Deve-se também enfatizar que o excesso de nutrientes também é prejudicial para o desenvolvimento neurológico da criança. Fato esse comprovado ao se analisar o efeito de ofertas elevadas de proteínas a prematuros e sua estreita relação com menores índices de quociente de inteligência[14].

CÉREBRO E LEITE HUMANO

Pelo exposto, o desenvolvimento neurológico da criança sofre influências internas e externas, ou seja, intrínsecas e extrínsecas. Dentre as causas intrínsecas destacam-se a carga ou potencial genético e os estímulos hormonais. Ressalta-se que ainda não é possível alterar a herança genética, entretanto é possível alterar o prognóstico neurológico ante uma deficiência hormonal.

Já em relação às causas externas, dentre elas, a nutrição, o nível socioeconômico e o meio ambiente, pode-se atuar ativamente para prevenir ou minimizar um déficit no desenvolvimento neuropsicomotor.

Dentre essas causas, a nutrição é, sem dúvida, a causa na qual a prevenção é mais eficiente, pois a desnutrição energético-protéica, desde a vida intra-uterina até os 3 anos de idade, tem uma correlação positiva com deficiências cognitivas.

Além da oferta energético-calórica insuficiente, deve-se enfatizar a qualidade da nutrição, pois também é fato comprovado que a deficiência de certos nutrientes, entre os quais já foram citados o iodo e os LCPUFA, também tem correlação positiva com déficit do desenvolvimento neuropsicomotor.

Pata tal, já durante a vida fetal, a gestante deve receber uma nutrição adequada, para que na ausência de complicações possa nutrir adequadamente seu feto, tanto do ponto de vista qualitativo quanto quantitativo.

Ademais, ênfase deve ser dada também à nutrição pós-natal, para que o amadurecimento da função neurológica ocorra de forma harmônica. Um dos nutrientes específicos para que ocorra esse desenvolvimento na vida extra-uterina são os LCPUFA e a melhor maneira de ofertá-los é através do leite humano.

Os lipídios são de importância fundamental para se obter um crescimento satisfatório, tanto na vida intra-uterina quanto na pós-natal. Eles fornecem ácidos graxos necessários para o desenvolvimento do sistema nervoso central, por serem parte integrante de suas membranas celulares.

O cérebro de um recém-nascido de termo, adequado para a idade gestacional pesa, aproximadamente, 450g e seu peso seco é constituído de aproximadamente 20% de lipídios. Os fosfolipídios representam 22% do córtex e 24% da substância branca. Ante uma oferta deficiente de ácidos graxos essenciais, pode ocorrer diminuição dessas porcentagens, com conseqüências futuras[11].

A retina, como o cérebro, contém grandes quantidades de ácidos graxos, principalmente de ácido araquidônico e docosa-hexanóico[25]. Em gestações normais, esses compostos são incorporados predominantemente no último trimestre da gravidez, por transporte direto da mãe para o feto. Caso não ocorram condições ideais para esse transporte, o feto poderá desenvolver alterações em suas membranas fosfolipídicas, em que ambos os ácidos são necessários para sua formação e manutenção[3].

Na espécie humana, o acúmulo de ácido araquidônico e docosa-hexanóico dá-se por passagem transplacentária na vida intra-uterina e no período pós-natal, por meio da ingestão dos ácidos graxos essenciais[11]. A elevação da concentração desses ácidos na vida fetal parece ser conseqüência do aumento da transferência placentária e não de um aumento da atividade enzimática de dessaturação e alongamento. A quantidade e a qualidade dos lipídios na dieta materna influenciam o acúmulo dos ácidos graxos no sistema nervoso central e retina do feto[12].

Uma grande parte do cérebro desenvolve-se no último trimestre da gravidez e nas primeiras semanas de vida pós-natal, por meio da incorporação dos ácidos ω-3 e ω-6 no sistema nervoso central. A quantidade dos ácidos araquidônico e docosa-hexaenóico no sistema nervoso central e retina dobra entre a 24ª semana de gestação e o termo, além de aumentar também após o nascimento[21]. Assim sendo, o recém-nascido, especialmente o pré-termo, pode apresentar déficit desses ácidos, principalmente se submetido a uma oferta inadequada de ácidos graxos essenciais e, conseqüentemente, apresentar algum déficit futuro[27]. Apesar de os recém-nascidos humanos terem a capacidade de sintetizar os ácidos graxos poliinsaturados de cadeia longa a partir dos ácidos graxos essenciais, essa capacidade diminui nos primeiros meses de vida[23]. Esse declínio pode afetar diretamente a criança prematura, que necessita de níveis mais elevados e por período de tempo maior.

O ácido docosa-hexaenóico constitui aproximadamente 45% do total dos fosfolipídios no sistema nervoso central e retina. Os mais importantes são a fosfatidiletanolamina e a fosfatidilserina, as quais estão concentradas nas sinapses e na região fotorreceptora.

A resposta fisiológica da retina a um estímulo luminoso foi estudada em animais sadios e com deficiência dos ácidos araquidônico e docosa-hexanóico[25]. O eletrorretinograma mostrou redução das ondas alfa (fotorreceptoras) e das beta (região de sinopses). A adição desses ácidos na dieta normalizou as ondas alfa, sugerindo alguma reversibilidade na fisiologia retiniana[27].

Pelo exposto, existe uma relação direta entre a incorporação dos ácidos araquidônico e docosa-hexanóico, tanto na fase intra-uterina como na vida pós-natal e o desenvolvimento do sistema nervoso central e da função retiniana. Os recém-nascidos, especialmente os prematuros, podem ter um risco maior de apresentar deficiências dos referidos ácidos principalmente por[9,10]:

- nascimento antes da fase de maior incorporação (último trimestre da gravidez);
- estoques baixos desses ácidos;
- relação não ideal entre os ácidos graxos poliinsaturados de cadeia longa;
- ingestão deficiente de ácidos graxos essenciais (ácido linoléico e α-linolênico).

O leite humano apresenta quantidades adequadas de ácidos graxos essenciais e LCPUFA, tanto para o prematuro quanto para o recém-nascido de termo e reverte facilmente a deficiência nos estoques das crianças prematuras.

CONSIDERAÇÕES FINAIS

A alimentação da criança com o leite da própria mãe é a base da nutrição infantil, pois, além dos nutrientes necessários, o leite humano fornece fatores imunológicos, de crescimento, elementos celulares e enzimas, entre outros, que protegem o recém-nascido contra infecções e regulam suas respostas imunes.

No leite humano destaca-se o papel dos lipídios como fonte energética para o crescimento adequado do lactente. O sistema lipídico do leite materno, responsável por aproximadamente 50% das calorias, é estruturado para o recém-nascido e o lactente. A digestão e a absorção do lipídio é facilitada pela organização da gordura, pelo tipo de ácido graxo (ácidos palmítico, oléico, linoléico e linolênico), pela composição dos triglicéridios e pela lipase estimulada pelos sais biliares. Assim, o leite humano é o alimento de escolha para a criança, inclusive prematura, não só pela sua capacidade de promover a digestão e absorção das gorduras, como também em razão das profundas funções metabólicas atribuídas a sua composição ideal de ácidos graxos essenciais e poliinsaturados de cadeia longa que permitem um ótimo desenvolvimento neurológico.

REFERÊNCIAS BIBLIOGRÁFICAS

1. Aylard GP, Pfeiffer SI, Verhulst SJ. Outcome studies of low birth weights infants published in the last decada: a meta-analysis. J Pediatr 1989;115:515-20.
2. Birch EE, Birch DG, Hoffman DR, Uauy R. Retinal development in very-low-birth-weight infants fed diets differing in n-3 fatty acids. Invest Ophtalmol Vis Sci 1992;33:2365-76.
3. Clandinin MT et al. Extrauterine fatty acid accreation in infant brain. Early Hum Dev 1980;5:1-6.
4. Clandinin MT, Chappel JE, Van Aerde JEE. Requierements of newborn infants for long chain PUFA. Acta Paediatr Scand 1989;351:S63-71.
5. Clark S, Jump B. Dietary polyunsatured fatty acid regulation and gene transcription. Annu Rev Nutr 1994;14:83-98.
6. Cousins R. Metal elements and gene expression. Annu Rev Nutr 1994;14:449-69.
7. DeLong G, Stanbury J, Fierro Bebitz R. Neurological signs in congenital iodine-deficiency disorder (endemic cretinism). Dev Med Child Neurol 1985;27:317-24.
8. DeLong GR. Effects of nutrition on brain development in humans. Am J Clin Nutr Suppl 1993;57:S286-90.
9. ESPGAN Committee on Nutrition of the preterm infant. Nutrition and feeding of preterm infants. Acta Paediatr Scand 1987;336:S5-6.
10. ESPGAN Committee on Nutrition. Coment on the content and composition of lipids in infant formulas. Acta Paediatr Scand 1991;80:887-96.
11. Fehling IH. Lipid content of human foetus. Arch Gynaecol 1977;11:523-7.
12. Feldman M, Van Aerde JEE, Clandinin MT. Lipid accretion in the fetus and newborn. In: Polin RA, Fox WW, eds. Fetal and Neonatal Physiology. Philadelphia, WB Saunders; 1992. p. 299-314.
13. Goldenberg RL, Hoffman HJ, Cliver SP. Neurodevelopmental outcome of small-for-gestacional-age infants. Eur J Clin Nutr 1998;52:S54-8.
14. Goldman HI, Goldman JS, Kaufman Y, Lieberman OB. Late effects of early dietary protein intake on low-birth-weight infants. J Pediatr 1974;85:764-9.
15. Grantham-McGregor SM, Ani CC. Undernutrition and mental development. In: Fernstrom JD, Uauy R, Arroyo P, eds. Nutrition and brain. Nestlé Nutrition Workshop Series – Clinical & Performance Program, 2001. vol 5, p. 1-18.
16. Grantham-McGregor SM, Walker SP, Ghang S. Nutritional deficiencies and later behavioural development. Proc Nutr Soc 2000;59:1-8.
17. Grantham-McGregor SM. Smal for gestational age, term babies, in the first six years of life. Eur J Clin Nutr 1998;52:S59-64.
18. Levitsky DA, Strupp BJ. Malnutrition and the brain: changing concepts, changing concerns. J Nutr 1995;S45-54.
19. Litman B, Mitchell D. A role for phospholipids polynsaturation in modulating membrane protein function. Lipids 1996; 31:S139-97.
20. Lucas A, Morley R, Cole TJ. Randomised trial of early diet in preterm babies and later intelligence quotient. BMJ 1998;317: 1481-7.
21. Martinez M. Tissue levels of polyunsatturated fatty acids during early development. J Pediatr 1992;120:S129-38.
22. Rolstein NP, Politi LE, Aveldano MI. Docosa-hexanoic acid promotes differentiation of developing photoreceptors in culture. Invest Ophthalmol Vis Sci 1998;52:584-90.
23. Sauerwald T et al. Intermediates in endogenous synthesis of C22:n-3 and C20:n-6 by term and preterm infants. Pediatr Res 1997;441:183-7.
24. Treen M, Uauy R, Jameson D, Thomas V, Hoffman D. Effect of docosa-hexaenoic acid on membrane fluidity and function in intact cultured Y-79 retiniblastoma cell. Arch Biophys 1992;294:277-85.
25. Uauy R, Birch DG, Birch EE, Tyson J, Hoffman DR. Effect of dietary n-3 fatty acids on retinal function of very low birth weight neonates. Pediatr Res 1990;28:485-92.
26. Uauy R, Mena P, Peirano P. Mechanisms for nutrients effects on brain development and cognition. In: Fernstrom JD, Uauy R, Arroyo P eds. Nutrition and brain. Nestlé Nutrition Workshop Series – Clinical & Performance Program, 2001. vol 5, p. 41-72.
27. Uauy R, Mena P. Papel nutricional dos ácidos graxos ômega-3 durante o período perinatal. Clin Perinatol 1995;22:159-78.
28. Van Wassenaer A, Kok J, De Vijlder J, Briet J, Smith B, Tamminga P et al. Effect of thyroxine supplementation on neurologic development in infants born at less than 30 weeks' gestation. N Engl J Med 1997;336:21-6.

5.8
Aleitamento Materno: Aspectos Psicológicos

- SIGNIFICADO DO ALEITAMENTO MATERNO
- AMAMENTAÇÃO: VANTAGENS PARA A MÃE E A CRIANÇA

5.8.1 SIGNIFICADO DO ALEITAMENTO MATERNO

Wilhelm Kenzler

A amamentação é física, é perfeita, por meio do leite materno que tem os componentes materiais físico-químicos (proteínas, gordura, carboidratos, sais minerais, vitaminas, oligoelementos e imunoglobulinas) corretos, equilibrados, balanceados; a *amamentação é biológica, é vital*, à medida que no leite esses materiais estão organizados de maneira viva (não constituem uma mistura físico-química mecânica) tem uma vitalidade, tem energias vivas, que fazem com que o leite energizado pelas forças vitais da mãe seja essencialmente diferente de uma mistura dos mesmos ingredientes apenas materiais e inertes (mortos). O leite é biologicamente vivo. O leite vivo tem forças formativas e estruturantes: é a energia vital que vai atuar de forma estruturante sobre o organismo infantil.

A amamentação materna é emocional, é afetiva, é anímica, é permeada de sentimentos de amor, de doação, de carinho, de ternura. É emoção viva. Transmite aconchego, conforto, segurança, prazer. Desperta estima, simpatia, alegria. É um fator psicológico de saciedade, tranqüilidade, confiança e paz no processo de receber, ganhar, sugar para obter, relacionar-se, colaborar, compreender, aceitar e lidar com o objeto, descobrir o objeto total. É todo um processo básico de humanização do lactente.

A amamentação materna é espiritual. A presença da pessoa humana consciente que opta, aceita, recebe e entrega-se de forma consistente, contínua, convincente e fiel, diária (5-6 vezes/dia) como fato do seu destino àquela ligação com aquele seu filho – essa consciência confere a luz, a luminosidade particular que percebemos em cada grávida ou puérpera sadia, e que nos encanta e arrebata. Essa nutrição espiritual é a que vai conferir aquela fundamental *confiança básica* e um sentido de e *pertinência essencial* das personalidades sadiamente amadurecidas com a qual é possível permanecer em equilíbrio e segurança interna, mesmo nas situações extremas de provação física, de ameaça biológica e de privação emocional. É lá onde o homem é Ele Mesmo, onde ele se identifica com seu espírito e nessa identidade espiritual repousa e assegura-se, assume e confia no seu destino. Ele sabe quem é, que é, e confia em si e na vida.

Também a segurança emocional, a capacidade de resistir e suportar privações emocionais é tanto maior na maturidade quanto maior for a experiência de confiabilidade, fidelidade emocional que a mãe passa ao seu recém-nascido durante o período da amamentação.

A vitalidade biológica – sabem-no bem os imunologistas e nutricionistas, mas também os estudiosos da medicina antroposófica – é claramente incentivada pela amamentação devido à qualidade vital, biologicamente viva, do leite materno, em comparação aos substitutos materiais, industrializados. É base integrante da atualmente tão estudada resiliência.

O leite materno oferece substâncias e força vitais ao crescimento do corpo. O amor materno tranqüiliza e alimenta o desenvolvimento anímico. A consciência da mãe – transmitida no olhar, gestos, palavras – desperta o ser espiritual. Este ser espiritual da criança vai crescendo dentro da criança, estimulado pelas estruturas do ser espiritual da mãe, vai adentrando-se na corporalidade (encarnando) e instalando-se na criança. Constatamos com admiração seu "acordar", aprender, seu olhar cada dia mais desperto. Ele cresce, fica tranqüilo e feliz, o espírito começa a ouvir, aprender, entender e, ao final da amamentação, começa a falar e andar... O Logus – o Verbo – encarnou-se. Deus se tornou humano. Anda, fala, pensa: os passos do vir a ser humano no primeiro ano de vida.

A amamentação oferece de maneira integrada e integral a quádrupla alimentação necessária ao ser humano durante o primeiro ano de vida, correspondendo aos quatro aspectos essenciais da constituição humana, ou seja, seu *corpo físico* material, sua constituição dinâmico-*biológica* vital, sua estrutura *anímico-afetiva* (a alma) e finalmente sua *entidade espiritual, individual* – sua entidade noética, sua individualidade espiritual. Correspondendo assim aos famosos *quatro elementos* que constituíam a base da *cosmovisão helênica*, ou seja, a *terra*, a *água*, o *ar* e o *fogo*, respectivamente significantes da materialidade física, da vida biológica (vegetativa), da alma (entidade anímica) e da individualidade espiritual (o EU superior).

Naturalmente o processo de amamentação está inserido e é apenas parte do processo mais amplo e integral de maternagem como um todo, mas é seguramente o núcleo fundamental de todos os outros cuidados de asseio, de vestuário, de acalanto, de brincar, de "conversar" etc., todos expressão integrada na energia vital essencial do instinto materno, liberado e apoiado pela opção livre e consciente da mulher que quer e aceita ser mãe.

O significado *psicológico* da relação mãe-filho insere-se indelevelmente nas outras três dimensões. Sua separação é apenas didática, esquemática. O afeto que a mãe, por instinto natural e por opção livre, dedica a seu filho vai despertar nele as condições anímicas incipientes, as bases psicodinâmicas da sua estrutura anímica posterior, criando fundamentos sólidos de confiança, de segurança, de bem-estar, de pertinência, de continência, de interação, de possibilidade de receber, ganhar, possibilidade de ser mantido, cuidado e, portanto, poder entregar-se, soltar-se, relaxar-se. Com isso, os "*medos básicos*" de cair no vazio, de ficar preso, de ser agredido, e o pânico persecutório de exterminação de relações objetais iniciais (esquizoparanóide) são diminuídos, contidos e transformados a cada mamada bem-sucedida. É o arquétipo de toda terapia psicológica.

A recíproca é verdadeira: a falta desse alimento emocional, sua inconstância, insegurança, ambigüidade, vai proporcionalmente produzir insegurança, desconfiança, desânimo, tristeza, resignação, agressividade, hostilidade, timidez etc., que serão base predisponente para posteriores dificuldades emocionais e transtornos psicossociais diante das situações biográficas desafiadoras que exigem uma base anímica sólida.

Vejamos algumas analogias com a situação da experiência adulta de alimentação. Se recebermos, em um alojamento materialmente adequado, quanto ao conforto físico, uma refeição constante de papas nutritivas balanceadas, estaremos materialmente bem alimentados. Será uma "*comida*", será *alimentação física*. Nosso organismo biológico se ressentirá da falta de uma alimentação fresca, natural, que contenha forças vitais – o fator "vida" – que propicia uma ativação digestória (dá água na boca) e estimula todo o processo metabólico. Sabor, cor, textura, aromas serão mais incrementados e estimulantes. Nossa vitalidade será estimulada e a imunidade reforçada. Será uma refeição realmente *biológica*. Será uma festa para o corpo e para a vida (é a diferença entre uma fruta fresca e uma pílula).

Se formos servidos em companhia de pessoas amigas, significantes, que têm prazer em conosco conviver, então essa alimentação seguramente vai ser mais saborosa, mais apetitosa e nos "fazer bem" em uma dimensão anímico-afetiva e físico-metabólica. É a refeição caseira, familiar. E se for ainda permeada de diálogos, de reflexões, de um encontro no plano dos pensamentos e das idéias que alimentam o espírito com amigos antigos, fiéis, "do peito", teremos um "*banquete*" – uma refeição de nobres. E se tivermos a arte – seja a música, seja densa poesia, a retórica – emoldurando e completando essa alimentação, teremos sua elevação à categoria de uma *refeição dos deuses na terra*: um *ágape*. Aí teremos a alimentação completa, comparável metaforicamente à essência da boa e completa amamentação materna à medida que contém também os quatro elementos indispensáveis à plenitude da vida humana – o físico, o biológico, o anímico e o espiritual. A terra, a água, o ar e o fogo dos antigos gregos, pais de nossa cultura e de nossa Medicina.

APROFUNDANDO A PSICOLOGIA DA AMAMENTAÇÃO

Quando a criança mama ela aprende a receber, a mãe aprende a dar. A relação dar-receber é cultivada, basicamente, na sua essência e na sua manifestação física. Dar e receber da maneira profunda, íntima, completa. O corpo da mãe inteiro concentrado na produção e doação do leite, a energia vital fluindo através da mama. O corpo da criança inteiro aberto como a boca para receber esse alimento espiritual, emocional e materialmente essencial. Isso se repete por semanas, meses, até anos. Seis, cinco, quatro, três vezes por dia. A duração variando de 5 a 40 minutos cada vez. São horas, são dias, são noites, são madrugadas que se passam juntos – *muito juntos*, unidos. Uma repetição cada vez mais desenvolvida, amadurecida do mesmo ato, da entrega recíproca, da interpenetração íntima, do diálogo de corpos, de almas e de espíritos na forma da experiência básica do dar e receber o leite. Um condicionamento comportamental a toda prova.

A consciência desse dar e receber na amamentação rapidamente se amplia de uma experiência apenas localizada em torno da boca e da aréola, para uma experiência mais ampla. Por "trás" da aréola surge a mama, surge o corpo da mãe e surge o rosto, o semblante da mãe com toda sua irradiação emocional, afetiva e espiritual. Aos poucos a *figura inteira da mãe* vai sendo percebida e identificada como a fornecedora daquela doação gratificante. A relação objetal, de parcial e fragmentada, cresce para a total e personalizada. Não é mais a boca na mama; é o filho com a mãe. É um processo de ampliação e aprofundamento, de definição organizada do relacionamento, que será revivido inconscientemente em todos os relacionamentos futuros na vida adulta. Da "angústia esquizoparanóide" inicial (será que esse leite é bom? será que este seio volta sempre? será que este seio vai me abandonar? não vai se vingar por eu ter mamado de menos ou de mais? por eu ter apertado, até mordido, tentado segurá-lo para mim para sempre, por ter até odiado e matado na minha fantasia?), quanta angústia, quanto sofrimento, quanta lágrima, quanta dúvida amansada e sossegada no acalanto, no balanceio, no calor do regaço materno em cada nova mamada, embebida em carinho, amor, paciência, tolerância, boa vontade, reafirmação contínua, criando uma teia de experiências que se torna sólida e continente ao longo do tempo, construindo a percepção integral daquela mãe, naquela criança, daquela criança, naquela mãe. Inicialmente, a "consciência organoléptica", depois a "consciência anímica" e finalmente a "consciência espiritual". É a experiência completa e integrada do processo do amor – físico, vital, anímico e espiritual – que ali se manifesta e se desenvolve. A culpa das fantasias emocionais inconscientes de agressão – até eliminação – diante das frustrações subjetivas que a alma da criança experimenta vivencialmente antes da existência de uma consciência nas vicissitudes do processo de amamentação, os atrasos, os adiantamentos, as impaciências da mãe etc., bem como tristezas, desânimos e depressões diante das mesmas "falhas" acompanhadas de fantasias de abandono e de perdição (base das nossas depressões futuras) foi elaborada por sucessivas experiências corretivas, ajustantes, integradoras. Dessa experiência pode emergir aquela percepção físico-anímico-espiritual da entidade humana materna, agora personalizada, com o tempo chamada de *mamã* (radical da palavra *amamentação*). Surge a mamãe, a "mãe" que é a fonte e co-autora de toda essa experiência evolutiva e integradora. Por isso mesmo, tão respeitada, comemorada, idealizada, adorada, cultuada, idolatrada e até socializada nos conceitos populares de "amor de mãe", festejados no dia-a-dia e no famigerado (porque comercializado) "Dia das Mães". É o arquétipo coletivo da Grande Mãe que se configura no inconsciente individual.

Do lado da mãe, surge, recíproca e simultaneamente, a experiência da personalidade físico-biológica e anímico-espiritual daquela criança, que neste processo gestacional prolongado, agora extra-uterino, cresce e amadurece para ser aquela criança ao fim da amamentação que agora interage, reconhece, comunica-se e finalmente alcança a capacidade mais humana de comunicação: a fala, a linguagem do espírito. E o faz não só por meio da boca como também por meio de inúmeros gestos, olhares, posturas, sorrisos, trejeitos, risadas, risos e choros – em uma complexa e profusa linguagem corporal, anímica e espiritual. Manifesta a plena presença da sua individualidade que resulta naquelas caracterizações tão ao gosto das mães: "que meu filho é assim, é assado, é daquele jeito, tem tais e quais impulsos e características, tem tal temperamento e tais habilidades", que para além do enlevo materno corresponde basicamente a uma realidade perceptória, a realidade da pessoa, do ser do filho. O arquétipo do filho individualizando-se.

Da parturiente, da incipiente alimentadora surge a experiência da mãe plena – ela se percebendo como mulher capaz, poderosa, nobre, boa, saudável, forte, sucedida, que realizou, com energia e perseverança, a tarefa nos quatro níveis: físico-material, biológico-vital, afetivo-anímico e espiritual. Sua auto-estima, sua autoconfiança, sua percepção de si mesma, sua identidade se ampliam e afirmam.

O processo de amamentação materna gera então duas individualidades: a mãe e o filho. Aprendeu-se, treinou-se até ao esgotamento a experiência do dar e receber, do negar ou rejeitar, de suportar a frustração e aprender a respeitar o parceiro, a tolerar as características temperamentais (melancólicas, coléricas, fleumáticas ou sangüíneas) que vão se manifestando desde a primeira mamada. Aprende-se o trabalho em conjunto, a cooperação, a colaboração.

Mais: aprende-se o processo profundo e complexo da entrega, de confiar a sua vida, entregando-se reciprocamente. Aprendem-se as bases do *amor incondicional*, o amor a toda prova, da confiança irrestrita e ilimitada, tão cantada em prosa e verso pela literatura mundial de todos os tempos, e tão arraigada no coração de todos os seres humanos como algo incomparável, incomensurável, absoluto. É a revelação de uma outra dimensão considerada supra-humana, sobre-humana, sobrenatural. É a manifestação do amor divino no amor mãe-filho. Aquela força que flui nas manifestações de toda a natureza. Simbolicamente, ou exemplarmente, a energia solar alimenta e nutre esse planeta e toda sua vida por todo o tempo e incondicionalmente. Essa experiência de poder, de doação, de criação, de entrega, de alimentação e de proteção contínuos que a natureza divino-cósmica oferece está reproduzida na relação mãe-filho quando ela ocorre dentro dos parâmetros da naturalidade. É o Deus-Sol da cultura universal. É o Deus-Mãe da cultura da "criança". Será o arquétipo da Mater Gloriosa da mística cristã.

Temos aí as raízes daquela experiência básica da alma humana, que é a da *religiosidade*. O ser humano, sentindo-se separado, isolado, abandonado, perdido, sofrido, culpado, ameaçado, em pânico pela separação do nascimento (o corte do cordão umbilical corresponde ontologicamente ao arquétipo filogenético da expulsão do Paraíso), terá a experiência da reunião, da religação, em novos termos. Agora o ser, a criança, *participa*, é ativa, é livre! Ele se abre, se entrega, confia, aprende a esperar e receber, contribui com suas reações moduladas por sua individualidade na construção da relação. Passa a acreditar, ter certeza – pela experiência – na existência daquela fonte nutridora incondicional, tanto fora de si como dentro de si; quer dizer o Deus do homem adulto é a mãe para a criança lactente. Então, a experiência inerente à condição humana de busca de alimento espiritual, ou seja, a prática da religiosidade no âmbito imanente interior personalizado está alicerçada na experiência primordial da amamentação.

Em outras palavras, todo o relacionamento íntimo significativo, pessoa a pessoa, em nível biológico-corpóreo e anímico-espiritual, até a relação do ser com a totalidade, ou seja, a divindade, a fonte última de toda a vida, está sendo desenvolvida, treinada e condicionada no processo da amamentação. Por isto ele é absolutamente básico do ponto de vista psicológico, como que predispondo as bases de uma capacidade de relacionamento interpessoal e também com qualquer objeto – inclusive com a Divindade.

Não apenas as relações pessoais futuras com seus outros convivas dessa caminhada – parentes, amigos, cônjuge, filhos –, mas também a relação com o aprendizado, isto é, a capacidade de introjetar recebendo experiências de qualquer natureza – visuais, auditivas, literárias ou musicais, aulas por exemplo – e saber receber, deglutir e digerir psicologicamente, saber discernir como faz o organismo físico com o leite, separando em partes e absorvendo e eliminando, produzindo o produto dessa digestão no intestino a ser eliminado, assim esse processo assimilatório, agora na mente, tem no corporal seu paradigma arquetípico. Aprendemos então a receber ensinamentos, entrar em contato esperançoso e confiante com a fonte humana ou literária ou outra qualquer das informações que recebemos. Então, o saber se relacionar com tudo o que entra, recebê-lo ou rejeitá-lo com discernimento, é treinado, condicionado nesse processo. Com razão, ocupa o centro das atenções da puericultura e da maternagem no primeiro ano de vida, chamada de maneira equivocadamente reducionista de "fase oral". Reducionista à medida que o termo parece sugerir a exclusividade da boca. A função "oral" é exercida também pela pele, pelos órgãos do sentido em geral – audição, olfato, gustação, tato, olhar – e pela mente que recebe, digere compreendendo ou elimina rejeitando. Praticamos "oralidade" a todo momento: lendo um texto, apreciando uma paisagem visual ou auditiva, natural ou artística. O processo digestório, que começa na boca, tem seu paralelo perfeito no processo mental do aprendizado que produz o crescimento mental e da experiência emocional que produz o crescimento anímico, e da alimentação espiritual que produz o desenvolvimento do espírito dentro do corpo.

Podemos então concluir que a tradição de ver na amamentação um período transcendente, superior, até sagrado, a ser respeitado em profundidade (justificando a antiga, hoje ultrapassada, quarentena inicial) tem suas razões. Como a gravidez é um processo "sagrado" à medida que está providenciando a vinda e a instalação de um ser superior, nosso espírito, dentro das condições materiais, biológicas, do nosso corpo, neste mundo, a amamentação – continuidade extra-uterina daquela gestação – também pode ser vista como sagrada. Resulta do processo sadio da amamentação um corpo físico adequado, um corpo biológico dotado de vitalidade – leia-se imunidade, identidade biológica – de uma alma capaz de desenvolver relacionamentos confiantes e confiáveis e interações profundas e pacíficas em todos os níveis. Vai produzir ainda as bases anímicas para a capacidade de uma relação espiritual com o transcendente, ou seja, a religiosidade como capacidade e característica imanente e essencial da condição humana, que sana sua "doença" intrínseca e natural, sua angústia existencial de separação e individuação solitária, por meio da experiência livre, ativa, consciente e amorosa de entrega, de doação incondicional ao Grande Pai Criador, à Grande Mãe Natureza, representados pela Mãe.

Este exercício de religação (*religio*) ao Todo da individualidade humana é predisposto em suas bases na vivência da amamentação. O homem adulto dorme saciado, tranqüilo, confiante, feliz no regaço infinito do seu Deus, como a criança lactente no regaço aconchegante de sua mãe. Em paz. Não seria então a amamentação plena e sadia uma ferramenta básica (e essencial) de uma cultura de PAZ?

Quando esse processo falha – teremos a pessoa insegura, angustiada, que se protege com mecanismos de defesa reativos inconscientes que serão a base dos transtornos psíquicos, psicossomáticos e psicossociais, para os quais buscará auxílio. Ou não. Viverá sofrendo de ansiedade, pânico, timidez, desconfiança e conseqüente isolamento ou agressividade, base das brigas, ódios e guerras em todos os níveis. Quando os pais e a família, os mestres e os sacerdotes, a inserção social não são suficientes para o restauro de uma confiança básica e formação de identidade estável, seria a vez dos médicos e psicólogos socioterapeutas, a hora da terapia.

Procura-se o milagre da "pílula mágica da felicidade", a mãe perfeita idealizada, mas se encontra a possibilidade de estabelecer relações seguras, confiáveis com o terapeuta (qualquer que seja) para que o processo seja "curador". A boa relação médico-paciente é sabidamente a base universal de toda medicina eficaz em profundidade (não só sintomaticamente).

O desenvolvimento externo dessa relação é cultivado em terapias psicológicas profundas – a psicanálise classicamente – que criam um processo dinâmico-relacional em que toda a vivência profunda das etapas de desenvolvimento seria realmente revivida, "transferida" para o presente e aí sendo modificada pela nova experiência corretiva, sanadora com o terapeuta. O objeto que era assustador, deprimente, angustiante, agora, pelo comportamento compreensivo e tranqüilo e esclarecedor do terapeuta, torna-se compreensível, assimilável. A confiança – no outro e em si – vai-se configurando pouco a pouco, no dia-a-dia, ao longo do tempo – do processo terapêutico. Não é bem semelhante, simbolicamente, ao processo de maternagem em geral, e de amamentação em especial?

Não é assim com os professores do jardim, com as amizades de infância, com os amigos antigos – aliás, chamados significativamente de "amigos do peito"?

Não é a vida um contínuo, básico, essencial processo de conciliação, de apaziguamento das angústias, medos, agressões e ódios, próprios e dos outros?

A evolução de uma relação amorosa, desde a idealização apaixonada inicial, ao longo de infinitos equívocos, aprendizados e correções até a fase madura do casal, acasalado no processo de cooperação tranqüila, forte e confiável, produtiva e prazerosa.

O convívio fraterno e solidário entre grupos, tribos, povos, nações não será também fruto de uma evolução, em que inicialmente se anseia pela satisfação unilateral de sua necessidade e aprende-se lentamente – "o convívio civilizatório" – a viver ecologicamente com direito e respeito à sobrevivência de todos? Terra, plantas, animais e homens.

A paz entre os homens não estaria baseada primordial e arquetipicamente no modelo da amamentação – aquela que pratica e ensina o amor incondicional ao outro – como a si mesmo.

E a paz consigo mesmo, a reconciliação com sua fonte de vida inteira e inspiradora, nutridora de sua criatividade e consciência não é também um "mamar nas tetas da Deusa Interior"? Uma religação do meu ego psicológico com o meu EU espiritual?

Então! Viva a amamentação materna – base primordial, arquétipo da vida humana.

REFERÊNCIAS BIBLIOGRÁFICAS

1. Bíblia Sagrada: Edição Ecumênica Barsa; 1977.
2. Freud S. Obras Completas. Editora Imago; 1996.
3. Goebel W, Glöckler M. Consultório Pediátrico – Um Conselheiro Médico-Pedagógico. Editora Antroposófica; 3ª ed. 2002.
4. Issacs S, Klein M. On the Bringing up of Children. New York: Robert Brunner; 1952
5. Klein M. Amor, Culpa e Reparação e Outros Trabalhos. Editora Imago; 1996.
6. Klein M. Inveja e Gratidão: Um Estudo das Forças Inconscientes. Editora Imago; 1991
7. Klein M, Heimann P, Money-Kyrle R. New Directions in Psycho-Analysis. The Significance of Infant Conflict in the Pattern of Adult Behaviour. London: Tavistock Publications; 1955.
8. Lanz R. Antroposofia, Ciência Espiritual Moderna – Rudolf Steiner e a Constituição da Sociedade Antroposófica Universal, Editora Antroposófica; 2ª ed. 1999.
9. Lanz R. Noções Básicas de Antroposofia. Editora Antroposófica; 6ª ed. 2002.
10. Leboyer F. Nascer Sorrindo. Editora Brasiliense; 1974.
11. Lievegoed B. Desvendando o Crescimento – As fases Evolutivas da Infância e da Adolescência. Editora Antroposófica; 3ª ed. 2001.
12. Lievegoed B. Fases da Vida – Crises e Desenvolvimento da Individualidade. Editora Antroposófica; 5ª ed. 1999.
13. Pereira AV. Do Ventre ao Berço, em Casa. Editora Antroposófica; 1994.
14. Rank O. The Trauma of Birth. Dover Publications; 1994.
15. Schmidt G. Dynamische Ernährungslehre. Proteus Verlag; Vol II, 1979.
16. Steiner R. A Ciência Oculta, Esboço de uma Cosmovisão Supra-Sensorial. Editora Antroposófica; 6ª ed. 2002.
17. Steiner R. A Direção Espiritual do Homem e da Humanidade. Constatações Esotéricas sobre a Evolução Humana. Editora Antroposófica; 2ª ed. 1991.
18. Steiner R. A Filosofia da Liberdade. Fundamentos para Uma Filosofia Moderna. Editora Antroposófica; 2000.
19. Steiner R. O Conhecimento dos Mundos Superiores – Os Passos para Uma Iniciação Ocidental Moderna. Editora Antroposófica; 5ª ed. 2002.
20. Steiner R. Verdade e Ciência – Prelúdio a uma Filosofia da Liberdade. Editora Antroposófica; 1985.
21. Steiner R. Andar, Falar, Pensar/A Atividade Lúdica. Editora Antroposófica; 6ª ed. 2002.
22. Steiner R. A Educação da Criança Segundo a Ciência Espiritual. Editora Antroposófica; 3ª ed. 1996.
23. Steiner R. Carências da Alma em Nossa Época. Como Superá-las? Editora Antroposófica; 3ª ed. 2002.
24. Steiner R. Matéria, Forma e Essência. O Caminho Cognitivo da Filosofia à Antroposofia. Editora Antroposófica; 2ª ed. 1999.
25. Steiner R. Antropologia Meditativa – Contribuição à Prática Pedagógica. Editora Antroposófica; 1997.
26. Treichler R. Biografia e Psique – Graus, Distúrbios e Enfermidades da Vida Anímica. Editora Antroposófica; 1988.

5.8.2 AMAMENTAÇÃO: VANTAGENS PARA A MÃE E PARA A CRIANÇA

Vera Ferrari Rego Barros

O aleitamento materno é reconhecidamente o melhor e mais seguro método de alimentar lactentes.

Longe de ser apenas um método de nutrir, contudo, o ato de amamentar está inscrito no círculo mais amplo e complexo das interações mãe-filho e das diversificadas necessidades partilhadas nesse vínculo.

As concepções sobre a amamentação atravessam vários campos de saber, que procuram abarcar as inúmeras facetas de um ato que, embora tido como natural, encontra seus limites na disposição de dois sujeitos para interagirem entre si, respondendo um à demanda do outro.

As concepções do campo médico enfatizam, além da qualidade do leite materno como alimento, o aspecto da prevenção de doenças e do incremento do vínculo mãe-filho, sem o qual os cuidados básicos e necessários à sobrevivência do recém-nascido não existiriam.

As concepções socioculturais que variam em função dos ditames culturais e pressões sociais, ora contribuem para o estímulo à amamentação, ressaltando a relevância do papel de mãe, ora desestimulam o aleitamento mais prolongado, ao colocar em evidência o papel da mulher no mercado de trabalho ou preconizar determinados modelos de estética corporal que desafiam as alterações sofridas pelo corpo feminino com a gravidez e a amamentação.

No campo psicológico, as questões que envolvem a amamentação situam-se na construção de uma história entre a mãe e seu filho que reflita o exercício da função materna, permitindo a constituição de um sujeito, humano, ali onde, ao nascimento, só havia um organismo dependente e inacabado.

DO "UM" AO "OUTRO": A AMAMENTAÇÃO NA CONSTRUÇÃO DAS IDENTIFICAÇÕES

A amamentação é o mais emblemático dos atos associados à maternidade, mas nem em sua importância nem em suas vantagens pode ser alienada do processo mais amplo da relação mãe-filho, cuja mais essencial resultante é a emergência da "mãe" – onde havia apenas a mulher – e a de um sujeito humano, naquele que era puro organismo ao nascimento.

Podemos reconhecer diversos níveis nesse processo relacionados tanto à construção dessa identidade materna como a da identidade da criança[3].

Há um *nível fantasmático*, deflagrado pelo nascimento em si e que provoca uma revivescência da mãe de sua própria história de vida, dos vários papéis que desempenhou, da idealização a respeito de sua posição em sua família e fora dela, como se percebeu como filha, como se vislumbra como mãe, que implica um remanejamento de suas identificações.

Essa relação com sua própria história determinará o lugar do filho na fantasia materna e no discurso familiar[5].

Outro nível, o mais evidente dessas interações, é o das *inter-relações precoces*, que dizem respeito mais diretamente aos cuidados com a criança.

Podemos tomá-lo, segundo Winnicott[7], como a preocupação materna primária que se traduz na capacidade da mãe de "dedicar-se totalmente ao seu filho e aos cuidados que lhe dá, de devotar-se a ele em função de suas necessidades percebidas como tal" e aí poderíamos considerar a alimentação/nutrição o foco primordial da atenção da mãe para com o filho.

Nesse momento, devemos fazer um contraponto entre o movimento da mãe e o da criança em sua direção.

É preciso salientar a imaturidade do recém-nascido ao nascimento, que o coloca totalmente dependente de um outro, até mesmo para garantir-lhe a vida.

Ao nascer, a criança é o mais prematuro dos mamíferos. Por maiores que sejam suas competências, seu aparato neurológico não lhe dá condições de diferenciar-se do meio físico que o rodeia. Do ponto de vista psíquico, o recém-nascido não discrimina o que é ele e o que é o outro, o que é dele e o que é do outro, ou mesmo o que são as sensações e os estímulos que provêm do próprio corpo e o que recebe do meio externo.

Quando, então, chora, é de puro desconforto fisiológico e é a mãe, lançando mão desses movimentos gerados pela gestação e pelo nascimento do seu filho, buscando alojar-se em sua nova condição que, a partir dos elementos de sua própria subjetividade, ousa nomear e interpretar o grito da criança como um apelo dirigido a ela e ao qual ela julga poder responder[2].

Dirigindo nosso foco para a questão da amamentação, o puro desconforto fisiológico pode então ser nomeado como fome pela mãe que, a partir daí, pode dispor dos meios para satisfazer as necessidades vitais da criança.

Para que uma mãe possa reconhecer, nomear os apelos do recém-nascido e então satisfazê-los é preciso que ela se identifique um pouco com ele, especularizando o que lhe parece ser o desejo do filho e antecipando palavras onde só existe o choro, o resmungar ou a agitação. Dessa forma, fornece ao recém-nascido os elementos necessários a uma diferenciação progressiva entre ele e o mundo, ele e o outro, o que ele deseja e o que é desejo do outro para com ele, na direção da constituição de um "EU".

Essa identificação traduz uma regressão a épocas muito precoces da vida da mãe para que, recorrendo ao que ela queria quando recém-nascido, possa decodificar o que seu filho quer, agora[6].

É sempre fundada em uma aposta – ensaio e erro – essa operação que permite à mãe propiciar ao filho a sensação de estar sendo amparado e reassegurado e, contudo, essa sustentação transcende em muito a ação do aleitar – seus mais profundos efeitos são os de conter mentalmente o seu filho, uma vez que traduzindo seus apelos, gestos, atos, o que a mãe faz é fornecer um sentido ao seu existir. Mas que o errar ou acertar é a maneira como a mãe busca cuidar do desejo da criança, o que revela sua sintonia com ela.

Quando a criança, ainda muito pouco integrada psiquicamente, é aterrorizada por sensações e sentimentos que, mesmo provindos de seu interior, parecem pulverizá-la é a mãe que, reconhecendo e respondendo ao apelo, torna conhecidas e suportáveis as vivências do filho.

As repetições desses encontros com a mãe organizam o mundo da criança, que se recorta em fluxos e ritmos, dia e noite, cheio e vazio, saciado ou com fome, de tal forma que, aos poucos e a partir de como a mãe opera essa função materna, provê-se de um modelo de como lidar com a angústia advinda do estado de desamparo, que é seu início de vida.

Retomando Boukobza, "é efetivamente o retorno rotineiro e regular da mãe, com seus cuidados, que dá à criança o sentimento de coesão, de continuidade e de existência em segurança"[3].

A amamentação com seus rituais e sua regularidade é uma situação privilegiada para mãe e recém-nascido construírem essa unidade, tranqüilizadora para ambos.

Quando abordamos o aleitamento pelo prisma de seu efeito de construção do vínculo, estamos sinalizando a riqueza dos estímulos presentes no ato de amamentar. "Nariz, ouvido e olho juntam-se logo a tudo isso: a fantasia instaura-se com o sentir"[1].

Apontamos também a repercussão desse diálogo no exercício da maternagem, bem como na individuação da criança, que, para conversar com a mãe, um "outro" precisa ser reconhecido por ela como um diferente e convocado por sua vez a ser, também, um outro, princípio da identidade da criança.

Por outro lado, falar do desejo e do oferecimento da mãe ao amamentar é postular o desejo pela própria criança e por aquilo que ela traz ao diálogo e à construção dessa mulher enquanto "mãe".

DO ORGÂNICO AO SIMBÓLICO: A AMAMENTAÇÃO NA CONSTRUÇÃO DO PSIQUISMO

O encontro implícito na amamentação é paradigmático do processo de transformação gradual de uma necessidade puramente fisiológica em uma demanda de amor à mãe, que ultrapassa a relação da criança com o objeto real – o leite/seio –, colocando-se como a primeira relação objetal da criança, a qual servirá de modelo para todas as interações afetivas e sociais posteriores.

A relação com a mãe é palco das manifestações pulsionais da criança, que se apóiam nas experiências de satisfação das necessidades vitais, das quais a pulsão oral é o ponto de partida para o engendramento de uma relação com o mundo a sua volta.

Pensando na necessidade "fome" devemos sublinhar os vários sentidos à disposição da dupla mãe-filho no ato de alimentar.

A criança é particularmente cativada pela voz materna. A entonação singular com que se dirige a criança à amamentação provoca um sugar muito mais vigoroso e atento, onde é visível que a satisfação obtida via essa prosódia, embora originada na necessidade fisiológica do alimento, oferece-lhe um prazer a mais e independente desse objeto.

A voz torna-se indelevelmente associada a esse outro que lhe garante não só a satisfação fisiológica, mas também o prazer emocional.

Por outro lado, essa fala peculiar da mãe dirigida a seu filho – a que chamamos de mamanhês – só é despertada pelo contato com ele, evidenciando que também há pelo lado materno um gozo provocado pela existência mesma da criança, sendo que é por aquilo que vislumbra na fala da mãe que ela se apetece, antes de qualquer outra coisa.

Um se faz para o outro, tal como anotamos em Boukobza: "se a criança é capaz de causar prazer à mãe é porque tem valor. Pouco a pouco, ela vai amar-se como foi amada, retomando assim, por sua conta, o projeto de vida do qual seus pais a investiram"[3].

Além da voz e da boca, há o olhar.

O *olho-no-olho,* uma imagem recorrente associada à amamentação, traduz uma questão essencial à constituição da subjetividade da criança, que é a fundação de um psiquismo. Por meio da operação da função materna, o olhar põe-se como especular, espelhando à criança algo do desejo da mãe para com ele, que não se limita ao "olhar o filho com amor", mas invoca o que os olhos da mãe vêem ali e o que faz a partir do que vê.

Segundo Winnicott[7], "quando a criança olha sua mãe e ela a olha, o que ele vê é o reflexo de suas próprias emoções nos olhos da mãe".

O olhar então não se reduz aos olhos, mas a todas as ações, gestos, condutas e movimentos dirigidos à criança que veiculam o que ela causa a mãe.

Por esse olhar a criança constitui uma imagem de si, uma imagem de seu corpo que lhe permita dispor dele na relação com o mundo e "tomá-lo como referência para a fala, para poder dizer 'eu'. É na relação com a mãe que se estrutura esse Eu da criança, elemento importantíssimo para sua saúde mental"[4].

DA AMAMENTAÇÃO AO DESMAME: A ENTRADA NA CULTURA E NO SOCIAL... E UM ALERTA

O vínculo da mãe com seu filho, representado pela diversidade de cuidados que ela pode dispensar-lhe, promove ao mesmo tempo o desejado apego e a separação necessária, que servirá de matriz para todas as outras modalidades de relação que a criança estabelecerá ao longo da vida, substituindo a figura da mãe – objeto primordial – por todas as outras pessoas significativas, objetivos, interesses, alvos com que deverá se envolver.

Citando Brauer[4], "a mãe e a relação com a mãe representam a possibilidade de viver para a criança, no sentido mais amplo. Separar-se dela representa a possibilidade de viver em uma cultura humana".

O momento do desmame, tanto para a mãe como para a criança, deve ser sentido não como um rompimento do vínculo, mas como uma mudança na relação, causa e efeito de se agregar novos elementos no vínculo, advindos da cultura na qual estão inseridos, o que confere um valor diferente a cada um do par diante do outro e a si mesmo.

Para a mãe, a amamentação com sua conotação de incorporação, interiorização, é uma experiência essencial na medida em que da fusão psíquica em que se transformou a fusão física da gestação, necessária à sobrevivência do recém-nascido, deve ser conduzida para o tempo da separação – no qual suas outras demandas e interesses possam ser visados para que, por contingência, também a criança possa visar outros objetos pulsionais, que não apenas o leite/seio da mãe, no caminho para a autonomia e a independência próprias ao desenvolvimento.

Penso que para o benefício da questão algumas considerações finais devam ser feitas.

Ao fazermos um recorte da questão da amamentação pelo foco das vantagens ou da importância, fica impossível evitar situá-la no cerne mais amplo do vínculo mãe-filho e de sua condição prioritária, que é a constituição do sujeito, a construção de uma identidade para a criança, que, em última análise, representa a estrutura psíquica do indivíduo e sua condição de sanidade.

Salientamos que além de se saber somaticamente separado do outro e do mundo ao seu redor, o sujeito também deve se saber amado para que possa se amar e, por isso mesmo, manter o impulso na direção de sua própria sobrevivência. Amado e necessário para pelo menos uma pessoa significativa que, no princípio da vida, em geral é a mãe.

Para a criança, o prazer da amamentação está também em ter essa mãe-seio que se oferece a ela, provendo satisfações que vão além do saciar a fome, advindas de outras experiências sensoriais – calor, cheiro, movimento.

Uma concepção a esse respeito* é que se deixar devorar prazerosamente pela criança, deixar-se mamar, é um dos melhores modos de demonstrar que ela é amada, importante e necessária. Mas não é o único.

O psiquismo, instituição de uma boa subjetividade, não tem estrita dependência da amamentação para cumprir bem a única coisa necessária nessa etapa de sua construção: a identidade amorosa.

Devemos ter isso em mente ao lidar com duplas mãe-filho, em que por algum motivo, a amamentação torna-se impossibilitada de ocorrer. Uma coesão familiar, para lidar com o desespero e administrar as dificuldades, pode garantir à criança a conquista de sua constituição como sujeito com uma boa identidade, porque há inúmeros outros modos por meio dos quais a família e a mãe em particular podem assegurar à criança o quão necessária e desejada ela é. Só um está bloqueado.

O pediatra com sua relação de proximidade com a mãe, ou os pais, é um fator indispensável na sustentação das ansiedades maternas.

Numa aposta semelhante a que a mãe faz com a criança, ela contém os sentimentos desajustadores e desestruturantes: o desespero, a raiva, a urgência, investindo na possibilidade de a mãe se sentir íntegra e prazerosa com o que pode oferecer a seu filho.

REFERÊNCIAS BIBLIOGRÁFICAS

1. Anzieu A. A mulher Sem Qualidade. São Paulo: Casa do Psicólogo; 1995.
2. Barros JCR, Ferrari VPM. Nutrição do recém-nascido de termo normal. Papel do pediatra. Papel do psicólogo. In: Feferbaum R, Falcão MC. Nutrição do Recém-Nascido. São Paulo: Atheneu; 2003. p. 229.
3. Boukobza C. O desamparo parental perante a chegada do bebê. In: Bernardino L, Fernandes CRM org. O Bebê e a Modernidade: Abordagens Teórico-Clinicas. 1ª ed. São Paulo: Casa do Psicólogo; 2002. p.15-25.
4. Brauer JF. A retirada das fraldas. Pediatria Moderna 1995;31(6); 1005-6.
5. Mannoni M. A Criança, sua Doença e os Outros. Rio de Janeiro: Zahar; 1980. p. 29-66.
6. Posternak L. Da necessidade à demanda: a alimentação do bebê. In: Bernardino L, Fernandes CRM (org.). O Bebê e a Modernidade: abordagens teórico-clínicas. São Paulo: Casa do Psicólogo; 2002. p.137-42.
7. Winnicott DW. Preocupação maternal primária. 1978; 494 apud Bernardino LF, Fernandes CRM. 2002;18.

---

* Oswaldo DM, Di Loretto. Psiquiatra. Fundador da Comunidade Terapêutica Enfance. Comunicação pessoal.

5.9

Aleitamento Materno: Aspectos Maternos

- BENEFÍCIOS BIOPSICOSSOCIAIS DO ALEITAMENTO MATERNO PARA A MÃE
- SEXUALIDADE, GESTAÇÃO E AMAMENTAÇÃO
- ANTICONCEPÇÃO E AMAMENTAÇÃO

5.9.1 BENEFÍCIOS BIOPSICOSSOCIAIS DO ALEITAMENTO MATERNO PARA A MÃE

Ingrid Elisabete Bohn Bertoldo
Marcos Leite dos Santos

REALIZAÇÃO E SAÚDE DA MULHER

A mulher, tema de várias músicas, livros, revistas, pesquisas, é um ser humano, visto muitas vezes como um objeto de prazer e que, para sobreviver e/ou viver em nossa sociedade, e no mercado de trabalho, além de suas atividades diárias como mulher e mãe, necessita desempenhar atividades complexas, ser um profissional híbrido para corresponder ao paradigma social exigido.

Carraro refere que esta mulher é "*um ser humano, singular, integral, indivisível, insubstituível, pleno na sua concepção de interagir com o mundo. E como dizia Nigthingale, já em 1859, é um ser humano que possui poder vital usado para vivenciar e enfrentar situações tais como o puerpério*"[2]. Já na página 97, a mesma autora afirma que "*Nightingale, influenciada pela visão de Hipócrates, considerava que o ser humano possui um poder vital usado para vivenciar o processo saúde-doença*"[2]. E complementa: "*o poder vital pode ser definido como uma força interna, inata ao ser humano, a qual tende para a vida ou para a morte*"[2]. Pode projetar o ser humano para a vida e no processo saúde-doença, quando canalizado para a saúde, reage contra a doença. Assim, se o poder vital for potencializado, a mulher poderá estar mais revitalizada para enfrentar o puerpério. Sendo o puerpério, conhecido também como pós-parto, traz consigo uma grande carga cultural, em que várias crenças, costumes e mitos se salientam. Essa carga cultural precisa ser considerada e respeitada, a fim de que o nosso cuidado seja individualizado e humanizado.

Em relação à mulher no período puerperal, a mesma autora chama a atenção para o fato de que "*mesmo que ela já tenha experienciado o 'ser mãe', neste momento ela está vivenciando uma nova experiência, é uma nova situação, e ela a vivencia de maneira singular*"[2].

Nós, profissionais da saúde, habitualmente deixamos de trocar informações e conhecimentos com essas mulheres, simplesmente por acharmos que não é necessário, talvez por acreditarmos que por já terem experienciado o ser mãe não necessitam de informações mais detalhadas ou de um cuidado mais individualizado. A arte do saber cuidar com sensibilidade, criatividade, imaginação e habilidade pode ser determinante na ciência do cuidar/tratar.

Uma pequena diferença em nossa atitude profissional certamente irá determinar uma grande diferença no cuidado oferecido às mulheres. Precisamos instrumentalizarmos para cuidar. Não é simplesmente ao vestir o branco que nos tornamos profissionais eficientes e calmos, como em um passe de mágica[12].

Muitas vezes, não precisamos falar nada, apenas dedicar um tempo às mulheres: para que elas sintam que estamos com ela, junto dela!

Carraro e Randüz afirmam que "*este 'estar com' pode tomar diversas formas: o segurar suas mãos, o sorrir, o secar seu suor, um olhar...o ouvir, sim! Nem sempre precisamos falar! Muitas vezes é preciso ouvir e demonstrar: estou aqui*"![3]

Aprendendo a valorizar o poder vital de cada mulher, reconhecendo o momento adequado para a educação em saúde, valorizando o cabedal de conhecimento que a mulher e sua família possuem, identificando os recursos disponíveis que facilitam o exercício do cuidado com o objetivo de potencializar o poder vital dessa mulher/família favorecendo sua recuperação e proporcionando conforto e apoio, estaremos individualizando e humanizando o nosso cuidado e assim conferindo-lhe uma nuança de "Ciência e Arte".

Ao trabalharmos com mulheres grávidas ou em fase de lactação, temos vários aspectos a considerar para assim podermos oferecer-lhes auxílio mais efetivo. Elas se encontram em um período no qual o nível de consciência pode estar bastante alterado e sua sensibilidade muito aflorada. Precisamos ter uma postura de acolhimento com essas mulheres, e as informações serem repetidas em vários encontros e momentos, para que sua compreensão aconteça. E quando familiares estiverem presentes, essas informações ficam ainda mais fortalecidas. É importante investir esforços e criatividade em nosso processo cuidativo com pessoas que estão "gerando pessoas e oferecer a esses novos seres um bom acolhimento"[10].

Hawkins e Gorvine mencionam que "*adaptações biofísicas assim com psicossociais são necessárias para evitar crises*"[5]. Mulheres mencionam sentirem-se isoladas, sem liberdade após a gravidez. Essas observações vêm ao encontro do que vivenciamos em ambientes onde cuidamos de mulheres-puérperas acompanhando seus recém-nascidos.

Bertoldo[1] afirma que, se na amamentação a mulher se encontra em um estado de consciência alterado, como um "embotamento" do racional e uma exacerbação do emocional, por que não aproveitar e investir nisso? Fica mais fácil, por exemplo, incentivar e reconhecer a intuição, o autoconhecimento e as formas não-verbais de comunicação do que insistir em estimular o racional.

Na literatura encontramos uma diversidade de referências quanto ao conceito de **saúde**. Esse conceito difere de autor para autor, refletindo diferentes aspectos, os quais se modificam no decorrer do tempo. Dentro dessa lógica, Minayo complementa afirmando que o "*novo contém o antigo incluindo-o em uma nova perspectiva*"[9].

E quais os benefícios do aleitamento materno para a saúde das mulheres?

Sabemos que o aleitamento materno traz inúmeras vantagens biopsicossociais para a mulher. Sob o ponto de vista biológico, assim que a placenta é eliminada, os hormônios ocitocina e prolactina, dentre tantos outros, entram em ação, comandando esse espetáculo da natureza!

A ocitocina liberada na amamentação, para auxiliar a contração das células mioepiteliais, contribui para a ejeção láctea. Ela também é responsável pela contração uterina após a saída da placenta, assim a mulher que amamenta imediatamente após o nascimento reduzirá o risco de hemorragia pós-parto e estará preservando os níveis séricos de ferro. O gasto energético desprendido na amamentação e o aumento do metabolismo contribuirão para um retorno mais rápido ao peso ideal, aumentando, assim, a auto-estima dessa mulher.

Além das ações mecânicas, têm também os efeitos comportamentais. De todas a ações desse hormônio, a que mais chama a atenção é a que define a ocitocina enquanto um hormônio altruísta. A partir do mapeamento dos receptores de ocitocina em diferentes partes do cérebro, os neurofisiologistas chegaram à conclusão de que a ocitocina é uma mediadora importante, qualquer que seja a faceta do amor[11], seja durante o ato sexual, seja durante um flerte ou durante a amamentação.

A prolactina, que como todos sabem é a responsável pela produção do leite, deve ser estimulada (8 a 12 vezes/dia) através do reflexo mamilar, para que a lactopoese se mantenha durante o tempo desejado pela mulher. O que mais recentemente foi divulgado é o efeito desse hormônio em conjunto com a ocitocina. Os neurofisiologistas concluíram que essa associação direciona o amor dessa mulher para seu filho. Ou seja, altos níveis de ocitocina liberados concomitantemente com a prolactina contribuem para o aumento do amor materno, enquanto altos níveis de ocitocina e baixos níveis de prolactina estão relacionados ao amor genital[11]. Essas ações comportamentais desses hormônios sugerem que a amamentação funciona como facilitadora do relacionamento entre a mulher e seu recém-nascido, favorecendo o vínculo afetivo e, consequentemente, contribuindo para o aumento do prazer e da felicidade dessa mulher nesse período.

Para essa etapa acontecer de maneira mais tranqüila para a mulher, é necessário que a equipe de cuidadores conheça o mecanismo de produção e ejeção do leite, assim como as crenças e os mitos em relação ao aleitamento materno, a cultura na qual está inserida essa mulher e seus familiares. Importante, ainda, que fique atenta ao estado da mulher como um todo, como está seu estresse físico e emocional, seu ambiente familiar, estrutura de apoio, como está seu recém-nascido. Medo e experiências anteriores podem ser revividos nesse momento e dificultar essa nova experiência. São vários fatores que interferem diretamente nessa fase, isso pode manifestar-se de maneira consciente ou inconsciente. Quando a mulher puérpera está razoavelmente atendida em suas necessidades básicas, ela tende a enfrentar esse período de maneira mais tranqüila e segura, e com seu poder vital mais fortalecido[1].

Se acrescentarmos a esse conhecimento o fato de que tanto a mulher quanto o recém-nascido liberam grandes quantidades de endorfina durante o aleitamento (que, como qualquer opióide, pode levar a estados de dependência), podemos sugerir que a interação desses hormônios facilitará ainda mais o estabelecimento do vínculo afetivo, contribuindo para uma capacidade adaptativa maior nesse período crítico da vida da mulher e do recém-nascido.

Além das vantagens psicológicas, a mulher que amamenta estará mais protegida contra o câncer de mama, ovário e útero; assim como provavelmente contará com uma proteção extra contra osteoporose após a menopausa.

Alguns resultados de estudos sobre amamentação e o risco de câncer de mama e ovário no período após a menopausa têm sido inconsistentes, com muitos investigadores concluindo que a amamentação não influencia no risco. Porém, ao se deter nos detalhes dessa relação, incluindo possível modificação no risco pela idade que a mulher amamentou pela primeira vez e o número de crianças por ela amamentadas, pode-se observar que as mulheres que amamentaram pelo menos 16 meses experimentaram uma redução no risco de câncer de mama, quando comparadas a mulheres que nunca amamentaram (OR, 0,73; 95% intervalo de confiança, 0,52-1,01). O risco diminuiu com o número de crianças amamentadas, mas a associação se atenuou depois de controlar para o tempo total de amamentação dessa mulher. O risco de câncer era 30% menor nas mulheres que amamentaram pela primeira vez entre 20 e 24 anos de idade quando comparadas às que nunca amamentaram (OR, 0,69; 95% intervalo de confiança, 0,54-0,88), independente do efeito da idade materna por ocasião do primeiro nascimento. Esse estudo provê alguma evidência de que o efeito protetor de amamentar persiste nos anos de após a menopausa[4]. Outros autores fizeram uma revisão sistemática da literatura, vindo a reforçar esse resultado[6].

No que tange ao câncer de ovário, alguns autores apontam um fator de proteção, também relacionado ao tempo de amamentação (RR 0,79 por ano de amamentação – p = 0,034)[13].

A relação entre lactação e câncer de endométrio foi avaliada pela OMS, em um estudo do tipo caso-controle, multinacional, baseado em dados hospitalares. Esses dados foram coletados entre 1979 e 1988, em seis países, incluindo quatro em desenvolvimento. O risco de câncer endometrial parece estar relacionado aos níveis de estrogênio. Observa-se uma correlação entre o aumento dos níveis endógenos ou exógenos de estrogênio e o câncer de endométrio e um risco reduzido quando o estrogênio sofre a oposição da progesterona. Durante a amamentação, há menor exposição ao estrogênio endógeno, sugerindo que a amamentação possivelmente venha a reduzir o risco de câncer de endométrio.

Nesse estudo, observou-se redução significativa do risco de câncer endometrial relacionado com a duração da lactação. Esse risco parece ser mais baixo em mulheres que amamentaram recentemente, e o efeito protetor aparentemente é reduzido com o tempo desde a cessação da amamentação[14].

Huo, ao estudar a relação entre fatores reprodutivos e suas influências sobre o risco de fratura de quadril em mulheres chinesas, concluiu que há uma redução de risco de 13% a cada seis meses de amamentação. Eles concluem que o aleitamento prolongado está associado a uma redução no risco de fraturas de quadril[7].

Dentro desse contexto puerperal, uma das vantagens do aleitamento materno para a saúde da mulher é sua realização quando esta o desejar, desde que *"este trajetar seja acompanhado em sua totalidade e não apenas a interface do aleitamento materno"*[1].

Profissionais de saúde devem saber "observar com profundidade" facilitando assim à mulher, membro de uma família, escolher mecanismos adaptativos ao seu processo de viver, e assim oferecer uma assistência "criteriosa e humana" para ela "trajetar a seu modo". Devem incluir a puérpera e sua família, não como receptores passivos, mas como atuantes na assistência, compartilhando saberes e responsabilidades, adotando uma postura reflexiva ao cuidar.

Ao prestarmos cuidado integral à mulher-puérpera/família possuidora de um poder vital interagindo com seu meio ambiente, estaremos favorecendo para que o processo da amamentação proporcione satisfação à mulher. E quando isso não acontece como desejamos, podemos criar situações constrangedoras para a mulher e a equipe cuidadora.

Lana (2001, p. 6) afirma que: "ser mãe pressionada pelo paradigma vigente pode ser padecer. Ser mãe vinculada afetivamente ao filho é um paraíso. E a amamentação é uma das chaves desse paraíso". E complementa: *"A mãe não poderá jamais ser tratada como um objeto, uma espécie de mamadeira natural. Deve, sim, ser o centro de nossa atenção e ação. A amamentação só se dá através dela, e só se dará a contento se suas necessidades físicas, emocionais, sociais, culturais, intelectuais e profissionais forem pelo menos razoavelmente atendidas. É preciso cuidar bem da mãe para que ela possa cuidar bem do bebê"*[8].

Sabemos que nem todas as mulheres querem e conseguem amamentar, mesmo tendo condições para tal. Quanto maior for a capacidade do serviço em lidar com os conflitos e com as ambigüidades que se colocam entre seu querer e poder amamentar, mais amparada essa mulher estará para desempenhar seu papel de mulher, mãe e nutriz[15].

A mulher estando com seu poder vital fortalecido apresentará melhores condições para vivenciar esse período a seu modo. Algumas mulheres relatam que é um momento todo especial para ambos: mãe/filho; ao sentir o leite descer, a maioria das mulheres sente bem-estar que as leva a relaxar, mudando inclusive de comportamento com os familiares. Algumas referem ser excelente indutor do sono. Momento de estar só com seu filho e curtir essa intimidade com ele. Pode ser uma fonte de prazer. *"A mulher que amamenta continua a gerar vida através do alimento que brota do seu corpo". "Eu alimento porque gosto, sai quentinho, gosto de ficar perto dele"*. Algumas referem ter sido a melhor fase de suas vidas. Com o desenvolvimento do filho, a auto-estima é elevada, ganham atenção e carinho de familiares e isso tudo é muito compensador!

"O momento da amamentação é divino: quando você coloca o filho nos braços, olho-no-olho, é absolutamente lindo! A mulher não pode deixar de ter essa grande oportunidade. É um ato sublime e de amor!" Algumas mulheres relatam que a relação com o filho que amamentam por um período mais prolongado é muito boa, é diferente, mais intensa. É motivo de orgulho! Através desse contato íntimo, freqüente e prolongado temos a possibilidade de desenvolver um forte vínculo afetivo. *"Ele parece sempre estar ainda ligado à minha pessoa, continuando ser meu bebê". "Quando minha filha chora, sou eu que a consolo, isto é muito gratificante, não é a chupeta ou a mamadeira".*

A mulher ao realizar-se amamentando seu filho estará combatendo a violência intrafamiliar. E conforme estudiosos desse tema a mulher amamentando seu filho "estará dando o primeiro passo para uma sociedade baseada nos valores do coração".

Outra realização é a possibilidade de a mulher refletir e definir prioridades de saúde, que devem satisfazer seus objetivos vitais e alcançar seu bem-estar.

Autonomia, criticismo e capacidade de reflexão são características dos seres humanos. Tendo-as respeitadas e estimuladas, a mulher terá habilidade para definir prioridades de saúde. A equipe cuidadora deveria refletir mais sobre esses aspectos, e assim conduzir esse momento da mulher/família com mais sabedoria e sensibilidade.

Os mestres exemplares da história nos recordam uma atitude fundamental que devemos ter para a integralidade do ser humano: o cuidado. Dentro dessa perspectiva, é que nosso trabalho com a puérpera/recém-nascido/família deve ser conduzido.

Em nossa prática cuidativa, precisamos usar menos normas, rotinas e discursos em nossos cuidados e reaprender a pensar nosso fazer na perspectiva de melhorar e/ou modificar nosso atendimento[1]. Valorizar a observação, pois ela confere experiência, tornando-nos mais sábios em nosso processo de cuidar.

Quando desenvolvemos atividades junto à mulher/recém-nascido/família e paramos para refletir estamos buscando conhecimento para qualificar nosso trabalho. Essas são atitudes louváveis que devem ser compartilhadas! Dessa forma, acreditamos estar contribuindo definitivamente para a melhora na qualidade dos serviços prestados por todos nós!

REFERÊNCIAS BIBLIOGRÁFICAS

1. Bertoldo IEB. Uma trajetória com mulheres puérperas: do alojamento conjunto ao domicílio, vivenciando o modelo de cuidado de Carraro. [Dissertação (Mestrado em Enfermagem)]. Florianópolis: Universidade Federal de Santa Catarina; 2003.
2. Carraro TE. Resgatando Florence Nightingale: a trajetória da enfermagem junto ao ser humano e sua família na prevenção de infecções [Dissertação (Mestrado em Enfermagem)]. Florianópolis: Universidade Federal de Santa Catarina; 1994.
3. Carraro TE, Radünz V. A empatia no relacionamento terapêutico: um instrumento do cuidado. Cogitare Enfermagem 1996; 1(2):50-2.
4. Enger SM, Ross RK, Paganini-Hill A, Bernstein L. Breastfeeding experience and breast cancer risk among postmenopausal women. Cancer Epidemiology, Biomarkers & Prevention: a Publication of the American Association For Cancer Research, Cosponsored. Am Soc Prev Oncol 1998;7(5):365-9.
5. Hawkins JW, Gorvine B. Postpartun Nursing: Healt Care of Women. New York: Springer Publishing; 1995.
6. Helewa M, Levesque P, Provencher D, Lea RH, Rosolowich V, Shapiro HM et al. Breast cancer, pregnancy, and breastfeeding. 2002;24(2):164-80; quiz 181-4.
7. Huo D, Lauderdale DS, Li L. Influence of reproductive factors on hip fracture risk in Chinese women. Osteoporosis International: a Journal Established As Result of Cooperation Between the European Foundation For Osteoporosis and the National Osteoporosis Foundation of the USA 2003;14(8): 694-700.
8. Lana APB. O livro de estímulo à amamentação: uma visão biológica, fisiológica e psicológica comportamental da amamentação. São Paulo: Atheneu; 2001.
9. Minayo MCDS. O desafio do conhecimento: pesquisa qualitativa em saúde. 2ª ed. São Paulo. Rio de Janeiro: HUCITEC-ABRASCO; 1993.
10. Maldonado MT. Psicologia da gravidez, parto e puerpério. Petrópolis: Vozes; 1985.
11. Odent M. O Camponês e a Parteira: Uma Alternativa à Industrialização da Agricultura e do Parto. São Paulo: Gound; 2002.
12. Randünz V. Cuidando e se confortando: fortalecendo o "self" do cliente oncológico e o "self" da enfermeira [Dissertação (Mestrado em Enfermagem)]. Florianópolis: Universidade Federal de Santa Catarina; 1994.
13. Risch HA, Weiss NS, Lyon JL, Daling JR, Liff JM. Events of reproductive life and the incidence of epithelial ovarian cancer. Am J Epidemiol 1983;117(2):128-39.
14. Rosenblatt KA, Thomas DB. Prolonged lactation and endometrial cancer. WHO Collaborative Study of Neoplasia and Steroid Contraceptives. Int J Epidemiol 1995;24(3):499-503.
15. Silva IA. Amamentar: uma questão de assumir riscos ou garantir benefícios. São Paulo: Robe Editorial; 1997.

5.9.2 SEXUALIDADE, GESTAÇÃO E AMAMENTAÇÃO

Tânia das Graças Mauadie Santana

A sexualidade, entendida a partir de um enfoque amplo e abrangente, manifesta-se em todas as fases da vida de um ser humano e, ao contrário da conceituação vulgar, tem na genitalidade apenas um de seus aspectos, talvez nem mesmo o mais importante. Dentro de um contexto mais amplo, pode-se considerar que a influência da sexualidade permeia todas as manifestações humanas, desde o nascimento até a morte.

(Nelson Vitiello, 1994)

A sexualidade deve ser entendida de modo abrangente, em seu sentido mais amplo, ou seja, no conjunto das relações sociais, por ela existir durante toda a vida do indivíduo e por se manifestar sob diversas maneiras, como falar, andar, dançar, comer acariciar, ter relação sexual, amamentar, trabalhar etc. Nesse contexto, pode-se dizer que a sexualidade é a própria energia vital e que deve ser vista, sempre, como fenômeno biopsicossocial.

A sexualidade humana, ao contrário da encontrada em outros mamíferos, excede o componente biológico, principalmente devido ao tipo especial de ciclo reprodutivo que apresenta. As mulheres, diferentemente das fêmeas de outras espécies, podem exercer prazerosamente a sexualidade independentemente de seus períodos férteis e mesmo durante a gestação e fase de aleitamento. Apesar de esse fato dar vantagens de opção, isso obrigou a criação de inúmeras normas sociais de conduta que passaram a determinar hábitos e comportamentos que se tornaram mais importantes para o exercício da sexualidade do que o próprio componente biológico. Portanto, os fatores socioculturais são os que mais definem quais os estímulos que apresentam conotações sexuais, na dependência de costumes, grupamentos étnicos, época considerada e variações de gênero. Durante o ciclo gravídico-puerperal da espécie humana não há interrupção da atividade sexual, porém esse comportamento é acompanhado de muitas dúvidas, fantasias, preconceitos e tabus, devido à importante influência dos fatores sociais, culturais e religiosos[20].

A mulher, durante toda sua existência, passa por períodos de crises decorrentes de mudanças biológicas, psicológicas e socioculturais. A adolescência, o ciclo gravídico-puerperal e o climatério são fases críticas que poderão ser vivenciadas de maneira positiva ou não, dependendo das características intrapsíquicas e da história de vida de cada mulher. A reação a essas mudanças depende do significado que cada uma dá para esses momentos de crise e está relacionada com sua identidade feminina e com os padrões culturais de seu meio. Portanto, é muito importante a maneira como as mulheres transmitem, umas para as outras, as experiências vividas nesses períodos de transições biopsicossocioculturais.

Durante a gravidez e puerpério a mulher vivencia uma série de incertezas e sofre pressões sociais, exigindo que seja uma mãe perfeita. Os deveres de mãe são cobrados pela sociedade, pela família, pelo marido e pela própria mulher. O medo de falhar faz com que a mulher se submeta a qualquer sacrifício. A influência religiosa judaica-cristã leva a mulher a ir em busca da perfeição e da pureza diante da maternidade, afastando-a do sexo porque este tem conotação de pecado. O homem também passa pelo mesmo processo, reforçando esse tabu que afasta o casal do exercício saudável da sexualidade durante a gravidez e o puerpério. Tanto o homem quanto a mulher procuram ter justificativas variadas para esse afastamento e, na grande maioria das vezes, não reconhecem essa ligação do sexo ao pecado[3].

Outra pressão sofrida pela mulher é a expectativa familiar e social de que ela tenha total aceitação pela maternidade e só demonstre felicidade. Desde criança ela é educada com a noção de que sua vocação primordial, básica, quase exclusiva, é a maternidade e que a mulher só se realiza quando tem filhos. Além disso, existe também o "mito da maternidade feliz" que impede a mulher de demonstrar qualquer tipo de insatisfação ou de manifestar sentimentos de ambivalência, preocupações, ansiedades ou tristezas, vivendo secretamente essas sensações com culpa, sentindo-se uma "mãe desnaturada"[7,9,11]. Atualmente, as mulheres já advertem para o fato de que têm o direito de decidir ter filhos ou não e que, se optarem pela maternidade desejada, elas se sentirão muito felizes e realizadas, embora não seja verdade que essa opção tenha que ser sempre e em todos os casos a maior satisfação e a única realização para elas. A mulher moderna, para sentir-se feliz e realizada, deve procurar utilizar ao máximo seus potenciais intelectuais, criativos e afetivos[9].

O papel do médico nesse tipo de atendimento é muito importante para poder ajudar a mudar esse esteriótipo de mulher/mãe. Se a mulher não olhar esse fato de maneira mais ampla, ela pode ver-se condenada a seguir os mesmos padrões de vida das mulheres que fizeram parte de sua história. O profissional pode ajudá-la a descobrir que existem outras alternativas, encorajando-a a assumir e a expressar seus sentimentos diante das dificuldades, alegrias ou tristezas que está vivenciando nesse momento. Mais importante do que dar conselhos é a atitude acolhedora do médico em ouvir e compreender as queixas das clientes, eximindo-se de julgamentos preconceituosos.

Ainda hoje existe muita dificuldade e despreparo dos profissionais da área da saúde em lidar com questões que envolvem valores sociais e preconceitos, como é o caso do estudo da sexualidade humana no ciclo gravídico-puerperal. A gestação vem acompanhada de fantasias, superstições e mitos, contradições relativas ao papel de mãe e de mulher e sofre influência religiosa do cristianismo que assemelha a mulher que se torna mãe à Virgem Maria, mulher pura e assexuada. Esse fenômeno sociológico é chamado de "marianismo".

A atitude do profissional e o papel de educador que ele exerce são de relevante importância no atendimento às gestantes e seus companheiros e consiste em ouvir, compreender e refletir com eles sobre suas dúvidas, sem tentar impor os próprios valores socioculturais. Portanto, são necessários treinamentos e vivências em Educação Sexual para as equipes multiprofissionais, para que passem por um processo de reflexão sobre questões da sexualidade, revendo e reformulando os próprios conceitos e, assim, possam melhor ajudar e orientar os clientes.

A desinformação e o desconhecimento do próprio corpo independem da classe social à qual a mulher pertence e, culturalmente, fazem parte do modelo feminino. A única diferença é que a mulher de nível sócioeconômico mais elevado tem melhor acesso aos meios de informação. O conhecimento da anatomia e fisiologia do corpo e a informação sobre questões de saúde e sexualidade ajudam a esclarecer as fantasias e superstições das mulheres e dos seus companheiros, deixando-os livres para exercerem a sexualidade com mais plenitude.

As contradições relativas aos papéis de mãe e de mulher aparecem também como um conflito nesse momento de vida. A mulher deve estar preparada para exercer esses dois papéis, sem deixar que um anule ou negue o outro. Aqui devemos reforçar a importância do homem em resgatar o lado feminino da mulher, retornando à atividade sexual o mais breve possível.

ASPECTOS ORGÂNICOS DA SEXUALIDADE NO CICLO GRAVÍDICO-PUERPERAL

Os estudos de Masters e Johnson[12] demonstraram que durante a gestação ocorrem algumas alterações anatômicas e fisiológicas nos órgãos sexuais femininos que podem mudar a resposta sexual, mas que não justificam o afastamento da atividade sexual.

- Modificações que ocorrem no organismo da gestante:
  - Hipertrofia e congestão das mamas que aumentam sua sensibilidade à dor e podem deixar de funcionar como áreas erógenas.
  - Maior vascularização dos órgãos pélvicos, ocasionando maior lubrificação vaginal na fase de excitação, e na fase de platô pode haver uma extensão dessa fase, provocando maior tensão sexual.
  - Edema e congestão da parede vaginal, além do aumento do volume do útero, que pode ocasionar desconforto à penetração do pênis.
  - Algumas mulheres percebem, na fase orgásmica, pequenas contrações uterinas, que podem durar até um minuto, sendo habitualmente indolores e que não prejudicam a evolução da gravidez, já que não apresentam características necessárias para promover a dilatação do colo uterino.

- A abstinência sexual só se justifica no caso de haver alguma intercorrência obstétrica ou ginecológica, como:
  - Dores abdominais e/ou na vagina.
  - Dor nas relações sexuais (dispareunia).
  - Sangramento genital.
  - Ruptura da bolsa amniótica.
  - Ameaça de abortamento ou de trabalho de parto prematuro.
  - Vaginites.
  - Doenças sexualmente transmissíveis.

- Modificações que ocorrem no organismo da puérpera que podem alterar a resposta sexual:
  - Congestão mamária, ingurgitamento mamário, mastites, fissuras, dando sensação dolorosa. Os mamilos e as aréolas deixam de funcionar como regiões erógenas, dando desconforto e dor.
  - Alterações geniturinárias devido ao hipoestrogenismo, dando dor e sensação de ardência vaginal nas relações sexuais (dispareunia). No pós-parto ocorre baixa dos níveis de estrogênio, levando a uma diminuição da elasticidade da mucosa vaginal e redução da sua lubrificação, promovendo sensações de ressecamento, dor e ardência vaginais durante o coito e, muitas vezes, também podem provocar sintomas urinários como disúria e polaciúria (cistite traumática).
  - Hiperprolactinemia. A prolactina é um hormônio produzido pela hipófise anterior, cuja função primordial é a produção de leite durante a amamentação. Atua competindo com os receptores dos andrógenos e por meio de mecanismo de *feedback* negativo diminui a produção de testosterona e de dopamina. Níveis elevados de prolactina podem causar depressão e diminuição acentuada do desejo sexual e da capacidade orgástica.

Durante a gestação e puerpério a função sexual está preservada, a resposta orgânica é que está alterada nesse período. A adaptação do comportamento sexual e a escolha de posições cômodas para o coito no final da gestação ajudam a manter um bom relacionamento do casal[10,18].

ASPECTOS EMOCIONAIS DA SEXUALIDADE NO CICLO GRAVÍDICO-PUERPERAL

As alterações anatômicas e funcionais que ocorrem durante a gravidez comprovadamente não impedem o exercício da sexualidade, o que só ocorre quando a evolução da gestação não é normal. Para explicar as alterações da sexualidade durante a gravidez, encontramos os fatores emocionais, que são vários. No seu desenvolvimento emocional a mulher atravessa três importantes períodos de transição: a puberdade, a gravidez e a menopausa, vivenciando uma crise nesses períodos. As emoções evocadas na gravidez são profundas e contraditórias, ao mesmo tempo que ocorre a necessidade de reestruturação e reajustamento. A mulher adquiriu culturalmente a idéia de que sua capacidade de resposta sexual está limitada. Muitas vezes, as mulheres ficam preocupadas com seus maridos porque o médico, às vezes, recomenda a abstinência sexual prolongada. Ainda hoje é comum alguns médicos recomendarem a abstinência a partir do oitavo mês, levando o casal a passar, no mínimo, três meses sem atividade sexual, pondo em risco o sucesso do relacionamento do casal. Outras vezes, porque o companheiro perde o interesse sexual, atribuindo a alterações da silhueta corporal. Muitos companheiros admitem relacionamento extraconjugal, não somente porque acham as mulheres menos atraentes, como também pelas restrições impostas pelos médicos. Essa atitude geralmente leva a uma deterioração do vínculo conjugal[20].

A gravidez pode tanto aproximar o casal e fortalecer o laço afetivo, como pode, também, trazer possibilidades de separação. Muitas mulheres terminam a gravidez, mas não solucionam seus conflitos e os problemas sexuais podem surgir e persistir além do período puerperal, tendo como justificativa outros motivos como cansaço físico, preocupações com os filhos etc.[3].

Tedesco afirma que o componente emocional básico da gravidez é a ansiedade que permeia toda a gestação e que aumenta gradativamente à medida que se aproxima o parto. As causas dessa ansiedade são várias e diferem entre si quando se analisam os diferentes períodos da gestação. No primeiro trimestre: regressão, negação e ambivalência; no segundo trimestre: investimento narcíseo, ligação com o filho, visto como ser independente, e medo de malformação; no terceiro trimestre: medo do parto, da perda do estado gravídico e do papel de mãe. A grávida que não consegue identificar ou elaborar essa ansiedade provavelmente vai ter sua função sexual prejudicada[17].

RESPOSTA SEXUAL E COMPORTAMENTO SEXUAL NA GRAVIDEZ

Na literatura encontramos que a maioria das gestantes apresenta diminuição do desejo sexual, excitação e orgasmo. Essas alterações na resposta sexual durante a gravidez não se justificam pelas alterações somáticas decorrentes do estado gestacional. A maioria dos autores[4,10,12] encontrou diminuição do interesse sexual no primeiro e terceiro trimestres da gravidez, com melhora no segundo trimestre, alcançando, algumas vezes, os padrões pré-gravídicos. Outros autores[15,18] encontraram um decréscimo progressivo do interesse sexual durante toda a gravidez.

Em trabalho realizado por Vitiello et al.[19], foi encontrada diminuição do desejo sexual em 41% das gestantes estudadas. Esse trabalho analisou a resposta sexual de 224 pacientes com idade gestacional entre 28 semanas e o termo, que tinham resposta sexual normal antes da gravidez. Encontraram disfunções em 54,9%, alterações mais freqüentes no segundo trimestre. Em 50,4% houve diminuição da libido e do orgasmo e em 4,5% houve aumento da tensão sexual.

Masters e Johnson[12] comprovaram que as contrações uterinas na fase orgásmica, mesmo no terceiro trimestre, não acarretam perturbação fetal, nem aumentam a freqüência de prematuridade, e que, durante a gestação, existem alterações significativas da libido e do orgasmo, afirmando ser freqüente a detecção de disfunções sexuais nesse período. Encontraram em suas pesquisas o aumento significativo da sexualidade durante o segundo trimestre em 80% das gestantes. Observaram, também, a presença de orgasmos múltiplos em algumas grávidas estudadas.

Solberg, Butler e Wagner[15] constataram decréscimo regular e sistemático da atividade sexual durante a gravidez na maioria das puérperas estudadas. A maior parte das mulheres relatou menor freqüência de orgasmos durante o coito, embora uma pequena percentagem comunicasse a ocorrência de aumento. Nos dois primeiros trimestres, a maioria dos casais havia usado a posição superior masculina durante 80% do tempo. No último trimestre, a posição lateral tornou-se a mais freqüente e a posição de penetração por trás foi usada muito mais comumente do que antes. Muitas das gestantes que observaram alterações no seu comportamento ou experiência sexual durante a gravidez atribuíram essas mudanças às seguintes razões: desconforto físico (40%), medo de causar danos ao feto (27%), perda de interesse (23%), desajeitamento durante o coito (17%), recomendação do médico (8%), razões externas à gravidez (6%), perda do poder de atração, segundo as próprias fantasias (4%), recomendação de outra pessoa que não o médico (1%) e outras razões (15%). Em alguns casos, mais de uma razão foi apresentada. Vinte e nove por cento das mulheres receberam instruções de seus médicos para abster-se do coito nas duas a oito semanas antes da data prevista para o parto, essas mostraram maior probabilidade de abster-se durante o último mês.

Falicov[4] encontrou dados similares em suas pesquisas, mas, além disso, verificou que a freqüência do coito e a sexualidade geral, transcorridos sete meses após o parto, ainda eram mais baixas do que os níveis pré-gestacionais. Estudando as mulheres nas quais foi observada diminuição da freqüência sexual, Falicov concluiu que os fatores responsáveis por esse decréscimo foram a fadiga e as tensões psicológicas, uma vez que a maioria informou que o erotismo, o desejo sexual e a capacidade de excitar-se e atingir o orgasmo retornaram com o tempo.

A maioria das mulheres mantém atividade sexual durante a gestação, porém com padrão diferente em relação às não-grávidas. A maioria das pesquisas[4,12,15] demonstra que a freqüência coital diminui no primeiro e terceiro trimestres e fica praticamente inalterada no segundo. Indica, também, que o desejo sexual sofre um declínio progressivo com a evolução da gravidez. O mesmo parece ocorrer com o comportamento sexual não-coital, como masturbação mútua e sexo orogenital. As causas das mudanças do padrão sexual durante a gestação não estão muito claras, mas podem ser atribuídas a fadiga, alterações hormonais ou metabólicas e fatores psicogênicos[14].

AMAMENTAÇÃO E SEXUALIDADE

Ato sexual, parto e amamentação são contatos interpessoais dos mais íntimos, ligados à perpetuação da espécie humana e são dependentes dos mesmos hormônios: estrógeno, progesterona, testosterona, FSH, LH, prolactina e ocitocina, além de apresentarem percepções sensoriais semelhantes e reações emocionais. As respostas psicofisiológicas da lactação e do ato sexual ocorrem de modo semelhante, destacando-se a elevação da temperatura, sudorese, contrações uterinas, aumento do tamanho dos seios, ereção dos mamilos, ejeção láctea e satisfação física[8,13].

Existem outras variáveis, além da lactação, que podem alterar a resposta sexual, dentre elas: fadiga, medo de nova gestação, problemas de comunicação com o parceiro, falta de conhecimento sobre sexualidade e saturação da necessidade de um toque mais íntimo[5].

Sydow refere redução no interesse e desejo sexual de mulheres lactantes, mesmo em sociedades sem tabus sexuais[16].

Mulheres que amamentam apresentam alto nível de prolactina circulante que está parcialmente relacionado com a freqüência de sucção da criança no seio materno. A prolactina elevada suprime a atividade ovariana, diminuindo os níveis de progesterona e estrógeno o que pode levar à atrofia da mucosa vaginal e alteração de sua lubrificação, podendo dificultar o coito[2].

A ocitocina é um hormônio hipofisário liberado durante os atos de amamentar e sexual, por isso algumas lactantes referem ejeção láctea quando sexualmente excitadas. A saída de leite durante o ato sexual pode ser vista de modo negativo por algumas mulheres e seus parceiros, podendo-se sugerir algumas soluções práticas como amamentar o filho ou ordenhar as mamas antes do intercurso sexual e utilizar sutiã durante ele[8].

Algumas mulheres experimentam satisfação sexual durante a sucção dos seios no ato de amamentar. Masters e Johnson[13] referem que algumas dessas mulheres sentem-se culpadas, envergonhadas e até mesmo pervertidas, o que faz com que anseiem por reconstituir suas relações conjugais normais tão rapidamente quanto possível.

No puerpério, a maioria das mulheres aparenta indiferença às questões sexuais e os homens assumem posturas que vão desde a pressão para um retorno precoce à atividade sexual, até ao afastamento e renúncia a essa atividade.

RETOMADA DA ATIVIDADE SEXUAL APÓS O PARTO

Há muitas dúvidas sobre quando pode ser reiniciada a atividade coital após o parto, entretanto, a atividade não-coital, como carícias, afagos, masturbação mútua etc., podem ser imediatamente recomeçadas. No pós-parto imediato, o interesse sexual feminino costuma ser baixo e a época do seu retorno é muito variável. O médico pode incentivar a retomada da atividade sexual tão logo o casal a deseje, porém, tudo vai depender da cicatrização cirúrgica e das condições do pós-parto. Se a cicatrização cirúrgica ocorrer sem problemas, o casal poderá retomar o sexo vaginal após três ou quatro semanas, nada impedindo que busque antes outras formas de satisfação sexual, como masturbação mútua, sexo oral ou sexo anal. Algumas vezes, a atividade sexual é tão perturbada durante a gestação que os casais se sentem inseguros quando tentam retomar a relação sexual. Muitas vezes os parceiros têm que passar novamente por um período de exploração e ajustamento da relação. O ressecamento vaginal do pós-parto pode complicar mais ainda essa situação[14].

Na literatura existe uma concordância entre os autores de que o retorno à atividade sexual da mulher puérpera dá-se, em média, por volta da sexta semana após o parto. Adnima menciona que o maior tempo de espera para o retorno às atividades sexuais foi 41 semanas, justificado pela amamentação e por razões sociais, em seguida 23 semanas por motivos de planejamento familiar e, com menor tempo foi três semanas por motivo de desejo, prazer e satisfação sexual[1].

Kenny afirma que o desejo sexual das mulheres retorna por volta da quarta semana pós-parto, fase em que elas ainda não se sentem seguras para retomar sua vida sexual[6].

A maioria das mulheres, em particular as primíparas, apresenta declínio de interesse sexual no puerpério por períodos que podem variar de três meses até um ano. A extensão desse período pode influenciar negativamente o relacionamento conjugal, desestabilizando-o, e também as atitudes do casal para com o recém-nascido.

Os estudos de Adnima demonstram que são as primíparas, comparadas às multíparas, que mostram maior interesse pela atividade sexual, com retorno mais rápido e maior freqüência nas relações sexuais, levando a crer que os casais mais jovens sejam mais unidos e, conseqüentemente, trabalhem melhor seus problemas tanto sexuais como os relacionados ao recém-nascido[1].

Entretanto, Kenny refere que são as multíparas, principalmente aquelas que já tiveram experiência com a amamentação, que apresentam precocemente interesse sexual e sentem-se mais seguras para retomar sua vida sexual[6].

A mucosa vaginal da mulher no período pós-parto encontra-se modificada devido ao hipoestrogenismo, levando a uma resposta secretora reduzida. De acordo com Masters e Johnson, isso pode não depender do nível de interesse sexual da mulher. Foi verificado que a secreção vaginal voltava ao seu normal por volta do terceiro mês após o parto, tanto nas lactantes quanto nas não-lactantes[12].

Em algumas mulheres o ressecamento vaginal pós-parto pode dar sensação de dor e desconforto durante a relação sexual, podendo ser interpretado pelo parceiro como falta de interesse. Além disso, o coito doloroso pode levar a disfunções sexuais como falta de desejo, vaginismo e anorgasmia, cabendo ao médico explicar a natureza fisiológica dessa alteração e orientar os casais para o uso de lubrificantes hidrossolúveis durante o coito que geralmente proporciona um alívio imediato aos sintomas[14].

O médico deve esclarecer quanto aos comportamentos sexuais que podem ser praticados com segurança e, também, estar atento aos problemas de ajustamento entre a mãe que acabou de dar à luz e seu parceiro, especialmente com respeito à inevitável alteração do relacionamento, mais marcante após o nascimento do primeiro filho. As mulheres muitas vezes se sentem maternais e não-sensuais ou sobrecarregadas e ressentidas. Já os homens podem sentir-se rejeitados, excluídos e enciumados do recém-nascido.

A mulher que está amamentando tem total responsabilidade quanto à alimentação do seu filho, podendo sentir-se freqüentemente fatigada, irritada e até mesmo magoada com o companheiro. Ela ainda apresenta a silhueta corporal alterada que pode dificultar a retomada da atividade sexual, principalmente quando a mulher tem baixa auto-estima ou quando a beleza física tem muita importância para o marido. A genitália feminina e as mamas encontram-se bastante sensíveis devido ao hipoestrogenismo, dando sensação de desconforto e dor quando manipuladas. Às vezes, a excitação sexual vem acompanhada de lactação e isso pode interferir na sexualidade do parceiro.

Durante a amamentação, podem ocorrer sensações sexuais e as mulheres podem sentir-se culpadas por experimentar essas sensações. O profissional deve informá-las que é muito comum isso ocorrer e explicar que se trata de uma resposta psiconeurofisiológica reflexa.

CONCLUSÕES

A maioria dos estudos realizados sobre o tema indica que a relação sexual não representa ameaça para a gestante ou para o concepto, exceto quando causa dor vaginal ou abdominal, mesmo que essa dor esteja relacionada a fatores psicológicos e na presença de qualquer tipo de sangramento uterino, já que isso pode indicar ameaça de aborto, placenta prévia ou alguma outra anormalidade. Portanto, o coito pode ser praticado em qualquer época de uma gestação normal e dentro de um prazo curto após o parto. A persistência de coitos dolorosos poderá levar ao vaginismo ou à evitação futura da cópula ou até mesmo de toda a atividade sexual.

Na origem das alterações sexuais que ocorrem no ciclo gravídico-puerperal existem fatores somáticos e psíquicos, parecendo estes últimos os mais importantes. Dentre os somáticos, alterações circulatórias pélvicas, congestão mamária, alterações dos órgãos sexuais e procura de posições não usuais para o coito no último trimestre da gestação são os mais importantes. Dentre as causas psíquicas as mais significativas são: julgamento da paciente sobre sua perda de atividade sexual, receio do desencadeamento de partos prematuros e abortamentos, assim como superstições, mitos e crenças ligadas ao relacionamento sexual na gestação.

As alterações no comportamento sexual que ocorrem no período puerperal podem estar relacionadas ao modo como a mulher vivencia e adapta-se ao seu novo papel de mãe. Possíveis transferências de interesse, atenção e afeto para seu filho podem despertar ciúme no marido, desencadeando desarmonia conjugal e problemas sexuais, se não bem administradas.

Disfunções e desajustes sexuais persistentes geralmente estão associados à falta de diálogo e problemas psicossexuais pré-gestacionais. Tais situações devem ser encaminhadas a profissionais especializados para assistência adequada.

No período de aleitamento, a influência dos hormônios na função sexual feminina, os conflitos vivenciados pelo casal e as tarefas de cuidados com o filho são fatores que certamente interferem no exercício da sexualidade, podendo levar a um rompimento conjugal ou a um fortalecimento do vínculo afetivo, dependendo do grau de amadurecimento e do sentimento amoroso que envolve os parceiros.

Quando o casal tem um bom relacionamento afetivo, está bem informado das alterações orgânicas que ocorrem durante o ciclo gravídico-puerperal e tem esclarecimento sobre suas dúvidas, fantasias e superstições, supera melhor as dificuldades que surgem nesse período, tentando adaptar-se a essa nova situação, que é passageira e circunstancial.

REFERÊNCIAS BIBLIOGRÁFICAS

1. Adnima JIB. Sexual activity during and after pregnancy. Adv Contracept 1996;12(1):53-60.
2. Alder EM. Sexual behavior in pregnancy, after childbirth and during breast-feeding. Baillière Clin Obstet Gynaecol 1989; 3(4):805-21.
3. Conceição ISC. Gravidez e Sexualidade. In: Sexologia II, Vitiello N ed. São Paulo: Roca; 1986.
4. Falicov CJ. Sexual adjustment during first pregnancy and post-partum. Am J Obstet Gynecol 1973;117:991.
5. Kayner CE, Zagar JA. Breast-feeding and sexual response. J Fam Pract 1983;9(1):69-73.
6. Kenny JA. Sexuality of pregnant and breast-feeding women. Arch Sex Behav 1973;20:215-29.
7. Kitzinger S. Mães: Um Estudo Antropológico da Maternidade. Portugal: Editora Presença. Brasil: Livraria Martins Fontes; 1978.
8. Lawrence R. Breast-Feeding: a Guide for the Medical Profession. New York: Mosby-Year Book; 1994. p. 591-8.
9. Lerer ML. Sexualidad Femenina: Mitos Realidades y el Sentido de Ser Mujer. Barcelona: Plaza & Janes; 1991.
10. Lopes G. Sexualidade Humana. 2ª ed. Rio de Janeiro: MEDSI; 1993.
11. Maldonado MT, Canella P. A Relação Médico-Cliente em Ginecologia e Obstetrícia. Rio de Janeiro, São Paulo: Atheneu; 1981.
12. Masters WH, Johnson VE. A Conduta Sexual Humana. 3ª ed. Rio de Janeiro: Civilização Brasileira; 1979.
13. Masters WH, Johnson VE. A Resposta Sexual Humana. São Paulo: Roca; 1984.
14. Munjack DJ, Oziel LJ. Sexologia: Diagnóstico e Tratamento. Rio de Janeiro, São Paulo: Atheneu; 1984.
15. Solberg DA, Butler J, Wagner NM. Sexual behavior in pregnancy. N Engl J Med 1973;288:1098.
16. von Sydow KV. Sexuality during pregnancy and after childbirth: a metacontent analysis of 59 studies. J Psychosom Res 1999;47(1)27-49.
17. Tedesco JJ de A. A Grávida: Suas Indagações e as Dúvidas do Obstetra. São Paulo: Atheneu; 1999.
18. Viggiano MGC. Sexualidade e Gravidez. In Sexologia I. Cavalcanti RC, Vitiello N eds. São Paulo: Fundo Editorial FEBRASGO; 1984.
19. Vitiello N, Tedesco JJA, Luiz R et al. Alterações da libido e do orgasmo durante a gestação. Obstet Ginecol Latin-Amer 1975 (nov-dec):421-4.
20. Vitiello N. Reprodução e Sexualidade: Um Manual para Educadores. São Paulo: CEICH; 1994.

5.9.3 ANTICONCEPÇÃO E AMAMENTAÇÃO

Corintio Mariani Neto
Nilson Roberto de Melo
Cristina Aparecida Falbo Guazzelli

O início da anticoncepção após o parto está na dependência direta do retorno da fertilidade da puérpera que, por sua vez, depende do tipo de alimentação oferecida ao recém-nascido.

Nas puérperas que não amamentam, a função do eixo hipotálamo-hipofisário costuma normalizar-se de quatro a seis semanas após o parto; a primeira ovulação ocorre, em média, entre 40 e 45 dias de puerpério. Para estas mulheres e para aquelas que amamentam apenas parcialmente, recomenda-se iniciar a anticoncepção logo na terceira semana pós-parto[7].

Durante a amamentação, a mulher apresenta altos níveis de prolactina, diminuição da secreção do hormônio luteinizante e refratariedade ovariana à ação das gonadotrofinas hipofisárias, com conseqüente falta de ovulação. Esse mecanismo é muito claro para o aleitamento materno exclusivo (AME). Havendo qualquer tipo de suplementação alimentar para a criança, a anovulação e a amenorréia só serão mantidas se o padrão da amamentação compreender mais de cinco mamadas e durar mais de 80 minutos diários[1]. Mesmo com esse padrão, com certa freqüência, em torno de três meses após o parto, a ovulação pode ocorrer precedendo o primeiro fluxo menstrual[3].

Para mais segurança e tranqüilidade da nutriz quanto ao espaçamento entre as gestações, recomendamos a introdução de algum método anticoncepcional a partir de seis semanas de puerpério.

MÉTODOS CONTRACEPTIVOS

Ao se fazer a opção contraceptiva durante a lactação, além das características inerentes a qualquer método, tais como eficácia, segurança, custo e reversibilidade, deve-se atentar para a possibilidade de efeitos sobre o aleitamento materno e o recém-nascido.

Método LAM

O método da amenorréia da lactação (LAM) consiste no uso contraceptivo natural da amamentação. Conhecido e praticado há séculos, passou a ser aceito como método somente após o Consenso de Bellagio, em 1988.

Para ser eficiente, o aleitamento materno deve ser exclusivo e a nutriz deve estar em amenorréia. Nessas condições, a probabilidade de ocorrer gravidez nos primeiros seis meses após o parto é inferior a 2%[1]. Por outro lado, mesmo em AME, se a mulher já menstruou, a probabilidade de gravidez sobe para 27%. Quando o aleitamento é misto e a mulher menstrua, o risco de engravidar passa para 41%.

Assim, deve ser ressaltado que o método LAM deixa de ser confiável se o aleitamento materno não for realmente exclusivo, com mamadas à livre demanda nas 24 horas do dia, se houver qualquer suplementação alimentar do lactente ou se a mulher não estiver mais em amenorréia. Em face das dificuldades práticas em se obter as condições acima citadas, propomos a associação sistemática com algum outro método anticoncepcional a partir de seis semanas pós-parto, para que o planejamento familiar seja mais eficaz.

Métodos de barreira

São métodos que podem ser utilizados com segurança durante a amamentação, pois não interferem na produção do leite. Incluem o diafragma, o condom masculino e o feminino, lembrando que esses dois últimos, além de oferecerem proteção anticoncepcional, também protegem seus usuários contra as doenças sexualmente transmissíveis, incluindo HIV e HPV[6].

Durante o aleitamento, o epitélio vaginal encontra-se atrófico pela deficiência de estrogênio, com lubrificação diminuída; devido a essas alterações, recomenda-se o emprego dos métodos de barreira associados a lubrificantes. A eficácia desses métodos depende do seu uso correto, sendo importante que a mulher esteja consciente da necessidade de colocá-lo em todas as relações sexuais, respeitando as instruções sobre seu uso.

Dispositivo intra-uterino

É método bastante seguro e conveniente durante o puerpério, não interferindo no processo de lactação e desenvolvimento da criança, com vantagens da alta eficácia e longa duração, sem apresentar maior incidência de complicações do que fora deste período.

O dispositivo intra-uterino (DIU) pode ser inserido por via vaginal imediatamente após a dequitação ou, durante a cesárea, antecedendo a histerorrafia. Esses procedimentos foram avaliados em revisão recente que conclui que são eficazes, seguros, não apresentam aumento significativo de perfurações ou infecções, com discreto aumento no número de expulsões do dispositivo, o que pode ser evitado com treinamento específico e colocação adequada nos primeiros 10 minutos após a dequitação[2]. A colocação do DIU deve ser evitada após 48 horas até quatro semanas pós-parto, pois existe risco maior de perfuração uterina[9].

Recomendamos a inserção do DIU preferencialmente cerca de seis a oito semanas após parto vaginal e de oito a doze semanas quando for cesárea, mesmo que a mulher esteja em amenorréia[5].

Quanto ao uso de DIU com progestágeno (levonorgestrel), não há dados suficientes em relação aos seus efeitos no útero, principalmente na sua involução. Além disso, a exposição hormonal precoce nas primeiras seis semanas, se possível, deve ser evitada no recém-nascido[9].

Contracepção hormonal

■ Hormonal com progestágeno somente (oral, injetável trimestral ou implante subdérmico)

Pode ser empregado durante o aleitamento, sem afetar o crescimento e desenvolvimento do recém-nascido, pois não alteram o volume do leite produzido, nem a concentração de proteínas, lípides ou lactose. Podem ser iniciados três (aleitamento misto) ou seis semanas após o parto (aleitamento materno exclusivo) e devem ser os preferidos quando a opção for a contracepção hormonal[8].

- Pílulas com progestágeno isolado (0,35mg de noretisterona ou 0,03mg de levonorgestrel ou 0,5mg de linestrenol) podem ser mantidas até seis meses ou até a paciente menstruar, geralmente coincidindo com o início da complementação alimentar da criança. Também são conhecidas como minipílulas.
- Anticoncepcionais orais contendo doses maiores de progestágeno (75mg de desogestrel) apresentam mais eficácia que as minipílulas, podendo ser mantidos mesmo após o término da lactação.
- A injeção trimestral de 150mg de acetato de medroxiprogesterona, por via intramuscular, apresenta mais eficácia que a minipílula e deve ser iniciada cerca de seis semanas após o parto[4].
- O implante subdérmico (etonogestrel) é um bom método, altamente eficaz, sem efeitos sobre a lactação e o desenvolvimento da criança, de duração pro-

longada (até três anos) e com rápido retorno à fertilidade após sua remoção. Pode ser inserido 21 a 28 dias após o parto.

- **Hormonal combinado (oral ou injetável mensal)**

O uso desse método deve ser desaconselhado durante o aleitamento (é contra-indicado para mães em AME), pois os estrogênios causam diminuição da quantidade de leite, alteram, mesmo que discretamente, a concentração de proteínas, gorduras e lactose, além de aumentar o risco de fenômenos tromboembólicos (nas primeiras seis semanas pós-parto já existe um aumento de incidência de trombose venosa devido às modificações gravídicas).

Excepcionalmente, se forem usados em mulheres que já estão menstruando e com amamentação mista, deve-se optar por um contraceptivo hormonal de baixa dosagem, ingerindo-se a pílula de preferência logo após uma mamada ou no início do intervalo mais longo entre elas. Recomenda-se também que haja aumento da duração do estímulo de sucção (mamadas mais prolongadas).

MÉTODOS CIRÚRGICOS

Por serem definitivos, tanto a vasectomia como a laqueadura tubárea devem ser resultantes de decisão consciente e amadurecida do casal, tomada de preferência fora da gestação ou no seu início, nunca no momento do parto. As condições do recém-nascido devem ser levadas em consideração sempre.

Devem ser respeitadas as orientações da Lei nº 9.263 de 1996, que trata de Planejamento Familiar e refere-se à esterilização voluntária, restringindo a esterilização cirúrgica no puerpério aos casos de necessidade comprovada ou por cesarianas sucessivas anteriores.

REFERÊNCIAS BIBLIOGRÁFICAS

1. Diaz S. Fertility regulation in nursing women. Contraception 1997;56:223-32.
2. Grimes D, Schulz K, Van Vliet H, Stanwood N. Immediate postpartum insertion of intrauterine devices (Cochrane Review). In: The Cochrane Library, Issue 3, 2003. Oxford: Update software.
3. Hardy E, Santos LC, Osis MJ, Carvalho G, Cecatti JG, Faundes A. Contraceptive use and pregnancy before and after introducing lactational amenorrhea (LAM) in a postpartum program. Adv Contracept 1998;14(1):59-68.
4. Kaunitz AM. Injectable depot medroxyprogesterone acetate contraception: update for US clinicians. Int J Fertil Women Med 1998;43(2):73-83.
5. Melo NR, Guazzelli CAF. Anticoncepção durante o aleitamento. In: Mariani Neto, C: Aleitamento Materno. Manual de Orientação. FEBRASGO; 2006. p. 99-104.
6. Pellini EAJ, Guazzelli CAF, Melo NR. Anticoncepção no pós-parto. In: Peixoto S. Pré-Natal. 3ª ed. São Paulo: Roca; 2004. p. 1244-54.
7. Speroff L, Fritz MA. Clinical Gynecologic Endocrinology and Infertility. 7th ed. Lippincott: Williams & Williams; 2005. p. 861-942.
8. Truitt S, Fraser A, Grimes D, Gallo M, Schulz K. Hormonal contraception during lactation. Contraception 2003;68(4): 233-38.
9. World Health Organization. Medical Eligibility Criteria for Contraceptive Use (on-line). Geneva, World Health Organization, 2004. Disponível em: URL:http://www.who.int/reproductive-health.

5.10

Aleitamento Materno: Benefícios a Longo Prazo

- SISTEMA IMUNE: ASMA E DOENÇAS DE AUTO-AGRESSÃO
- ALEITAMENTO MATERNO E CÂNCER
- AMAMENTAÇÃO E PREVENÇÃO DA OBESIDADE
- BENEFÍCIOS METABÓLICOS

5.10.1 SISTEMA IMUNE: ASMA E DOENÇAS DE AUTO-AGRESSÃO

Beatriz Tavares Costa-Carvalho
Gerlândia Neres Pontes
Patrícia Palmeira

Ao nascimento, o recém-nascido é subitamente transferido de um ambiente estéril para um ambiente povoado de microrganismos. Nesse período, devido à imaturidade do seu sistema imunológico, o leite materno torna-se essencial. Além das características inerentes a esta secreção, como sua composição química balanceada que preenche as necessidades nutricionais do recém-nascido e retardo à exposição a alérgenos alimentares, a prática do aleitamento promove um estreitamento do relacionamento afetivo mãe-filho. De igual importância, possibilita a aquisição de componentes solúveis e celulares imunologicamente competentes envolvidos na proteção do recém-nascido contra inúmeras doenças.

No leite humano encontram-se diversos fatores de proteção com ação antiinfecciosa, como enzimas, citocinas, componentes do sistema complemento, células, oligossacarídios, nucleotídios, lipídios e hormônios, que interagem entre si e com as mucosas dos tratos digestivo e respiratório do recém-nascido, conferindo, além da imunidade passiva, estímulo ao desenvolvimento e à maturação do seu sistema imunológico (Tabela 5.3)[2,23].

Tabela 5.3 – Fatores antiinfecciosos do colostro humano.

Componentes solúveis	Componentes celulares	
Imunoglobulinas: SIgA* > SIgM > IgG > IgD > IgE	(10^6 a 10^9 células/ml)**	
Lisozima		
Lactoferrina	Fagócitos polimorfonucleares	45,1%
Componentes do sistema complemento	Fagócitos mononucleares	32,6%
Peptídios bioativos	Linfócitos	21,3%
Nucleotídios	Plasmócitos	0,6%
Oligossacarídios	Células epiteliais	0,5%
Lipídios		
Citocinas		
Fatores de crescimento		
Hormônios		

* SIgA: IgA secretória. As imunoglobulinas estão em ordem decrescente de concentração.
** Adaptado de Barros e Carneiro-Sampaio, 1984.

Os fatores antimicrobianos presentes no colostro e no leite humano apresentam algumas características comuns, como resistência à degradação pelas enzimas digestivas, proteção às superfícies mucosas e eliminação de bactérias sem, no entanto, iniciar reações inflamatórias.

Entre as principais enzimas presentes no colostro estão a lisozima e a lactoferrina. A lisozima atua diretamente sobre a bactéria, destruindo a integridade de sua parede externa, ou potencializando a ação de outros fatores antimicrobianos presentes no colostro. A lactoferrina corresponde a 26% do conteúdo protéico do leite materno e apresenta uma função bacteriostática na mucosa intestinal do recém-nascido, por meio do seqüestro do ferro presente no sistema digestivo da criança, impedindo o crescimento de diversos patógenos[28].

O colostro e o leite humano contêm fatores imunomodulatórios, como o fator de transformação e de crescimento (TGF)-α e β e fatores estimuladores de colônias (CSF) que estimulam a proliferação de monócitos-granulócitos (GM-CSF), granulócitos (G-CSF) e monócitos (M-CSF). Estão também presentes mediadores da imunidade não específica como as interleucinas (IL)-1, IL-8, fator de necrose tumoral (TNF)-α e interferon (IFN)-γ; assim como mediadores de imunidade específica como IL-2, IL-4 e IL-6 que apresentam ação estimuladora sobre os linfócitos T e B. A citocina reguladora IL-10 apresenta efeitos moduladores e antiinflamatórios no sistema imune e IL-12 exerce propriedades imunomoduladoras sobre o recém-nascido. As citocinas do leite humano podem agir como imunoestimuladores ou imunomoduladores sobre as células fagocitárias e sobre os linfócitos envolvidos no desenvolvimento da resposta imune específica da criança, atuando na prevenção de hipersensibilidades e alergias. Podem também ter como alvo as células do próprio leite materno, promovendo sua ativação, estímulo à fagocitose e apresentação de antígenos. Estudos demonstraram que amostras de leite de mães alérgicas apresentaram altos níveis de IL-4, e concentrações ligeiramente elevadas de IL-13 e IL-5, porém não estatisticamente significantes quando comparados com leites de mães não-alérgicas[20].

Por apresentarem leucócitos viáveis, o colostro e o leite humano diferem da maioria das outras secreções. A concentração desses leucócitos é maior no colostro e vai diminuindo durante o primeiro mês de lactação, de forma que o leite maduro contém apenas 2% da concentração de células do colostro. A freqüência de cada tipo de leucócito na fase inicial de lactação está descrita na tabela 5.3. As células T do colostro representam aproximadamente 80% dos linfócitos, representadas pelas subpopulações TCD4+ e TCD8+ com características de células de memória e com marcadores fenotípicos de ativação, tais como CD25, CD45RO e HLA-DR. Essas células também expressam o ligante do CD40 (CD40L), molécula envolvida na ativação e mudança de isótipos das células B. Comparados aos do sangue, os linfócitos B do colostro estão em menor concentração, compreendendo de 6 a 10% do total de linfócitos[10].

A fagocitose é um dos principais mecanismos de destruição de bactérias e inicia-se com a aderência de partículas ou microrganismos à membrana celular. Os fagócitos do colostro (macrófagos e neutrófilos) possuem alta atividade fagocitária. Os neutrófilos possuem atividades fagocitária e oxidativa normais, mas apresentam resposta a fatores quimiotáticos e atividade de aderência reduzidas quando comparados aos neutrófilos do sangue periférico. O número de neutrófilos diminui no decorrer da lactação e após seis semanas é raramente detectado no leite. Há evidências que essas células estão ativadas e têm como função a proteção do tecido mamário contra infecções, e não a transferência de imunocompetência ao recém-nascido. O macrófago é uma das principais células do sistema imunológico envolvida no processo de fagocitose. O elevado número de macrófagos no colostro, bem como a presença de proteínas com capacidade opsonizante, sugere um microambiente eficaz na eliminação de patógenos. Essas células ativadas podem aderir à mucosa do trato digestivo do recém-nascido e liberar grandes quantidades de IgA secretora (SIgA) durante a fagocitose de microrganismos colonizadores. Os macrófagos também atuam na citotoxicidade celular dependente de anticorpos (ADCC) e têm função de célula apresentadora de antígeno (APC) no intestino[10].

A opsonização faz-se principalmente por meio da ligação de imunoglobulinas ou alguns produtos de ativação do sistema complemento a receptores específicos presentes nas células fagocitárias. Os componentes do sistema complemento são observados no leite humano em menores concentrações nos primeiros dias de lactação comparados aos do sangue periférico. No entanto, sua capacidade de opsonização, propriedades quimiotáticas e indução da atividade microbicida são tão eficientes quanto no soro[19].

O leite humano apresenta anticorpos dirigidos a inúmeros patógenos com os quais a mãe entrou em contato durante toda a vida, representando, de certa forma, uma memória imunológica. Esses anticorpos constituem a maior parte do conteúdo protéico dessa secreção nos primeiros dias de lactação. As concentrações de anticorpos reduzem-se no decorrer da lactação, porém a quantidade de imunoglobulinas recebida pela criança permanece inalterada em virtude do aumento da ingestão de leite. Embora todos os isótipos de imunoglobulinas sejam encontrados no colostro em leite humano, a SIgA é considerada a mais importante, tanto em relação a sua concentração, quanto as suas propriedades biológicas[19].

Após contato antigênico, uma importante proporção de células presentes no tecido mamário é estimulada a se diferenciar em células produtoras de SIgA. A SIgA é responsável por 80 a 90% das imunoglobulinas totais do leite humano e o recém-nascido alimentado exclusivamente ao seio materno recebe 0,3g/kg/dia dessa proteína, em que cerca de 10% é absorvida na mucosa intestinal e transferida para a corrente sanguínea. Sua ação é atuar localmente no intestino do recém-nascido como primeira linha de defesa dirigida a antígenos estranhos. O componente secretório da IgA tem a propriedade de proteger essa molécula da ação das enzimas proteolíticas e da degradação ácida do estômago. Como conseqüência, a SIgA permanece ativa ao longo do trato gastrintestinal do recém-nascido e age nos ligantes dos patógenos, toxinas bacterianas, vírus e outros materiais antigênicos, prevenindo sua aderência e penetração no epitélio sem desencadear reações inflamatórias que poderiam ser danosas ao organismo do recém-nascido, mecanismo denominado exclusão imune[25].

Estudos clínico-epidemiológicos vêm demonstrando que o aleitamento materno é efetivo em reduzir a incidência de inúmeras infecções, especialmente de diarréia, a principal causa de mortalidade infantil em populações de baixa renda dos países em desenvolvimento, como o Brasil. Sabe-se que a freqüência de diarréia é extremamente baixa em crianças amamentadas ao seio materno, e aumenta à medida que o leite materno é substituído por alimentação de outras fontes, até o desmame total.

A principal porta de entrada das infecções no homem são as superfícies mucosas dos tratos gastrintestinal e respiratório, pois representam uma barreira entre o ambiente externo e o interno. Essas regiões apresentam estruturas altamente especializadas, como o tecido linfóide associado às mucosas, MALT (*mucosal associated lymphoid tissue*), que está presente no intestino, nos pulmões, no trato genital, nas glândulas lacrimais, salivares e mamárias. A glândula mamária é povoada por linfócitos oriundos do tecido linfóide associado ao intestino, denominado GALT (*gut associated lymphoid tissue*), e do tecido linfóide associado aos brônquios, denominado BALT (*bronchial associated lymphoid tissue*). Células imunocompetentes das mucosas, após contato com antígeno, são estimuladas a se diferenciarem em plasmócitos, em seguida migram pelas vias linfáticas até os linfonodos mesentéricos, entram na circulação sangüínea através do ducto torácico, até alcançarem outras mucosas e tecidos glandulares, pelo mecanismo de *homing*. Essa transferência de imunidade para os diversos locais na mucosa é denominada circulação broncoenteromamária, que irá conferir ao leite da mãe uma gama de especificidade de anticorpos contra os microrganismos presentes no seu meio ambiente[7].

Diversos estudos epidemiológicos e experimentais têm sido desenvolvidos para investigar o efeito do leite humano sobre diversos microrganismos envolvidos em infecções respiratórias e gastrintestinais. Esses estudos demonstraram que o leite humano apresenta anticorpos contra *Shigella* sp., *Salmonella typhimurium*, *Campylobacter* sp., *Vibrio cholerae*, *Haemophilus influenzae*, *Streptococcus pneumoniae*, vírus sincicial respiratório, HIV, entre outros. No entanto, muitos trabalhos foram realizados enfocando o efeito do colostro humano sobre linhagens de *Escherichia coli* (*E. coli*). As bactérias *E. coli* são as principais causadoras de diarréia, sobretudo nos países em desenvolvimento[41].

As *E. coli* diarreiogênicas são um ótimo exemplo da importância da adesão no estabelecimento da colonização de tecidos, servindo de modelo para o estudo da interação entre microrganismos e hospedeiro. A adesão é um pré-requisito para a colonização das mucosas por microrganismos, possibilitando sua permanência no hospedeiro e aumentando seu acesso a nutrientes. De acordo com seus mecanismos patogênicos, as *E. coli* diarreiogênicas são classificadas em enteropatogênicas (EPEC), enteroinvasoras (EIEC), enterotoxigênicas (ETEC), entero-hemorrágicas (EHEC), enteroagregativas (EAggEC) e difusamente aderentes (DAEC).

No Brasil, a EPEC é o principal agente etiológico de diarréias agudas em crianças no primeiro ano de vida, em especial na ausência do aleitamento materno, e essa freqüência decai nas faixas etárias mais tardias, dando lugar a outras bactérias invasoras como rotavírus, espécies de *Salmonella*, ETEC, *Shigella* e EIEC.

Anticorpos SIgA presentes no colostro e leite de mulheres brasileiras têm importante papel na proteção contra infecções por EPEC. Os primeiros experimentos realizados demonstraram a forte capacidade de amostras de colostro (entre 48 e 72 horas após o parto) e de leite (do 7º, 30º e 60º dias de lactação) provenientes de puérperas da cidade de São Paulo de inibir *in vitro* a aderência de EPEC às células HEp-2. A seguir, demonstrou-se que a SIgA era o principal mediador da inibição bacteriana e que esses anticorpos isolados, reativos com a intimina, principal adesina da EPEC, responsável pela ligação dessa bactéria ao enterócito, eram capazes de inibir fortemente a adesão de EPEC às células HEp-2 já mencionadas (Fig. 5.11). Por sua vez, todas as amostras de colostro e leite das puérperas estudadas apresentaram anticorpos para intimina[11]. Também foram observados anticorpos SIgA do colostro reativos com os principais fatores de virulência de EPEC, como BfpA, EspA, EspB e Tir[1,31,38]. Dados semelhantes foram observados em amostras de mães de recém-nascidos de termo com baixo peso e prematuros[15].

Em decorrência da preocupação com recém-nascidos de baixo peso ou prematuros, que permanecem internados por períodos mais longos, e muitas vezes necessitam de leite humano estocado em bancos, foi investigada a possibilidade de alteração das propriedades biológicas do colostro e leite após serem submetidos aos tratamentos

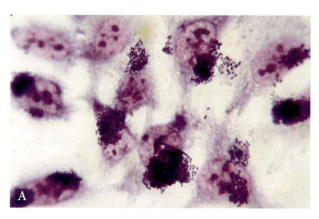
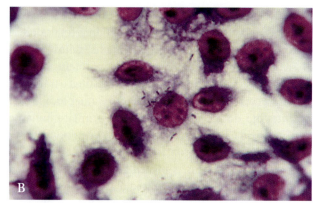

Figura 5.11 – A) Fotomicrografia do aspecto da adesão da linhagem de EPEC sobre células HEp-2. **B)** Efeito inibitório do *pool* de colostro humano sobre a adesão de EPEC a células HEp-2. Aumento de 1.000 vezes.

usuais de pasteurização, liofilização e exposição a micro-ondas. Esses tratamentos são recomendados para estocagem de leite humano em bancos de leite ou mesmo para o aquecimento do leite da própria mãe, para os casos de recém-nascidos com incapacidade para sugar. Esses tratamentos não alteraram a capacidade de inibir a adesão bacteriana, muito embora a pasteurização tenha reduzido parcialmente o nível de IgA total e o nível de anticorpos anti-EPEC[8]. Esses anticorpos, ao neutralizarem os fatores de virulência da EPEC, protegem o intestino do lactente contra a colonização e a infecção e podem também proteger a criança contra a absorção de endotoxinas bacterianas envolvidas no choque séptico[33].

Em estudo realizado com amostra de colostro de uma parturiente com deficiência de IgA (IgM, IgG e suas subclasses em níveis normais no soro, e níveis indetectáveis de IgA), foi observada uma atividade inibitória tanto da adesão de EPEC, quanto da invasão de EIEC às células HEp-2, em níveis equivalentes aos colostros controles normais. Em outro estudo prévio, foi descrito um nível elevado de SIgM nessa secreção, que poderia representar um fenômeno compensatório para a deficiência de SIgA[3].

A atividade inibitória sobre a adesão de *E. coli* produtoras de toxinas Shiga (STEC), *E. coli* enteroagregativas (EAggEC), *E. coli* enterotoxigênicas (ETEC) e sobre a invasão de *E. coli* enteroinvasiva (EIEC) foi demonstrada posteriormente em outros trabalhos[9,13,16,34].

Alguns trabalhos vêm demonstrando que a SIgA possui capacidade de opsonizar partículas e microrganismos potencializando as atividades fagocitária e microbicida por meio do aumento na produção de ânion superóxido pelos fagócitos do colostro[30].

Além da proteção antiinfecciosa imediata, tem sido relatado que a proteção do leite materno permanece por tempo prolongado após a interrupção da amamentação. Esse efeito é resultante da sua influência no desenvolvimento do sistema imunológico do recém-nascido. Tem sido mostrado que a proteção contra diarréias permanece após o término da lactação e que a amamentação por 15 semanas é capaz de conferir proteção contra infecção respiratória pelos próximos sete anos[26]. Esse efeito protetor a longo prazo também pode ser observado em estudos epidemiológicos que sugerem que o leite materno reduz o risco de desenvolvimento de doenças auto-imunes.

A capacidade de educar o sistema imunológico do lactente tem sido mostrada por meio do aumento da resposta a determinadas vacinas em crianças amamentadas ao seio, como a resposta de células T mais exacerbada ao BCG no grupo amamentado, comparado ao não-amamentado, assim como maior produção de anticorpos, a vacina do Hib, tétano e difteria[26].

LEITE MATERNO E ATOPIA

O principal objetivo da medicina moderna é a prevenção de doenças crônicas. A doença atópica é a doença crônica mais comum na infância, tendo efeitos importantes na qualidade de vida desses indivíduos. Desde o início do século XX, as fórmulas lácteas têm ocupado um importante espaço na alimentação de lactentes e alimentos sólidos têm sido introduzidos precocemente. Essa alteração dramática nos hábitos alimentares precoces, aliada a imaturidade fisiológica do sistema imune e a um possível defeito na absorção intestinal de macromoléculas, talvez tenha importância no aumento da prevalência de alergia alimentar. Lactentes, filhos de pais atópicos, são particularmente suscetíveis ao desenvolvimento de alergia alimentar e dermatite atópica, sendo, por essa razão, denominados recém-nascidos de alto risco.

Alguns trabalhos têm mostrado um efeito benéfico do leite materno na prevenção da atopia. Lactentes com história familiar positiva de atopia podem ter seus sintomas reduzidos se amamentados ao seio nos primeiros meses de vida, devido a um atraso na sensibilização alérgica IgE-específica no início da vida, reduzindo a morbidade por asma em um período mais tardio[35]. Estudo prospectivo realizado com lactentes que apresentavam alto risco de desenvolverem doença alérgica, alimentados exclusivamente ao seio e/ou com fórmulas de hidrolisado protéico, aliado à exclusão de leite de vaca e alimentos sólidos nos primeiros quatro meses de vida, demonstrou incidência cumulativa reduzida de alergia alimentar e eczema atópico nos primeiros 2 a 4 anos de vida[24].

Saarinen e Kajosaari[37], acompanhando lactentes por um período de 17 anos, observaram prevalência de atopia de 20% no primeiro ano de vida, que se elevou para 47% aos 17 anos, sendo influenciada pela história familiar. Enquanto a prevalência de eczema nas idades de 1 e 3 anos foi mais baixa no grupo que recebeu aleitamento materno prolongado, a alergia alimentar foi mais freqüente nessas idades no grupo que recebeu menor período de aleitamento. Já a alergia respiratória foi mais prevalente no grupo não amamentado nas idades de 5, 10 e 17 anos. De acordo com esse estudo, leite materno por seis ou mais meses é necessário para a profilaxia de doença atópica nos primeiros três anos de vida. Em outro estudo prospectivo por 20 anos, foi observado que o prognóstico de asma na infância foi melhor em crianças amamentadas por dois meses ou mais, comparadas com aquelas que receberam leite materno por uma semana ou menos, corroborando com o estudo acima[5].

Além dessas observações clínicas, tem-se mostrado forte evidência para menor produção de IgE e menor morbidade por asma em crianças que foram amamentadas por mães que apresentavam baixos níveis de IgE. Também foi observada menor positividade em testes cutâneos para ácaros da poeira doméstica em lactentes amamentados ao seio por mais de 1 ano[44].

Alguns estudos não conseguiram mostrar o efeito benéfico do leite materno na prevenção de atopia[29,42]. Embora o fator protetor para doenças atópicas do leite materno ainda seja um tema não completamente esclarecido, a Academia Americana de Pediatria (AAP) e a Sociedade Européia de Alergia e Imunologia Clínica em Pediatria (ESPACI) têm recomendado o uso de leite materno também para essa função. Recentemente, um estudo de metanálise apresentou preponderância de evidências que sugerem que o aleitamento materno exclusivo por no mínimo quatro meses parece proteger contra o desenvolvimento de dermatite atópica e chiado precoce no lactente e que deve ser recomendado independente da história materna de asma[17].

LEITE MATERNO E DOENÇAS AUTO-IMUNES

Diabetes mellitus tipo 1 (DM tipo 1)

A auto-imunidade que precede o diabetes tipo 1 pode aparecer nos primeiros anos de vida, sugerindo que agentes ambientais em contato precoce com o lactente possam desencadear esse processo. Dados vêm demonstrando que a introdução precoce do leite de vaca, associado a um curto período de amamentação, aumenta o risco de desenvolver DM tipo1[18]. Um estudo conduzido em 12 países encontrou uma associação entre o alto consumo de leite de vaca diário com alta incidência de DM tipo 1. Esse mesmo estudo examinou dados de mais seis países e observou que em lugares onde o consumo de leite materno foi menor, até 3 meses de idade, a incidência de DM tipo 1 foi maior antes dos 15 anos[39]. Outro estudo mostrou um risco 2,5 vezes maior de desenvolver DM tipo 1 em crianças que não foram amamentadas até o terceiro mês de vida[6], entretanto outros trabalhos não conseguiram mostrar esse benefício[14,40].

Ainda não está claro se o maior risco de desenvolver DM tipo 1 entre crianças alimentadas com leite artificial é devido à menor exposição dos efeitos protetores do leite materno, a introdução precoce de proteínas estranhas ou a combinação dos dois[14].

LEITE MATERNO E DOENÇA CELÍACA

Estudos que focaram a possibilidade da doença celíaca ser prevenida ou retardada pelo leite materno observaram: 1. incidência reduzida entre aqueles que estavam sendo amamentados após a introdução do glúten; 2. maior duração do aleitamento materno em pacientes sem doença celíaca; 3. retardo no início da doença entre os que foram amamentados por mais tempo; e 4. introdução mais tardia de glúten entre os que foram amamentados[14]. A presença de anticorpos associados à doença celíaca está relacionada à introdução precoce (antes dos 3 meses de vida) de alimentos com glúten e duração da amamentação[45]. Alguns investigadores concordam com esse trabalho, no entanto, dão mais ênfase ao tempo de introdução do glúten na alimentação do que aos fatores benéficos do aleitamento[21].

LEITE MATERNO E DOENÇA INFLAMATÓRIA INTESTINAL

O efeito protetor do leite materno a longo prazo também tem sido investigado sobre a doença inflamatória intestinal e foi relatada uma associação positiva entre a falta de leite materno e o risco de desenvolver doença inflamatória intestinal no adulto[4]. Em estudo caso-controle na Itália, em que foram avaliados 594 pacientes com retocolite ulcerativa e 225 com doença de Crohn, também foi observada uma associação positiva entre a falta de leite materno e o risco de desenvolver essas doenças[12]. Resultado semelhante foi observado em Nova Iorque[36].

Algumas hipóteses têm sido levantadas para explicar a associação entre o leite materno e o efeito protetor na doença inflamatória intestinal: 1. o leite materno protege o lactente contra infecção gastrintestinal; e 2. o leite materno estimula o desenvolvimento e a maturação da mucosa gastrintestinal do lactente[14].

Outros estudos têm sugerido que o leite materno pode reduzir o risco de desenvolvimento de esclerose múltipla e artrite reumatóide; entretanto, são necessários mais trabalhos para definir um possível fator protetor do leite materno sobre essas doenças[27].

O câncer na infância representa um grupo de doenças diferentes (leucemia, linfoma etc.) cujas causas ainda são pouco conhecidas, mas tem sido explorada a possibilidade de associação dessas doenças com a duração do aleitamento materno. Devido às propriedades antimicrobianas e antiinflamatórias do leite materno, crianças amamentadas têm menos infecção e o sistema imunológico que entra em contato com esses agentes danosos sem proteção imunomoduladora, pode ser menos apto a livrar-se de agentes carcinogênicos[14]. Há evidências de menor risco de desenvolver câncer entre crianças que usaram leite materno e também trabalhos que não conseguiram mostrar essa associação benéfica[22,32,43].

Muitos estudos ainda são necessários para conseguir assegurar um real fator protetor contra doenças auto-imunes; entretanto, os efeitos benéficos do leite materno para um ótimo crescimento, desenvolvimento e proteção contra agentes infecciosos são razões suficientes para se estimular o aleitamento, contribuindo assim para a melhoria das condições de saúde das crianças.

REFERÊNCIAS BIBLIOGRÁFICAS

1. Adu-Bobie J, Trabulsi LR, Carneiro-Sampaio MMS, Dougan G, Frankel G. Identification of immunodominant region within the C-terminal cell binding domain of intimin alpha and beta from enteropathogenic *Escherichia coli*. Infect Immun 1998;65:320-6.
2. Barros MD, Carneiro-Sampaio MMS. Milk composition of low birth weight infant mothers. Acta Paediatr Scand 1984; 73:693-5.
3. Barros MD, Porto MHO, Leser PG, Grumach AS, Carneiro-Sampaio MMS. Study of colostrum of a patient with Selective IgA Deficiency. Allergol Immunopathol 1985;13:331-4.
4. Bergstrand O, Hellers G. Breast-feeding during infancy in patient who later develop Crohn´s disease. Scand J Gastroenterol 1983;18:903-6.
5. Blair H. Natural history of childhood asthma. Arch Dis Chil 1977;52:613-9.
6. Borch-Johnsen K, Joner G. Relation between breast-feeding and incidence rates of insulin-dependent diabetes-mellitus. Lancet 1984;2:1083.
7. Brandtzaeg P. Basic mechanisms of mucosal immunity – a major adaptive defense system. Immunology 1995;3:89-96.
8. Carbonare SB, Palmeira P, Silva MLM, Carneiro-Sampaio MMS. Effect of microwave radiation, pasteurization and lyophilization on the ability of human milk to inhibit *Escherichia coli* adherence to HEp-2 cells. J Diarrhoeal Dis Res 1996;14:90-4.
9. Carbonare SB, Silva MLM, Trabulsi LR, Carneiro-Sampaio MMS. Inhibition of HEp-2 cell invasion by enteroinvasive *Escherichia coli* by human colostrum: detection of specific IgA related to invasion plasmid antigens. Int Arch Allergy Immunol 1995;108:113-8.
10. Carlsson B, Hanson LA. Immunologic effects of breast-feeding on the infant. In: Ogra P, Lamm ME, Strober W, McGhee JR, Bienestock J ed. Handbook of Mucosal Immunology. London: Academic Press; 1994. p. 653-66.
11. Carneiro-Sampaio MMS, Silva MLM, Carbonare SB, Palmeira P, Delneri MT, Honório AC, Trabulsi LR. Breast-feeding protection against enteropathogenic *Escherichia coli*. Rev Microbiol 1996;27:120-5. (atualmente Brazilian Journal of Microbiology).
12. Corrao G, Tragnone A, Caprilli R, Trallori G, Papi C, Andreoli A, Di Paolo M, Riegler G, Rigo GP, Ferrau O, Mansi C, Ingrosso M, Valpiani D. Risk of inflammatory bowel disease attributable to smoking, oral contraception and breastfeeding in Italy: a nationwide case-control study. Cooperative Investigators of the Italian Group for the Study of the Colon and the Rectum (GISC). Int J Epidemiol 1998;27(3):397-404.
13. Corrêa S. Pesquisa de anticorpos IgA do colostro humano reativos com fatores de virulência de *Escherichia coli* enterotoxigênica (ETEC) [Dissertação de Mestrado]. São Paulo (SP): Universidade de São Paulo; 2003.
14. Davis MK. Breastfeeding and chronic disease in childhood and adolescence. Pediatr Clin North Am 2001;48(1):125-41.
15. Delneri MT, Carbonare SB, Palmeira P, Silva MLM, Carneiro-Sampaio MMS. Inhibition of enteropathogenic *Escherichia coli* to HEp-2 cells by colostrum and milk from mothers of low-birth-weight infants. Eur J Pediatr 1997;156:493-8.
16. Fernandes RM, Carbonare SB, Carneiro-Sampaio MMS, Trabulsi LR. Inhibition of enteroaggregative *Escherichia coli* adhesion to HEp-2 cells by secretory immunoglobulin A from human colostrum. Pediatr Infect Dis J 2001;20:672-8.
17. Friedman NJ, Zeiger RS. The role of breast-feeding in the development of allergies and asthma. J Allergy Clin Immunol 2005;115(6):1238-48.
18. Gerstein HC. Cow´s milk exposure and type 1 diabetes mellitus. Diabetes Care 1994;17:13-9.
19. Goldman AS, Thorpe LW, Goldblum RM, Hanson LA. Antiinflammatory properties of human milk. Acta Paediatr Scand 1986;75:689-95.
20. Goldman AS. The immune system of human milk: antimicrobial, antiinflammatory and immunomodulating properties. Pediatr Infect Dis J 1993;12:664-74.
21. Greco L, Auricchio S, Mayer M. Case control study on nutritional risk factors in celiac disease. J Pediatr Gastroenterol Nutr 1988;7:395.
22. Grufferman S, Davis MK, Ambinder RF. A prospective effect

of breast-feeding on risk od Hodgkin's disease in children. Pediatr Perinat Epidemiol 1998;12:A3.
23. Grumach AS, Carmona RC, Lazarotti D, Ribeiro MA, Rozentraub RB, Racz ML et al. Immunological factors in milk from Brazilian mothers delivering small-for-date term neonates. Acta Paediatr 1993;82:284-90.
24. Halken S, Jacobsen HP, HostA, Holmenlund D: The effect of hypo-allergenic formulas in infants at risk of allergic disease. Eur J Clin Nutr 1995;49(Suppl 1):S77-S83.
25. Hanson LA, Andersson B, Carlsson B, Dahlgren U. The secretory IgA system. Klin Paediatr 1985;197:330-3.
26. Hanson LA. Breastfeeding provides passive and likely long-lasting active immunity. Ann Allergy Asthma Immunol 1998; 81:523-37.
27. Hanson LA. Humana milk and host defense immediate and long term effects. Acta Paediatr 1999;88:42-6.
28. Hennart PF, Brasseur DJ, Delogne-Desnoeck JB, Dramaix MM, Robyn CE. Lysozime, lactoferrin and secretory immunoglobulin A content in breast milk: influence of duration of lactation, nutrition status, prolactin status and parity of mothers. Am J Clin Nutr 1991;53:32-9.
29. Hide DW, Guyer BM. Clinical manifestations of allergy related to breast and cow's milk feeding. Arch Dis Child 1981;56:172-5.
30. Honorio-França AC, Isaac L, Trabulsi LR, Carneiro-Sampaio MMS. Colostral mononuclear phagocytes are able to kill enteropathogenic *Escherichia coli* (EPEC) opsonized by colostral IgA. Scand J Immunol 1997;45:59-66.
31. Loureiro I, Frankel G, Adu-Bobie J, Dougan G, Trabulsi LR, Carneiro-Sampaio MMS. Human colostrum contains IgA antibodies reactive to enteropathogenic *Escherichia coli* virulence-associated proteins: Intimin, BfpA, EspA and EspB. J Pediatr Gastroenterol Nutr 1998;27:166-71.
32. Magnani C, Pastore G, Terracini B. Infant feeding and childhood cancer. Lancet 1988;2:1136.
33. Nagao AT, Martinez CC, Takano OA, Vieira VS, Costa-Carvalho BT, Carneiro-Sampaio MMS. Placental transfer of IgG and IgG subclass antibodies anti-purified *Escherichia coli* LPS O16, O6 and O111. Scand J Immunol 1998;47:609-14.
34. Palmeira P, Carbonare SB, Amaral JA, De Franco MT, Carneiro-Sampaio MMS. Colostrum from healthy Brazilian women inhibits adhesion and contains IgA antibodies reactive with Shiga toxin-producing *Escherichia coli*. Eur J Pediatr 2005;164:37-43.
35. Peat JK, Allen J, Oddy W. Beyond breast-feeding. J Allergy Clin Immunol 1999;104(3pt 1):526-9.
36. Rigas A, Rigas B, Glassman M, Yen YY, Lan SJ, Petridou E, Hsieh CC, Trichopoulos D. Breast-feeding and maternal smoking in the etiology of Crohn's disease and ulcerative colitis in childhood. Ann Epidemiol 1993;3(4):387-92.
37. Saarinen UM, Kajosaari M. Breastfeeding as prophylaxis against atopic disease: prospective follow-up study until 17 years old. Lancet 1995;346:1065-9.
38. Sanchez MI, Keller R, Hartland EL, Figueredo DMM, Batchelor M, Martinez MB et al. Human colostrum and serum contain antibodies reactive to the intimin-binding region of the enteropathogenic *Escherichia coli*. J Pediatr Gastroenterol Nutr 2000;30:73-7.
39. Scott FW. Cow milk and insulin-dependent diabetes mellitus: Is there a relationship? Am J Clin Nutr 1990;51:489.
40. Siemiatycki J, Colle E, Campbell S. Case-control study of IDDM. Diabetes Care 1989;12:209.
41. Trabulsi LR, Toledo MRF, Murahovschi J, Neto UF, Candeias JAN. Epidemiology of infantile bacterial diarrheal in Brazil. In: Taskeda Y, Miwatani T eds. Bacterial Diarrheal Diseases. Tokyo: KTK Scientific Publishers; 1985. p. 25-36.
42. Van Asperen PP, Kemp AS, Mellis CM. Relationship of diet in the development of atopy in infancy. Clin Allergy 1984;14: 525-32.
43. Van Duijn CM, Van Steensel-Moll HA, Vander Der Does VD. Infant feeding and childhood cancer. Lancet 1988;2:796.
44. Wright AL, Sherrill D, Holberg CJ, Halonen M, Martinez FD. Breast-feeding, maternal IgE and total serum IgE in childhood. J Allergy Clin Immunol 1999;104(3pt 1):589-94.
45. Ziegler AG, Schmid S, Huber D, Hummel M, Bonifácio E. Early infant feeding and risk of developing type 1 diabetes-associated autoantibodies. JAMA 2003;290(13):1721-8.

5.10.2 ALEITAMENTO MATERNO E CÂNCER

Adriana Garófolo
Priscila dos Santos Maia
Antonio Sérgio Petrilli

CARCINOGÊNESE

O câncer apresenta um padrão diferente entre crianças e adultos. No início da vida, cérebro, sistema nervoso, ossos, músculos e tecido conjuntivo ainda estão todos em crescimento. Portanto, o aparecimento de tumores nesses tecidos é mais comum em crianças do que em adultos.

Por outro lado, os processos tumorais em adultos envolvem, predominantemente, o tecido epitelial, de ocorrência rara em crianças. Embora as leucemias e os linfomas possam ocorrer em qualquer período da vida, diferem quanto a sua natureza, dependendo da idade de ocorrência[25].

O mecanismo da carcinogênese é o resultado de uma série de alterações nos genes que atuam direta ou indiretamente no controle do ciclo celular. Atualmente, são conhecidas duas classes de genes que atuam nos processos de tumorigênese: a primeira inclui os genes que controlam diretamente a proliferação celular – oncogenes – e os genes supressores de tumor; a segunda classe é formada por genes que não controlam diretamente o ciclo celular, mas controlam as taxas de mutações. Estes estão envolvidos no reparo do DNA, sendo denominados *mutator ge-*

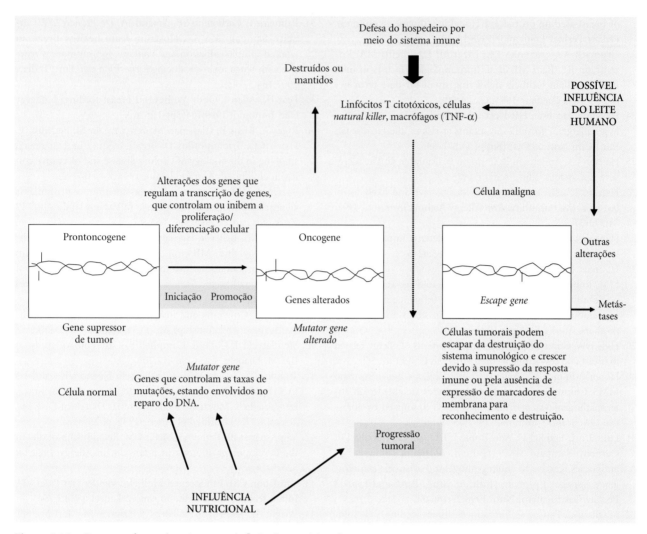

Figura 5.12 – Processo da carcinogênese e a influência nutricional.

nes. Uma pequena parte dessas mutações é herdada pela linhagem germinativa, predispondo, assim, ao aparecimento do câncer. Como são herdadas, estão presentes em todas as células do indivíduo, exceto em metade das suas células germinativas, que não contêm o gene mutado em seu conjunto cromossômico haplóide. A grande maioria das mutações que contribuem para o desenvolvimento do câncer, no entanto, ocorrem em células somáticas, afetando apenas a célula mutada e sua progênie[19].

Assim, três etapas bem definidas de natureza molecular e biológica fazem parte do processo da carcinogênese: iniciação, promoção e progressão. A iniciação é um evento extremamente comum, ocorrendo, freqüentemente, de forma espontânea, como resultado de alterações genéticas, mais especificamente de mutações simples. A promoção resulta de alterações na expressão do genoma, sendo que muitos agentes promotores mediam seus efeitos por meio de moléculas receptoras. Durante o último estágio, chamado de progressão, há o aparecimento de neoplasias malignas acompanhadas por maiores alterações genéticas que envolvem modificações estruturais dentro do cariótipo das células. Nesse último estágio, as células podem apresentar características independentes de invasão, crescimento metastático, anaplasia e taxa de crescimento[20].

Algumas condições nutricionais podem influenciar o desenvolvimento de determinados tumores malignos em qualquer etapa da carcinogênese. Além disso, a atividade e a expressão de algumas células do sistema imune, com função de reconhecimento e destruição de células malignas, como linfócitos, macrófagos, entre outras, podem ser moduladas por fatores nutricionais[25] (Fig. 5.12).

CÂNCER INFANTIL

Epidemiologia do câncer infantil

O câncer infantil compreende 0,5 a 3% de todas as neoplasias malignas humanas na maioria das populações[18], estimando-se uma incidência anual de cerca de 200 mil casos em todo o mundo. Nessa ordem, as principais regiões do globo são Uganda na África, Croácia, Nova Zelândia, Dinamarca, Estados Unidos e Canadá, sendo, normalmente, superior no sexo masculino[1].

No Brasil, a incidência do câncer infantil pode ser considerada moderadamente elevada, observando-se maiores coeficientes na região sudeste (164 e 126 por milhão para o sexo masculino e feminino, respectivamente). No município de São Paulo, os coeficientes são altos, quando comparados com países da América Latina e Europa, bem como com os Estados Unidos. Em 1998, a incidência atingiu 222 e 195 por milhão para o sexo masculino e feminino, respectivamente[26].

Entre os tumores mais comuns da infância estão as leucemias, com incidência de aproximadamente 30% dos casos, seguidas pelos tumores do sistema nervoso central (19%), linfomas (13%), neuroblastoma (8%), sarcomas de partes moles (7%), tumor de Wilms (6%), tumores ósseos (5%) e retinoblastoma (3%)[13]. Em Goiânia, Brasil, destacam-se os tumores ósseos em meninas, com taxas de incidência anual entre as maiores do mundo (11,7/milhão de habitantes menores de 15 anos)[1].

Etiologia dos tumores pediátricos

Para a maioria dos cânceres infantis, não têm sido encontrados muitos fatores de risco ambientais associados, sendo esses mais importantes na etiologia dos cânceres do adulto. Ao contrário, fatores genéticos e anormalidades no desenvolvimento têm um papel importante no aparecimento dos tumores na infância. Apesar disso, determinados fatores ambientais têm sido estudados, apresentando evidências de uma possível associação com alguns cânceres infantis. Entre eles, agentes físicos, agentes químicos, viroses, em especial o vírus Epstein-Barr (EBV), além dos fatores nutricionais[4]. Dos fatores nutricionais, o aleitamento materno tem recebido maior atenção no desenvolvimento de pesquisas com cânceres, por causa do seu papel importante na maturidade imunológica da criança.

Papel do aleitamento materno no desenvolvimento do câncer infantil

Embora a maioria dos cânceres infantis seja de etiologia genética, ou associados a anomalias do desenvolvimento, tendo os fatores ambientais menor expressão, algumas evidências apontam para um possível fator protetor nutricional, associado ao leite materno[4]. A prática do aleitamento materno pode oferecer proteção contra o desenvolvimento de várias doenças na infância, entre elas, o câncer. Em 1988, Davis[3] observou uma correlação inversa entre a prática da amamentação e o risco de câncer. Os autores estudaram 201 casos de linfomas e 181 controles saudáveis, concluindo que crianças amamentadas por tempo inferior a seis meses apresentaram aumento no risco de câncer, comparadas às crianças que receberam leite aterno por período superior a seis meses. Revisando nove estudos de caso-controle, Davis[3] (1998) concluiu que a prática da amamentação por período de seis meses ou mais reduziu o risco de linfoma de Hodgkin, porém sem diferença para linfoma não-Hodgkin e leucemias.

Em 1999, o CCG (Children's Cancer Group) publicou um estudo de caso-controle com 1.744 crianças com leucemia linfóide aguda (LLA) e 456 com leucemia mielóide aguda (LMA), demonstrando uma correlação inversa significante entre aleitamento materno e ocorrência de leucemias agudas. A maior redução de risco foi observada nas crianças amamentadas por período superior a seis meses (LMA: OR = 0,57 e LLA: OR = 0,72). Ainda, o risco foi menor com a prática do aleitamento materno até o sexto mês, com tendência à redução deste, conforme a duração do aleitamento materno, apresentando importância na redução do risco até nove meses de aleitamento para as LMA e 12 meses para as LLA. Quando o risco foi estratificado de acordo com os subtipos morfológicos, houve significância somente para as LLA pré-pré-B e pré-B e para as LMA M0, M1 e M2[23].

Mais recentemente, Infante-Rivard et al.[10] também observaram, em estudo de caso-controle, efeito protetor do aleitamento materno contra LLA, quando este foi efetuado entre três e seis meses.

Embora alguns estudos tenham demonstrado um possível efeito protetor do aleitamento materno, resultados mais recentes não confirmaram tais dados em crianças com LLA[12].

Os mecanismos postulados para explicar o benefício do leite materno em relação ao risco de câncer incluem seus efeitos antiinfeccioso e imunomodulador. O leite materno possui propriedades que o elege como a melhor fonte de nutrição para a criança durante os primeiros meses de vida. Esse valor é, provavelmente, devido a sua composição bioquímica, particularmente, seus componentes imunoquímicos e celulares. Seu papel contra doenças infecciosas intestinais, respiratórias, alergias e otites por meio da transmissão de anticorpos maternos, macrófagos e linfócitos é bem conhecido. Além disso, existem vários fatores de crescimento e citocinas que foram isolados no leite humano[8].

Apesar desses resultados, estudos de caráter prospectivo são necessários para confirmar a associação entre o aleitamento materno e a proteção contra alguns cânceres pediátricos.

CÂNCER DE MAMA FEMININA

Epidemiologia

O câncer de mama feminina é a principal causa de morte entre as mulheres em todo o mundo. No Brasil, é a neoplasia mais freqüente no sexo feminino, sendo observado um aumento significante nos últimos 20 anos[14].

As estatísticas indicam aumento de sua freqüência tanto nos países desenvolvidos quanto nos países em desenvolvimento. Segundo a Organização Mundial da Saúde (OMS), nas décadas de 1960 e 1970 o registro de câncer de base populacional de diversos continentes registrou um aumento de 10 vezes nas taxas de incidência ajustadas para idade.

Na Região Sudeste, por exemplo, é o câncer mais incidente entre as mulheres, apresentando um risco estimado de 73 casos novos por 100 mil mulheres[9].

O câncer de mama feminina é o segundo mais freqüente no mundo e o primeiro entre as mulheres (cerca de 1 milhão de casos novos estimados). Sua incidência apresentou um crescimento contínuo na última década, o que pode ser resultado de mudanças sociodemográficas e acessibilidade aos serviços de saúde. Seu prognóstico é relativamente bom se diagnosticado nos estágios iniciais. Estima-se que a sobrevida média geral cumulativa após cinco anos seja de 65% (variando de 53 e 74%) nos países desenvolvidos e de 56% (49 e 51%) nos países em desenvolvimento. Na população mundial, a sobrevida média após cinco anos é de 61%[9].

Etiologia do câncer de mama feminina e o papel do aleitamento

Não existem medidas práticas específicas de prevenção primária do câncer de mama aplicável à população, embora estudos observacionais tenham sugerido que a prevenção do tabagismo, alcoolismo, obesidade e sedentarismo reduzam o risco. Por outro lado, avanços tecnológicos têm sido direcionados para o diagnóstico precoce e o tratamento para melhorar a sobrevida das pacientes[9].

Apesar de ser considerado um câncer relativamente de bom prognóstico se diagnosticado e tratado oportunamente, as taxas de mortalidade por câncer de mama continuam elevadas no Brasil, muito provavelmente porque a doença ainda seja diagnosticada em estágios avançados. Com base nas informações disponíveis dos registros hospitalares do Instituto Nacional do Câncer – INCA, no período 2000/2001, 50% dos tumores de mama foram diagnosticados nos estágios III e IV[9].

O Inquérito Domiciliar sobre Comportamentos de Risco e Morbidade referida de Doenças e Agravos Não-Transmissíveis do Ministério da Saúde, desenvolvido pelo INCA em parceria com a Secretaria de Vigilância em Saúde, mostrou que para as 16 localidades brasileiras analisadas (15 capitais e o Distrito Federal) a cobertura estimada de realização de mamografia variou entre 37 e 76%. Entretanto, o percentual de realização desse exame pelo SUS variou entre 17 e 54% do total, o que em parte explica o diagnóstico tardio e as altas taxas de mortalidade[9].

Embora não se conheça exatamente todo o mecanismo causal do câncer de mama, não há dúvida de que a interação entre os fatores genéticos e ambientais exerce papel fundamental na etiologia e evolução dos casos. A contribuição dos fatores externos é comprovada pela observação de que populações de origem asiática ao migrarem para países ocidentais, como os Estados Unidos, tendem a aumentar o risco de desenvolver câncer de mama nas gerações subseqüentes[27]. Isso fortalece a hipótese de que fatores relacionados a hábitos como tabagismo, álcool, dieta e paridade – os quais são bem distintos se comparados entre os países ocidentais e orientais – devem exercer um peso importante no processo da carcinogênese mamária.

A influência dos fatores genéticos está apoiada no fato de que filhas de mães portadoras de câncer de mama têm um risco aumentado de desenvolver a doença se comparadas a mulheres sem relato familiar[17].

Entre os fatores ambientais citados, a prática do aleitamento materno parece proteger a mulher do câncer mamário. Pesquisas demonstraram que as mulheres que não amamentaram ou o fizeram por um período inferior a três meses tiveram 11% menos câncer de mama na pré-menopausa. Entre as que amamentaram por mais de dois anos, a probabilidade de desenvolver câncer de mama caiu em 25%[16,21,22].

Em um estudo publicado por Furberg[7], foi demonstrado que a amamentação pode reduzir o risco de desenvolver câncer de mama em até 30%. Foi observado também que a redução do risco é independente do número de filhos amamentados. Porém, esses resultados são conflitantes com outros resultados de estudos anteriores[6,15].

Em 2004, um estudo de caso controle documentou que o risco de câncer de mama diminui com o aumento do tempo de aleitamento. Entre mulheres com mutação BRCA1, a média de duração total do aleitamento materno foi menor (seis meses), comparado com o grupo controle (8,7 meses). A duração total da amamentação foi associada com a redução do risco desse tipo de câncer de mama feminina para cada mês de amamentação[5]. Em outro estudo com mulheres que apresentaram a mesma mutação e amamentaram por mais de um ano houve redução no desenvolvimento do câncer quando foram comparadas com as que nunca haviam amamentado[11].

De acordo com um estudo realizado pelo Collaborative Group on Hormonal Factors in Breast Cancer (2002), mulheres que amamentam por mais tempo e têm mais filhos estão mais protegidas do risco de desenvolver câncer de mama. Segundo algumas evidências, se as mulheres dos países desenvolvidos conseguirem amamentar seus filhos por seis meses a mais do que fazem atualmente, 25 mil casos de câncer de mama feminina seriam evitados a cada ano em todo o mundo[2].

Uma proteção também parece ocorrer entre mulheres que foram amamentadas quando crianças; estas têm um risco 25% mais baixo de desenvolver câncer de mama que aquelas que não foram[16,22,24].

Além do câncer de mama, outras neoplasias malignas femininas também podem ser destacadas por possuírem redução de risco com a prática do aleitamento materno. Entre elas, as neoplasias de ovário e endométrio[16,21,22].

CONCLUSÕES

O papel dos fatores ambientais no câncer infantil ainda necessita ser mais bem estudado. As evidências de uma possível proteção do aleitamento materno contra alguns cânceres da infância, principalmente leucemias e linfomas, são produto de pesquisas de caráter observacional retrospectivo. Dessa forma, evidências mais consistentes, por meio de estudos prospectivos, bem como a associação de marcadores bioquímicos, imunológicos e genéticos são necessárias para elucidar o papel do leite materno na carcinogênese e os mecanismos envolvidos.

REFERÊNCIAS BIBLIOGRÁFICAS

1. Braga PE, Latorre MRDO, Curado MP. Câncer na infância: análise comparativa da incidência, mortalidade e sobrevida em Goiânia (Brasil) e outros países. Cad Saúde Pública 2002; 18(1):33-44.
2. Collaborative Group on Hormonal Factors in Breast Cancer. Breast cancer and breastfeeding: collaborative reanalysis of individual data from 47 epidemiological studies in 30 countries, including 50302 women with breast cancer and 96973 women without the disease. Lancet 2002;360(9328):203-10.
3. Davis MK. Review of the evidence for an association between infant feeding and childhood cancer. Int J Cancer 1998; 11(Suppl):29-33.
4. Dodet B, Lenoir GM. Aetiology of childhood cancers. Annales Nestlé. Childhood Oncology 1990;48(3):117-24.
5. Duffy SW, Jakes RW. Interaction between breast density and other cancer risk factors in a case-control study. Br J Cancer 2004;91(2):233-6.
6. Freudenhein JL, Marshall JR, Vena JE et al. Lactation history and breast cancer risk. Am J Epidemiol 1997;146(11):932-38.
7. Furberg H, Newman B, Moorman P, Millikan R. Lactation and breast cancer risk. Int J Epidemiol 1999;28(3):396-402.
8. Hawkes JS, Bryan DL, Gibson RA. Cytokine production by human milk cells and peripheral blood mononuclear cells from the same mothers. J Clin Immunol 2002;22(6):338-44.
9. INCA Instituto Nacional do Câncer. Estimativa 2005 – Incidência de câncer no Brasil [homepage on the Internet]. Acessado em 16/08/2005. Disponível em: http://www.inca.gov.br/estimativa/2005/
10. Infante-Rivard C, Fortier I, Onson E. Markers of infection, breast-feeding and childhood acute lymphoblastic leukemia. Br J Cancer 2000;83(11):1559-64.
11. Jernstrom H, Lubinski J, Lynch HT, Ghadirian P, Neuhausen S, Isaacs C et al. Breast-feeding and the risk of breast cancer in BRCA1 and BRCA2 mutation carriers. J Natl Cancer Inst 2004;96(14):1094-8.
12. Kwan ML, Buffler PA, Wiemels JL et al. Breastfeeding patterns and risk of childhood acute lymphoblastic leukemia. Br J Cancer 2005;93(3):379-84.
13. Lee MLM. Leucemias agudas na infância. Pediatria Moderna 1999;35:616-21.
14. Ministério da Saúde. Atlas de mortalidade por câncer no Brasil 1979-1999. Rio de Janeiro: Instituto Nacional de Câncer; 2004.
15. Newcomb PA, Storer BE, Longnecker MP et al. Cancer of the breast in relation to lactation history. N Engl J Med 1994;330 (4):81-7.
16. Olivier M, Hainaut P. TP53 mutation patterns in breast cancers: searching for clues of environmental carcinogenesis. Semin Cancer Biol 2001;11(5):353-60.
17. Peto J, Houlston RS. Genetics and the common cancers. Eur J Cancer 2001;37(Suppl 8):S88-96.
18. Petrilli AS, Caran EM, Luisi FA, Barros KVT, Silva NS. Diagnóstico precoce do câncer infantil. Temas de Pediatria – Nestle 1992;50:1-13.
19. Petrilli AS, Toledo SRC. Aspectos genéticos das neoplasias pediátricas. In: Carakushnsky G. Doenças Genéticas em Pediatria. Rio de Janeiro: Guanabara Koogan; 2001. p. 345.
20. Pilot HC. The Molecular biology of carcinogenesis. Cancer 1993;72(Suppl 3):962-8.
21. Rosenblatt KA, Thomas DB. Lactation and the risk of epithelial ovarian cancer. The WHO Collaborative Study of Neoplasia and Steroid Contraceptives. Int J Epidemiol 1993;22(2): 192-7.
22. Schneider AP. Risk factor for ovarian cancer. N Engl J Med 1987;317(8):508-9.
23. Shu XO, Linet MS, Steinbuch M et al. Breast feeding and risk of childhood acute leukemia. J Natl Cancer Inst 1999;91(20): 1765-72.
24. Thomas DB, Noonan EA, the WHO Collaborative Study of Neoplasia and Steroid Contraceptives. Breast cancer and prolonged lactation. Int J Epidemiol 1993;22(4):619-26.
25. World Cancer Research Fund and American Institute for Cancer Research. In: World Cancer Research Fund and American Institute for Cancer Research. Food, nutrition and prevention of cancer: a global perspective. Washington: American Institute for Cancer Research; 1997. 670 p.
26. World Health Organization. National cancer control programs: policies and managerial guidelines. 2nd ed. Geneva: WHO; 2002.
27. Ziegler RG, Hoover RN, Pike MC, Hildesheim A, Nomura AM, West DW et al. Migration patterns and breast cancer risk in Asian-American women. J Natl Cancer Inst 1993;85 (22):1819-27.

5.10.3 AMAMENTAÇÃO E PREVENÇÃO DA OBESIDADE

Rubens Feferbaum

INTRODUÇÃO

Estima-se que mais de 250 milhões de pessoas no mundo são obesas e que aproximadamente 22% das crianças e adolescentes americanas apresentam sobrepeso e 11% obesidade. Esse desvio nutricional constitui, nos países industrializados, o mais freqüente distúrbio da nutrição em crianças e adolescentes[8].

No Brasil, dados de 1989 contabilizavam cerca de 1,5 milhão de crianças obesas, com maior prevalência nas Regiões Sul e Sudeste, de maior industrialização. No entanto, estudos mais atualizados têm demonstrado que, mesmo nos estratos de menor renda familiar, há maior tendência à obesidade e sobrepeso, especialmente em mulheres e crianças (IBGE, 2005), caracterizando a chamada transição nutricional presente em países em vias de desenvolvimento[4].

A criança obesa tem grande possibilidade de tornar-se um adulto obeso; aproximadamente um terço de crianças pré-escolares obesas e metade de escolares obesas terão a condição na vida adulta[5,6].

As conseqüências da obesidade na infância são bem conhecidas e de importância clínica; a obesidade é a condição relacionada à chamada síndrome metabólica, caracterizada por dislipidemia, doença coronariana, hipertensão arterial e *diabetes mellitus* tipo 2. Esta condição, até alguns anos atrás, não era bem reconhecida em crianças.

No entanto, estudos recentes demonstraram que na última década, nos Estados Unidos, o *diabetes mellitus* tipo 2 aumentou de incidência em cerca de 10 vezes e que a obesidade infantil demonstrou estar definitivamente associada com o risco de doença cardiovascular no adulto[4].

Também, fato de importância, a obesidade durante a fase de adolescência apresenta maior incidência de mortalidade por outras causas não relacionadas diretamente à síndrome metabólica e doença cardiovascular, mas também a alguns tipos de neoplasia com câncer colorretal, distúrbios metabólicos como gota e imunológicos como artrite reumatóide[11].

As causas da obesidade infantil e do adolescente são multifatoriais, englobando aspectos genéticos e ambientais. Estudos realizados demonstraram que, se ambos os pais não fossem obesos, a criança teria 9% de risco de obesidade; no entanto, se um dos pais é obeso, 50% de risco, e se ambos pais obesos, 80% de risco de obesidade infantil[8].

A condição genética favorável à obesidade foi fator de importância na sobrevivência da espécie humana nos primórdios da sua existência, desde que era essencial conservar energia perante as situações adversas e principalmente de escassez de alimentos, privilegiando, dessa maneira, os indivíduos que mais acumulavam reservas energéticas por meio da gordura.

Certamente, esse quadro mudou dramaticamente na sociedade moderna, na qual as condições de vida e o acesso aos alimentos tornou-se mais fácil.

Assim, as condições socioambientais são as mais responsáveis na atualidade pela "epidemia" de sobrepeso e obesidade verificada internacionalmente. Alimentos industrializados com elevados teores de açúcar e gorduras de alta densidade energética, relativamente baratos e de fácil acesso, hábitos alimentares que levam ao maior consumo desses alimentos, associados à inatividade física das crianças, especialmente nos centros urbanos, são causas bem estabelecidas do ganho ponderal exagerado. Muitas outras causas ambientais são apontadas como responsáveis pela obesidade, caracterizando-a como "multifatorial"[5].

No entanto, a prática pediátrica demonstra que crianças amamentadas ao seio são mais "magras" quando mantidas exclusivamente ao seio durante o primeiro semestre de vida (tal como preconiza a Organização Mundial da Saúde) ou tenham alimentação complementar postergada para o quarto ou sexto mês de vida em comparação àquelas que utilizam fórmulas infantis industrializadas[1-3].

Aparentemente, crianças amamentadas ao seio têm menor incidência de sobrepeso e obesidade durante a infância[4,5,17].

Constatado esse fato, surge a questão: a amamentação é importante na prevenção da obesidade na infância e adolescência?

COMPOSIÇÃO DO LEITE HUMANO E CRESCIMENTO DE CRIANÇAS AMAMENTADAS AO SEIO

Diferenças no crescimento de crianças amamentadas ao seio e por fórmulas infantis têm sido apontadas e atribuídas à composição nutricional do leite materno e fórmulas. O ganho ponderal freqüentemente é maior com o uso das fórmulas infantis[6].

Crianças amamentadas ao seio consomem menos energia, proteína e sais minerais, comparadas com aquelas que utilizam fórmulas[1-3].

Alguns estudos têm comparado a composição corpórea por meio de dados antropométricos e de bioimpedância entre crianças amamentadas ao seio e fórmula, com resultados discrepantes.

De maneira geral, observa-se maior ganho ponderal e aumento das dobras cutâneas no grupo que consome fórmulas durante o primeiro ano de vida; no entanto, crianças do último grupo não apresentaram maior incidência de sobrepeso ou obesidade durante a infância[6].

Deve-se considerar que fórmulas infantis têm como paradigma a composição nutricional do leite humano e são de uso regulamentado por meio do Codex alimentarius da FAO/OMS que recentemente dimensionou teores protéico-energéticos mais próximos ao do leite humano[7].

Ressalte-se também que um dos importantes aspectos no uso de leite de vaca puro ou diluído e adicionado de hidrato de carbono relaciona-se a sua composição variável e não adequada às necessidades infantis, ocasionando, com freqüência, sobrecargas protéica, energética e eletrolítica (em especial de sódio, cálcio e fósforo), o que pode ocasionar ganho ponderal mais acentuado[1].

A diferença no crescimento de crianças amamentadas ao seio levou a Organização Mundial da Saúde a elaborar curvas de crescimento apropriadas a essas crianças devido às discrepâncias observadas com curvas convencionais de crianças alimentadas com fórmulas artificiais.

Quanto ao crescimento de recém-nascidos prematuros, alguns estudos demonstraram a necessidade de melhor adequação calórico-protéica naqueles alimentados com leite materno a partir da segunda semana de vida desde que suas necessidades calórico-protéicas sejam maiores que as dos recém-nascidos de termo. Dessa maneira, é prática usual a utilização dos chamados "aditivos" do leite humano. Diversos autores demonstraram as vantagens de alimentar prematuros com leite humano aditivado da própria mãe.

Recém-nascidos pré-termo alimentados nessa condição têm menor ganho ponderal e menor somatório de dobras cutâneas quando comparados com os alimentados com fórmulas artificiais. No entanto, apesar do menor peso, tinham alta mais precoce, menor mortalidade e incidência de complicações, especialmente a temida enterocolite necrotizante[13].

PROGRAMAÇÃO METABÓLICA E SAÚDE FUTURA

A máxima atribuída por Hipócrates "o indivíduo será aquilo do que ele hoje se alimenta" é tema de grande atualidade.

Estudos epidemiológicos e experimentais sugerem que o tipo de experiência nutricional precoce pode determinar a suscetibilidade futura às doenças crônicas do adulto tais como obesidade, hipertensão, doença cardiovascular e *diabetes mellitus* tipo 2. Esse fenômeno é conhecido como "programação metabólica".

Um estudo clássico desenvolvido por Ravelli et al[15,16] demonstrou que mães submetidas a privação aguda de alimentos, nos dois primeiros trimestres da gravidez, durante a Segunda Guerra Mundial, de 1944 a 1945, apresentavam maior incidência de recém-nascidos de baixo peso. No entanto, seus filhos, quando adolescentes, apresentavam sobrepeso em 80% dos casos.

A explicação para esse fato, segundo os autores, refere-se que, esses indivíduos, privados nutricionalmente durante um período crítico de diferenciação celular, especialmente de adipócitos, poderiam ter uma resposta alterada à insulina e conseqüente obesidade futura.

Na mesma linha de pesquisa, é interessante ressaltar alguns aspectos da nutrição do recém-nascido de baixo peso, especialmente aqueles com restrição de crescimento intra-uterino (RCIU). Essas crianças talvez sejam as de maior risco de síndrome metabólica no futuro e passíveis de doença coronariana em fases precoces da vida adulta[14].

Rabelli et al.[16] por meio de estudos epidemiológicos, elaboraram uma hipótese conhecida por "programação fetal", qual seja, crianças com RCIU podem apresentar resistência precoce à insulina e desenvolver síndrome metabólica.

Deve-se ressaltar que esse grupo é um dos de maior risco para a obesidade infantil quando submetido às dietas artificiais e beneficiam-se da amamentação ao seio, o que evita o ganho ponderal exagerado.

A amamentação representa a mais precoce experiência nutricional do recém-nascido, dando continuidade à nutrição fetal.

A composição nutricional do leite humano é qualitativa e quantitativamente diversa das fórmulas infantis. Além disso, a presença de fatores bioativos encontrados no leite humano, como os de crescimento que promovem diferenciação e maturação celular de órgãos específicos, certamente terá conseqüências no desenvolvimento do metabolismo e saúde futura[5].

EFEITOS DA AMAMENTAÇÃO NA PREVENÇÃO DA OBESIDADE

Alguns estudos examinaram o efeito da amamentação e obesidade futura em crianças e adolescentes. As dificuldades técnicas desses estudos situam-se na metodologia adotada, tamanho da amostra, modificações dos esquemas alimentares no decorrer do tempo, duração do aleitamento e proporção de crianças alimentadas ao seio, entre outros fatores. Além do mais, características familiares como índice de massa corpórea dos pais podem interferir nos resultados[5,14].

No entanto, uma metanálise de 18 estudos de Butte[6], 1999, durante o período de 1945-1999, com o total de

20.000 casos, demonstrou em quatro estudos prevenção da obesidade durante a infância. O maior estudo (n = 9.357, crianças entre 5 e 6 anos) encontrou uma prevalência de obesidade de 2,8% em crianças que foram amamentadas ao seio comparada com 4,5% naquelas não-amamentadas.

Um estudo de coorte americano, envolvendo 15.000 adolescentes, demonstrou redução de 20% no risco de obesidade naqueles que foram amamentados[6].

Outro estudo epidemiológico de von Kries et al.[17], 1999, avaliou o impacto do aleitamento materno na prevenção da obesidade e sobrepeso na infância. Nessa pesquisa, foram avaliadas história pregressa alimentar, estilo de vida, condição socioeconômica, bem como peso e estatura de 9.357 crianças alemãs entre 5 e 6 anos de idade. Foi considerado sobrepeso o índice de massa corpórea superior ao percentil 90 da curva de crescimento e obesidade acima do percentil 97.

Os resultados demonstraram que, isoladas as condições interferentes, havia 3,8% de crianças obesas que foram amamentadas por pelo menos dois meses e somente 0,8% naquelas amamentadas por mais de 12 meses.

Esse estudo sugere que a amamentação é importante fator na prevenção da obesidade infantil.

Dentre as possíveis explicações biológicas para esse fato, os autores apontam a baixa resposta insulinêmica das crianças alimentadas ao seio comparadas com as de fórmulas artificiais, possivelmente relacionadas à menor ingestão calórico-protéica e melhor adaptação do gasto energético em repouso.

Além do mais, altas concentrações de proteína na dieta ocasionam maior adiposidade em lactentes[10,12].

Interessante ressaltar a hipótese entre associação do *diabetes mellitus* tipo 1 e exposição às proteínas do leite de vaca. Diversos estudos sugerem que proteínas do leite de vaca poderiam desencadear a doença por mecanismo autoimune determinada por fatores genéticos e ambientais[9].

CONCLUSÃO

A prevalência da obesidade infantil é preocupante na sociedade moderna; sua etiologia, multifatorial, é de difícil tratamento e controle.

As evidências na prevenção da obesidade por meio do aleitamento materno vêm acumulando-se por meio de estudos epidemiológicos ao longo dos anos. Dessa maneira, a composição do leite materno e as recomendações de introdução da alimentação complementar são fatores importantes na prevenção da obesidade.

No entanto, faltam estudos mais aprofundados da interação entre o leite humano e o desenvolvimento do metabolismo na infância. O estudo do protenoma a nível molecular certamente trará esclarecimentos definitivos da interação dos nutrientes presentes e únicos do leite humano e a prevenção de doenças do adulto, em especial a obesidade e suas conseqüências na vida adulta.

REFERÊNCIAS BIBLIOGRÁFICAS

1. American Academy of Pediatrics. Committee on Nutrition. Commentary on breast-feeding and infant formula, including proposed standards for formulas. Pediatrics 1976;57:278-85.
2. American Academy of Pediatrics. Committee on Nutrition. The use of whole cow's milk in infancy. Pediatrics 1992;89:1105-9.
3. American Academy of Pediatrics. Work group on breast feeding and the use of human milk. Pediatrics 1997;100:1035-9.
4. Arenz S, Ruckerl R, Koletzko B, von Kries R. Breast-feeding and childhood obesity-a systematic review. Int J Obestet Relat Metab Disord 2004;28(10):1247-56.
5. Balaban GAP. Efeito protetor do aleitamento materno contra a obesidade infantil. J Pediatr (Rio J). 2004;80(1):7-16.
6. Butte NF. The role of breastfeeding in obesity. Pediatr Clin North Am 2001;48:1-7.
7. Codex Alimentarius Commission. Joint FAO/WHO Food Standards Programme. Codex standard for infant formula (Codex stand 72-1981). In: Codex Alimentarius. 2nd ed. Rome: FAO/WHO; 1994. V4.
8. Damiani D, Carvalho DP, Oliveira RG. Obesidade na infância – um grande desafio! Pediatria Moderna 2000;36:489-528
9. Davis MK. Breastfeeding and chronic disease in childhood and adolescence. Pediatr Clin North Am 2001;48:1-10.
10. Michaelsen KF, Hoppe C, Schack-Nielsen L, Molgaard C. Does an excessive protein intake early in life cause health problems such as obesity later in life? Public Health Issues Infant Child Nutr 2002;48:279-93.
11. Must A. Morbidity and mortality associated with elevated body weiht in children and adolescents. Am J Clin Nutr 1996; 63(Suppl 3):S445-7.
12. Lucas A, Blackburn AM, Aynsley-Green A, Sarson DL, Adrian TE, Bloom SR. Breast vs bottle: endocrine responses are different with formula feeding. Lancet 1980;14:1267-9.
13. Oba J, Feferbaum R, Falcão MC, Mataloun M, Sarni R, Ceragioli F, Carrazza FR. Atualização das fórmulas e dietas enterais em pediatria. Rev Paul Pediatr 1999;17(3):141-45.
14. Owen et al. Effect of infant feeding on the risk of obesity across the life course. Pediatrics 2005;115:1367-77.
15. Ravelli ACJ, van der Meulen JHP, Barker DJP, Bleker OP. Obesity at the age of 50 in men and womem exposed to famine prenatally. Am J Clin Nutr 1999;70:811-6.
16. Ravelli ACJ, van der Meulen JHP, Barker DJP, Bleker OP. Infant feeding and adult glucose tolerance, lipid profile, blood pressure, and obesity. Arch Dis Child 2000;82:248-52.
17. Von Kries R, Koletzko B, Sauerwald T, von Mutius E, Barnert D, Grunert V, von Voss H. Breast feeding and obesity: cross sectional study. BMJ 1999;319:147-50.

5.10.4 BENEFÍCIOS METABÓLICOS

José Lauro Araújo Ramos

REPERCUSSÕES METABÓLICAS DO ALEITAMENTO MATERNO

São várias as repercussões metabólicas que têm sido investigadas (na infância, na adolescência e na vida adulta) do tipo de aleitamento, e mesmo da qualidade de alimento consumido, a partir do nascimento, por diversos períodos da vida.

Uma correlação muito estudada do leite materno é sua possível propriedade de proteger contra a obesidade futura, hipótese levantada em face da importância da nutrição no início da vida sobre a saúde futura e à composição única do leite humano.

LEITE MATERNO E OBESIDADE

A obesidade é uma condição cujas causas são pouco entendidas; certamente depende de fatores do ambiente associados a uma predisposição genética.

Butte[7], em revisão da literatura de 2001, enfatiza a ausência de estudos que demonstrassem diferenças significantes de obesidade infantil entre aleitados ao seio e os alimentados com fórmula. Isso ocorre mesmo tendo os aleitados ao seio durante o período de aleitamento um crescimento reconhecidamente mais lento.

Estudos da composição corpórea em crianças com aleitamento ao seio ou fórmula, usando medidas de dobra cutânea, têm mostrado resultados discordantes[8]. Medidas diretas dessa composição por condutividade elétrica corpórea não têm mostrado dados conclusivos.

FATORES DETERMINANTES DA OBESIDADE NA CRIANÇA E NO ADULTO

A grande quantidade de condições que se acredita envolvidas no aparecimento da obesidade (e do sobrepeso) torna difícil a interpretação dos estudos epidemiológicos; a própria definição de obesidade difere em várias pesquisas, e fatores confundidores importantes não foram controlados em alguns estudos[7].

A obesidade dos pais é o fator determinante mais importante. Essa influência tem sua parte genética e parte relacionada ao comportamento familiar.

Na literatura encontra-se dados que atribuem desde 25%, 40% e até 70% de participação genética no desenvolvimento da obesidade[7].

Outros fatores ambientais considerados são: peso de nascimento, que se associa a maior índice de massa corpórea na infância e na idade adulta[7], disponibilidade e preferência por alimentos, atividade física, vida sedentária além de fatores socioeconômicos e culturais. Swinburn et al.[19], recentemente, descreveram de maneira crítica fatores protetores da obesidade enumerando: atividade física regular (convincente), alta ingestão de polissacarídios sem amido/fibra (convincente), ambiente familiar e escolar favoráveis (provável), aleitamento materno (provável). Uma das recomendações dos autores após essa abordagem crítica é a promoção mais eficaz de aleitamento materno[19].

Os estudos que investigaram um efeito "protetor" do aleitamento materno sobre a obesidade futura abordam a obesidade (ou o sobrepeso) do lactente, da criança maior, do adolescente e a do adulto.

INFLUÊNCIA DO ALEITAMENTO MATERNO SOBRE A OBESIDADE NA INFÂNCIA

Crianças acompanhadas do nascimento aos 7 anos de idade, na Nova Zelândia[7], não mostraram diferenças em índices de gordura corpórea entre aleitados ao seio e os não-aleitados até os 3 meses de idade.

Em estudo norte-americano, o tipo de leite na primeira infância não influiu nos índices de gordura corpórea aos 8 anos (embora o peso e o índice de massa corpórea fossem maiores aos 112 dias de idade nos alimentados com fórmula)[10].

Estudo com 9.357 crianças de 5 a 6 anos, na Alemanha[22], mostrou 4,5% de obesidade entre os que nunca haviam mamado ao seio, contra 2,8% nos amamentados. Encontrou-se, também, uma associação inversa entre obesidade e duração do aleitamento materno. Embora a grande casuística e o controle de muitos fatores confundidores, na literatura há alguma ressalva a esse estudo, principalmente pelo não-controle da obesidade familiar.

Bergmann et al.[4] testaram a hipótese de que o aleitamento materno por mais de dois meses tem efeito preventivo contra obesidade e sobrepeso aos 6 anos de idade. Concluem que, além de uso de fórmulas, também são fatores de risco para obesidade o índice de massa corpórea materna ≥ 27, tabagismo materno na gravidez e baixo estrato econômico.

Toschke et al.[20] estudaram na República Tcheca, 33.768 escolares de 6 a 14 anos de idade (enfatizando o local de estudo como exemplo de estrato socioeconômico homogêneo). Encontraram obesidade em 9,3% dos que haviam sido alimentados ao seio, contra 12,4% entre os que nunca o fizeram.

Bogen et al.[5] estudaram em 73.458 crianças de baixo nível socioeconômico, do nascimento aos 4 anos de idade, a duração mínima do aleitamento materno necessária ao efeito protetor para a futura obesidade, o possível prejuízo a esse efeito trazido pelo uso concomitante de fórmula e outras condições (da criança ou da mãe), que poderiam modificar a relação (os que mamaram ao seio/obesidade aos 4 anos). Introduzem um dado pouco mencionado: nessa população de baixo nível socioeconômico, o aleitamento materno só funcionou como protetor da obesidade em mães de raça branca, que não fumaram durante a gravidez e somente se o aleitamento exclusivo durou até 16 semanas, ou pelo menos 26 semanas se complementado com fórmulas.

Arenz et al.[1], em revisão sistemática e metanálise, abordando nove estudos com mais de 69.000 participantes, concluem que o aleitamento materno parece ter pequeno efeito protetor, mas consistente, contra a obesidade na criança.

Proteção contra obesidade ao longo da vida foi estudada por Owen et al.[16], em revisão sistemática, concluindo que iniciar a alimentação com leite materno tem efeito protetor. Alertam, porém, para a necessidade de uma extensa revisão que explore os fatores confundidores em mais detalhes.

Burke et al.[6], na Austrália, em estudo com 2.087 crianças amamentadas ao seio por mais de 12 meses encontraram com um ano menor relação peso/estatura em relação aos que usaram fórmulas. Essas crianças aos 8 anos, já não diferiam em peso. Amamentação ≤ 4 meses foi associada com o maior risco de sobrepeso.

Baker et al.[3], encontraram associação entre índices de massa corpórea pré-gestação com ganho de peso do lactente e deste com uma interação entre a duração do aleitamento e o tempo de introdução de outros alimentos. Note-se que a introdução precoce de outros alimentos não resultou em ganho de peso maior quando o aleitamento materno durou 20 semanas ou mais.

INFLUÊNCIA DO ALEITAMENTO MATERNO SOBRE A OBESIDADE NO ADOLESCENTE

Victora et al.[21] estudaram a composição corpórea e os dados antropométricos em 2.250 jovens de 18 anos, encontrando, após ajuste para fatores confundidores, dados que indicaram, para os autores, não haver proteção significante do aleitamento contra a obesidade, nessa população, embora tenha havido tendência (p = 0,03) à menor obesidade com maior duração de aleitamento materno.

Estudo de Kvaavik et al.[14], na Noruega, procurando dados que indicassem proteção da amamentação contra obesidade do adolescente e do adulto (em seu estudo, partem da premissa de que há proteção para a criança), concluem que o aleitamento parece ser protetor na adolescência, enquanto o impacto no peso do adulto é mais fraco. Sugerem que algum efeito protetor do aleitamento materno agindo na infância tende a diminuir com a idade.

INFLUÊNCIA DO ALEITAMENTO MATERNO SOBRE A OBESIDADE NO ADULTO

Dois estudos clássicos das décadas de 1970 e 1980 mostraram resultados discrepantes; um não mostrando associação entre aleitamento materno e obesidade ou sobrepeso aos 20-30 anos de idade, e outro, encontrando maior peso, índice de massa corpórea e prega cutânea aos 32 anos, nos que haviam sido alimentados ao seio. Butte[7] comenta alguns possíveis defeitos na análise dos dados desse último estudo e a pequena amostra, no primeiro, de crianças aleitadas ao seio.

Eriksonn et al.[9] examinaram a correlação da obesidade no adulto com crescimento e condição de vida na infância; não encontraram associação de duração do aleitamento materno com obesidade futura.

Estudo de Kramer et al.[13] com escolares (n = 297) e adolescentes (n = 427) mostrou, aos 12 e 18 anos, risco relativo para obesidade nos adolescentes de 2,35 nos que não haviam recebido leite materno ao seio. Com o ajuste de fatores confundidores, só a história familiar da obesidade foi significante, mas, após controle desse fator, o efeito protetor persistiu, havendo ainda discreto efeito protetor relacionado à duração do aleitamento. Resultados similares foram encontrados em relação aos escolares.

Zadik et al.[23], em Israel, estudaram 1.960 crianças, com medidas de peso e altura em seqüência, a cada um a dois meses nos primeiros 6 meses, a cada três meses até 2 anos e anualmente a seguir, até ser atingido a altura definitiva. Não houve, nesta idade, diferença de peso e de altura entre os alimentados ao seio e os que usaram fórmula. A obesidade do adulto correlacionou-se com a obesidade materna (n = 0,873, p < 0,001).

COMENTÁRIOS GERAIS

Um exame inicial da literatura pode usar, como ponto de partida, a importante revisão de Butte[7] em 2001, que conclui que:

a) a maioria dos estudos que analisa efeitos de aleitamento materno sobre obesidade futura não encontram efeito significante;

b) dois estudos mostraram associações positivas entre aleitamento e gordura corpórea;
c) em quatro estudos, foi identificado efeito protetor.

Essa autora considerou que, se houver algum efeito protetor, deve ser menos importante que a genética e outros fatores ambientais.

Nos anos recentes, a literatura sobre o tema cresceu muito[1,2,12]. Continuam existindo problemas metodológicos de difícil erradicação, havendo porém estudos que acrescentaram ao conhecimento sobre o tema.

Os resultados mostram que se dá atenção à obesidade "futura" em alguns estudos, em outros o enfoque é na infância e idade escolar, e ainda outros no adolescente e na vida adulta. Consegue-se perceber que, quando existe associação negativa entre obesidade e aleitamento materno a tendência é de um efeito mais forte no início da vida, que diminui gradualmente até a idade adulta.

É importante lembrar que a obesidade percorre um caminho (track) desde o recém-nascido até a idade adulta, sendo esse percurso mais fiel entre a idade escolar e adolescente para idade adulta, do que do recém-nascido e lactente com as demais idades[7].

A par dos estudos epidemiológicos, têm-se procurado encontrar potenciais agentes que explicassem um efeito protetor.

A composição nutricional única de leite materno, além de seus fatores bioativos, que poderiam influir na proliferação e diferenciação dos adipócitos, são possíveis agentes da "proteção".

Alguns autores consideram que peculiaridades do aleitamento (e não necessariamente do próprio leite) seriam importantes como capacidade da criança aleitada ao seio regular sua ingestão, ou diferença na rotina de alimentação como o maior "insistir", em ofertas para os que mamam fórmulas. Von Kries et al.[22] consideraram mais provável que os efeitos descritos decorram mais de propriedades intrínsecas do leite materno.

Haisma et al.[11] estudaram a oferta de energia em lactentes de três grupos: leite materno exclusivo, leite materno predominante e "parcialmente aleitado ao seio", complementado com leite de vaca ou fórmula. Os valores da energia ingerida foram 20% mais altos no grupo complementado do que nos com leite materno exclusivo; a manutenção dessa ingestão alta de energia é considerado risco de obesidade futura.

Savino et al.[18] estudaram níveis séricos de leptina em lactentes de 62 dias, em média, encontrando valores mais altos nas crianças em aleitamento materno exclusivo do que nos mamando fórmulas. Sendo a leptina o hormônio presente em leite materno, que participa da regulação de ingestão alimentar, poderá ser importante a diferença entre os dois tipos de aleitamento, sendo que os autores não propõem nenhuma teoria relacionada com obesidade futura.

Li et al.[15] estudaram as interações do índice de massa corpórea materna, antes da gestação e aleitamento materno, sobre o risco de sobrepeso em crianças de 2 a 14 anos, encontrando um efeito aditivo de obesidade pré-gravidez e falta de aleitamento materno, levando à maior probabilidade de sobrepeso e à obesidade.

A associação inversa leite materno/obesidade ou sobrepeso parece fortalecida após investigações mais recentes. Cabe notar que as associações geralmente não são fortes e em alguns estudos são menos significantes do que com a obesidade familiar.

A relação no lactente parece mais fácil de ser compreendida; o crescimento em peso é reconhecidamente mais lento com o leite materno do que com as fórmulas.

O estudo longitudinal de Zadik et al.[23] ilustra o "caminho" de peso e a altura do nascimento até atingir a altura definitiva. Mostram que, no fim do primeiro ano o crescimento em peso dos alimentados com fórmula é maior que o dos alimentados ao seio, mas essa diferença desaparece aos 2 anos de idade. A diminuição da razão peso/altura no primeiro ano dos aleitados ao seio foi de 0,3Z; as crianças que passaram de amamentação ao seio para fórmula exibiram aceleração de crescimento.

Cabe indagar se essa aceleração do crescimento associada à introdução de fórmula pode significar algum risco de "programação" de doença cardiovascular ou diabetes do adulto[17].

Crianças um pouco maiores (pré-escolares e escolares) têm ainda a associação negativa menos freqüente do que não-significante; em adolescente a correlação ainda não pôde ser demonstrada, a não ser em um estudo[14]. Em adulto, não foi descrita associação (em consonância com o caminho fiel adolescente/adulto e menos exato lactente/adulto)[9].

Chama a atenção a associação "protetora" algumas vezes identificada tanto da presença de aleitamento materno quanto da sua duração, o que pode conferir mais força à associação[14].

É digno de nota não haver recentemente estudos que mostrem relação positiva entre leite materno/obesidade. São exceção pelo menos dois estudos citados por Butte[7], um examinando crianças de 6 anos de idade, outro examinando adultos.

O efeito "protetor" do leite materno poderia talvez merecer uma consideração paralela: "o efeito predisponente" ao sobrepeso e à obesidade da ausência de leite materno e a substituição por fórmula ou desmame precoce com introdução de outros alimentos. É preciso, porém, lembrar que, a par desse possível efeito, as propriedades intrínsecas do leite materno ou do aleitamento podem ser responsáveis por algum tipo de "programação" da adiposidade.

A mensagem enfatizada em muitos trabalhos é "não é necessário que exista um efeito protetor significativo para que o leite materno seja considerado o alimento ideal".

REFERÊNCIAS BIBLIOGRÁFICAS

1. Arenz S, Rückerl, Koletzko B, von Kries R. Breastfeeding and childhood obesity-a-systematic review. Int J Obes Metab Disord 2004;28(10):1247-56.
2. Balaban G, Silva GA. Efeito protetor do aleitamento materno contra a obesidade infantil. J Pediatr (Rio J) 2004;80(1):1-2.
3. Baker JL, Michaelsen KF, Rasmussen KM, Sorensen TI. Maternal prepregnant body mass index, duration of breastfeeding, and timing of complementary food introduction are associated with infant weight gain. Amer J Clin Nutr 2004;80(6):1576-88.
4. Bergmann KE, Bergmann RL, von Kries R, Böhn O et al. Early determinants of childhood overweight and adiposity in a birth cohor study: role of breastfeeding. J Obes Relat Metab Disord 2003;27(2):162-72.
5. Bogen DL, Hanusa BH, Whittaker RC. The effect of breastfeeding with and without formula use on the risk of obesity at 4 years of age. Obes Res 2004;12(9):1527-35.
6. Burke V, Beilin LJ, Simmer K, Oddy WH et al. Breastfeeding and overweight: longitudinal analisys in an Autralian birth cohort. J Pediatr 2005;147(1):56-61.
7. Butte NT. The role of breastfeeding in obesity. Pediatr Clin North Am 2001;48(1):189-98.
8. de Bruin NC, Degenhart HJ, Gàl S et al. Energy utilization and growth in breast-fed and formula-fed infants measured prospectively during the first year of life. Am J Clin Nutr 1998;67:885.
9. Eriksonn JG, Forsént T, Osmond C, Barker D. Obesity from cradle to grave. Inf J Obes Relat Metab Disord 2003;27(6):722-7.
10. Fomon SJ, Rogers RR, Ziegler EE et al. Indices of fatness and serum cholesterol at age eight years in relation to feeding and growth during early infancy. Pediatr Res 1984;18:1233.
11. Haisma H, Coward WA, Albernaz E, Visser GH et al. Breast milk and intake in exclusively, predominantly, and partially breastfeeding in Infants. Eur J Clin Nutr 2003;57(12):1663-42.
12. Kalies H, Heinnrich J, Borte N, Schaaf B et al. The effect of breastfeeding of weight gain in infants results of a cohort study. Eur J Med Res 2005;10(1):36-42.
13. Kramer MS. Do breastfeeding and delayed introduction of solid foods protect against subsequent obesity? J Pediatr 1985;98:883.
14. Kvaakik E, Tell GS, Klepp K I. Surveys of Norwegian youth indicated that breastfeeding reduced subsequent risk of obesity. J Clin Epidemiol 2005;58(8):849-55.
15. Li C, Kaur H, Choi WS, Huang TT et al. Additive interactions of maternal, prepregnancy BMI and breastfeeding overweight. Obes Res 2005;13(2):362-71.
16. Owen CG, Martin RM, Whincup PH, Smith GD, Cook DG. Effect of infant feeding on the risk obesity across the life course: a quantitative review of published evidence. Pediatrics 2005;115(5):1367-77.
17. Ramos JLA, Deutsch AD. Nutrição maternal e seus efeitos sobre o feto e o recém-nascido. In: Feferbaunn R, Falcão MC eds. Nutrição do Recém-Nascido; 2003. p. 1-7.
18. Savino F, Nanni GE, Maccario S, Costamangna M et al. Breastfeeding infants have leptin values higher than formula-fed infants in the first four months of life. J Pediatr 2002;141(6):764-69.
19. Swinburn BA, Caterson I, Seidell JC, James WP. Diet, nutrition and the prevention of excess weight gain and obesity. Public Health Nutr 2004;7(1A):123-46.
20. Toschke AM, Vignerova J, Lhotska L, Osancova K et al. Overweight and obesity in 6-to-14-year-old Czech children in 1991: protective effect of breast-feeding. J Pediatr 2002;141(6):764-9.
21. Victora CG, Barros F, Lima RC, Wells J. Anthropometry and body composition of 18 year old men according to duration of breastfeeding: birth cohort study from Brazil. BMJ 2003;327(7420):901.
22. von Kries R, Koletzko B, Sauerwald T, von Mutius E. Does breastfeeding protect against childhood obesity? Adv Exp Med Biol 2000;478:29-39.
23. Zadik Z, Borondukov E, Zung A, Reifen R. Adult height and weight of breast-feeding and botlle-fed Israel infants. J Pediatr Gastroenterol Nutr 2003;37(4):462-7.

ALEITAMENTO MATERNO E DIABETES TIPO I

Diabetes mellitus tipo 1 (**DM1**), ou *diabetes mellitus* insulino-dependente (**DMID**), é uma doença auto-imune determinada por uma combinação de fatores genéticos e do ambiente.

As evidências da importância do componente genético são várias, uma delas é a concordância da doença entre gêmeos idênticos, que é cerca de 30 a 40%. Esse mesmo dado também revela a grande contribuição dos fatores ambientais, assim como o fato de que somente cerca de 5% das pessoas geneticamente suscetíveis, de acordo com o marcador HLA, chegam a apresentar doença clínica[25]. Os indivíduos de risco são reconhecidos pela presença de alelos de risco HLA e pelo desenvolvimento de vários anticorpos anticélulas beta do pâncreas. Esse processo auto-imune leva à destruição progressiva da célula betapancreática.

A pesquisa etiológica em DM1 atualmente propõe a existência de um fator ambiental desencadeante da doença em indivíduo geneticamente suscetível[25].

FATORES AMBIENTAIS E DM1

Na década de 1980, Borch-Johnsen et al.[2] descreveram risco aumentado de diabetes tipo 1 em crianças que não haviam mamado ao seio pelo menos por três meses. A hipótese de que a proteína do leite de vaca funcione como desencadeante tem sido muito abordada na literatura, bem como grande quantidade de possíveis agentes, como infecções virais (caxumba, coxsackie B, citomegalovírus), vacinações diversas, toxinas, certos alimentos, compostos nitrosos. Aventadas também como fator de risco já foram: mãe idosa, pré-eclâmpsia, prematuridade, icterícia neonatal por incompatibilidade sangüínea materno-fetal[21], aspectos sócio-econômicos e étnicos[4,16], e crescimento acelerado no início da vida[11].

Foi sugerido que vacinas aplicadas na infância[20] seriam um fator de risco de DM1, especialmente *Haemophilus influenzae* tipo B e de hepatite B. Alguns resultados sugerem um acúmulo de casos de DM1 (*clusters*) ocorrendo dois a quatro anos após vacinações por pertússis, tríplice viral (MMR) e BCG, alertando para a semelhança desse período com o tempo de instalação de DM1 em paciente com anticorpos pancreáticos[3]. Wahlberg et al.[26], pesquisando anticorpos em 4.400 crianças de 1 ano de idade, mostraram que a vacinação contra *H. influenzae* tipo B parece ser fator de risco para a indução de anticorpos (GADA e IA-A2). Os autores concluem que a vacina HIB pode ter efeito estimulador policlonal inespecífico aumentando a produção de GADA e IA-21; consideraram relevante esse achado, quando a resposta imune relacionada à célula beta for ativada por outros mecanismos.

Entretanto, em estudo caso-controle, De Stefano et al.[9] mostraram que nenhuma das vacinas habitualmente prescritas apresentam qualquer associação com DM1, nem tampouco há influência das datas das vacinações.

Os aspectos clínicos do DM1 tornam difícil a identificação dos agentes desencadeantes: a expressão clínica do DM1 é precedida por um período de auto-imunidade das células beta de variável duração, dependendo da genética e de prováveis exposições a agentes ambientais. Assim, estudos populacionais que visam detectar o início de DM1 em criança geneticamente de risco podem resultar negativos por serem realizados antes que o diabetes se instale, ou talvez por não ter (ainda?) ocorrido o fator ambiental desencadeante[7].

A destruição progressiva de ilhotas pancreáticas resulta em que 80 a 90% da capacidade de produção de insulina já foi perdida quando do início das manifestações clínicas[8].

ESTUDOS PROCURANDO ASSOCIAÇÃO ENTRE LEITE DE VACA E DM1

Pouco se sabe sobre os fatores da dieta na etiologia da doença, quais são atuantes, de que modo agem e se esses fatores dietéticos deflagram o mecanismo de auto-imunidade das ilhotas que precedem a doença clínica. Parece estabelecido que crianças sem suscetibilidade genética não desenvolvem DM1, não importa o tipo de alimento.

Estudos clínicos, epidemiológicos e experimentais, em sua maioria, sugerem que a alimentação ao seio pode proteger crianças de alto risco de desenvolvimento de auto-imunização a células beta. Há, porém, número considerável de estudos que não encontraram essa associação[7].

Na literatura encontra-se a dúvida: o risco aventado de DM1 entre os que mamaram fórmula é devido à introdução precoce de proteína estranha, ou à ausência de leite humano, ou a ambos, ou mesmo da interação entre vários desencadeantes, podendo a proteína do leite de vaca ser um deles[7].

Considera-se que a ausência total ou parcial de leite materno nos primeiros 3 a 6 meses de vida, na dieta de crianças geneticamente suscetíveis, possa ser fator de risco para DM1 por mais de um mecanismo: ou permitindo exposição precoce a proteína estranha (das quais o leite de vaca é cronologicamente o primeiro) ou privando a criança das propriedades do leite materno. É possível que a complexa atividade modeladora imunológica desse leite proteja a criança dos riscos dessas exposições[7].

O lactente amamentado ao seio seria, assim, protegido antes do desenvolvimento de tolerância oral e da maturação do sistema imune[7].

Harrison e Honeyman[12] sugerem que o provável problema nessas exposições seja não a proteína estranha do leite de vaca, mas sim uma falha na regulação ou imaturidade do sistema imune intestinal. Alterações do sistema imune do intestino, estudadas em material de biópsia jejunal em crianças com DM1, indicam essa hipótese[27].

DM1 E CONSUMO DE LEITE DE VACA

Estudos ecológicos da década de 1990, com grande casuística, encontraram associações positivas entre DM1 e alto consumo diário de leite de vaca. Foi descrita também associação entre baixa prevalência de aleitamento ou alto consumo diário de leite de vaca com aumento de casos de DM1.

Estudo em vários locais da América Latina[4] mostrou também essa associação. Foi aventado também que parte das diferenças na incidência de DM1 em diferentes locais ou países poderia ser devida à diferença nas proteínas do leite de vaca (porcentagem de variantes de betacaseína) que desenvolveriam a auto-imunidade[24].

DM1 E DURAÇÃO DE AMAMENTAÇÃO OU ÉPOCA DE INTRODUÇÃO DE OUTRO ALIMENTO

Estudos de caso-controle mostraram resultados discordantes, tentando encontrar associações entre DM1 e exposição precoce a leite de vaca ou duração muito curta do aleitamento ao seio[7], embora a maior parte dos estudos tenha mostrado relação inversa entre aleitamento ao seio e DM1 ou auto-imunidade para células beta do pâncreas.

Essa discordância na literatura sobre o papel do aleitamento deve-se provavelmente, em parte, a problemas metodológicos. Revisão de Gerstein[5], em 1994, encontrou a associação positiva DM1 *versus* introdução de leite de vaca com menos de 3 meses de idade. Outra metanálise de 1996, de Norris e Scott[17], com acentuado rigor na seleção das metodologias, resultou em resultados semelhantes aos de Gerstein[5], que, porém, perderam seu significado ao serem eliminados dados considerados impropriamente tratados ou colhidos. Davis[7] comenta sobre essa última metanálise, sugerindo um possível rigor excessivo nessa avaliação.

Gimeno e Souza[6], em São Paulo, encontraram menor tempo de amamentação e introdução mais precoce de produtos à base de leite de vaca (com menos de 8 dias de idade) em crianças diabéticas em relação a controles.

Kimpimäki et al.[14] observaram 2.941 crianças com risco geneticamente determinado para DM1, do nascimento aos 8 anos de idade, encontrando soroconversão para anticorpos antiilhotas maior nos que haviam mamado ao seio exclusivamente por menos tempo e nos que receberam leite de vaca mais cedo.

Em estudo de Kostraba et al.[15], entre crianças com alto risco representado por marcadores genéticos, diabéticos tinham uma exposição mais precoce à proteína de leite de vaca que os não-diabéticos. O risco de DM1 foi maior nos que começaram a receber alimentos sólidos antes dos 3 meses de idade.

Estudo na Suécia e Lituânia, com 803 crianças recém-diagnosticadas com DM1, mostrou que leite materno exclusivo e prolongado é fator protetor independente contra DM1.

Sipetic et al.[23], em Belgrado, mostraram que somente a introdução precoce de leite de vaca foi associada com alto risco para DM1, em estudo de caso-controle. Após ajuste para variáveis de confusão, os resultados não demonstraram associação entre dieta e DM1.

DM1 E AUTO-IMUNIDADE

Uma linha de pesquisa visa aspectos da auto-imunidade, como a associação de anticorpos contra a proteína de leite de vaca e a presença do antígeno leucocitário humano (HLA-DA). Perez-Bravo et al.[19] estudaram essas variáveis em 143 lactentes e escolares recém-diagnosticados e 107 controles. Encontraram níveis mais elevados de anticorpos antialbumina bovina (BSA) nos diabéticos que nos controles, particularmente naqueles com genótipo HLA-DQ alto ou moderado, mas sem associações significantes desses níveis com duração do aleitamento ou idade de exposição ao leite de vaca.

Norris e Scott[17], em 1996, estudaram a auto-imunidade para células pancreáticas em crianças de família com DM1, não encontrando associações de níveis de anticorpos com a exposição precoce aos 3 e aos 6 meses de idade a leite de vaca, cereais, frutas e vegetais, ou carne.

Estudando anticorpos antialbumina bovina (BSA) em crianças diabéticas, Oyarzún et al.[18] confirmam a alta freqüência desses anticorpos em diabéticos (98%), contra zero nos controles. A concentração desses anticorpos não se relaciona com a duração de aleitamento, ou a introdução de leite de vaca, nem com a reatividade beta-pancreática. Assim, os autores consideram que a BSA não tem papel específico no processo imunológico da DM1.

Ziegler et al.[28] estudaram prospectivamente o desenvolvimento de auto-anticorpos (a insulina, a acidoglutâmico decarboxilase – GADA, ou anticorpos I A-2), em recém-nascidos de pais com DM1, até aos 8 anos de idade. Não encontraram associação entre pequeno período de amamentação e risco aumentado de desenvolver aqueles anticorpos. No entanto, crianças que receberam alimento com glúten antes dos 3 meses tiveram aumento significativo daqueles anticorpos se comparados aos que só haviam mamado ao seio nesse mesmo período.

LEITE DE VACA INGERIDO PELA MÃE *versus* ANTICORPOS DO FILHO

Erkkola et al.[10] encontraram correlações variadas (dependendo da idade da criança, do tipo de anticorpos estudados e de a mãe estar em gestação ou na lactação) entre consumo de leite de vaca e derivados, ingeridos pela mãe, e o desenvolvimento de anticorpos antileite de vaca no filho.

ESTUDO COM MANIPULAÇÃO DE DIETAS

Akerblon et al.[1] realizaram uma experiência de intervenção na dieta em 242 recém-nascidos que possuíam um parente de primeiro grau com DM1, e eram portadores dos alelos de risco HLA- DQB-1. Depois de um período de aleitamento materno, as crianças foram colocadas em estudo duplo-cego randomizado, em dois grupos: 1. recebendo fórmula convencional à base de leite de vaca; e 2. um hidrolisado de caseína (Nutramigem®). Por 4,7 anos, em média, foram feitas determinações de anticorpos para detectar soroconversão. A incidência cumulativa de anticorpos foi ligeiramente menor no grupo que recebeu o hidrolisado, sugerindo, segundo os autores, a necessidade de um estudo com maior força.

Após ajuste para a duração do estudo, foi mostrada uma proteção significante da intervenção dietética contra a positividade para anticorpos anticélula beta (p = 0,02).

Embora a sugestão dos autores, de insuficiente força de amostra, eles enfatizam a importância desse estudo por mostrar a fatibilidade de intervenção dietética em criança de risco para DM1.

COMENTÁRIOS

Como ocorre em muitas áreas em que se procura demonstrar repercussões do aleitamento materno sobre condição de saúde futura da criança, a associação aleitamento materno, bem como a introdução precoce de leite de vaca ou alimento sólido *versus* DM1 futuro é cercada por dificuldades metodológicas.

Revisões sobre esse tema são geralmente comedidas, frisando as controvérsias[7,25].

É muito grande a diferença na prevalência de DM1 entre locais do mundo e parece cabível aceitar que fatores ambientais atuantes possam diferir de local, ou associando-se de diversas maneiras[13].

Chama a atenção o número relativamente pequeno de estudos de fatores ambientais outros e de estudos de coorte longitudinais. O grande progresso já conseguido na identificação de crianças de risco, por meio de alelos HLA, deve tornar mais praticáveis esses estudos.

Grande proporção dos irmãos de crianças diabéticas que provavelmente desenvolverão DM1 podem ser detectadas determinando-se seus alelos de suscetibilidade HLA, juntamente com os anticorpos associados ao DM1. Cerca de 15 a 25% dos indivíduos geneticamente suscetíveis progredirão para a doença, embora seu perfil de anticorpos não seja "predisponente" (como, por exemplo, soro negativo para anticorpos antiilhotas)[8].

Os estudos ecológicos ou epidemiológicos em boa parte encontram associações inversas nessa pesquisa; há estudos que não a encontram (talvez dependendo de fatores locais não-identificados[13], incluindo diferença no tipo e composição do leite de vaca e outros alimentos.

A relação dos anticorpos antiilhotas e anticorpos antialbumina bovina com a exposição ao leite de vaca ou leite materno mostra associação em alguns estudos[14-16]; essa associação não é encontrada em outros[17-19].

A duração da amamentação ou a época de introdução de outro alimento, principalmente leite de vaca, foi associada a diabetes em alguns estudos[14-16] e não associados em outros[22].

Interessantes os resultados da experiência de manipulação de dieta pela aparentemente discreta diferença dos anticorpos entre os grupos com leite de vaca e hidrolisado de caseína.

O papel de um fator desencadeante não é claro nesse processo, incluindo a dieta na primeira infância; ainda assim foi sugerido que em crianças com história de DM1 familiar ou irmão com DM1 seja estimulado o aleitamento materno e não se ofereça leite de vaca e derivados pelo menos durante o primeiro ano[7].

REFERÊNCIAS BIBLIOGRÁFICAS

1. Akerblon K, Virtanen SM, Ilonen J, Savilahti E, Vaarala O et al. Dietary manipulation of beta cell autoimmunity in infants at increased risk of type 1 diabetes: a pilot study. Diabetologia 2005;48(5):829-37.
2. Borch-Johnsen K, Joner G. Relation between breast-feeding and incidence rates of insulin-dependent diabetes mellitus: a hypothesis. Lancet 1984;2:1083.
3. Classen JB, Classen DC. Clustering of cases of type 1 diabetes mellitus occurring 2-4 years after vaccinationis consistent with clustering after infections and progression to type 1 diabetes mellitus in autoantibody positive individuais. J Pediatr Endocrinol Metab 2003;16(4):495-508.
4. Collado-Mesa F, Barceló A, Arheart KL, Messiah SE. An ecological analysis of childhood-onset type 1 diabetes incidence and prevalence in Latin America. Rev Panam Salud Publica 2004;15(6):388-94.
5. Gerstein HC. Cow's milk exposure and type 1 diabetes mellitus. Diabetes Care 1994;17:13-8.
6. Gimeno SG, de Souza JM. IDDM and milk consumption. A case-control study in São Paulo. Brazil. Diabetes Care 1997; 20(8):1256-60.
7. Davis MK. Breastfeeding and chronic disease in childhood and adolescence. Pediatr Clin North Am 2001;48(1):388-94.
8. Della Manna T, Damiani D, Dichtchekenian V, Setian N. Diabetes mellitus na infância e na adolescência. In: Setian N coord. Endocrinologia Pediátrica. Aspectos Físicos e Metabólicos do Recém-Nascido ao Adolescente. São Paulo: Sarvier; 2ª ed. 2002. p. 195-229.
9. De Stefano F, Mullooly JP, Okoro CA, Chen RT, Marcy SM, Ward JI et al. Childhood vaccinations timing, and risk of type 1 diabetes mellitus. Pediatrics 2001;108(6):E112-8.
10. Erkkola M, Kronberg-Kippiä C, Savilahti E, Kenward MG, Salonen M, Ilonen J. Maternal consuption of dairy products during pregnancy and lactation, and the development of cow's milk antibodies in the offspring. Acta Paediatr 2005;94(6): 696-704.
11. EURODIAS Substudy 2 Study Group. Rapid early growth is associated with increased risk of childhood type 1 diabetes in various European populations. Diabetes Care 2002;25(10): 1755-60.
12. Harrison LC, Honeyman MC. Cow's milk, and type 1 diabetes: the real debate is about mucosal immune function. Diabetes 1999;20:48-52.
13. Knip M, Akerblom HK. Early nutrition and later diabetes risk. Adv Exp Med Biol 2005;569:142-50.
14. Kimpimäki T, Erkkola M, Korhonen S, Kupila A, Virtanen SM, Ilonen J et al. Short-term exclusive breastfeeding predisposes yuong children with increased genetic risk of type 1

diabetes to progressive beta-cell autoimmunity. Diabetologia 2001;44(1):63-9.
15. Kostraba JN, Cruickshanks KJ, Lawler-Heavner J et al. Early exposure to cow's milk and solid foods in infancy, genetic predisposition, and the risk of IDDM. Diabetes 1993;42: 288-91.
16. Marshall AL, Chetwyund A, Morris JA, Placzek M, Smith C, Olabi A, Thistlethwaite D. Type 1 diabetes mellitus in chidhood: a matched case control study in Lancashire and Cumbria. UK. Diabet Med 2004;21(9):1035-40.
17. Norris JM, Scott FW. A meta-analisys of infant diet and insulin-dependent diabetes mellitus: do biases play a role? Epidemiology 1996;7(1):87-92.
18. Oyarzún A, Santos JL, Carrasco E, Albala C, Dorman JS, Santos JL. Anticuerpos anti-albúmina bovina (BSA) e niños diabéticos tipo 1 recién diagnosticados y su associación con lactancia maternal y exposición a leche de vaca. Rev Med Chil 2003;131(8):865-72.
19. Perez-Bravo F, Oyarzún A, Carrasco E, Albala C, Dorman JS, Santos JL. Duration of breast feeding and bovine serum albumin antibody levels in type 1 diabetes: a case-control study. Pediatr Diabetes 4(4):155-61.
20. Ravel G, Christ M, Liberge P, Bumett R, Descotes J. Effects of two pediatric vaccines on autoimmune diabetes in NOD female mice. Toxicol Lett 2003;146(1):93-100.
21. Sadauskaite-Kuehne V, Ludvigsson J, Padaiga Z, Jasinskiene E, Samuelson U. Long breastfeeding is an independent protective factor against development of Type 1 diabetes mellitus in childhood. Diabetes Metab Res Rev 2004;20(2):150-7.
22. Saukkonen T, Virtasen SM, Karpinen M, Reijonen J, Ilonen J, Räsänen L et al. Significance of cow's milk protein antibodies as risk factor for childhood IDDM: interactions with dietary cow's milk intake and HLA-DQB1 genotype. Childhood Diabetes in Finland study group. Diabetologia 1998;41(1): 72-8.
23. Sipetic S, Vlajinac H, Kocev N, Bjekic M, Sajic S. Early infant diet and risk diabetes mellitus in Belgrade children. Nutrition 2005;21(4):479-9.
24. Thorsdottir I, Birgisdottir BE, Johannsdottir IM, Harris DP, Hill J, Steingrimsdottir L, Thorsson AV. Different beta-casein fractions in Icelandic versus Scandinavian cow's milk may influence diabetogenicity of cow's milk in infancy and explain low incidence of insulin-dependent diabetes mellitus in Iceland. Pediatrics 2000;106(4):719-24.
25. Virtane SM, Knip M. Nutritional risk predictors of beta cell autoimmunity and type 1 diabetes at a young age. Am J Clin Nutr 2003;78(6):1053-67.
26. Wahlberg J, Fredriksson J, Vaarala O, Ludvigsson J, Abis Study Group. Vaccinations may induce diabetes-related autoantibodies in one-year-oid children. Ann NY Acad Sci 2003;1005: 404-8.
27. Westerrholm-Ormio M, Vaarala O, Pihkaia P, Ilonen J, Savilahti E. Immunologic activity in the small intestinal mucosa of pediatric patients with type 1 diabetes. Diabetes 52(9): 2287-95.
28. Ziegler AG, Schmid S, Huber D, Hummel M, Bonifacio E. Early infantil feeding and risk of developing type 1 diabetes-associated. JAMA 2003;290(13):1721-8.

ALEITAMENTO MATERNO E DIABETES TIPO 2

O *diabetes mellitus* tipo 2 (DM2), a forma mais prevalente de diabetes, resulta de um mecanismo de resistência à insulina, freqüentemente associado a um defeito progressivo de secreção desse hormônio[3].

Embora seja uma forma de diabetes própria do adulto, vem, nos últimos anos, mostrando prevalência cada vez maior em adolescentes e crianças[11]. O componente familiar é muito significante nessa doença e é importante o fator obesidade ou sobrepeso nos pacientes que freqüentemente apresentam índice de massa corpórea acima do percentil 85[3]. O aumento populacional de DM2 é parcialmente atribuído à "epidemia" de obesidade em muitas regiões do mundo[1].

É estimado, por alguns autores, ser o DM2 pediátrico responsável por cerca de 30 a 45% dos novos casos de DM2[1]. Nos EUA, são mais acometidos representantes de minorias étnicas (adolescentes afro-americanos, "hispânicos" e índios norte-americanos e canadenses)[3].

As relações entre DM2 e aleitamento materno não são claras; uma aproximação entre eles parece possível por meio da obesidade, que cresce no mundo concomitantemente com o DM2.

Nos últimos 15 a 20 anos, a literatura foi muito fértil, procurando associar doenças futuras, entre as quais o DM2, com características da nutrição ou do crescimento fetal e pós-natal[2,5,6,12].

Nos estudos mencionados, não se encontram, porém, dados que valorizem o tipo de aleitamento no mecanismo patológico da doença.

Embora questionada, a possível proteção contra obesidade, mostrada em várias pesquisas, conferida pelo aleitamento materno (relacionada com a duração) poderia sugerir eventual associação entre falta de aleitamento materno e DM2. Sabe-se que, independentemente de modificar a obesidade, o crescimento em peso nos aleitados ao seio é mais lento do que nos que mamaram leite de vaca.

No entanto, a respeito dessas associações, note-se que Eriksson et al.[6] não encontraram associação entre obesidade do adulto (de 56 a 66 anos) com duração do aleitamento materno. Em um outro artigo, estudaram "padrões de crescimento na primeira infância e na idade escolar" que poderia conduzir a diabetes futuro. Em nascidos com mais de 3.500g, crescimento lento em estatura nos 3 primeiros meses de vida foi preditor do diabetes futuro. Ganho rápido de massa corpórea após os 2 anos aumentou esse risco. Ao lado dos dados antropométricos, porém, os autores não estudaram o tipo de aleitamento.

Kramer et al.[9], recentemente estudaram o crescimento, durante o primeiro ano de vida, de grupos mamando exclusivamente leite materno, comparados com outros usando fórmulas e alimentação mista ou leite de vaca. Confirmam os dados, geralmente aceitos, de que os amamentados ao seio ganham menor comprimento nos primeiros meses; entre 3 e 6 meses há associação positiva de fórmula com maior crescimento em peso e comprimento, sendo nesse período a diferença mais significante. Embora mais fracas, essas associações permanecem nos períodos de 6 a 9 meses e até 9 a 12 meses[9]. Os autores enfatizam ser esse um estudo observacional, com algumas limitações.

Frisam também que é incerta a importância dos efeitos do crescimento nesse período sobre condições futuras, como programação do apetite, proliferação de adiposidade e metabolismo energético[4,9].

O exemplo mais citado no estudo dessa associação é o dos índios Pima, uma população com elevadíssimo índice de DM2[10]. Nesse grupo, os aleitados exclusivamente ao seio desenvolvem significativamente menos DM2 do que os que usaram somente fórmula[14]. Alguns estudos significativos são citados a seguir.

Young et al.[19], em população indígena do Canadá, com menores de 18 anos, mostraram que o aleitamento materno por mais de 12 meses reduziu o risco de DM2 nessa população.

Gahagan et al.[7], em 2003, dizem que "a atual evidência sugere que os riscos de DM2, entre os Pima, enfatiza o risco de DM2 em mulheres em idade de procriar, pois o ambiente "diabético" para o feto é risco de diabetes futuro no filho. Diabéticas, no entanto, são fortemente encorajadas a amamentar.

Steyn et al.[15] analisaram a literatura sobre DM2 e a importância da dieta e estilo de vida. Consideram possível, mas com evidência insuficiente, que o aleitamento materno exclusivo exerça papel protetor contra o DM2.

Knip e Akerblloom[8], em revisão recente, mencionam a proteção, especialmente descrita em "aborígenes", do aleitamento contra o DM2.

Ravelli et al.[13], mostraram associação positiva entre aleitamento exclusivo ao seio nas primeiras semanas de vida e tolerância à glicose, medida em adultos de 48 a 53 anos.

Revisão sistemática de 2005[17], pesquisando as palavras-chave *breastfeeding*, *infant nutrition* e *diabetes* de 1966 a 2003, mostrou que o aleitamento materno por pelo menos 2 meses diminui o risco de diabetes futuro.

ALEITAMENTO MATERNO E PROTEÇÃO DA NUTRIZ CONTRA DM2

Stuebe et al.[16], em 2003, com um estudo que incluiu mais de 150.000 mulheres, sugerem fortemente que o aleitamento com duração prolongada é um fator de proteção para as mães contra o risco do DM2. Essa propriedade seria devida à alteração das necessidades metabólicas das mães, melhorando a sensibilidade à insulina e a tolerância à glicose, embora não exista ainda, ao que se saiba, explicações para esses achados.

COMENTÁRIOS

Os caminhos originados no início da vida que podem levar a DM2 são muito estudados[4] e, pouco a pouco, compreendidos. Na maioria das vezes, os estudos procuram associações entre crescimento (ou tamanho ao nascer e tipo de crescimento pós-natal) e DM2[6,12]. Talvez o conjunto de fatores de risco para o DM2 do adulto ou da meia-idade possa diferir em algum aspecto do DM2 da criança e do adolescente (embora a obesidade ou o sobrepeso também sejam muito prevalentes no DM2 de crianças e adolescentes).

É de se notar que a associação negativa entre DM2 e aleitamento é bastante clara entre os índios americanos[8,10], não sendo muito estudada em outras populações, o que provavelmente ocorrerá em razão do aumento da prevalência do DM2 em jovens.

No presente momento, tem-se como atitudes preventivas do DM2 à prevenção da obesidade, exercícios físicos regulares, dieta adequada[18] e, antes que essas medidas sejam tomadas, no seu devido tempo, parece no mínimo recomendado o aleitamento materno prolongado. Este para o bem da criança é o da mãe, com seu possível efeito protetor do diabetes materno no futuro.

REFERÊNCIAS BIBLIOGRÁFICAS

1. Alemzadeh R, Wiatt DT. Diabetes mellitus in children. In: Behrman RE, Kliegman RM, Jenson HB eds.17ª ed. Saunders (ed. International); Nelson Textebook of Pediatrics; 2003. p. 1947-721.
2. Das UN. Can perinatal supplementation of lang-chain polynsaturated fatty acids prevent diabetes mellitus? Eu J Clin Nutr 2003;57(2):218-26.
3. Della-Manna T, Damiani D, Dichtchekenian V, Setian N. Diabetes mellitus na infância e na adolescência. In: Setian N coord. Endócrinologia Pediátrica. Aspectos físicos e metabólicos do recém-nascido ao adolescente. 2ª ed. São Paulo: Sarvier; 2002. p. 195-32.
4. De Moura EG, Passos MCF. Neonatal programming of body weight regulation and energetic metabolism. Biosc Rep 2005; 25:251-69.
5. Eriksson JG, Fórsen T, Osmond C, Barker DJ. Obesity from cradle to grave Int Obes Relat Metab Disord 2003;27(6): 251-69.
6. Eriksson JG, Fórsen T, Osmond C, Barker DJ. Pathways of infant and childhood growth that lead to type 2 diabetes. Diabetes Care 2003;26(11): 3006-10.

7. Gahagan S, Chairperson IA, Brenneman G, Fagot-Campagna A, Moore K, Raymer T, Silverstein J. Committee on Native American Child Hearth 2002-2003. Prevention and treatment of type 2 diabetes mellitus in children, with special emphasis on American Indian Alaska native children. Pediatrics 2003; 112(4):s328.
8. Knip M, Akerblon HK. Early nutrition and later diabetes risk. Adv Exp Med Biol 2005;569:241-50.
9. Kramer MS, Guo T, Platt RW, Vanilovich I, Sevkoskaya Z, Dzikovich I et al. Feeding effects on growth during infancy. J Pediatr 2004;145(15):600-5.
10. Pettit DJ, Knowler WC. Long-term effects of the intrauterine environment, birth weigth, and breastfeeding in Pima Indians. Diabetes Care 1998;21(2): B138-41.
11. Pinhas-Hamiel O, Zeitler MD. The global spread of type 2 diabetes mellitus in children and adolescents. J Pediatr 2005; 146:693-700.
12. Ramos JLA, Deutsch AD. Nutrição materna e seus efeitos sobre o feto e o recém-nascido. Ferfebaum R, Falcão MC ed. São Paulo: Atheneu; 2003. p. 1-17.
13. Ravelli ACJ, van de Meulen JHP, Osmond C, Barker DJP, Bleker OP. Infant feeding and adult glucose tolerance, lipid prolife, blood pressure, and obesity. Arch Dis Chil 2000;82: 248-52.
14. Schreznmeir J, Jagla A. Milk and diabetes. J Am Coll Nutr 2000;19(2 Suppl):176s-90s.
15. Steyn NP, Mann J, Bennet PH, Temple N, Zimmet P, Tuomilhto J et al. Diet nutrition of type 2 diabetes. Public Health Nutr 2004;7(1A):144-55.
16. Stuebe A, Rich-Edwards JW, Willet WC, Manson JE, Michels K. Duration and incidents of type 2 diabetes. JAMA 2005; 294(20):2601-10.
17. Taylor JS, Kacmar JE, Nothnagle M, Lawrence RA. A systematic rewiew of the literature associating breastfeeding with type 2 diabetes and gestational diabetes. J Am Coll Nutr 2005; 294(20):2601-10.
18. Virtanen SM, Aro A. Dietary factors in the aetiology of diabetes. Ann Med 1994;26(6):469-78.
19. Young TK, Martens PJ, Taback SP, Sellers EA, Dean HJ, Cheang M, Flett B. Type 2 diabetes mellitus in children: prenatal and early infancy risk factors among native canadians. Arch Pediatr Adolesc Med 2002;156(7):651-55.

ALEITAMENTO MATERNO E RISCO DE DOENÇA CARDIOVASCULAR

A associação entre eventos da nutrição e do crescimento na vida fetal e pós-natal com risco de doença crônica futura, como obesidade, aterosclerose, hiperlipidemia, *diabetes mellitus* e hipertensão arterial ("programação de efeitos"), vem sendo tema de vasta literatura[1-4,6].

As condições clínicas acima citadas são fatores de risco para doença coronariana e acidente vascular cerebral (AVC). Portanto, é tema prioritário de saúde coletiva identificar-se condições maternas, fetais e pós-natais que conduzem àqueles riscos.

Fatores importantes acerca dessa associação incluem: a importância do peso de nascimento (e da adequação do crescimento para a idade gestacional), a velocidade de crescimento pós-natal, o sobrepeso ou a obesidade (a partir de que idade e que relação tem com o peso de nascimento) e, certamente, os componentes genético e de estilo de vida posterior[4]. Como considerar o aleitamento materno como possível influência, positiva ou não, sobre a "programação" desses efeitos?

Se imaginarmos possível via de influência protetora do leite materno, nesse processo, esta poderia ser uma proteção contra o crescimento acelerado (que não é uma característica do leite materno, se comparado com fórmula, sendo em princípio mais uma virtude desse leite), além de possíveis efeitos específicos de algum componente, como os ácidos graxos poliintaturados de cadeias longas (LCPUFAs).

O estudo de associação específica aleitamento materno/doença cardiovascular futura tem ainda relativamente poucas publicações. Cita-se, a seguir, alguns estudos que procuraram diretamente essa associação, e outros que procuraram associações com alguns reconhecidos fatores de risco.

ATEROSCLEROSE

Martin et al.[8], em estudo de coorte histórica na Inglaterra, baseados em seguimento de 65 anos, mediram espessura íntima/média de carótida comum e bifurcação e placas em carótida e fêmur. Concluíram por possível redução do risco de aterosclerose nos aleitados ao seio, mas acentuam que erros de mensuração e força da amostra limitam comentários sobre possíveis mecanismos dessa associação.

DOENÇA CORONARIANA E ACIDENTE VASCULAR CEREBRAL

Rich-Edwards et al.[13] estudaram, em oito anos de seguimento, os casos de coronariopatias e acidente vascular cerebral (AVC) entre 87.252 mulheres participantes de um estudo longitudinal e concluíram que o aleitamento materno pode estar associado a pequena redução de riscos de doença isquêmica cardiovascular, enfatizando que os resultados sugerem, mas não estabelecem, a associação.

Das[3], em 2003, propõe estratégia perinatal para a prevenção de doença cardíaca coronariana, Baseia-se em achado de baixos níveis de LCPUFA em *diabetes mellitus*, hipertensão arterial, doença coronariana e em população com alto risco de coronariopatia e na riqueza de LCPUFA no leite humano. LCPUFAs mostram propriedades antiaterogênicas, atenuam a resistência à insulina e suprimem a produção de citocinas pró-inflamatórias. Das[3] sugere que a provisão de LCPUFAs em períodos críticos do crescimento, especialmente no segundo trimestre de gestação até os 5 anos de idade, contribui para a prevenção da doença coronariana.

Martin et al.[7], estudando homens de 45 a 59 anos, em coorte prospectiva (the Caerphilly study), na Inglaterra, encontraram associação positiva entre aleitamento materno, mortalidade e incidência da doença coronariana. Não houve, entretanto, efeito duração-resposta, o que seria esperado se um efeito adverso do aleitamento fosse causal. Essa associação, segundo os autores, pode ter explicação em vieses de seleção e de informação.

HIPERLIPIDEMIA

Tem sido estudada a associação entre aleitamento materno e valores de colesterol no lactente, na infância, adolescência e idade adulta.

Owen et al.[9], estudando 1.532 indivíduos e adicionando revisão sistemática da literatura, concluem que o aleitamento materno está associado a maiores valores de colesterol total e de LDL-colesterol (LDL-C) na infância e a níveis mais baixos de colesterol total e LDL-C na vida adulta (> 17 anos), não havendo associação significativa na adolescência. Os autores sugerem que o aleitamento materno pode trazer benefícios a longo prazo para a saúde cardiovascular.

Os níveis séricos mais altos nos lactentes aleitados ao seio mostram relação direta com o maior nível de colesterol no leite humano. Os níveis séricos respondem rapidamente à mudança no nível de colesterol na dieta[15].

A maior taxa de colesterol e de LDL-C nos adultos com aleitamento materno não tem ainda comprovada sua causalidade. Owen et al.[9], admitem a possibilidade de o aleitamento materno, atuando em determinada fase da vida, funcionar como uma "programação" nutricional que terá longa duração ou por toda a vida. Segundo esses mesmos autores, a demonstração de efeitos do aleitamento, independente por exemplo de adiposidade e dieta atual, poderá tornar mais clara a influência benéfica do leite materno.

Ravelli et al.[12] mostraram que a tolerância à glicose e o perfil lipídico diferiam, aos 48-53 anos, entre aleitados ao seio exclusivamente e os que receberam fórmula nas primeiras semanas de vida. Esses últimos mostraram maiores níveis de LDL-C, menores níveis de HDL-C e mais elevada relação LDL/HDL.

Estudo francês[11] mostrou, em crianças de 5 a 11 anos, que os meninos que haviam sido amamentados ao seio tinham níveis mais baixos de colesterol do que os que usaram leite de vaca. Entre as meninas não houve essa associação.

Em estudo prospectivo, com adolescentes de 13 a 16 anos que haviam sido pré-termo, Singhal et al.[14] mostraram relação LDL/HDL e níveis de proteína C reativa mais baixos nos amamentados.

COMENTÁRIOS

Estudos em que se compara aleitamento materno com incidência de doença cardiovascular (DCV) diretamente são sujeitos a incertezas; quando se tenta relacionar com o fator de risco[5], encontra-se associações consistentes sugerindo proteção em relação a colesterol LDL-C e aterosclerose. Sugere-se com ênfase a importância da provisão de LCPUFA, na proteção contra DCV[3], conferindo ao leite materno essa propriedade, acentuando também a importância da duração do aleitamento.

Admitindo-se um efeito protetor, muitas vezes não comprovado, do aleitamento materno sobre a obesidade e diabetes tipo 2 e sobre a hiperlipidemia e aterosclerose[7,9], parece cabível aceitar que a proteção contra um ou mais dos fatores de risco seja uma proteção conseqüente contra DCV[3].

É interessante a colocação de Owen et al.[9], que admitem a possibilidade de que o leite materno, em determinada fase da vida, funcione como uma "programação nutricional".

Nesse aspecto, cabe notar que, em animais de laboratório, já se mostrou, no animal adulto, cuja mãe foi submetida a restrição protéica durante a lactação, alterações do comportamento alimentar e do peso. Esse dado pode reforçar o conceito de *imprinting* metabólico, relacionado à composição do leite[10].

REFERÊNCIAS BIBLIOGRÁFICAS

1. Barker DJP. In utero programming of cardiovascular disease. Theriogenology 2000;53:555-74.
2. Cohen MS. Fetal and childhood onset of adult cardiovascular diseases. Pediatr Clin North Am 2004;51:1697-719.
3. Das UN. A perinatal strategy to prevent coronary heart disease. Nutrition 2003;19(11-12):1022-7.
4. Eriksson JG, Fórsen T, Tuomilehto J. Catchup growth in childhood and death from coronary heart disease: longitudinal study. BMJ 1999;318:427-31.
5. Kolacek S, Kapetanovic T, Zimolo A, Luzar V. Early determinants of cardiovascular risk factors in adults. A plasma lipids. Acta Paediatr 1993;82(8):699-704.
6. Lucas A, Fetwtreell MS, Cole TJ. Fetal origins of adult disease – the hypothesis revisited. BMJ 1999;319:245-9.
7. Martin RM, Ben-Shlomo Y, Gunnell D, Elwood P, Yarnell JW, Davey SG. Breastfeeding and cardiovascular disease risk factors, incidence, and mortality: the Caerphilly study. 2005; 59(2):121-9, Abstract Medline.

8. Martin RM, Ebraim S, Griffin M, Davey SG, Nicolaides AN, Georgiou N, Watson S, Frankel S, Holly JM, Gunnell D. Breastfeeding and atherosclerosis: intima-media thickness and plaques at 65-year follow-up of the Boyd Orr cohort. Arterioscler Thromb Vasc Biology 2005;25(7):1482-8.
9. Owen CG, Whincup PH, Odoki K, Gilg JA, Cook DG. Infant feeding and blood cholesterol: a study in adolescents and a systematic review. Pediatrics 2002;110(3):597-608.
10. Passos, MCF, Ramos CF, Teixeira CV, Moura EG. Comportamento alimentar de ratos adultos submetidos à restrição protéica cujas mães sofreram desnutrição durante a lactação. Rev Nutr 2001;14, Campinas, Brasil.
11. Plancoulaine S, Charles MA, Lafay L, Tauber M, Thibult N, Borys JM, Eschwège E. Laventie Ville Santé Study G. Infant-feeding patterns are to blood cholesterol concentration in prepubertal children aged 5-11 y: the Fleurbaix-Laventie Ville Santé study. Eur J Clin Nutr 2000;54(2):114-9.
12. Ravelli AC, van der Meulen JH, Osmond C, Barker DJ, Bleker OP. Infant feeding and adult glucose tolerance, lipid profile, blood pressure, and obesity. Arch Dis Child 2000;82(3): 248-52.
13. Rich-Edwards JW, Stampfer MJ, Manson JE, Rosner B, Hu FB, Michels KB, Willett WC. Breastfeeding during infancy and the risk of cardiovascular disease in adulthood. Epidemiology 2004;15(5):550-6.
14. Singhal A, Cole TJ, Fewtrell M, Lucas A. Breastmilk feeding and lipoprotein profile in adolescents born preterm: follow-up of a prospective randomized study. Lancet 2004;363(9421): 1571-8.
15. Thorsdottir I, Gunnarsdottir I, Palsson GI. Birth weight, growth and feeding in infancy: relation to serum lipid concentration in 12-month-old infants. Eur J Clin Nutr 2003; 57(11):1479-85. Abstract Medline.

CAPÍTULO 6
A PRODUÇÃO DE LEITE HUMANO

MAMA NORMAL: ANATOMIA, EMBRIOLOGIA E LACTOGÊNESE
- **Rubens Garcia Ricco**
- **Luiz Antonio Del Ciampo**
- **Carlos Alberto Nogueira de Almeida**

PATOLOGIAS DA PRODUÇÃO LÁCTEA: PROBLEMAS ANATÔMICOS E ENDOCRINOLÓGICOS
- **Vicente Renato Bagnoli**
- **Angela Maggio da Fonseca**

6.1

Mama Normal:
Anatomia, Embriologia e Lactogênese

Rubens Garcia Ricco
Luiz Antonio Del Ciampo
Carlos Alberto Nogueira de Almeida

ANATOMIA E EMBRIOLOGIA DA MAMA

Apesar de apresentar grandes variações entre as mulheres, algumas características das mamas são relativamente constantes. O posicionamento costuma ser entre a terceira e a sétima costelas, o formato é aproximadamente hemisférico e habitualmente há discreta assimetria entre a mama direita e a esquerda. Essas características podem variar na mesma pessoa, de acordo com o evoluir da idade, uso de fármacos e gestações.

As medidas da mama evoluem de cerca de 8mm de diâmetro e 40g de peso ao nascimento para 10cm e 200g na puberdade. No período de amamentação, esse peso pode chegar a quadruplicar. Durante toda a fase reprodutiva, a mama tende a continuar seu desenvolvimento e, após a menopausa, passa a apresentar troca do tecido glandular por gordura e tecido conjuntivo.

Em toda a extensão da mama, encontra-se pele lisa e fina, com glândulas sudoríparas e sebáceas e folículos pilosos. A região da aréola tem tamanho muito variável, podendo apresentar-se com 15 até 100mm de diâmetro. Geralmente apresenta coloração clara que escurece com o uso de hormônios e quando ocorre gestação. A musculatura da aréola faz com que ela se torne mais rígida e apresente enrugamento quando estimulada por frio, excitação sexual e emoção. Os tubérculos de Morgagni, glândulas sebáceas especializadas que lubrificam a aréola durante a amamentação, em número de 12 a 20, tornam-na rugosa.

No centro da aréola encontra-se o mamilo, que pode ter aspecto plano, discóide ou ser umbilicado. É revestido de pele muito delgada e sensível, sendo que a presença de fibras musculares lisas torna-o reativo a estímulos que fazem sua ereção. Nele desembocam os ductos galactóforos.

A sustentação da mama é dada pelos ligamentos de Cooper que são, na verdade, porções de tecido conjuntivo agregadas em meio ao tecido adiposo que se distribui entre os lobos. Cada mama apresenta 15 a 20 estruturas denominadas lobo, que funcionam como glândulas autônomas. Cada lobo é formado por um grupo de 100 ou mais alvéolos, onde estão as células produtoras de leite que drenam para um sistema de canalículos ramificados e tortuosos, que por sua vez se unem e originam os canais galactóforos. Antes de penetrar no mamilo, esses canais alargam-se formando o seio galactóforo, que drena para o pólo mamilar.

A mama é irrigada basicamente pelas artérias mamárias interna e externa. Participam também ramos das artérias axilar e intercostais e vasos aórticos. A drenagem venosa, de forma semelhante, é realizada pelas veias mamárias externa e interna e veias intercostais que se anastomosam no círculo venoso de Haller, ao redor da aréola. A rede linfática é extensa e com drenagem para gânglios axilares, sub e supraclaviculares e para o leito paraesternal, sendo que a drenagem do mamilo e da aréola é feita não para vasos, mas diretamente para o estroma da mama.

A inervação da mama é feita por ramos derivados do plexo cervical superficial, dos nervos intercostais e do plexo braquial. A inervação da aréola e do mamilo é diferenciada, sendo que suas ligações com a medula e com o SNC atuam na regulação da secreção dos hormônios prolactina e ocitonina.

Em termos embriológicos, originalmente, a mama pode ser considerada uma glândula sudorípara adaptada, que se torna, durante a embriogênese, uma estrutura de alta complexidade. Por volta da sexta semana, o broto mamário é formado por meio de um espessamento epidérmico de forma arredondada situado na superfície ventral do corpo que penetra no mesênquima vizinho. Mais tarde, a porção central eleva-se e origina uma pequena saliência que é a precursora do mamilo. Durante o segundo trimestre da vida intra-uterina, o epitélio passa a diferenciar-se em porções secretora e contrátil. Nessa época, cordões celulares vazados por uma luz central crescem da camada basal da epiderme para a profundidade, em que irão dar origem aos ductos mamários primários que se ramificam junto da aréola e do mamilo à época do nascimento. Os ductos lactíferos e suas ramificações serão originados dos brotamentos mamários. Parte do estroma formado por tecidos adiposo e conjuntivo fibroso é originada do mesênquima. O desenvolvimento final da mama somente vai ocorrer na puberdade, por força dos hormônios próprios dessa idade.

LACTOGÊNESE

A partir da 20ª semana de gestação, inicia-se o processo de lactogênese, embora a placenta iniba a prolactina, em função das altas taxas de esteróides sexuais por ela produzidos. A produção e a secreção do leite são processos bioquímicos e neuroendócrinos complexos a partir de terminações nervosas sensitivas presentes no mamilo e aréola mamária e ainda mediante controle hormonal, subordinados à interação de muitos hormônios como prolactina, insulina, cortisol, ACTH, hormônio de crescimento, TSH, hormônio lactogênio-placentário, ocitocina, estrógeno e progesterona.

O leite, antes de ser lançado nos canalículos mamários, é produzido nos alvéolos seguindo as fases: a) secreção de água e de íons; b) síntese e mobilização de gorduras; c) transferência de imunoglobulinas do espaço extracelular; e d) exocitose. Não obstante, todo o aparato produtor de leite esteja pronto e funcionando, a produção do leite fica bloqueada pelos níveis séricos de estrógeno e progesterona, o que somente será superado após o parto, com a dequitação da placenta e com a subseqüente queda aguda e drástica do nível sérico daqueles hormônios, cessando, dessa forma, a inibição placentária da produção do leite.

Os hormônios lactogênios produzidos na hipófise anterior apresentam níveis aumentados, ocorrendo elevação do fluxo sangüíneo mamário que supre a glândula de substratos, bem como se intensifica o estímulo à produção de leite. O colostro passa a ser produzido e sofre alterações a partir do segundo ou terceiro dias, quando ocorre aumento de volume e do teor de lactose.

Para se garantir a amamentação bem-sucedida, é fundamental que o recém-nascido seja levado ao seio materno o mais cedo e freqüentemente possível, pois, com a sucção freqüente, iniciam-se dois estímulos muito importantes para a produção do leite nas mamas e a manutenção da lactação: a sucção eficiente e freqüente e o esvaziamento da mama. Esse fato, aliado ao conhecimento de que o colostro é riquíssimo em IgA, pró-vitamina A, fator bífido e outros fatores fundamentais na defesa contra infecções e no estabelecimento de uma flora adequada no até então estéril tubo digestivo do feto, realçam sua importância.

As bifidobactérias representam cerca de 95% da população bacteriana nas fezes dos recém-nascidos que recebem leite materno exclusivo, contra menos de 70% dos alimentados com fórmulas lácteas ao final da primeira semana de vida.

O leite, ao ser produzido, inicialmente enche os alvéolos, para, em seguida, pelos canais galactóforos chegar até os seios lactíferos, onde vai armazenar-se. Nessa fase, são importantes as contrações das células mioepiteliais dos alvéolos e os movimentos peristálticos dos canalículos. Os seios galactóforos são esvaziados pela sucção exercida pelo lactente, enchendo-se novamente nos intervalos dos movimentos compressivos na região areolomamilar.

Em torno do segundo dia nas multíparas e no terceiro dia nas primíparas, acontece a apojadura, ou descida do leite, quando as mamas se tornam ingurgitadas, com aumento de temperatura e doloridas. Essa situação regride, desaparecendo entre 36 e 48 horas, devendo a mãe ser bem orientada para entender esse processo como natural e não como uma inflamação problemática.

A sucção da região areolomamilar promove os impulsos para o hipotálamo que irão determinar a liberação de ocitocina e prolactina pela hipófise, hormônios que são importantíssimos para a produção e a saída do leite. Após 30 minutos do início da mamada, pode-se observar o pico de elevação da prolactina basal, que juntamente com a ocitocina são os hormônios mais importantes para a produção do leite. Enquanto a prolactina é o hormônio responsável pela síntese e liberação do leite nos alvéolos, a ocitocina é o hormônio responsável pela ejeção do leite. Os dois hormônios são liberados durante a sucção.

É adequado iniciar a amamentação logo após breve estímulo da aréola, pois a ocitocina tem vida-média de 1,5 a 2 minutos. O reflexo da ejeção, desencadeado pela contração das células mioepileliais, também pode ocorrer por estímulos auditivos, olfativos, visuais e até mesmo condicionados, como quando a mãe pensa no ato de amamentar ou simplesmente na criança. Sucção pelo recém-nascido e sua coordenação com movimentos respiratórios, bem como a procura pelo mamilo, são fundamentais para a amamentação no seu início e manutenção.

O leite humano tem sua composição dependente do estado de nutrição e saúde da nutriz, paridade, idade e condição socioeconômica. Podendo ainda variar de uma nutriz para outra, com o período do dia, com o tempo decorrido desde o parto e durante a mesma mamada. Quanto a este último fator, é relevante considerar que o teor de gorduras que aumenta do começo para o fim de cada mamada leva a um aspecto de "leite aguado" para leite inicial quando já estabelecido o leite maduro, e que logo nos minutos subseqüentes vai tornando-se cada vez mais branco, denso, viscoso e calórico, com aumento do seu teor de gorduras. Se por um lado essa variação tem o papel fisiológico de primeiramente saciar a sede do lactente no seu início mais fluido, e depois sua fome com o leite mais calórico, levando a uma regulação natural do apetite, por outro lado, a impressão pela mãe e de outros observadores do primeiro leite como "aguado" ou fraco pode ser fator a favorecer desmame indevido; conhecendo esses fatos, os profissionais de saúde devem estar atentos, orientando e esclarecendo as mães e seus próximos.

O colostro é rico em anticorpos e vitaminas, principalmente IgA e caroteno, o que lhe confere uma cor amarelada. Seu volume é variável, podendo oscilar entre 2 e 10ml/mamada e chegar até a 40ml por dia. As multíparas têm mais colostro e esse desce mais cedo que nas primíparas.

A quantidade de proteínas, que é elevada no colostro, diminui até a segunda semana, enquanto a lactose praticamente dobra sua concentração nos primeiros sete dias. Entre o sétimo e o 14º dia ocorre a produção do chamado "leite de transição" e, após duas semanas, aparece o leite maduro.

A produção de leite está relacionada a um grande e variável fluxo sangüíneo mamário, e com a permeabilidade capilar elevada durante a fase de produção do colostro. O volume médio de leite produzido por uma nutriz varia entre 600ml/dia e 840ml/dia, e uma criança pode ingerir em torno de 150ml/kg/dia.

Do ponto de vista bioquímico, o leite humano pode ser considerado como uma suspensão aquosa heterogênea e de composição variada em proteínas, gorduras, carboidratos e minerais, com pH variando entre 7,1 no início da mamada e 7,4 no seu final. Muitos são seus componentes, podendo-se destacar transferrina, lactoferrina, linfócitos, macrófagos, IgA e interferon, com importante papel na proteção contra infecções em geral. Os constituintes celulares mais importantes para a produção de leite são o aparelho de Golgi, responsável pela formação de glicoproteínas e síntese de lactose e os ribossomos na síntese de proteínas.

É fundamental considerar que há substâncias que podem alterar a produção de leite. Assim, essa produção pode ser diminuída por ação de substâncias que reduzem a secreção de prolactina em função de alterações que ocorrem no metabolismo da dopamina (que tudo indica ser o próprio PIF, ou fator inibidor da prolactina) no sistema nervoso central. Nessa linha, podemos citar os exemplos de dopaminérgicos: cabergolina, lissurida, bromocriptina, apomorfina, L-DOPA, ergotamina, ergocriptina, além dos diuréticos tiazídicos, furosemida, atropina, estrógenos, anticoncepcionais orais, vitamina B em altas concentrações e álcool etílico.

Já as substâncias que atuam como antagonistas da dopamina podem aumentar a produção de leite; exemplos: metoclopramida, clorpromazina, sulpirida fenotiazinas, risperidiona, domperidona, metildopa, haloperidol, anfetaminas, peptídios opióides, cimetidina, teofilina, butirofenonas e prostaglandinas.

A liberação de ocitocina e prolactina efetiva-se por meio do reflexo neuroendócrino pela sucção da região areolomamilar pelo lactente. Por outro lado, a ocitocina pode ser liberada por outros estímulos, indicando um componente psicológico significativo nessa liberação. Evidencia-se que o estresse psicológico ou mesmo a dor diminuem a saída do leite e que essa diminuição é devida à inibição da liberação de ocitocina, enquanto a resposta da prolactina à sucção não é alterada pelo fator psicológico. Mais recentemente, foram encontradas evidências de que a ocitocina está envolvida na mediação central do comportamento materno na interação mãe-filho. É preciso compreender bem a neurofisiologia e a farmacologia desses efeitos para permitir um melhor entendimento das influências ambientais e psicossociais, incluindo drogas e toxinas, na interação mãe-filho. Pode-se até inferir que situações ou até substâncias que diminuam a liberação da ocitocina (como, por exemplo, o álcool etílico, um potente inibidor da liberação da ocitocina) interfiram negativamente na interação mãe-filho, com todas as suas conseqüências diletérias à saúde da dupla mãe-filho e ao sucesso da amamentação.

Se, por um lado, não há dúvidas que biologicamente a integridade e a funcionalidade do eixo hipotálamo-hipofisário é fundamental para a lactação, por outro lado, a obtenção de uma amamentação duradoura, bem-sucedida e feliz dependerá também de uma atitude bem orientada e serenamente determinada da nutriz. Devem-se obter orientações quanto à técnica de amamentação que leve ao esvaziamento completo e freqüente da mama, alimentação e hidratação apropriadas e, finalmente, adequada condição emocional da mãe, que deve ter todo o apoio do pessoal da área da saúde nesse período delicado e de extrema importância para a saúde tanto dela, quanto de seu filho, período em que o aleitamento materno exerce um papel insubstituível, na sua plenitude.

REFERÊNCIAS BIBLIOGRÁFICAS

1. Del Ciampo LA, Ricco RG, Nogueira de Almeida CA. Aleitamento Materno. Passagens e Transferências Mãe-Filho. 1ª ed. São Paulo: Atheneu; 2004.
2. Del Ciampo LA, Ricco RG. Aleitamento Materno e Meio Ambiente. 1ª ed. Ribeirão Preto (SP): Editora Scala; 1998.
3. Gardner E. Anatomia: Estudo Regional do Corpo Humano. 4ª ed. Rio de Janeiro: Guanabara Koogan; 1998.
4. Goss CM. Gray Anatomia. 29ª ed. Rio de Janeiro: Guanabara Koogan; 1988.

5. Hale TW, Ilett KF. Drug therapy and breastfeeding. From theory to clinical practice. 1ª ed. Boca Raton (USA): The Panthenon Publishing Group; 2002.
6. Langman, Sadler. Embriologia Médica. 7ª ed. Rio de Janeiro: Guanabara Koogan; 1997.
7. Moore KL, Persuad TVN. Embriologia Clínica. 5ª ed. Rio de Janeiro: Guanabara Koogan; 1995.
8. Moore KL. Anatomia Orientada para a Prática Clínica. 4ª ed. Rio de Janeiro: Guanabara Koogan; 2001.
9. Powers NG, Slusser W. Breastfeeding update 2: clinical lactation management. Pediatr Rev 1997;18(5):147-61.
10. Rangel NM. Fundamentos de Embriologia Especial Humana (Segmentar). Rio de Janeiro: Guanabara Koogan; 1977.
11. Santos Jr LA. A mama no ciclo gravídico puerperal. 1ª ed. São Paulo: Atheneu; 2000.
12. Schandier RJ. Breastfeeding 2001. Part I: The evidence for breastfeeding. Pediatr Clin North Am 2001;48(1).

6.2

Patologias da Produção Láctea: Problemas Anatômicos e Endocrinológicos

Vicente Renato Bagnoli
Angela Maggio da Fonseca

A produção láctea, tem a importante função de fornecer leite materno para a amamentação dos recém-nascidos. Embora a amamentação seja função primordial nas diferentes espécies, para garantir a sobrevida de recém-nascidos, cada vez mais é ressaltada a importância do aleitamento materno para as crianças, bem como os efeitos benéficos que ele oferece às mães, sendo de tal relevância que inúmeros direitos são garantidos às mulheres que amamentam[8].

O processo da lactogênese, apesar de ser fundamental para a sobrevivência das espécies, é complexo. No ser humano, para que a mulher seja capaz de produzir leite e amamentar seu filho, ela deve ter mamas bem constituídas e com desenvolvimento adequado, isto é, preparadas por estímulo hormonal equilibrado e estar em condições adequadas de saúde.

As doenças mais freqüentes das mamas que dificultam ou impedem a lactação ou a amamentação são as alterações anatômicas, processos infecciosos e a iatrogenia. Algumas doenças ginecológicas gerais que podem acometer a mulher, tais como endocrinopatias ginecológicas ou não, processos infecciosos e neoplásicos, e desnutrição, também podem prejudicar ou impedir a secreção de leite, merecendo ser consideradas[2,4,5,7,14,15].

PATOLOGIAS DAS MAMAS

Alterações anatômicas

Esse grupo reveste-se de importância, pois é polimorfo, podendo ter sérias implicações para a mulher e no processo da lactação. Por questões didáticas, serão comentadas de acordo com o tipo de anomalia, que pode ser congênita ou adquirida.

■ **Anomalias congênitas**

Entre estas encontram-se as anomalias da forma das mamas, podendo apresentar-se por agenesia mamária conhecida como amastia, presença apenas de rudimentos da glândula mamária mas com aréola e papila sem alterações, chamada de amasia, e a ausência de aréola e papila com presença ou não de rudimentos glandulares, denominada de atelia. Essas alterações em geral impedem a lactação, por não terem condições de secretar leite ou por dificultar ou impedir seu escoamento, e em geral não apresentam condições de tratamento[2]. Contudo, desde que a mama contralateral seja normal, não há prejuízos para a produção de leite, não havendo impedimento para a amamentação.

As anomalias das papilas podem ser anatômicas ou funcionais, muitas vezes associadas a pequenas alterações das aréolas. Sem dúvida, constituem alterações bastante comuns, que acometem cerca de 10% ou mais das gestantes, podendo dificultar ou mesmo impossibilitar a amamentação quando não corretamente avaliadas e conduzidas. As mais freqüentes são as papilas planas e invertidas, que pelas características anatômicas e funcionais dificultam ao recém-nascido a sucção papilar, por vezes não permitindo o aleitamento materno. Contudo, na maioria dos casos, essas alterações papilares podem ser tratadas, merecendo pois atenção especial. Entre as diferentes alternativas de tratamento, estão algumas manobras e exercícios na região do complexo areolopapilar, que consistem na manipulação da aréola e papila em movimento de deslizamento dos dedos do centro para a periferia, para tentar configurar a papila. Essa conduta promove bons resultados, com melhora das características das papilas, principalmente quando ensinado por médicos ou profissionais relacionados aos projetos de amamentação materna. Outra opção de emprego mais recente é a utilização de conchas e protetores de papilas, que podem colaborar no processo da lactação de forma variável, mas com freqüência permitindo a lactação de forma satisfatória, pois melhoram a anatomia papilar. Deve-se salientar que a amamentação materna deve ser sempre estimulada, tanto nas populações de alta como na de baixa renda pelos inúmeros benefícios que promove aos recém-nascidos, para a mulher, pelos envolvimentos socioeconômicos[10] e principalmente por estabelecer elo importante de relação entre mãe e filho[17], que seguramente serão benéficos no processo de desenvolvimento e amadurecimento das crianças.

Anomalias adquiridas

Em geral, as anomalias adquiridas são causadas por cirurgias ou complicações de queimaduras do tórax.

As indicações e o desejo da mulher, cada vez mais freqüente, de melhorar o aspecto das mamas têm levado à realização de cirurgias plásticas das mamas em porcentagem significativa de mulheres já no período da puberdade ou durante a menacme. Esses fatos têm ocasionado, muitas vezes, problemas relevantes para a amamentação, que não devem ser desconsiderados. Assim, tanto os profissionais como a população feminina devem ser corretamente orientados sobre os riscos e benefícios desses procedimentos, bem como para a possibilidade de não poder amamentar. Deve-se salientar que essas conseqüências indesejáveis são dependentes do tipo de procedimento adotado. A inserção de próteses mamárias para o aumento de volume, em geral, não causa interferência na lactação, pois elas não lesam o parênquima nem os ductos mamários. Ao contrário, as cirurgias de redução das mamas, conforme a técnica empregada, podem impedir a secreção láctea ou mesmo impedir o escoamento do leite, constituindo problema por vezes sério para a mulher e seu filho, merecendo assim toda a orientação e atenção tanto no pré como no pós-operatório quando a mulher vier a engravidar.

As cirurgias indicadas para o tratamento do câncer de mama como a mastectomia radical ou algumas das cirurgias conservadoras indicadas nos últimos anos para o tratamento de casos iniciais de neoplasias malignas são condições especiais e importantes, pois, além das implicações oncológicas, também constituem problemas para a lactação[11] e devem ser sempre consideradas.

Outra causa também freqüente é a queimadura da região torácica, envolvendo as mamas. Na dependência da extensão da área queimada, assim como do grau de queimadura, podem ocorrer alterações anatômicas e eventualmente funcionais que impedem a amamentação. Deve-se salientar que, não havendo comprometimento do parênquima mamário, os progressos em cirurgia plástica têm oferecido boas chances de tratamento, com resultados por vezes satisfatórios.

Processos infecciosos

Algumas infecções mamárias quer da pele, quer das aréolas e papilas, causadas por fungos, vírus (herpes zoster), ou bactérias, assim como o acometimento dos ductos e parênquima, pelo agente infeccioso, causando mastites com ou sem abscessos, são condições em que a amamentação deve ser discutida. Deve-se salientar que esses processos podem ser causados por inúmeros agentes infecciosos, associados ou não a sua presença em outros sistemas da mulher ou mesmo infecções generalizadas, e sem dúvida são fatores importantes a serem considerados para permitir ou não a lactação, como é analisado em capítulo específico. Na presença de infecção mamária, cada caso deverá ser individualizado, avaliando-se a possibilidade de tratamento para a seguir liberar a amamentação após a cura, ou então contra-indicá-la definitivamente. Quando esses processos iniciarem já durante a amamentação, deve-se suspendê-la temporariamente, avaliar as possibilidades do tratamento com drogas que não prejudiquem o recém-nascido, o tempo estimado de cura, para posterior reinício da amamentação. Quando o prognóstico for desfavorável, deve-se optar pelo aleitamento artificial.

PATOLOGIAS GINECOLÓGICAS

Algumas condições ginecológicas e outras que interferem na endocrinologia feminina podem interagir no complexo fenômeno da lactogênese ou mesmo impossibilitar a amamentação. Serão analisadas de forma objetiva estas alterações e as medidas possíveis para tentar minimizar seus efeitos não somente na lactação, mas também na saúde da mulher.

Anomalias de volume e do desenvolvimento glandular

A hipomastia caracteriza mamas não desenvolvidas ou apenas com desenvolvimento precário. A primeira condição, em geral, é causada pela falência ovariana (como nas disgenesias gonadais e síndromes correlatas), enquanto o hipodesenvolvimento pode ocorrer no hipogonadismo secundário a problemas centrais ou gerais (insuficiência hipotálamo-hipofisária e doenças com comprometimento da endocrinologia feminina), e também por iatrogenia como cirurgias torácicas lesando o broto mamário ainda na infância, ou por medicamentos. As mulheres portadoras dessas alterações nem sempre são capazes de engravidar sem tratamento, porém, naquelas em que haja condições de tratamento etiológico, em geral há melhora do desenvolvimento mamário e, quando engravidam, as mamas podem não mais dificultar a lactação e a amamentação[3,5].

O aumento do volume das mamas é denominado de hipertrofia, podendo ser causado por distúrbios hormonais como o hiperestrogenismo, pela ingestão indevida de hormônios, por obesidade ou após gravidez. Em todas essas situações, a produção de leite está preservada, porém a amamentação pode ser dificultada pelo volume excessivo das mamas, por vezes de tamanho tal que dificultam à criança condições de sugar. O tratamento é difícil, pois pouco sucesso é obtido com a eliminação do fator causal, apenas ocorrendo redução volumétrica adequada com cirurgias redutoras, que poderão alterar a anatomia e a função das mamas, dificultando a secreção láctea e seu escoamento[2].

Distúrbios endócrinos e metabólicos

Como já comentado, a lactogênese e a lactação constituem processos complexos, que envolvem não apenas o eixo neuroendócrino reprodutor da mulher, mas também outros sistemas endócrinos e metabólicos. Assim, diversas doenças ginecológicas ou não poderão interferir na amamentação, pois, para que as glândulas mamárias secretem leite e facilitem seu escoamento durante a sucção, elas devem ser adequadamente estimuladas pelos esteróides sexuais, principalmente estrogênios e progesterona, pelo hormônio de crescimento, tireoidiano e cortisol entre outros e principalmente pela prolactina, que participa de forma importante no ciclo menstrual e também diretamente nas glândulas mamárias, completando sua diferenciação para a secreção láctea, estimulando sua excreção e facilitando o escoamento do leite no ato da amamentação. Deve-se ainda salientar que além dessas influências, outras são importantes, como o estado nutricional e as condições gerais de saúde[1,9]. Serão comentadas de forma resumida e objetiva as doenças mais importantes que podem estar envolvidas nesse processo.

A amenorréia por anovulação crônica, principalmente quando associada ao hiperandrogenismo, além de causar infertilidade, pode interferir desfavoravelmente na diferenciação mamária, dificultando a lactogênese. Nesses casos, antes de induzir a ovulação, deve-se inicialmente tratar, por algum tempo, os níveis elevados de andrógenios, que facilitarão o estímulo da ovulação e conseqüentemente as chances de gravidez, melhorando as condições das mamas para posterior lactação[6].

A síndrome de Sheehan, causada pela isquemia hipofisária no ciclo grávido-puerperal[16], em geral determina ausência de lactogênese, devido aos danos ocorridos na adenoipófise. As mulheres que apresentam essa síndrome, além da ausência de leite no pós-parto, apresentam outras manifestações decorrentes do grau de lesão das demais áreas da hipófise. O tratamento será de reposição de acordo com a carência hormonal, mas sem condições de estimular a lactogênese[5].

Doenças da tireóide e da supra-renal são causas de disfunções menstruais, pois essas glândulas secretam substâncias importantes para as diferentes funções endócrinas. Quando elas apresentarem disfunções ou neoplasias que interfiram na sua secreção normal, determinarão alterações metabólicas importantes que causarão modificações na diferenciação das glândulas mamárias, podendo determinar ausência de secreção láctea. Em geral, essas doenças podem ser tratadas de acordo com a etiologia, restabelecendo assim o equilíbrio endócrino, que facilitará não somente a ovulação, mas também o preparo das mamas para a lactação; o prognóstico em geral é satisfatório[5].

As doenças ou distúrbios nutricionais que comprometem as condições de saúde da mulher devem ser cogitados. Entre essas, neoplasias malignas, infecções gerais graves, desnutrição, *diabetes mellitus*, todas causando várias deficiências que comprometem a saúde da mulher, determinando alterações metabólicas e endócrinas relevantes que podem comprometer a lactação. É importante salientar que grande parte dessas mulheres não consegue ou deve mesmo ser orientada para não engravidar, pois os riscos são significativos para a mãe e concepto, razão pela qual a lactação nessa população de mulheres, na realidade, constitui problema menor.

A iatrogenia é outra causa relativamente comum de problemas na lactação. Inúmeras drogas têm sido responsabilizadas pela inibição da secreção de prolactina (utilizadas em diferentes indicações), principalmente aquelas com ação no hipotálamo e hipófise e que conseqüentemente podem interferir desfavoravelmente no amadurecimento dessas glândulas. Situação semelhante pode decorrer de cirurgias ou traumatismos no sistema nervoso central, que também inibiriam os níveis de prolactina e outros neuro-hormônios, prejudicando o equilíbrio endócrino da mulher. Nessas condições cada caso deve ser individualizado e considerar a conduta mais adequada[1].

Problemas emocionais graves, quando não tratados adequadamente antes da gravidez, poderão apresentar agravamento principalmente no final da gestação e puerpério, devido aos temores gerados pelas expectativas com o parto e da própria maternidade. Entre as diversas complicações comportamentais que podem surgir ou agravar-se, situa-se a incapacidade da mulher para amamentar seu filho, e muitas vezes, pondo em risco sua vida. Embora nessas mulheres em geral a produção láctea seja normal, a amamentação não é viável apenas pelas suas condições emocionais[17].

PATOLOGIAS GINECOLÓGICAS QUE CONTRA-INDICAM A LACTAÇÃO

Neste capítulo, são ressaltados os benefícios da amamentação natural. Contudo, algumas doenças ginecológicas constituem contra-indicação formal para a amamentação, pois podem pôr em risco a vida da mulher e também do recém-nascido.

O ginecologista e o obstetra têm participação fundamental, pois cabe a esses especialistas diagnosticar e tratar as ginecopatias e outras doenças que acometem a mulher antes e durante a gestação, assim como durante o pré-natal as condições das mamas devem ser avaliadas para que possam facilitar a amamentação, e na presença de problemas tratar para minimizá-los.

Algumas doenças como síndrome da imunodeficiência adquirida, infecções gerais como tuberculose, sífilis, hepatite e outras podem ser transmitidas pelo leite materno ou infectar o recém-nascido pelo contato íntimo, e são motivos para contra-indicar a amamentação. Contudo neste livro essas infecções são discutidas em capítulos específicos, dada sua relevância.

Drogas utilizadas pela mulher por vezes são problemáticas já na gestação pelos seus efeitos teratogênicos, e durante a lactação quando elas passarem para a criança através do leite materno, contra-indicando a amamentação e também são comentadas em capítulos especiais.

As hiperprolactinemias funcional ou neoplásica (adenoma cromófobo da hipófise) podem causar infertilidade, mas, uma vez tratadas, clinicamente a corrigem. Sendo funcional, pode-se liberar a amamentação, mas nas neoplasias (micro e macroadenomas) está contra-indicada, pois podem aumentar esses tumores, dificultando seu controle e por vezes causando complicações graves como a compressão do quiasma óptico[1,7].

As mulheres tratadas de câncer da mama devem ser individualizadas, para avaliar-se a segurança ou não de gravidez futura, assim como o diagnóstico dessa neoplasia durante a gestação, sem dúvida, agrava o prognóstico. Essas situações, embora não constituam contra-indicação formal para a amamentação, são pelo menos relativas, devendo ser cuidadosamente ponderados riscos e benefícios, pois pode facilitar o aparecimento de recidivas locais ou sistêmicas e por vezes dificultando o tratamento. Estes aspectos são importantes, pois, nos últimos anos, têm-se utilizado técnicas cirúrgicas conservadoras, que, sem dúvida, são um avanço para a estética e satisfação da mulher, mas por vezes devendo ser seguidas de forma mais cautelosa pelos riscos de recidiva. É fundamental que as mulheres tratadas de câncer da mama que engravidarem, antes de serem liberadas para amamentar, sejam avaliadas pelo especialista responsável que decidirá por amamentar ou não[12,13].

Os distúrbios emocionais, como já comentado, poderão constituir contra-indicação, de acordo com a gravidade de cada caso, cabendo ao profissional responsável pelo caso dizer ao pediatra e aos familiares da condição de amamentar ou não.

As diversas doenças ou condições nutricionais que comprometam a saúde da mulher devem ser valorizadas e considerar riscos e benefícios da amamentação para mãe e filho.

Como observação final, é importante ressaltar que o ginecologista/obstetra, tem obrigação de dedicar atenção especial às mamas antes e durante a gestação, bem como orientar e estimular as mulheres para a nescessidade e os benefícios da amamentação, facilitando assim a atuação dos pediatras.

REFERÊNCIAS BIBLIOGRÁFICAS

1. Arie MHA, Fonseca AM, Arie WMY, Bagnoli VR, Pinotti JA. Hiperprolactinemia. In: Pinotti JA, Fonseca AM, Bagnoli VR eds. Tratado de Ginecologia. Condutas e Rotinas da Disciplina de Ginecologia da Faculdade de Medicina da Universidade de São Paulo. Rio de Janeiro: Revinter; 2004. p. 210-29.
2. Bagnoli VR, Fonseca AM, Arie MHA, Junqueira PAA. Malformações das mamas. In: Halbe HW ed. Tratado de ginecologia. 3ª ed. São Paulo: Roca; vol 2. p. 1375-84.
3. Bagnoli VR, Fonseca AM. Estados Intersexuais. In: Piato S ed. Tratado de Ginecologia. 2ª ed. São Paulo: Artes Médicas; 2002. p. 135-52.
4. Barros ACSD, Mottola Jr J, Borges MN. Mastites. In: Halbe HW ed. Tratado de Ginecologia. 3ª ed. São Paulo: Roca. vol 2. p. 1201-10.
5. Fonseca AM, Bagnoli VR, Hayashida S, Pinotti JA. Amenorréia. In: Fonseca AM, Bagnoli VR, Halbe HW, Pinotti JA eds. Ginecologia Endócrina – Manual de Normas. São Paulo: Roca; 2004. p. 149-59.
6. Fonseca AM, Bagnoli VR, Sauerbronn AVD, Arie WMY. Síndromes Androgênicas. In: Pinotti JA, Fonseca AM, Bagnoli VR eds. Tratado de Ginecologia. Condutas e Rotinas da Disciplina de Ginecologia da Faculdade de Medicina da Universidade de São Paulo. Rio de Janeiro: Revinter; 2004. p. 233-44.
7. Hayashida SAY, Halbe HW, Lopes CMC, Bagnoli VR. Galactorréia – Hiperprolactinemia. In: Fonseca AM, Bagnoli VR, Halbe HW, Pinotti JA eds. Ginecologia Endócrina – Manual de Normas. São Paulo: Roca; 2004. p. 179-96.
8. Issler H. Aleitamento Materno. In: Issler H, Leone C, Marcondes E eds. Pediatria na Atenção Primária. São Paulo: Sarvier; 2002. p. 64-76.
9. Massabki JOP. Neuroendocrinologia do ciclo menstrual. In: Pinotti JA, Fonseca AM, Bagnoli VR eds. Tratado de Ginecologia. Condutas e Rotinas da Disciplina de Ginecologia da Faculdade de Medicina da Universidade de São Paulo. Rio de Janeiro: Revinter; 2004. p. 155-8.
10. Mazzei RL, Carelli Fº I, Sancovski M. Preparo das Mamas para a Lactação. In: Peixoto S, Sancovski M, Mendes ETR, Fernandes GL eds. Pré-natal. São Paulo: Roca; 2004. p. 356-9.
11. Pinotti JA. Detecção do câncer de mama no contexto da saúde reprodutiva. In: Pinotti JA, Fonseca AM, Bagnoli VR eds. Tratado de Ginecologia. Condutas e Rotinas da Disciplina de Ginecologia da Faculdade de Medicina da Universidade de São Paulo. Rio de Janeiro: Revinter; 2004. p. 841-50.
12. Pinotti JA, Carvalho FM. Fatores relacionados com o risco de recidiva local na cirurgia conservadora. In: Pinotti JA, Fonseca AM, Bagnoli VR eds. Tratado de Ginecologia. Condutas e Rotinas da Disciplina de Ginecologia da Faculdade de Medicina da Universidade de São Paulo. Rio de Janeiro: Revinter; 2004. p. 945-50.
13. Pinotti JA, Pinotti M, Kamatsu CA. Tratamento cirúrgico – Novas técnicas: preservação estética e funcional e radicalidade oncológica. In: Pinotti JA, Fonseca AM, Bagnoli VR eds. Tratado de Ginecologia. Condutas e Rotinas da Disciplina de Ginecologia da Faculdade de Medicina da Universidade de São Paulo. Rio de Janeiro: Revinter; 2004. p. 963-72.
14. Sancovski M, Peixoto S. Diabetes. In: Peixoto S, Sancovski M, Mendes ETR, Fernandes GL eds. Pré-natal. São Paulo: Roca; 2004a. p. 712-30.
15. Sancovski M, Peixoto S. Tireóide e Outras Endocrinopatias. In: Peixoto S, Sancovski M, Mendes ETR, Fernandes GL eds. Pré-natal. São Paulo: Roca; 2004b. p. 731-41.
16. Sheehan HL, Davis JC. Pituitary necrosis. Br Med Bull; 1968. p. 24:59.
17. Tedesco JJA. Aspectos Psicológicos In: Peixoto S, Sancovski M, Mendes ETR, Fernandes GL eds. Pré-natal. São Paulo: Roca; 2004. p. 353-5.
18. Uip DE, Lima ALLM. Panorama Geral das Doenças Infecciosas na Gestação. In: Peixoto S, Sancovski M, Mendes ETR, Fernandes GL eds. Pré-natal. São Paulo: Roca, 2004. p. 963-71.

CAPÍTULO 7

MANEJO CLÍNICO DA AMAMENTAÇÃO

EXAME DAS MAMAS NO PERÍODO PRÉ-NATAL
• **Cristina Moreira Leite Carneiro**

MATERNIDADE
• **Lais Graci dos Santos Bueno**
• **Keiko Miyasaki Teruya**

MANEJO CLÍNICO DA AMAMENTAÇÃO NO DOMICÍLIO • **Adriana Estela Pinesso Morais**
• **Zuleika Thomson**

APOIO À MÃE DURANTE A AMAMENTAÇÃO
• **Luciano Borges Santiago** • **Elizabeth Leão**
• **Ana Cristina Freitas de Vilhena Abrão**
• **Kelly Pereira Coca**

DÚVIDAS MAIS FREQÜENTES
• **Hamilton Henrique Robledo**
• **Kelencristina Thomaz Romero**

ALIMENTAÇÃO DE TRANSIÇÃO NO PRIMEIRO ANO DE VIDA
• **Domingos Palma**
• **Marina Borelli Barbosa**

DIFICULDADES PSICOLÓGICAS DURANTE A AMAMENTAÇÃO • **Fátima Ferreira Bortoletti**
• **Magda Spinello Cônsul da Silva**
• **Maria do Carmo Braga do Amaral Tirado**

7.1

Exame das Mamas no Período Pré-Natal

Cristina Moreira Leite Carneiro

Este capítulo abordará um assunto importante na atenção pré-natal, mas muitas vezes negligenciado, a avaliação das mamas das gestantes, visando encontrar, e muitas vezes tentar minimizar, alterações que possam comprometer a amamentação do recém-nascido[7,9].

O cuidado com a mama da gestante tem-se perdido entre várias especialidades médicas. O pediatra, que é responsável pela saúde e bem-estar do lactente, raramente examina o órgão que fornece o alimento para a criança. O obstetra que examina as mamas não tem nenhuma responsabilidade pelo desenvolvimento do recém-nascido. Outros especialistas cuidam das mamas em situações patológicas ou para melhorar sua aparência, dando uma pequena importância à função do órgão[8].

O exame deve ser cuidadoso e realizado logo no início da gestação, pois nessa fase as mamas são menos afetadas pelas mudanças hormonais e é possível diagnosticar alterações mais facilmente. Variações anatômicas, cicatrizes ou massas devem ser notadas. Um novo exame deve ser repetido no início do terceiro trimestre da gestação e no pós-parto[3].

Um exame completo não gasta mais que 3 a 5 minutos e consiste na inspeção estática, dinâmica, palpação, expressão, palpação axilar e fossa supraclavicular[3,11], como descreveremos a seguir.

■ **Inspeção estática** – é realizada com a paciente sentada na borda da mesa de exame com os membros superiores ao longo do corpo ou sobre os joelhos, observa-se a simetria das mamas e aréolas, distorções do contorno, como abaulamentos ou retrações, e alterações da pele[3,11], tais como áreas hiperemiadas ou espessadas por processo inflamatório ou neoplásico. Algum grau de assimetria é comum, sendo geralmente a mama esquerda pouco maior que a direita[11]. Podemos encontrar outros fatores de assimetria, tais como diferenças de número e posição da glândula mamária, que podem ser observados em uma linha que se estende da axila à região inguinal. Os mais comuns são:

Polimastia – a presença de uma ou mais glândulas mamárias supranumerárias, sendo a mais freqüente a posição axilar[11], que pode causar desconforto e dor à lactante por se desenvolver durante a gestação e amamentação tal qual a própria mama.

Politelia – presença de mamilos extranumerários em algum ponto da linha mamária[11]. Algumas vezes estão acompanhados de tecido mamário em pequena quantidade que podem desenvolver-se e até sair um pouco de leite por eles durante a lactação.

■ **Inspeção dinâmica** – é realizada na mesma posição. Consiste em observar as mamas durante as manobras realizadas pela paccciente para promover a contração dos músculos peitorais, potencializando, assim, o aparecimento de retrações de pele e assimetrias. A paciente deve elevar os membros superiores acima da cabeça e, após, com as mãos na cintura, contrair os músculos peitorais trazendo os cotovelos para a frente e por fim, inclinar para a frente deixando as mamas pendentes (manobra de Auchincloss)[11].

■ **Palpação axilar e supraclavicular** – realizadas para procurar possíveis adenomegalias. Ainda com a paciente sentada, solicita-se o relaxamento completo do membro superior (apóia-se o antebraço da paciente com a mão livre) e palpa-se profundamente a axila com a mão contralateral (técnica de Bailey)[11]. As fossas supraclaviculares podem ser examinadas pela frente ou por trás da paciente.

■ **Palpação das mamas** – é a parte mais importante do exame. Deve ser realizada com a paciente deitada com as mãos sob a nuca a fim de estender a mama sobre o gradeado costal. É realizada com as pontas do segundo, terceiro e quarto dedos de cada mão, enquanto se aplica uma leve pressão[3,11]. Há duas técnicas descritas: por deslizamento da face palmar na mama, em movimento circular no sentido horário – técnica de Velpeaux –, e dedilhamento semelhante ao tocar de piano – técnica de Bloodgood. O ideal é combinar-se as duas técnicas. As alterações encontradas devem ser descritas no prontuário médico, incluindo tamanho, forma, consistência e mobilidade[3,11]. A palpação da área subareolar é importante, pois cerca de 15% dos carcinomas incidem nessa região[11].

■ **Expressão** – é realizada por meio da compressão suave da aréola e papila, procurando reproduzir uma descarga espontânea. Não se deve fazer essa manobra comprimindo energicamente o mamilo e devemos desestimular tal conduta durante o auto-exame[11].

As pacientes devem ser ensinadas a fazer o auto-exame e realizá-lo mensalmente, relatando ao médico quaisquer alterações[3].

Os principais achados do exame das mamas serão descritos a seguir.

ALTERAÇÕES MAMÁRIAS NO PERÍODO GESTACIONAL

No início da gestação já se sente dor à palpação e formigamento das mamas. No segundo mês, os órgãos aumentam de tamanho e tornam-se nodulares pela hipertrofia dos alvéolos mamários. Conforme crescem, há exacerbação da rede venosa (rede de Haller), os mamilos tornam-se maiores, mais pigmentados e eréteis, as aréolas mais largas e pigmentadas, apresentando a hipertrofia de algumas glândulas sebáceas, denominadas de Montgomery[12,13]. Se o aumento do volume das mamas for muito grande, podem ocorrer estriações semelhantes às do abdome. Após os primeiros meses, o colostro pode ser extraído dos mamilos por massagem suave.

Normalmente, o peso das mamas praticamente dobra e o fluxo sangüíneo mamário aumenta quase 200% durante a gestação[6]. Mulheres que apresentam pequeno ou nenhum aumento mamário durante a gestação são mais propícias a ter uma lactação insuficiente[3,6,9,13].

MAMILOS

O tamanho e a forma do complexo mamiloareolar varia muito entre as mulheres[6]. Felizmente, os recém-nascidos podem aprender a mamar praticamente em qualquer tipo de mamilo, desde que a mãe o posicione corretamente, com exceção dos mamilos invertidos ou planos, nos quais pode haver mais dificuldade. O risco relativo de ocorrer desmame do recém-nascido quando a mãe é portadora de anomalia dos mamilos, segundo Pelá, é da ordem de 5,6[9], o que é confirmado por Cernadas[4], o qual verificou que em mães que apresentam uma boa técnica, conseguindo com que o recém-nascido faça uma boa pegada do mamilo e aréola, a frequência e a duração da amamentação é significativamente maior do que em mães com técnicas falhas.

■ **Mamilo normal** – apesar de o mamilo normal parecer pouco plano à primeira inspeção, ele é composto por tecido fibromuscular erétil e torna-se protruso com estimulação realizada tanto com o polegar e indicador ao exame[1,7], como pela boca da criança[8].

■ **Mamilo invertido ou plano** – no caso de um mamilo invertido, esse retrai-se em um sulco dentro da aréola após a estimulação em vez de haver sua protrusão[8]. Cerca de 10% das mulheres têm esses tipos de mamilos[6,9]. Caso se identifique um mamilo invertido no período pré-natal, é possível tomar algumas medidas para tentar prepará-lo para a amamentação[8].

• Conchas de amamentação – um aparelho de plástico duro formado por um anel no meio da base atado a uma cúpula – a abertura central do anel é colocada sobre o mamilo plano ou invertido, de modo que tenha uma leve e constante pressão na sua base, provocando sua projeção para fora. Recomenda-se usá-las sob o sutiã pela maior parte do dia durante o terceiro trimestre[1-3,6-9,13]. Apesar da grande popularidade das conchas de amamentação, não se conseguiu provar sua eficácia, em estudos padronizados, em aumentar as chances de uma mulher com mamilos planos ou invertidos de amamentar seu filho até seis semanas após o nascimento, segundo Neifert[6,9].

• Manobra de Hoffman – tração radiada da aréola usando-se dois dedos a fim de romper as aderências na base do mamilo e forçar sua protrusão. Esse procedimento deve ser repetido várias vezes ao dia durante o último trimestre[1,3,7-9,12]. É verdade que o lactente pode romper essas aderências por meio da sucção contínua, mas com essas manobras tentamos prevenir desconfortos para a mãe e dificuldades para a criança[1].

CICATRIZES CIRÚRGICAS

Cirurgias mamárias prévias representam um fator de risco materno para a lactação. Quando os ductos são seccionados, as mamas não são capazes de esvaziar; assim sendo, pode haver ingurgitamento inicial. Sem drenagem a produção de leite cessará[2]. Nas lesões da inervação dos mamilos há ruptura da alça de liberação da prolactina e ocitocina, que é necessária para o reflexo de ejeção do leite e a manutenção de sua produção[2,3], isso pode ocorrer diretamente pela incisão ou lesionando os ramos laterais dos terceiro, quarto e quinto nervos intercostais[2,3,7,8].

Esse risco depende tanto do tipo de incisão quanto da extensão da cirurgia realizada[13]. Quanto aos tipos de incisão podemos classificá-los em:

■ **Periareolar** – incisão circunferencial na periferia do mamilo que pode comprometer os ductos lactíferos e a inervação do mamilo[2,3,7,8]. Esta podemos subdividí-la em:

• Total – é realizada ao redor de todo o mamilo. Nesse caso, pode haver lesão de todo o sistema ductal e nervos (translocação mamilar), tornando a amamentação impossível[2,3,7,8], ou, quando é preservado o mamilo em um pedículo de tecido, permanece uma porção de ductos e nervos intactos, permitindo a amamentação nem que seja com complementação[2,3,7,8]. Geralmente é utilizada na cirurgia de mamoplastia redutora.

• Parcial – a amamentação é possível, devendo-se monitorar o crescimento da criança. É utilizada nas cirurgias por doença benigna da mama e implantes mamários[2,3,6].

■ **Inframamária** – utilizada para a exérese de nódulos nos quadrantes inferiores da mama, distantes dos mamilos e implantes mamários[2,3].

■ **Axilar** – utilizada para implantes mamários[2,3].

■ *Piercing* **mamilar** – está se tornando um procedimento cada vez mais comum. Geralmente a amamentação transcorre sem problemas, mas ele deve ser removido antes de iniciar o processo de amamentação[3].

A razão da colocação da prótese mamária deve ser investigada, já que, apesar de na maioria das vezes ser por razões estéticas, há a possibilidade de ter ocorrido por absoluta falta de tecido mamário. Nesse caso, deve-se investigar se a paciente notou crescimento mamário durante a gestação[3].

NÓDULOS MAMÁRIOS

Nódulos mamários detectados durante a gravidez ou lactação devem ser avaliados prontamente[3]. Alterações malignas da mama em gestantes ou lactantes são raras, com prevalência em torno de 1/3.000 a 1/10.000 mulheres amamentando, segundo Berens[3]. Aproximadamente 3% das mulheres que recebem o diagnóstico de câncer de mama são gestantes ou lactantes. Os estudos sugerem que não há diferença na sobrevivência entre mulheres que recebem o diagnóstico durante a gravidez e lactação e não-grávidas. O que difere é o tempo entre a primeira visita ao médico com a queixa e o diagnóstico[3].

Podemos abrir mão de exames complementares para elucidar o diagnóstico[3].

■ **Mamografia** – pode ser realizada em gestantes e lactantes. A exposição à radiação durante a mamografia bilateral é mínima, cerca de 0,05cGy. As mamas devem ser esvaziadas, o que pode ser feito amamentando a criança imediatamente antes da realização do exame. A mamografia pode ser realizada para avaliação de nódulos mamários, mesmo quando os achados parecerem benignos.

■ **Ultra-sonografia de mama** – é útil para determinar se o nódulo é sólido ou cístico.

■ **Punção com agulha fina** – realizada quando o diagnóstico permanece indefinido.

■ **Biópsia incisional** – se necessário, realiza-se biópsia incisional.

DESCARGA MAMILAR SANGUINOLENTA

Durante o terceiro trimestre da gravidez, a descarga sanguinolenta pode ser fisiológica pelo aumento da vascularização e proliferação epitelial do ducto. Se a descarga mamilar sangüínea é persistente ou provém de um único ducto, é necessária uma melhor avaliação. Um possível agente etiológico da descarga mamilar sanguinolenta tem sido o papilomavírus intraductal, sendo que o carcinoma intraductal tem sido muito menos comum[3].

A investigação deve ser realizada de forma simples, porém completa e sistematizada de acordo com os seguintes itens:

■ **Exame das mamas** – deve ser cuidadoso, pois se houver a presença de nódulo aumenta a possibilidade de um processo maligno.

■ **Avaliação citológica da descarga** – é realizada facilmente e de grande valia para o diagnóstico.

■ **Mamografia** – à procura de nódulos.

■ **Ultra-sonografia das mamas** – diferenciação de nódulos e cistos.

■ **Galactografia** – não tem sido realizada em gestantes e lactantes, apesar de feitas nas outras pacientes.

VARIAÇÕES NA APARÊNCIA DAS MAMAS

Apesar de geralmente a aparência das mamas não ter relação com a habilidade de amamentar, algumas variações anatômicas têm sido relacionadas à lactação insuficiente: deformidade tubular mamária, radiação prévia, mamas hipoplásticas e mamas com assimetria acentuada[6,9].

REFERÊNCIAS BIBLIOGRÁFICAS

1. Applebaum RM. The obstetrician's approach to the breast and breastfeeding. J Reprod Med 1975;14(3):98-116.
2. Bell KK. Promoting breast feeding by managing common lactation problems. Nurse Pract 1998;23(6):102-4.
3. Berens PD. Prenatal, intrapartum, and postpartum support of lactating mother. Pediatr Clin North Am 2001;48(2):365-75.
4. Cernadas JM. Maternal e perinatal factors influencing the duration of exclusive breastfeeding during the first 6 months of life. J Hum Lact 2003;19(2):136-44.

5. Cunningham FG. MacDonald PC, Gant NF, Leveno KJ, Gilstrap III LC, Hankins GDV et al. Adaptações Maternas à Gravidez. In: Willians Obstetrícia 20ª ed. Rio de Janeiro: Guanabara Koogan; 2000. p. 164-94.
6. Neifert MR. Clinical aspects of lactation. Promoting breast-feeding success. Clin Perinatol 1999;26(2):281-306.
7. Neifert MR. Contemporary breast-feeding management. Clin Perinatol 1985;12(2):319-42.
8. Neifert MR. Medical management of successful breast-feeding. Pediatr Clin North Am 1986;33(4):743-62.
9. Neifert MR. The optimization of breast feeding in perinatal period. Clin Perinatol 1998;25(2):303-26.
10. Pela NT. O aleitamento materno do recém-nascido. Fatores mamários condicionantes. Bol Oficina Sanit Panam 1983; 94(2):133-41.
11. Ricci MD, Giribela AHG, Pinotti M. Métodos diagnósticos em mastologia – exame clínico. In: Pinotti JA, Fonseca AM, Bagnoli VR. Tratado de Ginecologia – Condutas e Rotinas da Disciplina de Ginecologia da Faculdade de Medicina da Universidade de São Paulo – USP. Rio de Janeiro: Revinter; 2005. p. 838-40.
12. Vieira LB. Pré e pós-natal. In: Carvalho MRC, Tamez RN. Amamentação: bases científicas para prática profissional. Rio de Janeiro: Guanabara Koogan; 2002. p.106-14.
13. Zembo CT. Breastfeeding. Obstet Gynecol Clin North Am 2002;29(1):51-76.

7.2

Maternidade

Lais Graci dos Santos Bueno
Keiko Miyasaki Teruya

A permanência na Maternidade é um período de intenso aprendizado para mãe/recém-nascido e equipe. É quando a necessidade de alimentar o filho se torna presente e a mãe está receptiva a orientações.

Os primeiros dias, após o nascimento, definem o início e a manutenção da lactação[6].

O respaldo da equipe das maternidades, não só ao que se refere ao como cuidar adequado dispensado à mãe e seu recém-nascido, incluindo o apoio psicossocial, subsidiará a mulher com argumentos factíveis para a solução de seus problemas[5].

Um bom acolhimento propiciará um canal de comunicação favorável a uma melhor compreensão da mãe, mesmo que essa não apresente dificuldades. O profissional de saúde não deveria impor-se pela sua presença, mas mostrar que está ali para apoiar e oferecer ajuda quando solicitado: utilizando as habilidades de escutar, desenvolver confiança e apoio.

É fundamental que o profissional respeite e reconheça a formação e a consolidação da estrutura familiar quando do nascimento do filho. Estimule a presença do pai ou acompanhante, escolhida pela mãe, para que ela se sinta mais segura[18].

O alojamento conjunto é importante para que as mães possam responder a seus recém-nascidos sempre que eles desejarem mamar ou serem aconchegados[17].

No alojamento conjunto é imprescindível a monitoração da primeira mamada (do início ao final) por uma pessoa capacitada, tranqüila, sem pressa, solícita, que escute, ofereça ajuda, sem impor, que a observe e avalie conforme o protocolo da OMS/UNICEF (Fig. 7.1).

Pontos a considerar:
- Ajudar a mãe a expressar seus sentimentos.
- Utilizar as habilidades de aconselhamento.
- Desenvolver a autoconfiança nas mães que acham que não terão leite suficiente ou serão incapazes de amamentar.
- Criar ambiente de conforto e descanso para a mãe.
- É importante lembrar que o tempo gasto pela equipe para apoiar uma mãe na primeira mamada auxiliará o estabelecimento da amamentação e reverterá em racionalizar o tempo que o pessoal de saúde gastaria em resolver dificuldades futuras.
- Identificar quem precisa de apoio.
- Ao observar e avaliar uma mamada inteira, caso perceba sinais de que a mãe precisa de ajuda, perguntar a ela se quer ajuda e então intervir.
- Os principais sinais de que a amamentação não vai bem: mãe tensa, dor ao amamentar, apática, mamas ingurgitadas, posicionamento e pega incorretos, quando a criança larga o bico o mamilo está achatado, recém-nascidos agitados, chorões etc.
- É importante que o profissional faça o diagnóstico correto da dificuldade para cuidar apropriadamente.
- Elaborar com a mãe a compreensão do problema.
- Oferecer opções e deixar que a mãe decida o que é melhor para ela e seu filho.
- Explicar a importância do alojamento conjunto, do posicionamento e pega, da livre demanda, do colostro, da auto-ordenha.
- Não limitar a freqüência e a duração das mamadas: se suas mamas estiverem cheias, ao amamentar serão satisfeitas as necessidades da criança e da mãe.
- Ao amamentar deixe a criança largar o peito naturalmente, e então ofereça o outro, se ela desejar. Assim o recém-nascido se beneficiará do leite posterior. Continue a oferecer os peitos alternadamente – primeiro o que estiver mais cheio na próxima mamada. Entretanto, é importante observar que cada mãe e recém-nascido tenham seu próprio ritmo de amamentação.
- É conveniente que as mães antes de sair da maternidade saibam fazer auto-ordenha de suas mamas.
- Se a mãe foi submetida a cirurgias no passado, verifique se ela está de "bem com seu peito agora".
- Esclarecer sobre os riscos do uso de chupetas, chucas, mamadeiras e protetores de mamilos.
- Mostrar às mães como cuidar de suas mamas: higiene com água; o uso do sutiã deve ser a seu critério, confortável e não apertar as mamas.
- Após a mamada, caso as mamas continuem cheias, o leite deverá ser retirado após sacudir os peitos.

Nome da mãe _____	Data _____
Nome do recém-nascido _____	Idade do recém-nascido _____
Sinais de que a amamentação vai bem:	Sinais de possível dificuldade:

SEÇÃO A

Observação geral

Mãe
- ☐ Mãe parece saudável
- ☐ Mãe relaxada e confortável
- ☐ Mamas parecem saudáveis
- ☐ Mama bem apoiada, com os dedos fora do mamilo

Recém-nascido
- ☐ Recém-nascido parece saudável
- ☐ Recém-nascido calmo e relaxado
- ☐ Sinais de vínculo entre a mãe e o recém-nascido
- ☐ O recém-nascido busca ou alcança a mama se está com fome

Mãe
- ☐ Mãe parece doente ou deprimida
- ☐ Mãe parece tensa e desconfortável
- ☐ Mamas parecem avermelhadas, inchadas ou doloridas
- ☐ Mama segurada com dedos na aréola

Recém-nascido
- ☐ Recém-nascido parece sonolento ou doente
- ☐ Recém-nascido inquieto ou chorando
- ☐ Sem contato visual mãe/recém-nascido, apoio frágil
- ☐ O recém-nascido não busca, nem alcança

SEÇÃO B

Posição do recém-nascido
- ☐ A cabeça e o corpo do recém-nascido estão alinhados
- ☐ Recém-nascido seguro próximo ao corpo da mãe
- ☐ Recém-nascido de frente para a mama, nariz para o mamilo
- ☐ Recém-nascido apoiado

- ☐ Pescoço e a cabeça do recém-nascido girados para mamar
- ☐ Recém-nascido não é seguro próximo
- ☐ O queixo e lábio inferior do recém-nascido opostos ao mamilo
- ☐ Recém-nascido não apoiado

SEÇÃO C

Pega
- ☐ Mais aréola é vista acima do lábio superior do recém-nascido
- ☐ A boca do recém-nascido está bem aberta
- ☐ O lábio inferior está virado para fora
- ☐ O queixo do recém-nascido toca a mama

- ☐ Mais aréola é vista abaixo do lábio inferior
- ☐ A boca do recém-nascido não está bem aberta
- ☐ Lábios voltados para frente ou virados para dentro
- ☐ O queixo do recém-nascido não toca a mama

SEÇÃO D

Sucção
- ☐ Sucções lentas e profundas com pausas
- ☐ Recém-nascido solta a mama quando termina
- ☐ Mãe percebe sinais do reflexo da oxitocina
- ☐ Mamas parecem mais leves após a mamada

- ☐ Sucções rápidas e superficiais
- ☐ Mãe tira o recém-nascido da mama
- ☐ Sinais do reflexo da oxitocina não percebidos
- ☐ Mamas parecem duras e brilhantes

Figura 7.1 – Formulário de observação da mamada.

SITUAÇÕES DE AJUDA RELACIONADAS COM A MÃE

Mães cesariadas ou submetidas a analgesia mais profunda

Como cuidar:

- Ajudar a mãe a amamentar deitada de lado, com os membros inferiores semifletidos e o recém-nascido com a boca de frente à região areolomamilar.
- Caso a mãe preferir deitar de costas, colocar o recém-nascido posicionado sobre o corpo dela.
- Se preferir amamentar sentada, posicionar o recém-nascido por baixo do membro superior da mãe (posição invertida).
- Sugerir o não uso de anestesia, mas de analgesia.
- Avaliar com o formulário de observação da mamada.

Mãe com dor

As mães no alojamento podem queixar-se de dor como cefaléia, dor na episiotomia, na incisão cirúrgica, dor no abdome etc.

Como cuidar:

- Escutar, apoiar e desenvolver a confiança da mãe.
- Sugerir posições que aliviem a dor.
- Analgésico se necessário.
- Explicar que a dor é temporária e que a equipe está pronta para ajudá-la.

Mamilos doloridos (sintoma referido pela mãe)

As mães, às vezes, queixam-se de dor na região mamilar. O exame da mama e a avaliação da mamada são pontos-chave para chegar a um diagnóstico e como cuidar corretamente.

Como cuidar:

- Escutar, apoiar e desenvolver a confiança na mãe.
- Examinar as mamas da mãe (ver se existe lesão).
- Observar a mamada toda e avaliar a posição e a pega.
- Ver se o recém-nascido tem a língua posteriorizada ou micrognatia acentuada.
- Testar a sucção do recém-nascido.
- Observar se não há moniliase (boca do recém-nascido e região areolomamilar da mãe).
- Iniciar a mamada no peito menos dolorido.
- Amamentar sob livre demanda.
- Evitar protetor de mamilo.
- Colocar leite materno retirado do peito sobre os mamilos após a mamada.
- A dor ao amamentar é um sinalizador de dificuldade na amamentação.
- Elaborar com a mãe a compreensão da dor. Amamentar não deve doer!

Moniliase

Embora a ocorrência da moniliase seja incomum no alojamento conjunto, isso pode ocorrer pela contaminação do recém-nascido no momento do parto, quando a região vaginal da mãe estiver contaminada pelo fungo *Candida albicans* (Fig. 7.2). O recém-nascido contaminado poderá transmiti-la para as mamas da mãe.

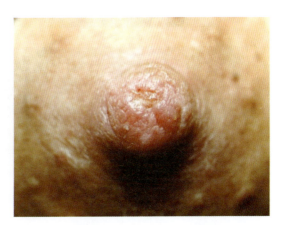

Figura 7.2 – Candidíase.

■ Sintomas e sinais

- Ao exame físico o mamilo pode ter uma aparência normal ou estar vermelho e brilhante.
- Apesar da posição e pega corretas, a mãe pode referir prurido, dor aguda e penetrante durante a mamada e que seus mamilos "queimam e ardem" ao término da mamada. Esses podem ser sinais da infecção.
- O recém-nascido pode apresentar placas brancas na boca.
- A mãe e o recém-nascido podem apresentar lesões fúngicas nos genitais.

Como cuidar:

- Explicar para mãe o que está ocorrendo.
- Tratar a mãe e o recém-nascido para que não fiquem transmitindo a infecção entre si.
- O tratamento poderá ser feito com uso tópico de violeta de genciana a ¼ ou ½% uma vez por dia,

durante três dias, ou nistatina ou outro creme fungicida após cada mamada, durante 14 dias. Tratar, se necessário, o parceiro da mãe também.
- Evitar o uso de absorventes de peito.
- É importante lavar as mãos após trocar o recém-nascido ou usar o toalete.

Traumas mamilares propriamente ditos[2, 24]

Na figura 7.3 apresentamos os tipos mais comuns de traumas mamilares.

■ Quando ocorre?

Na figura 7.4 apresentamos causas de traumas mamilares.

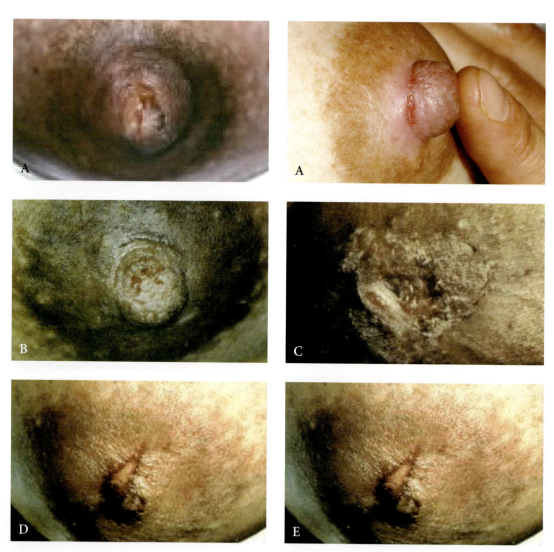

Figura 7.3 – Tipos de traumas mamilares.

A **Fissura** – solução de descontinuidade, de aspecto linear, tipo fenda, de profundidade variável na área da junção aureolomamilar. Cauda: pega incorreta.

B **Escoriação** – lesão com aspecto de esfoliação do mamilo (tipo raladura de joelho de criança), resultante do atrito da língua no bico. Causa: pega incorreta e língua posteriorizada.

C **Erosão** – lesão resultante do desgaste ou remoção de toda a epiderme ou derme, característica de mamilos invertidos. Causa: evolução da escoriação.

D **Dilaceração** – lesão resultante da pressão positiva excessiva e inadequada na região aureolomamilar. Apresenta aspecto "rasgado". Causa: uso de bombas tira-leite, pega incorreta. Pode acometer qualquer tipo de mamilo.

E **Vesícula** – é uma pequena coleção de líquido abaixo da epiderme, arredondada, às vezes rotas com exsudato (secreção clara), em processo de cicatrização ou reabsorção. A mãe refere que essa lesão é muito dolorida.

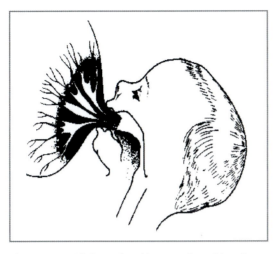 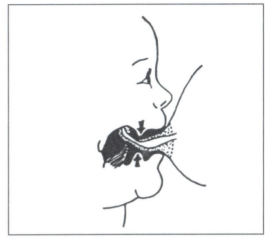

Figura 7.4 – A) Quando a língua atrita o bico do mamilo. B) Quando as gengivas pressionam e ferem a base do mamilo.

Por que ocorre?

- Posicionamento e pega incorretos.
- Peito cheio.
- Bicos invertidos ou pseudo-invertidos.
- Língua posteriorizada do recém-nascido.
- Uso incorreto de bombas.
- Colocação do dedo indicador da mãe sobre a aréola (para o recém-nascido respirar).
- Freio lingual curto.
- Monilíase ou candidíase.

Como cuidar:

- Escutar e apoiar a mãe.
- Empatizar com a mãe para que decida continuar a amamentar.
- Retirar o leite da aréola.
- Encorajar e apoiar a mãe para amamentar naquele momento.
- Fazer uma prega com a mão em "C" na aréola e, quando o recém-nascido abrir a boca, tentar introduzi-la em um só golpe. O recém-nascido deve estar com a boca de frente com a região areolomamilar e abocanhar o peito de baixo para cima. O recém-nascido deve abocanhar grande parte da aréola e não só o bico e deixar o queixo encostado no peito da mãe.
- Ajudar na pega e posicionamento.
- Assistir a mamada inteira.
- Solicitar que a mãe repita o processo, para verificar a compreensão materna.
- Não usar pomada, sabão e absorvente. Ainda não existe comprovação científica da efetividade do uso tópico de medicamentos.

- O protetor de bico de látex reduz o volume de leite obtido em 22% e torna difícil fazer o recém-nascido voltar a mamar direto no peito.
- Manter o mamilo seco, porém hidratado.
- Usar analgésico se necessário.
- Caso o recém-nascido vomite sangue, tranqüilizar a mãe dizendo que não há perigo.
- Um traumatismo mamilar pode ser sinalizador de que a amamentação não vai bem e que existem problemas além dele.

Posicionamento do recém-nascido (Fig. 7.5)[12,22]

- Cabeça e corpo alinhados.
- Recém-nascido seguro próximo ao corpo da mãe.
- Boca do recém-nascido de frente à região areolomamilar.

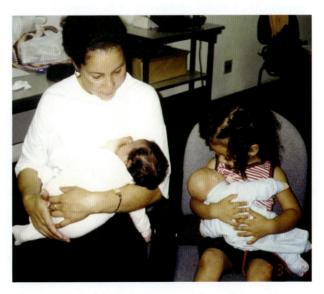

Figura 7.5 – Posicionamento correto do recém-nascido.

- Recém-nascido apoiado.
- A palma da mão da mãe que apóia o recém-nascido deve permanecer paralela ao seu corpo nos primeiros dias.
- A região da nuca deve ficar apoiada no antebraço da mãe e não na dobra do cotovelo.

Pega (Fig. 7.6)[12,22]

- Mais aréola é vista acima do lábio superior do recém-nascido.
- Boca do recém-nascido bem aberta.
- O lábio inferior está virado para fora.
- O queixo do recém-nascido toca a mama.

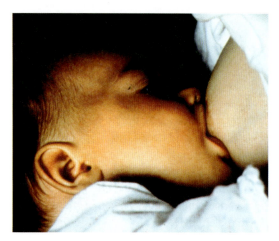

Figura 7.6 – Pega correta.

Mamas cheias

Mamas cheias (Fig. 7.7) é o acumulo do leite que ocorre geralmente nos primeiros dias pós-parto. As mamas ficam quentes, pesadas, endurecidas e há escape do colostro. Quando ocorre nos primeiros dias pós-parto se chama de apojadura, tendo duração de três a quatro dias[25], entretanto, pode ocorrer em qualquer época durante a amamentação. A aréola fica tensa, o bico torna-se plano e o leite flui.

Existe distensão dos alvéolos ou ductos, com insignificante estase láctea. Os contornos das aréolas estão bem delimitados.

■ **Por que ocorrem?**

- Produção de leite maior que a demanda.
- Início da primeira mamada tardia.
- Freqüência das mamadas controladas e não em livre demanda.
- Alteração do ritmo das mamadas.
- Separação mãe/filho (alojamento conjunto parcial, mãe ou recém-nascido doente etc.).
- Manter a lactação mesmo quando mãe/recém-nascido ficam separados através da ordenha das mamas.

Como cuidar de uma mama cheia:

- Escutar a mãe, promover a confiança e auto-estima materna.
- Sacudir o peito – tornar o leite gel em líquido.
- Retirar o leite da aréola e deixá-la bem macia.
- Fazer uma prega com o indicador e polegar "C".
- Solicitar à mãe que coloque o recém-nascido para amamentar.
- Avaliar posição e pega corretas.
- Tentar outras posições de amamentação.
- Sugerir que coloque o recém-nascido para mamar com maior freqüência.
- Não utilizar bicos, chupetas.
- Caso o peito continue cheio após a mamada ou o recém-nascido não mamar, sugerir que a mãe retire o leite entre as mamadas (Fig. 7.8).

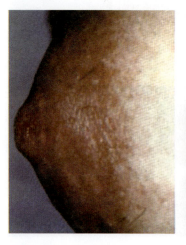
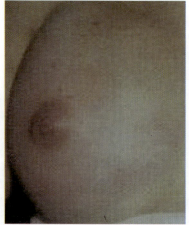
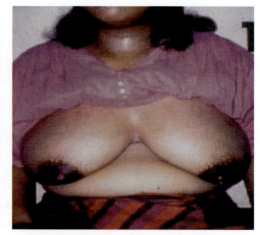

Figura 7.7 – Mamas cheias.

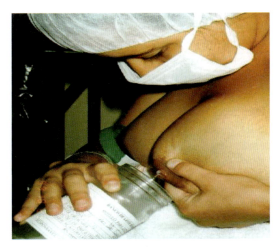

Figura 7.8 – Ordenha de leite.

Ingurgitamento mamário

O ingurgitamento mamário (Fig. 7.9) é uma estase láctea decorrente do não-esvaziamento das mamas. Pode estar associado à congestão vascular e/ou linfática gerando edema, vermelhidão, mama de aspecto lustroso e a perda da nitidez das bordas das aréolas. A aréola fica tensa, o bico plano e o leite não flui com facilidade e, às vezes, dificulta a pega e a sucção eficaz pelo recém-nascido. Exige-se um cuidado especial de um profissional capacitado. Ingurgitamentos intensos podem interromper a produção de leite, por falta de escoamento nos alvéolos, ativando fatores de inibição. Afeta toda a mama e ambas ao mesmo tempo.

■ **Por que e quando ocorrem?**
- Não esvaziamento das mamas.
- Sucção ineficaz (pega inadequada, recém-nascido que não consegue retirar leite suficiente do peito da mãe por alguma razão).
- Intervalo longo entre as mamadas.
- Produção aumentada de leite.
- Sedação materna durante e após o parto.
- Dor ao amamentar.
- Traumatismos mamilares.
- Fatores emocionais.
- Separação mãe/filho.
- Recém-nascidos prematuros, com problemas, pequenos para idade gestacional etc.
- Região aureolomamilar pouco flexível e protrátil.
- Mamilos malformados e/ou pouco desenvolvidos.
- Defeitos anatômicos e/ou obstrução dos ductos lactíferos.
- Morte neonatal.
- Amamentação com horários rígidos e controle de tempo.
- Administração de água, soro glicosado prévio.
- Inabilidade dos profissionais que cuidam da mãe e filho.

■ **Sinais e sintomas**
- Peito inchado (aumentam de volume), duro, quente, vermelho e brilhante.
- Febre alta.
- Mãe refere dor.
- Mãe se sente doente.
- Febre alta.

Como cuidar:
- Acolher, apoiar a mãe, compreendê-la em seu problema e desenvolver sua confiança.
- Mãe deve estar relaxada – ensinar como.
- Sugerir períodos de curto descanso à mãe enquanto o recém-nascido estiver dormindo.
- Sacudir as mamas até que o leite flua.
- Sugerir que a mãe faça auto-ordenha e retire o leite da aréola.
- Deixar a aréola macia para uma boa pega.
- Sugerir que coloque o recém-nascido para mamar – observar posicionamento e pega corretos. A posição invertida ou sentada à cavaleiro facilita o recém-nascido para abocanhar melhor a aréola.

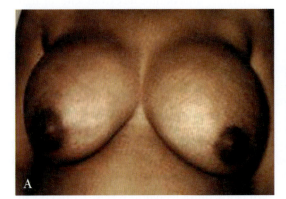
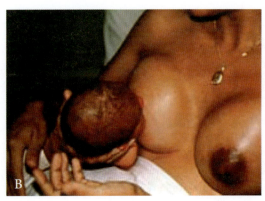

Figura 7.9 – Ingurgitamento mamário.

- Continuar amamentado com maior freqüência e sob livre demanda.
- Não "descansar as mamas".
- Manter a amamentação exclusiva.
- Oferecer esclarecimentos aos familiares e sugerir que eles apóiem a mãe.
- Capacitar a equipe em relação à comunicação com a mãe e a família.
- O uso de compressas tanto frias como quentes não é recomendado.

■ **Informação relevante**

Se o peito continuar "cheio" após a mamada, o leite deve ser removido a fim de evitar mastite: isto não irá fazer falta para o recém-nascido.

Mamilo pseudo-invertido

O mamilo que não é saliente e que quando a aréola é comprimida não retrai, porém, é protraível e flexível. Alguns mamilos aparentam planos ou invertidos antes da gravidez, entretanto podem protrair até o parto ou ao longo dos primeiros dias após o parto (Fig. 7.10).

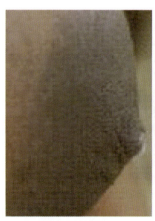 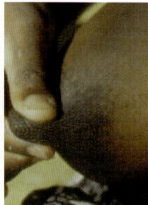

Figura 7.10 – Mamilo pseudo-invertido.

Como cuidar:

- Apoiar a mãe e informar que mama plana não impede a amamentação.
- Deixar a aréola macia, retirando o leite dela para protrair o mamilo.
- Sugerir que faça uma prega com a mão em "C" com o polegar em cima da aréola e os outros quatro dedos abaixo da mama, apoiando-a.
- Oferecer o peito ao recém-nascido, quando este abrir a boca, introduzindo a maior parte da aréola sobre a língua – "tum" – em um só golpe.

- Antes de cada mamada, estimular o mamilo com movimento de rotação e puxá-lo com uma bomba ou seringa, para protrair o bico.
- O pai pode ajudar sugando o peito da mãe algumas vezes por dia.
- Esclarecer que o importante não é a forma do mamilo, mas a capacidade de protrair do bico e a apreensão da aréola pelo recém-nascido: o *recém-nascido mama o peito e não o mamilo*.

Mamilo invertido

O mamilo que não é saliente e que quando a aréola é comprimida retrai é chamado invertido (Fig. 7.11). É uma situação rara; entretanto, nem sempre representa um problema: o *recém-nascido mama o peito e não o mamilo*.

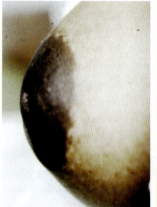 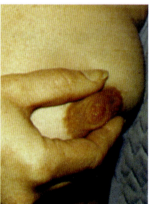

Figura 7.11 – Mamilo invertido.

Como cuidar:

- Escutar, apoiando a mãe.
- Desenvolver a confiança materna.
- Sacudir e retirar o leite da aréola.
- Ordenhar o leite enquanto a criança não suga efetivamente, oferecendo de copinho.
- Utilizar uma bomba de extrair leite ou algum outro dispositivo de sucção suave (seringa) para protrair o mamilo, ou alguma pessoa pode sugá-lo (se isso for culturalmente aceitável) para protrair o mamilo (Fig. 7.12).

Ductos lactíferos bloqueados

Quando o leite de certa área da mama não flui de maneira adequada, o ducto lactífero pode obstruir, provocando sua estase com formação de "caroços" (nódulos na mama) vermelhos, duros e doloridos (Fig. 7.13). Podem aparecer em qualquer área da mama.

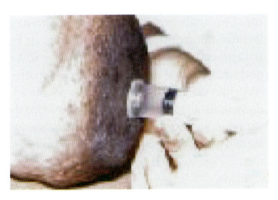
Figura 7.12 – Tratamento para o mamilo invertido.

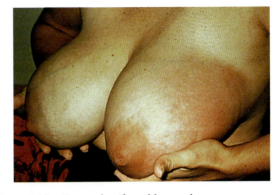
Figura 7.13 – Ductos lactíferos bloqueados.

■ Por que ocorrem?

- Produção abundante de leite.
- Mamadas pouco freqüentes.
- Esvaziamento inadequado de leite de um determinado ponto da mama.
- Compressão externa em uma área da mama.

Como cuidar:

- Acolher, escutando a mãe.
- Sugerir manobras de relaxamento à mãe.
- Fazê-la entender o porquê dos ductos lactíferos bloqueados.
- Solicitar que amamente com maior freqüência e iniciar pela mama afetada.
- Sacudir bem o peito, fazer massagem suave e giratória sobre o ponto doloroso e em direção ao mamilo, antes e enquanto o recém-nascido mama.
- Retirar o leite após as mamadas caso o peito continue "cheio".
- Amamentar em diferentes posições.

Mastite

É um processo inflamatório da glândula mamária (Fig. 7.14), seguido ou não de infecção por *Staphylococcus aureus*, *Staphylococcus epidermides*, estreptococos, anaeróbios e outros. Ocorre, habitualmente, por ocasião da terceira semana após o parto, podendo evoluir para um processo supurativo com formação de abscesso no tecido glandular. Geralmente é unilateral e atinge de 1% a 2% das puérperas, destas, 50% são primigestas. Tem influência negativa sobre a amamentação e pode ser resultante de um ingurgitamento mamário, fissura de mamilo ou obstrução de ducto incorretamente tratado. Afeta geralmente uma mama. A mastite é mais freqüente na segunda e terceira semanas depois do parto.

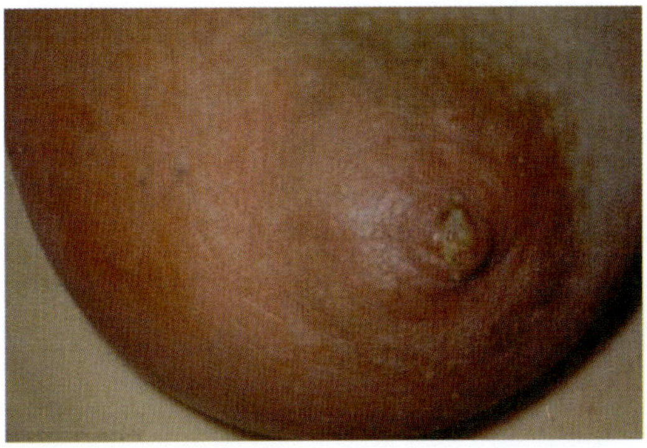

Figura 7.14 – Mastite.

■ Por que ocorre?

- Geralmente resulta da evolução de ingurgitamento, mamilos com fissura, ducto lactífero bloqueado não tratado ou estase de leite.
- Baixa resistência a infecções devido à fadiga.
- Higienização precária da mãe e equipe da maternidade.
- Infecção materna ou do recém-nascido.
- Objetos ou equipamentos contaminados – protetores de mamilos, conchas para seio, bombas tira-leite ou roupas sujas.

■ Sinais e sintomas

- Dor, calor, vermelhidão localizada e edema duro.
- Cefaléia.
- Mal-estar, dor muscular.
- Febre alta.
- Taquicardia.
- Calafrios.
- Fadiga.
- Náuseas e vômitos.
- Enfartamento ganglionar axilar.
- Presença de pus no leite.
- A mãe se sente doente.

Como cuidar:

- Acolher, escutar, empatizando com a mãe.
- Sacudir o peito, antes da ordenha do peito.
- Procurar esvaziar o peito. Caso a mãe não queira no momento, aguardar e tentar novamente, explicando que isso a fará sentir-se melhor.
- Repouso no leito.
- Amamentar com mais freqüência e retirar o leite entre as mamadas.
- Antibióticos: cefalosporinas, amoxilina/clavulanato, oxacilina, vancomicina, eritromicinas, metronidazol.
- Analgésicos se necessário.
- Variar a posição de amamentar.
- Reavaliar no máximo após 24 horas.
- Caso ocorra eliminação de pus em grande quantidade, suspender temporariamente a amamentação somente na mama comprometida, continuando a ordenhá-la manualmente a cada 3 horas.
- Colher amostra do leite para cultura e antibiograma.
- Drenagem cirúrgica após formação de ponto de flutuação.
- Após a drenagem continuar com a amamentação.

Mães soropositivas – quanto à amamentação:

A carga viral nas secreções cervicovaginais e no leite materno tem-se mostrado importante determinante de risco de transmissão intraparto e pela amamentação, respectivamente.

Segundo vários estudos, o aleitamento materno representa risco adicional de transmissão, que se renova a cada exposição (mamada) e situa-se de 7 a 22%.

No Brasil, existe uma política de redução da transmissão vertical do HIV intra-útero e intraparto e eliminação do risco de transmissão pela amamentação cujas principais diretrizes recomendam:

- Informar a mulher quanto aos riscos de transmissão do HIV através do aleitamento materno, orientá-las e medicá-las para evitar o início da lactação logo após o parto.
- Alimentar a criança exclusivamente com fórmula infantil, orientando a mãe como obtê-la e quanto ao preparo e uso durante os seis primeiros meses de vida da criança (consultar o *Guia Prático de Preparo de Alimentos para Crianças menores de 12 meses que não podem ser amamentadas*, do Ministério da Saúde). Principalmente para as mulheres que tiveram seu diagnóstico de infecção pelo HIV no momento do parto, a equipe de saúde da maternidade deverá se preocupar em estabelecer o vínculo mãe-recém-nascido, levantar a situação no que se refere a suporte familiar, oferecendo-lhes apoio psicológico e social. A equipe da maternidade deverá prover duas a quatro latas (dependendo do estabelecimento da logística local) da fórmula infantil para suprir a necessidade da criança durante os primeiros dias após sua alta até seu ingresso no serviço especializado, que proverá o quantitativo restante (60 latas por criança) até o sexto mês de idade.
- Orientar a mulher quanto à importância de seu acompanhamento clínico e ginecológico e do acompanhamento da criança até a definição de sua situação sorológica em serviço especializado.
- Para a inibição da lactação mecânica ou farmacológica usar as habilidades de aconselhamento e evitar o uso de faixa – usar *top*, para não discriminá-la.
- Ensinar o preparo e administração adequados da fórmula infantil.

As ações de prevenção da transmissão vertical do HIV, a serem desenvolvidas no âmbito das maternidades, estão previstas nas Portarias: Nº 2.104 GM/MS, de 19 de novembro de 2002 (Lança o Projeto Nascer-Maternidades); no Anexo 2 da Portaria Nº 2.313 GM/MS, de 19 de dezembro de 2002 (Incentivo para a fórmula infantil); Portaria Nº 2.236 GM/MS, de 05 de dezembro de 2002, alterada através da Portaria Nº 822 GM/MS, de 27 de junho de 2003 (inclusão do teste rápido anti-HIV, do teste para confirmação de sífilis, e do inibidor de lactação, na tabela de procedimentos especiais do SIH/SUS da AIH-Parto).

SITUAÇÕES DE AJUDA RELACIONADOS COM O RECÉM-NASCIDO[3,10,14,20]

Recém-nascido que não quer pegar o peito ou não sabe sugar

A mãe no alojamento às vezes queixa que seu filho reluta para abocanhar o peito, dando-lhe a impressão que não quer mamar. Isso poderá causar insegurança na mãe, e a sensação de incapacidade de cuidar de seu filho, diminuindo sua auto-estima, induzindo ao desmame precoce. O recém-nascido pode relutar para abocanhar o peito simplesmente por ser esse o início de um período de adaptação, em que o recém-nascido e a mãe vão se conhecer e necessitam apenas de um tempo. O profissional que assiste nesse momento, deve observar calmamente sem intervir e diagnosticar qual é a dificuldade. Caso identifique alguma, oferecer ajuda e intervir se necessário.

Por que isso ocorre?

- Quando alguém está pressionando a cabeça do recém-nascido para amamentar.
- Quando o recém-nascido recebeu complemento antes da primeira mamada.
- Quando o recém-nascido estabeleceu outro padrão de sucção que não o de sugar o peito – usou bicos ou chupetas.
- O uso de bicos e chupetas pode ser um sinal de alerta de que a amamentação está em risco. Assim, o profissional de saúde, ao aplicar as habilidades de aconselhamento aceitando o que ela diz e praticando a empatia, poderá motivar a mãe a expressar seus sentimentos e propiciar a melhor escolha para ela e seu filho.
- O recém-nascido sente dor ao ser colocado para mamar.
- Recém-nascidos sedados ou com sono.
- Obstrução nasal.
- Recém-nascido com língua posteriorizada.
- Recém-nascidos doentes – malformados ou sindrômicos, prematuros, pequenos para idade gestacional etc.
- Recusa aparente e não real.
- Peito cheio, ejeção exagerada provocando engasgo ou sufocação.
- A mãe fica movimentando a mama e impede que o recém-nascido mantenha a pega.
- Anatomia das mamas maternas que não favorecem a amamentação.
- Mãe que não quer amamentar (consciente ou inconscientemente).

Como a recusa pode manifestar-se

- O recém-nascido parece faminto; entretanto, ao aproximar a boca do peito, não consegue abocanhar.
- A criança tem sucção débil e não deglute, embora a posição e a pega estejam corretas.
- Outras vezes, o recém-nascido chora e agita-se quando colocado para amamentar.
- Algumas vezes, suga por pouco tempo e larga o peito repentinamente e chora.
- Ainda, alguns aceitam melhor um peito que outro.
- O recém-nascido que não consegue manter a pega da aréola.

Como cuidar:

- Acalme, desenvolvendo a confiança da mãe.
- Sugira que deixe o recém-nascido bem próximo dela em contato físico pele a pele.
- Construir com a mãe a compreensão da dificuldade.
- Observar uma mamada do início ao final e testar a sucção do recém-nascido.
- Deixe o recém-nascido ficar calmo e então sugira para a mãe tentar colocá-lo para sugar.
- Caso o recém-nascido se mostre irritado não insistir por muito tempo. Dar um tempo para nova tentativa quando o recém-nascido estiver mais calmo.
- Sugerir mudança de posição.
- Ao colocar o recém-nascido para mamar gotejar o leite em sua boca ou deixar o mamilo molhado com o próprio leite.
- Evitar o uso de bicos artificiais ou chupetas (confusão de bicos).
- Evitar pressionar os pontos dolorosos no recém-nascido – cabeça (bossa, cefalematoma, pega de fórceps ou fratura de clavícula por exemplo).
- Observar se a mãe não foi sedada, faz/fez uso de medicamentos ou droga que cause sonolência no recém-nascido.
- Ofereça leite materno ordenhado ao recém-nascido em uma xícara, até que ele mesmo mame no peito.
- Caso o peito esteja cheio ou ingurgitado, retirar primeiro o leite da mama para deixar a aréola e protrátil.
- O posicionamento e a pega devem permanecer corretos enquanto durar a mamada.

Choro[4,8,9,15]

Existem recém-nascidos que choram mais que outros. Choro é uma linguagem do recém-nascido e nem sempre significa fome, embora na concepção materna o choro sempre signifique fome e sua incapacidade de nutri-lo. É uma forma do recém-nascido de temperamento mais irritável de reagir, diante das mudanças da vida intra-uterina para a extra-uterina. Choro pode traduzir várias necessidades do recém-nascido e deverá ser decodificado para melhor compreensão. Pode desencadear tensão familiar, insegurança materna, o que leva a sugestões de complementação de outro tipo de leite.

Por que choram?

Adaptação e aprendizado à vida extra-uterina:

- Desconforto.
- Cansaço.
- Dor.
- Fome.
- Doença.
- Agitado (mãe que fuma, que ingere cafeína/álcool ou leite de vaca etc.).
- Necessidade de contato físico.

Como cuidar:

- Compreender a mãe, na sua preocupação, quanto ao choro do recém-nascido, aceitando sua queixa e elaborando com ela o significado do choro. Explicar e fazendo-a reconhecer e descobrir as peculiaridades próprias de seu recém-nascido.
- Ensinar a mãe a reconhecer os sinais que precedem o choro (movimento da cabeça, da língua, das extremidades e sons emitidos) para atender o recém-nascido antes que chore.
- Esclarecer para a mãe que nas primeiras horas de vida alguns recém-nascidos necessitam mais de aconchego que mamar, embora outros tenham necessidade de sugar.
- Colocá-lo em contato físico ou amamentar para acalmá-lo.
- Sugerir que a mãe coloque o recém-nascido para amamentar quando ele estiver mais calmo.
- Sugira a participação do pai (colocar o recém-nascido junto de seu corpo e converse ou cante para ele) e familiares no apoio à amamentação.
- Sugira à mãe que evite: álcool, fumo, reduzir uso de café e chá.
- Mostrar à mãe posições de aconchego, pressão abdominal suave, posição de "cadeirinha" (costa do recém-nascido apoiado ao peito e membros inferiores fletidos).
- Afastar doença no recém-nascido.

Dominhoco[11]

Os recém-nascidos quando nascem apresentam momentos de alerta (2-4 horas), seguidos de momentos de sonolência (24 a 36 horas)[8], com alguns despertares.

Depois do período de alerta, o recém-nascido pode ter pouco interesse em amamentar e de seu entorno.

Na fase de alerta, ou quando despertar, oferecer o peito assim que a mãe identificar algum sinal que precedem o choro.

■ Por que são dorminhocos?

- Anestesia e analgesia maternas.
- Medicamentos dado às mães e que provocam sonolência no recém-nascido.
- Temperamento do recém-nascido.
- Recém-nascidos doentes.
- Recém-nascidos que receberam antes da primeira mamada: soro glicosado ou complementos lácteos.

Como cuidar:

- Escutar, apoiar e desenvolver confiança na mãe que estiver preocupada com a sonolência de seu recém-nascido.
- Afastar doença.
- Observar a diurese e a eliminação de mecônio.
- Solicitar à equipe que assiste a mãe, utilizar apenas medicamentos extremamente necessários, pois medicamentos administrados durante o parto e pós-parto podem sedar o recém-nascido.
- Evitar o uso de soro glicosado ou outro tipo de leite antes da primeira mamada ou durante a estada do recém-nascido na maternidade.
- Estimule o recém-nascido para acordar: retire a roupa, estimule as plantas dos pés, movimente a cabeça.
- Retire um pouco de leite e espalhe-o no mamilo para estimular o recém-nascido a pegar o peito.

ORIENTAÇÕES GERAIS

1. Acolher, escutando a mãe.
2. Retirar o leite da aréola, após sacudir a mama, tornado o leite gel em líquido.
3. Explicar a posição correta e a pega.
4. Manter a posição correta e a pega do início ao final da mamada.
5. Avaliar o ciclo: sucção-deglutição-respiração.
6. Estimular e apoiar a mãe a colocar o recém-nascido para mamar.
7. Caso ela não consiga, oferecer ajuda.
8. Esclarecer que amamentar não deve doer.
9. Aproveitar a presença de familiares para as orientações acima.
10. Verifique o ambiente familiar (quanto a tensão, barulho, relacionamento de familiares).
11. É importante contar com o apoio de familiares, comunidade, profissionais de saúde, capacitados.
12. Solicitar a repetição do posicionamento e pega para certificar se houve a compreensão.
13. Ensinar relaxamento.
14. Elogiar os acertos.
15. Implementar dinâmica de grupo com as puérperas antes da alta da maternidade.
16. Quando em uma maternidade forem observados casos de problemas: ingurgitamento, traumatismos mamilares, choro de recém-nascido, mães tensas etc., deve-se reavaliar o padrão de assistência prestada às mães.
17. A mãe com sua auto-estima assegurada torna-se poderosa e dificilmente sucumbe ao insucesso. Amamentará seu filho mesmo diante das dificuldades.

Deve-se sempre enfatizar às mães que:

- Não suspenda jamais a amamentação.
- Amamentação correta não deve doer[16].

PONTOS-CHAVE

- Saber cuidar com aconselhamento.
- Fazer diagnóstico correto.
- Conhecer a fisiopatologia.
- Intervir corretamente sem iatrogenizar.

REFERÊNCIAS BIBLIOGRÁFICAS

1. Ângelo MLB, Goldestein RA. Aspectos emocionais presentes na amamentação. Pediatr Mod 1996;22(2)182-9.
2. Dias JR. Aleitamento Materno. São Paulo: Atheneu; p. 185-8.
3. Dias JR. Aleitamento Materno. São Paulo: Atheneu; p. 255-62.
4. Dias JR. Aleitamento Materno. São Paulo: Atheneu; p. 262-3.
5. Giuliani ERJ. O aleitamento materno na prática clínica. J Pediatr (Rio J) 2000;76(Supl 3):238.
6. King FS. Como Ajudar as Mães a Amamentar. Genebra; 1991. p. 19-23, 137-54.
7. Lawrence R. Breastfeeding: A Guide for the Medical Profession;1989. p. 188-9.
8. Molina MV. Lactancia Materna – Guia para profesionales; 2004. p. 190-1.
9. Murahovschi J, Teruya KM, Bueno LGS, Baldin PEA. Amamentação da Teoria à Pratica – Manual para Profissional de Saúde. p. 161-3.
10. Murahovschi J, Teruya KM, Bueno LGS, Baldin PEA. Amamentação da Teoria à Pratica – Manual para Profissional de Saúde. p. 165-6.
11. Murahovschi J, Teruya KM, Bueno LGS, Baldin PEA. Amamentação da Teoria à Pratica – Manual para Profissional de Saúde. p. 163-5 e 173.
12. OMS. Aconselhamento Integrado em Alimentação Infantil: Curso de treinamento "Guia do capacitador "; 2005. p. 52.
13. OMS/UNICEF. Aconselhamento em Amamentação: Um curso de Treinamento – Guia do treinador; 1995. p. 188-212.
14. OMS/UNICEF. Aconselhamento em Amamentação: Um curso de Treinamento – Guia do treinador; 1995. p. 222-9.
15. OMS/UNICEF. Aconselhamento em Amamentação: Um curso de Treinamento – Guia do treinador; 1995. p. 293-9.
16. OMS/UNICEF. Aconselhamento em Amamentação: Um curso de Treinamento – Guia do treinador; 1995. p. 222-34 e 293-9.
17. OMS. Evidências Científicas dos 10 passos para o sucesso do Aleitamento Materno. Brasília; 2001. p. 81-6.
18. OMS/UNICEF. Manejo e Promoção do Aleitamento Materno – Curso de 18 horas para equipes de maternidades. Brasília; 2003. p. 44.
19. OMS/UNICEF. Manejo e Promoção do Aleitamento Materno – Curso de 18 horas para equipes de maternidades. Brasília; 2003. p. 68-76 e 108-9.
20. OMS/UNICEF. Manejo e Promoção do Aleitamento Materno – Curso de 18 horas para equipes de maternidades. Brasília; 2003. p. 79-87.
21. Organização Mundial da Saúde. Proteção, Promoção e Apoio ao Aleitamento Materno: O Papel Especial dos Serviços Materno-Infantis (Declaração Conjunta OMS/UNICEF). Genebra; 1989. p. 17-9.
22. Santos EKA, Souza IEO, Teruya KM, Oliveira MIC. "Curso de manejo e promoção de aleitamento materno para Unidades Básicas de Saúde" Brasília; 2003. p. 58-63.
23. Santos EKA, Souza IEO, Teruya KM, Oliveira MIC. "Curso de manejo e promoção de aleitamento materno para Unidades Básicas de Saúde" Brasília; 2003. p. 58-63.
24. Santos EKA, Souza IEO, Teruya KM, Oliveira MIC. "Curso de manejo e promoção de aleitamento materno para Unidades Básicas de Saúde" Brasília; 2003. p. 123-30.
25. Vinha VHP. O Livro da Amamentação. São Paulo: CLR Baliero; 1999. p. 59,

7.3

Manejo Clínico da Amamentação no Domicílio

Adriana Estela Pinesso Morais
Zuleika Thomson

INTRODUÇÃO

Atualmente, tem-se observado a alta hospitalar no puerpério cada vez mais precoce, no primeiro ou segundo dia, período em que freqüentemente a lactação não está estabelecida[10]. Observa-se, também, que muitas puérperas não tiveram tempo de assimilar as informações da equipe de saúde hospitalar nem de se adaptar à criança. Além disso, muitas maternidades não estão preparadas e seus funcionários não estão adequadamente treinados para orientar e apoiar o binômio mãe-filho na solução dos problemas de amamentação mais comuns.

O período puerperal é delicado, são comuns as variações de humor, oscilando momentos de intensa alegria com dúvidas, conflitos e insegurança. Esse período requer aprendizagem e observação da mãe para compreender e satisfazer as necessidades da criança[16,19]. O surgimento de problemas nessa fase aumenta a vulnerabilidade dessas mães[7]. As condições atuais das famílias que são nucleares, perdendo as características de famílias extensivas, têm levado as mulheres a poucas oportunidades de aprendizado sobre a amamentação.

A fase de transição do hospital para casa pode ser estressante pelas dificuldades inerentes a esse período, assim como o excesso de visitas, a ansiedade da puérpera e seus familiares e, muitas vezes, o desconhecimento de informações básicas. O caminho para o desmame precoce, nessas condições, fica muito próximo, particularmente em primíparas.

As primeiras manifestações de insatisfação por parte da criança podem conduzir uma mãe insegura e não orientada à introdução de leite artificial, geralmente em mamadeiras ou chucas, piorando o quadro. O processo da amamentação será estabelecido com tranqüilidade se a mãe entender que o puerpério é um período de adaptação e que necessita de apoio e atenção.

O sucesso da amamentação depende de vários fatores, como o apoio do pai e familiares, dos serviços médicos e, também, da relação mãe-filho. Um fator significativo é o suporte da nutriz pela família e pelos profissionais de saúde para o estabelecimento da autoconfiança e resolução das possíveis dificuldades. Muitas mulheres são capazes de estabelecer rapidamente uma relação tranqüila com seus recém-nascidos e conduzir a lactação de forma satisfatória. No entanto, há várias combinações de mães e recém-nascidos, surgindo encontros e desencontros que necessitam de suporte para sua solução[4]. Os problemas, de modo geral, são multifatoriais, inter-relacionados e dependentes das características psicológicas e físicas da mãe e da criança.

Neste capítulo serão abordados apenas os problemas mais prevalentes no período de retorno ao domicílio.

LIVRE DEMANDA

O recém-nascido precisa ser amamentado freqüentemente no primeiro dia, em torno de 10 mamadas em 24 horas e, do segundo ao sétimo dia, o intervalo aumenta para 1 a 3 horas. A mãe deve estar atenta ao comportamento da criança para perceber seu ritmo alimentar e permitir que ela mame à vontade, até largar o peito espontaneamente. Após o recém-nascido esgotar a primeira mama e soltá-la, deve-se oferecer a segunda[8,17].

O tempo de permanência do recém-nascido na mama em cada mamada não deve ser fixado, uma vez que sua capacidade em esvaziar a mama varia entre as crianças e na mesma criança ao longo do dia. Além disso, a mama deve ser esvaziada por completo, pois o leite do final da mamada, chamado de leite posterior, contém mais calorias que o leite do início e é responsável pela saciedade da criança[8,10]. Deve-se também considerar a importância da não interrupção da mamada, permitindo que a criança solte espontaneamente a mama, recebendo o leite do fim.

Ao permitir que a criança estabeleça seus próprios horários, geralmente se observa adequação nos intervalos das mamadas que passam para 2 a 3 horas durante o dia e até 4 horas à noite. O monitoramento do ganho de peso e da diurese diária da criança é importante para reforçar a confiança da família e da equipe de saúde.

Nos primeiros dias do puerpério, as mamas normalmente parecem vazias e produzem pequena quantidade de colostro. Após alguns dias, ficam túrgidas, ocorrendo a apojadura. O tempo para a descida do leite é variável para primíparas e multíparas, sendo mais tardio nas primeiras[14,18].

Nos casos de descida mais tardia, o profissional de saúde deve desenvolver a confiança da mãe em sua capacidade de amamentar, além de orientar medidas de estimulação da mama como sucção freqüente e ordenha manual[6].

Quando se detecta dificuldade do recém-nascido em sugar, pode-se utilizar uma das técnicas de estimulação, como, por exemplo, um suplementador (uma seringa, preenchida com leite, conectada ao mamilo através de uma sonda); quando a criança suga, recebe o complemento e sente-se satisfeita, mantendo o estímulo.

Atualmente, algumas nutrizes, em especial mulheres acostumadas a horários rígidos de trabalho, apresentam dificuldade de adaptação e falta de disponibilidade para amamentar em livre demanda[10]. Profissionais de saúde, treinados em esquemas de alimentação infantil com horários muito rígidos, podem também não se adaptar a esquemas de livre demanda.

É importante salientar que o aleitamento sem restrições (livre demanda) diminui a perda de peso inicial da criança, tranqüilizando a mãe, além de não aumentar o risco de traumas mamilares[7].

OBSERVAÇÃO DA MAMADA

A avaliação das dificuldades no período da amamentação baseia-se principalmente na observação da mamada. Essa observação é recomendada por vários especialistas[8,10,15], porém não é realizada rotineiramente, pois nem todos os profissionais de saúde são treinados adequadamente.

A observação da mamada deve incluir a avaliação da posição da mãe e do recém-nascido, assim como da pega, permitindo a correção de possíveis erros e uma orientação adequada. O posicionamento incorreto da boca da criança em relação ao complexo areolomamilar interfere na dinâmica de sucção e extração do leite. Isso pode gerar traumas mamilares, dor e desconforto para a mãe[16], além de reduzir a quantidade de leite materno obtido por mamada, determinando baixo ganho ponderal, choro e conseqüente introdução de complementos, o que pode levar ao desmame precoce.

As mães bem orientadas no pré-natal e na maternidade devem ser capazes de reconhecer os erros de posição e pega, assim como de resolver os problemas mais comuns.

PEGA ADEQUADA

A sucção constitui-se em um ato reflexo, no entanto, a ordenha, isto é, a extração do leite, exige do recém-nascido um aprendizado além da adaptação de suas condições orais para o encaixe na mama (pega)[8,10]. Assim como a criança, a mãe deve aprender a melhor posição para amamentar, facilitando o estabelecimento da pega adequada.

Quando a pega é adequada, a criança permanece com a boca bem aberta, seu queixo toca a mama e o lábio inferior fica evertido. A criança normalmente apresenta sucções lentas e profundas, seguidas de pequena pausa e a mãe pode ouvi-la deglutindo.

A postura materna ao amamentar deve proporcionar conforto ao recém-nascido, sendo fator importante nas primeiras experiências alimentares, e na interação mãe-filho[8,10]. Lawrence e Lawrence (1999) reforçam a importância do conforto durante a amamentação, salientando as inúmeras posições que podem ser utilizadas[10].

Para o sucesso do aleitamento, é necessário que o recém-nascido esvazie os seios lactíferos durante a sucção, pela pega adequada, que, além de proporcionar a retirada do leite, previne dor e traumas mamilares[7].

Um dos fatores que dificultam a pega e reduzem a duração do aleitamento materno é o uso de bicos, chupetas e mamadeiras, hábito muito comum no Brasil. Os movimentos musculares realizados para a sucção na mama são completamente diferentes dos efetuados para a sucção de mamadeiras. O uso de bicos pode, portanto, afetar a dinâmica oral e interferir na amamentação sob livre demanda, diminuindo o tempo de aleitamento materno exclusivo.

As mães devem ser apoiadas a não oferecer chupeta e outros bicos, resistindo à pressão dos familiares que relacionam seu uso ao maior tempo de sono e à solução para o choro da criança.

COR DO LEITE MATERNO

As queixas do tipo "meu leite é muito fraco", "meu leite é muito ralinho" ou "meu leite não sustenta" são muito freqüentes e estão relacionadas, segundo Almeida, ao padrão de cor e consistência culturalmente instituído com base nos referenciais estabelecidos para a pecuária leiteira — "leite, para ser forte, tem que ser gordo"[1].

Muitas vezes, a coloração do leite materno é motivo de insegurança para as mães, sendo importante a orientação de suas características. O leite do começo da mamada costuma ser claro, transparente, com aspecto semelhante ao da água de coco (leite anterior), o leite do meio, em conseqüência de micelas de caseína, tende a assumir uma coloração esbranquiçada, opaca, e o leite do fim apresentará coloração amarelada em virtude do aumento de lipídios[1]. Além disso, o colostro tem cor mais amarelada, variando até amarelo-gema e depois clareia com o passar dos dias. É importante ressaltar que a alteração na coloração do leite não significa prejuízo em sua qualidade nutritiva[19].

BAIXO GANHO DE PESO/ BAIXA PRODUÇÃO LÁCTEA

As mães pouco experientes poderão mostrar-se angustiadas em relação à quantidade de leite materno ingerido e ao ganho de peso da criança nas primeiras semanas de vida. A falta de orientação aumenta a insegurança quanto à sua capacidade de produzir leite suficiente.

A maioria das mulheres pode produzir leite em quantidade adequada para seu filho, desde que a criança sugue eficientemente e esvazie as mamas. A quantidade e a qualidade da sucção são os principais determinantes da produção láctea.

Newman (2005) refere que a obsessão da sociedade atual por "números" dificulta ainda mais a avaliação. A baixa produção láctea, ou, melhor, a crença de que o leite produzido não é de "boa qualidade" (leite fraco) ou é insuficiente, é considerada um dos motivos mais comuns para a introdução precoce de complementos ou desmame[12].

Segundo Giugliani (2004), qualquer fator materno ou da criança que limite o esvaziamento das mamas pode causar diminuição na síntese de leite, por inibição mecânica e química. A remoção contínua de peptídeos supressores da lactação garante a reposição total do leite removido[7].

A causa mais comum para a baixa produção de leite materno é a má pega com sucção inadequada. A ordenha exige que a criança aprenda a retirar o leite, abocanhando não apenas o mamilo, mas também parte da aréola. Logo após o nascimento, alguns recém-nascidos apresentam incoordenação dos reflexos orais que pode ser conseqüência de imaturidade neurológica, de dor facial ou de fatores iatrogênicos, como o uso de bicos artificiais[16].

São descritas diversas maneiras práticas de avaliação da ingesta adequada de leite materno, como, por exemplo, a observação da mamada pelo profissional de saúde, o monitoramento do ganho de peso e o controle do número de micções por dia. Para avaliar o ganho de peso da criança são necessárias pelo menos duas pesagens para comparação. Pode-se utilizar uma das regras práticas para avaliação do ganho de peso: se a criança estiver abaixo do peso de nascimento no final da segunda semana de vida ou ganhando menos de 500g/mês no primeiro semestre de vida significa que o ganho ponderal está insatisfatório.

Se a criança apresentar menos de seis a oito micções ao dia, com urina concentrada e fezes endurecidas ou ressecadas, deve-se pensar em baixa ingesta de leite materno[8]. Outros sinais apresentados pela criança também sugerem baixa produção de leite pela mãe são: choro freqüente, sono intranqüilo, mamadas prolongadas e freqüentes. Outros fatores que devem ser considerados na avaliação do baixo ganho de peso são as doenças graves da criança (problemas neurológicos, cardiopatias etc.) e uso de sedativos pela mãe, causando sonolência excessiva no recém-nascido.

Dentre as causas maternas mais comuns para a baixa produção de leite estão as doenças maternas, a fadiga, o estresse, a dor para amamentar, a ansiedade, a falta de confiança, a rejeição à maternidade e o uso de medicamentos. A fadiga materna é um fator importante para a redução da produção láctea e costuma ser pouco valorizada por profissionais de saúde, familiares e até mesmo pela própria paciente. Repouso em local tranqüilo, por alguns minutos, poderá ter reflexo na quantidade de leite materno produzido.

O tratamento da baixa produção de leite materno inclui a observação cuidadosa da pega e da posição de mamada da mãe e da criança, assim como o auxílio para correção das alterações. A técnica de mamada deve ser corrigida, orientando a não interrupção da sucção, a mamada em livre demanda, a oferta de ambas as mamas a cada mamada sempre trabalhando a autoconfiança da mãe. No caso de recém-nascidos prematuros, pode-se utilizar complemento com leite materno da própria mãe, ordenhado e ministrado em copinho, para evitar a introdução de outros leites, mamadeiras e chucas[9].

DOR NOS MAMILOS/FISSURAS MAMILARES

É importante salientar que **a amamentação não deve causar dor nem lesar os mamilos.** Com exceção de discreta dor passageira, no início da mamada, que é considerada normal[14], mamilos feridos e dor intensa requerem intervenção rápida.

A causa mais comum de dor nos mamilos e fissuras mamilares é a pega incorreta. Muitas vezes, à saída da maternidade, a nutriz já está apresentando queixa de dor nos mamilos e/ou fissuras mamilares. A dor intensa, associada a ingurgitamento mamário, choro da criança e baixo ganho de peso, leva a mãe a uma sensação de frustração extrema. O ingurgitamento mamário, especialmente o areolar, dificulta a pega, aumentando a gravidade da fissura. A fissura pode constituir porta de entrada para bactérias que, quando associada à estase provocada pela redução do número de mamadas, pode levar a complicações como mastite e abscesso mamilar.

A prevenção do aparecimento de dor e traumas mamilares pode ser feita pela adequação da técnica de mamada, incluindo a pega, a manutenção dos mamilos secos, livre demanda, ordenha manual da aréola na presença de ingurgitamento, e evitar o uso de intermediários (protetores) nos mamilos.

Cabe lembrar que o uso de bombas para a retirada de leite pode ser um fator de risco para o aparecimento de fissuras, além de ser pequena a quantidade de leite obtido e observar-se atraso no reflexo de ejeção quando seu uso é prolongado[18].

O tratamento baseia-se na correção da técnica da amamentação, mudança da posição de mamada, aplicação de leite materno nos mamilos após todas as mamadas, não utilização de protetores ou intermediários e evitar contato dos mamilos feridos com sutiã de náilon, renda ou *lycra*. Para evitar dor muito intensa, podem ser usados analgésicos sistêmicos. Outra medida também muito útil para o alívio dos sintomas nos intervalos das mamadas é o uso de pequena peneira de plástico (pode ser um pequeno coador de chá sem o cabo) para impedir o contato da fissura com o tecido do sutiã. A aplicação de produtos caseiros como mamão, saquinhos de chá e casca de banana não é recomendada por possível contaminação[13].

Nos casos de fissura mamilar resistente a tratamento ou de queixa de dor prolongada nos mamilos, deve-se sempre pensar na possibilidade de fissura mamilar por *Candida* spp.

Os principais fatores de risco para moniliase mamilar incluem diabetes materno, uso de antibióticos, anticoncepcionais orais e corticosteróides. Na presença de sintomas maternos ou na criança, deve-se considerar a possível contaminação do binômio e ambos deverão ser avaliados e tratados simultaneamente. O diagnóstico, na maioria dos casos, é baseado na presença de fatores de risco e no quadro clínico.

Os sinais e sintomas da fissura mamilar por *Candida* spp. são semelhantes aos encontrados na cavidade oral e pele da criança e são facilmente identificados pelos profissionais de saúde. A pele dos mamilos pode apresentar-se brilhante e avermelhada, com aspecto eczematoso, ou apenas irritada. O ardor nos mamilos é o sintoma mais característico da moniliase mamilar. Esse diagnóstico deve ser lembrado, mesmo na ausência de infecção fúngica na criança e/ou na mãe[5,18].

O tratamento da fissura mamilar por *Candida* spp. consiste na aplicação local de nistatina, ou de miconazol (gel oral com 20mg/g), durante aproximadamente 14 dias. Observa-se melhor resposta das mães ao tratamento com miconazol (gel oral). Deve-se salientar a importância do **tratamento simultâneo da criança e da mãe**, mesmo na ausência de sintomas em uma delas. Nos raros casos em que não se observa resposta à medicação tópica, sugere-se o uso de miconazol ou fluconazol sistêmicos na dose de 150mg/dia, para a mãe, por 14 dias[18].

INGURGITAMENTO MAMÁRIO

O ingurgitamento mamário deve ser prevenido por meio de mamadas precoces, já na sala de parto, livre demanda, adequação da pega e não utilização de complementos.

Deve-se analisar duas condições distintas: ingurgitamento fisiológico ou apojadura, e ingurgitamento patológico, referido apenas como ingurgitamento mamário. A apojadura, também chamada de descida do leite, não impede a amamentação. Ela é transitória, aparece na maioria das mulheres entre o segundo e o quarto dia pós-parto, geralmente não é acompanhada por febre alta e, freqüentemente, a nutriz sente-se bem. A descida do leite é geralmente mais tardia nas primíparas que nas multíparas e caracteriza-se pelo aumento do tamanho das mamas, que ficam mais pesadas e quentes que o restante do corpo.

O ingurgitamento mamário, considerado patológico, pode aparecer entre o segundo e o 10º dia pós-parto, a dor nas mamas é generalizada, há febre, e comprometimento do estado geral. Observa-se aumento significativo das mamas que ficam brilhantes, avermelhadas, dolorosas e com aumento do calor local. O ingurgitamento ocorre geralmente em conseqüência de manejo inadequado da apojadura por atraso e/ou imposição de restrições na duração, freqüência das mamadas ou pela sucção ineficaz[18].

O tratamento do ingurgitamento mamário deve ser baseado na manutenção da amamentação, na ordenha manual e no ensino e estímulo do autocuidado, por meio da palpação e massagens constantes, visando reduzir as áreas com maior retenção. A prática da mãe com a técnica de ordenha manual, para manter a aréola macia e fácil de abocanhar, é considerada uma forma eficiente de tratar o ingurgitamento mamário. Deve-se também reforçar a importância de mamadas freqüentes, da amamentação em livre demanda, lembrando que a interrupção das mamadas pode determinar o reinício do problema. Deve-se salientar a importância do repouso da nutriz e da utilização de apoio adequado para as mamas com sutiãs de alças largas e firmes, devendo-se evitar os muito apertados.

As compressas frias entre as mamadas são recomendadas para aliviar a dor e o edema e as compressas quentes devem ser usadas antes ou durante as mamadas para facilitar a descida do leite[2]. As nutrizes devem ser alertadas para o risco de queimaduras pela temperatura exagerada das compressas quentes.

TRISTEZA MATERNA OU *MATERNITY BLUES*

A tristeza materna ou *maternity blues* é um quadro benigno, caracterizado pela sensação de incapacidade de cuidar do recém-nascido, é geralmente *transitório* e seus sintomas são considerados insuficientes para causar prejuízo funcional para a paciente. Pode aparecer em 50 a 85% das puérperas, sendo considerada a manifestação psicológica mais comum do puerpério. Seus sintomas, de modo geral, iniciam-se nos primeiros dias após o nascimento (terceiro ao quinto dia), com duração máxima de 10 dias. O quadro clínico é caracterizado por choro fácil, fadiga, insônia e redução do apetite[15, 20]. Estudo conduzido no Japão sobre vínculo mãe-filho demonstrou a necessidade de novos trabalhos para melhor avaliação dos efeitos da tristeza materna no relacionamento futuro mãe-recém-nascido. Os mesmos autores consideram que esse diagnóstico naquele país tem sido subestimado por desconhecimento dos sinais e sintomas[11].

A tristeza materna não deve ser confundida com a depressão pós-parto cuja sintomatologia, em geral, é mais tardia e evolui com maior gravidade.

Nos casos de tristeza materna, associada a problemas característicos dos primeiros dias da amamentação, como, por exemplo, fissura mamilar e ingurgitamento mamário, está indicado o acompanhamento da nutriz por profissional de saúde treinado e capacitado em técnicas de aconselhamento em amamentação.

CONCLUSÕES

Considerando-se que na maioria das maternidades a alta hospitalar é precoce, antes da liberação da mãe e do filho, a equipe de saúde deverá observar a mamada, estimular a autoconfiança da mãe em sua capacidade de amamentar, orientar massagens, ordenha e preparar a nutriz para eventuais problemas com apojadura e ingurgitamento. Deverá também ser informada quanto aos principais sintomas, os cuidados iniciais e quanto a locais para contato em caso de problemas mais graves.

O profissional de saúde deve ter treinamento e capacidade de resolver os problemas do período de adaptação da mãe e da criança à amamentação. Observa-se, de modo geral, que os cursos de graduação e as residências de Pediatria não preparam os pediatras para o manejo da amamentação, limitando-se a orientar a importância e as características do leite materno. Ao primeiro problema da criança ou da mãe o profissional indica introdução de complementos ou desmame.

A maioria das dificuldades apresentadas neste capítulo, quando precocemente tratadas, apresentam fácil solução e resultam na satisfação das mães e familiares, além de boas condições de saúde, crescimento e desenvolvimento adequados para as crianças.

Por outro lado, a manutenção de hábitos incorretos, estabelecidos no início da amamentação, pode transformar-se rapidamente em problema de difícil solução e levar ao desmame precoce ou ao abandono do aleitamento materno exclusivo.

Dentre as ações básicas preconizadas pelo Ministério da Saúde, algumas têm particular interesse para o período de retorno ao domicílio no puerpério imediato, incluindo o estímulo ao aleitamento materno nas Unidades Básicas de Saúde, o estímulo ao aleitamento materno após a alta da maternidade e a proteção legal ao aleitamento materno[3]. Essas ações, se regulamentadas e implementadas por profissionais de saúde adequadamente capacitados, poderão representar papel significativo na prevenção do desmame precoce.

O Ministério da Saúde considera que a visita domiciliar, realizada no último mês de gestação e na primeira semana de vida da criança, por agentes comunitários de saúde, é uma ação prioritária de vigilância à saúde da mãe e do recém-nascido e importante para o incentivo, orientação e apoio à amamentação[3].

REFERÊNCIAS BIBLIOGRÁFICAS

1. Almeida JAG. Amamentação: um híbrido natureza e cultura. Rio de Janeiro: Editora Fiocruz; 1999.
2. Brasil. Ministério da Saúde. Programa Nacional de Incentivo ao Aleitamento Materno. Manejo e promoção do aleitamento materno. Brasília (DF); 1993. Curso de 18 horas.
3. Brasil. Ministério da Saúde. Secretaria de Atenção à Saúde. Departamento de Ações Programáticas Estratégicas. Agenda de compromissos para a Saúde Integral da criança e redução da mortalidade infantil. Brasília (DF); 2004. (Série A. Normas e Manuais Técnicos).
4. Del Ciampo LA, Ricco RC, Almeida CAN. Aleitamento Materno – Passagens e transferências mãe-filho. São Paulo: Atheneu; 2004.
5. Francis-Morril J, Heinig MJ, Pappagianis D, Dewey KG. Diagnostic value of Signs and symptoms of mamary candidosis among lactating women. J Hum Lact 2004;20(3):288-95.
6. Giugliani ERJ. O aleitamento materno na prática clínica. J Pediatr 2000;76(Suppl 3):S238-52.
7. Giugliani ERJ. Problemas comuns na amamentação e seu manejo. J Pediatr 2004;(Suppl 5):S147-54.
8. King FS. Como ajudar as mães a amamentar. 4ª ed. Brasília: Ministério da Saúde; 2001.
9. Lang S. Aleitamento materno: cuidados especiais. 1ª ed. São Paulo: Editora Santos; 1999.
10. Lawrence RA, Lawrence RM. Breastfeeding: a guide for the medical profession. 5th ed. St. Louis: Mosby; 1999.
11. Nagata M, Nagai Y, Sobajima H, Ando T, Nishide Y, Honjo S. Maternity blues and attachment to children in mothers of full-term normal infants. Acta Psychiatr Scand 2000;101(3):209-17.
12. Newman J. Is my baby getting enough milk? Disponível em: http://www.thebirthden.com/newman.htlm. Acessado em 01/fev/2005.
13. Novak FR, Almeida JAG, Silva RS. Casca de banana: uma possível fonte de infecção no tratamento de fissuras mamilares. J Pediatr 2003;79:221-6.
14. Renfrew M, Fischer C, Arms S. Bestfeeding: getting breastfeeding right for you. California: Celestial Arts; 1990.
15. Riordan J, Auerbach KG. Breastfeeding and human lactation. Boston: Jones and Bartlett Publishers International; 1993.
16. Sanches MTC. Manejo clínico das disfunções orais na amamentação. J Pediatr 2004;80(Suppl 5):S155-62.
17. Teruya K, Serva VB. Manejo da lactação. In: Dias Rego J. Aleitamento Materno. 1ª ed. Rio de Janeiro: Editora Atheneu; 2001. p. 113-30.
18. Thomson Z, Morais AP. Problemas precoces e tardios das mamas: prevenção, diagnóstico e tratamento. In: Dias Rego J. Aleitamento Materno. 2ª ed. Rio de Janeiro: Editora Atheneu; 2005.
19. Vinha VHP. O Livro da Amamentação. São Paulo: Balieiro; 1999.
20. Yonkers K, Steiner M. Transtorno de humor no puerpéreo. In: Yonkers K, Steiner M. Depressão em Mulheres. 2ª ed. São Paulo: Lemos Editorial; 1999. p. 41-66.

7.4

Apoio à Mãe durante a Amamentação

- IMPORTÂNCIA DO PEDIATRA
- PARTICIPAÇÃO DO OBSTETRA
- ATRIBUIÇÕES DA ENFERMEIRA

7.4.1 IMPORTÂNCIA DO PEDIATRA

Luciano Borges Santiago

OBJETIVO E CONSIDERAÇÕES INICIAIS

O principal objetivo deste capítulo é conscientizar o pediatra do seu importante papel no cenário do aleitamento materno (AM), destacando os principais momentos em que deve atuar e sugerindo algumas estratégias para um bom desempenho.

Mesmo tratando-se de um evento multifatorial, o AM é influenciado de forma evidente e muitas vezes decisiva pelo modo que o pediatra o promove, protege e apóia junto às lactantes.

Um estudo realizado em Uberaba-MG demonstrou que o pediatra, quando treinado em AM, pode exercer um papel decisivo na duração da amamentação. Nesse estudo, a taxa de AM exclusivo aos quatro meses alcançou a marca de 83% nas crianças seguidas por uma equipe multiprofissional. Este percentual foi significativamente semelhante ao de 67% alcançado pelo grupo de crianças acompanhado pelo pediatra treinado em AM, sendo ambos bem superiores ao grupo acompanhado por pediatra sem treinamento específico, que atingiu o percentual de 30%[40].

Para se alcançar bons resultados em AM, como no estudo citado anteriormente, o pediatra necessita de um excelente embasamento teórico-prático neste tema, competência clínica, atitudes e habilidades adequadas para se comunicar eficientemente com a nutriz[12]. Sabe-se que isto muitas vezes não é obtido adequadamente na formação médica, podendo, entretanto, ser alcançado por meio de leituras específicas, eventos científicos e cursos de capacitação extracurriculares.

Em 1994, uma pesquisa da Organização Panamericana da Saúde (OPAS) e da OMS, realizada no Brasil, constatou que os cursos de medicina, que contam com cerca de 8.345 horas em média, dedicam apenas 26 horas (0,13% da carga horária total) ao ensino do aleitamento materno[6].

Os que trabalham em equipe multiprofissional de AM sabem que, quando o pediatra que acompanha o recém-nascido não tem bom desempenho em AM, pode complicar todo o trabalho da equipe, principalmente se prescreve outro leite, acatando, sem pesquisar adequadamente, o que está por trás da freqüente alegação materna de que "seu leite está fraco ou secou". Esse fato, das nutrizes muitas vezes darem mais ouvido ao pediatra, sobrepondo-se à orientação de toda uma equipe treinada em amamentação, ocorre porque o pediatra ainda ocupa um lugar de referência para a família nos cuidados de saúde da criança e do adolescente, de destaque no Sistema Único de Saúde e de grande importância na orientação alimentar, o que repercute com um alto grau de confiança das lactantes que tendem a executar todas suas orientações[40].

O leite materno é tido como "padrão-ouro" para recém-nascidos de termo. É recomendado de forma exclusiva (AME) até o sexto mês de vida e complementado (AMC) até os dois anos ou mais, segundo estudos da OMS/UNICEF[34]. A Academia Americana de Pediatria (AAP)[1] elaborou um documento bastante amplo com 111 referências, no qual reconhece as vantagens não só para os recém-nascidos, mas também para as mães, os familiares e a sociedade. Nesse estudo, é enfatizado para toda a sociedade americana que o AM traz vantagens para a saúde, o crescimento e o desenvolvimento de crianças de diferentes realidades, do Canadá às Filipinas, da Escócia ao Peru, e é confirmada com essa prática menor incidência ou gravidade de doenças como: diarréias, bacteriemia, meningite bacteriana, infecções respiratórias, otite média, botulismo, infecção urinária, enterocolite necrotizante, além dos possíveis efeitos protetores contra síndrome de morte súbita, *diabetes mellitus* insulino-dependente, doença de Crohn, linfoma, retocolite ulcerativa, doenças alérgicas (atopia e chiado) e outras doenças digestivas crônicas[36].

É importante destacar que não basta que a lactante se inteire das inúmeras vantagens do AM citadas anteriormente, se não houver o apoio de um profissional preparado para ajudá-la a vencer todas as dificuldades que essa prática impõe[12].

PROGRAMAS E POLÍTICAS DE SAÚDE A FAVOR DO ALEITAMENTO MATERNO

Apesar de todas as vantagens do leite humano e de a prática do AM ser biologicamente determinada, visto que 99,9% da espécie humana evoluiu e se manteve amamentando seus descendentes, influências socioculturais tiveram importante papel no AM e, desta forma, a partir do século XX, a industrialização universal trouxe a mamadeira e o leite artificial modificado (fórmula), proporcionando um declínio importante da prática de amamentação até por volta dos anos 1970[16].

No Brasil, nesta mesma década, iniciou-se um resgate à "cultura da amamentação" que resultou na produção de trabalhos científicos evidenciando as vantagens do leite materno e relacionando os fatores envolvidos com o desmame[16]. Dentre esses, destacam-se: o retorno das nutrizes ao trabalho, que traz à discussão a necessidade de uma licença-maternidade estendida para 6 meses, já que mesmo com apoio adequado grande parte das nutrizes desmamam nesse momento[9,33], o nível de escolaridade materna, estando geralmente favorecido o tempo de duração da amamentação entre as nutrizes com maior nível de instrução[5,7,39,40], o tipo de parto, sendo que o normal apresenta condições que favorecem a amamentação ainda na sala de parto[52] e o uso da chupeta, sendo a causa ou pelo menos indicadora de dificuldades da amamentação[3,4,46,49,50]. Outros trabalhos evidenciam que a intervenção educativa por grupos de profissionais treinados em amamentação podem prolongar o AME até os 6 meses e o AMC até os 2 anos ou mais, alcançando, dessa forma, o tempo recomendado pelos órgãos competentes[2,11,44].

A partir da década de 1980, o Ministério da Saúde investiu em programas e políticas de saúde a favor da amamentação, por meio do Programa Nacional de Incentivo ao AM (PNIAM)[21,26,29], interagindo com órgãos internacionais como o UNICEF, a OMS, a rede Internacional Baby Food Action Network (IBFAN), algumas Organizações Não-Governamentais (ONG) e sociedades de classe como a Sociedade Brasileira de Pediatria (SBP) e suas filiadas. Um bom exemplo de resultado positivo de todo este esforço é que hoje o Brasil possui a maior rede mundial de bancos de leite humano, a qual responde por uma grande parcela do apoio, promoção e proteção ao AM realizados em âmbito nacional. Mais recentemente, o governo brasileiro, por meio do SUS e da Secretaria de Políticas de Saúde, tem adotado a estratégia de substituir um modelo centrado na assistência hospitalar pelo Programa de Saúde da Família (PSF), no qual as ações preventivas e a promoção da saúde constituem ênfases principais. As equipes de PSF compostas de um médico de família ou generalista, enfermeiro, auxiliar de enfermagem e agentes comunitários de saúde[31] atuam em um universo no qual 33,6% da população é composta por crianças e adolescentes[18]. Nesse modelo, pressupõe-se que o AM constitui uma das prioridades nas ações das equipes de PSF.

Ressalta-se que alguns serviços de saúde têm incentivado o AM por meio da criação de equipes multiprofissionais de apoio à amamentação, em que os poucos pediatras engajados têm reconhecida e importante função individual e na interação com outros profissionais[22].

Em 1990, o Brasil participou de um importante encontro promovido pela OMS e UNICEF em Florença (Itália), em que se adotou um conjunto de metas, editando-se um importante documento para a história da amamentação, chamado "Declaration de Innocenti" (WHO/UNICEF, 1990)[54] que, entre outras ações, iniciou o resgate do direito da mulher amamentar e recomendou a amamentação exclusiva ao seio materno até os 6 meses, e com alimentos complementares até 2 anos de idade ou mais. Nesse mesmo encontro, foi idealizada a estratégia "Iniciativa Hospital Amigo da Criança (IHAC)" e ainda os "Dez Passos para o Sucesso do AM" (Quadro 36.1), sendo que os países participantes se comprometeram a atingir metas de melhoria dos índices de AM até 2000.

Em novembro de 2004, o Jornal de Pediatria (SBP) publicou um suplemento denominado "Tópicos em Aleitamento Materno" totalmente constituído de artigos de revisão que trazem uma rica contribuição para a formação dos pediatras e profissionais do AM. Trata-se de um material bastante atualizado, oportuno e de grande importância científica para a história do resgate à "cultura e prática da amamentação" em nosso país[12].

IMPORTÂNCIA DO PEDIATRA NO SUCESSO DO AM

Por meio da puericultura (conjunto de técnicas empregadas para assegurar o perfeito desenvolvimento físico e mental de criança até a puberdade), Viegas[51] afirma que o pediatra torna-se um dos responsáveis por tornar saudável a infância e mais tarde a adolescência com o controle do crescimento e desenvolvimento, da nutrição adequada, dos aspectos psicossociais, da prevenção das infecções pela higiene e vacinação, dos acidentes, estruturando a criança para melhor integração na sociedade, com boa qualidade de vida. Quando se diz nutrição adequada se entende que, em primeiro lugar, o pediatra fará todo o possível para manter o AME até os 6 meses de idade e complementado até os 2 anos ou mais, de acordo com as últimas orientações da OMS/UNICEF[33] e AAP[1].

Tricate (1999)[47] destacou que os pediatras deveriam ter um amplo conhecimento sobre educação infantil, que não envolvesse apenas alimentação, destacando a importância de se trabalhar com o crescimento do corpo, das emoções, da mente, além da necessidade de inter-relação com outros profissionais. Isso se torna fundamental quando o pediatra se vê diante de uma equipe multiprofissional de AM que cada vez mais se multiplica em nosso meio. Não se pode, dessa forma, fazer orientações alimentares desvinculadas de todo processo educacional familiar em que a criança está inserida.

O UNICEF[48], baseado em texto da rede IBFAN, reconhece o papel evidente e fundamental dos pediatras como profissionais orientadores da alimentação infantil com conseqüente envolvimento no sucesso do AM e estabelece dezenove medidas que deveriam ser adotadas por eles para estimular a amamentação. Tan e Jeffery[45] endossaram esse texto observando que os pediatras ocupam uma posição ideal para influenciar positivamente o aleitamento ao seio.

FALTA DE CONHECIMENTO DO ALEITAMENTO MATERNO, UMA "CIÊNCIA" RELATIVAMENTE NOVA

Em relação à prática do aleitamento materno exclusivo (AME), Schanler et al.[42], após análise de 71% dos 1.602 questionários enviados a membros da Academia Americana de Pediatria, perceberam que essa prática era recomendada por apenas 65% dos pediatras no primeiro mês de vida pós-natal e somente 37% orientavam AM até 1 ano, o que evidenciou a necessidade de atualização e formação continuada desses profissionais em relação a essa prática alimentar.

A OMS[55] recomenda que o AM seja exclusivo até o sexto mês de vida para lactentes, não havendo indicação de se prescrever chás ou outros líquidos que poderiam servir como veículos de contaminação, pois como o leite humano é completo não se deve correr riscos desnecessários. Entretanto, César et al.[8] verificaram que, dos 150 médicos entrevistados que prestavam atendimento a crianças, 44% recomendavam o uso de chás para lactentes com menos de 6 meses para tratamentos de cólicas, suplementação à dieta e reidratação oral. Os resultados revelaram que a maioria dos médicos entrevistados não tinha conhecimento das recomendações dos órgãos defensores do AM para se obter sucesso nessa prática.

Ricas[38] utilizou um questionário de auto-respostas para pediatras e obteve que a maioria concordava que o ensino médico na graduação e na residência é deficiente e que a participação da universidade é vista como essencial no processo de formação médica continuada.

As atitudes de profissionais médicos com relação ao aconselhamento do AM foram estudadas por Lazzaro et al.[23] e revelaram que muitas informações incorretas chegam às nutrizes, contribuindo para o desmame precoce, o que vem confirmar que a falta de aprendizado sobre AM em escolas médicas resulta em profissionais despreparados para orientar os problemas da amamentação (Moxley e Kennedy, 1994)[32].

Um estudo evidenciou que as informações sobre AM chegavam às gestantes no pré-natal em apenas 23% das vezes pelos obstetras e no pós-natal em 27% das vezes pelos obstetras, 33% pelos pediatras e 87% pelas enfermeiras[19]. Os médicos (pediatras e obstetras) deveriam então melhorar suas atuações no pré e pós-natal com relação a informações relativas à prática do AM.

Spinelli et al.[43] detectaram que 49% das mães oferecem um ou mais alimentos supérfluos diariamente para crianças com menos de 1 ano, sendo que em menores de 6 meses 14,5% já faziam uso de refrigerantes, 29,1% de iogurtes, 43,6% de queijo petit-suisse, 19,7% de leite fermentado, entre outros. Esse trabalho apresenta um elevado consumo de fontes alimentares inadequadas em uma faixa etária que é altamente influenciada por hábitos que poderão ser incorporados para toda a vida.

Enquanto esses erros alimentares grosseiros acometem as crianças brasileiras, os pediatras têm representado um baixo percentual do total dos inscritos em cursos de formação continuada e treinamentos específicos de AM promovidos em todo o Brasil. Cita-se como exemplo o II Encontro Mineiro de Aleitamento Materno/III Encontro de Bancos de Leite Humano e III Encontro da IHAC, realizado em Uberaba/MG, em outubro de 2002, com 206 participantes provenientes de 29 cidades mineiras e 3 paulistas. No entanto, contou com a presença de apenas 15 médicos, sendo apenas três pediatras (1,5% dos participantes) e quatro acadêmicos de medicina. Neste evento, foi registrada a participação de 22 diferentes profissionais e acadêmicos, sendo que a classe mais bem representada foi a de enfermeiros(as), com 44 profissionais e 17 acadêmicos(as), ou seja, 29,6% do total. Curiosamente, percebeu-se a presença de duas "babás" no evento, o que demonstra uma preocupação de várias classes trabalhadoras em se prepararem para a realidade da prática do AM que começa a retornar com maior força aos lares brasileiros (Fonte: Arquivos do Comitê de Aleitamento Materno em Uberaba, 2002).

A prática clínica tem demonstrado que os pediatras têm dividido, cada vez mais, seu papel de educador da alimentação infantil e em especial da amamentação com outros profissionais da área de saúde como enfermeiros(as), psicólogos(as), assistentes sociais, cirurgiões-dentistas, ou ainda para equipes multiprofissionais de amamentação, que são em número reduzido, de alto custo para os municípios e não conseguem atingir toda a população necessitada, sendo entretanto de extrema importância como serviço de referência e em casos de prematuros ou com doenças e ainda para treinamento de profissionais da área médica[40].

Esse cenário também se deve, de um lado, a um currículo médico que dedica apenas 0,13% da carga horária total ao AM[6] e, de outro lado, à falta de políticas de saúde que incentivassem o pediatra a se atualizar e treinar nessa área. Mesmo em nível de saúde privada, o pediatra que gasta mais tempo em uma consulta de puericultura avaliando a amamentação não é mais bem remunerado pelos planos de saúde. Essa é uma situação que precisa ser reavaliada nas discussões das sociedades e conselhos representantes da classe pediátrica.

Dessa forma, em grande parte conseqüente a uma baixa participação numérica dos pediatras no combate ao desmame total e precoce, o Ministério da Saúde não tem atingido as taxas de AM traçadas no encontro de Florença (Itália) em 1990[53], já que o último levantamento do Ministério da Saúde (Distrito Federal e capitais brasileiras) mostrou uma mediana do AM de apenas 23,4 dias para Brasil urbano, enquanto a prevalência aos 4 meses não passou de 18%, mesmo após 20 anos de campanhas governamentais[28,30].

NECESSIDADE DE FORMAÇÃO PEDIÁTRICA EM AM

A formação continuada em AM é uma necessidade mesmo para pediatras que já dominam o tema e fazem parte de equipes multiprofissionais "treinadoras" de outros profissionais do AM. O aprimoramento do conhecimento da prática do AM (um evento complexo e multifatorial) deveria ser o primeiro passo do governo rumo à mudança dos índices atuais de AME, já que a mediana e sua prevalência estão muito aquém do desejado[28,30].

Giugliani[15] revisou programas educativos para profissionais que trabalham com AM e destacou na prática o conhecimento dos "dez passos" para o sucesso do AM (Quadro 7.1), a lista de 19 itens para se conferir o posicionamento e a pega no ato da amamentação, oito fatores que podem interferir com a amamentação plena, orientações úteis para mães que trabalham fora antes e após o retorno ao trabalho.

Quadro 7.1 – Os dez passos para o sucesso do aleitamento materno.

1. Ter uma norma escrita sobre AM, que deve ser rotineiramente transmitida a toda equipe de saúde.
2. Treinar toda a equipe de cuidados de saúde, capacitando-a para implantar esta norma.
3. Informar todas as gestantes sobre as vantagens e o manejo do AM.
4. Ajudar as mães a iniciar a amamentação na primeira meia hora após o parto.
5. Mostrar às mães como amamentar e como manter a lactação, mesmo se vierem a ser separadas de seus filhos.
6. Não dar ao recém-nscido nenhum outro alimento ou bebida além do leite materno, a não ser que seja indicado pelo médico.
7. Praticar o alojamento conjunto, permitindo que mães e recém-nascidos permaneçam juntos 24 horas por dia.
8. Encorajar o AM sob livre demanda.
9. Não dar bicos artificiais ou chupetas a crianças amamentadas ao seio.
10. Encorajar a formação de grupos de apoio à amamentação para onde as mães devem ser encaminhadas, logo após a alta do hospital ou ambulatório.

Fonte: OMS/UNICEF, 1989.

Kelleher e Duggan[20] mostraram a importância de artigos de revisão, que servem de base para a atualização de médicos pediatras, o papel do leite humano na defesa contra infecções, o efeito do AM no desenvolvimento neurológico e sua composição nutricional, além dos determinantes do AM na adolescência.

Um bom recurso de ensino para os médicos é o curso de aconselhamento em amamentação[46] que se mostrou eficaz em promover habilidades de aconselhamento, havendo, porém, necessidade de se reforçar o manejo clínico da lactação[37].

A Sociedade Brasileira de Pediatria, por meio do Jornal de Pediatria, vem contribuindo com a tarefa de levar informações atualizadas aos pediatras e outros profissionais de saúde, visando basicamente à promoção de uma nutrição adequada. Isso se confirma, entre outros, com artigos de revisão bastante abrangentes e elucidativos sobre AM e alimentação complementar que trazem uma uniformidade para atuação de pediatras[13-16].

Pletta et al.[35] e Fanaro[10] também reconheceram os pediatras como personagens de essencial importância na promoção, proteção e suporte da prática do AM nos hospitais, escolas médicas, em práticas individuais e coletivas. Dessa forma, eles contribuíram com artigos de revisão sobre os benefícios do AM para o binômio mãe-filho, auxiliando na atualização desses profissionais.

Não somente o comportamento clínico dos pediatras, mas também em especial o de residentes de pediatria podem ser mudados por meio do aprendizado sobre AM. Isso foi bem evidenciado por um estudo em que o aconselhamento adequado deles às nutrizes aumentou a duração do AM[17].

PAPEL DO PEDIATRA

Atualmente, o pediatra não pode limitar-se à prescrição de dietas e ao tratamento de doenças carenciais, pois os desafios modernos implicam saber orientar toda a família, desde o AM até à alimentação da adolescência, alcançando uma alimentação saudável, prazerosa e de agradável convívio (Leão, 2002)[24], incluindo-se também aqui sua importância reconhecida na promoção da saúde bucal das crianças, lembrando que também nesse campo as orientações têm sido negligenciadas[41].

Diante de tudo o que foi exposto anteriormente, fica evidenciado que o pediatra deve preparar-se adequadamente para exercer com absoluta segurança seu papel nessa prática alimentar.

O pediatra é fundamental no cumprimento dos 10 passos para o sucesso do AM (Quadro 7.1) e sua atuação deve estar embasada nas 19 recomendações do UNICEF[48] e nas 17 atitudes definidas como o papel do pediatra em folheto do Ministério da Saúde (MS) de 1995[27], apoiado por várias organizações como: UNICEF, OMS, SBP e Grupo de Defesa da Saúde da Criança (ambas descritas na íntegra a seguir).

As 19 recomendações do UNICEF[48] (baseado em texto da rede IBFAN) para os pediatras estimularem o AM

1. Garantir que as mães sob seus cuidados sejam informadas sobre as qualidades únicas do leite humano, e sobre os riscos que o uso de substitutos podem representar para a saúde de seus filhos. Estas informações devem ser dadas antes e depois do nascimento do recém-nascido.
2. Estimular e criar condições para que as mães possam segurar e amamentar seus recém-nascidos imediatamente após o nascimento, dentro de no máximo 2 horas após o parto.
3. Garantir que os recém-nascidos permaneçam com suas mães após o parto, dia e noite, desde o momento do nascimento.
4. Estimular e criar condições para que as mães amamentem seus recém-nascidos sempre que eles demonstrarem vontade de mamar, sem nenhuma restrição quanto à freqüência ou à duração de cada mamada.
5. Garantir que as mães recebam apoio emocional e assistência especializada para estabelecer a rotina do aleitamento e, em especial, ajuda para que elas se certifiquem de que o recém-nascido segure o peito de maneira a poder ser amamentado. Esse apoio e essa assistência devem ser prestados no prazo de 24 horas após o parto. As mães devem ter acesso à assistência sempre que julguem necessário, de modo a manter a continuidade do aleitamento.
6. Garantir que as mães recebam informações adequadas sobre a fisiologia da lactação, principalmente que: o colostro é benéfico; durante os primeiros dias após o parto a quantidade de leite produzida é pequena, porém suficiente para as necessidade da criança: quanto mais a criança sugar, mais leite será produzido; a complementação alimentar reduz a produção de leite.
7. Não permitir que recém-nascidos recebam nenhum tipo de alimentos artificiais ou de leite em pó, leite animal, água glicosada, água, mel ou nenhum alimento além do leite humano.
8. Fazer o possível para evitar a distribuição, nos hospitais, de amostras grátis ou de baixo custo de leite em pó e outros substitutos do leite materno, assim como de material promocional.
9. Desestimular o uso de qualquer tipo de complementação ou suplementação alimentar para crianças com menos de 4 meses de idade e, sempre que possível, desestimular esse tipo de alimentação para crianças com menos de 6 meses de idade.
10. Não permitir o uso de mamadeiras, chucas ou bicos em nenhum setor hospitalar, assim como o uso de chupetas.
11. Garantir que as mães submetidas a cesariana recebam as mesmas instruções relativas à lactação, e toda a assistência necessária, desde a recuperação da consciência após a anestesia.
12. Garantir que as mães aprendam a fazer a ordenha e a identificar em que ocasiões esse procedimento pode ser útil.
13. Garantir que recém-nascidos de baixo peso sejam amamentados exclusivamente por leite materno, não por meio de mamadeiras, até que sejam capazes de sugar diretamente do peito; e garantir que as mães tenham acesso irrestrito a seus recém-nascidos.
14. Apoiar a continuidade ou restabelecimento da lactação durante ou após a ocorrência de doença da mãe ou do recém-nascido; e tentar viabilizar a permanência da mãe no hospital com seu recém-nascido doente, ou dele com sua mãe doente.

15. Não aceitar ou distribuir para as mães amostras grátis de leite em pó, mamadeiras, chucas ou bicos fornecidos pelas indústrias, direta ou indiretamente.
16. Não prescrever ou recomendar leite em pó infantil.
17. Não instruir as mães a respeito das técnicas do aleitamento por meio da mamadeira; em caso de necessidade, deve ser usada uma xícara.
18. Não aceitar nem expor nenhum tipo de material promocional ou brindes de qualquer empresa de alimentação infantil, ou de seus agentes.
19. Não prestar assistência a nenhuma empresa de alimentação infantil com relação à produção de material "promocional".

As 17 atitudes definidas pelo Ministério da Saúde como sendo o papel do pediatra no estímulo ao aleitamento materno

1. Informar as mães sobre as vantagens do leite materno e sobre a fisiologia da lactação, da forma mais ampla e clara possível.
2. Orientar as mães sobre como amamentar, tranquilizando-as no momento de dúvidas ou dificuldades e ajudando-as a superar todos os obstáculos.
3. Estimular o contato mãe-filho na primeira meia hora após o parto.
4. Permitir que os recém-nascidos permaneçam 24 horas por dia, ao lado de suas mães, em alojamento conjunto.
5. Estimular as mães a amamentarem seus recém-nascidos sob livre demanda, sem estabelecer horários.
6. Evitar que os recém-nascidos utilizem água, chás, soro glicosado, leites artificiais ou quaisquer outros alimentos que não o leite materno.
7. Conscientizar os pais e toda a família sobre a necessidade de apoio à mãe para o sucesso da amamentação.
8. Orientar as mães, cujos recém-nascidos não possam sugar, sobre como retirar o leite e armazenar o produto, de modo que mantenham a lactação.
9. Garantir que os recém-nascidos prematuros e/ou de baixo peso recebam leite materno de sua própria mãe ou de bancos de leite humano.
10. Viabilizar a presença das mães, o máximo de tempo possível, junto aos filhos internados em berçários de risco ou em unidades de terapia intensiva.
11. Promover a integração da equipe médica e de enfermagem, além de outros funcionários que lidam com o binômio mãe-filho, para que estimulem e ofereçam as condições necessárias para o sucesso do aleitamento materno.
12. Divulgar as Normas de Comercialização de Alimentos para Lactentes, a partir da mobilização da equipe, a fim de evitar o uso de mamadeiras e chupetas, em enfermarias e berçários, como também para impedir a livre propaganda de "substitutos" do leite materno e a distribuição gratuita ou a baixo custo desses produtos em maternidades.
13. Orientar e apoiar as mães trabalhadoras no que se refere às leis que protegem a amamentação.
14. Promover e proteger o aleitamento materno em simpósios, palestras, congressos, entrevistas e quaisquer tipos de eventos em que tenham acesso, e para os mais variados tipos de público.
15. Apoiar os grupos de mães ou organizações comunitárias que trabalhem em prol do aleitamento materno.
16. Acompanhar ou referir a criança para acompanhamento, desde a primeira semana de vida, de modo a evitar o desmame precoce.
17. Aproveitar todas as consultas médicas por quaisquer motivos para avaliar a prática da amamentação.

Sugestões de como o pediatra pode desempenhar cada um dos 10 passos do quadro 7.1, baseando-se nas 36 recomendações citadas anteriormente (somadas às 19 do UNICEF e 17 do MS)

■ Passo 1 – Ter uma norma escrita sobre AM, que deve ser rotineiramente transmitida a toda equipe de saúde

O pediatra deve estar envolvido na confecção dessa norma e para tal deve ter adquirido previamente conhecimentos adequados, estando ainda atento à Lei nº 11.265, de 3 de janeiro de 2006, que regulamenta a comercialização de alimentos para lactentes e crianças de primeira infância e produtos de puericultura correlatos[25]. Deve ainda tomar a frente na leitura de normas de outros estabelecimentos que já foram reconhecidos como "Hospital Amigo da Criança" e buscar o diálogo com os profissionais que se envolveram do serviço procurado para uma melhoria na redação final da norma a ser escrita. Seria importante que essa norma abrangesse, mesmo que em anexos, orientações sobre medicamentos e doenças maternas que contraindicam ou limitam a amamentação. A orientação final sobre a necessidade ou não de se interromper em definitivo ou temporariamente o AM deve ser do pediatra.

■ Passo 2 – Treinar toda a equipe de cuidados de saúde, capacitando-a para implantar esta norma

Deve fazer parte da "equipe treinadora", mas para tal o pediatra deverá antes ser treinado por uma outra equipe que tenha experiência em amamentação. Para isso não deve medir esforços em procurar pelo que há de melhor, pois o treinamento (capacitação) é de fundamental importância no sucesso do AM. A integração dessa equipe deve ser promovida pelo pediatra. Além do treinamento, a "equipe treinadora" deve ter como objetivo a promoção de cursos/simpósios/palestras/congressos/entrevistas que divulguem e defendam o AM procurando atingir todos os tipos de público, utilizando-se ainda, se possível, de todos os recursos da mídia.

Passo 3 – Informar todas as gestantes sobre as vantagens e o manejo do AM

A atuação do pediatra nesse passo ocorre durante o pré-natal, momento bastante propício de incentivar as gestantes a procurarem por cursos e/ou reuniões de equipes multiprofissionais que incentivam o AM. Entretanto, independente dessa possibilidade, deve-se ensinar de maneira ampla, simples e objetiva as vantagens do leite humano (colostro e leite maduro) sobre seus substitutos e os riscos à saúde de seus filhos que estes últimos podem oferecer. Orientar que, preferencialmente, o AM deverá ser de forma exclusiva até o sexto mês de vida da criança. Ensinar também a técnica de AM, incluindo-se aqui noções de anatomia e fisiologia da glândula mamária. Aproveitar para instruir as futuras mães sobre as leis que protegem a amamentação. Repetir as orientações logo após o parto.

Passo 4 – Ajudar as mães a iniciar a amamentação na primeira meia hora após o parto

Preferencialmente, a primeira mamada deverá ocorrer ainda na sala de parto sob a supervisão do pediatra. Na impossibilidade da situação anterior, especialmente em cesarianas, estimular ao menos o contato mãe-filho e providenciar a primeira mamada o mais rapidamente possível, procurando estar presente nesse momento tão especial para o binômio mãe-filho. Procurar tranqüilizar as mães em momentos de dúvidas e dificuldades, ajudando-as a superar os obstáculos. Demonstre que está ao seu lado.

Passo 5 – Mostrar às mães como amamentar e como manter a lactação, mesmo se vierem a ser separadas de seus filhos

Esse passo deve ser realizado em primeiro lugar pelo pediatra, afinal será ao lado e sob sua supervisão que ocorrerá a primeira mamada. Posteriormente, as orientações da manutenção do AM, ordenha, estocagem, doação a bancos de leite humano e a técnica do copinho devem ser ensinadas pausadamente para a lactante, estando atento às suas dúvidas que deverão ser sanadas prontamente. Nesse passo, a mãe deverá ser capaz, após as orientações do profissional, de manter a lactação mesmo quando separada de seu filho.

Passo 6 – Não dar ao RN nenhum outro alimento ou bebida além do leite materno, a não ser que seja indicado pelo médico

O pediatra não deve ter o hábito de incluir na prescrição além de AM sob livre demanda a frase "ou fórmula se necessário", que infelizmente costuma ser rotina em vários serviços. Esse procedimento impede que as dificuldades iniciais da amamentação sejam evidenciadas e vencidas, o que dará maior confiança para a mãe que inicia a amamentação. Não permitir que o RN receba água, água glicosada, mel, chá ou nenhum outro líquido em detrimento do AM. Caso a complementação seja realmente necessária, utilizar em primeiro lugar o leite ordenhado da própria mãe. Como segunda opção utilizar leites provenientes de bancos de leite humano, deixando as fórmulas como última opção. Nunca oferecer estes leites em mamadeira e sim por meio do copinho ou xícara, com sua técnica adequada.

Passo 7 – Praticar o alojamento conjunto, permitindo que mães e recém-nascidos permaneçam juntos 24 horas por dia

Ainda hoje muitos hospitais não praticam o alojamento conjunto ou o fazem de maneira incompleta, cabendo ao pediatra lutar para que ele se instale de maneira definitiva. Viabilizar que as mães fiquem o maior tempo possível com seus recém-nascidos quando eles estiverem em unidades neonatais ou de terapia intensiva.

Passo 8 – Encorajar o AM sob livre demanda

Zelar para que o recém-nascido possa mamar todas as vezes que sentir necessidade, sem horários rígidos anteriormente praticados. Explicar cuidadosamente às lactantes que os recém-nascidos apresentam capacidade gástrica reduzida e que isso, somado ao fato de o leite materno apresentar uma fácil digestão, gera intervalos menores entre as mamadas em relação aos recém-nascidos alimentados com leite de vaca (que tem digestão mais demorada). Isso se faz necessário para que as mães não se confundam, pensando erroneamente que possuem "pouco leite ou leite fraco". Ensinar que o leite que goteja espontaneamente do peito, às vezes de cor clara (água de coco) ou amarelado (colostro) é rico em imunoglobulinas e água, de excelente qualidade, forte e muito importante para o recém-nascido.

Passo 9 – Não dar bicos artificiais ou chupetas a crianças amamentadas ao seio

Mamadeiras, bicos e chupetas, bastante utilizados e enraizados em nossa cultura, devem ser desestimulados pelos pediatras, que devem ainda estar convictos dos prejuízos causados pelo seu uso ao AM, tendo conhecimento dos trabalhos científicos que apresentam tais prejuízos de maneira inequívoca. Deve ainda estar ciente e de preferência ter em local de fácil acesso a toda equipe um exemplar da Norma Brasileira de Comercialização de Alimentos para Lactentes (NBCAL) que deve ser cumprida integralmente, principalmente em maternidades, onde não deverá ser permitida a distribuição de leite em pó ou nenhum material promocional e/ou brindes de leites não-humanos, nem a presença de agentes dessas empresas. Não se envolver com tais empresas no que diz respeito à confecção de material promocional que possa prejudicar o AM.

■ Passo 10 – Encorajar a formação de grupos de apoio à amamentação para onde as mães devem ser encaminhadas, logo após a alta do hospital ou ambulatório

Não só estimular a formação desses grupos, como também integrá-los e tomar a frente, não se satisfazendo em ser mero coadjuvante. A primeira consulta pós-parto deve ocorrer preferencialmente na primeira semana pós-alta hospitalar, mas o pediatra deve estar disposto a orientações telefônicas ou mesmo a antecipar a consulta caso necessário. Em todas as futuras consultas, mesmo que por outros motivos que não o seguimento de puericultura, o pediatra deve aproveitar para avaliar a prática do AM.

Pode-se ainda considerar que alguns procedimentos da consulta que influenciam o AM são exclusivos do pediatra (ato médico), tais como:

- Anamnese e exame físico completos da criança: pesar/medir/analisar ganhos-perdas.
- Tratar doenças da criança adequadamente, sempre tentando preservar o AM.
- Decidir pela manutenção ou não do AM em caso de doenças e/ou medicamentos maternos.
- Orientar a interrupção do AM em casos específicos.
- Definir a necessidade de complementação quando necessário e a forma de fazê-lo.

CONSIDERAÇÕES FINAIS

Para que o pediatra tenha um desempenho satisfatório nesses 10 passos, é necessário que, em primeiro lugar, conheça em profundidade todos os benefícios que o AM oferece aos recém-nascidos, às lactantes e enfim a toda a sociedade. É preciso estar convicto para transmitir adequadamente essas informações às nutrizes, tendo ainda adquirido a habilidade necessária para ajudá-las a vencer as dificuldades que essa prática impõe[33].

O conhecimento do histórico da retomada do AM no Brasil faz-se necessário para que o pediatra entenda as razões que no passado levaram o AM a índices muito baixos e saiba posicionar-se em defesa da amamentação diante de um mercado muitas vezes abusivo que nem sempre respeita a NBCAL.

O pediatra deve ainda reconhecer que o AM é na verdade uma "ciência nova"[12], que na maioria das vezes não foi adequadamente aprendida nas escolas médicas e que isso tem contribuído para os baixos índices nacionais de AM mesmo após 20 anos de campanhas governamentais. Portanto, a formação continuada em AM é necessária e deve ser encorajada por meio da participação de cursos de capacitação, congressos etc. e do envolvimento em pesquisas científicas desse tema.

A conscientização da importância que tem nesse cenário alimentar deve levar o pediatra a se esforçar cada vez mais a tomar a frente de todas as ações que promovam, apóiem e protejam o AM.

Nunca é demais ressaltar que o pediatra ainda ocupa um lugar de referência para as famílias e de destaque no Sistema Único de Saúde. Dessa forma, alarmados dessa responsabilidade, os pediatras deveriam procurar mais por formação continuada e treinamento específico em AM, do contrário estarão perdendo um importante espaço de atuação.

Por outro lado, o aumento de carga horária da prática do AM na grade curricular de escolas médicas e residências de pediatria, bem como o treinamento de pediatras por equipes multiprofissionais de AM, deveriam ser mais estimulados. Outro ponto de reflexão seria em torno da baixa remuneração da consulta pediátrica de crianças em AM, já que seu tempo aumenta muito em determinadas situações de dificuldades, sendo necessário retornos muito próximos. Em uma possível melhor remuneração, seria obrigatória uma avaliação minuciosa da amamentação por um pediatra com curso de capacitação em AM reconhecido pelo governo. Isso poderia ser uma diretriz de política de saúde de baixo custo e alta resolutividade, que certamente produziria grandes avanços na saúde coletiva e melhoria dos índices nacionais de AM.

RESUMO

1. O pediatra deve estar consciente de seu papel no AM e da forma de exercê-lo adequadamente.
2. É necessário conhecer em profundidade a importância do AM e as qualidades e vantagens do leite humano em relação ao leite animal.
3. O conhecimento histórico da retomada do AM em nosso país habilita o pediatra a refletir e atuar sobre o tema com mais sabedoria e maturidade.
4. O pediatra ocupa uma posição de destaque no cenário alimentar infantil, estando em posição privilegiada de aconselhar as mães a favor do AM.

5. Entretanto, ele não adquiriu conhecimentos suficientes sobre AM na sua formação médica.
6. Dessa forma, a formação continuada extracurricular deve ser perseguida e alcançada.
7. O pediatra deve seguir os 10 passos para o sucesso do AM (Quadro 7.1), assumindo para si a responsabilidade do bom êxito de cada um deles – "vestindo a camisa" –, baseando-se nas 19 recomendações do UNICEF e nas 17 atitudes indicadas pelo MS como sendo seu papel no AM.

REFERÊNCIAS BIBLIOGRÁFICAS

1. American Academy of Pediatrics, Work Group on Breastfeeding. Breastfeeding and the use of human milk. Pediatrics 1997; 100:1035-9.
2. Barros FC, Halpern R, Victora CG, Teixeira AMB, Béria JU. Promoção da amamentação em localidade urbana da região sul do Brasil: estudo de intervenção randomizado. Rev Saúde Pública (São Paulo) 1994;28(4):277-83.
3. Barros FC, Victora CG, Morris SS, Halpern R, Horta BL, Tomasi E. Breastfeeding, pacifier use and infant development at 12 months of age: a birth cohort study in Brazil. Paediatr Perinat Epidemiol 1997;11(4):441-50.
4. Barros FC, Victora CG, Tonioli Filho S, Tomasi E, Weiderpass E. Use of pacifiers is associated with decreased breast-feeding duration. Pediatrics 1995;95(4):497-9.
5. Bourgoin GL, Lahaie NR, Rheaume BA, Berger MG, Dovigi CV, Picard LM, Sahai VF. Factors influencing the duration of breastfeeding in the Sudbury region. Can J Public Health 1997; 88(4):238-41.
6. Bueno LGS, Teruya KM. Aconselhamento em amamentação e sua prática. J Pediatr (Rio J) 2004;80(5 Supl):S126-30.
7. Carbonell X, Botet F, Figueras J, Alvarez E, Riu A. The incidence of breastfeeding in our environment. J Perinat Med 1998;26(4):320-4.
8. César JA, Kuhn D, Devéns ES et al. Prescrição de chás para crianças menores de seis meses: a opinião dos médicos de uma cidade de porte médio no sul do Brasil. J Pediatr (Rio J) 1996; 72(1):27-31.
9. Duckett L. Maternal employment and breastfeeding. NAACOGS Clin Issue Perinat Women's Health Nurs 1992;3(4): 701-12.
10. Fanaro S. The biological specificity and superiority of human milk. Scientific basis, guarantees and safety controls. Minerva Pediatr 2002;54(2):113-29.
11. Figueiredo LMH, Goulart EMA. Análise da eficácia do Programa de Incentivo ao Aleitamento Materno em um bairro periférico de Belo Horizonte (Brasil): 1980/1986/1992. J Pediatr (Rio J) 1995;71(4):203-7.
12. Giugliani ERJ, Lamounier JA. Aleitamento materno: uma contribuição científica para a prática do profissional de saúde. J Pediatr (Rio J) 2004;80(5 Supl):S117-8.
13. Giugliani ERJ, Lopez FA. Uma atualização em nutrição infantil. J Pediatr (Rio J) 2000;76(3 Supl):S227-8.
14. Giugliani ERJ, Victora CG. Alimentação complementar. J Pediatr (Rio J) 2000;76(3 Supl):S252-74.
15. Giugliani ERJ. Amamentação: como e por que promover. J Pediatr (Rio J) 1994;70(3):138-51.
16. Giugliani ERJ. O Aleitamento Materno na prática clínica. J Pediatr (Rio J) 2000;76(3 Supl):S238-S252.
17. Hillenbrand KM, Larsen PG. Effect of an educational intervention about breastfeeding on the knowledge, confidence, and behaviors of pediatric resident physicians. Pediatrics 2002; 110(5):59.
18. IBGE. Censo Demográfico 2000: Primeiros Resultados da Amostra. Projeção de crianças e adolescentes para 2005. Disponível em http://www.ibge.gov.br/home/estatistica/populacao/criancas_adolescentes/defaulttab.shtm?c=1. Acesso em 31 julho 2005.
19. Izatt SD. Breastfeeding counseling by health care providers. J Hum Lact 1997;13(2):109-13.
20. Kelleher DK, Duggan C. Breast milk and breastfeeding in the 1990s. Curr Opin Pediatr 1999;11(3):275-80.
21. Lamounier JA. Promoção e incentivo ao aleitamento materno: Iniciativa Hospital Amigo da Criança. J Pediatr (Rio J) 1996;72(6):363-7.
22. Lawrence RA, Howard CR. The role of lactation specialists. A guide for physicians. Pediatr Clin North Am 2001;48(2): 517-23.
23. Lazzaro E, Anderson J, Auld G. Medical professionals' attitudes toward breastfeeding. J Hum Lact 1995;11(2):97-101.
24. Leão E. Os desafios atuais da nutrição. Rev Med Minas Gerais (Editorial) 2002;12(2):64.
25. Lei nº 11.265, de 3 de Janeiro de 2006. Disponível em: https://www.planalto.gov.br/ccivil_03/_ato2004-2006/2006/Lei/L11265.htm. Acessado em: 24/01/2006.
26. Lima G, Quintero-Romero S, Cattaneo A. Feasibility, acceptability and cost of kangaroo mother care in Recife, Brazil. Ann Trop Paediatr 2000;20:22-6.
27. Ministério da Saúde. Disponível em http://dtr2001.saude.gov.br/bvs/cartazes/aleitamento/CA%200342g.jpg. Acessado em: 25-01-2006.
28. Ministério da Saúde. Indicadores e Dados Básicos – Brasil, 2001. Prevalência do aleitamento materno exclusivo. Disponível em <http://tabnet.datasus.gov.br/cgi/idb2001/d20.htm>. Acesso em 30 julho 2005.
29. Ministério da Saúde. Informe Saúde. Ano 4. Nº 69. Brasília; 2000.
30. Ministério da Saúde. Prevalência de aleitamento materno nas capitais brasileiras e no Distrito Federal: relatório preliminar. Brasília; 2001.
31. Ministério da Saúde. Secretaria de Assistência à Saúde. Coordenação de Saúde da Comunidade. Saúde da Família: uma estratégia para a reorientação do modelo assistencial. Brasília; 1997.
32. Moxley S, Kennedy M. Strategie to support breastfeeding. Discarding myths and outdated advice. Can Fam Physician 1994; 40:1775-81.
33. Netshandama VO. Breastfeeding practices of working women. Curationis; 2002;25(1):21-7.
34. Organização Mundial da Saúde/UNICEF. Reunião Conjunta OMS/UNICEF sobre alimentação de lactentes e crianças na primeira infância. Declaração, recomendações e relação dos participantes. Genebra: UNICEF; 1980.

35. Pletta KH, Eglash A, Choby K. Benefits of breastfeeding: a review for physicians. WMJ 2000;99(2):5-58.
36. Rea MF. A amamentação e o uso do leite humano: o que recomenda a Academia Americana de Pediatria. Editorial. J Pediatr (Rio J) 1998;74(3):171-3.
37. Rea MF, Venâncio SI. Avaliação do Curso de Aconselhamento em Amamentação OMS/UNICEF. J Pediatr (Rio J) 1999; 75(2):112-8.
38. Ricas J. A Deficiência e a Necessidade. Um Estudo sobre a Formação Médica Continuada de Pediatras em Minas Gerais, 1994. Tese (Doutorado em Pediatria) – Faculdade Medicina, Universidade de São Paulo, Ribeirão Preto.
39. Riva E, Banderali G, Agostini C, Silano M, Radaelli G, Giovannini M. Factors associated with initiation and duration of breastfeeding in Italy. Acta Paediatr 1999;88(4):411-5.
40. Santiago LB, Bettiol H, Barbieri MA et al. Incentivo ao aleitamento materno: a importância do pediatra com treinamento específico. J Pediatr (Rio J) 2003;79(6):504-12.
41. Schalka MMS, Rodrigues CRMD. A importância do médico pediatra na promoção da saúde bucal. Rev Saúde Pública 1996;30(2):179-86.
42. Schanler RI, O'connor kG, Lawrence RA. Pediatricians' Practices and Attitudes Regarding Breastfeeding Promotion. Pediatrics 1999;103(3):103-35.
43. Spinelli MGN, Souza SB, Souza JMP. Consumo por crianças menores de um ano de idade, de alimentos industrializados considerados supérfluos. Pediatria Moderna 2001;37(12): 666-72.
44. Susin LRO, Giugliani ERJ, Kummer SC, Maciel M, Benjamin ACW, Machado DB et al. Uma estratégia simples que aumenta os conhecimentos das mães em aleitamento materno e melhora as taxas de amamentação. J Pediatr (Rio J) 1998;74(5): 368-75.
45. Tan JC, Jeffery HE. Factors that influence the choice of infant feeding. J Paediatr Child Health 1995;31(5):375-8.
46. Tomasi E, Victora CG, Olinto MTA. Padrões e determinantes do uso de chupeta em crianças. J Pediatr (Rio J) 1994;7(3): 167-73.
47. Tricate MV. O que todo pediatra deve saber sobre Educação Infantil. Sinopse de Pediatria 1999;2:37-40.
48. UNICEF. Como Estimular o Aleitamento Materno. Informativo SBP, Rio de Janeiro; 1997;6:5.
49. Victora CG, Behague DP, Barros FC, Olinto MTA, Weiderpass E. Pacifier use and short breastfeeding duration: cause, consequence, or coincidence? Pediatrics 1997;99(3):445-53.
50. Victora CG, Tomasi E, Olinto MTA, Barros FC. Use of pacifiers and breastfeeding duration. Lancet, 1993;341:404-6.
51. Viegas D. Pediatra educador. Sinopse de Pediatria 1999;2:46-8.
52. Weiderpass E, Barros FC, Victora CG, Tomasi E, Halpern R. Incidência e duração da amamentação conforme o tipo de parto: estudo longitudinal no sul do Brasil. Rev Saúde Pública (São Paulo) 1998;32(3):225-31.
53. WHO/UNICEF. Breastfeeding Counselling: a training course. Geneva: WHO/UNICEF; 1993.
54. WHO/UNICEF. Innocenti Declaration on the protection, promotion andsupport of breast-feeding. Meeting "Breast-feeding in the 1990s: A global initiative". Cosponsored by the United States Agency for International Development Authority (SIDA), held at the Spedale degli Innocenti, Florence, Italy, on 30 July-1 August, 1990.
55. World Health Assembly Resolution. Infant and young child nutrition. WHA 54.2,18 May 2001.

7.4.2 PARTICIPAÇÃO DO OBSTETRA

Elizabeth Leão

INTRODUÇÃO

As mamas são estruturas de aparecimento precoce no embrião. Já na quinta e sexta semanas surge espessamento ectodérmico constando de 2 a 4 fileiras de células que vão desde a implantação dos membros superiores (região axilar), até a implantação dos membros inferiores (região inguinal).

A localização e o número de glândulas mamárias são próprios de cada espécie. Assim, nos canídeos, nos felinos, nos suínos são numerosas e vão do tórax à região pélvica, nos primatas e humanos as mamas são pares e de localização torácica. Há involução da linha mamária por mecanismos ainda não totalmente esclarecidos, podendo ocorrer involução incompleta com a presença de estruturas ectópicas, desde mamas completas até rudimentos de tecido mamário.

DESENVOLVIMENTO DA GLÂNDULA MAMÁRIA

No recém-nascido, é possível a presença de intumescimento mamário secundário a hormônios da gravidez que desaparece rapidamente, conhecido como leite de bruxa. É importante o cuidado de evitar manuseios como compressão para que não ocorram traumatismos. As glândulas mamárias de ambos os sexos são idênticas ao nascimento e constam de 12 a 20 ductos que se abrem na papila. Ainda não há a presença de ácinos.

A puberdade, período de transição entre a infância e a idade adulta, acompanha-se de grandes transformações físicas e psíquicas.

Há evidências de que o estrogênio estimula o crescimento dos ductos, alongando-os e proliferando as camadas celulares que os revestem. O estrogênio induz também a proliferação da parte terminal do ducto, levando ao aparecimento dos brotos lobulares. Como consequência, o tecido conjuntivo periductal e a gordura mamária aumentam. Iniciando o ciclo ovulatório e tendo o corpo lúteo, aparece a progesterona que induz o crescimento dos lóbulos.

Esses fenômenos são secundários à ativação do eixo córtex-hipotálamo-hipófise-gônadas.

O hipotálamo atua como controlador dos estímulos que determinam a liberação pela hipófise de fatores como GH (hormônio de crescimento), ACTH (hormônio adrenocorticotrófico), TSH (hormônio estimulante da tireóide), prolactina e gonadotrofinas, FSH (hormônio folículo estimulante) e LH (hormônio luteinizante).

O PIF (fator de inibição de prolactina), responsável pela inibição da liberação da prolactina, e o GNRH (hormônio liberador de gonadotrofina) são confundidos. Podem ser a mesma substância ou valerem-se dos mesmos receptores, diminuindo com a sucção do recém-nascido, e reduzem a fertilidade da lactante.

A progesterona, a testosterona e o cortisol aumentam a produção de prolactina por depleção do PIF, enquanto os estrogênios têm fator inibidor sobre a prolactina.

GLÂNDULA MAMÁRIA NA GESTAÇÃO

Na gestação ocorre grande crescimento de ductos, lóbulos e ácinos sob a influência de esteróides sexuais placentários – estrogênio e progesterona –, além de hormônio lactogênio-placentário (prolactina, gonadotrofina coriônica).

Ao fim do terceiro mês de gestação já existe secreção dentro dos alvéolos, o colostro pobre em gorduras.

Na metade da gravidez, o lúmen do alvéolo dilata-se e a secreção de colostro é mais evidente.

Ao longo da segunda metade da gestação já ocorre síntese de proteína e gordura do leite, mas apenas pequena quantidade é liberada para o lúmen. Parece que só após a expulsão da placenta e conseqüente diminuição dos hormônios esteróides a síntese protéica e de gorduras é liberada. A progesterona parece inibir especificamente a cadeia alfa da lactoalbumina, um componente da síntetase de lactose.

A lactogênese é resposta da glândula mamária à ação de hormônios lactogênicos constituídos pela prolactina, ACTH e cortisol. Prolactina isolada não induz a lactogênese.

Já no primeiro trimestre de gestação é encontrada secreção no alvéolo, que não apresenta os elementos do assim chamado leite maduro. No puerpério imediato, inicia-se a produção de secreção pela glândula mamária que vai transformando lentamente o colostro em leite maduro. Essa transição leva entre 10 e 15 dias.

A lactogênese é estimulada pela sucção da papila que libera prolactina e ACTH, aumentando o nível de cortisol plasmático. O leite pode, portanto, ser sintetizado durante a amamentação.

O conteúdo de gordura, proteína e eletrólitos pode variar, mas a concentração de lactose é constante. Pode-se dizer que a lactose é o fator que controla o volume do leite.

O leite pode ser considerado uma suspensão de proteína e gordura em uma solução aquosa de lactose e minerais.

A lactação inicia-se dentro de dois a quatro dias após o delivramento devido à diminuição dos esteróides placentários – estrogênio, progesterona e hôrmonio lactogênio-placentário. A mama sofre ingurgitamento, o que corresponde à distensão dos alvéolos. O desconforto da mãe varia conforme a experiência e a paridade.

Interessante é que o ingurgitamento existe mesmo em animais que foram ooforectomizados ou mesmo hipofisectomizados. Se o estímulo à lactação cessar nessa fase, a secreção presente nos alvéolos, o colostro, é reabsorvida e há descontinuação da lactação.

Existindo a sucção, há inibição do PIF e conseqüente liberação da prolactina continuando a lactogênese.

É necessário que existam condições para a sucção como posicionamento adequado do recém-nascido, verificar se ele não apresenta alguma dificuldade mecânica de sucção, freio lingual, alterações anatômicas do palato, alterações da mandíbula. Por outro lado, o mamilo deve ser adequado, mamilos curtos, invertidos comprometem a função.

INTERCORRÊNCIAS NA GESTAÇÃO

É necessário atentar para o ingurgitamento subareolar que tornam o mamilo, rígido e edemaciado, dificultando a abocanhadura. Nesse caso, realizar a ordenha prévia da mama.

Os ductos mamários devem permanecer em posição para facilitar o escoamento do leite. Se houver obstrução, haverá acúmulo do leite, além da obstrução. Há reabsorção do líquido e o leite torna-se viscoso, formando uma rolha que leva a edema e dor no setor obstruído. É necessário esvaziar a mama, o que pode ser realizado com ordenha mecânica ou manual. A pressão aumentada nos alvéolos inibe a produção de leite. Esse é o mecanismo para realizar o enfaixamento na inibição da lactação; superando o ingurgitamento inicial, algumas dificuldades para a amamentação ainda podem ocorrer.

Os traumas mamilares, as fissuras e os hematomas são freqüentes. É importante verificar se a pega do recém-nascido está adequada e se ele não está usando sucção não-nutritiva. Deve-se também tomar cuidado para retirar o recém-nascido do seio sem traumatizar o mamilo (diminuir a pressão de sucção introduzindo o dedo mínimo entre o mamilo e a boca do recém-nascido).

A exposição do mamilo a forros umedecidos pode piorar o trauma. Medidas adequadas como higienizar o mamilo antes e após mamadas e o uso de cicatrizantes são importantes.

INFECÇÕES

As fissuras mamárias funcionam como porta de entrada para microrganismos comuns da flora normal da pele e podem evoluir para mastite.

Se a mama se encontra edemaciada, dolorosa e avermelhada, o tratamento pode ser feito com antiinflamatórios e propiciar o esvaziamento da mama. A formação de abscesso é quadro relativamente grave, com temperatura elevada, dor intensa, à palpação da mama mostra sinais de flutuação. Caso evoluir para formação de abscesso, o tratamento pode ser feito com antibiótico e se necessário drenagem da loja do abscesso.

Ainda no mamilo, é possível o aparecimento de fungos do gênero *Candida*, cujo principal sintoma seria a sensação de fisgada. É freqüente que o recém-nascido também apresente *Candida* oral.

Fenômenos vaso motores levando a vasoconstrição mamária (fenômeno de Raynaud), também podem ocorrer. A mama fica pálida e a lactante refere sensação de fisgada.

ALTERAÇÕES ANATÔMICAS

A galactocele é uma formação cística dos ductos contendo secreção láctea. Uma vez diagnosticada, pode ser removida.

Podem ser encontrados na mama ainda tumores que já existiam antes, mas que sofrem influência da gravidez. O fibroadenoma pode aumentar muito e propiciar obstrução de ductos.

Em algumas eventualidades, a amamentação está contra-indicada no câncer de mama, no melanoma e cânceres do sistema linfático em virtude do uso de quimioterapia. Também é contra-indicada em mãe HIV-positivas.

Nesses casos, é necessário inibir a amamentação. Já vimos que o simples enfaixamento da mama, por aumentar a pressão intra-alveolar, é boa medida.

Caso não surta efeito, podemos administrar estrogênio-androgênio injetável com ação periférica sobre a célula alveolar. A bromoergocriptina 5mg ao dia durante seis dias apresenta sucesso em 95% dos casos.

INSEGURANÇA DA MÃE

Em algumas oportunidades, a mãe sente insegura quanto à eficiência do leite, achando que ele pode ser fraco ou que o volume produzido não é suficiente para alimentar seu filho.

O leite apresenta componentes mais ou menos estáveis, com pequenas alterações em concentração de gordura e proteína.

O principal estímulo para propiciar a lactogênese é a sucção, se ela for adequada, a mama se adapta.

Algumas constatações podem nos levar a acreditar em insuficiência de leite: recém-nascido chora muito após as mamadas, diminui o número de micções e de evacuações e o ganho de peso fica abaixo de 20g/dia.

Afastados os fatores como estresse materno, sucção inadequada por alterações do recém-nascido (freio lingual, lábio/palato fendido, alterações de mandíbula, coanas) ou por alterações de mamilo e endocrinopatias maternas, podemos corrigir o problema.

Os medicamentos mais usados são metroclopramida e domperidona, antagonista da dopamina, os quais aumentam os níveis de prolactina.

REFERÊNCIAS BIBLIOGRÁFICAS

1. Callen J, Pinelli J, Atkinson S, Saigal S. Qualitative analysis of barriers to breastfeeding in very-low-birthweight infants in the hospital and postdischarge. Adv Neonatal Care 2005;5(2): 93-103.
2. Capuco AV, Ellis SE, Hale SA, Long E, Erdman RA, Zhao X, Paape MJ. Lactation persistency: insights from mammary cell proliferation studies. J Anim Sci 2003;81(Suppl 3):18-31.
3. Dillaway HE, Douma ME. Are pediatric offices "supportive" of breastfeeding? Discrepancies betwen mothers and healthcare professionals reports. Clin Pediatr (Phila) 2004;43(5):417-30.
4. Falceto OG, Giugliani ER, Fernandes CL. Influence of parental mental health on early termination of breast-feeding: a case-control study. J Am Board Fam Pract 2004;17(3):173-83.
5. Finneran B, Murphy K. Breast is best for GPs – or is it? Breast-feeding attitudes and practice of general practitioners in the Mid-West of Ireland. Ir Med J 2004;07(9):268-70.
6. Foster C, Lyall H. Current guidelines for the management of UK infants born to HIV-1 infected mothers. Early Hum Dev 2005;81(1):103-10. Epub 2004 Nov 19.
7. Gilchrist D, Woods B, Binns CW, Scott JA, Gracey M, Smith H. Aboriginal mothers, breastdeeding and smoking. Aust N Z J Public Health 2004;28(3):225-8.
8. Giugliani ERJ. Problems during lactation and their management. J Pediatr 2004;(Suppl):S147-54.
9. Griffiths DM. Do tongue ties affect breastfeeding? J Hum Lact 2004;20(4):409-14.
10. Jansson LM, Velez M, Harrow C. Methadone maintenance and lactation: a review of the literature and current management guidelines. J Hum Lact 2004;20(1):62-71.
11. Khoury AJ, Moazzen SW, Jarjoura CM, Carothers C, Hinton A. Breast-feeding initiation in low-income women: role of attitudes, support, and perceived control. Womens Health Issues 2005;15(2):64-72.
12. Kong SK, Lee DT. Factors influencing decision to breastfeed-ind. J Adv Nurs 2004;46(4):369-79.
13. Kools EJ, Thijs C, Kester AD, van den Barndt PA, de Vries H. A breast-feeding promotion and support program a randomized trial in The Netherlands. Prev Med 2005;40(1):60-70.
14. Lagoy CT, Joshi N, Cragan JD, Rasmussen SA. Medication use during pregnancy and lactation: an urgent call for public health action. J Womens Health (Larchmt) 2005;14(2):104-9.
15. Lederman SA. Influence of lactation on body weight regulation. Nutr Rev 2004;62(7 Pt 2):S112-9.

16. Levitt C, Shaw E, Wong S, Kaczorowski J, Springate R, Sellors J, Enkin M. McMaster University Postpartum Reseach Group. Systematic review of the literature on postpartum care: methodology and literature search results. Birth 2004;31(3): 196-202.
17. Mathias L, Leao E, Nabile l. Fisiologia da mama no ciclo grávido-puerperal. In: Montoro LF. Mastologia. São Paulo: Sarvier; 1984. p. 155-68.
18. do Nascimento MB, Issler H. Breastfeeding in premature infants: in-hospital clinical management. J Pediatr (Rio J) 2004; 80(5 Suppl):S163-72.
19. Neumann CG, Gewa C, Bwibo NO. Child nutrition in developing countries. Pediatr Ann 2004;33(10):658-74.
20. Premji SS, McNeil DA, Scotland J. Regional neonatal oral feeding protocol: changing the ethos of feeding preterm infants. J Perinat Neonatal Nurs 2004;19(4):371-84.
21. Reader D, Franz MJ. Lactation, diabetes, and nutrition recommendations. Curr Ciab Rep 2004;4(5):370-6.
22. Ricke LA, Baker NJ, Madlon-Kay DJ, Defor TA. Newborn tongue-tie: prevalence and effect on breast-feeding. J Am Board Fam Pract 2005;18(1):1-7.
23. Rojjanasrirat W. Working women's breatfeeding experiences. MCN Am J Matern Child Nurs 2004;29(4):222-7; quiz 228-9.
24. Sanches MT. Clinical management of oral disorders in brestfeeding. J Pediatr (Rio J) 2004;80(5 Suppl):S155-62.
25. Spatz DL. Ten steps for promoting and protecting breastfeeding for vulnerable infants. J Perinat Neonatal Nurs 2004;18(4): 385-96.
26. Suresh L Radfar L. Pregnancy and lactation. Oral Surg Oral Med Oral Pathol Oral Radiol Endod 2004;97(6):672-82.
27. Volmanen P, Valanne J, Alahuhta S. Breast-feeding problems after epidural analgesia for labor: a retrospective cohort study of pain, obstetrical procedures and breast-feeding practices. Int J Obstet Anesth 2004;13(1):25-9.
28. Waldenstrom U, Aarts C. Duration of breastfeeding and breastfeeding problems in relation to length of postpartum stay: a longitudinal cohort study of a national Swedish sample. Acta Paediatr 2004;93(5):669-76.
29. Yang Q, Wen SW, Dubois L, Chen Y, Walker MC, Krewski D. Determinants of breast-feeding and weaning in Alberta, Canada. J Obstet Gynaecol Can 2004;26(11):975-81.
30. Zehnder S, Beutler M, Bruppacher R, Ehrenhofer T, Hersberger KE. Needs and use of drug information sources in community pharmacies: a questionnaire based survey in German-speaking Switzerland. Pharm World Sci 2004;25(4): 197-202.

7.4.3 ATRIBUIÇÕES DA ENFERMEIRA

Ana Cristina Freitas de Vilhena Abrão
Kelly Pereira Coca

Evidências científicas vêm demonstrando que o apoio à mulher que está em aleitamento materno determina maior duração dessa prática[31].

Para que esse apoio seja efetivo, é necessário que o profissional enfermeiro e a equipe de saúde compreendam que a amamentação é uma prática complexa, que envolve não somente aspectos fisiológicos, mas também exige conhecimentos técnico-científicos e habilidades para lidar com o binômio mãe-filho e sua família. Os aspectos sociais, psicológicos, culturais e espirituais também podem ser determinantes no êxito ou não dessa prática.

Compreender o mundo no qual a mulher está inserida permitirá às mães vivenciarem a amamentação como um processo natural, com erros e acertos, sucessos e insucessos, dificuldades e facilidades e, principalmente, como um processo único, independente das vivências ou experiências anteriores.

As habilidades de comunicação são ferramentas importantes nesse processo de apoiar, pois por meio delas o enfermeiro poderá modificar sua maneira de prestar assistência, atuando, não como detentor do conhecimento, mas como conselheiro da mãe no processo da amamentação.

Para alguns autores, o simples uso dessas habilidades, por parte do profissional, não garante o sucesso do processo de comunicação. É preciso aprender a captar, respeitar e responder ao outro a partir do seu ponto de vista[29].

As habilidades referidas podem ser divididas em habilidades de ouvir e aprender e habilidades para desenvolver a confiança e dar apoio.

■ **Habilidade de ouvir e aprender** – usar a comunicação não-verbal, fazer perguntas abertas e usar expressões e gestos que demonstrem interesse[18,25].

A prática de ouvir atentamente a mãe é uma arte, pois é preciso deixar que ela faça uma reflexão sobre seus sentimentos e percepções, sem que o profissional exponha sua opinião a respeito do que está acontecendo, ajudando-a a resolver seus próprios problemas[29].

As perguntas abertas possibilitam respostas mais amplas e ajudam a mulher a reformular seus pensamentos. Ex: Como você vê esse problema?, ou então, como acha que pode resolvê-lo?[15,29].

Aceitar diferenças e não fazer julgamentos são aspectos importantes na comunicação. Cada mãe traz consigo experiências diferentes e elas precisam ter a liberdade de expor seus sentimentos, sem que hajam críticas ou julgamentos[15,29].

■ **Habilidade para desenvolver a confiança e dar apoio** – dar ajuda prática, dar pouca e relevante informação, usar linguagem simples e dar uma ou duas sugestões, não ordens[18,25].

Quando a mulher estabelece uma empatia com o profissional e sente que está sendo compreendida, ela fica mais aberta a aceitar sugestões[15,29].

É importante diferenciar a prática de dar informação, da prática de dar conselhos. A primeira refere-se a expor os fatos e a segunda pode parecer que o profissional está dizendo o que a mãe deve fazer. Essa abordagem, muitas vezes, desenvolve atitudes resistentes em relação aos conselhos oferecidos pelo profissional, ou então a mãe se sente incompetente para resolver os problemas por si só[15].

É necessário reconhecer o momento mais adequado para fazer uma abordagem, o que demonstra sensibilidade do profissional em lidar com a mãe[29].

Da mesma forma, é importante reconhecer as diferentes mães que vão ser assistidas[15]. Estudo realizado sugere que mães adolescentes têm particularidades que precisam ser levadas em consideração durante a assistência[11]. Da mesma forma, presença ou ausência de um companheiro e atividade após o parto[12].

Tendo como ferramenta para prestar a assistência às habilidades citadas anteriormente, descreveremos a seguir os aspectos específicos da assistência.

AMAMENTAÇÃO NA PRIMEIRA HORA DE VIDA DO RECÉM-NASCIDO

A amamentação logo após o parto deve ser incentivada, desde que mãe e filho estejam em situação clínica estável. São obstáculos a essa prática mães sedadas, crianças com Apgar menor que 6 nos primeiros 5 minutos após o parto ou com doenças associadas e prematuros com menos de 36 semanas de gestação[19,33,35].

Após o parto, a ocitocina encontra-se elevada, e esse fenômeno induz o comportamento maternal[23] e determina na mulher uma sensação de relaxamento, sonolência e bem estar[18]. Por isso, esse momento é considerado oportuno para que mãe e filho estabeleçam um contato precoce e iniciem uma ligação afetiva, pois a criança encontra-se em estado de alerta e com o reflexo de sucção presente[3,18,19,21,34].

Essa relação que se estabelece é íntima e única, e o recém-nascido movido pela sede do leite materno encontra na mãe o carinho e o aconchego ou, então, a frustração e rejeição. Nesse momento, o mundo está sendo apresentado à criança, e o encontro mãe-recém-nascido se tornará uma espécie de matriz para o desenvolvimento de relações futuras entre a criança e seu meio ambiente[5].

No aspecto fisiológico, Odent[23] reforça a importância do contato precoce da criança com a mãe para a proteção contra infecções e da sucção do colostro para o estabelecimento de uma flora intestinal ideal.

No que se refere à mãe, dentre os benefícios destacam-se não somente a questão afetiva, mas também a prevenção de hemorragias, uma vez que a sucção precoce determina aumento das contrações uterinas[3,8,19,21].

Para a realização dessa prática, recomenda-se que o ambiente esteja tranqüilo, que o ar condicionado seja desligado ou que mãe e recém-nascido sejam aquecidos, especialmente se estiverem em contato pele a pele[3,19].

Outro aspecto destacado por Lawrence[19] é a profilaxia ocular da criança imediatamente após o nascimento. Esse autor salienta a importância de retardar esta prática, pois pode interferir no contato visual dela com sua mãe. Somente em casos de risco real deve ser realizada nesse momento. Outros autores acrescentam que também as práticas de administração de vitamina K, impressão plantar, pesagem e banho devem ser postergadas[18,34].

Para estimular o contato precoce entre mãe e filho, é necessário colocar a criança no ventre de sua mãe e encostar o bico da mama em seus lábios. Isso estimulará a criança a abrir a boca, alongar a língua abaixo do mamilo para que possa realizar a apreensão da região areolomamilar. Nesse momento, o reflexo de sucção poderá iniciar-se[18,19,33].

No primeiro encontro, o recém-nascido não precisa sugar efetivamente, mas sim ser colocado junto de sua mãe para sentir-se seguro e calmo[3,18,34].

O tipo de parto não deve ser um fator impeditivo dessa prática. Os profissionais envolvidos precisam compreender que o momento é da mãe com seu filho e toda a prioridade deve ser dada a eles[3].

A interferência de outras pessoas nessa hora, ou mesmo o impedimento desse contato, pode desencadear, entre outras, dificuldade na saída da placenta, pois o nível de ocitocina não será suficientemente alto para que isso ocorra[23].

AMAMENTAÇÃO NOS PRIMEIROS DIAS APÓS O PARTO

É recomendado que desde as primeiras horas após o parto mãe e filho que estiverem em condições clínicas estáveis permaneçam juntos 24 horas por dia, até a alta hospitalar, sistema esse denominado alojamento conjunto[19]. Essa modalidade de acomodação trás inúmeros benefícios, dentre eles, o fato de o recém-nascido mamar sempre que estiver com fome, estimulando a mama várias vezes ao dia[3,18,19,22,35]. Outra vantagem importante é que ele contribui para o aprendizado da mulher pela oportunidade que ela tem, no decorrer dos dias, de observar seu recém-nascido, os outros recém-nascidos, de trocar experiências com outras mães e de receber orientações de profissionais em relação ao cuidado consigo e com o filho[3,19,22].

Percebe-se que a mulher no primeiro dia após o parto, na maioria das vezes, sente-se cansada e sonolenta. Ela está tentando integrar sua experiência do trabalho de parto e nascimento. Nessa fase, ela toma consciência de que o recém-nascido é um ser que depende, em grande parte, de seus cuidados e do alimento que ela é responsável em produzir.

Nesse sentido, o profissional deve compreender seus medos e inseguranças ajudando-a a desenvolver autoconfiança[5]. O momento é adequado para fornecer à mãe informações sobre aspectos que ainda não ficaram esclarecidos, satisfazer suas necessidades, especialmente de alimentação e sono, e ajudá-la no cuidado com o recém-nascido e na amamentação[26].

A primeira mamada no alojamento conjunto é de suma importância, e a presença do profissional habilitado é fundamental para apoiar a mãe. Se essa ainda se encontra nas primeiras 6 a 12 horas após o parto, sonolenta e deitada no leito, o recém-nascido deverá ser colocado ao seu lado e estimulado a realizar uma apreensão correta da região areolomamilar, para posteriormente iniciar a sucção.

A observação da mamada deve ser feita para se ter certeza de que esse recém-nascido está realmente sugando o colostro, especialmente se a mulher é primípara, pois ainda não sabe, ao certo, como é a sensação de uma criança mamando.

Nesse período, o profissional deve preocupar-se em apenas responder as dúvidas e satisfazer os desejos das mães, garantindo que essa criança receba, freqüentemente, o alimento e o cuidado necessário.

Outros aspectos da relação com a criança vão sendo, aos poucos, desenvolvidos. Estudo realizado mostrou que padrões efetivos de comunicação entre a mãe e a criança estiveram significantemente mais presentes a partir do terceiro e quarto dia após o parto[1,2].

Quando mãe e filho estão em processo de amamentação, o profissional que os assiste precisa reconhecer que as diferenças individuais existem e devem ser consideradas no atendimento.

Nos primeiros dias, é normal que o recém-nascido queira mamar várias vezes e por um tempo maior, até que a descida do leite aconteça[3]. A amamentação pode ocorrer a intervalos muito curtos (1 hora, 1 hora e meia), mamando cerca de 10 a 12 vezes nas 24 horas[33]. Outros autores referem que a freqüência situa-se em torno de 8 a 12 vezes ao dia, porém existem recém-nascidos que são mais sonolentos e fazem intervalos maiores, mesmo nesse período[15,19].

O tipo de parto pode afetar a mulher e o comportamento dos recém-nascidos. Mulheres submetidas a parto por cesárea têm uma recuperação mais demorada em decorrência da maior complexidade do procedimento. Vários estudos mostram que as dificuldades são maiores e mais freqüentes nessa modalidade de nascimento[6,12]. No que se refere aos recém-nascidos, a cesárea ou um parto difícil, devido a drogas que são administradas à mãe, pode tornar o recém-nascido mais sonolento e diminuir sua capacidade de sucção. Nesse caso, a mama será menos estimulada e o início da produção de leite poderá ser mais tardio[8,15,19]. Da mesma forma, recém-nascidos prematuros ou que a mãe usa drogas em decorrência de alguma doença.

Recomenda-se, portanto, que a mãe seja orientada em relação a essas diferenças e que, se for um recém-nascido sonolento ou com sucção débil, estimule-o a mamar mais freqüentemente[15,18,19].

Também deve ser orientada sobre o colostro que, apesar de sua quantidade parecer pouca (cerca de 50 a 100ml nas 24 horas)[3], é muito rico em nutrientes e elementos de defesa que garantem ao recém-nascido o suficiente, até que o leite aumente de quantidade[15,19].

Após uma fase de recolhimento, a mãe parece estar adaptada e pronta a aceitar a responsabilidade pelos cuidados com ela própria e com seu recém-nascido, demonstrando maior preocupação com a amamentação.

O profissional deve, aos poucos, conhecer essa mãe, para identificar alguns de seus conhecimentos; como foram as experiências e dificuldades anteriores e como foram solucionadas; conhecer a experiência atual dessa gestação e parto; observar suas condições emocionais, econômicas e relações sociais e de apoio; valorizar sua queixa em relação à situação que a está afligindo, suas dúvidas, medos, preocupações e ansiedades, procurando esclarecê-las por meio de linguagem simples, e o mais importante, elogiá-la quanto ao cuidado consigo e com seu filho.

Deve ser orientada a olhar o seu recém-nascido para procurar conhecer o significado de seus comportamentos, pois, mesmo que já tenha vivências anteriores ou experiências, com esse filho é a primeira vez. Sendo assim, novas situações podem se apresentar. O que pode estar certo para um pode não estar certo para outro[15].

É comum a mãe ter dúvidas e esperar respostas objetivas do profissional, que lhe dirá como resolvê-las. No entanto, é mais correto que sua resposta seja dada para ensinar a mãe a encontrar essas respostas por si. Por exemplo: O meu filho acorda muitas vezes para mamar, quando isto irá se modificar? A resposta mais correta será, depende do seu filho, reforçando a idéia de que cada um é um[15].

Os conselhos precisam ser consistentes e seguros, não se baseando em experiências pessoais, pois a mãe nesse período é muito sugestionável diante da opinião de outras pessoas, especialmente se essas orientam de forma diferente[19].

É importante que mãe e recém-nascido aprendam a lidar com o processo da amamentação desde o início, para que desenvolvam habilidades que irão facilitar a continuidade dessa prática com menos dificuldade, mesmo antes que ocorra a descida do leite[15,33].

Passado esse período inicial, a mãe precisa ser orientada, gradativamente, em relação ao manejo da lactação como um todo, dando-se ênfase aos posicionamentos (mãe-filho), apreensão da mama e sucção do recém-nascido. Esses três aspectos bem aprendidos aumentam as chances da amamentação transcorrer com tranqüilidade, pois previnem vários problemas, dentre eles o ingurgitamento mamário e os traumas mamilares.

Posicionamento

No que se refere ao *posicionamento da mãe*, não existem regras, porém a posição escolhida deve permitir que ela se sinta relaxada e confortável[3,8,16,18,19,21,22,32,33,36]. A melhor posição para a mãe depende do tipo de parto e do dia de puerpério que ela se encontra[3].

Na posição deitada, a mãe deve ficar virada de lado, com o travesseiro sob a cabeça[3,8,20,33,36]. Travesseiros nas costas também ajudam a relaxar. O recém-nascido pode apoiar a cabeça em seu braço ou na cama. Essa posição é confortável para mulheres que têm a mama grande ou pequena, pois essa encosta no colchão, facilitando, para o recém-nascido, realizar a apreensão[8,16,20,33].

Em casos de mulheres com produção excessiva ou fluxo de leite inicial muito forte, a posição deitada com a barriga para cima pode ser uma boa opção[8,20].

Na posição tradicional (sentada), os princípios do relaxamento e conforto devem ser mantidos. Recomenda-se que os membros superiores, costas e pés estejam bem apoiados[3,8,21,33,36]. É importante que a mãe não necessite usar seus membros superiores, ombros e colo para apoiar o peso da criança. Mesmo os que são pequenos, podem tornar-se pesados em pouco tempo[8,16,33].

Se o parto for cesárea, nas primeiras 24 horas a posição deitada pode ser a mais recomendada e, posteriormente, sentada, com a criança em posição invertida ou lateralizada[30,33].

Mães com mamas muito pequenas podem precisar de muitos travesseiros para deixar o recém-nascido na altura da mama. Por outro lado, mulheres com mamas muito grandes, para amamentarem em posição sentada, precisam colocar um apoio embaixo da mama para apoiá-la e deixá-la em melhor posição para a criança apreender mais facilmente a região areolomamilar[16].

Quanto ao *posicionamento do recém-nascido*, este também deve estar relaxado e confortável[33,36]. Os recém-nascidos bem posicionados sentem-se seguros e concentram-se em amamentar[16].

A posição pode ser: a tradicional, invertida (sugerida para mães com mamas grandes, com mamilos malformados, submetidas a cesárea, recém-nascidos sonolentos, com dificuldade de aprender a mamar), sentada ("de cavalinho"), deitada sobre a mãe e posição tradicional em X ou invertida (para gemelares)[3,18,20,21,32,33,36].

Os sinais que indicam bom posicionamento da criança são: corpo da criança em decúbito lateral; barriga da criança encostada na barriga da mãe; corpo e cabeça da criança alinhados; rosto da criança de frente para a mama, queixo tocando a mama e nádegas da criança apoiadas[3,8,16,18,22,25,33].

Apreensão da região areolomamilar

A posição relaxada e confortável da mãe e criança é fundamental para uma apreensão adequada. Os sinais que indicam uma pega correta são: a criança estar com a boca bem aberta; o lábio inferior virado para fora; língua acoplada em torno da aréola; bochechas redondas; mais aréola em torno da boca da criança, especialmente na parte superior, dependendo do tamanho da aréola[3,8,16,18,21,25,33].

Os passos a serem seguidos para uma apreensão correta são:

a) Antes de posicionar-se bem e posicionar a criança, a mãe deve verificar se a aréola está macia e flexível, pois se estiver endurecida, cheia de leite, a criança não conseguirá realizar uma boa apreensão[3,18,21,22,36]. Nesse caso, deve-se retirar primeiro o excesso de leite da região ampolar, até que se consiga a flexibilidade desejada, para depois posicionar a criança e iniciar a amamentação[3,18,21,36].

b) Para oferecer a mama à criança, a mãe deve ser orientada a colocar a mão em posição de C, ou seja, os quatro dedos embaixo da mama e o polegar na parte superior, ambos bem afastados da aréola[8,16,19,22,33]. Essa técnica permite um apoio adequado das mamas e o direcionamento correto para a boca da criança[18,20]. É importante salientar que, se ocorrer uma pressão exagerada do dedo polegar, o mamilo ficará elevado, causando uma pega incorreta[16,19].

Uma outra técnica que facilita a criança realizar uma boa apreensão é a mãe pegar a região areolomamilar igual quando se pega um sanduíche[16].

c) Uma vez apoiada a mama, a mãe deve tocar o bico no lábio inferior da criança, estimulando-a a abrir bem a boca. Quando a criança estiver com a boca totalmente aberta, a mãe deve permitir que ela apreenda a mama, de tal forma que toda ou quase toda a aréola fique dentro de sua boca[3,8,16,18,20,21,32,33,36]. É importante lembrar que é a criança que deve ser levada à mama e não o contrário[8,18,20,33].

O momento certo de colocar a criança para mamar é quando ela já está fechando a boca, e não antes de ela abri-la completamente, nem depois. Caso ela não esteja com o lábio inferior virado para fora, pode-se puxar o queixo da criança para baixo com o dedo indicador[18]. Uma vez realizada a apreensão, a mãe deve rever seu próprio posicionamento para sentir-se confortável.

Durante toda a mamada o queixo da criança pressiona a mama e o nariz fica apenas apoiado. O recém-nascido cujo nariz fica obstruído pela mama pode não estar adequadamente posicionado[16,33].

É preciso que o profissional ajude a mãe a identificar se a preensão está correta e encorajá-la a tentar novamente, caso a pega esteja incorreta.

Nos casos em que a sucção tenha que ser interrompida por pega incorreta, a mãe deve ser orientada a colocar o dedo na boca da criança para que ela pare de sugar e somente depois retirar a mama[3,8,16,20,21,32,33].

No momento da criança fazer a preensão, a mãe ou o profissional não devem empurrar a cabeça de encontro à mama, pois ela tenderá a empurrá-la para o sentido oposto[19].

Para estimular o recém-nascido a mamar, também pode ser realizada uma pequena expressão da mama, para ele sentir o gosto do leite, antes de iniciar a sucção propriamente dita[33].

Sucção da mama

Após o estímulo, o recém-nascido realizará a apreensão da região areolomamilar e iniciará a sucção.

No início, a sucção é rápida, mas depois se torna contínua e a mãe consegue perceber a deglutição após duas ou três sugadas[18,19,32,33]. Esse padrão, na maioria dos recém-nascidos, continua por cerca de 10 a 20 minutos e torna-se menos freqüente à medida que a criança vai se tornando satisfeita[16,32].

A criança deve mamar bem em uma mama até esgotá-la e se, mesmo assim, ainda não se mostrar satisfeita, a mãe poderá oferecer a outra, lembrando que a última mama oferecida deverá ser a primeira na mamada seguinte, para que o estímulo à produção seja uniforme em ambas as mamas[3,18,19,21,22,33,35].

Alguns recém-nascidos têm dificuldade para iniciar a sucção porque estão com esse reflexo diminuído e a mãe pode sentir-se muito frustrada porque o filho não quer mamar. Nesse caso, recomenda-se fazer um estímulo à sucção, antes da mamada, colocando-se o dedo enluvado no palato duro. Após alguns minutos de estímulo, a criança iniciará uma sucção mais uniforme e constante. Somente depois que a criança estiver sugando o dedo efetivamente é que deverá ser colocada para mamar na mãe.

Outros podem apresentar-se muito sonolentos, demonstrando desinteresse pela amamentação. Nesses casos, é necessário ensinar à mãe a primeiro acordar o recém-nascido, para depois colocá-lo para mamar. Isso poderá ser feito com toques gentis, retirando um pouco da roupa, mexendo nos pés, mãos e cabeça, colocando-o sentado (posicionamento de alerta), conversando e massageando-o nas costas[8,16,33].

Nos casos de recém-nascidos muito excitados e chorões, a orientação é para acalmá-lo primeiro, conversando, embalando-o, para depois colocá-lo para mamar[8]. Às vezes, é necessário, antes da mamada, retirar um pouco de leite da mãe e oferecê-lo no copinho[8,37].

Esses três aspectos da prática em amamentar, posicionamentos, apreensão da mama e sucção do recém-nascido, vão sendo aprendidos gradativamente. Estudo realizado mostrou que foi significantemente maior o número de mulheres que, a partir do terceiro dia de puerpério, posicionavam melhor a criança em relação aos dois primeiros dias. Da mesma forma, a preensão e a sucção[1,2].

OUTROS ASPECTOS RELACIONADOS AO MANEJO DA LACTAÇÃO

É recomendada a *palpação sistemática* da mama após e nos intervalos das mamadas[3,18,21,36]. Nos casos em que existe acúmulo de leite nas mamas (presença de dor), recomenda-se a massagem na aréola com as pontas dos dedos e com a palma das mãos na mama, fazendo-se movimentos circulares, até amolecer os pontos dolorosos[22]. Após a massagem, o excesso de leite será retirado por expressão manual, até o desaparecimento da dor[3,21,36].

A técnica da *expressão manual do leite* consiste em colocar o dedo polegar na face superior da mama, à altura do limite da borda areolar, e o indicador ou demais dedos, na parte inferior, também no limite da borda areolar. Fazer movimentos intermitentes de compressão sobre a ampola, em direção ao tórax, de tal modo que haja drenagem do leite que está nessa região para o mamilo. A cada movimento dos dedos, o leite deve fluir, indicando que está havendo a drenagem[3,18,21,32,36].

Antes de iniciar a extração do leite, recomendam-se medidas de relaxamento como banho morno e massagem nas mamas[32].

Essa é uma habilidade que a mãe deve aprender, a partir do segundo dia após o parto, pois assim já estará mais segura e confiante, quando ocorrer a apojadura. Ela precisa saber que, no início da expressão, geralmente a quantidade de leite que sai é pouca, mas que a partir de alguns minutos vai aumentando, em decorrência de estímulos hormonais[17].

O uso de sutiã é recomendado durante as 24 horas do dia para manter a mama em posição anatômica normal, facilitando, assim, a drenagem do leite[3,21]. Esse apoio para as mamas deve ser preferencialmente de algodão ou *cot-*

ton, não apertados, mas bem ajustados e de cor clara, para facilitar a transpiração[19].

Deve-se tomar precaução quanto ao uso de sutiã com bojo, pois o mamilo costuma ficar dobrado, e com sutiã de suporte de arame, pois pode comprimir os ductos lactíferos e, em ambos os casos, causarem ducto bloqueado.

A *lubrificação da região areolomamilar* com o próprio leite é recomendada após cada mamada por alguns autores, para proteger e lubrificar a região[3,19,21,32,36]. Da mesma forma, o *banho de sol nas mamas*, repetidas vezes e por tempo curto[36], entre 8 e 10 horas da manhã, ou a partir das 16 horas para aumentar a resistência da pele do mamilo[3,21,22,36]. Na impossibilidade do banho de sol, autores recomendam o banho de luz com lâmpada de 40 watts a 30cm de distância, iniciando por 5 minutos em cada mama ao dia, aumentando gradativamente[19,22].

Os mamilos devem ser arejados[3,21,36] e não é recomendada a higiene antes ou após as mamadas, pois essa prática retira a proteção natural existente na região areolomamilar[3,19,21,36].

No que se refere aos *horários de mamada*, os recém-nascidos não devem ser amamentados em horários predeterminados[3,18,20,22,35]. Ao contrário, a mãe deve basear-se nas suas respostas para identificar o momento de alimentá-lo, podendo ser identificado por reflexo de procura, movimentos de sucção com os lábios e choro[18,19,22,33]. As crianças que, por algum motivo, ultrapassem 3 a 4 horas entre uma mamada e outra devem ser acordadas para mamar[33]. Da mesma forma, o tempo em que esse recém-nascido vai ficar mamando depende do tipo de sucção que ele estará fazendo. Enquanto estiver fazendo sucção eficiente (que retira o leite), deve continuar mamando[36].

A amamentação em tempo muito curto ou muito longo sugere que algo não está adequado. Amamentação longa sugere que a criança, depois de determinado tempo, passa a fazer uma sucção não-nutritiva porque já está satisfeita e dorme no peito. Nesse caso, deverá ser interrompida, pois pode causar danos aos mamilos, especialmente no início do processo[16,18,19,33]. Caso a criança não esteja satisfeita, deve ser estimulada a continuar amamentando.

A causa da amamentação em tempo muito curto normalmente está relacionada a intervalos também muito curtos e, portanto, a criança não tem muita vontade de mamar e o pouco que mama é suficiente para satisfazê-la naquele momento. Essa situação poderá fazer com que a criança não ganhe peso adequado, pois estará recebendo somente leite anterior, com menor teor de gordura[18]. Nesse caso, deve-se orientar a aumentar o intervalo entre uma mamada e outra, para aumentar o nível de fome da criança, e assim ela irá mamar por mais tempo, recebendo o leite posterior.

O *local para amamentar* deverá ser escolhido pela mãe, desde que se sinta relaxada e confortável[3,18].

Deve-se salientar a importância da higiene das mãos, com água e sabão, antes de iniciar a amamentação, para prevenir infecções. A necessidade de a mãe descansar deve ser também reforçada, pois o ritmo novo que uma criança recém-nascida imprime a ela pode deixá-la mais vulnerável e com pouca paciência para lidar com as dificuldades que podem ocorrer na amamentação[1,3,32,37].

AMAMENTAÇÃO APÓS A ALTA HOSPITALAR

A recomendação atual em relação à duração do aleitamento materno, aprovada na 54ª Assembléia Mundial de Saúde da OMS, é de que todas as crianças devem ser amamentadas exclusivamente até os 6 meses e permanecer em aleitamento e dieta complementar até 2 anos de idade ou mais[10,13,28].

Para favorecer o cumprimento dessa recomendação, é necessário que a mulher receba apoio, não somente no período pré-natal e pós-parto imediato, mas também após a alta hospitalar por meio de ambulatórios especializados.

Essa atividade, seja em ambulatórios, seja no domicílio ou por meio de grupos de apoio, contribui para o aumento do tempo de aleitamento exclusivo das crianças amamentadas[4,9]. Alguns autores[4,9] ressaltam a importância do apoio individual, orientação quanto a técnica e resolução das intercorrências.

As dificuldades apresentam-se em maior número nos primeiros 30 dias da amamentação. Trabalho realizado em um ambulatório de seguimento mostrou que os problemas identificados com maior freqüência nesse período foram o posicionamento incorreto da criança ao amamentar, seguido de traumatismos mamilares e introdução de complementos, água, chá ou leite artificial, decorrente da insegurança quanto a qualidade e à quantidade de leite materno, além dos fatores culturais[7].

Nesse sentido, é importante que mãe e filho sejam vistos, preferencialmente, em torno do 7º ao 10º dia após o parto e depois uma vez por mês, ou quando necessário[3,24].

A consulta precoce permite que os problemas encontrados sejam mais facilmente resolvidos. Após anamnese detalhada seguida do exame físico da mãe e da criança e observação da mamada (Anexo 1), identificam-se as dificuldades, e, se elas existirem, propõem-se intervenções e orientações específicas, para tranqüilizar a mãe e familiares a respeito da saúde do binômio.

A equipe interdisciplinar que atende à mãe e ao recém-nascido em aleitamento materno deve estar atenta às influências da família nesse processo, ouvir com atenção as queixas da mulher em relação a si e em relação à criança e explorá-las, para dar oportunidade para a mãe falar de suas reais dificuldades[14,29]. Ramos e Almeida[27] sugerem que o profissional deve considerar os sentimentos das mulheres como algo representativo para elas e merecedor de atenção e respeito.

Ainda nos dias de hoje, é comum a queixa da mãe em relação ao seu leite ser fraco e não sustentar seu filho, ou então que a quantidade é pouca e que não o alimenta de maneira adequada. Essa alegação materna perpassa por questões culturais, pois vem mantendo-se ao longo da história e representa um pedido indireto de ajuda, por dificuldades que se apresentam no decorrer da amamentação e que muitas vezes não encontram respaldo no profissional que presta a assistência[27].

É importante trabalhar com a família para resgatar os mitos sobre o uso de produtos que engrossam o leite, chás e outros alimentos durante o período de amamentação exclusiva.

Grupo de mães que amamentam pode ser uma prática positiva para a manutenção do aleitamento exclusivo[14].

Nessa fase de acompanhamento da amamentação, é importante elogiar sempre o que a mãe estiver fazendo, orientar à medida que as dificuldades forem surgindo, oferecer segurança à mãe para que ela possa superar suas dificuldades por si só, envolver os familiares no atendimento mostrando a importância da participação da família no cuidado e atenção ao binômio e oferecer apoio no momento em que a mãe decidir pelo desmame.

Orientações relacionadas à licença-maternidade e às creches disponíveis em local de trabalho devem ser dadas às mães para garantir que seus direitos sejam cumpridos.

Outras recomendações devem ser feitas à mulher durante a amamentação no que se refere a sinais precoces de infecção mamária, alimentação, exercícios, planejamento familiar, uso de medicamentos, álcool e fumo e coleta e estocagem do leite no período de retorno ao trabalho.

REFERÊNCIAS BIBLIOGRÁFICAS

1. Abrão ACFV. Diagnóstico de enfermagem em aleitamento materno: estudo de validação. São Paulo, 218p.1998. Tese [Doutorado] Universidade Federal de São Paulo/Escola Paulista de Medicina.
2. Abrão ACFV, Gutierrez MGR, Marin HF. Estudo de validação das características definidoras do diagnóstico de enfermagem em amamentação eficaz. Acta Paulista de Enfermagem 2002; 15(1):17-26.
3. Abrão ACFV, Pinelli FSG. Prática de enfermagem no aleitamento materno. In: Barros SMO, Marin HF, Abrão ACFV. Enfermagem Obstétrica e Ginecológica: Guia para a Prática Assistencial. São Paulo (SP): Roca; 2002. p. 332-70.
4. Albernaz E, Victora CG. Impacto do aconselhamento face a face sobre a duração do aleitamento exclusivo: um estudo de revisão. Rev Panam Salud Publica 2003;14(1):1-8.
5. Assis MBAC. Mãe e bebê – encontros e desencontros. In: Ricco CL, Garcia R, Almeida CAN. Aleitamento Materno – Passagens e Tranferências Mãe-filho. São Paulo (SP): Atheneu; 2004. p. 55-71.
6. Carvalhaes MABL, Corrêa CRH. Identificação de dificuldades no início do aleitamento materno mediante aplicação de protocolo. J Pediatr (Rio J): 2003;79(1):1-10.
7. Coca KP, Abrão ACFV. Aleitamento materno: seguimentos e controles. Anais do XVIII Congresso Brasileiro de Perinatologia; 2004 novembro 13-16; São Paulo, Brasil; 2004.
8. Cordeiro MT. Postura, posição e pega adequadas: um bom início para a amamentação. In: Rego JD. Aleitamento Materno. São Paulo (SP): Atheneu; 2001. p. 131-55.
9. Dearden K, Altaye M, Maza I, Oliva M, Stone-Jimenez M, Burkhalter BR et al. The impac of mother-to-mother support on optimal breast-feeding: a controlled community intervention trial in peri-urban Guatemala City, Guatemala. Rev Panam Salud Publica 2002;12(3):1-14.
10. Escuder MML, Venâncio SI, Pereira JCR. Estimativa de impacto da amamentação sobre a mortalidade infantil. Rev Saúde Pública 2003;37(3):1-9.
11. Frota DAL, Marcopito LF. Amamentação entre mães adolescentes e não adolescentes, Montes Claros, MG. Rev Saúde Pública 2004;38(1):1-10.
12. Gomes CC. Porquê as mulheres amamentam prolongadamente. Boletim do Instituto da Saúde 2002;27:9.
13. Kramer MS, Kakuma R. Duración óptima lactancia materna exclusiva (Cochrane Rewiew) In: The Cochrane Library Issue 2; 2004.
14. Kummer SC, Giugliani ERJ, Susin LO et al. Evolução do padrão de aleitamento materno. Rev Saúde Pública 2000; 34(2):1-6.
15. La Leche League International. Breastfeeding basics. In: —— The Breastfeeding Answer Book. Schaumburg (Illinois): Revised Edition; 1998. p. 19-44.
16. La Leche League International. Positioning, latch-on, and the baby's suck. In: —— The Breastfeeding Answer Book. Schaumburg (Illinois): Revised Edition; 1998. p. 45-76.
17. La Leche League International. Expression and storage of human milk. In: —— The Breastfeeding Answer Book. Schaumburg (Illinois): Revised Edition; 1998. p. 169-94.
18. Lana APB. O livro de estímulo à amamentação: uma visão biológica, fisiológica e psicológica comportamental da amamentação. São Paulo (SP): Atheneu; 2001. p. 243-50.
19. Lawrence RA, Lawrence RM. Breastfeeding:a guide for the medical profession. 5th ed. USA: Mosby-Year Book;1999. p. 233-95.
20. Martin C. Guia prático de amamentação: soluções práticas de A a Z. Rio de Janeiro (RJ): Campus; 2001. p. 208-26. (Tradução de Miriam Crohmal).
21. Mattar R, Abrão ACFV. Aleitamento materno: manejo clínico. In: Camano L, Souza E, Sass N, Mattar R. Obstetrícia – Guias de Medicina Ambulatorial e Hospitalar. São Paulo: Manole; 2003. p. 365-76.
22. Mattar MJG. Aleitamento materno. In: Mariani Neto C, Tadini V. Manual de Residência Médica em Obstetrícia e Ginecologia. 3ª ed. São Paulo: Secretaria de Estado da Saúde/Hospital-Maternidade Leonor Mendes de Barros; 2000. p. 51-4.
23. Odent M. A cientificação do amor. [Tadução de Marcos de Noronha e Tália Gevaerd de Souza]. Florianópolis: Saint Germain, 2002. p. 41-9.
24. Organização Mundial da Saúde. Evidências científicas dos dez passos para o sucesso no aleitamento materno. Tradução de Maria Cristina Gomes do Monte. Brasília: Organização Panamericana de Saúde; 2001.
25. Organização Mundial da Saúde/UNICEF. Manual do Curso de Aconselhamento em amamentação: Um Curso de Treinamento/Instituto de Saúde: Gov. Estado de São Paulo; 1993.
26. Pinelli FSG, Abrão ACFV. Cuidados com a puérpera e o recém-

nascido. In: Barros SMO, Marin HF, Abrão ACFV. Enfermagem Obstétrica e Ginecológica: Guia para a Prática Assistencial. São Paulo (SP): Roca; 2002. p. 262-91.
27. Ramos CV, Almeida JAG. Alegações maternas para o desmame: estudo qualitativo. J Pediatr (Rio J) 2003;79(5):1-10.
28. Rea MF. Reflexões sobre a amamentação no Brasil:de como passamos a 10 meses de duração. Cad Saúde Pública 2003; 19(1):37-45.
29. Rezende MA, Sigaud CHS, Veríssimo MDR, Bertolozzi MR. O processo de comunicação na promoção do aleitamento materno. Rev Latino-Am Enfermagem 2002;10(2):1-8.
30. Riordan J, Averback KG. Amamentação: Guia prático. Rio de Janeiro (RJ): Revinter; 2000. Tradução de Marcus Renato Carvalho. 100p.
31. Sikorski J, Renfrenm J, Pindoria S, Wade A. Support for breast-feeding mothers (cochrane review). In: the Cochrane Library, Issue 2. Oxford: Ipdate Software; 2004.
32. Tamez RN. Atuação de enfermagem. In: Carvalho MR, Tamez RN. Amamentação: Bases Científicas para a Prática Profissional. Rio de Janeiro (RJ): Guanabara Koogan; 2002. p. 115-31.
33. Teruya K, Serva VB. Manejo da lactação. In: Rego JD. Aleitamento Materno. São Paulo (SP): Atheneu; 2001. p. 113-30.
34. Ventura WP. Promovendo o aleitamento no pré-natal, pré-parto e nascimento. In: Rego JD. Aleitamento Materno. São Paulo (SP): Atheneu; 2001. p. 99-112.
35. Vieira LB. Pré e pós-natal. In: Carvalho MR, Tamez RN. Amamentação: Bases Científicas para a Prática Profissional. Rio de Janeiro (RJ): Guanabara Koogan; 2002. p. 106-14.
36. Vinha VHP. O livro da Amamentação. São Paulo (SP): CLR Balieiro; 1999. 91p.
37. World Health Organization; UNICEF. Pregnancy, childbirth, postpartum and newborn care: a guide for essencial practice. Geneve: WHO Library Cataloguing in Publicacion; 2003. p. D11.

ANEXO I – FORMULÁRIO DE OBSERVAÇÃO DAS MAMADAS*

Amamentação vai bem	Possíveis dificuldades
Postura corporal	
Nutriz relaxada e confortável	Nutriz com ombros tensos, deita sobre o recém-nascido
Recém-nascido próximo e de frente para a mama	Recém-nascido longe da mãe
Cabeça e corpo do recém-nascido alinhados	Pescoço torcido
Queixo do recém-nascido tocando a mama	Queixo do recém-nascido não toca a mama
Nádegas do recém-nascido apoiadas	Somente ombro ou a cabeça apoiada
Respostas	
Recém-nascido procura o peito se faminto	Nenhuma resposta à mama
Recém-nascido roda e busca o peito	Não busca o peito
Recém-nascido explora a mama com a língua	Recém-nascido não interessado na mama
Recém-nascido calmo e alerta na mama	Recém-nascido inquieto ou chorando
Recém-nascido preso à mama	Recém-nascido escorrega da mama
Sinais de ejeção do leite (vazamento)	Não há sinais de saída do leite
Vínculo emocional	
Carrega de forma segura e confiante	Nervosa ou carrega vacilante
Atenção da mãe face a face	Contato olho no olho ausente
Muito toque materno	Pouco toque ou sacolejando o recém-nascido
Anatomia	
Peitos macios após as mamadas	Peitos ingurgitados
Mamilos exteriorizados e protáteis	Mamilos achatados
Pele parece saudável	Fissuras ou vermelhidão da pele
Peitos parecem redondos na mamada	Peitos parecem estirados ou caídos
Sucção	
Boca bem aberta	Boca pouco aberta, aponta para a frente
Lábio inferior virado para fora	Lábio inferior virado para dentro
Língua acoplada em torno da mama	Língua do recém-nascido não visível
Bochechas redondas	Bochechas tensas ou para dentro
Mais aréola em torno da boca recém-nascido	Mais aréola abaixo da boca do recém-nascido
Sugadas lentas, profundas, com pausa	Apenas sugadas rápidas
Pode-se ver e ouvir a deglutição	Ouve-se ruídos altos
Duração da sucção	
Recém-nascido solta o peito por vontade própria	Nutriz retira o recém-nascido do peito
Tempo de sucção do RN (em média)	

* Breast-Feeding Observation Form, HC Armstrong-Training Guide in lactation Management, New York, IBFAN, UNICEF, 1992.

7.5

Dúvidas Mais Freqüentes

Hamilton Henrique Robledo
Kelencristina Thomaz Romero

INTRODUÇÃO

O leite humano é muito mais que uma simples coleção de nutrientes, é uma substância viva de grande complexidade biológica, ativamente protetora e imunomoduladora[13]. Assim, a amamentação é um modo inigualável de proporcionar alimento ideal para o crescimento e desenvolvimento sadio de crianças normais, melhorando o vínculo mãe-filho[10,17] e dando proteção à mulher que amamenta[18].

Nas sociedades modernas, a mulher tem poucas oportunidades de obter aprendizado adequado dentro da própria família. Nos anos 70, pesquisas sobre alimentação fizeram com que profissionais da saúde e a sociedade acreditassem que o desmame precoce fosse a melhor forma de evitar a desnutrição, pois crenças como "leite fraco", "criança quer mamar toda hora", "pouco leite", "leite não sutenta" fizeram com que o aleitamento artificial, em olhos vistos, parecesse acabar com tais problemas, pois as crianças ganhavam muito peso e paravam de chorar[6].

O que não se sabia era que o organismo do recém-nascido apresenta mecanismos específicos que o impossibilitam de receber de forma correta alimentos complementares antes dos 6 meses de vida, pois é a partir dessa idade que eles atingem um estágio de desenvolvimento intestinal, neurológico, e os demais órgãos (mastigação, deglutição, digestão e excreção) que os habilitam a receber outros alimentos que não apenas o leite materno[12,13,24].

MITOS E CRENÇAS

Muitas mães decidem pela suplementação alimentar de seus filhos amamentados, ou deixar de amamentá-los, porque acreditam que não estão produzindo leite suficientemente adequado para atender às necessidades nutricionais da criança. Elas consideram seu leite "fraco", pois o comparam com o leite de vaca ou com fórmulas artificiais.

Assim, no que diz respeito ao tema "não ter leite", será possível mostrar à nutriz o quanto a manutenção da lactação depende de um ambiente adequado, dessa forma, ela poderá ser auxiliada com relação às condições que permitam melhorar sua autoconfiança e auto-estima, como também sua alimentação e seu descanso, para a realização de um processo complexo como o de amamentar[20].

O principal obstáculo ao amamentar freqüentemente se relaciona aos fatores emocionais e psicossociais, ou ainda à compreensão incompleta dos mecanismos de lactação e técnicas de amamentação. O estado de saúde e o ganho de peso do lactente proporcionam a essas mães evidências convincentes da suficiência quantitativa e nutricional de seu leite.

O choro do lactente é de todos os padrões de comportamento pré-verbais o que mais chama a atenção dos pais, pois causa irritabilidade e desconforto em toda a família que não sabe reconhecer o padrão de choro em diferentes circunstâncias como fome, dor e frio.

Diante disso, Murahovschi[11] (1994), por ocasião do choro excessivo, orienta a mãe a verificar:

- Nos casos de fome, levar a criança ao peito.
- Manter no colo com boa aproximação física (pele-a-pele) e deitado de bruços sobre a mão.
- Andar com a criança, conversando suavemente com ela por aproximadamente 5 minutos.
- Deixar na cama de preferência de bruços, e com um pano quente sob o abdome, em ambiente calmo, sem ruídos excessivos.
- Se ainda chorar, deixar chorar; não pegar, não embalar.
- Se estiver chorando durante 1 hora seguida, amamentar.

O estresse desencadeado muitas vezes por esses problemas, como falta de assistência e apoio à amamentação, erro na técnica do aleitamento, pouca ingestão de líquidos pela mãe, pode interferir na descida e manutenção do leite, e assim a quantidade de leite pode tornar-se menor, levando essa mãe a suplementar o aleitamento com fórmulas lácteas artificiais, que irão contribuir ainda mais para a diminuição da secreção do leite.

É importante também que os profissionais de saúde estejam atentos para as condições gerais das mamas e mamilos, observando ingurgitamento e traumatismos mamilares, situações que dificultam sobremaneira a amamentação[4,22]. Também é importante observar o vínculo entre mãe e filho[10] pela forma de ela segurá-lo, toques físicos durante a mamada e contato visual. Em uma avaliação efetiva da mamada, deve-se observar a dupla antes, durante e depois da mamada, para conferir o grau de satisfação da criança e de conforto (ausência de dor) da mãe, além das dificuldades apresentadas por ela durante a mamada.

LACTAÇÃO

O início da lactação é conduzido basicamente por estímulos hormonais, tais como os reflexos da prolactina e de ejeção. O primeiro é desencadeado pela sucção do mamilo, que estimula a hipófise anterior a produzir prolactina, que por sua vez desencadeia a produção láctea pelos alvéolos mamários. O reflexo de ejeção faz com que o leite contido nos alvéolos passe ativamente para o sistema de drenagem da mama. Assim a "descida do leite", que costuma ocorrer até o terceiro ou quarto dia pós-parto, acontece mesmo que a criança não esteja sugando[14].

A manutenção do reflexo da prolactina depende, obrigatoriamente, do estímulo da sucção; já o de ejeção tem controle psicossomático. A partir de então, inicia-se a galactopoese, que vai perdurar até o final da lactação, e possui controle autócrino e depende exclusivamente do esvaziamento mamário; assim, o controle na quantidade da produção láctea e sua qualidade irão depender da sucção do recém-nascido. Porém, a ejeção pode ser bloqueada por fatores psíquicos maternos, e quando a mãe está ansiosa, preocupada ou simplesmente desinteressada esse reflexo ocorre de modo insatisfatório ou deixa de existir, resultando no fracasso da amamentação[6,13].

Dessa forma, o sucesso do aleitamento materno depende de boa vitalidade da criança e sucção forte, para provocar o reflexo de prolactina; e que a mãe esteja tranqüila e motivada, possibilitando a ejeção do leite[23].

A grande maioria das mulheres tem condições biológicas de produzir leite suficiente para atender à demanda de seu filho. No entanto, "leite fraco" ou "pouco leite" são os argumentos mais freqüentemente citados para a introdução de complementos, que pode culminar com o desmame. A queixa de "pouco leite" muitas vezes é uma percepção errônea da mãe, alimentada pela insegurança quanto a sua capacidade de nutrir plenamente o recém-nascido, o desconhecimento do comportamento normal dele (que costuma mamar com freqüência, devido à melhor digestibilidade e absorção do leite materno que facilitam o esvaziamento gástrico) e opiniões negativas de pessoas próximas. Essa percepção errônea, muitas vezes leva à complementação alimentar da criança, que vai afetar negativamente a produção do leite, uma vez que o lactente passa a sugar menos no peito[6].

Quando o leite materno é insuficiente, a criança não fica saciada após as mamadas, chora muito, quer mamar com freqüência, faz mamadas muito longas e não ganha peso adequadamente (aproximadamente 20g por dia). O número de micções por dia (menos que seis a oito) e evacuações infreqüentes, com fezes em pequena quantidade, secas e duras, são indicativos indiretos de pouco volume de leite ingerido[6]. Alguns sinais como a perda de peso maior que 10% do peso de nascimento, a não-recuperação do peso de nascimento em até duas semanas de vida, a ausência de urina por 24 horas, a ausência de fezes amarelas no final da primeira semana de vida e sinais clínicos de desidratação devem ser observados com atenção pelo pediatra, pois são indicativos de que a criança não está recebendo leite suficiente nas primeiras semanas de vida[16].

TÉCNICAS DO ALEITAMENTO

A principal causa de insuficiência de leite é o erro da pega, mas outras também podem ser as causas como: mamadas infreqüentes e/ou curtas, horários predeterminados para a amamentação, ausência de mamadas noturnas, ingurgitamento mamário, uso de complementos e de chupetas[25] e protetores de mamilo podem levar a um esvaziamento inadequado das mamas. Outras situações menos freqüentes estão associadas com a sucção ineficiente do recém-nascido (lábio leporino e/ou fenda palatina, freio da língua curto, micrognatia, macroglossia, atresia de cloana, uso de medicamentos na mãe ou na criança que deixe a criança sonolenta, asfixia neonatal, prematuridade, síndrome de Down, hipotireoidismo, disfunção neuromuscular, doenças do sistema nervoso central, padrão de sucção anormal), problemas anatômicos da mama (mamilos muito grandes, invertidos ou muito planos)[22], doenças maternas (infecção, hipotireoidismo, diabetes não tratado, síndrome de Sheehan, tumor pituitário, doença mental), retenção de restos placentários, fadiga materna, distúrbios emocionais, uso de medicamentos que provocam diminuição da síntese láctea, restrição dietética importante, redução cirúrgica das mamas, fumo e gravidez são possíveis determinantes da baixa produção de leite. Portanto, é fundamental uma história detalhada e uma observação cuidadosa das mamadas para se descartar tais problemas[5].

INGURGITAMENTO MAMÁRIO

Dentre os problemas mamários que podem prejudicar a amamentação, o ingurgitamento mamário é relatado por vários autores como uma das causas mais importantes do desmame precoce[2,15], o qual ocorre devido a congestão e aumento da vascularização mamária, acúmulo de leite nos ductos alveolares e edema decorrente da congestão e obstrução da drenagem do sistema linfático. Dessa forma, a mama não é esvaziada e a produção do leite é interrompida, com posterior reabsorção do leite represado, ocorrendo então o aumento da pressão intraductal que provoca no leite acumulado um processo de transformação intermolecular, tornando-o mais viscoso, o que costuma-se chamar de "leite empedrado"[1].

É importante diferenciar o ingurgitamento fisiológico do patológico. O primeiro é discreto e representa um sinal positivo de que o leite está "descendo". Não requer intervenção. Já no segundo, a distensão tecidual é excessiva, causando grande desconforto e às vezes acompanhada de febre e mal-estar. A mama encontra-se aumentada de tamanho, dolorosa, com áreas difusas avermelhadas, edemaciadas e brilhantes. Os mamilos ficam achatados, dificultando a pega do recém-nascido, e o leite muitas vezes não flui com facilidade. Costuma ocorrer com maior freqüência em torno do terceiro ao quinto dia após o parto devido a início tardio da amamentação, mamadas infreqüentes, restrição da duração e freqüência das mamadas, uso de suplementos e sucção ineficaz do lactente[27].

Uma vez instalado o ingurgitamento, recomenda-se que a criança seja amamentada com freqüência, em livre demanda; realização de massagens nas mamas seguidas de ordenha manual[26] antes da mamada, para a criança abocanhar a mama adequadamente e para que o leite viscoso fique fluido e assim facilite seu reflexo de ejeção. Pode-se ainda usar compressas mornas e frias ou se necessário prescrever para a mãe antiinflamatórios orais; o uso de sutiã com alças largas e firmes alivia a dor e mantém os ductos em posição anatômica. O recém-nascido deve ser colocado para mamar ajudando o esvaziamento das mamas, as quais, se houver a impossibilidade desse evento, devem ser ordenhadas manualmente ou com bomba de sucção. O esvaziamento da mama aliviará a dor, diminuirá a pressão nos alvéolos, realizando a drenagem da linfa e a redução do edema, além de diminuir o risco de comprometimento da produção do leite e, sobretudo, da ocorrência de mastite.

A técnica de ordenha manual, segundo Vinha (1983)[26], será descrita a seguir (Fig. 7.16):

- Primeiramente, fazer compressão suave, mas firme, da aréola, para esvaziar os depósitos subjacentes.
- A seguir, ir em direção aos depósitos mais distantes, que estão na base da mama.
- No entanto, se há ponto dolorido devido a ingurgitamento, no trajeto entre aréola e base da mama, deve-se primeiro drená-lo. Para isso, faz-se massagem suave e circular sobre o ponto em questão (cerca de 10 movimentos). Com a mesma pressão ou pouco mais, são feitos movimentos em direção à aréola, na qual se aumenta a compressão, a fim de que o leite saia.
- A seguir, continua-se ao longo de toda a base da mama.
- Caso a mama esteja muito ingurgitada e o leite demorando a sair, repete-se a massagem.
- O leite deve ser recolhido em vasilhame limpo.

OBSTRUÇÃO DE DUCTOS LACTÍFEROS

Pode ainda ocorrer um outro problema das mamas, que é a obstrução dos ductos lactíferos, quando o leite produzido em determinada área da mama por alguma razão não é drenado adequadamente. Essa intercorrência acontece com freqüência quando a mama não está sendo esvaziada adequadamente, ou por amamentação infreqüente, ou quando a criança apresenta sucção inefetiva. Pode ocorrer também devido à existência de uma pressão local cau-

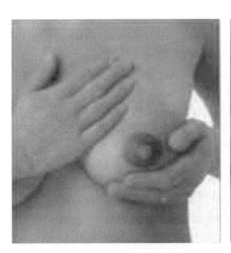 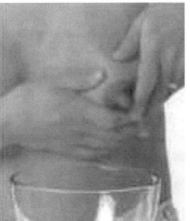 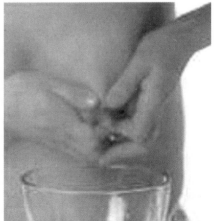

Figura 7.16 – Ordenha manual. Extraído: http://www.aleitamento.org.br/manual/extrair.htm

sada por sutiã muito apertado. Para a prevenção desse bloqueio, torna-se necessária a utilização de medidas de esvaziamento completo das mamas, além de técnicas corretas de amamentação, mamadas freqüentes, uso de sutiãs de sustentação que não bloqueiem a drenagem do leite.

No início de cada mamada, a maioria das mulheres sente discreta dor ou desconforto, o que é considerado normal. No entanto, mamilos muito dolorosos e machucados não são normais. Os traumatismos mamilares incluem eritema, edema, fissuras, bolhas, "marcas" brancas, amarelas ou escuras e equimoses.

AMAMENTAÇÃO DOLOROSA

A causa mais comum de dor para amamentar deve-se a traumatismos mamilares por posicionamento incorreto e pega inadequada. Outras causas incluem mamilos curtos/planos ou invertidos, disfunções orais na criança, freio de língua excessivamente curto, sucção não-nutritiva prolongada, uso impróprio de bombas de extração de leite, não-interrupção da sucção da criança antes de retirá-la do peito, uso de cremes e óleos que causam reações alérgicas nos mamilos, uso de protetores de mamilo (intermediários) e exposição prolongada a forros úmidos.

A dor ao amamentar é uma importante causa de desmame e, por isso, sua prevenção é primordial; portanto, para o sucesso da amamentação é fundamental o preparo das mamas durante o período pré-natal e adequada orientação da gestante para evitar estes contratempos, mas se esses ocorrerem as seguintes medidas devem ser tomadas[6,14]:

- Amamentar com técnica correta.
- Manter os mamilos secos, expondo-os ao ar livre ou à luz solar e trocar com freqüência os forros utilizados quando há vazamento de leite.
- Não usar produtos que retiram a proteção natural do mamilo, como sabões, álcool ou qualquer produto secante.
- Amamentar em livre demanda – a criança que é colocada no peito assim que dá sinais de que quer mamar vai ao peito com menos fome, com menos probabilidade de sugar com força excessiva.
- Ordenhar manualmente a aréola antes da mamada se ela estiver ingurgitada, o que aumenta sua flexibilidade, permitindo uma pega adequada.
- Se for preciso interromper a mamada, introduzir o dedo indicador ou mínimo pela comissura labial da boca da criança, de maneira que a sucção seja interrompida antes de ela ser retirada do seio.
- Evitar o uso de protetores (intermediários) de mamilo.

AFECÇÕES MAMÁRIAS

Algumas infecções também podem atrapalhar a lactação, como é o caso da mastite, dos abscessos mamários, que geralmente são complicações de mastites não tratadas ou tratadas tardiamente ou de forma ineficaz; ou ainda a infecção mamilar por *Staphylococcus aureus* que, segundo Livingstone et al.[9], 1996, é responsável por 54% das infecções da mama fissurada de mães com crianças menores de um mês.

Qualquer fator que favoreça a estagnação do leite materno predispõe ao aparecimento de mastite, incluindo mamadas com horários regulares, redução súbita no número de mamadas, longo período de sono da criança à noite, uso de chupetas ou mamadeiras, não-esvaziamento completo das mamas, freio de língua curto, criança com sucção débil, produção excessiva de leite, separação entre mãe e recém-nascido e desmame abrupto[7,28].

A mastite puerperal ou da lactação é um processo infeccioso agudo das glândulas mamárias que acomete mulheres em fase de lactação, com achados clínicos que vão desde a inflamação focal, com sintomas sistêmicos como febre, mal-estar geral, astenia, calafrios e prostração, até abscessos e sepse[19]. A mastite puerperal é um dos fatores relacionados ao desmame, pois, devido ao desconforto e à dor, e também por acreditarem que o leite da mama afetada fará mal à criança, muitas mulheres desmamam precocemente seus filhos se não forem adequadamente orientadas e apoiadas[21]. Dados mostram que a mastite acomete, em média, 2 a 6% das mulheres que amamentam[7]. Estudos recentes prospectivos mostram incidência mais elevada de até 27%, com 6,5% de recorrência[3,8]. O componente mais importante do tratamento da mastite é o esvaziamento adequado da mama por meio da manutenção da amamentação e a retirada manual do leite após as mamadas. Se necessário, deve-se utilizar antiinflamatórios e antibióticos conforme o estado de comprometimento das mamas e sistêmico da mãe.

A candidíase mamilar também é muito comum no puerpério e geralmente é transmitida à mãe pela criança. Para evitar essa contaminação, deve-se manter os mamilos sempre secos e arejados, expondo-os à luz por alguns minutos ao dia. Em caso de infecção o tratamento deve ser simultâneo para a mãe e a criança, pois mesmo assintomática é a criança quem transmite o fungo. Devido a ardência e às fisgadas nos mamilos, as crianças são desmamadas por conta da dor que a mãe sente.

REFERÊNCIAS BIBLIOGRÁFICAS

1. Almeida JAG. Amamentação. Um híbrido natureza-cultura. Rio de Janeiro: Editora Fiocruz; 1999.

2. Barros FC, Halpern R, Victora CG, Teixeira AMB, Béria JU. Promoção da amamentação em localidade urbana da região sul do Brasil: estudo de intervenção randomizado. Rev Saúde Pública 1994;28(4):277-83.
3. Fetherston C. Characteristics of lactation mastitis in a Western Australian cohort. Breastfeed Rev 1997;5:5-11.
4. Giugliani ERJ. O aleitamento materno na prática clínica. J Pediatr (Rio J) 2000;76(Supl 3):S238-52.
5. Giugliani ERJ. Slow weight gain/failure to thrive. In: Walker M, editor. Lactation Consultant Core Curriculum. Boston: Jones and Bartlett Publishers; 2001. p. 332-55.
6. Giugliani ERJ. Problemas comuns na lactação e seu manejo. J Pediatr (Rio J) 2004;80(5 Supl):S147-54.
7. Kaufmann R, Foxman B. Mastitis among lactating women: occurrence and risk factors. Soc Sci Med 1991;33:701-5.
8. Kinlay JR, O'Connell DL, Kinlay S. Incidence of mastitis in breastfeeding women during the six months after delivery: prospective cohort study. Med J Aust 1998;169:310-2.
9. Livingstone VH, Willis CE, Berkowitz J. Staphilococcus aureus and sore nipples. Can Fam Physician 1996;42:89-99.
10. Mäder CVN, Nascimento CL, Spada PV, Nóbrega FJ. Avaliação e fortalecimento do vínculo materno-fetal. Rev Paul Pediatr 2002;20(5):237-40.
11. Murahovschi J. Pediatria diagnóstico + Tratamento. 5ª ed. Atual. São Paulo: Sarvier; 1994.
12. Nascimento MBR, Issler H. Breastfeeding: making the difference in the development, health and nutrition of term and preterm newborns. Rev Hosp Clin 2003;58(1):49-60.
13. Organização Mundial da Saúde. Alimentação Infantil – Bases fisiológicas. Genebra; 1989. 97p.
14. Penna HAO, Lima IN, Bresolin AMB, Issler H, Slywitch MV, Schvartsman S. Higiene alimentar. In Marcondes E. Pediatria Básica. 8ª ed. São Paulo: Sarvier; 1991. p. 79-108.
15. Percegoni N, Araújo RMA, Silva MMS, Euclydes MP, Tinôco ALA. Conhecimento sobre aleitamento materno de puérperas atendidas em dois hospitais de Viçosa, Minas Gerais. Rev Nutr 2002;15(1):25-39.
16. Powers NG. How to assess slow growth in the breastfed infant. Pediatr Clin North Am 2001;48:345-63.
17. Procianoy RS, Bercini MA. Aleitamento materno e vínculo entre mãe e filho. J Pediatr 1983;54(4):177-9.
18. Rea MF. Os benefícios da amamentação para a saúde da mulher. J Pediatr 2004;80(5 Supl):S142-6.
19. Rezende J, Montenegro CAB. Patologias da lactação. In: Rezende J, Montenegro CAB. Obstetrícia fundamental. 5ª ed. Rio de Janeiro: Guanabara Kogan; 1987. p. 503-7.
20. Rezende MA, Fujimori E. Promoção do aleitamento materno e alimentação da criança. Manual de enfermagem (revista eletrônica). 2001 set (citado 20 de fevereiro de 2005); p. 88-94. Disponível em: http://ids-saude.uol.com.br/psf/enfermagem.
21. Sales NA, Vieira GO, Moura MSQ, Almeida SPTMA, Vieira TO. Mastite puerperal: estudo de fatores predisponentes. Rev Bras Ginecol Obstet 2000;22(10):627-32.
22. Sanches MTC. Manejo clínico das disfunções orais na amamentação. J Pediatr (Rio J) 2004;80(5 Supl.):S155-62.
23. Vannuchi MTO, Monteiro CA, Réa MF, Andrade SM, Matsuo T. Iniciativa Hospital Amigo da Criança e aleitamento materno em unidade de neonatologia. Rev Saúde Pública 2004;38(3):422-28.
24. Vieira GO, Almeida JAG, Silva LR, Cabral VA, Santana Netto PV. Fatores associados ao aleitamento materno e desmame em Feira de Santana, Bahia. Rev Bras Saude Mater Infant 2004; 4(2):143-50.
25. Vinha, Vera Heloisa Pileggi. Projeto aleitamento materno: determinação de sua eficácia com vistas ao autocuidado com a mama puerperal. Tese apresentada a Universidade de São Paulo. Escola de Enfermagem de Ribeirão Preto; 1988. 276 p.
26. World Health Organization. Mastitis. Causes and management. Geneva: World Health Organization; 2000.

7.6
Alimentação de Transição no Primeiro Ano de Vida

Domingos Palma
Marina Borelli Barbosa

A alimentação é um dos fatores mais importantes para a saúde da criança, principalmente nos primeiros anos de vida.

Os elementos fundamentais à nutrição – proteínas, lipídios, carboidratos, vitaminas, sais minerais e água – devem cobrir as necessidades nutricionais de cada indivíduo e, para tanto, guardar adequada proporção entre si para que haja perfeita utilização pelos órgãos e tecidos.

As necessidades de energia do lactente, devido a sua alta velocidade de crescimento, são duas a três vezes maiores que as do adulto. Baseando-se no padrão fornecido pelo leite materno, estima-se que o recém-nascido necessite de cerca de 125kcal/kg/dia, sendo que esse valor vai decrescendo, chegando a aproximadamente 100kcal/kg/dia, por volta do sexto mês de vida. Até o final do primeiro ano, essa necessidade mantém-se entre 95 e 100kcal/kg/dia[23].

Em relação às calorias, também é importante que seja considerada a densidade energética dos alimentos, particularmente nesse período em que, culturalmente, é bastante freqüente o uso de dietas líquidas que não satisfazem as necessidades nutricionais e ultrapassam a capacidade gástrica da criança[6,23].

Nas últimas duas décadas, ocorreram mudanças importantes nas normas e recomendações para a alimentação na infância[24]. Tem sido reconhecida a importância do aleitamento materno, por ser alimento indispensável, praticamente insubstituível, para o início de vida da criança. Assim, o aleitamento materno deve ser incentivado, apoiado, estimulado, divulgado e promovido, de maneira a garantir sua duração por um tempo adequado[17].

Nos últimos anos, acumularam-se evidências científicas que fundamentam a importância da amamentação exclusiva, sob livre demanda, por pelo menos quatro e idealmente por seis meses e da manutenção do aleitamento materno até o primeiro ou segundo ano de vida[14,24].

DESMAME

O conceito mais aceito de desmame é aquele que o define como a introdução de qualquer tipo de alimento na dieta de uma criança, que até então se encontrava em regime de aleitamento materno exclusivo. Dessa maneira, denomina-se "período de transição" o período compreendido entre a introdução desse novo alimento até a supressão completa do aleitamento materno[17].

Tal período é uma fase de transição de elevado risco para a criança, não somente pela alta incidência de diarréia que costuma ocorrer, decorrente da administração de alimentos não adequados e/ou das más condições de higiene em seu preparo, mas, principalmente, pela utilização inadequada de alimentos complementares (lácteos ou não), insuficientes para as necessidades nutricionais da criança[10,13,23].

Nos casos que demandam introdução mais precoce de alimentos de transição, a criança deverá recebê-los sem prejuízo da quantidade de leite materno ingerido, de forma a completar suas necessidades calóricas e não de substituir o leite materno.

A tendência atual, baseada em novos conhecimentos sobre a alimentação ideal da criança, é recomendar que a introdução de alimentos complementares – ou seja, quaisquer alimentos nutritivos, sólidos ou líquidos diferentes do leite materno, oferecidos à criança amamentada – não seja estabelecida rigidamente. Ao contrário, deve ser oportuna e adequada, dependendo da velocidade de crescimento, do estágio de desenvolvimento e do nível de atividade do recém-nascido[5,19,23,24].

A flexibilidade da época de introdução desses alimentos baseia-se em circunstâncias individuais que devem ser consideradas, sobretudo nas sociedades modernas, onde a mulher é importante força de trabalho.

Dentro dessa abordagem, a criança pequena constitui um dos grupos mais vulneráveis aos erros e deficiências de alimentação, sobretudo no período de desmame[17].

Dessa forma, alguns cuidados são básicos durante esse processo:

- O desmame deve ser gradual, tanto na qualidade e quantidade, quanto na consistência dos alimentos utilizados.

- Os novos alimentos introduzidos devem respeitar os hábitos alimentares da família e sua disponibilidade local (alimentos de épocas, preços).
- Cuidar, da melhor maneira possível, da higiene no manuseio, na estocagem, no preparo e na administração dos alimentos, diminuindo os riscos de contaminação.
- Oferecer sempre os alimentos com colher e, enquanto a criança não aceitar uma quantidade satisfatória, completar a refeição com leite materno.

ALIMENTAÇÃO COMPLEMENTAR PARA O DESMAME

Aleitamento artificial

Nos casos em que seja necessária a complementação ou suplementação do leite materno, quando sua ingestão for inadequada ou as mães não queiram ou não possam amamentar, o procedimento exigirá decisão clínica individualizada e dependerá da idade da criança. Se ela estiver muito próxima do período inicial de vida, o recomendável será introduzir apenas um outro leite adicional como complementação, sendo indicada a introdução de fórmula infantil.

Como as composições do leite de vaca integral e das fórmulas infantis diferem bastante do leite humano, a escolha para alimentar aqueles lactentes impossibilitados, por algum motivo, de serem amamentados representa um importante impacto nutricional.

Classicamente utilizado para substituir ou complementar o leite materno, o leite de vaca é um alimento de alto valor biológico que, para ser apropriadamente metabolizado pelo lactente, deve sofrer algumas modificações para adequar-se a sua capacidade digestiva e suas necessidades nutricionais.

O desenvolvimento dos substitutos para o leite materno é uma parte integrante da história da pediatria. Nos últimos anos, grupos científicos e grandes produtores de alimentos lácteos têm modificado o leite de vaca, para aproximá-lo qualitativamente do leite humano. Inicia-se, assim, o período das fórmulas infantis que utilizam o leite de vaca como base e que, pela modificação de proteínas, sais minerais, adição de ferro e oligoelementos, procuram uma composição que se assemelhe à do leite materno[7].

Embora nunca tenha sido desenvolvida uma fórmula infantil que reproduza as propriedades imunológicas e a digestibilidade do leite materno, as fórmulas infantis passaram por muitas revisões e tornaram-se uma parte importante do regime alimentar dos lactentes em seu primeiro ano de vida, contribuindo de maneira importante para atingir suas necessidades nutricionais[1].

Na elaboração das fórmulas infantis, para melhorar a digestibilidade, há uma retirada parcial ou total da gordura do leite de vaca – onde predominam os ácidos graxos saturados –, acrescentando-se óleo vegetal rico em ácidos graxos poliinsaturados, principalmente o ácido linoléico, que desempenha papel importante no processo de crescimento e desenvolvimento[11].

As fórmulas infantis, reguladas por um código de composição rigoroso, denominado Codex Alimentarius FAO/OMS[8], devem ser nutricionalmente equilibradas, a fim de proporcionar crescimento e desenvolvimento adequados aos lactentes sadios[18].

No mercado, temos à disposição várias fórmulas que estão de acordo com essas recomendações, tanto as que se originam do leite de vaca quanto às de origem vegetal. Podemos agrupá-las segundo sua origem em:

1. Leite de vaca:
   - fórmulas de início para lactentes sadios;
   - fórmulas de início hipoalergênicas;
   - fórmulas *follow-up*;
   - fórmulas para prematuros e recém-nascidos de baixo peso;
   - fórmulas sem lactose;
   - fórmulas semi-elementares.
2. Leite de vaca e proteína isolada de soja.
3. Proteína isolada da soja – a alegação de que o leite de vaca integral representa menor custo para as famílias não torna lícita nem ética sua prescrição, sabidamente imprópria. Sua utilização pelo lactente, mesmo que diluído, é um dos mais sérios erros alimentares. Portanto, recomendamos que o leite de vaca integral não seja utilizado na alimentação durante o primeiro ano de vida, mesmo em suas preparações diluídas.

A alternativa aceitável ao leite materno são as fórmulas infantis regulamentadas pelo Codex Alimentarius FAO/OMS[8], que devem ser equilibradas e atenderem às necessidades nutricionais da criança.

Alimentação de transição

Enfatizamos a importância da amamentação exclusiva nos seis primeiros meses de vida e a introdução de alimentos complementares adequados em tempo oportuno. Esses alimentos devem ser ricos em energia, proteínas e micronutrientes, isentos de contaminação, com consistência e em quantidade apropriadas à idade da criança[2,5,16].

A densidade energética é um dos principais fatores para a seleção dos alimentos a serem oferecidos e combinados[5,15,19,20]. Como para energia, a adequação também deve ocorrer para micronutrientes como ferro, zinco, cálcio, vitamina C, vitamina A e folato, por meio da combinação dos diferentes grupos de alimentos. Os alimentos de origem animal são mais ricos em vitaminas A, D, E, riboflavina e vitamina B_{12}, zinco, ferro e cálcio. Já os alimentos de origem vegetal são mais ricos em tiamina, vitamina B_6, vitamina C e ácido fólico[9,23].

Essa alimentação também deve ser isenta de contaminação, com pouco sal ou tempero, em quantidade e forma de apresentação adequadas[5,18,19].

Na elaboração de uma dieta de transição, é necessário lembrar que ela deve ter composição equilibrada. Esta, para ser atingida, depende da utilização de alimentos diversos, já que cada grupo destes fornecerá um determinado tipo de nutriente[3,16,17] (Quadro 7.2).

Quadro 7.2 – Tipos de nutrientes e grupos de alimentos.

Nutrientes	Grupos de alimentos
Carboidratos	Dos cereais (arroz, milho, fubá, trigo – macarrão) e tubérculos (batata, mandioca, cará, mandioquinha, inhame)
Proteína animal	Das carnes (bovina, aves, peixes e ovos)
Proteína vegetal	Das leguminosas (feijão, lentilha, ervilha)
Vitaminas e sais minerais	Das frutas (laranja, banana, pêra, maçã, melancia, melão, maracujá, abacaxi, goiaba)
	Das hortaliças (verduras = chicória, couve, espinafre, acelga; e legumes = cenoura, beterraba, abobrinha, abóbora, chuchu)
Lipídios	Dos óleos e gorduras (óleo de soja, de canola, de milho, de girassol, azeite de oliva, manteiga, margarina)

A partir dos 6 meses, deve ser iniciada a introdução das frutas, na forma de suco e papa de fruta, pois são mais facilmente aceitas devido ao sabor adocicado. Geralmente, inicia-se pelas frutas menos ácidas e que estejam mais maduras. O suco de fruta será introduzido no intervalo entre as mamadas ou após o oferecimento da papa salgada e não deve conter açúcar. No início, a criança irá receber pequena quantidade de suco (em torno de 30 a 50ml) que deverá ser aumentada gradativamente até atingir uma aceitação de 100 a 150ml por dia. A papa de fruta pode ser introduzida no horário de uma mamada correspondente ao lanche da tarde e então completar essa refeição com o leite materno ou substituto. Essa papa deve ser amassada ou raspada e oferecida com colher. Inicia-se com algumas colheradas até atingir o consumo de uma fruta por refeição. Para compra, as frutas devem estar com a casca lisa, sem manchas escuras e firmes ao tato.

É muito importante observar o papel regulador intestinal das frutas, que depende de cada organismo. As frutas mais laxantes costumam ser laranja, mamão, abacate, abacaxi, ameixa, melancia, e as frutas mais obstipantes são banana, maçã com casca, pêra com casca, maracujá, goiaba.

A partir dos seis meses, introduz-se a primeira refeição salgada, preferencialmente no horário do almoço. As primeiras papas são denominadas papas de transição, devendo ser compostas de um tubérculo (batata, mandioca, mandioquinha, cará, inhame) ou um cereal (arroz, milho, trigo – macarrão), fornecendo energia, uma fonte de proteína que pode ser carne, frango ou a gema de ovo e uma hortaliça, preferencialmente o legume (cenoura, chuchu, abóbora, beterraba, abobrinha), fonte de vitaminas e minerais. Deve-se utilizar óleo vegetal para refogar a carne, cebola e sempre com pouco sal.

A partir dos 7 meses, será introduzida a segunda papa no horário do jantar, composta por um cereal (arroz, milho, trigo – macarrão) ou um tubérculo, duas hortaliças (um legume e uma verdura sempre cozidos), uma fonte protéica de origem animal (carne, frango, gema de ovo) ou uma leguminosa (fonte protéica de origem vegetal). No início, a introdução da leguminosa será sob a forma de caldo e depois dos 8 meses deve-se utilizar caldo e grão amassado pelo menos duas vezes na semana. Não devemos esquecer do óleo vegetal para refogar a cebola, o alho, podendo adicionar também outros condimentos naturais, como o cheiro-verde e uma pequena quantidade de sal.

A carne será introduzida desfiada ou moída, sempre aproveitando o caldo, e depois poderá ser oferecida em pedaços pequenos. A carne de boi magra e o frango são recomendados por conter menor teor de gordura e ser menos alergênicas. O fígado é a única víscera que será oferecida à criança até os 2 anos de idade; pode-se oferecê-lo uma vez na semana, por ser uma fonte importante de ferro de alta biodisponibilidade, bem como de vitamina A. A introdução dos pescados é recomendada a partir do oitavo ou nono mês.

Após a estabilização da aceitação da papa, deve-se iniciar a administração do ovo, nunca cru, apenas com a gema cozida, misturada na papa, para posteriormente, por volta dos 10 meses de idade, oferecer o ovo inteiro. O ovo poderá, então, servir de substituto para a carne da refeição.

Um cuidado importante é a quantidade de água para cozinhar a papa. Essa quantidade deve ser suficiente para cobrir os ingredientes na panela e se necessário poderá ser adicionada pequena quantidade para terminar o cozimento. A preparação da papa deverá ser na forma de um purê. Após o cozimento, os ingredientes deverão ser amassados com garfo, nunca liquidificados ou peneirados e oferecidos com a colher.

A introdução da refeição de sal também será gradual, iniciando-se com duas a três colheres das de chá e até que a quantidade corresponda a 10 colheres de sopa.

Os alimentos dos diversos grupos devem ser variados gradualmente após uma aceitação regular da primeira papa oferecida (papa de transição), tomando-se o cuidado de substituir apenas um alimento de cada vez, com intervalo de dois a três dias, a fim de facilitar a identificação de um produto desencadeante de uma possível reação alérgica[12,19,21].

A introdução no tempo adequado e de maneira gradual são características importantes na formação de um hábito alimentar adequado, bem como na determinação da aceitação desses novos alimentos, pois a criança está aprendendo a comer e deve ser exposta a um mesmo alimento por 8 a 10 vezes para caracterizar tal aceitação[4,19].

Observações

- É importante evitar a administração de refeições muito diluídas, de baixa densidade energética, que podem ultrapassar a capacidade digestiva da criança.
- Após as refeições de sal, deverá ser oferecido o seio materno, respeitando-se a aceitação da criança. A introdução de outros alimentos não implica a obrigatoriedade de interrupção ou redução do aleitamento materno, que deverá ser mantido pelo maior tempo possível.
- Devem-se utilizar quantidades moderadas de sal, o que resultará em um hábito benéfico a longo prazo.
- Para diminuir o risco de contaminação, a higienização de frutas e hortaliças é um dos cuidados mais importantes, como também a higiene pessoal adequada de quem prepara os alimentos e do local de preparo. A higienização desses vegetais deve ser feita com solução clorada, deixando de molho por, no mínimo, 15 minutos e enxaguando em água corrente.
- Os alimentos da dieta de transição devem ser preferencialmente produtos regionais, de custo mais baixo e fácil obtenção.
- As duas refeições de sal do dia podem ser preparadas no mesmo momento, desde que haja condições adequadas para sua conservação e armazenamento.

Por fim, reafirmamos que, para a orientação de uma alimentação saudável, deve-se levar em conta a disponibilidade local, os hábitos e os valores culturais da família[22], pois, nos primeiros anos de vida, o alimento é uma das principais formas de contato com o mundo externo, contribuindo, assim, para o adequado desenvolvimento neuromotor e emocional da criança.

REFERÊNCIAS BIBLIOGRÁFICAS

1. American Academy of Pediatrics – Committee on Nutrition. Pediatric Nutrition Handbook. USA; 1992-1993.
2. American Academy of Pediatrics. Breastfeeding and the use of human milk. Pediatrics 1997;100:1035-9.
3. Birch LL. Conducta alimentar en los niños: perspectiva de su desarrollo. In: Nutrición y Alimentación del Niño en los Primeros Años de Vida. Washington: Organización Panamerican de la Salud; 1997. p. 34-48.
4. Birch LL. Development of food acceptance patterns in the first years of life. Proc Nutr Soc 1998;(57):617-24.
5. Brasil. Ministério da Saúde/Organização Panamericana da Saúde/Organização Mundial da Saúde. Guia alimentar para crianças menores de dois anos. Brasília; 2002.
6. Brown KH, Sanchez-Grinan M, Perez F, Peerson JM, Ganoza L, Stern JS. Effects of dietary energy density and feeding frequency on total daily intakes of recovering malnourished children. Am J Clin Nutr 1995;62:13-8.
7. Cardoso AL. Novos ingredientes em fórmulas infantis. In: Barbieri D, Palma D eds. Gastroenterologia e Nutrição. Série Atualizações Pediátricas. São Paulo: Atheneu; 2001. p. 271-95.
8. Codex Alimentarius Comission. Joint FAO/OMS Food Standards Programme. Codex Standard for follow up formulae (CodexStan 156-1987). In: Codex Alimentarius. vol 4. 2nd ed. Rome: FAO/WHO; 1994.
9. Devincenzi UM, Ribeiro LC, Modesto SM, Campos KA, Sigulem DM. Nutrição e alimentação nos dois primeiros anos de vida. Compacta 2004;5(1):7-22.
10. Esrey SA, Feachem RG. Interventions for the control of diarrhoeal-basis among young children: promotion of food hygiene. WHO/CDD/89.30. Geneva: WHO; 1989.
11. Ferrer PA. Importancia de los ácidos grasos poliinsaturados en la alimentación del lactante. Arch Argent Pediatr 2000; 98(4):231-8.
12. Garcia Oliva CA, Palma D. Terapia nutricional na diarréia aguda e persistente. In: Lopez FA, Sigulem DM, Taddei JA eds. Fundamentos da Terapia Nutricional em Pediatria. São Paulo: Sarvier; 2002. p. 133-41.
13. Issler H. Aleitamento materno. In: Issler H, Leone C, Marcondes E. Pediatria na Atenção Primária. São Paulo: Sarvier; 1999.
14. Kramer MS, Kakuma R. The optimal duration of exclusive breastfeeding. A systematic review. Geneva: WHO; 2002.
15. Marchioni DM, Latorre MR, Szafarc SC, Souza SB. Complementary feeding: study on prevalence of food intake in two health centers of São Paulo City. Arch Latinoam Nutr 2001; 51(2):161-6.
16. Organización Mundial de la Salud. 54ª Asamblea Mundial de la Salud. A54/INF. Doc/4, 1 de mayo de 2001. Estrategia mundial para la alimentación del lactante y del niño pequeño conclusões y recomendaciones.
17. Palma D, Nóbrega FJ. Alimentação da criança. In: Nóbrega FJ. Distúrbios da Nutrição. Rio de Janeiro: Revinter; 1998. p. 11-4.
18. Palma D. Alimentação da criança: o desmame; quando, como e por quê? In: Cardoso AL, Lopes LA, Taddei JAAC, eds. Tópicos Atuais em Nutrição Pediátrica. Série Atualizações Pediátricas. São Paulo: Atheneu; 2004. p. 1-10.
19. Victora CG, Giugliani ER. Alimentação complementar. J Pediatr 2000;76(Supl 3):S253-62.
20. Weaver L, Michaelsen KF. A good start in life: breast is best, but complementary foods should not be worse. Nutrition 2001;17(6):481-3.
21. Woiski JR. Nutrição e dietética em pediatria. 4ª ed. Rio de Janeiro: Atheneu; 1995.
22. World Health Organization, Department of Nutrition for Health and Development. Complementary feeding: family foods for breastfed children. Geneva: WHO; 2000.
23. World Health Organization. Complementary feeding of young children in developing countries: a review of current scientific knowledge. Geneva: WHO; 1998.
24. World Health Organization. The World Health Organization's infant-feeding recommendation. Bull World Health Org 1995; 73:165-74.

7.7
Dificuldades Psicológicas durante a Amamentação

Fátima Ferreira Bortoletti
Magda Spinello Cônsul da Silva
Maria do Carmo Braga do Amaral Tirado

Este capítulo tem como objetivo abordar o enfoque psicodinâmico dos aspectos relacionados ao aleitamento materno. No entanto, não tem a pretensão de esgotar o assunto e sim enfocar pontos fundamentais desse processo.

Está diretamente voltado para os aspectos emocionais, uma vez que esta é a nossa via de acesso assistencial. Nosso enfoque é preventivo, uma vez que temos em mãos instrumentos valiosos que nos permitem direcionar objetivamente nosso propósito central no ciclo gravídico-puerperal, que é a prevenção de transtornos psicológicos. Estamos nos referindo a tão conhecida depressão pós-parto e, felizmente, a não tão comum psicose puerperal. Acreditamos que todos os profissionais que atuam no ciclo gravídico-puerperal podem e devem estar comprometidos com a prevenção desses quadros, uma vez que o aleitamento materno atua diretamente nesse aspecto. Como? O ciclo gravídico-puerperal é considerado o auge do desenvolvimento psicossexual feminino, sendo a amamentação o período que fecha esse ciclo, que atesta para a mulher seu sucesso na consolidação de sua identidade feminina. E qualquer dificuldade nesse período atua diretamente na auto-estima da puérpera, a qual se encontra naturalmente vulnerável aos transtornos citados. Facilmente podemos observar isso. Elogie a "barriga" de uma gestante, ou, até melhor, elogie uma criança no colo materno questionando: "É só peito"? Observe a expressão de orgulho da puérpera quando essa responde: "É"!!! com certeza todos os pontos de exclamção que colocássemos seriam insuficientes para demonstrar o tamanho de sua auto-estima. Já se observarmos uma mãe que não teve êxito no aleitamento, facilmente podemos perceber a tristeza no seu olhar e a expressão de baixa auto-estima. Jamais, porém, devemos "criticar" uma puérpera por não amamentar, pois, em muitos casos, essa relação tão íntima significaria o desencadeamento de conteúdos psíquicos latentes oriundos de situações conflitantes.

E, por falar em relação tão íntima, normalmente não nos damos conta do quão íntima é essa relação. Pelo contrário, tendemos a olhar esse encontro com muita ternura, desprovida de qualquer intimidade. Porém, não é à toa que muitos homens não suportam o aleitamento materno e de alguma maneira prejudicam sua ocorrência... O recém-nascido lhes "roubou" o peito. Para alguns homens esse sentimento é desesperador e até mesmo insuportável e, se não houver um espaço adequado para se trabalhar esses sentimentos inerentes à condição humana, com certeza ele será um agente efetivo que dificultará o sucesso da amamentação. Na verdade, existe um movimento positivo nesse contexto, pois, embora de maneira inadequada, esse homem está tentando recuperar a relação conjugal em vez de buscar relações extraconjugais, comportamento infelizmente tão comum nesse período. Os preconceitos socioculturais colaboram inadequadamente nessas situações, pois defendem a idéia que "gravidez é coisa de mulher", excluindo o homem do processo reprodutivo, do qual ele é um agente ativo. Porém, observamos que esse quadro está em plena mudança, pois hoje os homens já reivindicam seu lugar no ciclo gravídico-puerperal de maneira saudável. Hoje o pai quer cuidar de seu filho e deve ser estimulado a fazê-lo de acordo com seu papel e não de maneira neurótica que comumente testemunhamos socialmente. Estamos nos referindo àqueles homens que ocupam seu lugar de pai reproduzindo o comportamento feminino, ou seja, tem desejos, engordam, seguem as orientações médicas que a gestante não segue, tem "dor de barriga" durante o trabalho de parto etc. Uma mulher não pode viver saudavelmente o ciclo gravídico-puerperal se tiver do seu lado um homem com comportamentos neuróticos que reproduzem a vivência feminina, ela precisa de um "homem grávido" dentro dos padrões masculinos[5].

E o que dizer das mães que se excitam durante a mamada e se assustam com tal ocorrência? Sim, muitos desmames precoces ocorrem por pura desinformação... Normalmente nenhuma mãe pensa espontaneamente que é normal essa excitação. Pelo contrário, parece que existe entre elas um senso comum de que a mama que amamenta não é a mesma daquela que funciona como uma zona erógena[7]. É comum recebermos mães deprimidas por não terem conseguido amamentar, acreditando que não serão "boas mães". Ao se depararem com o fato de terem se assustado com a excitação que naturalmente pode ocorrer durante uma mamada, e, pior ainda, que sem perceber elas próprias encerraram o aleitamento ali, surpreendem-se com o desencadear dos fatos. Felizmente esses quadros são reversíveis, devendo-se sempre usar uma "pitada de humor" para abordar esses aspectos, uma vez que a puérpera já chega repleta de repressões. Naturalmente, o aleitamento reinstala-se e o quadro depressivo cede lugar a uma atitude livre e lúdica para com o recém-nascido.

E o que fazer quando a gestante verbaliza que "não sabe se vai dar conta de cuidar do recém-nascido, ou se não terá leite suficiente ou se seu leite será fraco"? Esse é o discurso-padrão de toda gestante, facilmente abordável, não com informações objetivas, mas com um simples manejo do conteúdo emocional, convidando a grávida a se perceber enquanto tal, de acordo com a psicodinâmica do ciclo gravídico-puerperal. "Você já notou como você está mais infantil, seu humor varia sem razão aparente, sua memória está mais lenta, sente muito sono, não tem vontade de fazer nada no final da tarde"? Com certeza você receberá uma resposta afirmativa. "Você não tem a sensação de estar ficando louca"? Uma nova resposta afirmativa virá. A insegurança da gestante é fruto dessas alterações que fazem com que ela não se sinta mais ela mesma e, portanto, não confie mais em si própria. Na medida em que esclarecemos que todas essas alterações estão a serviço de sua preparação natural para a maternagem, desenvolvendo sua intuição para os cuidados que seu recém-nascido irá necessitar, desmistificamos as fantasias acerca desse processo, permitindo que a gestante se adapte a elas, cessando, dessa maneira, a fonte de angústias. É fundamental pontuar para a gestante que a sensação de estar enlouquecendo não corresponde à realidade e que tudo voltará ao normal após o terceiro mês pós-parto. Essa intervenção básica previne grande parte dos quadros de ansiedade e depressão.

O grande parceiro do aleitamento é o alojamento conjunto, que proporciona precocemente o contato da mãe com o recém-nascido, facilitando a maternagem. Muitos obstetras se questionam acerca dessa opção, obviamente preocupados com a recuperação de sua paciente[3]. Em nossa experiência, a puérpera que faz essa opção apresenta menos intercorrências obstétricas.

Pensemos agora em nosso personagem o "pai". Ele tem diante de si uma mulher que se acha poderosa. E é... Ela concebeu, gestou, pariu e ainda mantém seu "produto conceptual" vivo com seu próprio leite... Ela tem tudo para se sentir muito poderosa. Obviamente ele não reconhece mais sua própria parceira. Muitas vezes, com razão, se sentirá excluído.

E cada homem buscará uma forma de suportar esse sentimento tão difícil. Se ele for um pouco observador, perceberá que esse comportamento da mulher é apenas aparente, pois toda puérpera necessita de um parceiro muito presente, sem o qual suas chances de desencadear uma depressão pós-parto ficarão exacerbadas. O homem observador e perspicaz sentirá que seu lugar está garantido e se tornará cúmplice de toda essa fantasia feminina. E, sem dúvida, todos se beneficiarão disso, principalmente a criança.

Será que o leitor já parou para pensar no que é ser um recém-nascido? Que tal fazê-lo agora? Peça para alguém ler o texto pausadamente para você e siga os comandos: feche os olhos. Respire inspirando pelas narinas e expirando pela boca. Deixe lábios levemente abertos e os maxilares separados. Agora imagine que você está num país estranho, onde você não entende a língua que falam. É noite, inverno, você está com uma roupa de verão. Você chora, as pessoas passam por você e não lhe dão atenção. Desesperador, não? Respire fundo e abra os olhos. Será que é um exagero? Temos certeza que não.

O que faz um recém-nascido se sentir assim?

Se pensarmos em Melaine Klein, poderemos encontrar algumas respostas. Segundo ela, o recém-nascido nasce em uma posição que denomina de "esquizoparanóide", ou seja, não tem condições de perceber a realidade como ela se apresenta de fato. Isso, de certa maneira, explica aquele ritmo "enlouquecedor" que toda mãe experimenta ao assumir a maternagem. O recém-nascido não tem dia nem noite, seu turno é ininterrupto, qualquer incômodo reage com choro. É comum a mãe não ter tempo de se alimentar e até mesmo cuidar de sua higiene regularmente. É por esse motivo que o aleitamento deve ocorrer em esquema de livre demanda, para satisfazer as necessidades naturais do recém-nascido, pois dessa forma o recém-nascido vai diluindo sua insegurança de forma gradativa, estruturando espontaneamente seu ritmo biológico. Quando isso ocorrer, a criança já terá um ritmo regular de mamadas que tornará a vida da mãe mais "humanizada"[4].

Durante as mamadas, o recém-nascido experimenta sensações de bem-estar similares àquelas que tinha no útero materno. Ouve as batidas do coração materno, sente seu "cheiro", seu calor, prazer pelo contato com o seio materno, além de saciar sua fome, acabando com o incômodo inerente a essa condição[6]. A mãe capta a angústia do recém-nascido, dilui esse sentimento e devolve o bem-estar ao recém-nascido. É graças a esse processo que uma mãe consegue fazer cessar o choro de seu recém-nascido após tentativas fracassadas de outras pessoas.

Muitas vezes, a criança se acalma só de sugar o seio materno, sem que necessariamente esteja com fome. Conforme os fundamentos freudianos, a criança ao nascer encontra-se na fase oral, ou seja, seu prazer está centrado na zona oral, permanecendo nessa até aproximadamente os 2 anos de idade. É por isso que a criança leva todo e qualquer objeto à boca, é sua forma de reconhecer e desfrutar do mundo. Não podemos, portanto, ignorar a importância do aleitamento materno para o bem-estar e estabilidade psíquica do recém-nascido. Note-se que crianças amamentadas no peito raramente sentem necessidade de usar chupetas, pois suas necessidades estão plenamente satisfeitas.

Mas, se o aleitamento materno é um processo natural, por que algumas mulheres não conseguem amamentar e alguns recém-nascidos não conseguem mamar? Pensemos juntos...

Na gravidez, a mulher convive com dois mundos diferentes. O primeiro corresponde àquele que ela sempre viveu. O segundo, porém, é diferente de tudo que já viveu. É um mundo só seu, impenetrável. Muitas mulheres têm dificuldade em se adaptar a essa situação e sentem-se como se estivessem de fato enlouquecendo, o que não é real, e sim uma vivência fantasiosa. A mulher moderna, intelectualizada, tende freqüentemente a "resistir" a entrar nesse novo mundo, mas basta uma estimulação profissional adequada que se entrega a essa nova experiência e gratifica-se com ela. Normalmente, a gestante não verbaliza que se sente a pessoa mais importante do mundo, poderosa, auto-suficiente, ou seja, experimenta uma das mais prazerosas sensações que um ser humano pode sentir: a plenitude. Sem dúvida que isso traz muito prazer para a mulher. Claro que estamos nos referindo a circunstâncias de uma gravidez dentro dos padrões esperados, apesar de que já testemunhamos esse sentimento até mesmo em gestantes que infelizmente não teriam a oportunidade de amamentar seus recém-nascidos, pois esses apresentavam anomalias fetais incompatíveis com a vida. Isso nos mostra que estar grávida é uma coisa e ter um filho é outra. Para se ter um filho, a mulher tem que entrar no mundo dele. E muitas vezes isso não é tão fácil... Gera sentimentos de ambivalência na mulher, mesclando o querer e o não-querer. O que ocorre porém é que a mulher não tem escolha. Se ela quer realmente ser mãe na essência da palavra, ou seja, exercer a maternagem de maneira sadia terá que entrar no mundo da criança. Dessa maneira, ela estimulará sua disponibilidade interna para se adaptar ao ritmo e demanda do recém-nascido, estando pronta para atender às solicitações irregulares de mamada.

É no puerpério que podemos observar se a mulher entrou no mundo particular que é só seu e da criança, basta estarmos atentos ao seu comportamento com o recém-nascido. A mulher que conseguiu cruzar a fronteira do novo mundo apresenta um vocabulário infantilizado utilizando-se de diminutivos quando "conversa" com a criança; o tom da sua voz é afetivo; o cuidado com os pertences do recém-nascido está sempre presente; a proteção que dispensa ao recém-nascido com relação a todos que estão ao seu redor, acreditando que ninguém é capaz de cuidar dele além dela é claro! Além desses, a naturalidade como ignora tudo o que ocorre no "mundo dos adultos" é digna de admiração; sua atitude de naturalidade diante do ato de amamentar, agindo como a coisa mais natural do mundo, entre outros.

Façamos agora uma pausa para a questão do aleitamento materno... Se amamentar é tão natural assim por que algumas mulheres não conseguem se imaginar amamentando? Acham estranho, não conseguem se imaginar em casa o dia todo à disposição da criança... Porém, essas mulheres quando estão com seus filhos fazem tudo naturalmente, acreditamos que em decorrência do fato de que o aleitamento materno se caracteriza por ser uma das atitudes mais primitivas do ser humano, desde que o mundo é mundo... Será que esse fato não merece uma reflexão acerca da evolução dos tempos? Será que a mulher no ímpeto de conseguir novos papéis não está se afastando daqueles inerentes a sua condição biológica? Daqueles que sedimentam sua identidade social, alimentam suas necessidades básicas de afeto propiciando gratificação pessoal, preservando e alimentando sua auto-estima?

O aleitamento materno não alimenta somente a criança, mas também a mãe, assim como não é só um alimento para o corpo, mas também para a alma. Com ele o recém-nascido aprende a amar, desfrutando do aconchego e segurança que o colo materno proporciona, além do prazer desencadeado pela estimulação oral.

A mãe adequada cria fundamentos da força do caráter e da riqueza da personalidade da criança, propiciando condições internas para que o novo ser possa desfrutar do que o mundo pode lhe oferecer. Já afirmava Winnicott que "se uma criança não começar bem, poderá não desfrutar do legado cultural e a beleza do mundo não passará de um colorido torturante, impossível de desfrutar"[8].

Todo esse processo depende do desenvolvimento do apego materno. Como se formam os laços afetivos? Bem, a busca por afeto é um comportamento inerente ao ser humano desde o nascimento até a sepultura. O recém-nascido busca afeto com a atitude de chamamento utilizando-se de seu único recurso disponível: o chorô[1]. Quando vemos alguém chorando nosso primeiro impulso é de aproximação e tentativa de eliminar aquela situação. O mesmo ocorre com a mãe, ela quer acabar com o choro e dispensa os cuidados ao recém-nascido. Existem mães, porém, que não se sentem capazes de aliviar o recém-nascido e imobilizam-se diante da situação. Essas necessitam da intervenção profissional especializada atuando de maneira preventiva com relação aos transtornos psíquicos específicos do ciclo gravídico-puerperal, os quais infelizmente são freqüentemente desencadeados nessas situações. Acreditamos ser fundamental desmistificar as fantasias acerca do choro durante a gestação, objetivando minimizar as possibilidades de a mãe deparar-se com o sentimento de "incompetência" no puerpério.

Segundo Bowlby, a criança se ligará afetivamente à pessoa que mais lhe dispensar cuidados e, em grande parte deles, o comportamento de ligação afetiva com uma pessoa preferida ocorre nos primeiros 9 meses de vida. Esse comportamento é evidente até os 3 anos de idade, diminuindo gradativamente[1].

Obviamente que apego e aleitamento materno andam de mãos dadas, mas será que é só esse o objetivo do apego, facilitar a amamentação?

Temos certeza que não e acreditamos que o leitor concordará conosco. Segundo Brazelton, o apego é um elemento fundamental para todo ser humano, ocorrendo em estágio apropriado ao desenvolvimento da criança. É um estímulo à independência, importante para ativar a capacidade de agir por si mesma e aprender sobre a excitação da autonomia. As aquisições autônomas são a base para a confiança em si mesmo e formam os ingredientes do seu ego, os quais funcionarão como seu referencial de vida[2].

Será que temos como avaliar se houve sucesso no processo de apego ou não?

Winnicott afirma que se a mãe se adaptou às necessidades da criança e se o aleitamento correu bem, seu filho recebeu uma boa base para a vida, o que lhe propicia sonhos mais férteis e o habilita a aceitar riscos[9].

Na vida tudo tem um fim e o desmame na época adequada é importantíssimo para o desenvolvimento da criança, embora comumente possamos observar adultos que ainda não "desmamaram".

Nossa prática comumente mostra que as dificuldades para desmamar não são só da criança, mas também da mãe, o que é perfeitamente compreensível quando pensamos na trajetória que a mulher realiza durante a gravidez para entrar no mundo da criança. Embora ela inicialmente possa apresentar resistências para realizar esse caminho, uma vez adaptada poderá apresentar dificuldades para sair dele, sendo que, com freqüência, observamos que a mulher experimenta sentimentos de profunda tristeza e perda por ocasião do desmame. O profissional que estiver assistindo mães nesse processo deve estar muito atento, pois elas são muito criativas (resquícios da regressão da gravidez) e fazem uso de toda argumentação que puderem para não realizar o desmame. O que ocorre na verdade é que a relação decorrente do aleitamento pode ser tão prazerosa e plena que a mulher não acredita que possam existir outras relações gratificantes que enriquecerão sua vida com a criança. É função do profissional que a acompanha facilitar essa percepção estimulando a busca de outras atividades entre a mãe e a criança que mantenham o vínculo afetivo já desenvolvido.

O desmame desenvolve na criança a capacidade de livrar-se das coisas. O desejo de desmamar deve partir da mãe, que deve estar preparada para a irritação da criança, sendo que o processo deve ser gradativo. "Quando a mãe está presente, a criança deixa de apresentar o comportamento de ligação e prefere explorar o meio ambiente, funcionando a mãe como uma base segura a partir da qual a criança se desenvolve, regressando quando se assustar"[1].

Impedir o curso natural e saudável do desmame é interferir no desenvolvimento da criança. Quantas mães superprotetoras não impedem que a criança experimente as testagens naturais da vida por medo do fracasso? Infelizmente muitas... É bom lembrar que o que nos motiva em busca do sucesso é o fracasso.

O apego verdadeiro é marcado por períodos de ruptura, onde velhos padrões não funcionam mais, observando-se a insatisfação da criança e fazendo-se necessário um novo estágio de desorganização psíquica que motive uma nova organização em busca de novas conquistas e gratificações. "Se os pais podem permitir que um filho se afaste, que tente coisas novas e teste suas asas em pequenos vôos, estarão provando a força de seu apego ao filho, permitindo que esse o utilize como uma base para tornar-se dono de si mesmo"[2].

Por mais adeptos que somos do aleitamento materno, devemos estar atentos àqueles raríssimos casos em que não é possível a ocorrência desse processo e ser sensíveis para detectar quando as dificuldades ativadas nessas circunstâncias ultrapassam os limites de adaptação psíquica suportáveis às pessoas envolvidas na situação. Devemos cuidar para que tal ocorrência não sedimente sentimentos de culpa e fracasso na mãe comprometendo sua relação com a criança[8].

Obviamente que nosso objetivo com esse texto não é esgotar o assunto, e sim levantar alguns pontos que consideramos fundamentais àqueles que de alguma maneira se propõem a ser cúmplices desses momentos tão íntimos entre dois seres humanos.

REFERÊNCIAS BIBLIOGRÁFICAS

1. Bowlby J. Formação e rompimento dos laços afetivos. São Paulo: Martins Fontes; 1997. p. 167-207.
2. Brazelton TB. Desapego: o objetivo do apego. In: O Desenvolvimento do Apego. Uma Família em Formação. Porto Alegre: Artes Médicas; 1998. p. 183-200.
3. Klaus MH, Kennell JH. Pais/Bebê: A Formação do Apego. Porto Alegre: Artes Médicas; 1993. p. 42-117.
4. Klein M. Algumas conclusões teóricas relativas à vida emocional do bebê. In: Inveja e Gratidão e Outros Trabalhos, 1946-1963. Rio de Janeiro: Imago; 1991. p. 86-118.
5. Maldonado MT. Aspectos psicológicos do puerpério e os primórdios do relacionamento pais-bebê. In: Psicologia da Gravidez. São Paulo: Saraiva; 2002. p. 88-101.
6. Maldonado MT. O significado da amamentação e alimentação artificial. In: Psicologia da Gravidez. São Paulo: Saraiva; 2002. p. 102-14.
7. Maldonado MT, Dickstein J, Nahoum JC. Leite materno: fatos e mitos. In: Nós Estamos Grávidos. São Paulo: Saraiva; 2002. p. 107-31.
8. Winnicott DW. A amamentação como forma de comunicação. In: Os Bebês s e Suas Mães. São Paulo: Martins Fontes; 1988. p. 19-27.
9. Winnicott DW. O desmame. In: A Criança e Seu Mundo. Rio de Janeiro: Zahar Editores; 1982. p. 89-94.

CAPÍTULO 8

AMAMENTAÇÃO EM SITUAÇÕES ESPECIAIS

ASPECTOS CLÍNICOS
• **Lélia Cardamone Gouvêa**

PREMATURIDADE

ALIMENTAÇÃO IDEAL PARA O PREMATURO
• **José Lauro Araújo Ramos**

CONTROVÉRSIAS NA ALIMENTAÇÃO DO RECÉM-NASCIDO PRÉ-TERMO
• **Edna Maria de Albuquerque Diniz**
• **Flávio Adolfo Costa Vaz**

PECULIARIDADES DO USO DE LEITE HUMANO PARA O RECÉM-NASCIDO PRÉ-TERMO
• **Francisco Eulógio Martinez**
• **José Simon Camelo Jr.**

DESAFIO DA AMAMENTAÇÃO NOS PREMATUROS
• **Maria Beatriz Reinert do Nascimento**

MÉTODO CANGURU
• **Mário Alves Rosa** • **Ernesto Teixeira do Nascimento**

ALEITAMENTO MATERNO E RECUPERAÇÃO NUTRICIONAL
• **Lélia Cardamone Gouvêa** • **Aída de Fátima Thomé Barbosa Gouvêa** • **Luiz Anderson Lopes**

AMAMENTAÇÃO E CIRURGIA PLÁSTICA DA MAMA
• **Angel Luiz Juaranz Câmara**

8.1

Aspectos Clínicos

Lélia Cardamone Gouvêa

INTRODUÇÃO

O aleitamento materno, por tudo que hoje conhecemos, é de forma incomparável a melhor maneira de se alimentar um lactente.

É considerado o padrão-ouro da alimentação infantil, pois oferece todos os nutrientes necessários ao ótimo desenvolvimento físico, imunológico, intelectual e emocional da criança, trazendo benefícios não só para a criança e sua mãe, como também para a família e a sociedade[3,4].

Estudos mais recentes demonstram que esses benefícios para a saúde da criança e sua mãe não ocorrem só durante o período de amamentação, eles se farão sentir por toda a vida. Nesse sentido, descrevo um estudo inglês recente realizado por Akobeng et al. sobre a doença celíaca, que é uma desordem que depende de fatores genéticos, imunológicos e do ambiente. Os autores revisaram artigos de 1966 a 2004 que associavam a duração do aleitamento materno e o desenvolvimento da doença e encontraram que o risco de desenvolver a doença celíaca foi significativamente menor entre as crianças amamentadas por ocasião da introdução da dieta com glúten quando comparadas às não-amamentadas[1]. Concluíram que o aleitamento materno oferece proteção contra o desenvolvimento da doença celíaca, embora ainda não esteja esclarecido se o aleitamento materno retarda o aparecimento dos sintomas da doença ou confere proteção permanente contra a doença[1].

Muitos estudos continuam se desenvolvendo para demonstrar as inúmeras vantagens da adoção da amamentação como forma alimentar do lactente, mas infelizmente o índice de adesão à prática da amamentação não tem progredido na mesma proporção, denotando que esses novos conhecimentos não estão sendo difundidos entre os profissionais de saúde e a população.

A OMS (2006) afirma que somente uma em cada três crianças são amamentadas exclusivamente durante os primeiros quatro meses de vida[84]. Muito embora o aleitamento materno venha aumentando nos países em desenvolvimento, a UNICEF estima que 63% das crianças menores de 6 meses ainda não estão sendo adequadamente amamentadas, e como resultado milhões de crianças iniciam a vida em desvantagem[79].

Em situações de emergência, como nos acidentes e catástrofes climáticas, em que água potável se torna escassa, a sobrevivência das crianças jovens dependerá do aleitamento materno[85].

Na abertura das festividades da Semana Mundial de Amamentação, que é comemorada em mais de 120 países, incluindo o Brasil, durante a primeira semana de agosto, tema alusivo aos 25 anos do Código Internacional de Comercialização dos Substitutos do Leite Materno, o representante da UNICEF afirma que por meio da promoção da amamentação a meta para 2015 de redução em dois terços da mortalidade infantil em menores de 5 anos poderá ser atingida[79].

É preciso que esses conhecimentos mais atuais sejam divulgados entre os profissionais de saúde, para que informados possam transmitir às mães que o objetivo da alimentação do lactente não é só fazê-lo engordar e crescer, o leite materno é o único alimento que oferece inúmeras outras substâncias e fatores específicos ao perfeito desenvolvimento da criança de forma física, imunológica, emocional e do desenvolvimento cognitivo, além da melhor maturação do sistema imune digestivo, entre outros benefícios.

Essa perfeita adequação do leite humano às necessidades da criança resulta de uma delicada e altamente especializada comunicação mãe-filho durante as mamadas e que permite a mudança na sua composição de uma mamada a outra, adequando-se às necessidades da criança e à fase da vida que ela se encontra[28,38].

Sabemos que as mães que são orientadas e apoiadas conseguem amamentar mesmo nas situações consideradas de maior dificuldade.

SITUAÇÕES FREQÜENTES E QUE SÃO CONSIDERADAS DIFICULDADES PELAS MÃES

Existem dificuldades comuns que estão ligadas à técnica de amamentação: melhor posição para a criança mamar, pega correta, retirada do filho da mama, duração da mamada, cor do leite, troca de mamas em uma mesma mamada, intervalo entre as mamadas e cólicas do lactente. Essas são as queixas mais comuns que os profissionais escutam nos consultórios[29,33,67,74]. Muitas já poderiam ser esclarecidas durante o pré-natal ou no período da maternidade. As mães, muitas vezes, queixam de informações conflitantes entre os profissionais de saúde. Como, por exemplo, teria uma melhor posição para a criança mamar? Consideramos que a melhor posição é aquela em que mãe e a criança se sintam mais confortadas.

Para a mãe que vem com dúvida e insegura devido às várias orientações já recebidas, recomendamos ao profissional que irá orientá-la, que seus esclarecimentos sejam apresentados com bom senso e possa assim ultrapassar os vários modismos.

Os registros em pinturas antigas mostram que as crianças mamam sentados no colo de suas mães. Sem dúvida, ser alimentado sentado é melhor que deitado no colo de sua mãe, por ser a primeira uma posição mais fisiológica, dificultando o refluxo de leite e a maior ingestão de ar, que poderá agravar as cólicas. A mãe também deve estar em uma posição que lhe seja confortável para amamentar. Muitas vezes essas simples orientações são suficientes para que a criança melhore também a pega e sugue de forma mais eficiente, evitando assim as desagradáveis fissuras e ingurgitamentos. Situações essas já abordadas em outros capítulos.

Descreveremos algumas situações consideradas de maior dificuldade, como o baixo ganho de peso no lactente em aleitamento materno exclusivo, como a crise transitória da lactação.

Um dos indicadores de que a prática do aleitamento materno exige uma atenção especial ocorre quando uma criança que vem sendo amamentada exclusivamente, como é o recomendado, com técnica correta e na consulta médica de controle constata-se um ganho ponderal insatisfatório.

Ao analisarmos o ganho de peso de um lactente em aleitamento materno, muitos fatores precisam ser avaliados e considerados na anamnese investigativa[64].

Sabemos da grande variabilidade na composição do leite humano, mas que há também uma individualidade na composição do leite de cada mulher lactante. Várias situações e fatores podem interferir nessa individualidade: como estado nutricional, idade materna, idade gestacional, paridade, uso de drogas e medicamentos, doença materna e/ou da criança[36].

SITUAÇÕES QUE PODEM RETARDAR A DESCIDA DO LEITE E O INÍCIO DA LACTAÇÃO

Há situações que podem retardar a descida do leite e o início da lactação e assim interferir com o ganho de peso do lactente. São descritos o uso de suplementos nos primeiros dias de vida[27], a rotina da maternidade levando à demora para iniciar a lactação, a duração do trabalho de parto, tipo de parto, sobrepeso materno, afastamento mãe-recém-nascido, uso de chupetas e intermediários[21]. Com relação às mudanças na composição do leite materno, elas são mais intensas no início da lactação e por ocasião do desmame[38]. A variação na composição do leite pode ocorrer de um dia para outro, em um mesmo dia e até em uma mesma mamada, mas essa grande variabilidade é a forma de a produção do leite se ajustar às necessidades da criança naquele determinado momento[36,38].

Autores questionam como entender o complexo mecanismo de comunicação entre a mãe e seu lactente, quais seriam os sinais transmitidos do jovem lactente a sua mãe que modulariam a secreção da glândula mamária às necessidades da criança naquele momento[28,38]. Muito há ainda para entendermos, questiona-se a possibilidade de essa interação ser em nível intercelular entre a boca e o epitélio do mamilo e aréola[28].

Por tudo isso, podemos avaliar a importância do contato precoce já na sala de parto, do não uso de suplementos líquidos, seja água, seja chá ou outro leite, de evitarmos o uso de chupeta e de intermediário[32,33]. O estabelecimento de uma lactação bem-sucedida é, em grande parte, determinada pelo atendimento durante os primeiros dias de pós-parto[33,62].

Em situações adversas, mesmo as mães mais entusiasmadas em amamentar seus recém-nascidos sentir-se-ão desencorajadas, enquanto em um ambiente favorável as mães inseguras e ainda em dúvida de qual método escolher serão encorajadas à amamentação bem-sucedida[83]. A rotina hospitalar mantém-se como um dos principais obstáculos à lactação bem-sucedida[54]. Está bem demonstrado que, entre os mamíferos, as primeiras horas após o parto são consideradas fundamentais tanto no comportamento e relacionamento mãe e filho como no estabelecimento de uma lactação eficiente[11]. É descrito que o contato precoce, associado a uma sucção precoce, aumenta a incidência e duração do aleitamento materno[11,54,83].

Nos primeiros 30 a 40 minutos pós-parto, o recém-nascido está desperto e com bom reflexo de sucção e sua mãe ansiosa por tê-lo como recompensa em seus braços. Nesse momento ocorre maior liberação de ocitocina, facilitando a ejeção e a saída de leite pelos mamilos[40].

As mamadas freqüentes, a partir de então, em intervalos curtos, seguem o ritmo do recém-nascido, seu tempo de esvaziamento gástrico, sua necessidade fisiológica e não os horários rígidos do berçário[62,78]. Assim permitimos que os recém-nascidos que ficam em sistema de alojamento conjunto possam ser amamentadas sempre que solicitarem, o esquema de livre demanda é determinado pelo ritmo de cada dupla mãe-criança[16]. Além do que as crianças que têm contato pele a pele desde a sala de parto com suas mães levam um tempo significativamente menor para começar a lactação efetiva e em conseqüência têm menor perda ponderal em relação aos recém-nascidos que esperam 24 horas ou mais para iniciar a primeira mamada, o que pode ser ainda mais agravado se esses recém-nascidos não estiverem em sistema de alojamento conjunto[11,16].

Outro fator que pode influir positivamente no sucesso da lactação e é descrito na literatura científica refere-se ao suporte técnico adequado no pós-parto imediato.

Autores avaliaram a importância da orientação técnica dada por uma equipe de pediatras da maternidade durante os primeiros dias pós-parto com relação à duração do aleitamento materno. As mães que participaram da palestra com os pediatras compuseram o grupo de estudo e foram comparadas com um grupo controle de mães que não receberam essa orientação específica em grupo, pois haviam tido alta nos últimos meses que antecederam essa intervenção educativa.

Das mães que compunham o grupo controle, 86% estiveram em sistema de alojamento conjunto contra somente 66% das do grupo de estudo. No acompanhamento ambulatorial do quarto mês de vida, 71,7% das crianças do grupo de estudo mantinham-se em aleitamento materno exclusivo, contra somente 20,5% das do grupo controle[33].

Estudo recente demonstrou que o risco de perda de peso excessiva pelo lactente, mais de 10% foi de 7,1 vezes maior nas mães que demoraram a iniciar a lactação. Esse período inicial é muito importante para o sucesso da lactação[21]. Autores descrevem que o tempo necessário para a recuperação de peso de nascimento se relaciona com a intensidade e o tempo de perda de peso do recém-nascido[48]. A perda de peso acentuada e precoce exige acompanhamento, avaliação e suporte[49,64].

O CRESCIMENTO DAS CRIANÇAS EM ALEITAMENTO MATERNO EXCLUSIVO

As crianças que recebem leite materno têm crescimento diferenciado, com comportamento de crescimento maior nas idades de 1 a 3 meses nas categorias aleitamento materno exclusivo e aleitamento materno predominante, com queda gradativa nos índices antropométricos e velocidade de incremento de peso e de comprimento até a idade de 5 meses[75].

Há necessidade de acompanharmos o desenvolvimento pondo-estatural das crianças amamentadas, em curva realizada com crianças em aleitamento materno, pois na curva cujo padrão é o do crescimento das crianças em aleitamento artificial, após os primeiros 3 meses de vida, elas podem ganhar menos peso do que as em aleitamento artificial. Fato esse que para as mães pode causar a falsa impressão de que algo está errado ou faltando no seu leite, mesmo quando as crianças estão saudáveis e crescendo em ritmo adequado.

Essa interpretação errônea pode ser prejudicial para a promoção do aleitamento materno, principalmente em países em desenvolvimento, onde o risco da introdução de alimentos complementares pode representar aumento de morbimortalidade.

Há um consenso quanto à necessidade de um parâmetro de referência internacional que reflita o crescimento de crianças amamentadas, de acordo com as recomendações da OMS. A curva NCHS não atende essa necessidade e pode causar falso diagnóstico de falha do crescimento e conduzir profissionais da saúde e familiares a introduzir precocemente outros leites e/ou alimentos de desmame[39].

Em 2006 foi publicada a curva de crescimento pela OMS, agora temos um parâmetro oficial para acompanharmos o crescimento dos lactentes em aleitamento materno. A amostra de aproximadamente 8.500 crianças foi composta com participantes de seis países, dentre eles o Brasil. Com as novas curvas de crescimento, as crianças em aleitamento artifical com crescimento a partir do terceiro mês muito superior às em aleitamento materno serão classificadas como sobrepeso.

As crianças em aleitamento materno nas novas curvas serão o padrão-ouro do crescimento e desenvolvimento infantil. E, conforme Heinig, mais próximos de considerarmos o aleitamento materno como a norma[39].

Se uma criança em aleitamento materno não ganhar peso adequadamente, devemos primeiro reavaliar a técnica, ver se ela está mamando adequadamente e a intervalos curtos. Uma vez corrigida a técnica, se o ganho de peso ainda não for satisfatório, é imperioso então investigar uma causa patológica e subclínica para essa falha no crescimento. Essa causa patológica tanto pode ser na criança quanto na mãe[37,64].

É motivo de atenção e preocupação, para o pediatra, aquelas crianças que as mães informam estar sendo amamentadas exclusivamente, e que não estão ganhando peso dentro do esperado, ou demoram para recuperar seu peso de nascimento[37,48,56].

SITUAÇÕES POSSÍVEIS DE BAIXO GANHO PONDERAL POR INADEQUAÇÃO NA TÉCNICA DE AMAMENTAÇÃO

■ Em uma criança em aleitamento materno e que não está ganhando peso, devemos iniciar a investigação da causa, sempre lembrando que o leite materno é capaz de atender todas suas necessidades, e que a produção de leite está intimamente ligada à demanda da criança, portanto a recomendação de mamadas em esquema de **livre demanda**[22,57,61]. Qualquer fator materno ou da criança que determine intervalos maiores entre as mamadas, ou esvaziamento incompleto das mamas, acarretará diminuição no reflexo de produção de leite por inibição tanto química como mecânica[22,26,61]. A remoção dos peptídios supressores da lactação, que ocorre com o esvaziamento de ambas as mamas em todas as mamadas, mesmo que uma seja menos esvaziada que a outra, é aqui a importante recomendação da **alternância das mamas** em todas as mamadas, garantindo a produção de leite de forma regular em ambas as mamas[61]. Recomenda-se assim iniciar a mamada sempre pela mama que foi menos esvaziada na última mamada.

■ Intervalos muito longos entre as mamadas, tanto durante o dia quanto à noite, no início da lactação é fator que acarretará menor produção de leite e se refletirá em um menor ganho de peso pelo lactente.

■ A demanda da criança é a chave determinante no desempenho da lactação e as crianças com maior ingestão ganham peso mais rapidamente[18,45,56,57,61].

■ A produção de leite pode variar entre as mamas de uma mesma mulher, mas a grande maioria é capaz de produzir mais leite que o solicitado pelo seu filho. A mãe deve ser orientada que o volume do leite que produz poderá ser aumentado se, por vários dias, amamentar com mais freqüência[37,47]. Durante o tempo de amamentação pode ocorrer variação na quantidade da gordura secretada, mas a criança regula a quantidade calórica que recebe aumentando o volume de leite ingerido. Portanto, o problema está na quantidade ingerida e não na qualidade do leite materno[37]. Sabemos que, de forma genérica, um lactente jovem é capaz de esvaziar rapidamente a mama, com até 5 minutos de sucção eficiente, mas uma mamada normalmente deve variar entre 10 e 20 minutos, pois depende não só da característica da criança, mas também da interação mãe-filho, e cada dupla tem seu ritmo próprio. Portanto, a orientação de mamadas em **esquema de livre demanda possibilita a produção do leite ajustada à necessidade da criança**[37,47,57,61]. Nos casos de gemelaridade, os recém-nascidos podem querer sugar ao mesmo tempo e a mãe deve ser orientada quanto à posição mais funcional para conseguir amamentá-los ao mesmo tempo.

Mães que são orientadas desde as primeiras mamadas não apresentam dificuldade em conduzir a lactação e os recém-nascidos se adaptam evoluindo com sucesso a amamentação.

■ Aquelas crianças mais sonolentas, que adormecem sugando, mas ainda desejam mamar, quando a mãe ameaça retirar a mama despertam e começam a sugar de forma mais eficiente. Às vezes, é preciso retirá-las da mama, aí despertam e choram, demonstrando que desejam continuar a mamada. Aconselhamos nos casos de recém-nascidos sonolentos que sejam trocados antes da mamada e não fiquem agasalhados durante a amamentação, de forma que, estando mais alertas, suguem melhor[34]. A mãe não deve deixá-los só sugando sem a mamada ser eficiente, nesse caso além de ferir a pele do mamilo a criança não se alimentará bem, ganhando pouco peso[30,55].

A criança mama em intervalos curtos de tempo por algumas características próprias de seu desenvolvimento e do leite humano. O tempo de esvaziamento gástrico com leite materno é nas primeiras semanas de vida de aproximadamente 1½ a 2 horas, e o tempo de esvaziamento gástrico com o leite artificial, de 3 a 4 horas[30,78], causando a falsa impressão para as mães, que não são orientadas, que seu leite possa não estar sendo suficiente[29,50,67,74]. Nas primeiras seis a oito semanas de vida o recém-nascido, fisiologicamente, solicita mamadas a intervalos mais curtos, devido ao menor tempo de esvaziamento gástrico nas crianças alimentadas com leite humano, o qual contém fatores que aceleram o transporte e a digestão do conteúdo intra-intestinal, permitindo ao trato digestivo dos recém-nascidos alimentados com leite humano alcançar estado interdigestão mais rápido do que os alimentados com fórmula[31,35,42,45,47,55,56,78], garantindo, dessa forma, a melhor absorção dos nutrientes pelo recém-nascido.

À medida que a criança vai crescendo, consegue sugar e extrair maior volume de leite nas mamadas, e irá naturalmente espaçando o intervalo entre as mamadas[35,42,45,55,56,66]. Ao redor do primeiro para o segundo mês de vida, a criança já estará fazendo intervalos maiores entre as mamadas, passando a uma média de seis a oito mamadas por dia, e ao redor do terceiro ao quinto mês de vida, normalmente ela vai largando as mamadas noturnas freqüentes e fazendo intervalos maiores à noite[31,35,45,54-57]. O uso de complementos, chupetas e protetores de mamilo são um dos fatores que podem levar a um esvaziamento inadequado da mama, acarretando baixo ganho ponderal no lactente[26].

Outra situação que na prática clínica encontramos são as mães que produzem muito leite e seus recém-nascidos, no início, não conseguem mamar grandes volumes. Então recebem a primeira fase da produção de leite, que é o terço inicial de cada mamada, denominada fração-solução, que congrega todos os constituintes hidrossolúveis, podendo ser considerado o soro do leite e sendo a água seu constituinte principal[43]. Essa primeira porção de cada mamada corresponde a um leite com menor concentração de gorduras e, portanto, com menor valor calórico e conseqüentemente com menor capacidade de saciar o recém-nascido.

Nesses casos, as mães normalmente referem que tinham muito leite, precisavam até doar o excedente, mas que seu recém-nascido queria mamar toda hora e não ganhava bem peso[14,29,33,67].

Recomendamos, que a mãe retire um pouco de leite antes de colocar a criança para mamar. De sorte que, ao iniciar a sucção, o lactente terá possibilidade de receber também o leite posterior, denominado de fração-emulsão do leite, que corresponde à fase lipídica do leite humano e que, por ter maior valor calórico, a criança ficará mais saciada e terá um maior ganho ponderal[43]. À medida que cresce, aumenta sua capacidade gástrica e conseguirá mamar volumes maiores, não precisando mais a mãe fazer uma pequena ordenha antes de colocá-lo para sugar.

PERÍODOS CRÍTICOS DA AMAMENTAÇÃO

Nos períodos críticos da amamentação a criança que já fazia intervalos maiores entre as mamadas, em um ritmo entre 2½ horas ou 3 horas, de um dia para o outro começa a solicitar mamadas mais freqüentes, a mãe sente que a mama não fica mais cheia e tem a falsa impressão de que seu leite não está mais sustentando seu filho[50,54]. Essa é uma das principais causas narradas pelas mães para o desmame precoce. "Meu filho não estava ficando saciado com meu leite, de um dia para o outro passou a solicitar mamadas de hora em hora, sentia as mamas vazias, não dava mais tempo para elas encherem de leite. E embora os especialistas digam que não tem leite materno fraco, o meu era pouco e insuficiente. Depois de amamentar preparei uma mamadeira e ele dormiu por mais de 3 horas. Quando acordou minha mama estava mais cheia de leite. Amamentei-o, mas novamente não ficou satisfeito e tive que complementar. E assim progressivamente cada vez tomava maior volume de complemento e meu leite de insuficiente secou". Quantos colegas não ouviram repetidas vezes essa colocação das mães que desmamaram precocemente, mesmo estando motivadas a amamentar. Muitas mães sentem-se frustradas por não ter conseguido amamentar tanto quanto desejavam.

Então, mesmo sabendo da importância da amamentação e estando motivadas e desejosas de amamentar como o recomendado, se as mães não receberem, nesses períodos críticos da amamentação, orientação adequada e apoio do profissional acabam introduzindo outro alimento, iniciando dessa forma o desmame precoce[30,31,35,43].

POR QUE ALGUMAS MULHERES CRÊEM NÃO TER LEITE SUFICIENTE?

Durante os primeiros meses de lactação, mais de 50% das mães percebem redução do seu leite. A isso, denominamos: "**crise transitória da lactação**", que é considerada o mesmo fenômeno do estirão de crescimento. Corresponde ao rápido crescimento da criança e de sua capacidade gástrica[81].

Quando a criança cresce, necessita de maior volume de leite, solicita mamadas a intervalos mais curtos como uma forma de aumentar a produção do leite, adequando-a a sua demanda. Atingida a produção desejada, volta a espaçar as mamadas.

A mãe que já estava acostumada aos seus intervalos entre as mamadas estranha a mudança e passa a crer não ter leite suficiente. Cabe ao pediatra esclarecê-la sobre esse período transitório de ajuste na produção do leite e incentivá-la a prosseguir com o aleitamento materno exclusivo, tendo a certeza de que ocorrerá a adequação da produção do leite a nova demanda da criança, e que em poucos dias ocorrerá o retorno ao ritmo habitual das mamadas. Em 98% dos casos, a crise dura menos de oito dias. É durante um desses períodos que ocorre o desmame precoce, com a introdução de outros alimentos e líquidos, antes do quarto mês.

- **Freqüência das crises** – são mais freqüentes nas primeiras 12 semanas de lactação (75%) e vão diminuindo, da 13ª a 24ª semanas (23%).

- **Sintomas e sinais** – criança não descansa entre as mamadas, mãe refere sensação de mamas vazias, criança dorme durante as mamada e outros sinais.

Crise transitória da lactação. Como conduzir?

Quando as mães lactantes são orientadas e apoiadas, aproximadamente 80% superam a percepção de redução de leite e prosseguem com sucesso o aleitamento materno.

Como os outros aspectos do desenvolvimento infantil, se as mães antecipadamente receberem orientação sobre esses períodos críticos da amamentação, correspondendo ao estirão de crescimento, elas superam essa dificuldade transitória com o mínimo estresse e sem recorrer a complementos.

Comportamento do lactente durante a crise transitória da lactação

A criança fica inquieta, solicita mamadas freqüentes e acorda muito à noite.

Recomenda-se que a mãe continue a amamentar sempre que a criança desejar, pode ser 12 a 15 ou mais vezes ao dia, em 2 a 7 dias tudo se normaliza e as mamadas voltam ao ritmo habitual, de 8 a 12 vezes ao dia.

Como a mãe se sente durante esses períodos críticos

Sensação de mamas macias e vazias, reflexo de ejeção diminuído ou ausente, dúvida de sua habilidade de nutrir. Ao profissional que a está acompanhando recomenda-se conferir a posição e pega. A má pega é considerada a principal falha técnica da amamentação e acarretará baixo ganho de peso pelo lactente, levando como conseqüência, muitas vezes, ao desmame precoce e suas complicações, como baixa ingestão de leite, ingurgitamento mamário, fissuras, mastites.

- Não oferecer outros líquidos ou alimentos.
- Evite o uso de chupetas.
- Manter o aleitamento materno exclusivo. Garantindo assim maior estímulo para a produção láctea.

A mãe deve ser tranqüilizada pelo profissional de saúde, que reforçará a confiança na sua habilidade em amamentar e assegurar que em poucos dias tudo retornará ao normal.

O profissional de saúde informado deve orientar também a família sobre essa fase natural do crescimento do lactente. A família deve ajudar a mãe com os outros afazeres domésticos para que ela se dedique a amamentar seu recém-nascido sempre que ele solicitar e procure descansar quando ele o fizer.

COMO SABER SE HÁ REALMENTE MENOR PRODUÇÃO DE LEITE OU ALGUM PROCESSO PATOLÓGICO QUE IMPEÇA O GANHO DE PESO DO LACTENTE?

Situação de desenvolvimento normal

Quando temos um lactente que está se desenvolvendo progressivamente apesar de ter tido uma perda de 10% do seu peso de nascimento, mas vem ganhando peso em um ritmo menor que o esperado e com duas semanas de vida atingiu o peso de nascimento. No final de mais duas a três semanas vem ganhando em média 25 a 30g/dia. Estatura e perímetros com crescimento dentro do esperado.

- Comportamento e avaliação clínica: criança calma, ativa, dorme bem, suga bem.
- Técnica de amamentação: correta.
- Sem alterações clínicas ou laboratoriais.

- Recomendação: acompanhamento médico com maior regularidade.

Se a produção do leite parecer insuficiente para a criança, pelo baixo ganho ponderal na ausência de doenças, deve-se averiguar, em primeiro lugar, se durante a amamentação, ela está sendo posicionada corretamente e se apresenta uma boa pega. Para aumentar a produção de leite, as seguintes medidas são úteis: melhorar a pega do recém-nascido, se necessário; aumentar a freqüência das mamadas; oferecer ambas as mamas em cada mamada; dar tempo para a criança esvaziar bem as mamas; trocar de seio várias vezes em uma mamada se a criança estiver sonolenta ou se não sugar vigorosamente; evitar o uso de mamadeiras, chupetas e protetores (intermediários) de mamilos; consumir dieta balanceada; ingerir líquidos em quantidade suficiente e repousar[25,26].

Situação preocupante

Perda de peso maior que 10% do peso de nascimento. Conferida a técnica de amamentação que está correta. A criança continua perdendo peso e com duas semanas de vida está com menor peso do que ao nascimento. Ganho de peso médio diário baixo. Perímetros e estatura crescendo em um ritmo menor.

Comportamento e avaliação clínica:

- criança irritada, ou muito sonolenta, faminta ou indiferente à alimentação;
- dorme após 3 a 5 minutos na mama.
- Recomendação: investigação clínica e laboratorial, mãe e criança[37,49].

PATOLOGIAS ASSOCIADAS COM BAIXO GANHO PONDERAL OU MENOR PRODUÇÃO DE LEITE

São descritas algumas situações em que a principal causa do baixo ganho de peso está relacionada com a **mãe** e outras ligadas a **crianças**.

Patologias associadas com baixo ganho ponderal ou menor produção de leite relacionadas com a mãe

■ Depressão puerperal – no Brasil, estudo transversal encontrou prevalência de 16% de mulheres com sintomas depressivos no 10º dia do puerpério[17,23]. Existe ampla variação na apresentação da depressão puerperal, podendo variar em termos de gravidade e variedade dos sintomas. Estudo nacional, do tipo caso-controle, realizado em Porto Alegre, com 153 pares mães-crianças, não encontrou associação entre depressão puerperal e cessação do aleitamento no quarto mês pós-parto[24]. No entanto, as mulheres que apresentavam problemas emocionais no primeiro mês após o parto tinham duas vezes mais probabilidade de interromper a lactação[24].

As dificuldades para o início do aleitamento podem influenciar no aparecimento da depressão puerperal em mulheres vulneráveis por reduzir sua auto-estima, confiança e capacidade de exercer a maternidade[76]. Quanto mais precoce o diagnóstico, poderá ser definida a orientação terapêutica, que avaliará a possibilidade da manutenção da amamentação. Dependendo da classificação da depressão puerperal e de sua gravidade, a opção terapêutica poderá ir desde o reforço da auto-estima materna e fortalecimento do vínculo com o filho, até psicoterapia ou uso de fármacos. A escolha do tratamento dependerá de cada caso e do acompanhamento clínico especializado[5,41,46].

■ Problemas anatômicos da mama – mamilos invertidos, muito grandes, ou planos. Outra doença mamária.

■ Insuficiência glandular primária.

■ Cirurgia mamária – a redução cirúrgica das mamas tem sido freqüentemente relatada como possível dificuldade para aquelas mulheres que foram submetidas anteriormente à cirurgia estética das mamas. Em estudo realizado com pacientes submetidas a cirurgia estética das mamas e que engravidaram posteriormente observou-se que a amamentação pode ser exercida sem complicação em todas as pacientes estudadas. Os autores consideram ser essencial que as mulheres sejam instruídas e orientadas a respeito antes da cirurgia e encorajadas a amamentar durante a gestação[20,84]. A mamoplastia redutora, em que a cirurgia não modifique a continuidade entre papila mamária e tecido glandular, não deverá comprometer a posterior prática da amamentação.

■ Alterações hormonais – hipotireoidismo, diabetes não tratado, síndrome de Sheehan, tumor pituitário[26].

■ Doença materna conhecida ou não (infecção, doença mental).

■ Medicamentos – medicamentos que provocam diminuição da síntese láctea ou deixam a criança sonolenta[15,19,59].

■ Estresse, fadiga materna, dor – inibem o reflexo de ejeção[44].

• Restrição dietética importante – vários trabalhos demonstraram que a mulher desnutrida pode e deve amamentar, pois seu leite mantém as mesmas qualidades e composição semelhante ao de mulheres eutróficas. O aleitamento materno é, inclusive, a melhor forma de se prevenir a desnutrição e suas conseqüências nos primeiros meses de vida de seus filhos[13,58].

■ Fumo – desaconselhado na mulher que amamenta pelos prejuízos que causa à saúde do lactente. A Academia Americana de Pediatria, com base em um estudo, demonstrou ser o aleitamento materno e fumo menos prejudicial para a saúde da criança que o fumo e a alimentação artificial. Recomenda à mulher que amamenta evitar o fumo[59].

Todos essas situações são possíveis determinantes da baixa produção de leite; portanto, é fundamental uma história detalhada e uma observação cuidadosa das mamadas para se descartar tais problemas. Muitos deles são transitórios e passíveis de ajustes e correções que possibilitem uma lactação bem-sucedida, com ganho ponderal satisfatório pelo lactente.

Situações nas quais o baixo ganho ponderal está relacionado com a criança

■ **Prematuridade** – o prematuro ao nascer, independentemente das características econômicas e sociais da família, implica risco maior de desenvolver desnutrição na infância, com todas as desvantagens que isso representa para o desenvolvimento do indivíduo[75].

Estudo recente aponta para a importância dos cuidados gestacionais e da saúde da mãe sobre o crescimento da criança nos primeiros meses de vida, tendo em vista a significância do baixo peso ao nascer e da idade gestacional como determinantes do crescimento infantil nos primeiros meses de vida. O peso ao nascer e a idade gestacional mostraram um coeficiente positivo, indicando que a criança prematura e a que nasce com baixo peso têm evolução do peso menor que as demais. Os autores mostram que quanto maior o peso da criança ao nascer maior será o peso no primeiro ano de vida[75].

• Na criança prematura – recomenda-se retirar o leite materno para aumentar a produção enquanto a criança não consegue sugar.
• No prematuro estável – recomenda-se o método mãe-canguru (MMC).
• Promover contato pele a pele.
• Minimizar a perda de calor.
• Mamadas freqüentes.

Em estudo brasileiro, as autoras compararam a sucção do recém-nascido prematuro no MMC e nos cuidados tradicionais, berçário de médio risco II, e encontraram vantagem no método mãe-canguru[6].

■ **Incoordenação e transtornos da sucção** – estudos sobre a fisiologia da sucção demonstraram que a pressão dentro da cavidade oral é predominantemente negativa. A amplitude e a variação da pressão dependem também do tipo de sucção. A sucção nutritiva tem como objetivo a expressão do leite na cavidade oral, é a fase preparatória para a deglutição[52]. A contração rítmica dos músculos da mandíbula gera a pressão de sucção. A musculatura facial e labial faz um perfeito selamento em torno da aréola e papila mamária durante a fase inicial da sucção. A papila mamária é comprimida contra o palato pela língua que realiza movimento, dependendo do tipo de aleitamento, *em pistão* se alimentado por bico de mamadeira e *movimento de rolamento da língua* se sucção na mama[53]. O mamilo humano, pela sua elasticidade, alonga-se durante a sucção, chegando a dobrar seu tamanho, quando comparado com o período de repouso. Durante a sucção, os movimentos rítmicos da língua e do lábio inferior, em conjunto com a mandíbula e hióide, resultam no abaixamento inicial da mandíbula e protrusão da língua seguida da elevação mandibular. Na sucção eficiente, são vários os fatores determinantes. A habilidade do recém-nascido em gerar a pressão negativa depende tanto da integridade da musculatura facial e labial em criar um perfeito selamento em torno do mamilo e aréola mamária quanto da magnitude da pressão de contração gerada pelos músculos[52]. Na paralisia facial ou outro comprometimento neurológico ou defeito facial, como o palato fendido, a pressão inadequada, apesar da vigorosa contração dos músculos da língua, é motivo de dificuldade da sucção adequada.

Pode haver confusão de bicos quando o recém-nascido não assimilou qual o tipo de sucção que lhe é oferecido alternando-se, uma vez bico de borracha (chupeta ou mamadeira) outra o mamilo. Por apresentarem padrões diferentes de sucção, podem causar confusão transitória no movimento a ser desencadeado. Também pode ser o fator de inadequação de sucção que se refletirá no menor ganho de peso[68].

Outra situação, mas também transitória, refere-se àqueles lactentes cuja mãe receberam sedação durante o parto.

■ **Disfunção motora oral** – a incoordenação na sucção é chamada de disfunção motora-oral (padrão de sucção anormal).

Há também uma situação de imaturidade das funções coordenadas de sucção, respiração e deglutição, em que a maioria dos recém-nascidos de termo é capaz de exercê-la satisfatoriamente; como em todas as outras funções fisiológicas, pode ocorrer em certos casos um atraso individual e transitório na sua maturação e perfeito desempenho. Com a função de sucção também podemos encontrar uma inabilidade transitória, não freqüente[68].

Nesses casos recomenda-se:

- aumentar a freqüência das mamadas;
- retirar o leite para aumentar a produção;
- observar a mamada e conferir se a pega está correta;
- manter a criança desperta e ativa durante as mamadas;
- ensinar a criança a sugar com exercícios fonoaudiológicos;
- muita disponibilidade da mãe, confiança e apoio do profissional;
- acompanhamento ambulatorial freqüente e regular até a correção e normalização do padrão de sucção, com ganho ponderal satisfatório.

■ **Infecção do trato urinário ou outra infecção do lactente** – que na fase aguda do processo pode levar à inapetência e a maior demanda metabólica e refletir-se-á em menor ganho ponderal do lactente que apresenta boa sucção e técnica correta de amamentação.

■ **Problema neurológico, disfunção neuromuscular** – dificuldade de sucção.

■ **Freio lingual curto** – dificulta a pega do recém-nascido à mama. Avaliação cuidadosa da função da língua e o ajuste às mamadas. A conduta dependerá do caso. A frenotomia pode ser considerada em certos casos[69].

■ **Fissuras labial, palatina e labiopalatal** – entre as malformações craniofaciais, as anomalias da região oral estão entre os defeitos da face mais freqüentes. A esses defeitos atribui-se herança multifatorial[2]. Na fissura labial isolada, a amamentação não apresenta dificuldade, pois a mama, pela sua plasticidade, corrige durante as mamadas a solução de continuidade. Já na fissura labiopalatal ou palatal isolada a situação é bem mais complexa, a comunicação oronasal acarreta a perda da pressão negativa e da anatomia funcional que facilita a ordenha durante a sucção. Esses casos exigem uma atenção especial. O aleitamento materno pode ser mantido, mas requer não só grande vontade materna, como também muita paciência e disponibilidade da mãe em ajudar nas mamadas, fazendo ordenha durante a mamada para facilitar a extração de leite pela criança. O apoio e o conhecimento da equipe multidisciplinar integrada com a família e atuando desde o nascimento é fator importante para o sucesso não só do aleitamento, como também da futura integração dessa criança na sociedade[2,77]. As crianças que conseguem ser amamentadas apresentam menos infecções e mais facilidade na correção cirúrgica. O aleitamento materno possibilita um melhor direcionamento das estruturas da boca pelo desenvolvimento e posicionamento correto da musculatura orofacial.

O aleitamento materno exclusivo nas crianças portadoras de malformação labial é fator facilitador da correção cirúrgica precoce com menos intercorrências no pós-operatório. Mãe e criança poderão beneficiar-se com essa forma alimentar e terapêutica[32].

- **Magroglossia, fissuras linguais e migrognatia** – estão entre as outras anormalidades da região oral, que dificultam a amamentação e podem ser causa de baixo ganho ponderal pelo lactente.

- **Refluxo gastresofágico** – recomendação:
  • posição mais elevada da criança durante as mamadas;
  • oferecer mais o leite posterior.

- **Alergia alimentar transmitida pelo leite materno** – retirar da dieta materna o possível agente causal. Os sintomas podem levar uma semana para desaparecer.

- **Síndromes genéticas** – síndrome de Down. Essas crianças geralmente conseguem sugar bem e têm um desenvolvimento pondo-estatural satisfatório com o uso do leite materno. Algumas, por terem outras anomalias associadas, podem apresentar ritmo menor de ganho de peso.

- **Malformações dos sistemas cardíaco, digestivo, renal e síndromes metabólicas** – também são citadas como possíveis causas de investigação para o baixo ganho ponderal e o aleitamento materno.

Foram comentadas algumas situações de baixo ganho ponderal ligadas à criança, mas em todas essas situações as crianças se beneficiariam com a amamentação.

Muitas dessas situações podem ser amenizadas ou superadas com a vontade materna em amamentar, ajustando-se a técnica de sucção ao problema e ritmo da criança.

A certeza de que o leite materno é o único alimento nos primeiros seis meses de vida, capaz de atender todas as necessidades do crescimento e desenvolvimento do lactente, e que sua produção se ajusta diariamente às novas demandas do organismo em desenvolvimento permitem ao profissional de saúde orientar e divulgar esses conhecimentos entre a população leiga.

O sucesso da lactação depende também da orientação e apoio do profissional especializado, para que as mães consigam superar as dificuldades transitórias e obter uma lactação bem-sucedida.

RELACTAÇÃO

Relactação, também denominada de lactação induzida, é um processo fisiológico em que a lactação humana retorna após ter sido interrompida por um período variável, em que a produção de leite cessou ou houve diminuição significante[7,12,63,72,82]. É a capacidade de voltar à lactação após ela ter sido interrompida em algum período além do pós-parto imediato. A mulher pode voltar a amamentar após vários meses depois de desmamar seu filho, se assim o desejar[7,9,12,51,63,72].

Para que ocorra novamente a lactação, as mamas devem receber estímulo adequado, ou seja, a sucção da criança, que deve ocorrer a curtos intervalos de tempo, de forma a garantir mais estímulo para a nova produção de leite. Durante o processo de relactação, a criança deverá receber leite artificial por uma sonda fixada próxima à aréola mamária, de forma a gotejar o leite. A criança ao sugá-lo estimula aréola e mamilo, liberando assim prolactina, e reinicia-se a produção láctea, que irá se ajustar à nova demanda do recém-nascido[18,45,57].

Dentro de poucos dias, o leite materno já se exteriorizará nas mamadas seguintes, sendo, então, retirada a sonda e conduzida a nova lactação.

O êxito da lactação depende de determinação e vontade da mãe, assim como o desejo de sugar da criança[18,72]. A paciência e a perseverança são qualidades necessárias para a mãe, a família e a equipe de saúde que irá acompanhar o processo. As mães precisam ser encorajadas. A confiança na sua capacidade de voltar a lactar com sucesso é construída a cada dia nas consultas de acompanhamento profissional.

O apoio e o acompanhamento profissional freqüentes são indispensáveis e fundamentais nos primeiros dias[9,7,85].

A literatura mostra que em média de uma a duas semanas o processo se restabelece e a criança já consegue receber todo o seu alimento direto das mamas e a produção do leite materno volta ao seu ritmo natural[9].

COMO AUMENTAR A QUANTIDADE DE LEITE PRODUZIDO

- Compressas quentes e úmidas sobre as mamas por 3 a 5 minutos antes de amamentar.
- Massagem nas mamas antes e durante as mamadas.
- Estimule gentilmente mamilo e aréola.
- Amamente ou extraia o leite das mamas com freqüência de 8 a 12 vezes a cada 24 horas.
- Use técnicas de relaxamento enquanto extrai o leite ou amamente. Respire profundamente, mentalize imagens visuais agradáveis, música suave para relaxamento. Isso facilita a ejeção do leite.
- Retire o leite entre as mamadas.
- Em média, notará aumento na quantidade de leite produzido em quatro a sete dias do início das mamadas a intervalos mais curtos[65].

Há profissionais que consideram a possibilidade do uso de medicamentos que aumentam os níveis de prolactina. Os mais utilizados são a domperidona e a metoclopramida, antagonistas da dopamina, no entanto, essas drogas aparentemente não estimulam a secreção láctea quando os níveis de prolactina já estão suficientemente altos ou quando há insuficiência de tecido glandular.

Não fazemos uso regular dessas medicações, deixando-as para casos especiais, e a usamos por pouco tempo. Nada é mais eficiente que uma mãe motivada e determinada a amamentar, que recebe o apoio do profissional e a certeza de poder procurá-lo quando necessitar de ajuda. Isso as torna mais seguras, confiantes e não dependentes de medicações, que são limitadas.

MÃES ADOLESCENTES E O ALEITAMENTO MATERNO

Entre as mães adolescentes, apesar da situação de irregularidade familiar e social desse grupo etário, menos de 10% dão a criança para adoção e a grande maioria conserva consigo seu filho e permanece solteira[8,14,38].

A produção e a qualidade do leite das mães adolescentes satisfazem de forma adequada às necessidades dos seus filhos[10,36,38,70].

Aos profissionais que atendem as mães adolescentes é necessário conscientização da importância do acompanhamento, apoio e orientação de como elas devem alimentar e cuidar de seu filho. As mães adolescentes têm as mesmas dificuldades que as mães adultas e, quando recebem orientação e apoio, amamentam por tempo igual ou superior às mães de mais idade, devendo receber, portanto, atenção especial da equipe de saúde[8,14].

REFERÊNCIAS BIBLIOGRÁFICAS

1. Akobeng AK, Ramanan AV, Buchan I, Heller RF. Effect of breast feeding on risk of coeliac disease: a systematic review and meta-analysis of observational studies. Arch Dis Child 2006;91:39-43.
2. Altmann EBC. Fissuras labiopalatinas. Barueri: Pró-Fono Divisão Editorial; 1992. 530p.
3. American Academy of Pediatrics: Work Group on Breastfeeding: breast feeding and the use of human milk. Pediatrics 1997; 100:1035-9.
4. American Academy of Pediatrics Section on Breastfeeeding. Breastfeeding and the use of human milk. Pediatrics 2005;115: 496-506.
5. American College of Obstetricians and Gynecologists Depression in women. Washington, DC: ACOG; 1993. p. 182.
6. Andrade ISN, Guedez ZCF. Sucção do recém-nascido prematuro: comparação do método mãe-canguru com os cuidados tradicionais. Rev Bras Saude Mater Infant 2005;5(1):61-9.
7. Auerbach KG, Avery JL. Relactation a study of 366 cases. Pediatrics 1980;65:236-42.
8. Baldwin N. Adolescent pregnancy and childbearing: an overview. Semin Perinatol 1981;5:1-8.
9. Banapurmath CR, Banapurmath SC, Kesaree, N. Initiation of relactation. Indian Pediatr 1993;30:1329-32.
10. Brasil ALD. Composição lipídica e protéica do leite de adolescentes de alto e baixo nível socioeconômico comparado com adultos. São Paulo, 1988. (Tese Mestrado – Escola Paulista de Medicina.)
11. Brazelton TB. The early mother-infant adjustment. Pediatrics 1963;32:931-7.
12. Brown RE. Relactation with reference to application in developing countries. Clin Pediatr 1978;17:333-7.
13. Brown KH, Akhtar NA, Robertson AD et al. Lactation capacity of marginally nourished mothers relationship between maternal status and quantity and proximate composition of milk. Pediatrics 1986;79:909-19.
14. Cesare LC, Coates V. Acompanhamento de filhos de mães adolescentes. In: Maakroun MF, de Souza RP, Cruz AR. Tratado de adolescência: um estudo multidisciplinar. Rio de Janeiro: Cultura Médica; 1991. p. 417-9.
15. Chaves RG, Lamounier JA. Uso de medicamentos durante a lactação. J Pediatr (Rio J) 2004;80(5 Supl):S189-98.
16. Ciampo LAD, Ricco RG, Daneluzzi JC. Alojamento conjunto. Considerações sobre uma prática benéfica para a saúde materno-infantil. Rev Paul Pediatr 1990;8:122-4.
17. Cury AF. Depressão puerperal. In: Zugaib, Tedesco & Quayle. Obstetrícia Psicossomática. 1ª ed. São Paulo: Atheneu; 1997.
18. Daly SEJ, Hartmann PE. Infant demand and milk supply. Part 2. J Hum Lact 1995;11:27-37.
19. Del Ciampo LA, Ricco RG, Del Ciampo IRL, Almeida CAN. Aleitamento Materno – Passagens e Transferências Mãe-Filho. São Paulo: Atheneu; 2004. 157p.
20. Deutinger M, Deutinger J. Breast-feeding after aesthetic mammary operations and cardiac operations through horizontal sub mammary skin incision. Surg Gynecol Obstet 1993;176: 267-70.
21. Dewey KG, Nommsen-Rivers LA, Heinig MJ, Cohen RJ. Risk factors for suboptimal infant breastfeeding behavior delayed onset of lactation, and excess neonatal weight loss. Pediatrics 2003;112(3 Pt 1):607-19.
22. Dewey KG, Lönnerdal B. Infant self-regulation of breast milk intake. Acta Paediatr Scand1986;75:893-8.
23. Faisal-Cury A, Tedesco JJA, Kahhales S et al. Pospartum depression in relation to life events and patterns of coping. Arch Womens Ment Health 2004;7:123-31.
24. Falceto OG, Giugliani ER, Fernandes LC. Influence of parental mental health on early termination of breastfeeding a case control study. J Am Board Fam Pract 2004;17:173-83.
25. Giugliani ERJ. O aleitamento materno na prática clínica. J Pediatr 2000;76(Supl 3):238-52.
26. Giugliani ERJ. Problemas comuns na lactação e seu manejo. J Pediatr (Rio J) 2004;80(5 Supl):S147-54.
27. Glover J, Sandilands M. Supplementation of breastfeeding infants and weight loss in hospital. J Hum Lact 1990;6(4):163-6.
28. Goldman AS, Garza C. Future research in human milk. Pediatr Res 1987;22:493-6.
29. Gouvêa LC, Santos AS, Ishiy AY et al. Plantão telefônico, dúvidas mais freqüentes em amamentação. Departamento de Aleitamento Materno da Sociedade de Pediatria de São Paulo. Rev Paul Pediatr (Supl) 2001. p. 48.
30. Gouvêa LC. Aleitamento materno. In. Lopez FA, Brasil AD. Nutrição e Dietética em Clínica Pediátrica. São Paulo: Atheneu; 2003. p. 17-36.
31. Gouvêa LC. Como conduzir o aleitamento materno, superando as dificuldades da fase inicial da lactação. Sinopse de Pediatria 2001;2:39-42.
32. Gouvêa LC, Amaral LLF, Câmara ALJ et al. Defeito labial e ao

aleitamento materno – evolução clínica e cirúrgica. In: 32º Congresso Brasileiro de Pediatria e 10º Congresso Paulista de Pediatria, São Paulo; 2003, Anais, São Paulo: Sociedade Brasileira de Pediatria; 2003.
33. Gouvêa LC, Wielicza MGZ. Causas do desmame precoce: estudo de 80 casos. In: Congresso Paulista de Pediatria. São Paulo, 1985. Anais, São Paulo, Sociedade de Pediatria de São Paulo; 1985.
34. Gouvêa LC. Aleitamento materno. In Nóbrega, FJ. Distúrbios da Nutrição. São Paulo: Revinter; 1998. p.15-31.
35. Gouvêa LC. Aleitamento materno. Nutrição. Anuário Nutrição e Pediatria 2003;21:10-2.
36. Gouvêa LC. Dosagem de cálcio, fósforo e magnésio no colostro de mães adolescentes de dois serviços obstétricos. São Paulo; 1993. (Tese Mestrado – Escola Paulista de Medicina.)
37. Gouvêa LC. O Baixo Ganho Ponderal e o Aleitamento Materno. Recomendações. Atualização de Condutas em Pediatria. Sociedade de Pediatria de São Paulo 2001-2003;3:2-6.
38. Gouvêa LC. Zinco, ferro e cobre no colostro de mães adolescentes eutróficas e desnutridas de dois níveis sociais. São Paulo; 1998. (Tese de Doutorado. Universidade Federal de São Paulo.)
39. Heinig JM. Assessment of Children's Growth and Development in the 21st Century. J Hum Lact 2006;22:161-2.
40. Hendricks ML, Baduddin SH. Weaning recommendations the scientific basis. Nutr Rev 1992;50:125-33.
41. Holt WJ. The detection of postnatal depression in general practice using the Edinburgh postnatal depression scale. N Z Med J 1995:108:57-9.
42. Jelliffe EFP. Maternal nutrition e lactation. In: Symposium on breastfeeding and the mother. Amsterdam: Elservier; 1976. p. 119-43. (Ciba Foundation Symposium, 45).
43. Lamounier JA, Vieira GO, Gouvêa LC. Composição do leite humano – fatores nutricionais. In: Rego JD. Aleitamento Materno. São Paulo: Atheneu; 2ª ed. (no prelo).
44. Lau C. Effects of stress on lactation. In: Breastfeeding 2001 part I The evidence for breastfeeding Schanler RJ. Pediatr Clin North Am 48.
45. Lawrence RA. Breast-feeding. Pediatr Rev 1989;11:163-71.
46. Mac Queen G, Chokka P. Special issues in the management of depression in women. Can J Psychiatry 2004;49(3 Suppl):27-40.
47. Maccagno-Smith R, Young M. Breastfeeding the sleepy infant. Can Nurse 1993;89:20-2.
48. Macdonald PD, Ross SR, Grant L, Young D. Neonatal weight loss in breast and formula fed infants. Arch Dis Child Fetal Neonatal; 2003;88(6):F472-6.
49. Maggioni A, Lifshitz F. Nutritional management of failure to thrive. Pediatr Clin North Am 1995;42(4):791-809.
50. Marques NM, Lira PIC, Lima MC, Silva NL, Batista Filho M, Huttly SRA, Ashworth A. Breastfeeding and early weaning practices in Northeast Brazil: a longitudinal study. Pediatrics; 2001. 108p.
51. Marquis GS, Diaz J, Bartolini R, Kanashiro HC, Rasmussen KM. Recognizing the reversible nature of child feeding decisions: breastfeeding weaning, and relactation the patterns in a shanty town community of Lima, Peru. Soc Sci Med 1998; 47:645-56.

52. Mathew OP. Science of bottle feeding. J Pediatr 1991;119(4): 511-19.
53. Mathew OP, Bhatia J. Sucking and breathing patterns during breast and bottle feeding in termnewborn infants. Effects of nutrient delivery and composition. Am J Dis Child 1998;143: 588-92.
54. Millard AN. The place of the clock in pediatric advice: nationales cultural theres, and impediments to breastfeeding. Soc Sci Med 1990;31:211-21.
55. Ministério da Saúde, Instituto Nacional de Alimentação e Nutrição, Programa Nacional de Incentivo ao Aleitamento Materno, Coordenação Materno Infantil – Promoção do Aleitamento Materno. Brasília, MS: OPAS; 1995. p. 38.
56. Neifert MR. Clinical aspects of lactation. Clin Perinatol 1999; 26:281-305.
57. Neville M. Physiology of lactation. Clin Perinatol 1999;26: 251-79.
58. Nóbrega FJ, Amancio OMS, Moraes RM et al. Leite de nutrizes de alto e baixo nível econômico, eutróficas e desnutridas. II Ácidos graxos saturados e insaturados. Pediatr (Rio J) 1986;60:29-36.
59. Ostrea EM, Mantaring JB, Silvestre MA. Drugs that affect the fetus and newborn infant via placenta or breast milk. Pediatr Clin North Am 2004;51:539-79.
60. Onis M, Garza C, Onyango AW, Martorell R. WHO Child Growth Standards. Acta Paediatr 2006;95(Suppl 450):1-106.
61. Peaker M, Wilde CJ. Feedback control of milk secretion from milk. J Mammary Gland Biol Neoplasia 1996;1:307-15.
62. Pedro GJ, Almeida JBD, de Costa RS, Barbosa A. Influence of early mother infant contact on dyadic behavior during the first moth of line. Dev Med Child Neurol 1984;26:657-74.
63. Phillips V. Relactation in mothers of children over 12 months. J Trop Pediatr 1993;39:45-7.
64. Powers NG. How to assess slow growth in the breastfed infant. Pediatr Clin North Am 2001;48:345-63.
65. Powers NG. Slow weight gain and low milk supply in the breastfeeding dyad. Clin. Perinatol 1999;26(2):399-430.
66. Qwant SA. Patterns of variations in breast-feeding behaviors. Soc Saúde Med 1986;23:445-53.
67. Ramos CV, Almeida JAG. Alegações maternas para o desmame: estudo qualitativo. J Pediatr (Rio J) 2003;79:385-90.
68. Ramsay M, Gisel EG, Boutry M. Non-organic failure to thrive growth failure secondary to feeding-skills disorder. Dev Med Child Neurol 1993;35:285-97.
69. Ricke LA, Baker NJ, Madlon-Kay DJ et al. Newborn tonguetie: prevalence and effect on breastfeeding. J Am Board Fam Pract 2005;18:1-7.
70. Sarni RS, Vitolo MR, Lopez FA, La Torre LPG, Nóbrega FJ. Estudo das gorduras totais, valor calórico e ácidos graxos do colostro de adolescentes mães de recém-nascidos a termo, pequenos para a idade gestacional. Pediatr (Rio J) 1992;68: 262-7.
71. Schanler RJ, Hurst NM, Lau C. The use of human milk and breastfeeding in premature infants. Clin Perinatol 1999;26(2): 379-89.
72. Seema MD, Patwari AK, Satyanarayana L. Relactation: an effective intervention to promote exclusive breastfeeding. J Trop Pediatr 1997;43:213-6.

73. Segre C, Gouvêa LC, Tofolo S et al. Estímulo ao aleitamento materno. In: IX Congresso Brasileiro de Perinatologia, I Congresso Latino Americano e IV Reunião de Enfermagem Perinatal, Rio de Janeiro, 1984. Anais, Rio de Janeiro: Sociedade Brasileira de Pediatria; 1984.
74. Siqueira R, Durson P, Almada AGP et al. Reflexões sobre as causas do desmame precoce observadas em dinâmicas de grupo de incentivo ao aleitamento materno. Pediatr (Rio J) 1994;70:16-20.
75. Spyrides MHC, Struchiner CJ, Barbosa MTS, Kac G. Amamentação e crescimento infantil: um estudo longitudinal em crianças do Rio de Janeiro, Brasil, 1999/2001 Cad. Saúde Pública 2005;21(3):756-66.
76. Tavares EM, Capra AM, Braveman PA et al. Clinical support and psychosocial risk factors associated with breastfeeding discontinuation. Pediatrics 2003;112:108-15.
77. Thomé S. O processo de amamentar para mães de crianças portadoras de malformação congênita de lábio e/ou palato segundo a perspectiva do interacionismo simbólico. [Tese de Doutorado]. São Paulo; Universidade de São Paulo; 2003. 172p.
78. Tomomasa T, Hyman PE, Itoh K et al. Gastroduodenal motility in neonates: response to human milk compared with cow's milk formula. Pediatrics 1987;80(3):434-8.
79. UNICEF. Breastfeeding: a simple way to save young lives. Available from: <http://www.unicef.org/media/media_35142.html> (29 ago 2006).
80. Verronen P. Breast feeding: reasons for giving up and transient lactational crises. Acta Paediatr 1982;71:445-9.
81. Waletzky LR, Herman EC. Relactation. Am Fam Physician 1976;14:69-74.
82. Witte PM, van der Lei B, van der Beizen JJ, Spronk CA. Successful breastfeeding after reduction mammaplasty. Ned Tijdschr Geneeskd 2004;148:1291-3.
83. World Health Organization (WHO). Evidence for the ten steps to successful breastfeeding. Geneva: WHO; 1998.
84. World Health Organization. Promoting proper feeding for infants and young children. Available from: <http://www.who.int/nutrition/topics/infantfeeding/en/index.html> (15 june 2006).
85. World Health Organization. Guiding principles for feeding infants and young children during emergencies. Geneva: WHO; 2004.

8.2

Prematuridade

- ALIMENTAÇÃO IDEAL PARA O PREMATURO
- CONTROVÉRSIAS NA ALIMENTAÇÃO DO RECÉM-NASCIDO PRÉ-TERMO
- PECULIARIDADES DO USO DE LEITE HUMANO PARA O RECÉM-NASCIDO PRÉ-TERMO
- DESAFIO DA AMAMENTAÇÃO NOS PREMATUROS
- MÉTODO CANGURU
- ALEITAMENTO MATERNO E RECUPERAÇÃO NUTRICIONAL

8.2.1 ALIMENTAÇÃO IDEAL PARA O PREMATURO

José Lauro Araújo Ramos

Em princípio, o leite materno é o alimento ideal para o recém-nascido (RN) a termo e o lactente[1].

No entanto, essa escolha foi submetida a incertezas, desde há algumas décadas: uma consideração foi que, admitindo-se que o prematuro "não é o RN normal da espécie", seria concebível que ele necessitasse de alimentos outros que não o leite materno.

As eventuais restrições ao leite materno exclusivo para pequenos prematuros baseiam-se em relativa insuficiência de níveis de alguns nutrientes (basicamente proteína, cálcio, fósforo, sódio e energia) em relação à necessidade para a manutenção e o crescimento desses RNs.

A riqueza de fatores imunitários, enzimas, hormônios, fatores de crescimento, a especificidade do perfil de aminoácidos e a presença de ácidos graxos poliinsaturados de cadeia longa e outros componentes únicos e indispensáveis[14] já capacitariam o leite materno como o de escolha para o prematuro (como o elegem também para o RN a termo e o lactente). Poderia uma quantidade menor de alguns nutrientes ser motivo para a não-adoção do leite materno?

Alguns aspectos da nutrição pós-natal e sua relação com o leite materno decorrem com alguma incerteza, especialmente quando se trata de recém-nascido de muito baixo peso (RNMBP) (peso inferior a 1.500g) ou de extremo baixo peso (peso inferior a 1.000g)[14], que serão alvo deste capítulo.

METAS EM NUTRIÇÃO DE PREMATUROS

Tem-se atualmente como meta nutricional conseguir um ganho de peso pós-natal que reproduza (ou continue) o crescimento intra-uterino na respectiva idade gestacional, sem impor sobrecarga aos sistemas metabólico e excretor.

Essa meta, aceita pela maioria dos pesquisadores, é de difícil realização na prática, tanto mais quanto mais imaturo o RN. Isso se deve principalmente ao crescimento rápido nesse período (ganho fetal de cerca de 500g da 22ª à 27ª semanas e de 1.000g da 28ª à 32ª semanas[4]) à imaturidade dos diversos órgãos e sistemas e à presença freqüente de problemas clínicos, como doença respiratória e problemas neurológicos.

O que se almeja ao alimentar o prematuro, além de proporcionar-lhe a melhor condição nutricional possível, é prover na alimentação fatores que possam beneficiá-lo também em outras áreas e nas conseqüências a médio e longo prazo. Assim, o leite humano, pelas qualidades únicas já citadas, aparece como a melhor escolha.

Porém, o prematuro com peso inferior a 1.500g ao nascer, recebendo leite materno exclusivo, mesmo o da própria mãe, pode não conseguir cumprir as metas hoje aceitas de crescimento em peso, estatura e perímetro cefálico, em relação aos alimentados com "fórmulas especiais" para prematuros ou a leite materno com aditivos (*fortifier*).

Note-se que o leite da própria mãe, que é mais rico inicialmente em proteínas, cálcio, fósforo e sódio (o que foi um grande alento para a adoção mais larga de leite materno), perde essas características com três a quatro semanas pós-parto. Nessa fase, a insuficiência quantitativa, principalmente de proteínas, cálcio, fósforo e também de energia, torna-se mais evidente em relação às taxas recomendadas na literatura[20], pois as taxas não diminuem até próximo à data do termo. Déficit de peso, estatura e perímetro cefálico e falha na mineralização óssea com repercussões no crescimento linear são as conseqüências potenciais dessa situação.

Nas primeiras semanas de vida extra-uterina, os RNMBP, especialmente os prematuros extremos (peso inferior a 1.000g ao nascer), demoram mais em reaver o peso de nascimento e, ao conseguir esse ganho, não conseguem, em sua maioria, retornar ao percentil de peso de nascimento, até a data do termo[6]. Boa proporção permanece por ocasião da alta abaixo do percentil 10 da curva de peso neonatal, configurando agravo nutricional[5,20].

Trata-se de um período (por exemplo, de 26 a 36 semanas de idade gestacional corrigida) em que o ganho ponderal (e também o da estatura e do perímetro cefálico) parece ser crucial para o crescimento posterior e, segundo alguns estudos também para o desenvolvimento neurológico[13,20].

CRESCIMENTO PÓS-NATAL E ALIMENTAÇÃO

É uma preocupação básica procurar-se o leite ideal para o crescimento considerado adequado: a experiência sugere que a maioria dos RNs com peso superior a 1.500g evoluem bem com leite materno exclusivo (preferentemente da própria mãe, mamando ao seio com contato pele-a-pele). As indicações de leite materno para prematuros em geral não explicitam limites de peso, mas referem-se mais à provável inadequação do leite para aqueles com peso inferior a 1.500g[14].

É difícil se estudar a relação da alimentação empregada no período pós-natal com as características do crescimento, a não ser pela noção predominante na literatura de que os crescimentos a curto prazo são maiores com fórmula, a seguir com leite materno aditivado e por fim leite materno não aditivado[14]. A maioria dos estudos de crescimento pós-natal precoce (tentando estabelecer curvas de crescimento) trata de crianças usando "leite humano ou de fórmula", alguns leite humano com aditivos, outros só com fórmula, além de diversos modelos de nutrição parenteral que influem decisivamente na nutrição desses RNs[20] e fazem com que a participação da nutrição enteral seja relativamente pequena[20]. No período que se segue, quando o prematuro se encontra em nutrição enteral total ou predominante, provavelmente as diferenças entre leite materno aditivado ou não e fórmula passam a ter mais significado do ponto de vista nutricional.

Um crescimento (refletindo a nutrição) adequado nesse período pode ser visto como chegar ao ritmo de crescimento intra-uterino para a idade, o que pode ser conseguido muitas vezes, pela perda inicial e demora para recuperar o peso de nascimento e, mesmo assim, permanecer abaixo do percentil 10[7].

Alguns neonatologistas, preocupados com a desnutrição pós-natal, que acomete grande proporção de RN de extremo baixo peso, propõem uma nutrição pós-natal "agressiva"[20], constando basicamente de aumento de proteína e energia em solução parenteral iniciada precocemente, seguida de nutrição enteral mínima nos primeiros dias, com colostro e posteriormente leite materno.

Essa abordagem nutricional visa evitar ou amenizar a desnutrição pós-natal, com a preocupação também do desenvolvimento neurológico associado; é de se notar que mesmo em nutrição pós-natal "agressiva" a nutrição enteral eleita é o leite humano, oportunamente aditivado (geralmente em idade menor que habitualmente).

ADITIVOS AO LEITE MATERNO

A idéia de, preservando o leite materno, acrescentar o que lhe falta, para as necessidades do prematuro menor, parece justificada. Estudos mostram em relação ao leite "não-aditivado" ganho de peso maior, melhora de crescimento linear, perímetro cefálico e normalidade de indicadores bioquímicos de nutrição.

Assim, recomenda-se o uso de aditivos ao leite materno, providência que desde o início parece ter conferido maior "segurança" do ponto de vista nutricional ao uso do leite materno. Na literatura, encontra-se indicação para o aditivo "multicomplementar" para prematuros com peso inferior a 1.500g ou de idade gestacional menor de 32 semanas[9].

Algumas fontes apóiam seu uso em todos os prematuros com peso inferior a 2.000g; outras consideram esse nível alto, pois essas crianças dispensariam esses aditivos[12].

Ruiz et al.[12] acentuam que um "dogma" hoje existente é de que todo prematuro em uso de leite materno exclusivo deve também receber aditivos nutricionais; questionam essa conduta e lembram a grande diferença que existe do ponto de vista nutricional e de agravos neonatais entre, por exemplo, a população com peso inferior a 1.200g e inferior a 2.000g. Esse dado pode enfraquecer a generalização do uso de aditivos (ou de suplementação com fórmula). Os mesmos autores propõem uma estratégia (baseada em dados de RN único ou gemelar e estatura) que poderia prever quais os prematuros que necessitarão de suplementação alimentar (no presente estudo, com fórmula). A identificação precoce dos prematuros que necessitarão de fórmula ou de aditivos multicomponentes parece ser útil ao cuidado dessas crianças.

Na prática diária, grande é a dificuldade de que as mães de pequenos prematuros consigam leite suficiente. Isso só será possível com grande comprometimento da equipe de saúde na promoção e monitoração do aleitamento[11]. O recurso a Banco de Leite Humano é importante, e o uso de leite posterior, recomendado sempre que se necessita aumentar o nível de energia, sob forma de gordura. O leite de Banco, colhido e armazenado corretamente, conserva, além de outros aspectos inerentes ao leite humano, porcentagem elevada de fatores IgA secretória, IgG, lisozima, lactoferrina e macrófagos.

O cuidado pelo método "mãe-canguru", priorizando o contato prolongado pele-a-pele com a mãe, tem-se mostrado eficaz na promoção do aleitamento e de sua manutenção pós-alta. O método "mãe-canguru", além de suas vantagens em relação ao vínculo mãe-filho, tem mostrado ganho de peso de 18g/dia em RNs com menos de 1.750g e ganho ponderal diário médio igual ou superior aos submetidos a cuidados convencionais[18]. O tema ganho de peso ainda é discutido[5], mas os dados da evolução dos prematuros estáveis com esse tipo de cuidados são favoráveis[18].

Embora a superioridade e a especificidade do perfil dos aminoácidos e a composição lipídica no leite humano, sejam virtudes inigualáveis, forçoso é levar em conta as insuficiências quantitativas de nutrientes (em que a falta de proteínas parece ser o fator mais marcante do ponto de vista do crescimento) desde que o possível retardo do desenvolvimento neurológico seja tanto mais grave quanto maior for o déficit do crescimento[20].

LEITE MATERNO E EFEITOS TARDIOS

Caberia aqui mencionar as dúvidas que se vêm colocando, desde os trabalhos de Barker e seu grupo[2,8] estendido por Lucas et al.[10], sobre a adequação ou não de se promover um ganho rápido de peso em RNs de baixo peso ao nascer. A teoria "das origens fetais de doenças de adulto" (como diabetes tipo 2, doença cardiovascular, hipercolesterolemia, hipertensão arterial, resistência à insulina) em suas apresentações originais, procura relacionar a restrição do crescimento intra-uterino, seguido de um crescimento acelerado (catch-up) na idade escolar e adolescência com esses riscos futuros[2]. O crescimento durante o primeiro ano de vida é considerado benéfico de acordo com a teoria, pois, além do peso deficiente ao nascer, também com um ano a insuficiência ponderal é considerada fator predisponente à doença do adulto.

Recentemente, Singhal e Lucas[15] sugerem uma modificação nessa teoria, valorizando, como fator predisponente às doenças do adulto, mais o crescimento acelerado pós-natal que a própria restrição do crescimento intra-uterino. Singhal et al.[16] frisam, ainda, que as duas primeiras semanas de vida já são um período em que os efeitos de um crescimento acelerado poderão ser programados[16].

Esses dados, embora ainda sujeitos a controvérsias, são tão fundamentais que merecem consideração, no que respeita a sua relação com o crescimento e nutrição pós-natal.

Assim, na mesma linha de Barker[2] e Erikson et al.[8], existe o estudo de Victora et al.[19] que mostra ser benéfico o *catch-up* precoce; que os RNs que eram pequenos para a idade gestacional e mostraram *catch-up* tiveram menor morbidade nas primeiras 20 semanas e também menor mortalidade (que os autores não colocam como significante pelo pequeno número de casos) em relação aos que não apresentaram este *catch-up*. Essas pesquisas, em visão inicial, poderiam sugerir uma vantagem precoce ou imediata para o prematuro com *catch-up* e, diversamente, vantagens "para o futuro", sem predispor àquelas doenças, nos de crescimento mais lento. Não existe nenhuma indicação de que se possa fazer uma "escolha" entre as duas propostas, como não sabemos exatamente qual é a "quantidade certa" de nutrientes que é compatível com o bem-estar atual ou futuro do prematuro.

Pode-se, porém, lembrar que as crianças em aleitamento materno costumam ter um crescimento pouco mais lento que os que mamam fórmulas. Esse fato é citado por Lucas e seu grupo[10] como uma virtude a mais do leite humano, podendo-se especular que o leite humano "programa" um crescimento "ideal" (a comparação de leite materno e os dados de crescimento não sugerem a probabilidade de o uso de leite materno decorrer com crescimento acelerado). Poder-se-ia acrescentar "se necessário acompanhado de aditivos, conforme a indicação?"

Assim, pelas propriedades inigualáveis do leite humano (muitas possivelmente ainda não descritas), esse deve ser o alimento do pré-termo, enquanto possível da própria mãe. As insuficiências de proteína e energia devem ser cobertas, seja por leite posterior (*hind milk*), de Banco de Leite, seja por aditivos multicomponentes. Esses parecem cumprir satisfatoriamente sua função suplementar, embora, em geral, decorram com ganhos de peso inferiores aos das fórmulas especiais para prematuros[14]. São necessários ainda dados sobre eventuais repercussões da aditivação a longo prazo, que a literatura não considera prováveis. Não se demonstram, porém, alterações da função antiinfecciosa do leite ou aumento de enterocolite necrosante com a presença de aditivos[14].

O prematuro extremo (peso inferior a 1.000g) representa o maior desafio quanto à nutrição, quer parenteral, quer enteral; sua estada na unidade neonatal é plena de intercorrências[3] e, como já foi dito, geralmente chega, à alta, em um percentil de peso abaixo de 10. Esses RNs deveriam beneficiar-se mais de leite materno do que os maiores, pela sua imaturidade principalmente imunitária e funções digestivas, leite que em geral não é suficiente ou não é conseguido. A opção seria nutri-los com leite de Banco, acrescentado de aditivo. Em vista do alto preço destes (e também da dificuldade e o risco no manuseio do leite), a suplementação alimentar pode ser feita com fórmulas especiais para prematuros, mantendo-se o leite materno o quanto possível.

A preocupação com a nutrição dessas crianças deve ir além da alta, com monitorização de seu crescimento e desenvolvimento. Nessa fase, não havendo leite materno (com indicação de aditivos, individualizada), seria indicada "fórmula especial de pós-alta", ou leite especial para prematuros, considerado nessa situação preferível ao leite de RN de termo.

REFERÊNCIAS BIBLIOGRÁFICAS

1. American Academy of Pediatrics. Breastfeeding and the use of human milk. Pediatrics 2005;115(2):496-506.
2. Barker DJP. Fetal origins of coronary heart disease. Br Med J 1995;311:171-4.
3. Camelo Jr JS, Martinez FE. Dilemas nutricionais no pré-termo extremo e repercussões na infância, adolescência e vida adulta. J Pediatr (Rio J) 2005;81(1 Suppl):S33-42.
4. Denne SC, Clark SE, Poindexter BB, Leitch CA, Ernst JA, Lemons PK et al. Nutrition and metabolism in the high-risk neonate. In: Fanaroff AA, Martin RJ eds. Neonatel-Perinatal Medicine. St Louis: Mosby; 8th ed. 1997. p. 562.
5. Dodd VL. Implications of kangaroo care for growth and development in preterm infants. JOGNN, 2005;34:218-32.
6. Dusick AM, Poindexter BB, Ehrenkranz RA, Lemons JA. Growth failure in preterm infant. Can we catch-up? Semin Perinatol 2003;(4):302-10.
7. Ehrenkranz RA. Outcome of very low-birth weight infant. Growth outcomes of very low-birth weight infants in the newborn intensive care umit. Clin Perinatol 2000;27. nº 2.
8. Erikson JG. Forsen T, Tuomilehto J, Winter PD, Osmond C, Barker DJP. Catch-up growth in childhood and death from coronary hearth disease: longitudinal study. BMJ 1999;318:427-31.
9. Falcão MC, Mataloun MMB. Aditivos de leite humano. In: Feferbaum R, Falcão MC eds. Nutrição do Recém-Nascido. São Paulo: Atheneu; 2003.
10. Lucas A, Fewtrell MS, Cole TJ. Fetal origins of adult disease-the hypothesis revisited. Br Med J 1999;319:245-9.
11. Nascimento MB, Issler H. Aleitamento materno em prematuros: manejo clínico hospitalar. J Pediatr (Rio J) 2004;80(5 Suppl):S163-72.
12. Ruiz JG, Charpak N, Figuero Z. Predictional need for supplementing breastfeeding in preterm infants under kangaroo mother care. Acta Paediatr 2002;91(10):1130-4.
13. Rugolo LM. Crescimento e desenvolvimento a longo prazo do prematuro extremo. J Pediatr (Rio J) 2005;81(1 Suppl):S101-10.
14. Schanler RJ. The use of human milk for premature infants. Pediatr Clin North Am 2001;48:207-19.
15. Singhal A, Lucas A. Early origins of cardiovascular disease: is there a unifyng hypothesis? Lancet 2004;363:1642-5.
16. Singhal A, Cole TJ, Fewtrell MD, Deanfield J, Lucas A. Is slower early growth beneficial for long-term cardiovascular health? Circulation 2004;109:1108-13.
17. Trindade CEP. Importância dos minerais na alimentação do pré-termo extremo. J Pediatr (Rio J) 2005;81(1 Suppl):S543-51.
18. Venâncio SI, Almeida H. Método mãe-canguru: aplicação no Brasil, evidências científicas e impacto sobre o aleitamento materno. J Pediatr (Rio J) 2004;80(5 Suppl):S173-80.
19. Victora CG, Barros FC, Horta BL, Martorelli R. Short-term benefits of catch-up growth for small-for-gestational-age. Int J Epidemiol 2001;30:331-5.
20. Ziegler EE, Thureen PJ, Carlson SJ. Aggressive nutrition of the very low birthweight. Clin Perinatol 2002;29:225-44.

8.2.2 CONTROVÉRSIAS NA ALIMENTAÇÃO DO RECÉM-NASCIDO PRÉ-TERMO

Edna Maria de Albuquerque Diniz
Flávio Adolfo Costa Vaz

INTRODUÇÃO

O leite humano (LH) é o alimento ideal para todos os recém-nascidos (RN), incluindo o RN pré-termo (RNPT), garantindo suporte para o crescimento e desenvolvimento adequado do lactente, proporcionando-lhe fatores imunológicos importantes na prevenção de doenças alérgicas e infecções por patógenos próprios de seu ambiente, além de melhor desenvolvimento cognitivo e psicológico[1,2,6,8,10,14,15,17,19,28,29,31-34,40,41,43,58-60].

RN de baixo peso (< 2.500 gramas), particularmente aqueles de muito baixo peso (MBP), isto é, com peso de nascimento < 1.500 gramas, tem atualmente maior chance de sobrevivência em vista da maior disponibilidade de medicamentos, incluindo o uso do surfactante exógeno e melhor assistência ventilatória com a aquisição de aparelhos de ventilação mecânica mais modernos. Os RNPT com peso de nascimento de 500 a 1.000 gramas têm também sobrevivido em maior número de casos nos últimos anos. Vários problemas têm surgido decorrentes principalmente da extrema imaturidade desses RN, particularmente dos seus sistemas orgânicos, incluindo o sistema imunológico e o trato gastrintestinal, cujo sistema enzimático não é suficientemente maduro para uma boa digestão e absorção de nutrientes. Uma vez que o acúmulo de nutrientes é maior no final da gestação, quando essas crianças já se encontram fora do útero materno, a questão de como alimentar e qual a composição láctea mais adequada para esses RN que permita um crescimento e desenvolvimento semelhante àquele da vida intra-uterina tem sido motivo de vários estudos e grandes controvérsias nos últimos anos. Além disso, esses RN apresentam necessidades nutricionais maiores, sendo mais suscetíveis às doenças infecciosas e à desnutrição que o RN de termo ou mesmo a criança maior, contribuindo para um desempenho baixo no seu crescimento e desenvolvimento[14,26,37,41,42,52,53,56].

Um aspecto de grande importância no RN de MBP é a grande imaturidade dos mecanismos de defesa contra infecções, cujo grau de imaturidade e deficiência é inversamente proporcional à idade gestacional, como seja[17,22,27-30,47,62]:

- Barreiras físicas – elevada solução de continuidade da pele e mucosas, diminuição da acidez gástrica e de enzimas digestivas.
- Células fagocitárias com diminuição da capacidade de adesão e quimiotaxia e menor atividade microbicida devido à menor geração de metabólitos tóxicos de oxigênio.
- Atividade citotóxica das células *natural killer* diminuída – 50% são imaturas.
- Déficit na capacidade de opsonização envolvendo anticorpos, em especial a imunoglobulina G (IgG) e o sistema complemento, os quais apresentam baixas concentrações séricas no RN, especialmente no pré-termo.
- Diminuição na concentração sérica de proteínas com ação antimicrobiana como fibronectina, lactoferrina, lisozima e citocinas.
- Reservas limitadas de neutrófilos e capacidade reduzida de produção dessas células durante os períodos de consumo rápido, além de menor quimiotaxia e adesão.

A imunidade celular e humoral do RN também são deficientes por apresentar linfócitos T com menor produção de citocinas, menor citotoxicidade, hipersensibilidade cutânea a antígenos comuns, a qual é retardada até em torno de um ano, e menor capacidade de indução de diferenciação dos linfócitos, os quais apresentam deficiência na produção de anticorpos tanto na resposta aos antígenos polissacarídios, quanto aos antígenos T-dependentes, diminuindo, desse modo, a capacidade de opsonização do RN, particularmente naqueles com idade gestacional menor que 34 semanas.

A deficiência imunológica mais crítica no período neonatal é aquela que afeta os mecanismos de fagocitose, pela reserva limitada de neutrófilos e pela capacidade baixa de produzi-los em resposta aos estímulos infecciosos.

A produção de alguns fatores imunológicos pelo lactente somente estará amadurecida entre 1 e 2 anos de idade, principalmente o repertório completo de anticorpos e as células T de memória[47,62].

A alimentação do RN exclusivamente com LH pode compensar, em parte, essas deficiências por meio de três grandes componentes: fatores antimicrobianos com ação direta, fatores antiinflamatórios e fatores imunomoduladores. Além da IgG transmitida pela placenta e dos fatores de proteção do líquido amniótico, a mãe oferece múltiplos fatores de defesa ao filho, por meio do colostro e do leite maduro, que constituem um verdadeiro "suplemento imunitário" fundamental na fase crítica de imaturidade do sistema imune do recém-nascido (RN). Substâncias de defesa como a lactoferrina, lisozima e IgA secretora são abundantes no LH, quando comparadas com os leites de outros mamíferos usados na alimentação da criança[28,29]. Esses e outros agentes imunológicos do LH apresentam características especiais: são comuns nas mucosas; resistentes às enzimas digestivas e também adaptados a persistirem no trato gastrintestinal; têm ação sinérgica em sua habilidade para destruir alguns patógenos; são protetores sem provocar inflamação e secretados em quantidade inversamente relacionadas a sua produção nas mucosas[16,17].

As imunoglobulinas representadas principalmente pela IgA secretora constitui o componente mais abundante e mais bem estudado. Nessa fração, detectam-se atividades de anticorpo contra inúmeros enteropatógenos e também bactérias do trato respiratório[20,27]. A IgA atua ligando-se aos antígenos de bactérias e vírus, impedindo sua aderência ao epitélio da mucosa e conseqüentemente colonização e infecção. Trata-se de uma ação antiinfecciosa não-indutora de reação inflamatória. A IgA secretada no leite é basicamente produzida na própria glândula mamária por células imunocompetentes oriundas predominantemente do GALT (*gut associated lymphoid tissue*). Essas células fixam-se no tecido mamário sob influência de hormônios lactogênicos[17,27].

Victora et al., 1987, verificaram que o tipo de leite constitui um importante fator que pode influenciar sobre uma menor ou maior mortalidade infantil. Os autores estudaram 1.071 crianças, sendo 317 no grupo de estudo e 714 controles (média de idade: 4,3 meses). As crianças eram procedentes de duas áreas urbanas do Sul do Brasil. Verificaram que as crianças que não eram amamentadas ao seio apresentavam 14,2 e 3,6 vezes risco de doença diarréica e respiratória, respectivamente, em relação ao grupo controle que recebia leite humano exclusivo.

Anticorpos contra agentes patogênicos para o trato respiratório têm sido encontrados no LH, como *Haemophylus influenza*, *Streptococcus pneumoniae*, algumas viroses como *vírus sincicial respiratório*. Sugere-se que esses anticorpos, cobrindo a mucosa do trato respiratório superior, possam interferir sobre a aderência e a proliferação de patógenos, protegendo não apenas as vias aéreas superiores, incluindo a orelha média, como também o trato respiratório inferior[28,29,47].

Os macrófagos do colostro apresentam elevada capacidade fagocitária, tanto via receptores para Fc da IgG como vias receptores para C3. Tem-se constatado ainda a presença de fatores indutores de crescimento de células epiteliais e também de crescimento neuronal, além de fatores mitogênicos para linfócitos, os quais induzem preferencialmente a síntese de IgA.

Embora os principais fatores antimicrobianos sejam constituídos primordialmente pela imunoglobulina A secretora (IgAs), outros agentes multifuncionais estão também presentes com ação imune como: lactoferrina, lisozima, ácidos graxos e homólogos de receptores da superfície celular do hospedeiro – mucinas, glicoproteínas, glicolipídios, glicosaminoglicanos e oligossacarídios e elementos celulares –, linfócitos B e T, leucócitos polimorfonucleares e macrófagos. Essa grande variedade de componentes age de modo multifuncional e interativo na imunoproteção do RN. Algumas características são comuns a todos esses fatores: presença nas mucosas, resistência à degradação ácida no estômago, ação sinérgica entre si, proteção sem desencadeamento de reação inflamatória e secreção no LH em quantidades inversamente proporcionais à capacidade de síntese pelo próprio RN[21,24,25,27,47].

Outras substâncias contidas no LH como fatores de crescimento e citocinas, que atuam como mediadores entre a mãe e o feto na vida intra-uterina, continuam a estimular o amadurecimento gastrintestinal, estabelecendo uma barreira mucosa eficaz contra a penetração de antígenos da dieta materna e a colonização do intestino por bactérias patogênicas, bem como de subprodutos tóxicos de bactérias e vírus. Nesse sentido, o LH pode ser considerado uma extensão do ambiente intra-uterino para a vida extra-uterina, suprindo as deficiências na imunidade inata do RN, como barreiras físicas pouco efetivas, diminuição da acidez gástrica e de enzimas digestivas.

O LH contém componentes que estimulam ainda o crescimento das bactérias comensais, protegendo o RN dos microrganismos patogênicos de seu ambiente, particularmente durante o primeiro ano de vida, e antes que sua microflora tenha se estabelecido. As proteínas antimicrobianas do LH como IgA secretora, lactoferrina e lisozima, além dos ácidos graxos, monoglicérides e ácido siálico apresentam ações antibacteriana, antiviral e antiparasitária, constituindo-se em fatores de resistência para o RN contra infecções por esses patógenos. Recentemente há comprovação de que o LH contenha fator estimulante de colônias de granulócitos bem como da existência de receptores para esse fator na mucosa intestinal do RN. Outros estudos demonstraram atividade antibacteriana das proteínas do LH como α-lactalbumina, fragmentos de κ-caseína, lactoperoxidase e xantina-oxidase. Oligossacarídios, glicoconjugados, mucinas e glicolipídios constituem-se em receptores de membrana celular para toxinas de diversos microrganismos, tais como *V. cholerae*, *E. coli* e *Shigella*, impedindo a interação da toxina com as células hospedeiras e conseqüente reação inflamatória[20,22,36,38,45].

Outro mecanismo protetor do LH é sua capacidade antiinflamatória, destacando-se uma grande variedade de agentes antiinflamatórios como antiproteases, antioxidantes e enzimas que degradam os mediadores da ativação leucocitária. Fato importante é que a imunoglobulina E, basófilos, eosinófilos e mastócitos, agentes da reação de hipersensibilidade, estão praticamente ausentes no LH.

As propriedades imunomoduladoras e protetoras contra atopia e doença alérgica na criança estão relacionadas com múltiplos componentes do LH, tais como S-IgA, homólogos de receptores da superfície celular, antioxidantes, nucleotídios, agentes bioativos e ácidos graxos poliinsaturados de cadeia longa. O fator de crescimento de epiderme estimula o amadurecimento da barreira mucosa do intestino, levando à menor absorção de antígenos protéicos estranhos e à conseqüente menor estimulação e sensibilização. Oligossacarídios com propriedades prebióticas promovem o crescimento de lactobacilos e modulam a microflora intestinal do RN. A presença de anticorpos no LH contra os principais antígenos dietéticos, juntamente com substâncias antioxidantes, diminuem a resposta inflamatória e a probabilidade de desenvolvimento de atopia e doença alérgica no futuro. Ácidos graxos poliinsaturados de cadeia longa, presentes no LH, suprimem as citocinas pró-inflamatórias, atenuam a resistência à insulina e possuem atividade antiaterosclerótica, constituindo-se em fatores de proteção para obesidade e doença cardiovascular no futuro[22,44].

Inúmeras evidências clínicas e experimentais têm demonstrado que animais e crianças amamentados ao seio apresentam menor incidência de infecções intestinais, respiratórias e de orelha média, comparada com o aleitamento artificial, e um dos efeitos mais marcantes da alimentação do RN com LH exclusivo se refere à redução da morbidade e mortalidade em crianças pequenas, de nível socioeconômico baixo, residindo em locais onde a água é de má qualidade associada a alimentos de baixa densidade energética. Essa proteção contra infecções tende a prolongar-se por vários anos após o término da amamentação[22,55].

Estudos têm demonstrado que a alimentação com LH de RN pré-termo internados em berçários de alto risco tem contribuído para menor incidência de sepse, meningite e enterocolite necrotizante. A exposição da mãe ao ambiente da unidade de terapia intensiva neonatal (UTIN) e o contato pele-a-pele com seu RN prematuro estimulam a produção e secreção de anticorpos pela mama contra os patógenos prevalentes na unidade, contribuindo, assim, para diminuir os riscos de infecção no RN por germes hospitalares[8,14,16,22,31,37,38].

Os efeitos benéficos a curto e longo prazo do LH na alimentação do RNPTMBP durante sua hospitalização na UTI neonatal têm sido descrito recentemente por Vohr et al. (2006). Os autores acompanharam o desenvolvimento neuropsicomotor e o crescimento de 1.035 RNPTMBP durante sua permanência no berçário e aos 18 e 22 meses de idade corrigida. Os RN foram classificados em dois grupos de acordo com o tipo de alimentação recebido: grupo LH – 775 (74,9%) e grupo não-LH – 260 (25,1%). Foi constatado que os RN do grupo LH tinham um índice de desenvolvimento mental (Bayley) ≥ 85, e o mesmo foi constatado para o desenvolvimento psicomotor e comportamental.

O LH também modula o desenvolvimento imunológico do RN a longo prazo. Assim, RN amamentados apresentam, ao longo da vida, incidência reduzida de doenças imunomediadas, como rinite alérgica, dermatite atópica e asma brônquica, especialmente filhos de famílias atópicas. A resposta a algumas vacinas, como BCG, *Haemophilus influenzae* do tipo B, difteria, tétano e poliomielite, parece ser melhor em RN em aleitamento materno. A amamentação exclusiva ao seio tem ainda um efeito protetor contra doenças cardiovasculares, como hipertensão arterial, intolerância à glicose e hipercolesterolemia. A duração do aleitamento materno e o retardamento na introdução de outros alimentos parecem também constituir fatores importantes na prevenção do *diabete melittus*[10,17,41,45,55].

CARACTERÍSTICAS DO LEITE DA MÃE DO RNPT

Conforme já salientado, estudos recentes sobre a composição do leite de mães de prematuros mostram uma adaptação fisiológica da secreção láctea às necessidades nutricionais e imunológicas desses recém-nascidos[11,21,24,25,27,28,46,59].

As propriedades protetoras antiinfecciosas e bioquímicas do LH constituem uma das principais razões para se oferecer LH para o RN pré-termo, que é de risco elevado para infecções graves como enterocolite necrotizante (ECN), sepse, meningite e infecções virais, como o vírus sincicial respiratório e outros[37,42]. Nesse aspecto, Morley e Lucas, 1994, mostraram um claro benefício do LH em RNPT alimentados com LH de sua própria mãe ou com LH de doadoras utilizado como alimento único ou como complemento do aleitamento materno. Constataram que a incidência de enterocolite necrotizante atingiu a porcentagem mais baixa quando comparada à elevada incidência dessa doença naqueles RN que receberam fórmula de termo ou de prematuro (Tabela 8.1).

Os fatores antiinfecciosos no LH do pré-termo foram estudados por Mathur et al., que compararam as concentrações de IgA, lisozima e lactoferrina do LH do pré-termo com o colostro de mães de RN de termo. As concentrações médias desses componentes acima foram significantemente mais elevadas no LH do pré-termo que no de termo. As IgG e IgM foram similares para ambos os grupos. A contagem absoluta de células totais, macrófagos, linfócitos e neutrófilos foram significantemente mais elevados no colostro do pré-termo. Portanto, colostro de mães de RNPT apresenta potencial mais elevado para prevenir infecção que o colostro da mãe de RN de termo, sendo a razão pela qual se deve iniciar o mais precocemente possível a alimentação enteral com o colostro humano[37].

Um aspecto importante a ser lembrado refere-se às características anatomofisiológicas do trato gastrintestinal do RNPT. Sabemos que esse constitui uma das primeiras estruturas no embrião em desenvolvimento. Seu crescimento ocorre rapidamente por meio da vida fetal e dos primeiros anos de vida. A diferenciação celular e das vilosidades intestinais ocorrem por volta da 12ª semana de gestação, com o desenvolvimento do epitélio e o mesoderma; nessa ocasião começam a aparecer as enzimas importantes na digestão do leite após o nascimento como a lactase e outras enzimas dos carboidratos. As enzimas digestivas no feto são capazes de realizar a digestão intraluminal de gordura, proteína e carboidratos. No entanto, o RNPTMBP apresenta baixas concentrações de lipase pancreática e sais biliares, em vista da sua extrema imaturidade; nesse aspecto, o uso do leite materno estimulará a maturação e também proverá lipases e outras enzimas digestivas. As características anatomofisiológicas do RNPT estão relacionadas a necessidades calóricas relativamente elevadas, com capacidade gástrica pequena; reflexo de sucção e deglutição débeis; pressão inferior do esôfago baixo devido à imaturidade no mecanismo de fechamento da cárdia, esvaziamento gástrico mais lento; água total corporal significativamente aumentada e imaturidade renal. Além disso, o RNPT tem reservas nutritivas deficientes; mobilidade intestinal mais lenta; reflexos esfincterianos do

Tabela 8.1 – Tipos de leite e incidência de enterocolite necrotizante*.

Dieta	N	ECN (%)
Fórmula de termo ou de pré-termo exclusivo	236	7,2
Fórmula de termo ou pré-termo como suplemento de LM ordenhado	436	2,5
Leite humano de banco exclusivo	86	1,2
Leite humano de banco como suplemento LM ordenhado	170	1,2

* Fonte: Morley e Lucas, 1994.
ECN = enterocolite necrotizante; LM = leite materno.

reto imaturo; digestão e absorção das proteínas, carboidratos e gorduras variáveis de acordo com a idade gestacional. Tem sido descrito que o esvaziamento gástrico mais lento no RNPT, dando a impressão de que os alimentos não são bem tolerados, pode ser mais acelerado quando o RN ingere o LH, sendo mais lento com a utilização de fórmulas, principalmente aquelas com osmolaridade elevada. A maturação da motilidade do intestino delgado e a tolerância aos alimentos são aumentadas pela exposição prévia do intestino à nutrição. O tempo de trânsito intestinal total no prematuro varia de um a cinco dias, sendo mais rápido naqueles que estão sendo alimentados com LH[28,29,47].

Tendo em vista esses aspectos, a grande maioria dos médicos concorda que o leite humano é o alimento ideal para o RN. A Academia Americana de Pediatria recomenda LH como a alimentação preferencial para todas as crianças, recomendando que o LH seja suplementado (fortificado) para os RNPT, particularmente de MBP (< 1.500 gramas), durante seu período de hospitalização, não recomendando o uso de fórmulas de termo em vista de não alcançarem os requerimentos nutricionais desses RN[1,2,46].

O LH da mãe do RNPT apresenta propriedades especiais em relação ao leite de termo. A concentração de nitrogênio no leite da mãe de RNPT é maior que aquela do leite da mãe de termo. O conteúdo de proteína do LH pré-termo é maior durante os primeiros meses de lactação, contendo entre 1,8 e 2,4g/dl. Os ácidos graxos estão presentes em qualidade e quantidade semelhantes ou mesmo mais elevadas em relação ao leite de termo. A média de concentração de lactose em LH pré-termo é em torno de 5,95 a 6,95g/dl aos 28 dias, enquanto no leite de termo é 6,16 e 7,26g/dl, respectivamente. Do mesmo modo, o LH pré-termo tem uma taxa calórica mais elevada que a do termo, 58 a 70kcal/dl, comparada com 48 a 64kcal/dl, além do primeiro mês pós-parto. Os macronutrientes cálcio e fósforo são um pouco mais elevados no LH pré-termo (14 a 16mEq/l vs. 13 a 16mEq/l de cálcio e 4,7 a 5,5mM/l vs. 4 a 5,1mM/l de fósforo). De acordo com alguns estudos, nem o LH de termo nem o LH pré-termo apresentam quantidades adequadas de cálcio e fósforo para o RNPTMBP. Outros macronutrientes como magnésio, zinco e sódio apresentam concentrações mais elevadas no LH da mãe do RNPT em relação ao de termo[46-48].

Os requerimentos nutricionais do RNPTMBP iniciam com água seguida pelas necessidades calóricas para o metabolismo e crescimento de 120kcal/kg por dia. Como o RNPT particularmente de MBP, não recebe a oferta protéica de gordura e vitaminas do último trimestre de gestação, esses elementos para esses RN é de grande importância. Para promover uma oferta protéica a mais adequada possível, alguns autores[29] têm recomendado a quantidade de 3,5 a 4g/kg/dia de proteína, presumindo uma perda diária de 1,1 a 1,5g/kg de proteína estocada por dia. É recomendado ainda que a introdução de proteína deva ser o mais precoce possível, quer por via oral, quer por meio de nutrição parenteral[8,28,29].

Estudos têm demonstrado que o LH é melhor que a fórmula na alimentação do RNPT pelos vários motivos já descritos anteriormente, além de proporcionar uma digestão adequada dos nutrientes, mesmo à alimentação enteral mínima com LH, particularmente no RNPTMBP doente e/ou dependente de assistência respiratória, proporcionando ainda o crescimento deles. Tem sido constatada em vários estudos[18,30-34,58] melhor evolução do desenvolvimento neuropsicomotor, visual e benefícios psicológicos de bem-estar para a mãe e seu RN. No entanto, sabe-se que, após 4 a 6 semanas de vida, o LH apresenta em geral concentrações mais baixas de proteína, cálcio e fósforo, problema esse que tem sido contornado em parte com a utilização de suplementos ao LH contendo uma mistura de proteínas, carboidratos e gorduras[35,36,61].

Conforme salientado, as vantagens do LH para o RNMBP, além de suas propriedades imunológicas[12], incluem a ingestão de aminoácidos essenciais e gorduras, particularmente pela presença dos ácidos graxos poliinsaturados de cadeia longa (LCPUFA; araquidônico e docosa-hexaenóico), os quais não são achados no leite de vaca, que são fisiologicamente adequados à digestibilidade, absorção e carga baixa de solutos renais, e a presença de enzimas ativas que aumenta a maturação e suplementa a atividade enzimática no intestino imaturo. No entanto, é necessário atingir um volume adequado para alguns nutrientes necessários para um crescimento adequado que incluem proteínas e macrominerais, especialmente cálcio e fósforo. A esse respeito, há várias controvérsias, em vista da elevada variabilidade entre os diversos estudos não-randomizados que usam desde amostras de *pool* de LH de gestantes no termo ou até de mães de crianças com muitos meses após o nascimento ou mesmo LH processado, congelado ou pasteurizado, dificultando uma ótima resposta à adequação nutricional do RNPT[60].

Morley e Lucas, 1994, fizeram um estudo prospectivo em 926 RNPT randomizados para receberem no primeiro mês de vida uma das quatro seguintes dietas: fórmula de prematuro, fórmula de termo, LH da própria mãe e LH de banco de leite. As crianças foram analisadas aos 9 e 18 meses e aos 7,5 a 8 anos de idade. Os RNPT que foram alimentados com fórmula para prematuros recuperaram o peso de nascimento em 10 dias e atingiram o peso de 2.000g em 47 dias, e com LH de doadoras o peso de nascimento recuperou com 16 dias e o peso de 2.000g em 68 dias. A avaliação do desenvolvimento desses RN aos 9 meses de idade mostrou que as crianças que se alimentaram com leite de fórmula para prematuros apresentaram maior ganho de peso e de crescimento, em relação ao LH de *pool*, e vantagens nas áreas de adaptação, linguagem, pessoal-social, assim como quociente de inteligência. No entanto, aos 18 meses de idade não foram observadas diferenças entre as crianças que se alimentaram com leite de fórmula para prematuros ou leite humano de doadoras, embora tenha sido constatado, na maioria das crianças, um índice de desenvolvimento neuropsicomotor (DNPM) bem mais alto no grupo que recebeu LH. A mineralização óssea aos 4-5 anos das crianças que foram alimentadas com LH foi mais adequada do que naquelas que se alimentaram com leite de fórmula para prematuros, e a avaliação do desenvolvimento aos 7-8 anos de idade demonstraram que as crianças que utilizaram leite humano apresentaram uma nota de avaliação maior em comparação àquelas que receberam leite de fórmula para prematuros. Os autores consideraram a possibilidade de que o LH contém fatores importantes para o crescimento e maturação cerebral e que esses efeitos dietéticos no desenvolvimento são persistentes na infância e provavelmente na vida adulta[40].

No mesmo ano, Lucas et al. (1994) publicaram um estudo randomizado, prospectivo multicêntrico, para verificar também se o LH influenciava no DNPM aos 18 meses de idade. A pesquisa foi feita entre 502 RNPT que receberam LH das próprias mães (ou de doadoras de LH maduro como complemento), comparados com aqueles que receberam apenas fórmula láctea para prematuro durante as primeiras semanas de vida. Para essa avaliação, eles utilizaram os índices de desenvolvimento mental (IDM) e psicomotor (IDP) de Bayley. Os autores constataram que não houve diferenças no DNPM entre os dois grupos de estudo aos 18 meses de idade, apesar do conteúdo mais baixo de nutrientes dos leites das doadoras em relação à fórmula de prematuros. Nesse último caso, os RN apresentaram índices de DNPM mais baixos, concluindo que o leite materno promove o DNPM[33].

Mais recentemente, Vohr et al. (2006) estudaram os efeitos benéficos do LH durante o período de internação na UTIN ofertado em 1.035 RNMBP (média de idade gestacional = 26,6 semanas) e descreveram sua evolução do ponto de vista do desenvolvimento neuropsicomotor, comportamental e do crescimento, nas idades cronológicas corrigidas de 18 e 22 meses. Os autores consideraram dois grupos de estudo: 775 (74,9%) com leite materno (LM) e 260 (25,1%) que não receberam leite materno (NLM). Ambos os grupos foram similares no que diz respeito à morbidade, incluindo dias de hospitalização. Os autores constataram que as crianças do grupo LM obtiveram maior desempenho (média maior) quando analisadas por meio do índice de desenvolvimento mental (> 85) e psicomotor, além de pontuação total maior do ponto de vista comportamental para orientação e regulação motora da escala de Bayley. Observaram ainda que não houve diferença entre os dois grupos em relação à paralisia cerebral moderada a grave, nem na média de peso de nascimento, comprimento ou perímetro cefálico aos 18 meses. Verificaram que para cada aumento de 10ml/kg/dia de leite materno houve incremento de 0,53 ponto no índice mental de desenvolvimento (IMD), de 0,63 no índice psicomotor de desenvolvimento (IPMD), de 0,82 na escala comportamental, e a probabilidade de re-hospitalização diminuiu em 6%. Os autores concluíram que o impacto do uso do LM nessas crianças durante a hospitalização foi de um aumento substancial de cinco pontos no quociente de inteligência (QI) em relação ao grupo que não recebeu LM e que isso teria implicações a longo prazo no desenvolvimento mental, cognitivo e social nessas crianças, reduzindo as necessidades de intervenções precoces e educacionais especiais[58-60].

O metabolismo mineral é um fenômeno complexo que depende de um grande número de fatores, além dos níveis simples de Ca, P, Mg e vitamina D. A absorção desses elementos pode ser influenciada pelas quantidades de outros minerais, assim como de outros nutrientes, incluindo proteínas, gorduras e carboidratos. Embora a relação cálcio:fósforo no LH seja mais fisiológica que a do leite de vaca, os níveis baixos de fósforo no LH podem levar à perda de cálcio na urina[3-5,9,13,36].

O acúmulo de cálcio e fósforo aumenta exponencialmente durante o terceiro trimestre de gravidez, devido à alta taxa de crescimento intra-uterino. As necessidades de ingestão para cálcio e fósforo no RNPT levam em consideração as taxas de acúmulo intra-uterino desses minerais, bem como as perdas de outros nutrientes como eletrólitos e aminoácidos que podem ocorrer, de modo que cuidados devem ser tomados para evitar uma ingestão mineral inadequada, em vista da possibilidade principalmente de o RNPT de MBP desenvolver doença metabólica óssea. Autores têm referido que o conteúdo de cálcio e fósforo no LH é insuficiente para um adequado crescimento e desenvolvimento do RNPTMBP e, desse modo, a suplementação mineral requerida para o RN de baixo peso alimentado com LH tem sido baseada nas taxas de oferta intra-uterina[3,4,9,13,28,29,51].

A osteopenia, também chamada doença metabólica óssea da prematuridade, é definida como a mineralização óssea pós-natal mais baixa que a densidade óssea intra-uterina na mesma idade gestacional; sua incidência de gravidade é inversamente proporcional ao peso de nascimento[3,4]. Alterações radiológicas características são vistas em 55% das crianças com peso de nascimento menor que 1.000g. Além da imaturidade, o principal fator predisponente é a deficiência de Ca e P devido à ingestão inadequada. Outros fatores de risco incluem nutrição parenteral prolongada e medicações que afetam o metabolismo mineral, tais como cafeína, diuréticos de alça e corticosteróide; a mineralização óssea diminuída também ocorre em crianças pequenas para a idade gestacional ou filhos de mães diabéticas. A osteopenia desenvolve-se tipicamente no RN prematuro entre 3 e 12 semanas de idade, não sendo detectada clinicamente, e sim por meio de exames laboratoriais rotineiros e/ou radiológicos[9,13]. As indicações mais precoces de osteopenia são concentrações séricas de P diminuídas, menor que 3,5 a 4mg/dl e atividade de fosfatase alcalina (FA) aumentada (maior que 800UI/l). As características típicas da osteopenia são radioluscência diminuída da cortical óssea com ou sem alterações epifisárias. A maioria das crianças não tem fraturas mesmo quando a osteopenia é grave, sendo recomendada a monitorização rotineira da concentração de fósforo sérico e da atividade da FA em todos os RN com peso de nascimento menor que 1.500g. O tratamento é feito por meio da oferta adequada de Ca e P para a mineralização óssea com LH suplementado ou, na falta, fórmulas para prematuro. É fato conhecido que nem todos os RNPT alimentados com LH desenvolvem raquitismo, ocorrendo raramente em crianças com peso superior a 1.500g. Em geral, a suplementação com cálcio e fósforo não tem sido necessária quando a criança alcança 40 semanas de idade pós-concepcional. A presença de hipofosfatemia constitui um dos indicadores bioquímicos mais sensível de mineralização óssea baixa em RNPTMBP. Medidas semanais de fósforo sérico no primeiro mês de vida e bi-semanal, até 2.000g ou 40 semanas de idade gestacional, são recomendadas por alguns autores[9,56]. Níveis de fósforo sérico abaixo de 4mg/dl devem ser seguidos por radiografia dos punhos para se detectar a presença ou não de osteopenia e raquitismo[3-5,49-51]. A medida da densidade óssea (conteúdo mineral ósseo) pode ser realizada por meio da técnica de fóton-absorção simples bastante utilizada, porém a densitometria dupla de fótons expressa em gramas/cm^2 de área escaneada parece mais precisa que a técnica anterior. Recentemente surgiu a densitometria de raios X de dupla energia (DEXA), que utiliza a fóton-absorção dupla gerada por raios X, sendo a dose de radiação de 3mRem, facilitando sua utilização para estudos longitudinais[9,13].

De acordo com Abrams[3-5], a maioria dos RNPTMBP alimentados com LH não-suplementado apresenta atividade de fosfatase alcalina sérica alta, indicando estimulação da reabsorção óssea para normalizar as concentrações de cálcio sérico.

Em um estudo com 865 RNPT, Lucas et al.[34] verificaram que as crianças alimentadas com LH não-suplementado apresentavam níveis séricos elevados de fosfatase alcalina (FA), indicando estimulação da reabsorção óssea para normalizar a concentração de cálcio sérico. Observaram ainda que aqueles RN com pico de atividade da FA maior que 1.200UI/l tinham crescimento menor que 1,6cm aos 18 meses e estatura mais baixa entre os 9 e 12 anos de idade do que aqueles com níveis mais baixos de FA. Alguns autores[50,54] concordam que a suplementação do LH com cálcio e fósforo melhora o crescimento linear, aumenta a mineralização óssea durante a hospitalização e após a alta e normaliza o cálcio, o fósforo, a atividade da FA e a excreção urinária de cálcio e fósforo.

Para RNPTMBP recebendo LH, tem sido recomendada a adição de cálcio no mínimo de 2 a 3mmol/kg/dia ou 80 a 120mg/kg/dia e de fósforo 1,5 a 2mmol/kg/dia ou 45 a 60mg/kg/dia após a introdução da alimentação enteral. As fórmulas de prematuros quando em um volume de 150ml/kg/dia provê uma ingestão diária de aproximadamente 5mmol/kg (200mg/kg) de cálcio e 3mmol/kg (100mg/kg) de fósforo, valores esses estimados de acordo com o acúmulo intra-uterino. As quantidades de cálcio e fósforo nas fórmulas de RN de termo não são adequadas para as necessidades minerais do RNMBP. A absorção de cálcio do LH ou de fórmulas comerciais é aproximadamente 60% da ingestão, enquanto a absorção de fósforo é maior no LH do que de fórmulas comerciais (90 × 80%). A retenção de fósforo é melhorada quando a relação de ingestão de cálcio:fósforo é de 1,6:1 a 1,8:1[50,54]. Lembramos que a absorção desses minerais é afetada pela idade pós-natal e pela ingestão de cálcio, fósforo, lactose, gorduras e vitamina D presentes no leite.

Um outro aspecto importante é que o acúmulo de minerais parece ser inadequado no RNMBP em nutrição parenteral prolongada (NPP) total por mais que duas semanas, sendo em parte devido à necessidade de limitar as concentrações dos minerais na solução parenteral pela sua solubilidade baixa nessas soluções. Após a alta hospitalar, a suplementação contínua pode ser necessária. Em RNPT que receberam fórmulas com conteúdo de cálcio variável (545, 660, ou 1.290mg/l) por oito semanas após a alta, constatou-se maior ganho em peso e altura e valores baixos de FA do que naqueles alimentados com LH sem suplementação. RN que receberam as fórmulas com maiores concentrações de cálcio tinham a densidade mineral óssea mais elevada, enquanto aqueles que receberam LH apresentavam o conteúdo mineral ósseo mais baixo. De acordo com vários estudos[3-5,7,9,29,35,39,49-52,54], o crescimento e o desenvolvimento do RNPTMBP que esteja recebendo LH exclusivo durante e após a alta hospitalar devem ser monitorados rigorosamente para detectar deficiência mineral possível, particularmente após quatro a oito semanas, devendo ser feito por meio das medidas da concentração sérica de fósforo e atividade da FA. Se esses valores forem anormais, pode ser realizada uma radiografia de ossos longos ou densitometria óssea, para verificar o grau de mineralização óssea. Na presença de osteopenia, a suplementação com minerais deve ser realizada, podendo ser feita por meio do uso de um aditivo "Fortifier" procedente do próprio leite humano, ou na impossibilidade, de fórmulas especiais com suplemento com cálcio e fósforo se necessário. Taxas semelhantes à oferta intrauterina para cálcio e fósforo foram obtidas quando Schanler e Abrams[51] utilizaram LH suplementado com gluconato de cálcio e glicerofosfato para alimentar RNPTMBP. Os autores concluíram que a maior ingestão de cálcio e fósforo foi responsável pela maior retenção desses minerais.

Além disso, os requerimentos de vitaminas, particularmente a vitamina D, nesse período de desenvolvimento esquelético elevado depende do conteúdo de vitamina D materna, em vista da correlação significativa que existe entre os valores da 25-hidroxivitamina D no soro materno e no sangue de cordão do RNPT. Devido ao estoque fetal mínimo de vitamina D, rapidamente o RN de baixo peso torna-se dependente de oferta exógena dessa vitamina (Tabela 8.1), sendo recomendada a dose de 400UI por dia tanto para o RNPT como para o RN de termo, independente do tipo de alimentação que eles recebam. Outras necessidades de vitaminas para o RNPT de baixo peso dependem dos estoques corporais, da absorção intestinal, da biodisponibilidade da vitamina, das taxas de utilização e excreção[28,29,46].

Portanto, a suplementação do LH da mãe do pré-termo depende da necessidade de volume adicional ou de nutrientes específicos, especialmente proteínas, cálcio e fósforo, com base no peso de nascimento e ritmo de desenvolvimento para assegurar as necessidades nutricionais da criança. A suplementação ideal é aquela que utiliza os nutrientes do próprio LH, também chamada lactoengenharia, que consiste em aumentar a concentração dos nutrientes, principalmente proteínas, cálcio e fósforo derivados do próprio LH, o que pode ser feito no banco de leite por meio de técnicas de separação dos nutrientes dos leites de doadoras.

Tendo em vista a imaturidade do trato intestinal e a elevada morbidade do RNPTMBP nas primeiras semanas de vida, torna-se difícil, na maioria das vezes, alcançarmos um volume e calorias totais necessárias para o crescimento e desenvolvimento adequados. Embora o LH forneça os nutrientes ideais, é necessário um volume elevado para se obter a quantidade de nutrientes adequada sem suplementação nutricional. Para as necessidades nutricionais do RNPT (Tabela 8.2), devem-se levar em conta a curto prazo as necessidades de crescimento para seguir as curvas de crescimento intra-útero; a maturação gastrintestinal, dos órgãos e sistemas, menor incidência de enterocolite necrotizante, sepse, intolerância alimentar e adequação a sua capacidade metabólica (Tabela 8.3). A longo prazo, deve ser lembrada a promoção de um adequado desenvolvimento neurológico e emocional, além de prevenção de doenças degenerativas. Além da possibilidade de suplementação calórica, é recomendado ainda suplementos de vitaminas para o RNPTMBP alimentado com leite humano[34,35].

Tabela 8.2 – Necessidades de nutrientes do recém-nascido prematuro*.

Nutriente	Período de transição	Período de crescimento estável	Período de acompanhamento
Água, ml/kg	Variável	120-200	120-160
Energia, kcal/kg	70-80	105-135	100-120
Proteína, g/kg	1,0-3,0	3,5-4,0(< 1kg)	2,2
		3,0-3,6 (≥ 1kg)	
Gordura, g/kg	0,5-3,6	4,5-6,8	4,4-7,3
Carboidrato, g/kg	5,0-20,0	7,5+15,5	7,5-15,5
Cálcio, mmol/kg	1,5-2,0	4,0-6,0	6,3mmol/dl (leite humano)
			9,4mmol/dl (fórmula)
Fósforo, mmol/kg	1,0-1,5	2,5-3,8	3,4mmol/dl (fórmula)
			8,8mmol/dl (fórmula)
Magnésio, mmol/kg	0,20-0,25	0,20-0,40	0,20-3,0
Sódio, mmol/kg	1,0-3,0	2,5-4,0	2,0-3,0
Cloro, mmol/kg	1,0-3,0	2,5-4,0	2,5-3,5
Potássio, mmol/kg	2,5-3,5	2,5-3,5	3,0-4,0 (< 1kg)
Ferro, mg/kg	0	Após 8 semanas de vida	

*Canadian Pediatric Society, 1995.

Tabela 8.3 – Composição do leite das mães de recém-nascido prematuro (PT) e de termo (T).

Nutriente	Dias pós-parto			
	3º		28º	
	PT	T	PT	T
Proteína	3,24	2,29	1,81	1,42
Lipídios	1,63	1,71	4,00	4,01
Carboidratos	5,96	6,16	6,95	7,26
Energia	51,40	48,70	70,10	69,70
Sódio	26,60	22,30	12,60	8,50
Cloro	31,60	26,90	16,80	13,10
Potássio	17,40	18,50	15,50	15,00
Cálcio	208	214	216	249
Fósforo	95	110	143	158
Magnésio	28	25	25	25

Fonte: Gross et al., 1980.

Em resumo, diante do exposto, são as seguintes as recomendações:

- Leite materno é o alimento preferido para a alimentação do RNPT.
- Na presença de oferta insuficiente de leite materno, restrição de volume e/ou quantidade insuficiente de nutrientes para o RNPT, particularmente de MBP (< 1.500 gramas), recomendam-se acrescentar suplementos ao LH alternando ou não com fórmulas para prematuro, com a finalidade de aumentar o valor calórico e a ingestão dos nutrientes.

CONCLUSÃO

Os benefícios do aleitamento materno, conforme ressaltado, são bastante evidentes, repercutindo não só na morbidade e mortalidade neonatal e infantil, mas também no DNPM a curto e longo prazo, além da prevenção de doenças de jovens e adultos como hipertensão arterial e *diabetes mellitus*, proporcionando melhor qualidade de vida, particularmente naquelas crianças com nível socioeconômico baixo. O aleitamento materno favorece ainda um maior apego e amor entre as mães e seus RN prematuros.

REFERÊNCIAS BIBLIOGRÁFICAS

1. American Academy of Pediatrics. Work Group on Breastfeeding. Breastfeeding and the use of human milk. Pediatrics 1997; 100:1035-39.
2. American Academy of Pediatrics, Committee on Nutrition, Nutritional needs of preterm infants. In: Pediatric Nutrition Handbook. 4th ed. Elk Grove Village, IL; American Academy of Pediatrics; 1998. p. 72-3.
3. Abrams SA, Schanler RJ, Garza C. Bone mineralization in former very low birth weight infants fed either human milk or commercial formula. J Pediatr 1988;112:956.
4. Abrams SA, Schanler RJ, Tsang RC, Garza C. Bone mineralization in former very low birth weight infants fed either human milk or commercial formula: one year follow-up observation. J Pediatr 1989;114:1041.
5. Abrams SA, Esteban NV, Vieira NE, Yergey AL. Dual tracer stable isotopic assessment of calcium absorption and endogenous fecal excretion in low birth weight infants. Pediatr Res 1991;29:615.
6. Anderson JW, Johnstone BM, Remley DT. Breast-feeding and cognitive development: a meta-analysis. Am J Clin Nutr 1999; 70:525-35.
7. Atkinson SA, Radde IC, Anderson GH. Macromineral balances in premature infants fed their own mother's milk or formula. J Pediatr 1983;102:99-103.
8. Atkinson SA. Human milk feeding of the micropremie. Clin Perinatol 2000;27:235-47.
9. Backstrom MC, Kuusela A-L, Maki R. Metabolic bone disease of prematurity. Ann Med 1996;28:275-82.
10. Berndt KM, Walker WA. Human milk as a carrier of biochemical messages. Acta Pediatr Suppl 1999;430:27-41.
11. Butte NF, Garza C, Smith EO, Nichols BL. Human milk intake and growth of exclusively breast-fed infants. J Pediatr 1984;104:187.
12. Calhoun DA, LUNØE M, Du Y, Christensen RD. Granulocyte Colony-Stimulating Factor is present in human milk and its receptor is present in human fetal intestine. Pediatrics 2000; 105:e1-11.
13. Catache M, Mataloun MMGB. Doença metabólica óssea. In: Feferbaum R, Falcão M. eds. Nutrição do Recém-Nascido. São Paulo: Atheneu; 2003. p. 377-89.
14. Diniz EMA, Costa MTZ. Amamentação do recém-nascido na Unidade de Cuidados Intensivos. In: Feferbaum R. Falcão M. eds. Nutrição do Recém-Nascido. São Paulo: Atheneu; 2003. p. 251-5.
15. Diniz EMA, Costa MTZ. Leite humano e doenças infecciosas. In: Feferbaum R, Falcão M. eds. Nutrição do Recém-Nascido. São Paulo: Atheneu; 2003. p. 547-53.
16. Feist N, Berger D, Speer CP. Anti-endotoxin antibodies in human milk: correlation with infection of the newborn. Acta Paediatr 2000;89:1087-92.
17. Field CJ. The immunological components of human milk and their effect on immune development in infants. J Nutr 2005; 135:1-4.
18. Furman L, Wilso-Costello D, Friedman H, Taylor HG, Minich N, Hack M. The effect of neonatal maternal milk feeding on the neurodevelopmental outcome of very low birth weight infants. J Dev Behav Pediatr 2004;25:247-53.
19. Giugliani ERJ. O aleitamento materno na prática clínica. J Pediatr 2000;76(Suppl 3):S238-52.
20. Goldman AS, Chheda S, Keeney SE, Schmalstieg FC, Schanler RJ. Immunologic protection of the premature newborn by human milk. Semin Perinatol 1994;18:495-501.
21. Gross SJ, David RJ, Bauman L. Nutritional composition of milk produced by mothers delivering preterm. J Pediatr 1980; 96:641-4.
22. Hanson LA. Human milk and host defense: immediate and long term effects. Acta Paediatr 1999;88:42-6.
23. Hanson LA, Korotkova M, Lundin S, Haversen L, Silfverdal SA, Mattsby-Baltzer I, Strandvik B, Telemo E. The transfer of immunity from mother to child. Ann N Y Acad Sci 2003;987: 199-206.

24. Heird WC. The role of polyunsaturated fatty acids in term and preterm infants and breastfeeding mothers. Pediatr Clin North Am 2001;48:173-88.
25. Hibbard CM, Brooke OG, Carter ND et al. Variations in the composition of breast milk during the first 5 weeks of lactation: implications for the feeding of preterm infants. Arch Dis Child 1982;57:658-62.
26. Hylander MA, Strobino DM, Dhanireddy R. Human milk feedings and infection among very low birth weight infants. Pediatrics 1998;102:1-6.
27. Koenig A, Diniz EMA, Barbosa SFC, Vaz FAC. Immunologic factors in human milk: the effects of gestational age and pasteurization. J Hum Lact 2005;21:439-43.
28. Lawrence RA, Lawrence RM. Biochemistry of human milk. In: ——. Breastfeeding. A Guide for the Medical Profession. 6th ed. St Louis: Elsevier, Mosby; 2005. p. 105-70.
29. Lawrence RA, Lawrence RM. Breastfeeding the premature infant In——. Breastfeeding. A Guide for the Medical Profession. 6th ed. St Louis: Elsevier, Mosby; 2005. p. 479-513.
30. Lucas A, Mitchell MD. Prostaglandins in human milk. Arch Dis Child 1980;55:950-2.
31. Lucas A, Cole TJ. Breast milk and neonatal necrotizing enterocolitis. Lancet 1990;336:1519-23.
32. Lucas A, Morley R, Cole TS, Lister G, Payne CL. Breast milk and subsequent intelligence quotient in children born preterm. Lancet 1992;339:261-4.
33. Lucas A, Morley R, Cole TJ, Gore SM. A randomized multicenter study of human milk versus formula and later development in preterm infants. Arch Dis Child 1994;70:F141-6.
34. Lucas A, Fewtrell MS, Morley R, Lucas PJ, Baker BA, Lister G, Bishop NJ. Randomized outcome trial of human milk fortification and developmental outcome in preterm infants. Am J Clin Nutr 1996;64:142-51.
35. Lucas A, Fewtrell MS, Morley R, Singhal A, Abbott RA, Isaacs E, Stephenson T, MacFadyen UM, Clements H. Randomized trial of nutrient-enriched formula versus standard formula for postdischarge preterm infants. Pediatrics 2001;108:703-11.
36. Marriott LD, Foote KD. Advances in the nutrition of preterm infants. J Royal Soc Prom Health 2003;123:159-64.
37. Mathur NB, Dwarkadas AM, Sharma VK et al. Anti-infective factors in preterm human colostrum. Acta Pediatric Scand 1990;79:1039.
38. McGuire W, Anthony MY. Donor human milk versus formula for preventing necrotizing enterocolitis in preterm infants: systematic review. Arch Dis Child Fetal Neonatal Ed 2003;88: F11-4.
39. Mize CE, Uauy R, Waidelich D et al. Effect of phosphorus supply on mineral balance at high calcium intakes in very low birth weight infants. Am J Clin Nutr 1995;62:385.
40. Morley R, Lucas A. Influence of early diet on outcome in preterm infants. Acta Paediatr (Suppl) 1994;405:123-6.
41. Nascimento MBR, Issler H. Breastfeeding: making the difference in the development, health and nutrition of term and preterm newborns. Rev Hosp Clín Fac Med S. Paulo 2003;58: 49-60.
42. Nascimento MBR, Issler H. Aleitamento materno em prematuros: manejo clínico hospitalar. J Pediatr 2004;80(5 Suppl): S163-72.
43. Nascimento MBR, Issler H. Breastfeeding the premature infant: experience of a baby-friendly hospital in Brazil. J Hum Lact 2005;21:47-52.
44. Newburg DS. Oligosaccharides in human milk and bacterial colonization. J Pediatr Gastrenterol Nutr 2000;30(Suppl 2): S8-17.
45. Newton ER. Breast milk: the gold standard. Clin Obst Gynecol 2001;47:632-42.
46. Nutrition Committee, Canadian Pediatric Society: Nutrient needs and feeding of premature infants. Can Med Assoc J 1995;152:1765-8.
47. Ogra PL, Rassin DK, Garafolo RP. Human milk. In: Remington JS, Klein JO, Wilson CB, Baker CJ. Infectious Disease of the Fetus and Newborn Infant. 6th ed. Philadelphia: Elsevier Saunders; 2006. p. 211-43.
48. Schanler RJ, Oh W. Composition of breast milk obtained from mothers of premature infants as compared to breast obtained from donors. J Pediatr 1980;96:679.
49. Schanler RJ. Calcium and phosphorus absorption and retention in preterm infants. Exp Med 1991;2:24.
50. Schanler RJ, Rifka M. Calcium, phosphorus, and magnesium nedds for the low-birth-weight infant. Acta Pediatr Suppl 1994;405:111.
51. Schanler RJ, Abrams SA. Postnatal attainment of intrauterine macromineral accretion rates in low birth weight infants fed fortified human milk. J Pediatr 1995;126:441.
52. Schanler RJ. Human milk fortification for premature infants. Am J Clin Nutr 1996;64:249-1.
53. Schanler RJ, Hurst NM, Lau C. The use of human milk and breast-feeding in premature infants. Clin Perinatol 1999;26: 357-79.
54. Schepper JD, Cools F, Vandenplas Y, Louis O. Whole body bone mineral content is similar at discharge from the hospital in premature infants receiving fortified breast milk or preterm formula J Pediatr Gastroent Nutrit 2005;41:230-4.
55. Singhal A, Cole TJ, Fentrell M, Lucas A. Breast milk feeding and lipoprotein profile in adolescents born preterm:follow up of a prospective, randomized study. Lancet 2004;363: 1574-8.
56. Steichen JJ, Krug-Wispe SK, Tsang RC. Breastfeeding the low birth weight preterm infant. Clin Perinatol 1987;14:131-4.
57. Victora CG, Smith PG, Vaughan JP, Nobre LC, Lombardi C. Evidence for protection by breastfeeding against infant deaths from infections diseases in Brazil. Lancet; 1987. p. 319-22.
58. Vohr BR, Poindexter BB, Dusick AM, McKinley LT, Wright LL, Langer JC, Poole WK. Beneficial effects of breast milk in the Neonatal Intensive Care Unit on the Developmental outcome of Extremely Low Birth Weight infants at 18 months of age. Pediatrics 2006;118:e115-23.
59. Vinagre R, Diniz EMA. Uso do leite humano procedente de banco de leite na alimentação do recém-nascido prematuro. In: ——. São Paulo: Atheneu; 2001.
60. Voyer M, Nobre R, Magny JF. Breastfeeding and hepatitis C virus (HCV): need for a careful appraisal. Arch Pediatric 2001;8:66-77.
61. Wauben IP, Atkinson SA, Grad TL et al. Moderate nutrient supplementation of mother's milk for preterm infants supports adequate bone mass and short-term growth: a randomized, controlled trial. Am J Clin Nutr 1998;67:465.
62. Wilson CB, Lewis DB, Phenix LA. The physiologic immunodeficiency of immaturity. In: Stiehm ER ed. Immunologic Disorders of Infants and Children. Philadelphia: W.B. Saunders; 1996. p. 253-85.

8.2.3 PECULIARIDADES DO USO DE LEITE HUMANO PARA O RECÉM-NASCIDO PRÉ-TERMO

Francisco Eulógio Martinez
José Simon Camelo Jr.

HISTÓRICO

O aleitamento materno é, sem dúvida, a melhor maneira de se alimentar um recém-nascido a termo. A literatura é pródiga em demonstrar aquilo que de há muito tempo se sabe.

No entanto, até bem pouco tempo, existia entre os diversos pesquisadores uma grande discussão: se um recém-nascido pré-termo deveria ser alimentado ou não com leite humano.

Essa dúvida vem desde que se começou a pensar seriamente nos cuidados com as crianças nascidas antes do término da gestação.

Os primeiros relatos de sucesso no tratamento dos pré-termo são dos obstetras franceses Dr. Stéphane Tarnier (1828-1897) e seu discípulo Professor Pierre Budin (1846-1907). Esses médicos e suas equipes, ao final de 1800 e início de 1900, desenvolveram, na Maternité de Paris, técnicas de controle térmico, infeccioso e nutricional, que acabaram por criar o paradigma moderno dos cuidados com os prematuros[6].

Em termos nutricionais, os professores, especialmente Pierre Budin, concluíram que o aleitamento era indispensável para a nutrição e desenvolvimento dos tecidos e geração de calor. Sem ele as crianças morriam de hipotermia. Outra conclusão foi que o melhor alimento para os recém-nascidos (mesmo os mais fracos) seria o leite humano[6].

Para a manutenção da oferta de leite humano para os prematuros foram contratadas nutrizes, que moravam na Maternité, e se responsabilizavam pelo oferecimento de seu leite aos pré-termo internados. Evidentemente havia muitos problemas (como ainda hoje enfrentamos). Em suas aulas, hoje disponíveis na Internet e que recomendo fortemente que sejam lidas, o Professor Budin relata muitas das dificuldades encontradas e quais providências foram tomadas para saná-las[6].

Um dos episódios mais graves ocorridos foi uma greve feita pelas nutrizes. A greve foi em decorrência das péssimas condições de trabalho, já que, inclusive, não era permitida a permanência de seus próprios filhos no hospital. Por ocasião do abandono do "serviço" por essas nutrizes, muitas crianças morreram. O problema foi contornado com o melhor pagamento das mulheres e permissão para que os filhos ficassem junto às mães. Posteriormente, percebeu-se que a permanência do próprio filho junto à nutriz era fundamental para manter o estímulo a sua produção de leite. Budin mostrou, por meio de registros rigorosos, que quanto mais estimulada era a mama, maior a produção de leite[6].

Outro problema enfrentado foi que as mães mais ricas ofereciam pagamento "por fora" para que seus filhos fossem mais bem alimentados. E ainda, por ocasião da alta, contratavam a nutriz para que alimentasse exclusivamente seu filho em casa, com enorme prejuízo para o hospital. A conduta foi não permitir o contato mãe/nutriz e estimular às mães que também ordenhassem seu leite para poderem amamentar seus filhos por ocasião da alta. Quando após a alta o aleitamento pela mãe não era possível, uma nutriz era contratada. Na época, as mães temiam que o filho da nutriz fosse mamar todo o leite e não sobrar nada para seus filhos. Assim proibiam que a ama-de-leite amamentasse seu próprio filho. Graças aos estudos de Budin, foi então dada grande ênfase para a necessidade do filho da ama-de-leite permanecer junto, como estratégia da manutenção da produção adequada de leite devido ao estímulo da sucção de uma criança mais vigorosa. O que se supunha ser um risco, na verdade, seria o seguro do prematuro[6].

Outro enorme problema ocorreu em 1º de outubro de 1895. Quando retornou de férias, o Professor Budin encontrou 50 prematuros internados e 14 nutrizes para alimentar a todos, inclusive seus próprios filhos. Ou seja, cada mãe deveria alimentar de 4 a 5 crianças. Deve-se lembrar que, para as crianças que não tinham força suficiente para sugar, havia a necessidade de ordenhar o leite e oferecê-lo por sonda[6]. Aliás, em 1885 Tarnier já havia publicado um sistema de gavage para os prematuros[27]. A situação estava impossível e não havia a possibilidade de manter mais nutrizes no serviço. Essa sobrecarga das nutrizes era um evento freqüente, o que levou à busca incessante de um substituto do leite humano para alimentar essas crianças[6].

O Professor Budin relatou que desde 1887 estava tentado achar uma dieta verdadeiramente assimilável pelo prematuro e que substituísse o leite humano. M. Michel, chefe do laboratório da Maternité, utilizando-se de macerado de pâncreas de vaca, obteve a digestão parcial do leite de vaca, modificando as proteínas em peptonas. Esse leite artificialmente digerido e esterilizado foi avaliado e passou a ser fundamental na Maternité. Quando as mães-de-leite não conseguiam fornecer a quantidade de leite necessária, complementava-se a dieta com as "peptonas". Pierre Budin apresenta em suas aulas diversos casos em que o crescimento das crianças foi mantido dentro de parâmetros adequados com o uso desse preparado, mas sempre reafirmando que o ideal é o emprego de leite humano na alimentação dos prematuros[6].

Nos anos seguintes, diversos autores apresentam propostas para contornar os problemas decorrentes do uso do leite humano para os pré-termo. Quando não se obtinha crescimento considerado adequado, foram sugeridos oferecer o leite por mais vezes, adicionar carboidratos e proteína[8], reduzir o teor de água do leite por evaporação[28] ou utilizar leite humano liofilizado em pó[7]. Em 1932, Pooley e Cooley[23] apresentam a experiência de Detroit com os cuidados de pré-termo. Os autores, baseados em seus casos, propõem o uso de leite humano para as crianças com peso superior a 1.800g, e para as com peso inferior, leite humano acrescido de 2% de caseinato de cálcio. Quando o crescimento estava estabelecido, recomendavam passar gradativamente para leite de vaca evaporado.

Em 1942, Thompson apresenta os dados transversais de crescimento intra-uterino de His e Russow, em que se verifica que o ritmo de crescimento intra-útero de uma criança de 6 meses de gestação chega a 5cm por mês e ao termo da gestação essa velocidade é de 2 a 3cm/mês. Ou seja, se o leite humano está preparado para uma criança a termo, possivelmente não seria suficiente para o crescimento adequado de uma nascida antes do termo[29].

Ainda em 1942, Levine e Gordon, em duas publicações[12,13], apresentam as bases fisiológicas da alimentação do pré-termo. Baseados em seus estudos sobre as necessidades nutricionais dessas crianças, concluem que para o pré-termo deve ser ofertada mistura láctea com a seguinte composição por kg por dia: volume de 150ml; 120 calorias; não mais que 2,5g de gordura; grande quantidade de açúcares (18g) e 6g de proteína[12,13].

Os mesmos autores, mais McNamara, em 1947[14], avaliando 122 recém-nascidos pré-termo com peso de nascimento entre 1.000g e 2.000g, sendo 88 randomizados por sexo, peso e raça, avaliaram três tipos de dietas: leite humano, leite de vaca evaporado adicionado de carboidratos e leite de vaca desnatado acrescido de carboidratos. Os autores concluíram que misturas baseadas em leite de vaca são mais adequadas para a alimentação dos recém-nascidos pré-termo com peso inferior a 1.600g. Para os com peso superior, poder-se-ia oferecer o leite humano[14].

Esse estudo acabou se tornando referência e, a partir de então, praticamente todos os grandes centros de cuidados de prematuros progressivamente tenderam ao abandono do uso de leite humano para os recém-nascidos pré-termo.

OBJETIVOS DA ALIMENTAÇÃO DO PRÉ-TERMO

Um fato interessante que contribuiu para essa resistência ao uso do leite humano na alimentação do prematuro foi a definição que se criou sobre os objetivos dessa alimentação. Na falta de qualquer padrão para se avaliar se o crescimento do prematuro estava sendo adequado, intuitivamente, sempre se utilizou o crescimento intra-uterino como objetivo a ser alcançado. Desde os tempos de Budin, essa prática foi empregada. Em 1975, o Comitê de Nutrição da Academia Americana de Pediatria definia e reafirmava em 1985 que "o objetivo da alimentação do recém-nascido de baixo peso é obter uma recuperação pronta do crescimento em ritmo semelhante ao intra-uterino"[2].

O fato de tomar a velocidade de crescimento intra-uterino como meta a ser atingida com a alimentação do prematuro praticamente levou ao abandono do leite humano. Os diversos estudos realizados com pré-termo alimentados com os mais diversos preparados provenientes do leite de vaca sempre demonstraram que o ritmo de crescimento deles era maior que o dos alimentados com leite humano[16,21].

No entanto, com o passar do tempo, foi-se demonstrando que as fórmulas hiperprotéicas e hipercalóricas empregadas, se por um lado resultavam em crescimento mais rápido desses prematuros, por outro poderia estar causando agravos significativos nessas crianças.

Dentre os inúmeros estudos a esse respeito podemos apresentar o de Palhares et al.[22] que demonstrou que os prematuros alimentados com fórmula baseada em leite de vaca apresentavam níveis plasmáticos de aminoácidos muito acima dos alimentados com leite humano e dos valores de referência. Sabe-se que esses níveis altos podem ser potencialmente danosos, especialmente para um cérebro em desenvolvimento, haja vista os problemas com a fenilalanina.

Além dos problemas metabólicos, os distúrbios do trato digestivo passaram a ser preocupantes, mais bem representados pela enterocolite necrotizante. Em 1990, Lucas e Cole[15] apresentaram os resultados de um estudo prospectivo e multicêntrico em que foram avaliados 926 pré-termo com peso de nascimento inferior a 1.850g. Essas crianças foram alocadas aleatoriamente para receberem como dieta leite humano (de Banco ou da própria mãe) ou fórmula[15]. Agrupando-se as crianças entre aquelas que tomaram leite humano (de Banco ou da própria mãe), aleitamento misto ou os alimentados exclusivamente por fórmula, puderam-se notar reduções marcantes entre a incidência de enterocolite necrotizante, suspeita ou confirmada, proporcionais à ingestão de leite humano. Esses dados foram posteriormente confirmados por McGuire e Anthony[18], em revisão sistemática dos poucos estudos disponíveis na literatura.

Assim, começou-se a ponderar que as vantagens acarretadas pelo uso do leite humano iriam muito além de seus constituintes nutricionais e que o objetivo da alimentação do pré-termo deveria ser garantir o crescimento adequado mas sem colocar em risco a saúde dessa criança.

Estudos epidemiológicos comparando crianças com aleitamento natural às com aleitamento artificial mostram importante diminuição da necessidade de consultas médicas, de uso de antibióticos e de hospitalização por doenças infecciosas entre as crianças alimentadas ao seio, com importante redução dos custos médicos[1]. É certo que a maioria desses estudos foi realizada em crianças nascidas a termo, no entanto, suspeita-se que os benefícios aos pré-termo poderiam ser até potencializados. Além de todos os benefícios nutricionais e da diminuição da incidência de doenças infecciosas, doenças crônicas, alergia, doenças imunológicas, bem como do melhor desempenho cognitivo[3], deve-se atentar para os benefícios para a mãe, que não devem ser menosprezados. Inclui-se aí a redução de risco de câncer de ovário e de câncer de seio pré-menopausa[5]. A mulher volta ao seu estado original pré-gestação muito mais rapidamente e diminui a incidência de obesidade. O risco de osteoporose é diminuído. A lactação estimula a absorção de cálcio, assim como estimula a produção de calcitriol e de hormônio da paratireóide[11].

Dessa forma, o leite humano, de preferência da própria mãe, passou a ser considerado o alimento ideal para o pré-termo[33]. A literatura da última década tem apresentado um grande número de informações a respeito de estudos de acompanhamento do impacto, a longo prazo, do leite humano nas aquisições intelectuais e no desenvolvimento da visão segundo o método de alimentação[11]. Esses achados contribuem para aumentar o emprego do leite humano na nutrição do pré-termo.

QUANDO E COMO INICIAR A ALIMENTAÇÃO POR VIA ORAL DO PRÉ-TERMO

Não existem informações adequadas sobre a melhor época para introduzir o leite para o pré-termo doente. A maioria dos autores sugere que a criança deve estar estável ou previsível[19].

O recém-nascido pré-termo com 34 semanas de gestação ou mais geralmente apresenta reflexo de sucção eficiente e boa coordenação sucção-deglutição. Não havendo contra-indicações, inicia-se a alimentação por via oral logo após o parto. A criança pode ir ao seio materno ou, se houver algum impedimento, o leite materno pode ser oferecido por copo ou por sonda. Inicia-se a alimentação com volumes menores que 24 a 30ml/kg/dia e aumenta-se o volume nessa proporção, já que aumentos rápidos podem aumentar o risco de enterocolite. Em nosso serviço, habitualmente utilizamos 20ml/kg/dia, sempre conforme a tolerância da criança, até atingir o volume de 140 a 160ml/kg/dia. A maioria dos pré-termo nascidos com menos de 34 semanas de gestação, por suas limitações de sincronia sucção-deglutição-respiração, é alimentada por sonda naso ou orogástrica. A sonda nasogástrica é mais fácil de fixar, porém obstrui uma das narinas. A orogástrica, por sua vez, é mais difícil de se manter, porém não ocupa as vias aéreas. Costumamos utilizar sonda orogástrica nos primeiros dias e assim que ocorre estabilidade respiratória, passamos para a nasogástrica. A infusão contínua ou em bolo não apresentou muitas diferenças de resultados entre os estudos[30]. Se houver problema com um desses tipos de nutrição, vale a pena avaliar a outra opção. A introdução do leite na presença de cateter arterial, ou de cateter venoso, não aumentou a incidência de enterocolite necrotizante[19].

Durante a infusão do leite, a sucção não-nutritiva foi associada com menor estada no hospital[26]. É possível a oferta enteral de leite mesmo nas crianças menores. Nessas crianças muito pequenas, a alimentação parenteral, que é instituída logo ao nascer, gradualmente é substituída pela alimentação enteral. Mesmo que a ingestão de volumes significativos de leite não seja tolerada pela criança, deve-se procurar manter a oferta mínima de leite, entre 10 a 20ml/kg/dia, a fim de aproveitar os efeitos tróficos de sua ingestão mínima. Entre as vantagens descritas na alimentação enteral mínima estão promoção da motilidade intestinal, melhor tolerância alimentar, redução da incidência de sepse e indução da atividade da lactase[17].

Essas vantagens não estão completamente confirmadas após metanálise da literatura disponível[31].

ALEITAMENTO MATERNO E O PRÉ-TERMO

A política de uso do leite humano na alimentação do pré-termo trouxe a mãe para dentro da unidade neonatal. Passou-se a estimular a mãe a participar ativamente na alimentação de seu recém-nascido, mesmo nas fases em que não está sendo alimentado ao seio. Esse envolvimento pode ser um estímulo positivo à manutenção da lactação, que é extremamente difícil nesse tipo de população[34].

Freqüentemente, existe um longo período de separação mãe-filho, o que pode afetar a habilidade da mãe em amamentar[24]. Em nosso meio, entre as crianças nascidas com peso inferior a 1.500g, 58,3% não foram amamentadas, e a prevalência do aleitamento materno foi menor que 20% no terceiro mês de vida[34]. Torna-se assim importante a utilização de técnicas de incentivo à amamentação desde o início da hospitalização do recém-nascido, visto que a mãe da criança prematura se depara com limitações pela própria condição de nascimento da criança.

Com a presença mais constante das mães na Unidade, especialmente pelo estímulo dado à ordenha de seu leite para a alimentação do seu pequeno pré-termo, tem sido possível procurar métodos de estreitar os laços de união entre mãe e filho. Uma das possibilidades para tal é estimular o contato pele-a-pele, ou técnica da mãe-canguru. Esse método foi desenvolvido na Colômbia para aquecer os pré-termo em unidades onde os equipamentos não eram disponíveis[32], mas mostrou-se extremamente adequado para a melhoria da difícil relação mãe/pré-termo.

O contato pele-a-pele entre mãe e pré-termo acabou por demonstrar que a técnica promove melhor desenvolvimento, crescimento e bem-estar das crianças.

Dados mais recentes indicam que o contato pele-a-pele aumenta a produção de leite e o tempo de aleitamento[9]. Foi feita uma comparação randomizada entre colocar a criança em contato pele-a-pele, na posição ortostática, só com fraldas, entre os seios desnudos da mãe e coberta por lençol, e o contato habitual de segurar a criança envolta em coberta. O grupo que manteve contato pele-a-pele apresentou melhor oxigenação durante as mamadas, e o tempo de aleitamento foi mais longo nesse grupo[4].

SUPLEMENTOS PARA O LEITE HUMANO NA ALIMENTAÇÃO DO PRÉ-TERMO

O leite humano habitualmente é adequado para os pré-termos com peso superior a 1.500g. No entanto, para pré-termo com peso inferior a esse, é baixa a densidade de alguns nutrientes como proteína, sódio, cálcio e fósforo. Para as crianças com peso menor, deve-se adaptar o leite as suas maiores necessidades. O cálcio e o fósforo do leite humano representam apenas 25% das necessidades para o crescimento ósseo adequado do pré-termo se ainda estivesse intra-útero. Assim, existe a necessidade de adição desses minerais. A questão é definir o quanto deveria ser adicionado[20]. Os diversos suplementos hoje disponíveis apresentam composições diferentes, porém não possuem múltiplos nutrientes[10,25]. A composição ideal desses preparados está por ser definida. Já existe evidência suficiente, na literatura, demonstrando os benefícios a curto prazo desses suplementos. Habitualmente, o suplemento é adicionado ao leite humano assim que a ingestão atinge pelo menos 100ml/kg/dia[10].

REFERÊNCIAS BIBLIOGRÁFICAS

1. American Academy of Pediatrics, Committee on Infectious Diseases. 1997 Red Book: report of the Committee on Infectious Diseases. Elk Grove Village, IL, American Academy of Pediatrics; 1997.
2. American Academy of Pediatrics Committee on Nutrition. Nutritional needs of low birthweight infants. Pediatrics 1985; 75:976-86.
3. Anderson JW, Johnstone BM, Remley DT. Breast-feeding and cognitive development: a meta-analysis. Am J Clin Nutr 1999; 70:525-35.
4. Bier JB, Ferguson AE, Morales Y et al. Comparison of skin-to-skin contact with standard contact in low-birth-weight infants who are breast-fed. Arch Pediatr Adolesc Med 1996; 150:1265-9.
5. Brinton LA, Potischman NA, Swanson CA. Breastfeeding and breast cancer risk. Cancer Causes Control 1995;6:199-208.
6. Budin PC. Le nourrison: alimentation et hygiene. Enfants debile et enfants nes a terme. Paris: Doin; 1900. Acessado 10/12/2004 http://www.neonatology.org/classics/default.html
7. Emerson, Smith. Am J Dis Child 1926;31:1. Citado por Levine SZ, Gordon HH. Physiologic handicaps of the premature infant. I. Their pathogenesis. Am J Dis Child 1942;64:274-96.
8. Hess H. JAMA, 1923;80:1313. Citado por Levine SZ, Gordon HH. Physiologic handicaps of the premature infant. I. Their pathogenesis. Am J Dis Child 1942;64:274-96.
9. Hurst N, Valentine C, Renfro L et al. Shin-to-skin holding in the neonatal intensive care unit influences maternal milk volume. J Perinatol 1997;17:213-7.
10. Kuschel CA, Harding JE. Fat supplementation of human milk for promoting growth in preterm infants (Cochrane Review). In: The Cochrane Library, Issue 2, 2004. Oxford: Update Software. http://www.nichd.nih.gov/cochrane/cochrane.htm Acessado 03/12/2004.
11. Lawrence RA, Howard CR. Given the benefits of breastfeeding, are there any contraindications? Clin Perinatol 1999;26: 479-90.
12. Levine SZ, Gordon HH. Physiologic handicaps of the premature infant. I. Their pathogenesis. Am J Dis Child 1942;64: 274-96.
13. Levine SZ, Gordon HH. Physiologic handicaps of the premature infant. II. Clinical applications. Am J Dis Child 1942;64: 297-312.
14. Levine SZ, Gordon HH, McNamara H. Feeding of premature infants. Comparison of human and cow's milk. Am J Dis Child 1947;73:442-52.
15. Lucas A, Cole TJ. Breast milk and neonatal necrotising enterocolitis. Lancet 1990;336:1519-23.
16. Lucas A, Gore SM, Cole TJ, Bamford MF, Dossetor JFB, Barr I et al. Multicentre trial on feeding low birthweight infants: effects of diet on early growth. Arch Dis Child 1984;59:722-30.
17. McClure RJ, Newell SJ. Randomized controlled trial of trophic feeding and gut motility. Arch Dis Child 1999;80:F54-8.
18. McGuire W, Anthony MY. Donor human milk versus formula for preventing necrotizing enterocolitis in preterm infants: systematic review. Arch Dis Child Fetal Neonatal Ed 2003;88: 11-4.
19. Newell SJ. Enteral feeding of the micropremie. Clin Perinatol 2000;27:221-34.
20. Nutrition Committee. Canadian Pediatric Society: Nutrient needs and feeding of premature infants. Can Med Assoc J 1995;152:1765-85.
21. Palhares DB, Jorge SM, Martinez FE. Avaliação antropométrica de recém-nascidos pré-termo alimentados com leite humano do banco de leite ou com fórmula à base de leite de vaca industrializado não modificado. J Pediatr 1987;63:129-32.

22. Palhares DB, Jorge SM, Gonçalves AL, Martinez FE. Aminoácidos plasmáticos de recém-nascidos pré-termo alimentados com leite humano de banco ou uma fórmula de leite de vaca. J Pediatr 1990;66:188-9.
23. Pooley MW, Cooley TB. The care of premature infant. J Pediatr 1932;1:16-33.
24. Procianoy RS, Fernandes Filho PH, Lazaro L, Sartorin N. Influência de fatores neonatais sobre o aleitamento materno. J Pediatr (Rio J) 1982;53:327-9.
25. Santos MM, Martinez FE. Human milk concentrate for preterm infants. Nutrition Research 1996;16:769-72.
26. Steer PA, Lucas A, Sinclair JC. Feeding the low birth weight infant. In: Sinclair JC, Bracken MB eds. Effective Care of the Newborn Infant. Oxford: Oxford University Press; 1992. p. 94-140.
27. Tarnier MS. Gavage pour nourrissons. Bull Acad Med (Paris) 1885;14:944-54.
28. Thompson DW. Arch Pediatr 1926;43:303. Citado por Levine SZ, Gordon HH. Physiologic handicaps of the premature infant. I. Their pathogenesis. Am J Dis Child 1942;64:274-96.
29. Thompson DW. Growth and Form 2nd ed. Cambridge: Cambridge University Press; 1942.
30. Toce SS, Keenan WJ, Homan SM. Enteral feeding in very low birth weight infants: a comparison of two nasogastric methods. Am J Dis Child 1987;141:439-44.
31. Tyson JE, Kennedy KA. Minimal enteral nutrition for promoting feeding tolerance and preventing morbidity in parenterally fed infants. (Cochrane Review). In: The Cochrane Library, Issue 2, 2004. Oxford: Update Software. http://www.nichd.nih.gov/cochrane/cochrane.htm. Acessado 03/12/2004.
32. Whitelaw A, Sleath K. Myth of the marsupial mother: Home care of very low birthweight babies in Bogotá, Colombia. Lancet 1985;2:1206-9.
33. Work Group on Breastfeeding-American Academy of Pediatrics: Breastfeeding and the Use of Human Milk. Pediatrics 1997;100:1035-9.
34. Xavier CC, Jorge SM, Gonçalves AL. Prevalência do aleitamento materno em recém-nascidos de baixo peso. Rev Saúde Pública 1991;25:181-7.

8.2.4 DESAFIO DA AMAMENTAÇÃO NOS PREMATUROS

Maria Beatriz Reinert do Nascimento

INTRODUÇÃO

O aleitamento materno (AM) é o modo mais natural e seguro de alimentação para a criança pequena, devendo ser exclusivo até os 6 meses de idade. A partir dessa idade, deve haver complementação com outros alimentos, mas o aleitamento ao peito pode ser mantido beneficamente até os 2 anos ou mais[116].

O leite humano (LH) proporciona uma combinação única de proteínas, lipídios, carboidratos, minerais, vitaminas, enzimas e células vivas, assim como benefícios nutricionais, imunológicos, psicológicos e econômicos reconhecidos e inquestionáveis[1,52,84,90,105,115]. Essas qualidades adquirem relevo especial em se tratando de recém-nascidos pré-termo (RNPT), por sua maior vulnerabilidade[94].

O manejo clínico adequado da lactação tem sido descrito como um facilitador para a amamentação bem-sucedida em recém-nascidos (RN) de termo[34]. A literatura médica evidencia, também, a importância do acesso das mães de RNPT a serviços de apoio ao AM para que mantenham uma produção láctea suficiente; entretanto, aspectos práticos de estímulo à alimentação com LH ainda não estão incorporados às rotinas de atendimento de prematuros na maior parte das unidades neonatais[69,94].

EXPERIÊNCIAS DE MANEJO DO ALEITAMENTO MATERNO EM PREMATUROS NA LITERATURA

Quando se busca a literatura referente ao aleitamento natural em prematuros, observa-se que muitos dos artigos científicos publicados não expressam claramente a definição de AM à alta e não descrevem especificamente os programas de estímulo à amamentação praticados[43]. A seguir, são descritos trabalhos internacionais e nacionais realizados em unidades neonatais onde é desenvolvida alguma política de incentivo ao AM, mostrando que a amamentação de RNPT é viável. Essa, porém, não é a realidade na maior parte dos berçários de alto risco ao redor do mundo, onde, infelizmente, os RNPT internados continuam privados da presença de suas mães e do AM[56].

Na Europa, há estudos realizados na Noruega, Finlândia, Suíça e Suécia. Na Noruega, ao serem comparados 100 prematuros e 108 crianças a termo nascidos em uma maternidade onde a mãe era estimulada a manter a lactação e a formar vínculo com seu filho prematuro, observou-se que 96,3% dos recém-nascidos a termo e 96% dos RNPT foram liberados para o domicílio sendo amamentados, mas as mulheres que deram à luz a termo amamentavam exclusivamente em maior proporção: 88,9% contra 55%[61]. Na Finlândia, a freqüência de amamentação entre 131 mães de RN com peso inferior ou igual a 2.500g foi de 91%, em um serviço neonatal com consultoria em lactação disponível para o treinamento em AM das mães e dos funcionários. Anexo a essa unidade existia um ambiente confortável, especialmente projetado, onde as mães eram estimuladas a fazer a ordenha mamária e a amamentar diretamente ao peito, assim que as condições clínicas do RN permitiam[107]. Na Suíça, ao estudar 327 RN internados em um berçário de alto risco, caracterizado por atender uma pequena porcentagem de RN de muito baixo peso (RNMBP) (10,8%), foi obtido índice de AM de 75%. Não havendo acomodação para as mães, elas eram encorajadas a visitar os filhos diariamente, para trazer seu leite ordenhado e receber orientações sobre AM. As mamadas foram iniciadas tão logo o quadro clínico do RN estabilizasse[46]. E na Suécia foram analisados 71 RNPT com idade gestacional igual ou inferior a 35 semanas, internados em uma unidade neonatal de um hospital universitário, onde o contato pele-a-pele precoce era estimulado, existia a possibilidade da permanência da mãe junto ao filho e evitava-se o uso de bicos artificiais, com o leite oferecido por copinho. A taxa de AM foi de 94,4%, sendo 80,3% de amamentação exclusiva[81]. Em outra unidade neonatal sueca, onde a amamentação natural era a norma, 93% dos 70 RN de baixo peso (RNBP) foram liberados do hospital, sendo alimentados com leite humano. Nesse grupo, 10% apresentavam peso de nascimento inferior a 1.500g[29].

São poucos os trabalhos realizados nos Estados Unidos que estudam amostras representativas da população de RNPT admitida em unidades neonatais. A maioria deles seleciona a amostra a partir da opção materna de amamentar. Isso decorre das baixas taxas de amamentação nos hospitais norte-americanos: 52,2% em 1990 e 59,7% em 1995[78], longe do objetivo do Departamento de Saúde do Estados Unidos de atingir 75% de AM no puerpério imediato[37]. Em New Haven, Connecticut, entre 72 mães de RNPT com peso de nascimento inferior ou igual a 2.000g, que desejavam amamentar, descreveu-se 75% de sucesso em manter a lactação, em um ambiente hospitalar que provia assistência para a lactação, mas cujas rotinas não foram descritas[26]. Em São Francisco, Califórnia, trabalhando-se com 42 mães de prematuros de peso menor que 1.250g que planejavam amamentar, registrou-se que apenas 44% mantinham a produção de leite e pretendiam continuar aleitando após a liberação para o domicílio[89]. Furmann et al.[31], trabalhando com toda a população de prematuros admitidos no setor de terapia intensiva neonatal, em Cleveland, Ohio, onde havia incentivo ao AM e encorajava-se as mães a iniciarem a ordenha mamária precocemente, relataram que, entre 82 mães de RNMBP, 49% mantiveram a lactação até o momento da alta e 21% fizeram a transição para a alimentação ao peito. Também nos Estados Unidos, Hill et al.[43], examinando o tipo de alimentação de 110 RN com peso de nascimento entre 1.500 e 2.500g, dos quais 90 eram prematuros, revelaram que 54% dos RNBP recebiam exclusivamente leite materno no dia da alta hospitalar. Em outra unidade de terapia intensiva neonatal americana, que dispõe de um serviço de apoio à lactação bem estruturado, caracterizado por estimular a expressão de leite humano para ser administrado por via sonda gástrica, bem como assessorar as mães durante as mamadas e fazer acompanhamento pós-alta, foi observado que, entre 132 RN doentes, em que 56,8% eram RNPT, 71,2% deles estavam sendo amamentados por ocasião da alta[63].

No Canadá, avaliando-se 55 mães de 62 RNBP, descreveu-se que 58% deles recebiam alta em AM, em um hospital que tinha como política encorajar esse modo de alimentação. As puérperas recebiam orientações e assistiam a vídeos educativos para aprenderem a fazer a retirada e o armazenamento do LH, além de disporem de uma sala de amamentação e terem a possibilidade de permanecer em alojamento conjunto com o RN[55]. Um estudo multicêntrico realizado na Etiópia, Indonésia e México, trabalhando com 149 RN pesando de 1.000g a 1.999g, submetidos ao Cuidado Canguru e que iniciam mamadas precocemente, descreveu taxas de aleitamento exclusivo de 98%, 83% e 80%, respectivamente, com taxa geral de 88%[13].

No Brasil, Xavier et al.[117] obtiveram taxa de AM à alta de 86,5%, estudando uma população de 222 RNBP, dos quais 50,5% eram prematuros, em um berçário de hospital universitário de Ribeirão Preto, onde o leite da própria mãe era o alimento de escolha para o RN. O hospital dispunha de banco de leite humano e promovia reuniões de incentivo ao AM para as mães. Em Campinas, avaliando-se RN com internação prolongada, em um serviço de neonatologia onde a ocorrência de prematuridade era de 43,9%, relatou-se 88,9% de sucesso com o aleitamento natural por ocasião da alta hospitalar. O hospital dispunha de um programa de estímulo à amamentação, caracterizado por preconizar a ordenha precoce, estimular a mãe nos cuidados com o filho hospitalizado e facilitar a reinternação para o AM[27]. E finalmente, em um estudo de prospectivo realizado em um Hospital Amigo da Criança, em Joinville (SC), onde foram avaliados 244 recém-nascidos prematuros, a freqüência do aleitamento materno por ocasião da alta da unidade neonatal de risco foi de 94,6%. Os índices de aleitamento materno exclusivo, não-exclusivo e ausência de aleitamento materno foram, respectivamente, 84,4%, 10,2% e 5,4%[77].

MANEJO CLÍNICO DO ALEITAMENTO MATERNO EM PREMATUROS

Amamentar prematuros é um desafio. Os RNPT apresentam imaturidade fisiológica e neurológica, hipotonia muscular e hiper-reatividade aos estímulos do meio ambiente, permanecendo em alerta por períodos muito curtos[80]. Mas, apesar do controle inadequado da sucção-deglutição-respiração[47], um RNPT é capaz de alimentar-se ao peito desde que com auxílio apropriado[25].

Importância do apoio ao aleitamento materno

Durante o período de internação na unidade neonatal, muitas mães percebem que nutrir o filho é a única coisa que podem, efetivamente, fazer para colaborar para a recuperação do RNPT; entretanto, pouquíssimas conseguem iniciar e manter uma produção adequada de leite sem receber ajuda qualificada e apoio da família[60].

O apoio às mães é largamente reconhecido como fundamental para o estabelecimento da lactação. Desde o trabalho de parto, a presença das *doulas*, mulheres da comunidade que oferecem suporte físico e emocional às parturientes, tem sido relacionada à maior proporção de mulheres continuarem aleitando[50]. Experiência semelhante tem sido utilizada em unidade de terapia intensiva neonatal, onde *doulas* oferecem assistência com a amamentação e apoio para as mães com dificuldades sociais. Acredita-se que essa intervenção possa aumentar a duração do AM entre as mulheres cujos RN necessitam de cuidados especiais em unidades de alto risco[70].

As famílias podem desempenhar um papel de notável influência na amamentação de um RNBP. É fundamental lembrar que elas devem ser vistas como parte integral da experiência de AM e importantes no suporte da díade mãe-filho. Os profissionais de saúde precisam orientá-las de modo adequado para que ajudem as mães na tomada de decisão informada e consciente, no que diz respeito a alimentação de seus filhos[51].

Entre mulheres negras americanas, a opinião da avó materna está fortemente associada à intenção da mãe em amamentar[7]. Um trabalho prospectivo realizado na Austrália, envolvendo 1.059 mulheres, confirma que a puérpera necessita de aprovação e suporte da sua própria mãe para continuar amamentando[95].

Os homens, em geral, não percebem a importância do seu apoio para o sucesso do AM, mas as mães de RNMBP, encorajadas pelos maridos, mais freqüentemente continuam a ordenha mamária para manter a lactação durante a internação do prematuro na unidade neonatal[31].

Em pesquisa realizada em Honduras entre mães de RN com peso de nascimento entre 1.500 e 2.500g, é relatado que pode haver influência negativa de parentes e amigos em relação ao AM, mas que as nutrizes que são perseverantes e aprendem com as orientações dos profissionais de saúde podem superar as dificuldades e conseguem amamentar[17].

Enquanto a grande parte dos aspectos socioeconômicos, maternos e neonatais, que interferem com o aleitamento em RNPT, não são passíveis de mudanças, o apoio ao AM pode ser estimulado e promovido, com conseqüente aumento nas taxas de amamentação[86].

Ordenha mamária

As mães de RN admitidos em unidade neonatal precisam ser encorajadas e orientadas a iniciar a ordenha precocemente, para estimular a lactação. O atraso no início da expressão mamária e a inibição da ejeção de leite em decorrência da ansiedade e preocupação com o RN podem determinar insuficiência láctea[49]. É importante que a ordenha mamária seja iniciada logo após o parto, se possível, pois a estimulação precoce das mamas, especialmente antes de 48 horas, parece ser crítica para a manutenção de produção láctea adequada nas semanas subseqüentes[82].

A retirada de leite materno pode ser realizada de forma manual ou mecânica[14,64], sempre precedidas da lavagem cuidadosa das mãos, da escolha de um lugar tranqüilo e da massagem delicada em todos os quadrantes das mamas, que são fundamentais para facilitar o reflexo de ejeção do leite[59]. A massagem, com estímulo do tecido mamário e do mamilo, tem um efeito adicional no aumento da produção láctea[49].

A ordenha manual, que é fácil de ser aprendida, deve ser demonstrada às mães no pós-parto como importante aspecto do autocuidado com a mama puerperal[111]. Essa técnica de drenagem de leite humano tem sido muito utilizada ao redor do mundo, por ser prática, econômica e estar sempre disponível[5]. A movimentação dos dedos na expressão manual segue o princípio da dinâmica da sucção do RN, eles são colocados na borda externa da aréola, pressionando em direção ao tórax, cerca de 10 a 15mm, juntando os dedos e, finalmente, levando-os à posição inicial para recomeçar o movimento. Podem-se utilizar ambas as mãos ou apenas uma para comprimir os seios lactíferos, e os dedos precisam ser mudados de posição ao redor da aréola para permitir o esvaziamento de todas as áreas da mama, o que pode demorar de 20 a 30 minutos[54,111]. Essa compressão deve ser rítmica e os dedos não devem ser deslizados sobre a pele, para evitar feri-la[54,105].

A ordenha mecânica é outra opção para a retirada de leite humano, mas devem-se considerar eficiência, disponibilidade, custo e potencial para traumatismo mamilar devido às bombas, antes de indicá-las[54]. Com o avanço da tecnologia, os equipamentos para extração de leite humano passaram a ser produzidos com materiais maleáveis e concepção mais moderna, facilitando seu uso e diminuindo o risco de lesão do mamilo[5].

As bombas tira-leite podem ser manuais ou elétricas. As bombas manuais e à bateria são inadequadas para a manutenção prolongada da lactação[69]. As bombas elétricas modernas são as mais eficientes e, se forem adaptadas para ordenhar ambas as mamas simultaneamente, permitem que um mesmo volume de leite possa ser obtido na metade do tempo, uma vez que estimulam a liberação de prolactina[54,112]. Nos casos em que há necessidade de expressão mamária por um longo período, a diferença no melhor aproveitamento do tempo pode influenciar a disposição materna em continuar ordenhando[44]. A extração simultânea de leite humano das mamas é mais efetiva para manter sua produção, além de aumentar seu conteúdo lipídico[49]. Assim, a bomba elétrica com dispositivo para extração de leite de ambas as mamas deve ser preferida, em especial se o RNPT for menor que 1.500g, ou for incapaz de mamar ao peito por pelo menos duas semanas ou for fruto de gestação múltipla[64].

Considera-se que uma produção de leite humano de 500ml/dia ou 3.500ml/semana é o mínimo necessário para preencher as necessidades nutricionais do RNPT por ocasião da alta da unidade neonatal[67]. Existe grande variabilidade nos volumes de leite humano produzido por mães de prematuros que necessitam fazer a drenagem láctea de forma artificial, enquanto seus filhos não podem sugar no peito diretamente[22,44].

Sugere-se que a freqüência de ordenha nessas mulheres deva ser similar ao número de mamadas diárias de um RN de termo, cerca de oito a dez vezes, para estimular a liberação de prolactina e permitir a produção duradoura de quantidade suficiente de leite humano. A duração da ordenha, nos primeiros dias pós-parto, deve ser de 10 a 15 minutos e, após a apojadura, deve prosseguir até os 2 minutos seguintes à extração das últimas gotas de leite humano, o que pode determinar um tempo total de expressão de 20 a 30 minutos[69].

A freqüência de expressão de leite está diretamente relacionada a sua produção. Entre as mães de recém-nascidos pré-termo, não-amamentados diretamente ao peito, que ordenham quatro ou mais vezes ao dia, o volume de leite obtido é significativamente maior que aquele das que fazem a retirada do leite três vezes ou menos[22]. É descrita uma correlação significativamente positiva entre a ordenha mamária realizada pelo menos seis vezes ao dia e maior produção de leite na segunda semana pós-parto prematuro. Nessas condições, a puérpera certamente conseguirá manter o volume de leite humano necessário para alimentar seu filho ao momento da alta hospitalar[44].

Observa-se aumento do volume de leite humano produzido[44] ou produção láctea mais estável[9] entre as mães que praticam o cuidado canguru, quando comparadas com as mães cujos RNPT foram submetidos a tratamento tradicional em incubadoras. A utilização dessa técnica é uma maneira de humanizar e aperfeiçoar o cuidado perinatal e promover o AM, sem comprometer a sobrevida, o crescimento e o desenvolvimento dos prematuros[16].

Sendo assim, as mães de RNPT devem ser estimuladas a realizar a ordenha mamária, adotar a posição canguru o mais freqüentemente possível, e ter avaliada sua produção de leite na segunda semana pós-parto, para se determinar a necessidade de alguma intervenção para aumentar o volume de leite humano produzido[44].

Para mulheres cujos filhos não podem mamar diretamente ao peito, além da ordenha, podem-se utilizar galactagogos, que atuam estimulando a secreção de prolactina e conseqüentemente determinando aumento do fluxo lácteo. Uma grande variedade de substâncias são descritas como galactagogos, mas a mais estudada é a metoclopramida[32]. A metoclopramida antagoniza a liberação de dopamina no sistema nervoso central, promovendo a lactação. O uso de 10mg de metoclopramida, três vezes ao dia, por sete a 14 dias, tem-se mostrado efetivo e seguro para a manutenção do AM em mães de RNPT[32,85].

Embora a droga atinja concentrações altas no LH em relação ao seu nível sérico[3,40], a metoclopramida é considerada compatível com o AM, desde que seja evitado seu uso prolongado[73]. Os efeitos colaterais não podem ser esquecidos, tais como reações extrapiramidais, tonturas, náuseas e depressão. Em caso de aparecimento de sintomas depressivos, a terapêutica deve ser descontinuada[85]. A domperidona, que é uma droga pró-cinética, também aumenta a produção láctea, sendo detectada em pequenas concentrações no leite materno[21], mas documento recente da Agência Americana de Controle de Medicamentos e Alimentos (U.S. Food and Drug Administration – FDA) advertiu contra seu uso na lactação[104].

Naquelas nutrizes cujo fluxo lácteo tenha caído acentuadamente, pode-se dispor da relactação, que é uma técnica efetiva para o restabelecimento da produção de leite. O leite humano deve ser oferecido por suplementador, evitando-se o uso de bicos artificiais. Existem suplementadores industrializados, mas a forma mais simples e fácil de aumentar a ingestão de calorias e estimular o recém-nascido a sugar é oferecer o leite em um copo ou uma seringa com uma sonda nasogástrica acoplada, cuja outra extremidade é fixada na mama, com fita adesiva, próxima ao mamilo (Fig. 8.1). Assim, ao sugar, o RNPT abocanha a aréola e a sonda, retirando leite do peito e da seringa ou copo[96].

Armazenamento do leite humano ordenhado

O acondicionamento e manuseio adequado do leite materno ordenhado são essenciais para o vulnerável RNPT hospitalizado. Os recipientes de plástico, como polipropileno e policarbonato ou de vidro são os mais utilizados para o armazenamento, havendo pequena perda de gordura e de componentes celulares do leite humano. Recipientes de polietileno, por sua vez, determinam maior risco de contaminação pela possibilidade de rompimento, além

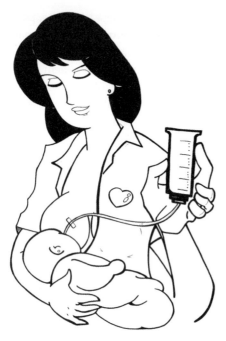

Figura 8.1 – Técnica da relactação (desenho de Alexandre B. Feitosa).

de uma perda lipídica significativa. Logicamente, é melhor que o leite de peito cru, não processado, da mãe para seu próprio filho seja utilizado imediatamente após a coleta, para manter suas propriedades únicas intactas e para que não haja proliferação bacteriana[102].

Tanto a refrigeração como o congelamento podem ser utilizados para a conservação do leite ordenhado por um curto período de tempo, no máximo 24 horas e 15 dias, respectivamente[72].

No caso de se utilizar leite de doadoras, esse produto deve ser pasteurizado e submetido a controle bacteriológico[39]. A pasteurização é um tratamento aplicado ao leite humano, que visa a inativação térmica de 100% das bactérias patogênicas e 90% de sua flora saprófita, por meio do aquecimento a 62,5°C por 30 minutos, seguido de resfriamento[72].

Os benefícios biológicos do leite materno o tornam um excelente alimento para o RNPT, mesmo considerando que as eventuais perdas de nutrientes decorrentes da coleta[101], processamento[100,113], estocagem[48,83] e método utilizado para a oferta do leite humano[6] aos pacientes das unidades neonatais possam ser responsáveis pela menor velocidade de crescimento dos RN quando comparados com aqueles que utilizam leite artificial[79]. Se o desempenho relacionado ao crescimento neonatal é melhor nos RNPT alimentados com fórmulas para prematuros, isso não é verdadeiro para as medidas de peso, altura, perímetro cefálico e prega cutânea por volta dos 9 meses e dos 8 anos de idade, que foram similares, independente de a dieta recebida ser preferencialmente leite materno ou exclusivamente leite artificial[75].

Particularidades da alimentação do prematuro com leite humano

O alimento de escolha para os RNPT é o leite de sua própria mãe. O leite produzido pela mãe de RNPT, nas primeiras quatro semanas pós-parto, contém maior concentração de nitrogênio, proteínas com função imunológica, lipídios totais, ácidos graxos de cadeia média, vitaminas A, D e E, cálcio, sódio e energia que aquele da mãe do RNT[4,36]. Caso a criança não consiga sugar diretamente ao peito, deverá recebê-lo ordenhado[2].

Uma estratégia alimentar, que resulta em um melhor ganho de peso entre os RNPT, é a oferta do leite posterior, que contém até três vezes mais gordura que o leite anterior[106]. A utilização de leite posterior da própria mãe, ordenhado mecanicamente, para RNBP hospitalizados em unidade neonatal de país em desenvolvimento, está relacionada a um aumento médio de peso da ordem de 18,8 gramas por dia[99].

Se o leite da mãe não está disponível, o leite humano processado em bancos de leite, que mantém muitos dos fatores de proteção, é outra boa opção[101,110]. Embora esse leite de *pool* de banco de leite seja uma alternativa segura e viável para o RNPT[88], ele pode não ser nutricionalmente adequado ao prematuro[36,75].

Quando possível, pode-se fazer a suplementação desse leite com nutrientes do próprio leite humano[10]. Aditivos industrializados, derivados de leite bovino, também são disponíveis e recomendados por algumas fontes para ser atingida a necessidade nutricional das crianças[12,38]. Existe uma grande variedade de aditivos de leite humano, a maioria deles preparados à base de proteínas, carboidratos, cálcio, fósforo, magnésio e sódio, podendo também conter zinco, cobre e vitaminas[93]. A adição desses nutrientes de origem bovina ao leite humano tem garantido a obtenção de taxas de crescimento apropriadas aos RNMBP[38,92], sem afetar o esvaziamento gástrico e a tolerância alimentar[59]. Vale ressaltar, no entanto, que a manipulação do leite materno não é isenta de riscos. A adição de substâncias exógenas pode alterar a osmolaridade e afetar as propriedades intrínsecas de defesa do leite humano[23,93,94]. Além disso, nos países em desenvolvimento, nem sempre os aditivos estão disponíveis para todos os RNPT e há necessidade de se identificar quais deles seriam realmente beneficiados com essa suplementação nutricional[91].

A exposição de recém-nascidos amamentados a chupetas e bicos artificiais, no período neonatal, não é recomendada pelo risco de prejuízos ao AM[45]. A probabilidade de desmame é sabidamente maior entre os usuários de bicos artificiais[108], pois nestes casos há diminuição da freqüência e duração das mamadas, além da "confusão de bicos", especialmente nas mulheres com dificuldades no

AM[109]. No entanto, em um estudo publicado, a utilização de chupetas não afetou a amamentação em prematuros menores de 34 semanas[19].

Como a sucção de bicos artificiais pode interferir na habilidade dos prematuros de mamar ao peito, mamadeiras devem ser evitadas e métodos alternativos para a oferta complementar de leite são preferíveis[15].

A utilização de copinhos é descrita como uma forma segura, simples, prática e barata de se alimentar RNPT e RNBP, até que eles consigam obter toda sua necessidade calórica diretamente do peito[53]. Quando a coordenação sucção-deglutição já foi alcançada, a oferta de leite por meio de copinhos pode ser utilizada em substituição à sonda nasogástrica em RN de até 1.300g[87]. A alimentação por copinho está associada a um aumento significativo do AM exclusivo em prematuros no momento da alta hospitalar; entretanto, o período de internação destes recém-nascidos é mais prolongado[19]. Se comparados com RNPT alimentados com mamadeira, aqueles que recebem leite por copinho apresentam menor incidência de episódios graves de queda da saturação de oxigênio e maior prevalência de AM aos 3 meses de idade no grupo que estava sendo amamentado imediatamente após a alta. Não são observadas crises de apnéia ou broncoaspiração, e o ganho de peso é similar ao de prematuros que recebem alimentação por mamadeira[89]. Apesar de os RNPT permanecerem fisiologicamente estáveis durante a alimentação com copo, é questionado se o mecanismo oral, por meio do qual o recém-nascido retira leite, é realmente eficaz para desenvolver o movimento de língua e mandíbulas necessário para o AM. Sem esquecer também do risco de que a ingestão real de leite possa ser muito menor que a desejada, em função das perdas por derramamento[24].

A técnica da translactação é uma outra alternativa para a alimentação do RNPT. Ela consiste em adaptação da técnica de relactação, descrita anteriormente, em que a oferta do leite materno ordenhado é feita por meio de uma sonda conectada a uma seringa e com a outra extremidade fixada ao lado do mamilo, para que seja introduzida na boca do RN durante a mamada. Dessa maneira, há transição da sonda para o peito, sem a utilização do copo, e a própria mãe alimenta seu filho[14,74].

Amamentação na unidade neonatal

Não há consenso na literatura sobre o momento adequado de se iniciar a amamentação nos prematuros. Os indicadores tradicionais utilizados são a estabilidade fisiológica, o peso maior ou igual a 1.500g, a idade gestacional igual ou maior que 34 semanas e a capacidade de ingerir todo o volume prescrito na mamadeira[11,60,94]; no entanto, ao se fazer opção por peso, idade gestacional ou habilidade de sucção na mamadeira, corre-se o risco de retardar o início da sucção direta ao peito[67]. O ideal seria levar em conta, também, critérios comportamentais, como sugar a sonda nasogástrica, apresentar reflexo de busca durante o contato pele-a-pele e permanecer no estado alerta, valorizando as observações das mães e das enfermeiras[94].

É descrito que a estimulação oral de RNPT pode acelerar a aquisição da habilidade de sucção, facilitando a aceitação precoce de maiores volumes de leite por via oral[30]. Também, o início da alimentação por boca por volta das 31 semanas de idade gestacional pós-concepcional, ou seja, antes do habitualmente observado na maioria das unidades neonatais, parece diminuir o tempo até a obtenção de toda a necessidade calórica sem necessitar da sonda nasogástrica[98].

Uma redução de cinco dias no tempo para prematuros saudáveis atingirem aceitação completa de leite por via oral, com ganho de peso satisfatório, pode ser obtida a partir da oferta alimentar em regime de demanda parcialmente livre, com base no estado comportamental do recém-nascido, estimado a cada 3 horas. Se o RN apresenta-se em estado de alerta ou sonolência, a alimentação é oferecida por via oral. Se ele está dormindo, é permitido que descanse por mais meia hora, quando volta a ser avaliado. Persistindo em estado de sono leve ou profundo, o leite é oferecido via sonda gástrica[58]. Há, também, descrição de que RNPT podem ser alimentados sob livre demanda, atingindo o consumo de volumes adequados de leite em um tempo menor que aqueles alimentados em horários fixos[18], mas é necessário um acompanhamento rigoroso da evolução ponderal desses pacientes, para assegurar-lhes nutrição adequada[74].

Infelizmente, a transição entre a alimentação por gavagem e por via oral é baseada mais em rotinas dos variados serviços que na observação e no conhecimento do desenvolvimento de prematuros[69].

As sessões de AM intra-hospitalar objetivam estabelecer um posicionamento adequado do RNPT ao peito e a facilitar a monitorização das respostas à amamentação. Pode-se iniciar com mamadas no peito vazio, que permitem experiência de sucção sem interferir com a nutrição, complementando-se a alimentação com leite ordenhado por meio de sonda nasogástrica[76].

Sabe-se que o posicionamento correto é importante para a técnica da amamentação. Algumas posições são mais indicadas para amamentar prematuros, pois com elas a mãe consegue apoiar e controlar a cabeça e o pescoço do RN, permitindo uma pega correta, com transferência efetiva de leite e sem interferir com a permeabilidade das vias aéreas superiores. Na primeira posição, a mãe fica sentada e apóia o corpo do RN no seu antebraço, segurando sua cabeça, enquanto os membros inferiores dele ficam sob o membro superior materno, como se

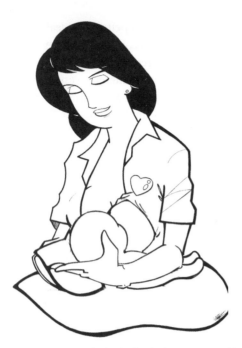

Figura 8.2 – Posição em bola de futebol americano (desenho de Alexandre B. Feitosa).

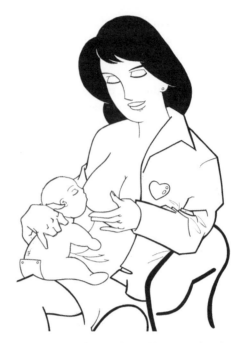

Figura 8.4 – Posição de cavaleiro (desenho de Alexandre B. Feitosa).

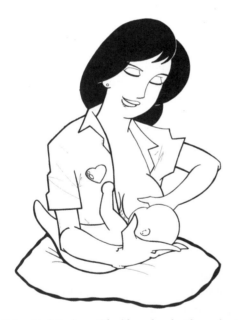

Figura 8.3 – Posição invertida (desenho de Alexandre B. Feitosa).

ela estivesse segurando uma bola de futebol americano (Fig. 8.2). Na segunda, que é uma variante da posição tradicional, chamada posição invertida, enquanto a mãe está sentada, o RN é colocado contra seu corpo, sendo segurado com o membro superior oposto ao seio que está sendo oferecido e tendo sua cabeça apoiada nas mãos maternas (Fig. 8.3). A utilização de travesseiros, para elevar o RN e apoiar os membros superiores, é indicada em ambos os casos[67,69]. A posição de cavaleiro, com o RN sentado sobre o membro inferior da mãe e com o corpo de frente para o dela, permitindo que a cabeça fique em um nível pouco superior ao da mama, também é recomendada (Fig. 8.4)[74].

A utilização temporária de protetores flexíveis de mamilo é contestada por alguns autores, mas tem sido indicada por outros, como um facilitador do AM em alguns pacientes prematuros[20,68]. Meier et al.[68] descrevem que protetores ultra-finos de silicone parecem aumentar a transferência de leite do peito para o RNPT, diminuindo a necessidade de complementação alimentar sem interferir na duração total do AM nesses pacientes.

Para avaliar a quantidade de leite ingerida em cada mamada, pode-se utilizar a medida da variação do peso do RNPT antes e depois da amamentação ao seio, considerando que a diferença no peso da criança seria igual ao volume de leite consumido por ela. O uso de balanças eletrônicas para essa avaliação, como forma de se quantificar a ingestão de LH e adequar o manejo da lactação nesses RN, tem sido recomendado[62,65,66]. As balanças tradicionais não são indicadas para esse fim, pela menor precisão[57,114]. Há, ainda, a preocupação com a ansiedade da mãe relacionada à pesagem do RNPT; mas recentemente foi descrito que a aquisição de confiança materna, na sua capacidade de cuidar do filho prematuro e de aleitá-lo ao peito, ocorre independente da avaliação do peso antes e após as mamadas durante a hospitalização na unidade neonatal[41].

CONSIDERAÇÕES FINAIS

Para se avançar na questão da alimentação de RNPT, é necessário que haja uma mudança de postura na estrutura de assistência hospitalar. É importante que a medicina neonatal não se baseie apenas em alta tecnologia, mas leve em consideração a humanização do atendimento. O RNPT tem direito não somente aos equipamentos de última geração, como também de estar em contato com sua mãe e receber seu leite[56]. Os pais do prematuro devem ser vistos como colaboradores no cuidado com o paciente, e como presenças essenciais para um saudável desenvolvimento psicomotor e do apego[33].

Os neonatologistas precisam não só estar convencidos das múltiplas vantagens do AM e da possibilidade de alimentar RNPT com leite humano, como também integrar o manejo da lactação ao planejamento da ação terapêutica nesses pacientes[2]. Com o enorme avanço experimentado pela neonatologia a partir do final da década de 1960, em especial no desenvolvimento de novas técnicas de suporte ao RN criticamente enfermo, viu-se surgir uma população de crianças nascidas prematuramente com muito baixo peso, até pouco antes inviáveis que, devido a sua imaturidade e complicações clínicas, estão sujeitas a desnutrição na infância e reinternações[8]. O AM para essa população de risco tem importância social inquestionável, visto que, por se tratar de grupo de crianças imunologicamente debilitadas[28], seriam especialmente beneficiadas pela amamentação ao seio, mormente no Brasil, um País em desenvolvimento com taxa de mortalidade infantil elevada e desnutrição endêmica em várias regiões[71].

Para ser alcançado êxito no AM de prematuros, deve-se otimizar o cuidado perinatal, incluindo avaliação acurada e individualizada das díades mãe-filho e garantia de apoio incondicional para o estabelecimento e a manutenção da lactação[42].

Um seguimento apropriado desses pacientes, após a liberação hospitalar, também é fundamental para a manutenção do AM no domicílio[67]. As mães necessitam de atenção especial, principalmente na primeira semana pós-alta, e são indispensáveis avaliações periódicas do crescimento e desenvolvimento do lactente[64].

Para viabilizar o trabalho de promoção, proteção e apoio ao AM em prematuros, uma equipe multiprofissional, composta por neonatologistas, profissionais de enfermagem, nutricionistas, terapeutas ocupacionais, assistentes sociais, fisioterapeutas, psicólogos e fonoaudiólogos, deve estar preparada para integrar o manejo hospitalar clínico da lactação à rotina de funcionamento do berçário de alto risco. Essa equipe deve estar motivada e capacitada para transmitir à mãe informações consistentes sobre AM. Isso demanda treinamento em educação para a saúde e uma verdadeira revolução nos hábitos de manejo clínico[35,97].

Para as mulheres que dão à luz a um RNPT, e que precisam aprender a amar o filho que é diferente do idealizado, o AM pode ser uma maneira prática e positiva de lidar com esse nascimento precoce.

REFERÊNCIAS BIBLIOGRÁFICAS

1. Akré J. Alimentação Infantil: Bases Fisiológicas. Trad. Anna Volochko. IBFAN/Instituto de Saúde de São Paulo; 1994.
2. American Academy of Pediatrics (AAP). Work group on breastfeeding. Breastfeeding and the use of human milk. Pediatrics 1997;100:1035-9.
3. American Academy of Pediatrics (AAP). Committee on Drugs. The transfer of drugs and other chemicals into human milk. Pediatrics 2001;108:776-89.
4. Atkinson SA. Human milk feeding of the micropremie. Clin Perinatol 2000;27:235-47.
5. Auerbach KG, Riordan J. The breastfeedind process: the perinatal and intrapartum period. In: Riordan J, Auerbach KG. Breastfeeding and Human Lactation. 2nd ed. Boston: Jones and Bartlett Publishers; 1998. p. 279-309.
6. Bates CJ, Liu DS, Fuller NJ, Lucas A. Susceptibility of riboflavin and vitamin A in breast milk to photodegradation and its implications for the use of banked breast milk in infant feeding. Acta Paediatr Scand 1985;74:40-4.
7. Bentley ME, Caulfield LE, Gross SM, Bronner Y, Jensen J, Kessler LA et al. Sources of influence on intention to breastfeed among african-american women at entry to WIC. J Hum Lact 1999;15:27-34.
8. Bernfield M. Foreword. In: Cloherty J, Stark AR. Manual of Neonatal Care. 3rd ed. Boston: Little Brown and Company; 1991.
9. Bier JB, Ferguson A, Morales Y, Liebling JA, Archer D, Oh W et al. Comparasion of skin-to-skin contact with standard contact in low-birth-weight infants who are breast-fed. Arch Pediatr Adolesc Med 1996;150:1265-9.
10. Boehm G, Muller DM, Senger H, Borte M, Moro G. Nitrogen and fat balances in very low birth weight infants fed human milk fortified with human milk or bovine milk protein. Eur J Pediatr 1993;152:236-9.
11. Boo NY, Goh ES. Predictors of breastfeeding in very low birth-weight infants at the time of discharge from hospital. J Trop Pediatr 1999;45:195-201.
12. Canadian Paediatric Society (CPS). Nutrition Committee. Nutrition needs and feeding of premature infants. Can Med Assoc J 1995;152:1765-85.
13. Cattaneo A, Davanzo R, Worku B, Surjono A, Echeverria M, Bedri A et al. Kangaroo mother care for low birthweight infants: a randomized controlled trial in different settings. Acta Paediatr 1998;87:976-85.
14. Charpak N, Calume ZF, Hamel A. O método mãe-canguru: pais e familiares dos bebês prematuros podem substituir as incubadoras. Trad. de Geisy Maria de Souza Lima e Maria Júlia Gonçalves Mello. Rio de Janeiro: McGraw-Hill Interamericana do Brasil; 1999.

15. Charpak N, Calume ZF, Ruiz-Peláez JG. The Bogotá declaration on kangaroo mother care: conclusions at the second international workshop on the method. Acta Paediatr 2000;89: 1137-40.
16. Charpak N, Ruiz-Peláez JG, Calume ZF, Charpak Y. A randomized, controlled trial of kangaroo mother: results of follow-up at 1 year of corrected age. Pediatrics 2001;108:1072-9.
17. Cohen RJ, Brown KH, Rivera LL, Dewey KG. Promotion exclusive breastfeeding for 4-6 months in Honduras: attitudes of mothers and barriers to compliance. J Hum Lact 1999;15:9-18.
18. Collinge JM, Bradley K, Perks C, Rezny A, Topping P. Demand vs. schedule feedings for premature infants. JOGNN 1982; November/December:362-7.
19. Collins CT, Ryan P, Crowther CA, McPhee AJ, Paterson S, Hiller JE. Effect of bottles, cups, and dummies on breast feeding in preterm infants: a randomised controlled trial. BMJ (published 18 June 2004) Disponível: http://bmj.bmjjournals.com/cgi/reprint/bmj.38131.675914.55v1.
20. Clum D, Primomo J. Use of a silicone nipple shield with premature infants. J Hum Lact 1996;12:287-90.
21. Da Silva OP, Knoppert DC, Angelini MM, Forret P. Effect of domperidone on milk production in mothers of premature newborns: a randomized, double-blind, placebo-controlled trial. CMAJ 2001;164:17-21.
22. De Carvalho M, Anderson DM, Giangreco A, Pitard III WB. Frequency of milk expression and milk production by mothers of nonnursing premature neonates. AJDC 1985;139:483-5.
23. De Curtis M, Candusso M, Pieltain C, Rigo J. Effect of fortification on the osmolality of human milk. Arch Dis Child Fetal Neonatal Ed 1999;81:F141-3.
24. Dowling DA, Meier PP, Difiore JM, Blatz MA, Martin RJ. Cup-feeding for preterm infants: mechanics and safety. J Hum Lact 2002;18:13-20.
25. Drosten F. Case management of a premature infant transitioning to the breast. J Hum Lact 2001;17:47-50.
26. Ehrenkranz RA, Ackerman BA, Mezger J, Bracken MB. Breastfeeding and premature infants: incidence and success [abstract]. Pediatr Res 1985;19:199A.
27. Facchini FP. Aleitamento materno em recém-nascidos com internação prolongada no pós-parto: avaliação de um programa de estímulo [tese]. Campinas: Universidade Estadual de Campinas; 1996.
28. Falconer AE, Carr R, Edwards SW. Impaired neutrophil phagocytosis in preterm neonates: lack of correlation with expression of immunoglobulin or complement receptors. Biol Neonate 1995;68:264-9.
29. Flacking R, Nyqvist KH, Ewald U, Wllin L. Long-term duration of breastfeeding in swedish low birth weight infants. J Hum Lact 2003;19:157-65.
30. Fucile S, Gisel E, Lau C. Oral stimulation accelerates the transition from tube to oral feeding in preterm infants. J Pediatr 2002;141:230-6.
31. Furmann L, Minich NM, Hack M. Breastfeeding of very low birth weight infants. J Hum Lact 1998,14:29-34.
32. Gabay MP. Galactogogues: medications that induce lactation. J Hum Lact 2002;18:274-9.
33. Gale G, Franck LS. Toward a standard of care for parents of infants in the neonatal intensive care unit. Crit Care Nurse 1998;18:62-74.
34. Giugliani ERJ. O aleitamento materno na prática clínica. J Pediatr (Rio J). 2000;76(Suppl 2):S238-52.
35. Gonzalez AK, Meinzen-Derr J, Burke BL, Hibler AJ, Kavinski B, Hess S et al. Evaluation of a lactation support service in a children's hospital NICU. J Hum Lact 2003;19:286-91.
36. Gross SJ, David RJ, Baumann L, Tomarelli RM. Nutritional composition of milk produced by mothers delivering preterm. J Pediatr 1980;96:641-4.
37. Grummer-Strawn LM, Li R. U.S. National surveillance of breastfeeding behavior. J Hum Lact 2000;16:283-90.
38. Guerrini P. Human milk fortifiers. Acta Paediatr 1994;402 (Suppl):37-9.
39. Gutiérrez D, Almeida JAG. Human milk banks in Brazil. J Hum Lact 1998;14:333-5.
40. Hagemann TM. Gastrointestinal medications and breastfeeding. J Hum Lact 1998;14:259-62.
41. Hall, WA, Shearer K, Mogan, J, Berkowitz, J. Weighing preterm infants before e after breastfeeding: does it increase maternal confidence and competence? MCN 2002;27:318-26.
42. Hill PD, Brown LP, Harker TL. Initiation and frequency of breast expression in breastfeeding mothers of LBW and VLBW infants. Nurs Res 1995;44:352-5.
43. Hill PD, Ledbetter RJ, Kavanaugh KL. Breastfeeding patterns of low-birth-weight infants after hospital discharge. JOGNN 1997;26:189-97.
44. Hill PD, Aldag JC, Chatterton RT. Effects of pumping style on milk production in mothers of non-nursing preterm infants. J Human Lact 1999;15:209-16.
45. Howard CR, Howard FM, Lanphear B, Eberly S, DeBlieck EA, Oakes D et al. Randomized clinical trial of pacifier use and bottle-feeding or cupfeeding and their effect on breastfeeding. Pediatrics 2003;111:511-8.
46. Hunkeler B, Aebi C, Minder CE, Bossi E. Incidence and duration of breastfeeding of ill newborns. J Pediatr Gastroenterol Nutr 1994;18:37-40.
47. Jain L, Sivieri E, Abbasi S, Bhutani VK. Energetics and mechanics of nutritive sucking in the preterm and term neonate. J Pediatr 1987;111:894-8.
48. Jocson MA, Mason EO, Schanler R.J. The effects of nutrient fortification and varying storage conditions on host defense properties of human milk. Pediatrics 1997;100:240-3.
49. Jones E, Dimmock AS, Spencer SA. A randomised controlled trial to compare methods of milk expression after preterm delivery. Arch Dis Child Fetal Neonatal Ed 2001;85:F91-5.
50. Klaus MH, Kennel JH. The doula: an essential ingredient of childbirth rediscovered. Acta Paediatr 1997;86:1034-6.
51. Krouse AM. The family management of breastfeeding low birth weight infants. J Human Lact 2002;18:155-65.
52. Kunz C, Rodriguez-Palmero M, Koletzko B, Jensen R. Nutritional and biochemical properties of human milk, part I: general aspects, proteins and carbohydrates. Clin Perinatol 1999; 26:307-33.
53. Lang S, Lawrence CL, Orme RL. Cup feeding: an alternative method of infant feeding. Arch Dis Child 1994;71:365-9.
54. Lawrence RA. Breastfeeding: a guide for the medical profession. 4th ed. St. Louis: Mosby; 1994.
55. Lefebvre F, Ducharme M. Incidence and duration of lactation and lactational performance among mothers of low-bitrh-weight and term infants. CMAJ 1989;140:1159-64.

56. Levin A. Humane neonatal care initiative. Acta Paediatr 1999; 88:353-5.
57. Martinez FE, Araújo RAP, Tavares RS, Jorge SM. Pesar antes e após a mamada é uma boa medida do volume de leite ingerido? J Pediatr (Rio J) 1992;68:258-61.
58. McCain GC, Gartside PS, Greenberg JM, Lott JW. A feeding protocol for heathy preterm infants that shortens time to oral feeding. J Pediatr 2001;139:374-9.
59. McClure RJ, Newel SJ. Effect of fortifying brest milk on gastric emptying. Arch Dis Child 1996;74:60-2.
60. McCoy R, Kadowaki C, Wilks S, Engstron J, Meier P. Nursing management of breastfeedinf for preterm infants. J Perinat Neonatal Nurs 1988;2:42-55.
61. Meberg A, Willgraff S, Sande HA. High potential for breast feeding among mothers giving birth to pre-term infants. Acta Paediatr Scand 1982;71:661-2.
62. Meier P, Lysakowski TY, Engstron JL, Kavanaugh KL, Mangurten HH. The accuracy of test weighing for preterm infants. J Pediatr Gastroenterol Nutr 1990;10:62-5.
63. Meier P, Engstron JL, Mangurten HH, Estrada E, Zimmermann B, Kopparthi R. Breastfeeding support services in the neonatal intensive-care unit. JOGNN 1993;22:338-47.
64. Meier P, Mangurten HH. Breastfeeding the preterm infant. In: Riordan J, Auerbach KG. Breastfeeding and Human Lactation. Boston: Jones and Bartlett Publishers; 1993. p. 253-78.
65. Meier P, Engstron JL, Crichton CL, Clark DR, Willians MM, Mangurten HH. A new scale for in home test-weighing for mothers of preterm and high risk infants. J Hum Lact 1994;10:163-8.
66. Meier P, Engstron JL, Fleming BA, Streeter PL, Lawrence PB. Estimating milk intake of hospitalized infants who breastfeed. J Hum Lact 1996;12:21-6.
67. Meier P, Brown LP, Hurst MN. Breastfeeding the preterm infant. In: Riordan J, Auerbach KG. Breastfeeding and Human Lactation. 2nd ed. Boston: Jones and Bartlett Publishers; 1998. p. 449-81.
68. Meier P, Brown LP, Hurst MN, Spatz DL, Engstron JL, Borucki LC et al. Nipple shield for preterm infants: effect on milk transfer and duration of breastfeeding. J Hum Lact 2000;16:106-14.
69. Meier P. Breastfeeding in the special care nursery. Pediatr Clin North Am 2001;48:425-42.
70. Merewood A, Philipp BL. Peer counselors for breastfeeding mothers in the hospital settings: trials, training, tributes and tributations. J Hum Lact 2003;19:72-6.
71. Ministério da Saúde (MS). Secretaria de Assistência à Saúde. Coordenação materno-infantil. Manual de assistência ao recém-nascido. Brasília; 1994.
72. Ministério da Saúde (MS). Normas Gerais para Bancos de Leite Humano. Brasília; 1999.
73. Ministério da Saúde (MS). Secretaria de Políticas de Saúde. Área Técnica da Saúde da Criança. Amamentação e o uso de drogas. Brasília; 2000.
74. Ministério da Saúde (MS). Secretaria de Políticas de Saúde. Área Técnica da Saúde da Criança. Atenção humanizada ao recém-nascido de baixo peso: Método mãe-canguru. Manual Técnico. Brasília; 2002.
75. Morley R, Lucas A. Randomized diet in the neonatal period and growth performance until 7,5-8y of age in preterm children. Am J Clin Nutr 2000;71:822-8.
76. Narayanan I, Mehta R, Choudhury DK, Jain BK. Sucking on the emptied breast: non-nutritive sucking with a difference. Arch Dis Child 1991;66:241-4.
77. Nascimento MBR. Caracterização da amamentação entre recém-nascidos prematuros por ocasião da alta de unidade neonatal de risco [dissertação]. São Paulo: Universidade de São Paulo; 2001.
78. Neifert MR. The optimization of breast-feeding in the perinatal period. Clin Perinatol 1998;25:303-26.
79. Nicholl RM, Gamsu HR. Changes in growth and metabolism in very low birthweight infants fed with fortified breast milk. Acta Paediatr 1999;88:1056-61.
80. Nyqvist KH, Ewald U, Sjödén P. Supporting a preterm infant's behaviour during breastfeeding: a case report. J Hum Lact 1996;12:221-8.
81. Nyqvist KH, Ewald U. Infant and maternal factors in the development of breastfeeding behaviour and breastfeeding outcome in preterm infants. Acta Paediatr 1999,88:1194-203.
82. Organização Mundial da Saúde (OMS). Evidências científicas dos dez passos para o sucesso no aleitamento materno. Brasília: Organização Panamericana da Saúde; 2001.
83. Pardou A, Serruys E, Mascart-Lemone F, Dramaix M, Vis HL. Human milk banking: influence of storage processes and of bacterial contamination on some milk constituents. Biol Neonate 1994;65:302-9.
84. Picciano MF. Human milk: nutritional aspects of a dynamic food. Biol Neonate 1998;74:84-93.
85. Powers NG. How to assess slow growth in the breastfed infant: birth to 3 months. Pediatr Clin North Am 2001;48:345-63.
86. Raj V, Plichita SB. The role of social support in breastfeeding promotion: a literature review. J Hum Lact 1998;14:41-5.
87. Rekha S, Rao SDS, Fernandez M. Two different methods for feeding low birth weight babies. Indian Pediatr 1996;33:501-3.
88. Richards MT, Lang MD, Mcintosh C, Hartman S, Clyman RI, Ballard R. Breastfeeding the VLBW infant: sucessful outcome and maternal expectation [abstract]. Pediatr Res 1986;20:383A.
89. Rocha NMN, Martinez FE, Jorge SM. Cup or bottle for preterm infants: effects on oxygen saturation, weight gain and breastfeeding. J Hum Lact 2002;18:132-8.
90. Rodriguez-Palmero M, Koletzko B, Kunz C, Jensen R. Nutritional and biochemical properties of human milk, part II: lipids, micronutrients and bioactive factors. Clin Perinatol 1999;26:335-59.
91. Ruiz JG, Charpak N, Figueroa Z. Predictional need for supplementing breastfeeding in preterm infants under kangaroo mother care. Acta Paediatr 2002;91:1130-4.
92. Schanler RJ, Shulman RJ, Lau C. Growth of premature infants fed fortified human milk [abstract]. Pediatr Res 1997;41:240A.
93. Schanler RJ. Fortified human milk: the nature's way to feed premature infants. J Hum Lact 1998;14:5-11.
94. Schanler RJ, Hurst NM, Lau C. The use of human milk and breastfeeding in premature infants. Clin Perinatol 1999;26:379-98.
95. Scott JA, Landers MCG, Hughes RM, Binns CW. Psychosocial factors associated with the abandonment of brastfeeding prior to hospital discharge. J Hum Lact 2001;17:24-30.
96. Seema A, Patwari AK, Satyanarayana L. Relactation: an effective intervention to promote exclusive breastfeeding. J Trop Pediatr 1997;43:213-6.

97. Siddell E, Marinelli K, Froman RD, Burke G. Evaluation of an educational intervention on breastfeeding for NICU nurses. J Hum Lact 2003;19:293-302.
98. Simpsom C, Schanler RJ, Lau C. Early introduction of oral feeding in preterm infants. Pediatrics 2002;110:517-22.
99. Slusher T, Hampton R, Bode-Thomas F, Pam S, Akor F, Meier P. Promoting the exclusive feeding of own mother's milk through the use of hindmilk and increased maternal milk volume for hospitalized, low birth weight infants (< 1.800g) in Nigeria: a feasibility study. J Hum Lact 2003;19:191-8.
100. Stein H, Cohen D, Herman AAB, Rissik J, Ellis U, Bolton K et al. Pooled pasteurized breast milk and untreated own mother's milk in the feeding of very low birthweight babies: a randomized controlled trial. J Pediatr Gastroenterol Nutr 1986;5:242-7.
101. Tully DB, Jones F, Tully MR. Donor milk: what's in it and what's not. J Hum Lact 2001;17:152-5.
102. Tully MR. Recommendations for handling of mother's own milk. J Hum Lact 2000;16:149-51.
103. Tully MR. Recipient priorization and use of human milk in the hospital setting. J Hum Lact 2002;18:393-6.
104. U.S. Food and Drug Administration [site na internet]. FDA warns against women using unapproved drug, domperidone, to increase milk production. FDA Talk Paper [citado 7 de junho de 2004]. Disponível: http://www.fda.gov/bbs/topics/ANSWERS/2004/ANS01292.html.
105. Valdés V, Sánches AP, Labbok M. Manejo clínico da lactação: assistência à nutriz e ao lactente. Trad. de Marcus Renato de Carvalho. Rio de Janeiro: Revinter; 1996.
106. Valentine CJ, Hurst NM, Schanler RJ. Hindmilk improves weight gain in low-birth-weight infants fed human milk. J Pediatr Gastroenterol Nutr 1994;18:474-7.
107. Verronem P. Breastfeeding of low birthweight infants. Acta Paediatr Scand 1985;74:495-9.
108. Victora CG, Tomasi E, Olinto MTA, Barros FC. Use of pacifiers and breastfeeding duration. Lancet 1993;341:404-6.
109. Victora CG, Behague DP, Barros FC, Olinto MTA, Weiderpass E. Pacifier use and short breastfeeding duration: cause, consequence, or coincidence. Pediatrics 1997;99:445-53.
110. Vinagre RD. Análise crítica do uso do leite humano procedente de banco de leite na alimentação do recém-nascido prematuro [dissertação]. São Paulo: Universidade de São Paulo; 1999.
111. Vinha VHP. Projeto aleitamento materno: autocuidado com a mama puerperal. São Paulo: Sarvier; 1994.
112. Walker M, Auerbach KG. Breast pumps and other technologies. In: Riordan J, Auerbach KG. Breastfeeding and human lactation. Boston: Jones and Bartlett Publishers; 1993. p. 279-332.
113. Williamson S, Finucane E, Ellis H, Gansu HR. Effect of heat treatment of human milk on absorption of nitrogen, fat, sodium, calcium and phosphorus by preterm infants. Arch Dis Child 1978;53:555-63.
114. Whitfield MF, Kay R, Stevens S. Validity of routine clinical test weighing as a measure of the intake of breast-fed infants. Arch Dis Child 1981;56:919-21.
115. World Health Organization (WHO). Collaborative Study Team on the role of Breastfeeding on the prevention of infant mortality. Effect of breastfeeding on infant and child mortality due to infectious disease in less developed countries: a pooled ananlysis. Lancet 2000;355:451-55.
116. World Health Organization (WHO). The optimal duration of exclusive breastfeeding. Note for the press nº 7, April 2, 2001. Disponível: http://www.who.int/inf-pr-2001/en/note2001-07.html.
117. Xavier CC, Jorge MS, Gonçalves AL. Prevalência do aleitamento materno em recém-nascidos de baixo peso. Rev Saúde Pública 1991;25:381-7.

8.2.5 MÉTODO CANGURU

A Experiência do Departamento de Pediatria da Faculdade de Ciências Médicas de Santos/Hospital Guilherme Álvaro, Santos, SP.

Mário Alves Rosa
Ernesto Teixeira do Nascimento

"Temos o direito de negar aos pais, ao recém-nascido e mesmo aos membros da equipe médica esta alternativa tão humana?"

V. Wahlberg[6]

INTRODUÇÃO

O Método Canguru para atendimento de recém-nascidos (RN) prematuros foi reativado em 1979, em Bogotá (Colômbia), pelos Drs. Edgar Rey Sanabria e Hector Martinez, devido à falta de equipamento, recursos humanos e medicamentos para o atendimento desses recém-nascidos no seu local de trabalho[4,5]. Em 1984, essa experiência foi publicada sob os auspícios do UNICEF.

Escrevemos *reativado* porque, segundo A. Whitelaw[8] o método Mãe-Canguru não é uma idéia nova. Provavelmente este modo de cuidar do recém-nascido foi usado para salvar vidas desde tempos imemoriais.

O método foi implantado na maternidade do Hospital de San Juan de Dios em Bogotá, Colômbia, de acordo com um Programa de Atendimento Domiciliar ao Prematuro[4] com os seguintes objetivos:

1. Estímulo ao vínculo mãe-filho, mantendo o RN permanentemente junto ao corpo da sua mãe em posição vertical.
2. Amamentação materna.
3. Alta hospitalar precoce ao RN com condições estáveis, independente do peso e da idade gestacional.
4. Acompanhamento ambulatorial após a alta.

Os autores constataram redução da mortalidade neonatal: nos recém-nascidos pesando entre 1.000 e 1.500 gramas, a taxa caiu de 70 para 10%, e a sobrevivência dos recém-nascidos com peso entre 500 e 1.000 gramas cresceu de zero para 72% no período de 1979 a 1981[4,5].

Os recém-nascidos submetidos ao método tiveram oxigenação adequada, manutenção dos níveis de temperatura corpórea, baixa incidência de respiração periódica e apnéia e menor risco de broncoaspiração[1-3].

A prevenção da infecção hospitalar, grave risco a que são submetidos os recém-nascidos em hospitais superlotados, foi um fator importante para o sucesso do programa. Whitelaw[7] diz: "parece que a flora existente na pele da mãe é uma ameaça menor ao prematuro, que mama o leite de sua mãe, do que os organismos antibiótico-resistentes do hospital".

Mudanças no relacionamento mãe-filho foram observadas. As mães dificilmente rejeitaram seus recém-nascidos, fato bastante comum quando eles ficavam longos períodos no hospital, e sentiram-se mais seguras no manejo do recém-nascido prematuro. Tornaram-se mais motivadas para a amamentação e amamentaram por períodos prolongados. Os recém-nascidos mostraram-se mais tranqüilos e com períodos de sono profundo mais longos. Charpak[3], comparando dois grupos de recém-nascidos com menos de 2.000 gramas, 162 no método Mãe-Canguru e 170 com a conduta clássica, diz: "o aumento do perímetro cefálico foi semelhante nos dois grupos. O crescimento da cabeça é um dos mais importantes padrões do desenvolvimento do recém-nascido de baixo peso".

Além disso, a implantação desse novo método teve custo baixo, por se tratar de uma tecnologia simples em comparação com a complexa assistência observada em nações industrializadas. Mas a opinião dos especialistas está longe de ser unânime.

Desde a publicação dos Drs. Rey e Martinez, o método canguru é objeto de controvérsias. Defensores entusiasmados, alguns com apoio de entidades como o UNICEF, e céticos acusadores desde então têm apresentado o resultado de seus trabalhos, mas a polêmica continua[4], embora haja concordância quanto aos aspectos positivos como estímulo ao início e manutenção do aleitamento e ao contato da mãe com o recém-nascido.

Comprovou-se que o método canguru constitui uma opção segura nos casos de recém-nascidos de baixo peso em situação clínica estável[3], o que desafoga os hospitais de referência para cuidados terciários. Curiosamente, o método canguru tem sido adotado em países desenvolvidos pelas vantagens do apoio psicológico oferecido pela proximidade entre mãe e filho. Alia-se, assim, a tecnologia com a humanização.

No encontro científico sobre Mãe-Canguru realizado em Trieste, 1996, organizado pelo BIH (Bureau for International Health, do Istituto per l'Infanzia) com a colaboração da OMS, foi recomendado que:

Todos os recém-nascidos, independentemente do peso e da idade gestacional em maternidades de 1º e 2º níveis com recursos limitados, devem ser levados para a mãe, ter contato pele-a-pele o mais rápido possível e começar o aleitamento materno na 1ª hora de vida.

No serviço de Neonatologia do Departamento de Pediatria da Faculdade de Ciências Médicas de Santos/Hospital Guilherme Álvaro (FCMS/HGA), estabeleceu-se, em 1974, a alta precoce dos RN prematuros independentemente do peso, desde que em condições clínicas adequadas; em 1991, implantou-se o Método Canguru, considerado como a forma mais humanizada de alojamento conjunto já implantada em nosso serviço de 1974 e que valeu ao HGA o título de Hospital Amigo da Criança (o 2º do Brasil e 1º do Estado de São Paulo).

Whitelaw[8] diz em seu trabalho a respeito do Método Canguru:

"Temos a esperança que o trabalho citado estimule outros pediatras a submeter seus métodos novos a avaliações objetivas e prospectivas com a divulgação dos resultados para todo o mundo". É o que estamos fazendo com esta publicação, trazendo a experiência de um serviço pioneiro no Brasil de implantação do Método Canguru. Embora os resultados possam ser considerados preliminares, eles são úteis especialmente se forem somados a de outros serviços que estão usando o mesmo método no Brasil (Fig. 8.5).

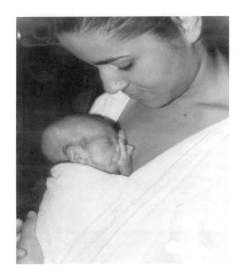

Figura 8.5 – Método Canguru.

ANÁLISE DOS PRIMEIROS CINCO ANOS DO MÉTODO CANGURU

Consta de 140 prematuros obedecendo as seguintes características: peso ao nascer inferior a 2.000 gramas; condições clínicas estáveis; ausência de malformações graves; não ser gemelar; mãe orientada quanto ao método; mãe aceitando participar do estudo; retorno ambulatorial de no mínimo duas consultas seqüenciais no primeiro mês após a alta hospitalar.

Prática do Método Canguru

O Método Canguru foi aplicado conforme critérios descrito acima, a partir do momento da estabilização clínica dos recém-nascidos. A necessidade de oxigenoterapia contra-indicava temporariamente a aplicação do método. As mães eram seguidas atentamente e orientadas pelos médicos neonatologistas do serviço, pelo corpo de enfermagem e demais profissionais de saúde devidamente treinados no método. As intercorrências foram avaliadas caso a caso.

Para os recém-nascidos em condições de permanecer no alojamento conjunto, a mãe foi orientada a ficar em contato pele-a-pele com o recém-nascido permanentemente, sendo esse colocado apenas de fraldas no seio materno, em posição vertical por dentro da roupa da mãe, e recebendo, como alimento exclusivo, o leite materno através de sucção e/ou xícara. Nos momentos de interrupção do contato pele-a-pele, o recém-nascido permanecia em berço aquecido com monitorização da temperatura corporal.

A mãe foi orientada a dormir em posição semi-sentada na cama, a fim de manter o recém-nascido na posição vertical para evitar broncoaspiração.

Os recém-nascidos que permaneceram no berçário por tempo maior receberam o contato pele-a-pele várias vezes ao dia e no momento da amamentação (Canguru parcial).

Nos casos em que a mãe recebeu alta antes do recém-nascido, ela foi convidada a permanecer no hospital durante o período diurno, amamentando e aplicando o método até a alta hospitalar de seu filho.

A alta hospitalar do recém-nascido foi baseada em condições clínicas estáveis, mãe preparada para o manejo do recém-nascido no domicílio e curva ponderal ascendente, independente do peso de nascimento.

Na alta hospitalar, a mãe era orientada a retornar toda semana para exame no ambulatório de recém-nascido de baixo peso. O contato pele-a-pele foi mantido por no mínimo três semanas (Fig. 8.6).

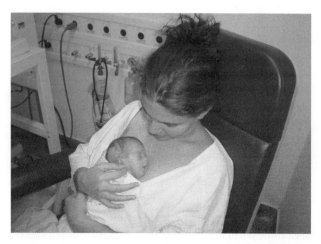

Figura 8.6 – Alojamento conjunto – enfermaria Mãe-Canguru – Hospital Guilherme Álvaro – Serviço pioneiro no Brasil.

Principais características da amostra (140 binômios mãe-recém-nascido)

1. No período citado foram seguidos 140 prematuros que se enquadravam nos critérios enunciados. A idade das mães variou entre 14 e 45 anos, com média de 26,5 anos (DP = 6,8) e mediana de 26 anos.
2. Das 140 mulheres, 51% eram casadas; 54% eram primíparas e 35% tinham entre dois e quatro filhos.
3. A maioria das mulheres (88%) referiu ter freqüentado 4 ou mais consultas de pré-natal.
4. Com relação ao tipo de parto, verificou-se 54% de cesarianas, sendo que o sofrimento fetal e a pré-eclâmpsia foram as indicações na maioria dos casos (74%).
5. Idade gestacional: em 28% da amostra a idade gestacional foi entre 30 e 32 semanas; 57%, entre 33 e 35 semanas; 14%, entre 36 a 38 semanas; e apenas 1%, acima de 38 semanas.
6. A maioria dos recém-nascidos era do sexo masculino (58%).
7. O peso de nascimento variou entre 860 e 1.990g, sendo o peso médio de 1.543g (DP = 235g) e a mediana de 1.540g; 40% tinham entre 1.500 e 1.750g; 29%, entre 1.250 e 1.500g; 18%, entre 1.750 e 2.000g; e apenas 1%, abaixo de 1.000g. Com relação ao estado nutricional, 54% foram classificados como PIG (pequeno para idade gestacional) e 46% como AIG (adequado para idade gestacional).
8. Analisando o boletim de Apgar no primeiro minuto, verificou-se que 27% dos recém-nascidos nasceram com anoxia grave (Apgar de 1 a 3), 26% com anoxia moderada (Apgar de 4 a 6) e 47% apresentavam boas condições ao nascimento. Já no quinto minuto, apenas 20% dos recém-nascidos apresentaram Apgar inferior a 7,0.
9. O Método Canguru foi iniciado no primeiro dia de vida em cinco recém-nascidos, do segundo ao quarto dia em 43; do quinto ao sétimo em 30; do 11º ao 13º em 13; e acima de 15 dias em 9. A idade mínima foi de 1 dia, e a máxima, de 36 dias (média 7,31; DP = 5,6; mediana = 6 dias).

ANÁLISE DOS RESULTADOS DO MÉTODO CANGURU

Durante a permanência hospitalar

1. O Método Canguru foi utilizado apenas no berçário em 14% dos casos; somente no alojamento conjunto em 54% e em ambos em 33%.

2. Quanto ao tipo de alimentação, está apresentado na tabela 8.4.

Tabela 8.4 – Tipo de alimentação.

Tipo de alimento	Inicial (%)	Na alta (%)	No retorno (%)
LP*	16	74	76
LP + LPO[†]	76	26	20
LP + LV[‡]	8	1	4
LV[§]	0	0	0
Total (n = 140)	100	100	100

* Leite de peito exclusivo.
[†] Leite de peito + leite de peito ordenhado.
[‡] Leite de peito + leite de vaca (fórmula).
[§] Leite de vaca exclusivo (fórmula).

Inicialmente, a maioria dos recém-nascidos recebeu leite materno através de sucção no seio complementado com leite materno ordenhado (o qual era oferecido com xícara). Na alta hospitalar, foi elevado o índice de aleitamento materno exclusivo. A suplementação com leite de vaca ocorreu em apenas 8% dos casos no período de internação e foi rara no momento da alta (1%).

3. Evolução ponderal: todas as crianças perderam peso inicialmente, mas a partir de um determinado momento entraram em processo de recuperá-lo. Como a idéia básica é a alta hospitalar precoce, esse foi um critério importante para a alta sem a preocupação de esperar atingir um peso-alvo ou mesmo de recuperação do peso de nascimento.
4. O tempo de permanência no hospital variou de 4 a 55 dias (média = 13,8 dias; DP = 8,4; mediana = 11 dias).
5. Intercorrências: não se constatou nenhum caso de hipotermia, apnéia ou broncoaspiração.

Durante o acompanhamento ambulatorial

1. O ganho ponderal (ΔP) médio entre a alta hospitalar e o primeiro retorno foi de 24g/dia (DP = 7,5). O tempo para a recuperação do peso de nascimento foi em média 16,2 dias (DP = 7), sendo que 50% das crianças havia recuperado o peso de nascimento com 16 dias.
2. A duração mediana do aleitamento materno, segundo a técnica de tábua de vida com dados censurados, foi de 8 meses e 9 dias e a probabilidade de uma criança estar recebendo leite materno em diferentes idades pode ser visualizada na figura 8.7.

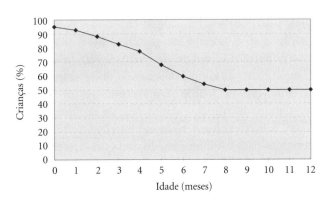

Figura 8.7 – Duração da amamentação em recém-nascidos submetidos ao Método Canguru. HGA, Santos, 1996.

COMENTÁRIOS FINAIS

Consider conceitos bem estabelecidos, tais como:

a) A importância do aleitamento materno para a sobrevivência e a qualidade dessa sobrevida para todos os recém-nascidos, particularmente os prematuros e os de baixo peso, principalmente nas camadas pobres dos países em desenvolvimento.
b) A separação do recém-nascido prematuro de sua mãe como fator que gera quebra ou enfraquecimento do vínculo afetivo, que pode ter como conseqüência a desnutrição, os maus-tratos e o abandono.
c) As peculiaridades do recém-nascido prematuro associadas à rotinas hospitalares que na prática constituem uma barreira contra o sucesso da amamentação, a tal ponto que alguns estudos mostram uma taxa de 42% de nunca amamentados em recém-nascido com peso inferior a 2.000g.
d) O alto custo da tecnologia avançada utilizada nos cuidados dos prematuros (calculado nos EUA e Canadá em torno de U$ 800 a 1.000/dia, com média de permanência hospitalar de 23 dias).

Conclui-se pela necessidade, nos países pobres, de desenvolver alternativas eficazes e de custo compatível.

N. Chapak, em seu trabalho[3], diz: "A importância do contato precoce pele-a-pele tem sido relatado em vários trabalhos, parecendo ter efeitos benéficos adicionais não só em relação ao processo de recuperação da mãe, mas também em relação a estabilização dos parâmetros vitais, a promoção do aleitamento materno e mais rápida recuperação e ganho de peso".

A experiência do Hospital Guilherme Álvaro/Departamento de Pediatria da Faculdade de Ciências Médicas de Santos, aqui relatada, agrega novas evidências que o Método Canguru na Maternidade associada a um ambulatório especializado no seguimento de recém-nascido de baixo peso pode ser considerado uma dessas alternativas. Essa afirmativa baseia-se nos seguintes fatos constatados: 1. diminuição do tempo de permanência hospitalar; 2. capacitação da família no cuidado do recém-nascido; 3. reforço do vínculo mãe e família com o recém-nascido; 4. estímulo para o início e manutenção do aleitamento materno; 5. baixo custo; 6. risco mínimo de intercorrências perigosas para o recém-nascido, uma vez que ele esteja estabilizado, sua curva ponderal seja satisfatória e que o método, devidamente flexibilizado de acordo com as condições individuais, seja compreendido e aceito pela família, tarefa aliás que cabe ao profissional de saúde interessado.

REFERÊNCIAS BIBLIOGRÁFICAS

1. Acolet D, Sleath K, Whitelaw A. Oxygenation, heart rate and temperature in low birth weight infants during skin-to-skin contact with their mothers. Acta Paediatr Scand 1989;78: 189-93.
2. Bosque EM, Brady JP, Affonso D, Wahlberg V. Physiologic measures of kangaroo versus incubator care in a tertiary level nursery. J Obstet Gynecol Neonatal Nurs 1995;24:219-28.
3. Charpak N, Ruiz-Pelaez JG, Figueroa de Calume Z, Charpak Y. Kangaroo mother versus traditional care for newborn infants £2000 grams: a randomized controlled trial. Pediatrics 1997;100:682-8.
4. Martinez GH, Rey SE, Marquette CM. The mother kangaroo programme. Int Child Health 1992;3:55-67.
5. Martinez H, Rey E, Navarrete L, Marguette CM. The kangaroo mother program at the Instituto Materno Infantil in Bogotá, Colombia. 21-44-UNICEF; 1992.
6. Wahlberg V. Alternative care for premature infants: the Kangaroo Method – Advantages, risks and ethical questions. Neonatologia 1987;4:362-7.
7. Whitelaw A, Sleath K. Myth of marsupial mother: home care of very low birth weight infants in Bogotá, Colombia. Lancet 1985;25:1206-8.
8. Whitelaw A. Kangaroo baby care: just a nice experience or an important advance for preterm infants? Pediatrics 1990;85: 604-5.

Agradecimentos

Ao Professor **Jayme Murahovschi**, Titular de Pediatria da FCMS/HGA, pelo estímulo constante, e à pediatra **Dra. Sonia I. Venâncio**, ex-residente do HGA e pesquisadora do Instituto de Saúde (S. Paulo), pelas sugestões na redação deste trabalho.

8.2.6 ALEITAMENTO MATERNO E RECUPERAÇÃO NUTRICIONAL

Lélia Cardamone Gouvêa
Aída de Fátima Thomé Barbosa Gouvêa
Luiz Anderson Lopes

O aleitamento materno exclusivo é opção ideal para a alimentação de lactentes até os 6 meses de idade[10].

Contudo, os índices de aleitamento materno exclusivo continuam baixos e muitas mães deixam de amamentar por razões triviais (que poderiam ser mais bem orientadas pelo profissional de saúde que presta serviço) com importantes implicações para recém-nascidos e lactentes que estarão, assim, sendo privados tanto nos aspectos nutricionais, imunológicos, emocionais como nos reflexos para o crescimento físico e seu desenvolvimento.

O pediatra responsável pelo acompanhamento dessa criança nos primeiros dias ou meses de vida desempenha função vital **desde o início da amamentação,** pois será esse profissional que interpretará o ritmo de crescimento pondo-estatural e orientará a conduta alimentar a ser adotada.

Dessa forma, é fundamental a atualização não apenas de pediatras, mas também dos profissionais de saúde envolvidos no atendimento do binômio mãe-filho, no que se refere às novas curvas de crescimento e características especiais dos recém-nascidos, para que orientações com base em interpretações incorretas do ritmo de crescimento não venham a ser apontadas como justificativa para a introdução precoce de alimentos diferentes do leite materno.

O recém-nascido que ao apresentar ganho ponderal insatisfatório e por isso tiver seu aleitamento materno exclusivo interrompido nas primeiras semanas ou meses de vida estará sob maior risco de morbidade, cujas conseqüências são devastadoras para sua saúde, na acepção mais ampla do termo.

Confirmando a experiência vivenciada pelos que trabalham com amamentação, as necessidades energéticas até o sexto mês de vida, representadas especialmente pelo ritmo de crescimento e desenvolvimento acelerados, são atendidas com o aleitamento materno exclusivo[7].

Motivadas por impressões pessoais, opiniões de familiares e influenciadas pelo contexto socioeconômico em que estão inseridas, muitas lactantes, quando não recebem apoio e orientação adequados, introduzem precocemente outros **alimentos de forma inadequada,** também no que se refere aos aspectos quantitativos e qualitativos da dieta oferecida, principalmente durante o primeiro semestre de vida.

A **relactação** é o restabelecimento da produção de leite após a mãe ter parado de amamentar por poucos dias ou meses. Esse processo é possível por meio do suporte profissional adequado a ser dirigido à lactante que realmente deseja participar do processo de relactação. Geralmente, na primeira consulta apresentamos como se processa o retorno da lactação e que exigirá dela muita disponibilidade, paciência e perseverança.

Orientamos e a incentivamos a iniciar a técnica, **marcando o retorno para o dia seguinte, ou em dois dias.** As que retornam, realmente desejam relactar, e a maioria obtém sucesso. Algumas, após as explicações iniciais, não retornam mais às consultas para a relactação, **o que nos levar a crer que o desejo de amamentar não era maior que as dificuldades encontradas.**

Decidindo pela relactação, a lactante tem toda a forma de apoio emocional e orientação técnica que são disponibilizadas pela equipe de profissionais com treinamento[1-4].

Na experiência do nosso grupo de incentivo ao aleitamento materno temos desenvolvido a técnica de relactação entre as mães que pararam de amamentar seus filhos por período que varia de duas semanas até quatro meses de vida.

O processo de relactação exige muita dedicação da lactante, que deverá voltar a estimular a sucção de seu filho diretamente na mama e evitar o uso de bicos e chupetas; dessa forma, objetivando recuperar e desenvolver a habilidade do recém-nascido para os movimentos necessários para voltar a sugar na mama[5,8].

Em média, o período de tempo necessário para o restabelecimento da amamentação exclusiva varia de dois dias a duas semanas. É interessante notar que o processo de relactação ocorrerá com mais facilidade entre as mães que interromperam a lactação há menos tempo e quanto mais jovem for o lactente[1].

A relactação é possível, na maiora dos casos, sem o uso de lactogogos[6]. Para todas as lactantes, recomendamos dieta equilibrada e maior ingestão de líquidos, para facilitar a recuperação do volume a ser produzido. O reforço positivo que oferecemos é o apoio e a orientação de outras mães bem-sucedidas.

O principal problema encontrado durante a fase de relactação é a fraca motivação das mães (fraco vínculo mãe-filho), principalmente se a interrupção da lactação ocorreu por maior intervalo de tempo. Devido a isso, muitas vezes esses lactentes apresentam forte resistência a voltar a sugar a mama por confusão de bicos (mama x mamadeira). Para esses casos utilizamos a técnica do "bebê-canguru", que melhorará o contato pele-a-pele (mãe-recém-nascido), facilitando e reforçando o restabelecimento do vínculo enquanto o lactente não aceita voltar a sugar a mama. Simultaneamente, orientamos a mãe a fazer a ordenha manual regular das mamas e reservar o leite coletado por esse método. O lactente passará a receber então o leite materno por meio da técnica do copinho.

Enquanto isso, a mãe, que está sendo treinada, vai realizando os exercícios de estimulação da sucção, orientados pelo fonoaudiólogo e pediatra.

Quando o lactente aceita o contato com a mama com facilidade e reinicia seus primeiros movimentos de sucção, o retorno da lactação tende a evoluir de forma positiva e em poucos dias.

O estado nutricional dos lactentes durante o processo de relactação modifica pouco, mas os resultados **após o restabelecimento do "aleitamento materno exclusivo" são positivos e significantes.**

Por vezes, o comprometimento do estado nutricional diagnosticado no início do processo de relactação pode ter sido desencadeado por dificuldades na técnica da amamentação e a inadequação na substituição e/ou complementação com outros alimentos que estiveram disponíveis.

Além das implicações que repercutem de forma aguda no estado nutricional, haverá risco de maior sensibilização para reações alérgicas, as quais poderão aumentar o comprometimento do estado nutricional.

Assim, a promoção da relactação é uma forma possível de correção desses agravos e salientada como um estímulo positivo dirigido a lactante, seus familiares e todos os profissionais de saúde envolvidos.

Ilustraremos com a descrição de alguns casos clínicos a recuperação nutricional por meio do leite materno em lactentes que retornaram ao aleitamento materno exclusivo.

Caso I

N.A.C., menino, desnutrido grave, chegou ao ambulatório de nutrição e puericultura aos 37 dias de vida, apresentando peso de 2.850g e 50cm de estatura, sem história pregressa de infecção ou outra doença crônica. Recém-nascido de termo, peso de nascimento de 2.800g e estatura de 49cm; sem intercorrências gestacionais/neonatais. Recebeu alta hospitalar em aleitamento materno exclusivo. Antes do primeiro mês de vida não recebia mais aleitamento materno e estava sendo alimentado com fórmulas lácteas, tendo sido utilizados três tipos de leite em cerca de duas semanas. Como não foi detectado nenhum agravante clínico, os pais foram orientados e incentivados a iniciar imediatamente a relactação como forma de recuperação nutricional. Durante a primeira semana do processo de relactação, as consultas de retorno foram agendadas a cada dois dias. O ganho ponderal anotado durante essa semana foi de 100g (± 14,5g/dia). Ao final da primeira semana a relactação foi considerada bem-sucedida, com o restabelecimento do aleitamento materno exclusivo. Desde então os retornos passaram a ser semanais (reforço da técnica e a seguir quinzenalmente); a partir da segunda semana os ganhos de peso diário foram superiores a 25g/dia (ganho considerado adequado para a idade). Intercorrências: a lactante teve mastite que foi tratada com sucesso, tendo sido mantido o aleitamento materno exclusivo. Após um mês do início da relactação, com idade de 2 meses e nove dias, o peso do lactente era de 3.550g e o comprimento igual a 53cm. O ganho ponderal no primeiro mês de relactação foi de 700g e o estatural de 3cm (Fig. 8.8).

Caso 2

R.F.A., menina, primeira consulta ambulatorial aos 65 dias, já desmamada, peso de 2.250g e 43cm de comprimento. Antecedentes perinatais: parto prematuro (24 semanas); peso de nascimento de 1.080g, foi mantida em unidade neonatal por 58 dias.

Lactante foi orientada a iniciar processo de relactação com supervisão semanal. Durante as duas primeiras semanas o ganho ponderal foi de 500g e a estatura aumentou 2cm, tendo sido considerada relactada com sucesso ao final da primeira semana. Manteve aleitamento materno exclusivo, sendo que, ao final da terceira semana, observou-se peso de 3.110g; ao final da quarta semana apresentou peso de 3.310g e ao final da quinta semana alcançou 3.600g. Aos 4 meses e 23 dias o peso e a estatura medidos foram de 4.650g e 54cm, respectivamente. Desde o início do processo de relactação e após 2 meses e 18 dias o lactente aumentou em peso 2.400g e em estatura 11cm. Mantido o aleitamento materno exclusivo até o sexto mês e meio, recebeu vitamina D e ferro, conforme recomendação, e não apresentou intercorrências no período.

Caso 3

A.P.S.S., menina, fez sua primeira consulta ambulatorial aos 22 dias de vida. Antecedentes perinatais: a lactante recebeu tratamento para toxoplasmose, diagnosticada durante o terceiro mês da gestação (IgM+), tendo recebido espiramicina durante os seis meses finais da gestação. A.P.S.S. nasceu de parto normal, de termo, com peso de nascimento de 3.430g e estatura igual a 47,5cm e mamava com dificuldade desde o nascimento. Aos 11 dias de vida foi internada com perda ponderal significativa, quando chegou a pesar 2.550g, sendo mantido em tratamento hospitalar por 10 dias, com hipóteses diagnósticas de sepse neonatal e desidratação. Durante essa internação foi submetida a completa investigação para toxoplasmose congênita; todos os exames clínicos, de imagem e laboratoriais foram normais (fundo de olho, radiografia de crânio, ultra-sonografia de crânio, líquor, sorologia para toxoplasmose IgG e IgM negativos).

Durante a consulta ambulatorial a lactante referia o uso de fórmula láctea há 12 dias, prática essa atribuída ao comportamento da recém-nascida que parecia, segundo relato materno, apresentar dificuldade para sugar a mama. Com relação aos aspectos emocionais associados, a mãe desejava muito voltar a oferecer o leite materno de forma exclusiva. Foi acompanhada no ambulatório de amamentação e puericultura, onde recebeu orientação e apoio profissional visando a relactação. Após um mês do início do processo atingiu 3.715g de peso (ganho ponderal de 42,5g/dia). O aleitamento materno evoluiu de forma exclusiva, como recomendado, e a lactente apresentou boa evolução pondo-estatural com recuperação nutricional significativa.

O leite materno, além das inúmeras vantagens que oferece, é o melhor recurso terapêutico que o lactente jovem pode receber para a sua recuperação nutricional.

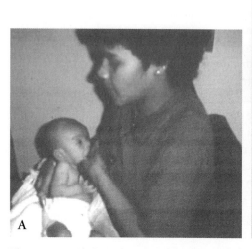
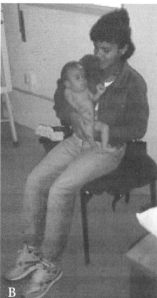
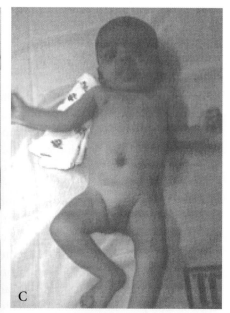

Figura 8.8 – A) Caso N.A.C., início da relactação. B) Um mês após o início da relactação. C) Recuperação nutricional.

Para o sucesso da relactação é preciso que a mãe realmente deseje voltar a amamentar exclusivamente e para isso as mães devem estar cientes e preparadas para oferecer a mama a cada 1½ hora, no máximo 2 horas, e estar disponível dia e noite, conforme a solicitação da criança, que não deve receber mais outro tipo de bico (nem chupeta ou bico de mamadeira), só a mama e com pega bem orientada.

No início, enquanto o volume de leite ainda não atende às necessidades da criança, ela receberá o outro leite que já vinha tomando, agora diretamente na mama materna, o qual será gotejado continuamente na aréola mamária, enquanto a criança suga a mama irá engolindo o leite e estimulando o retorno do processo fisiológico de produção do leite materno. Em poucos dias, a mãe vai notar que seu leite já está saindo em maior quantidade e pode então retirar a sonda que gotejava o leite artificial, reiniciando, dessa forma, o aleitamento materno exclusivo. Consideramos que o processo de relactação foi concluído com sucesso[9].

A recuperação de peso da criança se faz sentir tão logo a relactação tenha sido concluída. Para tanto, é preciso que a mãe receba todo o apoio, orientação e incentivo do profissional de saúde que deve ficar disponível para atender às dúvidas e às dificuldades da mãe. Esse é um processo conjunto entre a mãe que deseja relactar, o profissional de saúde e a família que deve apoiá-la.

As mães precisam ser adequadamente orientadas por profissionais de saúde, principalmente pediatras, que estejam familiarizados com a técnica da relactação e sensibilizados para os benefícios quanto à recuperação do estado nutricional, assim como à prevenção de condições prejudiciais à saúde durante a infância e a adolescência, contribuindo não só para a criança nesse momento, mas também com reflexos que se farão sentir na diminuição da prevalência de doenças crônicas não-transmissíveis na vida adulta.

REFERÊNCIAS BIBLIOGRAFICAS

1. Auerbach K. Extraordinary breast feeding: relaction/induced laction. J Trop Pediatr 1981;27:52-5.
2. Auerbach KG, Avery JL. Relactation a study of 366 cases. Pediatrics 1980;65:236-42.
3. Banapurmath CR, Banapurmath SC, Kesaree N. Initiation of relaction. Indian Pediatr 1993;30:1329-32.
4. Chaturvedi P. Relaction. Indian Pediatr 1994;31(7):858-60.
5. Dewey KG, Lönnerdal B. Infant self-regulation of breast milk intake. Acta Paediatr Scand 1986;75:893-8.
6. Lakhkar BB, Shenoy VD, Bhaskaranand N. Relactation-manipal experience. Indian Pediatr 1999;36:700-3.
7. Monte CMG, Giugliani ERJ. Recomendações para alimentação complementar da criança em aleitamento materno. J Pediatr 2004;80(5):S131-41.
8. Peaker M, Wilde CJ. Feedback control of milk secretion from milk. J Mammary Gland Biol Neoplasia 1996;1:307-15.
9. Seema, Patwari AK, Satyanarayana L. Relaction: an effective intervention to promote exclusive breastfeeding. J Trop Pediatr 1997;43(4):213-6.
10. World Health Assembly Resolution. Infant and young child nutrition. WHA 54.2, 18 May; 2001.

8.3

Amamentação e Cirurgia Plástica da Mama

Angel Luiz Juaranz Câmara

INTRODUÇÃO

"... A mulher deverá manter-se atraente para assegurar a perpetuação da espécie...".

Será que alguém ainda pensa assim?

Afortunadamente, os pensamentos e conceitos da humanidade evoluem relativamente rápido. A mulher moderna tem múltiplas atividades, é competitiva e procura agradar a si mesma antes dos outros. Em nosso novo século globalizado, a mídia tem nos imposto padrões cada vez mais inalcançáveis em todos os aspectos e o físico é o mais frustrante, pessoas comuns gastam horas em academias e dinheiro em uma rede de arapucas para alcançar o que muitas vezes só a genética e a dedicação exclusiva determinariam. Por outro lado, a anatomia humana não muda tão rápido quanto seus conceitos, e as técnicas cirúrgicas sofrem pressões para acompanharem "a tendência do momento", mesclando leis mercadológicas e ciência, ainda que imiscíveis formam um caldo que chamo de mal da medicina moderna. Tal ordem das coisas nos faz por vezes inverter e confundir a lei de ordem hierárquica da cirurgia plástica.

1º) VIDA 2º) FUNÇÃO 3º) ESTÉTICA

O processo da maternidade, além do milagre da vida, é um exemplo clássico de um ser cumprindo uma função única e exclusiva. Ao analisar o todo, podemos arriscar extrapolar para cada parte: a amamentação é o destino funcional da mama que só alcançará seu estágio final de desenvolvimento quando produzir leite e amamentar. Cabe ao médico providenciar que tudo seja feito para manter inalterada a função do órgão em que ele atuará e passar essa idéia à paciente. Cabe à paciente (sociedade) promover a amamentação como quem promove nada mais que a própria vida, objetivo único e final de todas as funções do corpo[1].

A cirurgia plástica tem, em seu arsenal de técnicas, muitos recursos para restabelecer a harmonia estética da mama em qualquer fase de sua existência.

ANATOMIA APLICADA (Fig. 8.9)

As mamas são órgãos glandulares pares comandados pelo eixo neuroendócrino, destinados à produção de leite, mas participando diretamente da sexualidade e de grande valor estético diferenciando o gênero.

Estão situadas no tórax, entre a 2ª e 6ª costelas e as dimensões variam conforme a idade, a paridade e a presença ou não de obesidade. Normalmente assimétricas, podem ter diversas formas e tamanhos.

A glândula mamária é maior que a própria mama, podendo estender-se para a axila e clavícula; como anexo da pele, está localizada entre as telas superficial e profunda do subcutâneo. O parênquima consiste de 15 a 20 glândulas alveolares compostas ou lobos, cada qual com seu ducto lactífero separado abrindo-se na papila mamária. Os ductos podem sofrer dilatações (seios lactíferos) junto as suas terminações. Cada lobo é formado por muitos ló-

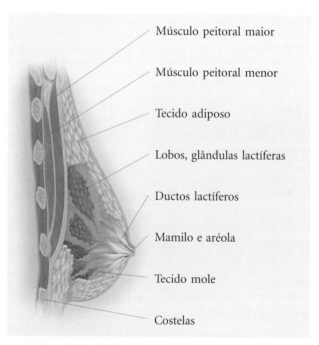

Figura 8.9 – Anatomia da mama.

bulos que por sua vez se dividem em dezenas de ácinos ou alvéolos. O estroma da glândula consiste de tecido adiposo e fibroso, entremeados intimamente com tecido epitelial[3]. Ligamentos suspensores são projeções periféricas do tecido mamário em processos fibrosos que se fundem com a camada superficial da tela subcutânea. A aréola corresponde à parte central, com 30 a 50mm de diâmetro e cerca de 10 a 15 pequenos nódulos subcutâneos pouco visíveis na superfície areolar (glândulas sebáceas chamadas de tubérculos de Morgagni). O mamilo situado no centro da aréola tem forma cilíndrica com cerca de 1cm de altura por 1,5cm de largura, e é recoberto por tegumento cutâneo espessado e rugoso, em cujo ápice abrem-se os ductos lactíferos. A papila mantém a forma graças às fibras conjuntivas oriundas da cápsula superficial da fáscia mamária, as quais têm nítida correspondência com tênues fibras musculares lisas, dispostas longitudinalmente. Essas fibras musculares (musculopapilar) tornam erétil a papila mediante a estímulo. A mama possui rica vascularização baseada nos territórios da subclávia e mamária e inervação em plexos profundo e superficial, tornando-se mais evidente ao redor dos ductos lactíferos e das glândulas cutâneas, levando à maior sensibilidade na região[2].

TÉCNICAS CIRÚRGICAS

Mastoplastia redutora

A cirurgia de redução da mama corrige a hipertrofia mamária e também a ptose (queda da mama), por meio das mais diversas técnicas e táticas que vão de encontro à grande variação anatômica desse órgão[4,5]. A maioria das técnicas usadas atualmente visa preservar a função mamária usando o princípio da transposição do complexo areolomamilar (CAM): como discutimos na anatomia, os lobos e seus ductos, ao se ligarem à papila mamária de maneira independente e radialmente, propiciam a realização de ressecções sem impedir que o tecido glandular remanescente possa funcionar normalmente, independente da técnica. A aréola e a papila durante a execução da técnica permanecem conectadas ao corpo da glândula e a um pedículo dérmico (pele desepidermizada) que propicia maior vascularização e inervação ao CAM (Fig. 8.10). Realizando a transposição cranial ou "levantamento" ao ponto pré-determinado na marcação pré-cirúrgica visando, corrigir a ptose (queda).

Mastoplastia de aumento

A cirurgia de aumento da mama é realizada por meio das inclusões, as chamadas próteses mamárias, que podem ter preenchimento com gel de silicone ou solução salina, estas são posicionadas de maneira retroglandular ou retromuscular e nunca na intimidade do parênquima[6], preservando, então, a integridade anatômica funcional dessa mama em relação ao estado pré-operatório. As técnicas com via de acesso transareolar margeiam o complexo areolomamilar sem interferir na sua contigüidade com a glândula. As reconstruções de mama também se utilizam desse recurso[8] de maneira imediata (no mesmo ato da mastectomia) ou mesmo tardiamente. Não temos relatos de alteração na quantidade ou qualidade do leite produzido na mulher com próteses.

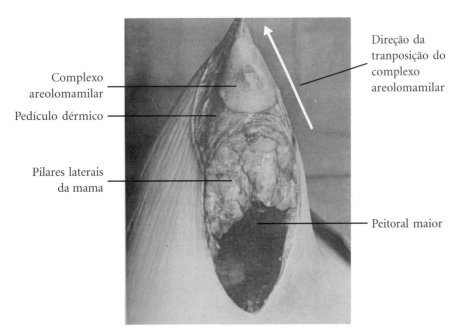

Figura 8.10 – Detalhe da técnica utilizada.

Reconstruções mamárias

Nas reconstruções mamárias que resultam de ressecções parciais do parênquima mamário, como as setorectomias e as quadrantectomias e que mantêm a porção excretora (complexo areolomamilar), deverão manter a função qualitativamente. Por outro lado, as reconstruções que substituem todo o tecido gladular por músculos, tecido subcutâneo ou mesmo inclusões terão prejuízo funcional total[7,8].

Comentários

A cirurgia da mama restabelece para a mulher um ponto de referência na sua feminilidade que certamente extrapola as discussões das técnicas cirúrgicas, levando à melhora ou restabelecimento de sua auto-imagem, com conseqüente melhora da qualidade de vida. A cirurgia plástica vem aprimorando sua visão e melhorando as técnicas com a intenção de não privar a mulher e que procura o tratamento cirúrgico de sua função, talvez, mais preciosa, a amamentação.

REFERÊNCIAS BIBLIOGRÁFICAS

1. Czerny V. 24 Kongressberichr der Deutsch. Gesellcheft. F Chir; 1985.
2. Gardner EDJ, O'Rahilly R. Anatomia – Estudo do Corpo Humano: 4ª ed. Rio de Janeiro: Guanabara Koogan; 1998. p. 101-3.
3. Gray H. Anatomia. Rio de Janeiro: Guanabara Koogan; 1999. p. 1089-92.
4. Li JF, Ouyang T, Wang TF, Xie YT, Lin BY. The application of conservative surgery for local advanced and bigger primary breast carcinoma. Zhonghua Wai Ke Za Zhi 2005;43(15):1008-10. Chinese. PMID: 16194361 [PubMed – in process].
5 O'Higgins N. Breast cancer: the challenges facing surgeons in the next two decades. Surgeon. 2005;3(3):206-9. Review. No abstract available. PMID: 16076006 [PubMed – indexed for MEDLINE].
6. Pitanguy I. Surgical treatment of breast hypertrophy. Br J Plast Surg 1967;20:78.
7. Rai S, Stotter A. Related management of elderly patients with breast cancer: the time for surgery. ANZ J Surg 2005;75(10):863-5. PMID: 16176226 [PubMed – in process].
8. Viterbo F, Padovez JC. Retalho miocutaneo de peitoral maior. Estudo Anatômico 1985;75(4):229-31.

CAPÍTULO 9
CAUSAS E CONSEQÜÊNCIAS DO DESMAME PRECOCE

CAUSAS DE DESMAME PRECOCE
- **Hugo Issler**

CONSEQÜÊNCIAS DO DESMAME PRECOCE

ALEITAMENTO MATERNO E MORTALIDADE INFANTIL
- **Rui de Paiva** • **Sonia Isoyama Venancio**

CONSEQÜÊNCIAS NUTRICIONAIS DO DESMAME PRECOCE
- **Rosa de Fátima da Silva Vieira Marques**
- **Claudia Ridel Juzwiak** • **Fábio Ancona Lopez**

ALTERAÇÕES OROFACIAIS ANATÔMICAS E FUNCIONAIS DECORRENTES DO USO DA MAMADEIRA
- **Pedro Pileggi Vinha** • **Gabriela Dorothy de Carvalho** • **Germano Brandão**

9.1

Causas do Desmame Precoce

Hugo Issler

SÍNTESE DOS BENEFÍCIOS DO ALEITAMENTO MATERNO

A Organização Mundial da Saúde e o Fundo das Nações Unidas para a Infância (UNICEF) recomendam o aleitamento materno exclusivo até 6 meses de idade, e que, a partir dessa idade, sejam introduzidos outros alimentos, mas que a amamentação ao peito continue, se possível, até os 2 anos de idade[85].

As vantagens da amamentação são conhecidas desde a história antiga, mas têm sido comprovadas e justificadas cientificamente, de tal modo que atualmente se acredita que a espécie humana está geneticamente programada para receber os benefícios do aleitamento materno[23].

A criança recebe, através do leite de sua mãe, proteínas, lipídios, hidratos de carbono, hormônios, enzimas, sais minerais, fatores antiinfecciosos e imunomoduladores com qualidade e proporções ideais para o metabolismo da criança, com características de espécie-especificidade, proporcionando efeitos nutricionais, psicológicos e econômicos altamente reconhecidos. Os benefícios do aleitamento materno referem-se a crianças de todos os estratos socioeconômicos, mas têm particular importância na proteção contra infecções e desnutrição de crianças nas áreas em desenvolvimento[36,84].

Em relação ao crescimento, o aleitamento materno exclusivo garante a oferta ideal de nutrientes, especialmente em áreas pobres, além de evitar o uso da mamadeira, que requer técnica adequada de preparo e água limpa, o que nem sempre é possível. Sua importância para o crescimento é também reconhecida nos países desenvolvidos[35].

O estudo de Victora (1987), feito em área urbana no Brasil, mostra que crianças que não são amamentadas ao peito têm risco relativo significativamente aumentado para mortalidade por processos infecciosos. A ênfase recai sobre a gastroenterocolite, cujo risco relativo de mortalidade para as não-amamentadas ao peito é 14 vezes maior[82]. Demonstrou-se que ocorre diminuição da mortalidade infantil quando as crianças recebem alimentação natural[47].

Além disso, existem evidências de efeitos do aleitamento materno a longo prazo, como implicações para o desenvolvimento motor-oral[51], doenças alérgicas[21], *diabetes mellitus* tipo 1[89], diabetes tipo 2[78], doença de Crohn[65], desenvolvimento neuropsicomotor[3,4,24,39,54,61], obesidade[7], dislipidemia[59], aterosclerose[59], doença coronariana[73] e até mesmo neoplasias[14,28].

O aleitamento também tem efeitos altamente positivos para a mulher. O parto representa uma experiência muito importante, mas a realização como mãe só se completa com o aleitamento natural[40]. Além disso, sua silhueta volta mais rapidamente ao normal pela perda de peso mais rápida[30], o risco de câncer de mama diminui com o aumento do tempo de aleitamento[16], assim como de outras neoplasias malignas femininas, como o câncer de ovário e de endométrio[57]. O maior espaçamento entre as gestações por efeito contraceptivo, verificado em estudos populacionais, é importante por facilitar a recuperação da mulher após o parto, além de diminuir a morbidade e mortalidade das crianças nos países em desenvolvimento[68]. Tendo em vista suas qualidades, o aleitamento materno tem sido enfaticamente promovido[1,32,52,79].

DECLÍNIO DO ALEITAMENTO MATERNO

Apesar das múltiplas vantagens proporcionadas pelo aleitamento materno, o declínio dessa prática vem ocorrendo desde o início do século XX. Esse fenômeno iniciou-se em centros urbanos de países desenvolvidos e estendeu-se gradualmente a regiões rurais e aos países em desenvolvimento. Essa tendência ampliou-se de tal modo que o desmame precoce se tornou habitual, especialmente em áreas urbanas. Embora haja a preocupação com o desmame precoce nos países desenvolvidos[2,9,26,34,77,86], o problema desperta maior atenção nas áreas em desenvolvimento, tanto no exterior[10,32,42,44], como no Brasil. Entre nós, nos anos 60 e 70 ocorreu forte declínio da prática do aleitamento, observando-se duração mediana de amamentação de apenas um mês[71,75]. A partir da década de 1980 passou a ocorrer um discreto incremento da prática do aleitamento[31,48], mas o desmame precoce ainda é a regra[13,43,60,76,80]. Na pesquisa de prevalência do aleitamento materno nas capitais brasileiras, publicada pelo Ministério da Saúde em 2001, o aleitamento materno, mesmo complementado, variou de 19,9 (Belém) a 5,7 meses (Maceió) e o aleitamento materno exclusivo de 64 (Fortaleza) a 5 dias (Cuiabá)[46]. Observa-se, desse modo, que nossa realidade está bem distante da recomendada.

CAUSAS DE DESMAME

As causas do desmame precoce são ligadas ao processo de urbanização e industrialização. Os múltiplos papéis que a mulher desempenha na sociedade moderna, o surgimento de produtos lácteos exclusivos para lactentes, a propaganda excessiva, a valorização da mama como símbolo sexual e a escassez de programas educativos eficientes são alguns dos fatores citados[33] (Quadro 9.1).

Quadro 9.1 – Principais causas do declínio do aleitamento materno.

Surgimento dos leites em pó
Propaganda excessiva
Múltiplas ocupações da mulher
Mama como símbolo sexual
Desinteresse pelos profissionais de saúde
Carência de conhecimento das vantagens
Mamadeira = *status*

A partir dos anos 50, a participação da mulher na sociedade teve grande impulso e a mulher passou a participar ativamente no mercado de trabalho. As carreiras profissionais passaram a ser mais procuradas e a mulher, que até então era restrita apenas aos cuidados do lar, passou a ter uma participação mais ampla na sociedade. A partir disso, as tarefas do casal, incluindo os cuidados com os filhos, passaram a ser divididas. Com o advento do leite em pó, surgiu a possibilidade de a alimentação da criança, até então função exclusivamente materna, ser realizada sem o aleitamento natural; liberada desse encargo, a mãe podia assumir outras funções na sociedade. Ao mesmo tempo, ocorreu grande progresso na comunicação visual e a mama, que era vista apenas como meio de alimentação da prole, passou a ser valorizada como símbolo sexual. Nessa época, o conhecimento bioquímico do leite humano e os estudos epidemiológicos sobre as vantagens da amamentação estavam apenas se iniciando. Dessa forma, a alimentação artificial era vista como um progresso, utilizada pelas crianças de famílias das elites urbanas, sacramentada pelos pediatras e considerada como símbolo de *status* social. As conseqüências do desmame precoce, tanto para crianças de famílias de nível socioeconômico mais elevado – obesidade e alergias[20,53] – como das classes mais pobres – diarréia e desnutrição[22,82] – não foram registradas em um primeiro momento.

MOTIVOS ALEGADOS PELAS MÃES QUE PRATICAM O DESMAME PRECOCE

Diversas pesquisas estudaram o motivo alegado pelas mães para o desmame precoce[8,11,18,25,27,43,44,70,77], com metodologias diferentes e em populações com características socioculturais nem sempre comparáveis, mas com resultados bastante semelhantes. Um dos estudos que representam bem esse tipo de pesquisa quantitativa é o trabalho de Schwartz et al. (2002), conforme tabela 9.1.

Conforme se observa, a insuficiência láctea é o motivo mais alegado até a sexta semana. Se entendermos que isso se deva a uma incompetência da glândula mamária em produzir leite, poderíamos pensar que a espécie humana está deixando de ser mamífera, porém essa hipótese necessitaria de mais elementos para ser considerada, ou seja, a explicação deve ser outra. Se efetuarmos a soma das porcentagens dos tópicos "insuficiência láctea" e "inconveniente", nos quatro pontos que foram analisados, obteremos

Tabela 9.1 – Motivo alegado para o desmame na 3ª, 6ª, 9ª e 12ª semanas.

Motivo alegado do desmame	3ª semana (%)	6ª semana (%)	9ª semana (%)	12ª semana (%)
Insuficiência láctea	37,3	35,0	25,0	13,9
Inconveniente	17,9	25,0	21,9	33,3
Volta ao trabalho	4,5	31,7	53,1	58,3
Dor ou infecção mamária	32,9	23,3	0	5,6
A criança não quer mamar	7,5	5,0	3,1	11,1
Outros motivos	22,4	18,3	3,1	5,6

Fonte: Schwartz et al.[70].
Obs.: A soma das porcentagens excede 100% porque as mães podiam citar múltiplas razões.

números próximos de 50%. Isso mostra que metade dos desmames precoces ocorre por motivo pouco claro, pelo menos nesse tipo de abordagem.

O motivo alegado de desmame "dor ou infecção mamária" foi bastante freqüente no início da amamentação. Esse fato tem sido documentado por diversas pesquisas[10,43,77,87] e pode dever-se ao desconhecimento da arte da amamentação, ocasionado tanto pela falta da transmissão familiar informal, quanto pela deficiência dos programas educativos de saúde voltados para o aleitamento materno. O tópico "a criança não quer mamar" tem pouco destaque. A partir da 9ª semana, os desmames devidos à volta da mãe ao trabalho passam a ser a maior porcentagem. Essa tendência ocorre nos países onde a licença-maternidade é muito curta, como é o caso deste estudo, e de outros, como os de Taveras et al. (2003) e Hla et al. (2003), realizados nos EUA. Em outras condições, é pouco significativo[11,18,27,43,44]. Para que possamos ampliar o entendimento das causas de desmame, deveremos conhecer os fatores do desmame precoce.

FATORES DE DESMAME

A família nuclear

Nas sociedades rurais tradicionais, diferentemente da sociedade urbana, existe todo um sistema que incentiva o aleitamento materno. Desde a infância, a menina passa a conhecer a amamentação. Essa prática lhe é transmitida de modo natural, pela vivência e observação da amamentação de outras crianças e pelas explicações que recebe. A família estendida (pais, tios, avós e primos), própria de sociedades rurais, dá oportunidade para observar a dinâmica do aleitamento materno, e as adolescentes crescem com uma atitude positiva. Habitualmente, uma mulher mais velha, geralmente a avó materna, ajuda a mãe, para que ela possa adaptar-se progressivamente as suas novas funções (Fig. 9.1).

Com o impacto da urbanização, a família estendida cede lugar à família nuclear (pai, mãe e filhos), caindo todo o suporte cultural e apoio preexistente. A menina, pela falta de maior convivência com outras mulheres da família além de sua própria mãe, tem pouca oportunidade de aprender informalmente as técnicas de cuidados maternos à criança. Quando se torna mãe e volta à casa após o parto, habitualmente não pode contar com a ajuda de parentes próximos e, na maioria das vezes, encontra-se despreparada, isolada, voltando às suas responsabilidades domésticas antes de uma recuperação completa. Além disso, as informações que recebe de outras mulheres, assim como a rotina das maternidades, freqüentemente têm efeito negativo, pela falta do vínculo de confiança. Considera-se que a estrutura nuclear da família urbana é uma das razões mais importantes do declínio do aleitamento materno[17].

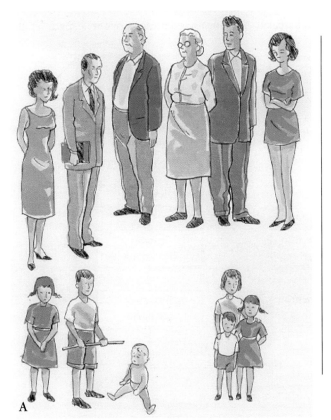
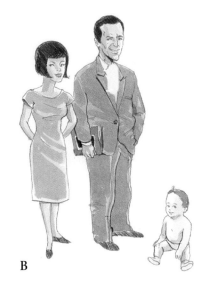

Figura 9.1 – A) Família estendida. B) Família nuclear.

Estresse materno

Quando a mãe chega da maternidade ainda não está totalmente restabelecida do parto e, freqüentemente, tem pouco apoio para suas tarefas habituais. Além disso, há agora a preocupação com a saúde da criança e com o aleitamento materno, que inclui não só dispêndio de tempo, mas também as dificuldades do início da amamentação. A falta de apoio e de conhecimento da arte da amamentação deixam a mãe ansiosa e sobrecarregada. A literatura refere a palavra *doula* (do grego, assistente feminino), mulher geralmente mais experiente, que acompanha a gestação, o parto e os cuidados com a criança, dando ajuda física e apoio emocional à mãe[62] (Fig. 9.2).

Na falta desse apoio, pode ocorrer estresse materno e prejuízo do reflexo de ejeção. Isto faz com que as células mioepiteliais situadas ao redor dos alvéolos lactíferos não se contraiam adequadamente sob a ação da ocitocina. Podem decorrer disso falta de progressão do leite nos ductos, ingurgitamento mamário, mamada ineficiente, choro de fome, fissuras e possibilidade de formação de abscesso mamário. Essa situação exacerba a tensão materna com piora do reflexo de ejeção, podendo resultar no fracasso da lactação[29].

Serviços médicos pouco adequados ao incentivo do AM

No pré-natal, os aspectos focados costumam ser puramente obstétricos. O não-posicionamento do profissional sobre o modo como a criança deverá ser amamentada influi de modo significativo na opção materna. Demonstrou-se que a intenção de uma duração de aleitamento mais prolongado foi significativamente mais elevada quando a gestante percebe atitude favorável de seu médico[15,67]. Nas maternidades, a incidência elevada de cesarianas[88] provoca recuperação mais lenta por parte da puérpera e dificuldades para o aleitamento materno (Fig. 9.3).

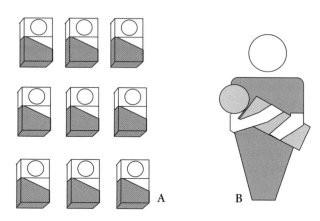

Figura 9.3 – A) Berçário convencional. B) Alojamento conjunto.

Por outro lado, o afastamento de mãe e filho logo após o parto – prática corrente com o berçário tradicional – traz mais um obstáculo. No sistema de berçário tradicional, que é usado na maioria das maternidades, a criança, logo após o nascimento, é separada da mãe e levada para o berçário. A criança só é levada para a mãe, para ser ali-

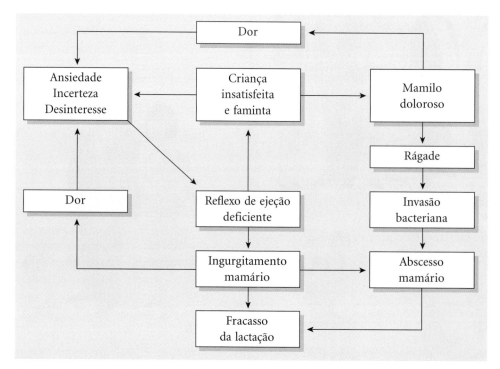

Figura 9.2 – O efeito da ansiedade sobre a lactação.

mentada durante o dia, em horários preestabelecidos. Quando a criança chora antes do horário estipulado para as mamadas, é oferecido soro glicosado, ou mesmo mamadeira. A justificativa dada pelos adeptos desse sistema é que se evita o contato com familiares como possíveis portadores de doenças, e a mãe pode repousar melhor e recuperar-se do parto. Para completar o quadro negativo, de modo geral, as mães não têm um bom preparo para o aleitamento no acompanhamento durante o pré-natal e, na maternidade, a enfermagem, freqüentemente sobrecarregada, oferece poucas orientações favorecedoras da amamentação. Para completar, é comum, por ocasião da alta, a mãe já receber a receita da mamadeira à qual a criança "já estava acostumada". Um recém-nascido, nessas condições, já sai da maternidade parcialmente desmamado. A falta de esclarecimento sobre esse tema por parte dos profissionais, inclusive pediatras, foi um dos aspectos do Programa Nacional de Incentivo ao Aleitamento Materno, desenvolvido no Brasil, a partir de 1981, pelo Ministério da Saúde[64]. Este Programa ocorreu no mesmo ano da aprovação do Código Internacional de Comercialização de Sucedâneos do Leite Humano[58], que foi muito bem-vindo, iniciando o controle da propaganda dos alimentos industrializados para crianças. Além disso, a Iniciativa Hospital Amigo da Criança (IHAC), promovida pela Organização Mundial da Saúde e pelo Fundo das Nações Unidas para a Infância (UNICEF), idealizada em 1990, trouxe um grande progresso, pois, além de instituir o alojamento conjunto, motiva e mobiliza os profissionais de saúde das maternidades para mudanças de rotinas e condutas, visando prevenir o desmame precoce[6,37].

Nas unidades básicas de saúde e ambulatórios pediátricos, a assistência à criança tem geralmente ênfase curativa, em detrimento de medidas educativas. Essa postura facilita o desmame precoce pela pouca atenção em relação ao uso da chupeta[38,43,74,81,83], recomendação antecipada para a utilização de chás e água[43,45], mamadeira[12,45] e semi-sólidos[86,69]. Além disso, as mães freqüentemente recebem orientações precárias e pouco encorajadoras[1,77] quando não conflituosas[2,27] sobre como conduzir o aleitamento materno, ao passo que a boa orientação contribui para resolver as dificuldades do aleitamento materno e aumenta sua duração[66].

Tendo em vista essa situação, entre nós, foram propostas medidas para incrementar a promoção do aleitamento materno por gestantes e nutrizes[55]. Seu impacto foi avaliado em um estudo realizado em 24 Unidades Básicas de Saúde do Estado do Rio de Janeiro, com base em uma proposta de "Dez passos para o sucesso da amamentação na atenção básica à saúde", que inclui grupos de apoio à amamentação, visitas domiciliares, informação sobre a importância do início precoce da amamentação, da livre demanda, sobre a facilitação do desmame pelo uso de mamadeira e chupeta, orientação quanto a pega, posição, ordenha, contracepção e apoio emocional[56]. Pelos bons resultados alcançados, o Ministério da Saúde oficializa a Iniciativa Unidade Básica Amiga da Amamentação (IUBAAM) em 2003, para intensificar as ações de promoção de aleitamento às gestantes e nutrizes, o que amplia os benefícios dessa iniciativa.

Fatores psicossociais

O conhecimento dos fatores psicossociais é fundamental para o entendimento das causas de desmame. Para que haja lactação, é necessário que exista um substrato anatômico e hormonal; contudo, o fenômeno do aleitamento materno é dependente de fatores psicológicos e sociais. Na situação de extrema pobreza, quando a prioridade da mãe é simplesmente a sobrevivência, a amamentação perde sua prioridade[62]. Fora das situações extremas, na medida em que a amamentação deixa de ser uma obrigação e passa a ser uma opção da mulher, essa prática é condicionada por seu estilo de vida e os diversos fatores psicossociais intervenientes.

▪ Fatores psicossociais verificados em pesquisas quantitativas

Venâncio et al. (2002)[80] verificaram que baixa escolaridade materna, ausência da Iniciativa Hospital Amigo da Criança (IHAC), primiparidade e maternidade na adolescência estão associados com o desmame precoce. Esses fatores – a IHAC entendida como programa de educação para a saúde voltado para o aleitamento materno – são confirmados em outras pesquisas[8,18,32,43,60]. Até os anos 80, a baixa escolaridade era considerada fator protetor da amamentação, mas a partir de então essa situação se inverteu[48,77]. Além desses fatores, são citados outros, como: falta de confiança na capacidade de amamentar, problemas mamários, volta ao trabalho ou escola, problemas econômicos, estado marital e depressão[19,77,86]. O tabagismo é fator de desmame precoce, por efeitos farmacológicos e possivelmente também por aspectos psíquicos ou sociais da mãe fumante[26,63].

▪ Fatores psicossociais verificados em pesquisas qualitativas

Uma das alegações mais freqüentes dadas pelas mães para o desmame é a de insuficiência láctea, referida como "pouco leite" e "leite fraco", catalogada com o termo hipogalactia. Essa situação existe em países desenvolvidos, como verificou Schwartz et al. (2002)[8,70] e também naqueles em desenvolvimento, como mostra a publicação de McLennan (2001)[44]. Em estudos com metodologia quantitativa, como os de Schwartz et al. (2002) e McLennan (2001), esses dados são colocados como fato estatístico e, ainda que possa haver alguma conjectura sobre a alegada insuficiência láctea, sua causa não é o objetivo do estudo. Por sua vez, as pesquisas com metodologia qualitativa fornecem mais elementos para entender esse fato. No aspecto psicológico, observou-se que a amamentação é sentida pela mãe como um compromisso biopsicossocial não obrigatório, mas sim como uma escolha que envolve consciente e inconsciente. O "querer" e o "não querer" amamentar passam por esses dois níveis, resultando, às vezes, em ambivalência. Tendo em vista a importância reconhecida do aleitamento materno para a saúde da criança, torna-se difícil, para a mulher, afirmar que não quer amamentar. Além da culpa e da autocensura, surge o temor da exposição à crítica e à condenação de familiares e profissionais de saúde. Resulta daí esconder – até de si mesma – a decisão de não querer amamentar, transformando o "não quero" em "não consigo". Quando a mãe inicia a mamadeira e a lactação termina, há um misto de frustração e alívio. A falta de apoio e incentivo facilita essa opção[41].

No estudo de Arantes (1995)[5], foram realizadas 12 entrevistas de mães, quando foi colocada a pergunta: o que significou para você vivenciar a amamentação? Os depoimentos foram tomados no local de trabalho das mulheres, em salas que proporcionaram privacidade, na ausência de filhos e familiares. Os resultados mostram que a experiência da amamentação apresenta-se por meio de várias facetas, permeadas pela ambigüidade. As mães revelam que a amamentação traz consigo momentos positivos e ao mesmo tempo negativos. Se, por um lado, a amamentação se mostra como uma experiência agradável, porque proporciona maior contato físico e afetivo da mulher com seu filho, também se mostra como uma experiência dura, que exige resignação, esforço físico, cerceando-a do desempenho de outras atividades. As tarefas e as responsabilidades da mulher aparecem como algo de difícil conciliação com a amamentação. As mulheres deixam claro que a amamentação não se restringe ao ato biológico, pois avança para questões como o trabalho dentro e fora do lar, e tem implicações pessoais nem sempre agradáveis para a mãe. Outros autores registram concordância com essas observações, destacando o conflito entre a maternidade e a individualidade[50], procurando desconstruir o paradigma que "biologiza" o corpo feminino para as funções maternas[49] e enfatizando a necessidade de apoio/suporte familiar e social[27].

Segundo Silva (1997)[72], a opção de amamentar ou não, e por quanto tempo, é feita pela mãe, pesando riscos e benefícios, que incluem não somente a interação com seu filho e a avaliação dos benefícios dessa prática, mas também a percepção que a mulher tem de si, tanto no aspecto emocional como físico, e as outras interações da vida materna, incluindo aspectos familiares e sociais.

CONCLUSÃO

Apesar dos benefícios do aleitamento materno para a criança e para a mãe, o desmame precoce continua a ocorrer. As causas de desmame precoce são bastante complexas e ligadas à urbanização e à industrialização. A família nuclear, falta de apoio, estresse materno e serviços médicos pouco adequados ao incentivo do aleitamento materno têm um papel central nessa questão. Há, porém, fatores psicossociais, como baixa escolaridade materna, falta de programas educativos, primiparidade e maternidade na adolescência, que estão também associados com o desmame precoce. Além disso, estudos com metodologia qualitativa mostram que a opção de amamentar é feita pela mãe, levando em consideração não só os benefícios dessa prática, mas também a percepção de si própria e de suas outras interações, incluindo aspectos familiares e sociais.

REFERÊNCIAS BIBLIOGRÁFICAS

1. Albernaz E, Victora CG, Haisma H, Wright A, Coward WA. Lactation counseling increases breast-feeding duration but not breast milk intake as measured by isotopic methods. J Nutr 2003;133:205-10.
2. Anderson AS, Guthrie CA, Alder EM, Forsyth S, Howie PW, Williams FL. Rattling the plate: reasons and rationales for early weaning. Health Educ Res 2001;16:471-9.
3. Anderson JW, Johnstone BM, Remley D. Breast-feeding and cognitive development: a meta-analysis. Am J Nutr 1999;70:525-35.
4. Angelsen NK, Vik T, Jacobsen G, Bakketeig LS. Breast-feeding and cognitive development at age 1 and 5 years. Arch Dis Child 2001;85:183-9.
5. Arantes CIS. Amamentação – visão das mulheres que amamentam. J Pediatr (Rio J) 1995;71:195-202.
6. Araújo MFM, Otto AFN, Schmitz BAS. Primeira avaliação do cumprimento dos "Dez passos para o sucesso do aleitamento materno" nos Hospitais Amigos da Criança do Brasil. Rev Bras Saúde Matern Inf 2003;3:411-9.
7. Arenz S, Koletzko B, Von Kries R. Breastfeeding and childhood obesity – a systematic review. Int J Obes Metab Disord 2004;28:1247-56.
8. Avery M, Duckett L, Dodgson J, Savik K, Henly SJ. Factors associated with early weaning among primiparas intending to breastfeed. Matern Child Health J 1998;2:167-79.
9. Benis MM. Are pacifiers associated with early weaning from breastfeeding? Adv Neonatal Care 2002;2:259-66.
10. Berra S, Rajmil L, Passamonte R, Fernandez E. Premature cessation of breastfeeding in infants: development and evaluation of a predictive model in two Argentinian cohorts: the CLACYD study, 1993-1999. Acta Paediatr 2001;90:544-51.
11. Branger B, Cebron M, Picherot G, Cornulier M. Facteurs influençant la durée de l'allaitement maternel chez 150 femmes. Arch Pédiatr 1998;5:489-96.
12. Bueno MB, Souza JMP, Paz SMRS, Souza SM, Yee PP, Augusto RA. Duração da amamentação após a introdução de outro leite: seguimento de coorte de crianças nascidas em um hospital universitário em São Paulo. Rev Bras Epidemiol 2002;2:145-52.

13. Caldeira AP, Goulart EMA. A situação do aleitamento materno em Montes Claros, Minas Gerais: estudo de uma amostra representativa. J Pediatr (Rio J) 2000;76:65-72.
14. Davis MK. Review of the evidence for an association between infant feeding and childhood cancer. Int J Cancer Suppl 1998; 11:29-33.
15. DiGirolano AM, Grummer-Strawn LM, Fein SB. Do perceived attitudes of physicians and hospital staff affect breastfeeding decisions? BIRTH 2003;30:94-100.
16. Duffy SW, Jakes RW. Interaction between breast density and other cancer risk factors in a case-control study. Br J Cancer 2004;91:233-6.
17. Ebrahim GJ. Breast-feeding: the biological option. 3rd ed. London: ELBS & McMillan; 1980.
18. Escobar AMU, Ogawa AR, Hiratsuka M, Kawashita MY, Teruya PY, Tomitawa SO, Grisi S. Aleitamento materno e condições socioeconômico-culturais: fatores que levam ao desmame precoce. Rev Bras Saúde Matern Infant 2002;2:253-61.
19. Falceto OG, Giugliani ER, Fernandes CL. Influence of parental mental health on early termination of breast-feeding: a case-control study. J Am Board Ram Pract 2004;17:173-83.
20. Foote KD, Marriott LD. Weaning of infants. Arch Dis Child 2003;88:488-92.
21. Friedman NJ, Zeiger RS. The role of breast-feeding in the development of allergies and asthma. J Allergy Clin Immunol 2005;115:1238-48.
22. Giugliani ERJ. Amamentação: como e por que promover. J Pediatr (Rio J) 1994;70:138-51.
23. Giugliani ERJ. O aleitamento materno na prática clínica. J Pediatr (Rio J) 2000;76(Supl 3):S238-52.
24. Gomez-Sanchiz M, Canete R, Rodero I, Baeza JE, Avila O. Influence of breast-feeding on mental and psychomotor development. Clin Pediatr (Phila) 2003;42:35-42.
25. Hla MM, Novotny R, Kieffer E, Mor J, Thiele M. Early weaning among japanese women in Hawaii. J Biosoc Sci 2003;35: 227-41.
26. Horta BL, Kramer MS, Platt RW. Maternal smoking and the risk of early weaning: a meta-analysis. Am J Public Health 2001;91:304-7.
27. Ichisato SMY, Shimo AKK. Revisitando o desmame precoce através de recortes da História. Rev Latino-Am Enfermagem 2002;10:578-85.
28. Infante-Rivard C, Fortier I, Onson E. Markers of infection, breast-feeding and childhood acute lymphoblastic leukemia. Br J Cancer 2000;83:1559-64.
29. Issler H. Aleitamento materno: ansiedade versus lactação. Pediatr (S. Paulo) 1983;5:98-9.
30. Issler H. Aleitamento materno. In: Issler H, Leone C, Marcondes E coord. Pediatria na Atenção Primária. São Paulo: Sarvier; 1999. p. 64-72.
31. Issler H, Leone C, Quintal VS. Duração do aleitamento materno em uma área urbana de São Paulo, Brasil. Bol Of Sanit Panam 1989;106:513-22.
32. Jakobsen MS, Sodemann M, Alvarenga I, Aaby P. Promoting breastfeeding though health education at the time of immunizations: a randomized trial from Guinea Bissau. Acta Paediatr 1999;88:741-7.
33. Jelliffe DB. Evolución de la alimentación infantil. In: La nutrición infantil em las zonas tropicales y subtropicales Ginebra OMS; 1970. p. 13-32 (OMS – Série de Monografias, 29).
34. Kennedy GE. From the ape's dilemma to the weanling's dilemma: early weaning and its evolutionary context. J Hum Evol 2005;48:123-45.
35. Kramer SM, Guo T, Platt RW, Shapiro S, Collet JP, Chalmers B et al. Breastfeeding and infant growth: biology or bias? Pediatrics 2002;110:343-7.
36. Kunz C, Rodriguez-Palmero M, Doletzko B, Jensen R. Nutritional and biochemical properties of human milk, part I: general aspects, proteins and carbohidrates. Clin Perinatol 1999; 26:307-33.
37. Lamounier JA. Promoção e incentivo do aleitamento materno: Iniciativa Hospital Amigo da Criança. J Pediatr (Rio J) 1996;72:363-8.
38. Lamounier JA. O efeito de bicos e chupetas no aleitamento materno. J Pediatr (Rio J) 2003;79:284-6.
39. Lucas A, Morley R, Cole TJ. Randomised trial of early diet in preterm babies and later intelligence quotient. BMJ 1998;317: 1481-7.
40. Maldonado MT. Psicologia da Gravidez, Parto e Puerpério. Petrópolis: Vozes; 1985.
41. Maldonado MT. A mãe que não quer amamentar. Femina 1985;13:1036-43.
42. Mamabolo RL, Alberts M, Gertrude X et al. Feeding practices and growth of infants from birth to 12 months in the central region or Limpopo province of South África. Nutrition 2004;20:327-33.
43. Marques NM, Lira PCI, Lima MC, Silva NL, Batista Filho M, Huttly SRA, Ashworth A. Breastfeeding and early weaning practices in Northeast Brazil: a longitudinal study. Pediatrics 2001;108:66-72.
44. McLennan JD. Early termination of breast-feeding in periurban Santo Domingo, Dominican Republic: mothers' community perceptions and personal practices. Rev Panam Salud Publica 2001;9:362-6.
45. Menella JA, Turnbull B, Ziegler PJ, Martinez H. Infant feeding practices and early flavor experiences in Mexican infants: an intra-cultural study. J Am Diet Assoc 2005;105:908-15.
46. Ministério da Saúde. Prevalência de Aleitamento Materno nas Capitais Brasileiras e no Distrito Federal. Brasília: Ministério da Saúde; 2001.
47. Monteiro CA, Rea M, Victora C. Can infant mortality be reduced promoting breastfeeding? Evidence from São Paulo city. Health Policy and Planning 1990;5:23-9.
48. Monteiro CA, Zuniga HP, Benicio MH, Tudisco, Sigulem DM. The recent revival of breast-feeding in the city of Sao Paulo, Brazil. Am J Public Health 1987;77:964-6.
49. Moreira KFA, Nakano MAS. Aleitamento materno: Instintivo? Natural? O paradigma biológico x os direitos reprodutivos em discussão. Rev Bras Enferm Brasília 2002;55:685-90.
50. Nakano AMS. As vivências da amamentação para um grupo de mulheres: nos limites do ser "o corpo para o filho" e de ser "o corpo para si". Cad Saúde Pública, Rio de Janeiro 2003; S355-63.
51. Neiva FCB, Cattoni, DM, Ramos JLA, Issler H. Desmame precoce: implicações para o desenvolvimento motor-oral. J Pediatr (Rio J) 2003;79:7-12.
52. Neumann CG, Gewa C, Bwibo NO. Child nutrition in developing countries. Pediatr Ann 2004;33:658-74.
53. Norris JM, Barriga K, Kligensmith G Hoffman M, Eisenbarth GS, Erlich HA, Rewers Ml. Timing of initial cereal exposure in infancy and risk of autoimmunity. JAMA 2003;290:1713-20.
54. Oddy WH, Kendall GE, Blair E, De Klerk NH, Stanley FJ,

Landau LI, Silburn S, Zubrick S. Breast feeding and cognitive development in childhood: a prospective birth cohort study. Paediatr Perinat Epidemiol 2003;17:81-90.
55. Oliveira MIC, Camacho LAB. Extending breastfeeding duration through primary care: a systematic review of prenatal and postnatal interventions. J Hum Lact 2001;17:326-43.
56. Oliveira MIC, Camacho LAB. Impacto das Unidades Básicas de Saúde na duração do aleitamento materno exclusivo. Rev Bras Epidemiol 2002;5:41-51.
57. Olivier M, Hainaut P. TP53 mutation patterns in breast cancers: searching for clues of environmental carcinogenesis. Semin Cancer Biol 2001;11:353-60.
58. Organización Mundial de la Salud. Código Internacional de Comercialización de la Leche Materna. Ginebra: Organización Mundial de la Salud; 1981.
59. Owen CG, Whincup PH, Odoki K, Gilg JA, Cook DG. Infant feeding and blood cholesterol: a study in adolescents and a systematic rewiew. Pediatrics 2002;110:597-608.
60. Passos MC, Lamounier JA, Silva CAM, Freitas SN, Baudson MF. Práticas de amamentação no município de Ouro Preto, MG, Brasil. Rev Saúde Pública 2000;34:617-22.
61. Rao MR, Hediger ML, Levine RJ, Naficy AB, Vic T. Effect of breastfeeding on cognitive development of infants born small for gestacional age. Acta Paediatr 2002;91:258-60.
62. Raphael D. Mothers in poverty: breastfeeding and the maternal struggle for infant survival. Lactation Rev 1977;2:1-12.
63. Ratner P, Johson JL, Bottorff JL. Smoking relapse and early weaning among postpartum women: in here an association? BIRTH 1999;26:76-82.
64. Rea MF, Berquó ES. Impact of the Brazilian national breastfeeding programme on mothers in Greater São Paulo. Bull World Health Organ 1990;68:365-71.
65. Rigas A, Rigas B, Glassman M, Yen YY, Lan SJ, Petridou E, Hsieh CC, Trichopoulos D. Breast-feeding and maternal smoking in the etiology of Crohn's disease and ulcerative colitis in childhood. Ann Epidemiol 1993;3:387-92.
66. Roda LJ, Culsant PG, Martin CA, Caballé RN, Pergueroles IM, Torrent YJ. Influencia del personal sanitario de asistencia primaria en la prevalência de la lactancia materna. An Esp Pediatr 2002;57:534-9.
67. Ruocco RMSA. Lactação e promoção do aleitamento materno. In: Zugaib M, Ruocco R. Pré-Natal. 3ª ed. São Paulo: Atheneu; 2005. p. 369-81.
68. Saadeh R, Benbouzid D. Lactancia materna y espaciamento de los nascimentos: importância de la obtención de información para las políticas de salud pública. Bol Of Sanit Panam 1991;111:122-30.
69. Savino F, Sannino L, Laccisaglia A, Maccario S, Cresi F, Silvestro L, Mussa GC. Infant nutritional recommendations from pediatricians. Epidemiologic survey of feeding recommendations for the first year of life in Piedmont. Minerva Pediatr 2004;56:73-82.
70. Schwartz K, D'Arcy HJS, Gillespie B, Bobo J, Longeway M, Foxman B. Factors associated with weaning in the first 3 months postpartum. J Family Practice 2002;51:439-44.
71. Sigulem DM, Tudisco ES. Aleitamento natural em diferentes classes de renda no município de São Paulo. Arch Latinoam Nutr 1980;30:400-16.
72. Silva IS. Amamentar: uma questão de assumir riscos ou garantir benefícios. São Paulo: Editora Robe; 1997.
73. Smith JC. The current epidemic of childhood obesity and its implications for future coronary heart disease. Pediatr Clin North Am 2004;51:1679-95.
74. Soares ME, Giugliani ER, Braun ML, Salgado AC, Oliveira AP, Aguiar PR. Pacifier use and its relationship with early weaning in infants born at a Child-Friendly Hospital. J Pediatr (Rio J) 2003;79:284-6.
75. Sousa PLR, Barros FC, Pinheiro GNM, Gazzalle RV. The decline in breast-feeding in Brazil. J Trop Pediatr Environ Child Health 1975;21:212-5.
76. Spinelli MGN, Sesoko EH, Souza, JMP, Souza SBP. A situação de aleitamento materno de crianças atendidas em creches da Secretaria da Assistência Social do Município de São Paulo. Rev Bras Saúde Matern Infant 2002;2:23-8.
77. Taveras EM, Capra AM, Braveman PA, Jensvold NG, Escobar GJ, Lieu TA. Clinician support and psychosocial risk factors associated with breastfeeding discontinuation. Pediatrics 2003;112:108-15.
78. Taylor JS, Kacmar JE, Nothnagle M, Lawrence RA. A systematic review of the literature associating breastfeeding with type 2 diabetes and gestational diabetes. J Am Coll Nutr. 2005; 294:2601-10.
79. Toma T, Monteiro CA. Avaliação da promoção do aleitamento materno nas maternidades públicas e privadas do Município de São Paulo. Rev Saúde Pública 2001;35:409-14.
80. Venâncio SI, Escuder MML, Kitoko P, Rea MF, Monteiro CA. Freqüência e determinantes do aleitamento materno em municípios do Estado de São Paulo. Rev Saúde Pública 2002; 36:313-8.
81. Victora CG, Behague DP, Barros FC, Olinto MTA, Weiderpass E. Pacifier use and short breastfeeding duration: cause, consequence, or coincidence? Pediatrics 1997;99:445-53.
82. Victora CG, Smith PG, Vaughan JP, Nobre LC, Lombardi C, Teixeira AMB et al. Evidence for protection by breast-feeding against infant deaths from infectious diseases in Brazil. Lancet 1987;2:317-22.
83. Vogel AM, Hutchison BL, Mitchell EA. The impact of pacifier on breastfeeding: a prospective cohort study. J Paediatr Child Health 2001;37:58-63.
84. WHO. Collaborative Study team on the role of breasfeeding on the prevention of infant mortality. Effect of breastfeeding on infant and child mortality due to infectious disease in less developed countries: a pooled analysis. Lancet 2000;355:451-5.
85. WHO/UNICEF. Innocenti Declaration on the protection, promotion and support of breast-feeding. Meeting "Breastfeeding en the 1990s: A global initiative" Cosponsored by the United States Agency for International Development (AID) and the Swedish International Development Authority (SIDA), held at the Spedale degli Innocenti, Florence, Italy, on 30 July – 1 August; 1990.
86. Wright CM, Parkinson KN, Drewett RF. Why are babies weaned early? Data from a prospective population based cohort study. Arch Dis Child 2004;89:813-6.
87. Yang Q, Wen SW, Dubois L, Chen Y, Walker MC, Krewski D. Determinants of breast-feeding and weaning in Alberta, Canada. J Obstet Gynecol Can 2004;26:975-81.
88. Yazlle MEHD, Rocha JSY, Mendes MC, Patta MC, Marcolin AC, Azevedo GD. Incidência de cesáreas segundo fonte de financiamento da assistência ao parto. Rev. Saúde Pública 2001;35:202-6.
89. Ziegler AG, Schmid S, Huber D, Hummel M, Bonifácio E. Early infant feeding and risk of developing Type 1 Diabetes-Associated Autoantibodies. JAMA 2003;290:1721-8.

9.2 Conseqüências do Desmame Precoce

- ALEITAMENTO MATERNO E MORTALIDADE INFANTIL
- CONSEQÜÊNCIAS NUTRICIONAIS DO DESMAME PRECOCE
- ALTERAÇÕES OROFACIAIS ANATÔMICAS E FUNCIONAIS DECORRENTES DO USO DA MAMADEIRA

9.2.1 ALEITAMENTO MATERNO E MORTALIDADE INFANTIL

Rui de Paiva
Sonia Isoyama Venancio

INTRODUÇÃO

Já é fato consolidado, ao início do século XXI, o aumento dos índices de aleitamento materno em diversas regiões do mundo[33]. Essa reação, cujo início no Brasil, para efeito didático, poderia ser localizado na década de 1970, é resultado de uma rede formal e informal de ações executadas no cotidiano nos mais diversos locais do País. Sempre a cargo de trabalhadores de saúde e ONGs, nacionais e internacionais, seus efeitos se espraiaram por UBSs, hospitais, bancos de leite, meios de comunicação em geral e, ultimamente, PACS/PSF.

Essa onda ou movimento que também se concretizou, em vários momentos, em políticas públicas (Programa Nacional de Incentivo ao Aleitamento Materno – PNIAM, Semana Mundial da Amamentação – SMAM, Bancos de Leite Humano, Iniciativa Hospital Amigo da Criança – IHAC, Método Mãe-Canguru – MMC), permanece em atividade até hoje, auxiliada ainda por uma regulamentação da comercialização de alimentos para lactentes e crianças, bem como bicos, chupetas, mamadeiras e similares: a NBCAL (Norma Brasileira para Comercialização de Alimentos para Lactentes e Crianças de Primeira Infância, Bicos, Chupetas e Mamadeiras).

De há muito se defende, muitas vezes de forma que se poderia chamar de quase intuitiva, o aleitamento materno como ação básica de saúde capaz de diminuir a mortalidade infantil. Nos dias de hoje, porém, já não há mais dúvidas de que o alimento aperfeiçoado em milênios de evolução tem impacto indelével na vida de recém-nascidos humanos, sendo capaz de diminuir a morbimortalidade na primeira infância[2,38]. Mais do que isso, o contato precoce e continuado entre mães e recém-nascidos pode favorecer a formação de vínculos, modificando positivamente a relação entre uma mulher e seu filho[31]. Esses conhecimentos reforçam e garantem a importância do papel do leite materno na vida de crianças saudáveis de qualquer classe social.

É necessário, entretanto, delimitar bem o campo de trabalho. De modo geral, quanto menor a mortalidade infantil, mais complexa é sua rede de determinantes e menor o impacto que uma única medida de saúde pública possa ter sobre sua magnitude. Se é inegável a proteção do aleitamento materno exclusivo (AME) em comunidades carentes – a ponto de ser obrigatório o cotejo do risco de desmame contra o risco de adquirir HIV via leite materno[38] – é necessário aprofundar os estudos do seu papel em unidades de terapia intensiva neonatais (UTIN) e com grupos determinados de prematuros (recém-nascidos de "mães-canguru"), por exemplo.

Desprezá-lo, por seu turno, é desconsiderar as evidências e descartar um elemento positivo na rede de fatores que compõem o risco epidemiológico nesses contextos: hipotermia, hipoglicemia, sepse, infecções respiratórias agudas, meningites, onfalites e diarréias são causas coadjuvantes ou diretas de mortes neonatais para as quais o leite materno pode conferir maior proteção[8].

Com essa racionalidade crítica, há espaço para promoção do AME em qualquer um dos diversos cenários em que se desenvolve o cotidiano das ações de promoção, proteção e recuperação da saúde de crianças.

EVOLUÇÃO DA MORTALIDADE INFANTIL

Já em 1661, o britânico John Graunt constatava que um terço dos óbitos ocorria antes dos 5 anos de idade. Desde então, a mortalidade infantil e sua evolução têm despertado atenção e demandado providências.

O século XIX inicia-se na Europa com o marco simbólico, em 1802, da fundação do Hopital des Enfants Malades, o primeiro hospital infantil da história, em Paris[29]. Ao final desse mesmo século, William Farr, estaticista de saúde do England's General Register Office, propôs o uso da Taxa de Mortalidade Infantil (TMI) como indicador de saúde e bem-estar social. Farr acreditava que as crianças eram mais sensíveis às doenças comuns e ao meio ambiente, daí a proposta de uso da TMI no lugar da taxa de mortalidade geral. Essa ganhara importância com a constatação do francês Louis René Villermé, em 1882, de que havia uma relação entre a taxa de mortalidade geral e a renda média em vários distritos de Paris[4].

O século XX assistiu à mais espetacular queda da TMI desde que se tem registros, seja em números relativos ou absolutos, seja em territórios ditos desenvolvidos ou naqueles mais pobres[32]. Inúmeros estudos foram conduzidos em busca de esclarecer circunstâncias e determinantes da morte de crianças. As transições epidemiológica e demográfica[11] também produziram reflexos no perfil do óbito infantil. Com seu maior contingente concentrado abaixo dos 5 anos e, dentre estes, até o primeiro ano de idade, as mortes de crianças através dos anos foram, à medida que diminuiu a mortalidade proporcional entre crianças e adultos, concentrando-se no período neonatal.

Essa queda em praticamente todos os quadrantes do planeta suscitou, nos vários contextos locorregionais e nacionais, hipóteses para explicar sua complexidade causal e sua teia de determinantes[23,26].

A comparação entre grupos de diferentes situações socioeconômicas revela, para além da complexidade causal, um lado trágico: a queda ocorre de modos diferentes entre ricos e pobres, com a população mais privilegiada atingindo índices mais baixos de modo mais rápido[2,27]. Daí a expressão de Wise, que chamou a TMI de "espelho social"[39]. Essa tendência observa-se entre regiões de uma mesma metrópole[7,12,21,25,26,28] de um mesmo país e também entre países[2,10,23,40].

Em fevereiro de 2003, a Fundação Rockfeller patrocinou uma reunião em Bellagio, Itália, com especialistas da OMS, Banco Mundial e Universidades de várias partes do mundo. Depois conhecidos como "Grupo de Bellagio", esses especialistas estudaram formas de melhorar a eqüidade e aumentar a efetividade das ações de saúde já conhecidas e comprovadas voltadas às crianças, dado o panorama estarrecedor das 10 milhões de mortes anuais de crianças no mundo todo[37]. O grupo produziu um mapa das mortes de crianças (Fig. 9.4).

É, em termos mundiais, inequívoca a distribuição desigual de óbitos de menores de 5 anos. Seis países respondem por metade dos óbitos de menores de 5 anos, sendo que 90% dos óbitos nessa faixa etária ocorrem em 42 países[2].

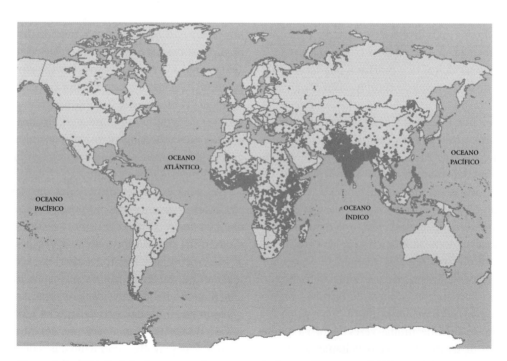

Figura 9.4 – Distribuição das mortes de menores de 5 anos (1 ponto = 5.000 mortes).
Fonte: Black, Morris e Bryce, 2003.

Mas a pobreza das populações não explica, sozinha, as altas TMI, uma vez que países muito pobres conseguiram atingir índices próximos ou iguais aos de países muito mais ricos, como mostra a figura 9.5. A perda de crianças em grande número não se constitui, assim, em um fado inexorável das populações excluídas do desenvolvimento econômico.

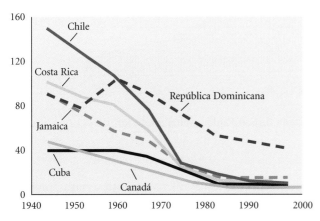

Figura 9.5 – Mortalidade infantil em alguns países da América Latina e Canadá (/1.000nv). Fonte: Banco Mundial, 2003.

Transformar o conhecimento já existente em ações efetivas para a sobrevivência infantil envolve necessariamente iniciativas nos vários níveis de governo, capazes de criar um sistema de saúde forte, que não deixe de fora os grupos de maior risco e que tenham uma visão ampla dos mecanismos de produção de risco, doença e morte[30].

No Brasil, os dados também apontam para a melhora da TMI em todas as grandes regiões. Mais do que isso, a população brasileira predominantemente urbanizada já mostra, em todas as regiões do País, predomínio da mortalidade neonatal[15]. Essa mudança temporal na estrutura da mortalidade infantil reflete as chamadas transições demográfica e epidemiológica[11,19,20,26].

No Estado de São Paulo, o mais populoso e desenvolvido economicamente, é marcante esse predomínio neonatal desde o início dos anos 80 (Fig. 9.6). É preciso, portanto, desvendar com mais detalhes as causas de morbimortalidade para que as ações de saúde tenham endereço certo: efetividade e eficiência dependerão, antes de tudo, do conhecimento do problema que se pretende enfrentar.

A figura 9.7 mostra a evolução da TMI no Estado e na cidade de São Paulo desde 1921. A queda acentuada em décadas, com um aumento nas décadas de 1960 e 1970 seguido de novo movimento de queda, não esconde, por outro lado, os valores ainda altos para a expectativa que o desenvolvimento da região suscitaria em comparação com outros países e lugares[32].

Paiva[26], retomando trabalhos de Monteiro[17,19,21], descreveu a queda da TMI de até oito vezes no Município de São Paulo em três décadas (1973-2000), revelando a persistência de diferentes comportamentos quando se divide a cidade em agrupamentos que tomam por base o rendimento do chefe de família. Mais do que isso, apesar da diminuição do número de mortes em todas as regiões da cidade, há a tendência a uma estagnação na diferença entre grupos mais privilegiados (que ocupam as regiões centrais da cidade) e as periferias (Fig. 9.8). A análise dos coeficientes de mortalidade neonatal nas duas áreas aponta, ainda, para um acréscimo proporcional entre periferia e centro, que sugere uma diferença entre o acesso aos progressos que a neonatologia proporcionou nesse período.

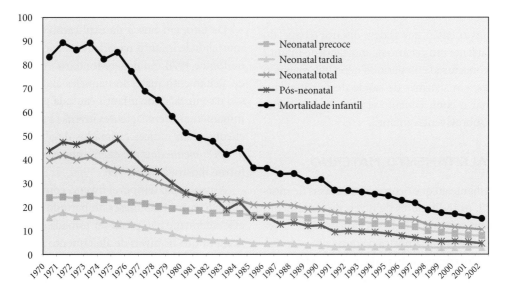

Figura 9.6 – Evolução da mortalidade infantil e componentes (Coeficiente/1.000nv). Estado de São Paulo, 1970-2002. Fonte: elaboração dos autores (SES/SP).

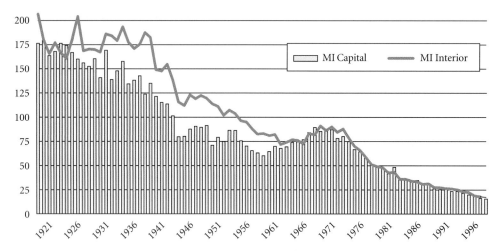

Figura 9.7 – Evolução da mortalidade infantil no Estado de São Paulo, capital e interior, 1921-1996. Fonte: Paiva, 2002.

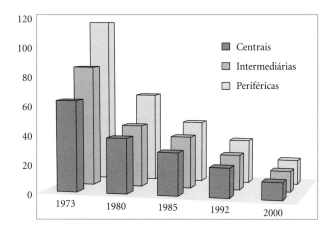

Figura 9.8 – Coeficiente de mortalidade infantil: evolução nas áreas centrais, intermediárias e periféricas (Município de São Paulo) (Coef./1.000nv). Fonte: Paiva, 2002.

É nesse contexto, então, que se deve discutir o papel do aleitamento materno: um cenário de mortalidade infantil heterogênea e concentrada no período neonatal, marcado por iniqüidades, em sistemas de saúde desestruturados para transformar o conhecimento já existente em ações efetivas para a sobrevivência infantil.

PAPEL DO ALEITAMENTO MATERNO

De forma semelhante ao que ocorre com as taxas de mortalidade infantil, os indicadores de níveis de aleitamento materno também sofrem variações regionais[16,18,34,35]. Venâncio[36], utilizando ampla amostra de municípios do Estado de São Paulo, comprovou as diferenças entre taxas de aleitamento, que podem chegar a dez vezes. Estudando ações de promoção do aleitamento materno (AM) existentes nesses municípios, atribuiu ao número de ações executadas em cada um as diferenças entre as taxas: municípios com até quatro ações de incentivo ao AM tinham indicadores melhores.

Fica claro, assim, que a busca de algum impacto populacional decorrente dos níveis de AM necessita, *per se*, a estruturação do serviço de saúde para as ações de promoção, proteção e apoio à prática[24,36]. As próprias estatísticas disponíveis revelam que, se de um lado há melhoras enormes a se comemorar, por outro lado a cultura da mamadeira ainda é predominante, fato atestado pelos índices de AME quase nunca superiores a 50% das crianças aos 4 meses[16,35,36].

Não se despreza, com isso, os eventuais benefícios individuais que o AME possa trazer para cada criança amamentada. Mas qualquer ação que busque algum impacto em termos de saúde pública necessita de uma cobertura populacional mínima para que consiga lográ-lo.

De fato, em busca da explicação para a ascensão da mortalidade infantil na cidade de São Paulo nas décadas de 1960 e 1970, Zuñiga e Monteiro[41] estudaram os níveis de aleitamento materno naqueles anos. Para uma ascensão da mortalidade infantil causada por diarréias predominantemente em lactentes jovens (1 a 5 meses de idade), encontraram índices estimados de aleitamento materno *por pelo menos dois meses* em movimento contrário, conforme mostra a figura 9.9.

A associação temporal inversa com os índices de mortalidade entre 1 e 5 meses no período observado, embora evidentemente não possa ser tomada como causa, permite supor que os níveis de aleitamento podem ser de grande importância como um dos complexos determinantes da mortalidade infantil em lactentes jovens, principalmente em cenários de populações submetidas a condições precárias de vida.

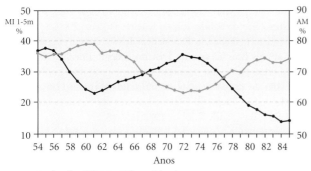

Figura 9.9 – Mortalidade de crianças de 1 a 5 meses (MI 1-5m) e freqüência de crianças amamentadas por pelo menos 2 meses (AM). Município de São Paulo, 1954-1985. Fonte: Zuñiga e Monteiro, 2000.

Fica claro, outra vez, que é preciso caracterizar bem o perfil da mortalidade infantil no contexto em que se desenvolve o trabalho de promoção. Um cenário de mortalidade infantil abaixo de 20/1.000 nascidos vivos, por exemplo, provavelmente já terá grande parte dos óbitos concentrada no período neonatal, com várias causas de morte "não-sensíveis" ou "pouco sensíveis" ao AM (desconfortos respiratórios, asfixias, doenças congênitas etc.). Reagirá de forma diferente daquele local ou região onde a mortalidade é acima de 40 ou 50/1.000, com óbitos provavelmente mais freqüentes no período pós-neonatal, por causas como diarréias e pneumonias, com sabido impacto do AM. Ainda a depender do local, entram fatores outros como malária, aids, sarampo e outras morbidades.

Há inúmeros estudos buscando comprovar os efeitos protetores do AM contra doenças e morte de crianças. Em 2000, devido à preocupação suscitada pelo debate sobre AM em áreas de alta prevalência de HIV, a OMS patrocinou um estudo colaborativo que investigou o papel do AM sobre a mortalidade infantil. Usando técnicas metanalíticas e tendo acesso a dados publicados e não-publicados, o grupo revisou trabalhos científicos de 1980 a 1998, buscando estabelecer os riscos e os benefícios que auxiliassem decisões tanto em âmbito individual quanto em políticas públicas[38].

Os resultados, como indicavam os trabalhos anteriores, foram animadores: há uma proteção contra doenças diarréicas e infecções respiratórias agudas durante o primeiro ano de vida. Nos primeiros seis meses de vida, a proteção contra diarréias é claramente superior àquela conferida às pneumonias, igualando-se no segundo semestre e permanecendo durante o segunda ano de vida.

Betrán et al.[1], buscando quantificar esse impacto em estudo ecológico envolvendo a América Latina, concluiriam que 55% das mortes infantis por diarréia e infecções respiratórias nessa região são preveníveis por AM exclusivo até o terceiro mês de vida e aleitamento parcial no período restante. Entre crianças de 0 a 3 meses, 66% das mortes por essas causas seriam evitadas com AM exclusivo, enquanto 32% poderiam ser evitados em crianças de 4-11 meses em aleitamento parcial. No total de mortes infantis por todas as causas, 13,9% poderiam ser evitadas por esse padrão de AM. Na área abrangida pelo estudo (16 países), isso representaria 52.000 crianças salvas por ano.

No Brasil, Escuder et al.[6] estudaram 14 municípios da Grande São Paulo, estimando fração de mortalidade evitável por infecção respiratória, conforme o município e a faixa etária, entre 33 e 72%. Para diarréia, a variação ficou entre 35 e 86%. A estimativa média de impacto foi de 9,3% no Coeficiente de Mortalidade Infantil, com variações entre 3,6 e 13%.

O Grupo de Bellagio, buscando apoio na literatura para identificar as medidas de maior efetividade na saúde infantil, classificou-as de acordo com o grau de evidências disponíveis. Como intervenção preventiva, o aleitamento materno foi considerado pelos autores como de nível 1: *evidência suficiente de efetividade* em evitar mortes por pneumonias, diarréias e sepse neonatal. Consideraram, portanto, que há evidências suficientes de que práticas adequadas de AM têm relação causal com a diminuição de mortes por causas específicas em países em desenvolvimento[9].

Já não há dúvidas, portanto, que crianças de países "em desenvolvimento" podem beneficiar-se de políticas públicas que protejam, promovam e apóiem o AM. Há práticas já estabelecidas para esse mister, descritas em outra parte. Como chamam a atenção Victora et al.[37], entretanto, não basta monitorar dados e utilizá-los para educação, treinamentos, defesa de posições e responsabilização de administradores públicos. É necessário que se estruturem serviços de qualidade e que realmente cheguem aos grupos de maior risco, que a equidade seja uma prioridade real na definição de intervenções destinadas à sobrevivência infantil.

PERSPECTIVAS PARA O FUTURO

A defesa do AM como medida necessária à saúde infantil quase invariavelmente vem acoplada ao conceito de crianças de países pobres, de regiões desfavorecidas ou vítimas de calamidades naturais.

É necessário frisar que, embora as crianças pobres sofram mais o impacto positivo do AM porque estão sujeitas a riscos brutalmente maiores de adoecer e morrer, seria um equívoco considerar essa prática como algo bom apenas para essa parcela da população (por sinal, majoritária – o que já justificaria qualquer esforço).

É importante também atentar para o que novos estudos podem revelar com relação aos recém-nascidos pequenos ou muito pequenos e seus requerimentos nutricionais, além da possível proteção para outras afecções neonatais que não a sepse[13].

Escapa ao escopo deste capítulo tal discussão, mas o acúmulo de conhecimentos na área do desenvolvimento psicológico infantil, alergias, início precoce de doenças degenerativas, obesidade e outros[3,14,22,38] sugere que o AM pode ser adequado para qualquer criança de qualquer classe social cujos riscos de morte não sejam tão evidentes[5].

Para essas crianças, o conceito a ser estudado deverá ser o de qualidade de vida, incluindo aí qualquer morbidade que pudesse ser evitada por uma alimentação adequada no início da vida e todo seu corolário de estímulos, toques e afetos: o leite materno.

REFERÊNCIAS BIBLIOGRÁFICAS

1. Betrán AP, de Onís M, Lauer JA, Villar J. Ecological study of effect of breast feeding on infant mortality in Latin America. BMJ 2001;323:303-6.
2. Black RE, Morris SS, Bryce J. Where and why are 10 million children dying every year? Lancet 2003;361:2226-34.
3. Breast cancer and breastfeeding: collaborative reanalysis of individual data from 47 epidemiological studies in 30 countries, including 50,302 women with breast cancer and 96,973 women without the disease. Lancet 2002;360:187-95.
4. Brosco J. The history of infant mortality rate in America: a reflection upon the past and a prophecy of the future. Pediatrics 1999;103(2):478-85.
5. Chen A, Rogan WJ. Breastfeeding and the risk of postneonatal death in the United States. Pediatrics 2004;113(5):e435-9.
6. Escuder MML, Venâncio SI, Pereira JCR. Estimativa de impacto da amamentação sobre a mortalidade infantil. Rev Saúde Pública 2003;37(3):319-25.
7. Holcman MM. A mortalidade infantil na região metropolitana de São Paulo. São Paulo 2001 [Dissertação de mestrado – Faculdade de Saúde Pública da USP].
8. Huffman SL, Zehner ER, Victora C. Can improvements in breast-feeding practices reduce neonatal mortality in developing countries? Midwifery 2001;17(2):80-92.
9. Jones G, Steketee RW, Black RE, Bhutta ZA, Morris SS and the Bellagio Child Survival Study Group. How many child deaths can we prevent this year? Lancet 2003;362:65-71.
10. Laurenti R. Mortalidade infantil nos Estados Unidos, Suécia e Estado de São Paulo. Rev. Saúde Pública 1987;21:268-73.
11. Laurenti R. Transição demográfica e transição epidemiológica. Anais do 1º Congresso Brasileiro de Epidemiologia 1990, set 2 a 6, Campinas, UNICAMP; 1990.
12. Leser W. Crescimento da população da cidade de São Paulo, entre 1950 e 1970, e seu reflexo nas condições de saúde pública. Ciência e Cultura 1975;27(3):244-56.
13. Lucas A, Cole TJ. Breast milk and neonatal necrotizing enterocolitis. Lancet 1990;336:1519-23.
14. Lucas A, Morley R, Cole TJ, Lister G, Leeson-Payne C. Breast milk and subsequent intelligence quotient in children born premature. Lancet 1992;339:261-4.
15. Mello Jorge MHP, Gotlieb SLD. As condições de saúde no Brasil. Ministério da Saúde. Rio de Janeiro: Fiocruz; 2000. p. 164-5.
16. Ministério da Saúde. Prevalência de Aleitamento Materno nas Capitais Brasileiras e no Distrito Federal. Brasília; 2001.
17. Monteiro CA. Contribuição para o estudo do significado da evolução do coeficiente de mortalidade infantil no município de São Paulo, SP (Brasil), nas três últimas décadas (1950-1979). Rev Saúde Pública 1982;16:7-18.
18. Monteiro CA, Zuniga HPP, Benício MH, Rea MF, Tudisco ES, Sigulem DM. The Recent revival of breast-feeding in the city of São Paulo, Brazil. Am J Public Health 1987;77:964-6.
19. Monteiro CA. Saúde e nutrição das crianças de São Paulo – Diagnóstico, contrastes sociais e tendências. Saúde em Debate. São Paulo: Hucitec/EDUSP; 1988.
20. Monteiro CA. O panorama da nutrição infantil nos anos 90. Cadernos de Políticas Sociais, UNICEF, Série Documentos para Discussão, 1. Brasília; 1997.
21. Monteiro CA, Nazário CL. Declínio da mortalidade infantil e equidade social: o caso da cidade de São Paulo entre 1973 e 1993. In: Monteiro CA org. Velhos e Novos Males da Saúde no Brasil. Saúde em Debate 91. São Paulo: Hucitec; 2000.
22. Mortensen EL, Michaelsen KF, Sanders SA, Reinischet JM. The association between duration of breastfeeding and adult intelligence. JAMA 2002;287(18):2365-71.
23. Murray CJL, Chen LC. In search of a contemporary theory for understanding mortality change. Soc Sci Med 1993;36 (2):143-55.
24. Organização Mundial da Saúde. Proteção, promoção e apoio ao aleitamento materno: o papel especial dos serviços de saúde. Genebra; 1989.
25. Paim J, Costa MCN. As desigualdades na distribuição dos óbitos no município de Salvador,1980. Cad Saúde Pública 1986; 2(3):312.
26. Paiva R. Evolução da Mortalidade Infantil no Município de São Paulo nas últimas três décadas. São Paulo 2002. [Dissertação de Mestrado – Faculdade de Saúde Pública da USP].
27. Parazzini F, Levi F, Lucchini F, La Vecchia C. Trends in neonatal and infant mortality in five continents. Soz Praventivmed 1997;42:230-50.
28. Puffer RR, Serrano CV. Caracteristicas de la mortalidad en la niñez. 1973 Washington: Organizacion Panamericana de la Salud 1973. (Publicacion Cientifica nº 262).
29. Radbill SX. A history of children's hospitals. Am J Dis Child 1955;90:411-6.
30. The Bellagio Study Group on Child Survival. Knowledge into action for child survival. Lancet 2003;362:323-7.
31. Ungerer RLS, Miranda ATC. História do alojamento conjunto. J Pediatr (Rio J) 1999;75(1):5-10.
32. UNICEF. Child mortality statistics. http://www.childinfo.org/cmr/revis/db2.htm (acesso em 13/04/05).
33. UNICEF. Monitoring the situation of children and women http://www.childinfo.org/eddb/brfeed/index.htm (acesso em 10/05/05).
34. Venâncio SI, Monteiro CA. A evolução da prática da amamentação nas décadas de 70 e 80. Rev Bras Epidemiologia 1998;1(1):40-9.
35. Venâncio SI. A evolução da prática do aleitamento materno no Brasil nas décadas de 70 e 80. São Paulo, 1996. [Dissertação de Mestrado – Faculdade de Saúde Pública da USP].
36. Venâncio SI. Determinantes individuais e contextuais do

aleitamento materno exclusivo nos primeiros seis meses de vida em cento e onze municípios do Estado de São Paulo. São Paulo, 2002. [Tese de Doutorado – Faculdade de Saúde Pública da USP].
37. Victora CG, Wagstaff A, Schellenberg JA, Gwatkin D, Claeson M, Habicht J-P. Applying an equity lens to child health and mortality: more of the same is not enough. Lancet 2003; 362:233-41.
38. WHO. Collaborative Study Team on the Role of Breastfeeding on the Prevention of Infant Mortality. Effect of breastfeeding on infant and child mortality due to infectious diseases in less developed countries: a pooled analysis. Lancet 2000;355:451-5.
39. Wise PH, Pursley DM. Infant mortality as a social mirror [editorial]. N Engl J Med 1992;326:1558-60.
40. World Development Report 2003. [on line] Disponível em URL:http://econ.worldbank.org/files/30036_ch8.pdf. [acesso em 16/11/2004].
41. Zúñiga HPP, Monteiro CA. Uma nova hipótese para a ascensão da mortalidade infantil da cidade de São Paulo nos anos sessenta. In: Monteiro CA org. Velhos e novos males da saúde no Brasil. Saúde em Debate 91. São Paulo: Hucitec; 2000.

9.2.2 CONSEQÜÊNCIAS NUTRICIONAIS DO DESMAME PRECOCE

Rosa de Fátima da Silva Vieira Marques
Claudia Ridel Juzwiak
Fábio Ancona Lopez

INTRODUÇÃO

Os dois primeiros anos de vida de uma criança são de extrema importância para seu crescimento e desenvolvimento, que acontecem nesse período de forma intensa e acelerada.

Para assegurar um começo de vida saudável, o leite materno é o alimento ideal para o ser humano na fase inicial da vida, pois contém todos os nutrientes necessários para um crescimento e desenvolvimento adequados e fatores de proteção contra várias doenças, diminuindo assim a morbidade e mortalidade infantil, além de desenvolver maior vínculo de afeto e amor entre mãe e filho.

O desmame é conceituado como a introdução de qualquer tipo de alimento ou bebida, além do leite materno, incluindo água, chás ou leite de outra espécie na alimentação da criança, sendo considerado precoce quando isso acontece antes dos 4 a 6 meses de idade[41].

Nos dois primeiros anos de vida, segundo a Organização Mundial da Saúde (OMS), o ideal é que a criança receba como alimentação láctea o leite materno, devendo mamar exclusivamente ao seio até os 6 meses e a partir daí iniciar a introdução de novos alimentos de forma gradual, no início sob forma de papas e purês, aumentando sua consistência aos poucos, até chegar à alimentação da família. Esses alimentos, atualmente denominados de transição ou complementares, devem ser oferecidos à criança utilizando copos, pratos e colheres, respeitando o desenvolvimento fisiológico e neuropsicomotor da criança[12].

Esse período da vida, em que está ocorrendo a transição na forma de alimentar a criança, normalmente deve acontecer entre 6 meses e 1 ano de idade, sendo denominado de "processo de desmame" até que aos 2 anos o desmame realmente se finalize, podendo, no entanto, prolongar-se um pouco mais. Deve acontecer naturalmente, de forma gradual, respeitando as fases das aquisições de habilidades da criança, assim como a satisfação e a realização da mãe com a amamentação[14].

No entanto, a realidade impõe, às vezes, uma antecipação dessas etapas, com a inserção da mulher no mercado de trabalho, sendo que na maioria das vezes é a responsável pela manutenção da família, forçada assim a proceder ao desmame precocemente e até de forma abrupta. Isso pode provocar alterações como ingurgitamento mamário, bloqueio de ductos lactíferos e mastites, além de profunda sensação de tristeza, ansiedade e mesmo depressão[14].

E nas crianças? Quais as conseqüências que se seguem a um desmame precoce? Além das nutricionais, sobre as quais falaremos mais detalhadamente, o desmame precoce contrapõe-se a todos os benefícios que a criança teria se permanecesse em aleitamento materno, como, entre outros, proteção contra doenças infectocontagiosas, diarréicas e respiratórias, menor necessidade de internação e menores taxas de mortalidade infantil[6,13].

Com o desmame precoce aumentam os riscos de infecção através dos alimentos, da água e das mamadeiras contaminadas, especialmente em ambientes sem saneamento básico[1,48].

Victora et al. (1992) afirmam que, entre as crianças completamente desmamadas, o risco de morrer por diarréia e por infecções respiratórias é de 14,2 e 3,6 vezes maior que entre aquelas em aleitamento materno sem suplemento, respectivamente[49].

Giugliani (1994) relata que, segundo Huffman (1991), estima-se que o aleitamento materno seja o responsável pela prevenção de mais de seis milhões de mortes por ano em menores de 12 meses. Se a amamentação exclusiva fosse praticada universalmente, até os 4 a 6 meses de vida, e a parcial, até o final do primeiro ano, mais dois milhões de mortes (de um total de nove milhões) poderiam ser evitadas[11].

Outras desvantagens do desmame precoce ainda podem ser relatadas como favorecer o aparecimento de doenças alérgicas, algumas doenças do sistema imunológico, cânceres, obesidade, diabetes, doenças cardiovasculares, alterações no desenvolvimento cognitivo e emocional da criança, além de poder prejudicar as funções de mastigação, deglutição, respiração, articulação das palavras e ocasionar má oclusão, respiração oral e alteração motora oral[14,28].

Para a criança, sob o ponto de vista nutricional, o desmame é um período muito importante na sua vida, determinante em seu estado nutricional até para a vida futura.

A mãe deve estar bem orientada em como proceder a introdução dos novos alimentos, quais são os alimentos mais indicados a oferecer à criança, dependendo de sua idade e da fase de seu desenvolvimento neuropsicomotor, como esses alimentos devem ser preparados e como devem ser oferecidos à criança. Além da mãe, o profissional de saúde também deve ser conhecedor das necessidades nutricionais da criança em cada etapa da vida e do manejo dos alimentos para que possa orientar a alimentação dessa criança da maneira mais adequada possível, evitando assim os erros alimentares, que induzem às distrofias, tanto por carência, como a desnutrição energético-protéica, anemia ferropriva e hipovitaminoses, quanto por excesso, como a obesidade.

DESNUTRIÇÃO

Na segunda metade do século XX, o desmame precoce acontecia tanto em países desenvolvidos quanto em desenvolvimento, inclusive no Brasil, resultando como conseqüências as elevações das taxas de mortalidade infantil e de desnutrição, principalmente nos países mais pobres, carentes de saneamento básico, água limpa e com população sem condições de acesso à alimentação industrializada[7].

Atualmente, o desmame precoce continua ocorrendo com muita freqüência nos países em desenvolvimento, continuando a contribuir para o aumento da prevalência, de desnutrição, com maiores riscos, principalmente, para as crianças nascidas com baixo peso[25].

A desnutrição tem etiologia multifatorial e, entre as várias causas, encontramos o desmame precoce, induzido por vários motivos, como a necessidade de a mãe trabalhar fora do lar, o estudo, a prematuridade da criança, a falta de informações sobre a importância do aleitamento materno pelos profissionais de saúde desde o pré-natal na maternidade e depois nos postos de saúde e a falta de apoio na família somado ao forte apelo da mídia sobre outros tipos de alimentos[41,46].

Crianças que recebem outros tipos de leite, muitas vezes hiperdiluído e/ou outros tipos de alimentos, não adaptados ao seu metabolismo para a idade, sem fatores de defesa necessários à imunidade, ainda incompleta, têm maior risco de se infectarem, especialmente em ambientes sem saneamento básico, podendo a contaminação ocorrer no momento do preparo ou através das mamadeiras usadas como veículo[17].

A interrupção abrupta ou precoce do aleitamento materno, a transição inadequada para a alimentação da família, a introdução do leite de vaca e outros alimentos inadequados qualitativa e quantitativamente aumentam a probabilidade de as crianças adoecerem ou de se tornarem desnutridas. Essas situações, que se tornam mais graves dependendo do peso de nascimento da criança e de sua idade gestacional ao nascer, poderiam ser evitadas com a manutenção do aleitamento materno exclusivo até os 6 meses de vida, com o desmame no momento certo, utilizando alimentação complementar adequada.

DEFICIÊNCIA DE FERRO/ANEMIA FERROPRIVA

Assim como a desnutrição, outra conseqüência nutricional ao desmame precoce, que assume relevância, é a deficiência de ferro ou a anemia ferropriva causadas pela ingestão e/ou absorção insuficientes de ferro ou pela perda excessiva, além de reservas nem sempre satisfatórias apresentadas no momento do nascimento e que são consumidas nos primeiros 4 a 6 meses de vida[5].

Evidências sugerem que, na atualidade, especialmente nos dois primeiros anos de vida, a anemia carencial seja mais freqüente que a desnutrição[37].

A introdução precoce da alimentação complementar ou a substituição do leite materno por outro alimento lácteo interfere na absorção de vários micronutrientes importantes para o organismo da criança como o ferro e o zinco[4,30].

A anemia por deficiência de ferro é considerada a carência nutricional de maior magnitude no mundo, pela elevada prevalência com que ocorre e pelos efeitos deletérios que ocasiona. A OMS estima que cerca de 2 bilhões de pessoas apresentam algum grau de deficiência de ferro, podendo tornar-se anêmicas a qualquer momento[33]. Calcula-se que a prevalência da anemia seja quatro vezes maior em países em desenvolvimento. No Brasil, estudos mostram prevalência de anemia em 51,7% das crianças com idades entre 6 e 12 meses[5,23,44].

Em São Paulo, Souza (1994) detectou prevalência de anemia (Hb < 11mg/dl segundo a OMS) de 14,5% em crianças de até 12 meses de idade e 22,4% entre os maiores de 180 dias; associando a ausência de aleitamento materno à anemia nos menores de 4 meses, encontrou 26,9% dessas crianças anêmicas e apenas 8,6% entre as que recebiam exclusivamente leite materno[43].

Normalmente, após os 6 meses as crianças ficam mais vulneráveis à anemia ferropriva pelo esgotamento fisiológico das reservas de ferro provenientes da gestação, pela baixa ingestão de alimentos ricos em ferro e também pelo aumento da necessidade de ferro exigido pela velocidade acelerada de crescimento nos dois primeiros anos de vida[5,20].

Podem ser considerados fatores predisponentes para o desenvolvimento de anemia ferropriva a curta duração do aleitamento materno exclusivo, introdução tardia de alimentos fontes em ferro e/ou com baixa biodisponibilidade e consumo inadequado de fatores facilitadores de sua absorção[5].

Há unanimidade entre os autores que o aleitamento materno exclusivo é a forma ideal para alimentar-se uma criança até os 4 a 6 meses de vida, uma vez que há evidências de que, apesar do baixo teor de ferro no leite humano, sua biodisponibilidade é excepcionalmente alta quando comparada com o leite de vaca. Hipóteses procuram explicar a existência, no leite materno, de fatores responsáveis pela maior absorção de ferro[15,38].

Saarinen et al. (1977) comprovam a elevada absorção de ferro com dados laboratoriais sem evidências de deficiência de ferro em crianças que tinham como única fonte de ferro exógena o leite materno, indicando que não deve ser necessário em crianças a termo a suplementação de ferro, especialmente se tiverem incluído em sua dieta alimentos fortificados com ferro após os 3 a 5 meses de vida[38].

A diferença de biodisponibilidade entre o leite materno e outros tipos de leite, principalmente o de vaca, pode também ser explicada pela diferença no tipo de ferro e na sua associação com outros componentes como a lactoferrina, proteína de maior afinidade com o ferro, o pH intestinal, os fatores de crescimento e a microflora intestinal[40].

O conteúdo de ferro do leite materno é variável, em torno de 0,5mg/l, porém sua biodisponibilidade é elevada, cerca de 50%, com 0,25mg/l de ferro sendo absorvido. A biodisponibilidade do leite de vaca é de apenas 10%, absorvendo apenas 0,05mg de ferro por litro[24]. Apesar de as concentrações serem similares, a maior biodisponibilidade do ferro no leite materno faz com que este seja suficiente para fornecer um balanço adequado desse micronutriente nos primeiros 6 meses de vida[21,47].

Vários fatores podem interferir na concentração de ferro no leite materno; Piciano e Guthrie (1976) descreveram menores concentrações de ferro pela manhã e maiores concentrações entre as mães mais jovens e em multíparas[34]. Gouvêa (1998) encontrou quantidade significativamente maior no colostro das adolescentes desnutridas de 17 a 20 anos quando comparadas com as eutróficas, sugerindo que as situações de desvantagem são compensadas com maior secreção de oligoelementos pela glândula mamária[15].

Estudos sugerem que o aleitamento materno exclusivo é suficiente para manter um estado nutricional adequado em relação ao ferro durante os primeiros meses de vida, ou até triplicar o peso de nascimento, não necessitando de nenhuma forma de suplementação[21,32]; no entanto, começam a surgir estudos que sugerem a suplementação com ferro por via oral a partir dos 4 meses de vida, mesmo em aleitamento materno exclusivo. O Departamento de Nutrição da Sociedade Brasileira de Pediatria preconiza a introdução de ferro por via oral nos recém-nascidos de termo, de peso adequado para a idade gestacional em aleitamento materno exclusivo a partir do sexto mês ou a partir do início de desmame até o 24º mês de vida, com a dose de 1mg de ferro elementar/kg peso/dia, ou dose semanal de 45mg, exceto nas crianças com fórmulas infantis fortificadas com ferro. Para os prematuros e recém-nascidos de baixo peso, iniciar no 30º dia de vida com 2mg/kg/dia durante dois meses, depois fazer o mesmo esquema dos recém-nascidos de termo, de peso adequado para a idade gestacional[35].

É importante, então, ao iniciar o desmame introduzir alimentos ricos em ferro, de alta biodisponibilidade e dotados de agentes facilitadores de sua absorção, diminuindo assim a prevalência da deficiência de ferro e da anemia ferropriva[45].

A densidade de ferro recomendada nos alimentos complementares é de 4mg/100kcal dos 6 aos 8 meses, de 2,4mg/100kcal dos 9 aos 11 meses e de 0,8mg/100kcal dos 12 aos 24 meses. Lactentes de 6 a 12 meses não conseguem consumir quantidade suficiente de alimentos ricos em ferro para atender as suas necessidades[26].

Os alimentos de origem animal apresentam melhor biodisponibilidade de ferro (até 22% de absorção) que os de origem vegetal (1 a 6%). As carnes (principalmente as vermelhas) e algumas vísceras (sobretudo o fígado) têm maior densidade de ferro, com maior biodisponibilidade que o leite e seus derivados. Alguns alimentos como a gema de ovo, feijão, lentilha, soja, vegetais verde-escuros contêm quantidade suficiente de ferro, porém com baixa biodisponibilidade, mas poderá ser mais bem absorvido quando ingeridos juntos com carnes, peixes, frutose e ácido ascórbico (frutas ácidas, entre outros). Outros alimentos, como leite, ovos, chá, mate ou café dificultam a absorção do ferro por formarem precipitados insolúveis com eles ou pela presença de fitatos encontrados nos cereais integrais. O cálcio do leite e provavelmente as fosfoproteínas encontradas nele sejam os responsáveis pela inibição do ferro heme e não-heme, explicando o alto consumo ou a introdução precoce do leite de vaca ser um dos fatores que contribuem para a elevada prevalência de anemia na infância[26].

Nos Estados Unidos, a Academia Americana de Pediatria recomenda *screening* entre 9 e 12 meses para todas as crianças[18], além de promover medidas para a prevenção da deficiência de ferro: aleitamento materno nos primeiros 6 a 12 meses, uso de fórmulas fortificadas com ferro, não uso do leite de vaca no primeiro ano de vida e uso de cereais enriquecidos com ferro[16]. Com tais medidas, os índices de prevalência para menores de 1 ano nos Estados Unidos permanecem baixos, mostrando a efetividade das ações no combate ao problema[18]. As estratégias mais recentes desenvolvidas em nosso meio para o combate ao problema são a suplementação medicamentosa e a fortificação dos alimentos, com resultados promissores[9].

ALERGIAS

Há evidências crescentes de que a dieta no período de lactância pode ter efeito na saúde durante a infância, levando ao desenvolvimento de doenças atópicas e crônicas na idade adulta[10,26].

A exposição a novos antígenos e as modificações da flora intestinal repercutem sobre o equilíbrio imunológico intestinal. A resposta a um antígeno depende da idade em que se dá o primeiro contato. A imaturidade do trato gastrintestinal gera alta permeabilidade do trato digestório em crianças muito jovens, permitindo a penetração de macromoléculas protéicas e estranhas, e provoca sensibilização imune[10].

Investigações sugerem alguns mecanismos envolvidos nesse processo: a) deficiência transitória de anticorpos secretores; b) aumento da afinidade dos antígenos para a superfície da mucosa intestinal; c) aumento da pinocitose das macromoléculas; e d) diminuição da proteólise intestinal. Assim, é recomendável que o sistema imune do lactente e sua imunidade passiva local estejam mais amadurecidos para que os alimentos sejam introduzidos gradativamente[3].

Há muito que são descritas as manifestações clínicas geradas pela alergia ao leite de vaca, reação imune mediada por células T que afeta o trato respiratório e gastrintestinal: inflamação da mucosa, atrofia das vilosidades, diarréia, vômitos de repetição, cólica persistente, eczema, rinorréia, bronquites recorrentes e asma e conseqüente prejuízo para o crescimento[31,39]. Retardar a introdução de alguns alimentos altamente alergênicos até o segundo ano de vida tem sido sugerido em alguns países. Dentre eles, leite de vaca (associado a 20% das alergias alimentares), ovo, amendoim, nozes, frango, soja, frutas cítricas, tomates, morangos e peixe, principalmente quando existe história familiar de atopia. Em algumas ocasiões, as reações clínicas podem ser devido à presença de substâncias estranhas presentes no leite ou alimentos complementares, como aditivos[3,26].

O desenvolvimento de eczema crônico parece ser três vezes mais freqüente em lactentes que receberam sólidos antes dos 3 meses de idade, e algumas crianças mais sensíveis podem apresentar alergia a antígenos presentes no leite materno, provenientes da alimentação materna[3].

O aleitamento materno exclusivo reduz o risco de asma, sendo que esse efeito persiste durante a primeira década de vida, principalmente em crianças com história de doenças atópicas na família[26].

DOENÇAS CRÔNICAS

Recentemente tem sido sugerido que a exposição nutricional precoce influencia a saúde posterior. A hipótese de Barker sugere a existência de um processo de "programação metabólica"[19]. Segundo a programação metabólica, o desenvolvimento programado normal de um organismo multicelular a partir da célula embrionária representa uma série de eventos sincronizados acionados por instruções genéticas adquiridas durante a concepção. Durante os primeiros períodos críticos da vida, o organismo também possui a habilidade de responder a situações ambientais, que são estranhas ao desenvolvimento normal, através de adaptações em nível celular, molecular e bioquímico. Tais adaptações precoces a um estresse/estímulo nutricional alteram permanentemente a fisiologia e o metabolismo do organismo e continuam expressas mesmo na ausência do estresse/estímulo que as iniciaram[33].

A hipótese mantém que, em resposta a uma adaptação à desnutrição em um período crítico do desenvolvimento, alterações metabólicas ou endócrinas permanentes ocorrem, as quais seriam benéficas se a nutrição permanecesse escassa. Baixo peso no primeiro ano de vida, assim como baixo peso ao nascimento, estão associados a um risco aumentado de doenças cardiovasculares e *diabetes mellitus* não-insulino-dependente posteriormente na vida. A relevância da hipótese de Barker à prática atual em nutrição infantil não é clara. Entretanto, seus achados servem para enfatizar o reconhecimento crescente da importância da nutrição na vida precoce[10,19].

No estudo clássico de Barker, uma relação estatisticamente significante entre o peso no primeiro ano de vida e a doença cardiovascular antes dos 65 anos foi encontrada para 10.141 homens, mas não em 5.585 mulheres nascidas entre 1911 e 1930.

Embora a teoria de Barker se refira principalmente aos efeitos da alimentação intra-útero, outros autores sugerem que existam outras "janelas" específicas durante o desenvolvimento, freqüentemente coincidentes com os períodos de maior divisão celular, nas quais o estímulo ou dano pode ter conseqüências sobre a função de órgãos e tecidos[39]. Por exemplo, em estudos animais, a transição da aleitamento-desmame é caracterizada por modificações profundas na nutrição. Enquanto ocorre a ingestão de leite, rico em gordura, a via lipogênica, que permite a transformação de glicose em ácidos graxos, é pouco utilizada porque a pouca glicose ingerida é desviada para os processos oxidativos. Nesse momento, o processo de transcrição gênica da enzima ácido graxo sintetase é extremamente baixo. Porém, quando o leite é gradualmente substituído por alimentos sólidos com alto conteúdo de carboidratos, a via metabólica é invertida e o excesso de glicose é convertido em ácidos graxos que serão armazenados como triglicerídios no tecido adiposo[19].

Desde 1984, difundiu-se a hipótese de que os lactentes em aleitamento materno apresentavam incidência de diabetes insulino-dependente menor que os amamentados artificialmente e que a introdução precoce (considerada abaixo de 3 meses) poderia ser o fator desencadeante da doença em indivíduos geneticamente sucetíveis[3]. Estudos observacionais têm sugerido que a as proteínas do leite de vaca poderiam desencadear o processo de autodestruição das células β[10].

A sensibilização ocorreria devido à exposição antes do fechamento da barreira intestinal ou exposição às proteínas durante algum transtorno gastrintestinal que ocasione aumento da permeabilidade da barreira intestinal, permitindo a passagem dos antígenos. Seria, portanto, a associação de fatores genéticos desencadeados por componentes ambientais[3]. Recentemente, um estudo sugeriu a relação entre a introdução precoce de cereais e o risco de diabetes tipo 1 a partir da dosagem de auto-anticorpos relacionados com a doença, porém mais estudos são necessários para confirmar essa relação[29].

Rolland-Cachera (1999) sugeriu que uma dieta excessiva em proteína aumenta o risco de obesidade na adultez[36]. O mecanismo proposto sugere que a proteína estimula a secreção de IGF-1 e conseqüentemente a síntese protéica e a proliferação celular. O aumento de IGF-1 pode acelerar o crescimento e aumentar a massa muscular, assim como a massa adiposa. Esse mecanismo pode explicar por que o aleitamento materno parece proteger contra o excesso de adiposidade – a ingestão protéica em crianças que recebem o leite materno é menor que a de crianças recebendo outros alimentos. Contudo, esses dados ainda necessitam ser mais bem estudados[36].

Curiosamente, o leite materno apresenta maior concentração de colesterol que as fórmulas comerciais e os lactentes amamentados têm níveis séricos de colesterol total e de LDL-colesterol mais altos que os amamentados com fórmulas. Todavia, as concentrações séricas de colesterol são o produto de um equilíbrio completo entre absorção, síntese endógena, catabolismo e utilização. Portanto, as concentrações de colesterol no soro não constituem, isoladamente, uma medida suficiente dos efeitos da alimentação recebida na infância, tanto em humanos como em animais[27,50].

Estudos demonstraram que em lactentes e em animais que receberam leite materno, apesar de a absorção de lipídios e colesterol ser maior nesse grupo que nos que foram alimentados com fórmula, parece ocorrer diminuição na atividade da enzima HGM-CoA redutase, com diminuição da produção endógena de colesterol. A alteração dessa via enzimática parece ter uma ação prolongada ou até permanente[50].

Em macacos, também se observou modulação na ação da colesterol 7-hidroxilase (enzima limitante do catabolismo do colesterol) e níveis mais elevados de mRNA para o receptor de LDL-colesterol e maior atividade do colesterol lecitina aciltransferase (LCAT)[50].

OUTROS

O desenvolvimento da fermentação colônica dos carboidratos complexos é lento. Assim, se ao receber precocemente refeições à base de farinhas ocorrer produção menor de ácidos graxos de cadeia curta que podem afetar a microbiota que ademais, está sendo menos expostos aos fatores protetores do leite materno[3]. Outro estudo indica que para algumas crianças (entre 4 e 6 meses) sucos de fruta com alto conteúdo de sorbitol e razão glicose:frutose (por exemplo, maçã) pode provocar má absorção e conseqüente cólica[8].

A introdução de outras gorduras que não a do leite materno no primeiro mês também pode ser prejudicial. O período neonatal é crucial para a assimilação de ácidos graxos, não só para o fornecimento de energia, como também para a síntese de tecido neural e da retina. Segundo Manson et al. (1999), a gordura é muito mal digerida pelos lactentes no primeiro mês de vida[22]. Já o leite materno contém lipase que ajuda a compensar a função pancreática exócrina imatura nesse período. Essa lipase é ativada pelos sais biliares no duodeno e provavelmente é responsável pela melhor absorção de gorduras em crianças prétermo que receberam fórmula e leite materno, em comparação com as que receberam apenas a fórmula.

SOBRECARGA RENAL

Produtos de excreção solúveis que devem ser eliminados pelos rins são considerados em conjunto e denominados

Tabela 9.2 – Carga potencial de soluto renal (CPSR) de leite e fórmulas e alimentos de transição.

	CPSR (mOsmol/100kcal)	Considerando alimentos de desmame aos 6 meses (mOsmol/100kcal)	Considerando alimentos de desmame aos 10 meses (mOsmol/100kcal)
Leite humano	14	–	–
Fórmula à base de leite de vaca	20	20,5	26
Fórmula a base de soja	26	–	–
Leite de vaca integral	46	41,6	39

Fonte: Ziegler e Fomon, 1989; Ziegler, 1990.

de carga de soluto renal. Como a água é necessária para a excreção desses produtos e a capacidade dos rins em concentrar os solutos é limitada, a carga de soluto renal exerce efeito importante no balanço hídrico.

O termo carga potencial de soluto renal (CPSR) refere-se aos solutos de origem dietética eliminados na urina, caso não sejam utilizados para o crescimento e formação de tecidos ou excretados por outras vias. A CPSR representa a soma do nitrogênio dietético (expresso como uréia), sódio, potássio, cloreto e fósforo, representando mais de 90% da carga de soluto renal. Fatores que podem levar ao aumento da osmolaridade da urina são: a) redução no consumo de leite (ou fórmula); b) aumento das perdas de água por evaporação devido à febre ou ao aumento da temperatura ambiente; e c) diarréia. Nesses casos, dietas fornecendo CPSR alta podem, portanto, contribuir para o risco de desidratação[2].

Aos 3 meses, a filtração glomerular alcança dois terços do nível maturacional final e 60-80% aos 6 meses. Assim, se a dieta é introduzida precocemente, essa imaturidade pode resultar em concentração da urina a um grau que excede a capacidade renal do lactente. Entre os 5 e 10 meses de vida a oferta de 50mEq de sódio pode provocar balanço de sódio negativo[3,10].

Os alimentos que mais contribuem para esse aumento são o leite de vaca, o ovo e a carne. Segundo a Academia Americana de Pediatria (1992), dados de vários estudos mostram que a ingestão de leite integral de vaca leva a um aumento marcante na CPSR em comparação com o leite materno e fórmulas (Tabela 9.2).

A concentração da urina por uma carga de solutos maior é particularmente séria na presença de diarréia [10].

REFERÊNCIAS BIBLIOGRÁFICAS

1. Akré J. Alimentação Infantil – Bases fisiológicas. Trad. De Anna Volochko. 2ª ed. Organização Mundial da Saúde. Genebra: OMS; 1997.
2. Ancona Lopez F, Juzwiak CR. O uso de fórmulas infantis após o desmame. Temas de Pediatria Nestlé Nutrição, 74, 2003. 32p.
3. Ballabriga A, Carrascosa A. Alimentación complementaria y período del destete. In: Ballabriga A, Carrascosa A. Nutrición en la Infancia y Adolescencia. 2ª ed. Madrid: Ergon; 2001. p. 155-202.
4. Calvo EB, Galindo AC, Aspres NB. Iron status in exclusively breast-fed infants. Pediatrics 1992;90(3):375-9.
5. Capanema FD, Lamounier JA, Norton RC, Jacome AAA, Rodrigues DA, Coutinho RL, Tonidandel WC. Anemia ferropriva na infância: novas estratégias de prevenção, intervenção e tratamento. Rev Med Minas Gerais 2003;13(4 Supl 2):S30-4.
6. Carneiro-Sampaio MMS, Carbonare SB, Silva MLM, França ACH, Delneri MT, Palmeira P et al. Mecanismos pelos quais o leite humano protege contra infecções por bactérias enteropatogênicas. São Paulo: Serviço de Informação Científica Nestlé; 1997. p. 5-24.
7. Douek PC, Issler H. Nutrição: Aleitamento materno. In: Grisi S, Okay Y, Sperotto G. Estratégia Atenção Integrada às Doenças Prevalentes da Infância. AIDPI, OPAS; 2005. p. 243-58.
8. Duro D, Rising R, Cedillo M, Lifshitz F. Association between infatile colic and carbohydrate malabsorption from fruit juices in infancy. Pediatrics 2002;109(5):797-805.
9. Dutra-de-Oliveira JE. Estratégia de combate à anemia ferropriva. Rev Méd Minas Gerais 2002;12(S2):108.
10. Foote KD, Marriott LD. Weaning of infants. Arch Dis Child 2003;88:488-92.
11. Giugliani ERJ. Amamentação: como e por que promover. J Pediatr (Rio J) 1994;70(3)138-51.
12. Giugliani ERJ, Victora CG. Normas alimentares para crianças brasileiras menores de 2 anos. Bases Científicas OPAS/OMS. Brasília; 1997. 62p.
13. Giugliani ERJ. O aleitamento materno na prática clínica. J Pediatr 2000;76(Supl 3):S238-52.
14. Giugliani ERJ. Desmame: Fatos e Mitos. Artigos científicos online, site da Sociedade Brasileira de Pediatria. http://www.sbp.com.br/show_item2.cfm?id_categoria=21&id_detalhe=1845&tipo_detalhe=s, acessado em 24/03/2006.
15. Gouvêa LC. Aleitamento materno. In: Nobrega FJ. Distúrbios da Nutrição. Rio de Janeiro: Revinter; 1998. p. 15-31.
16. Irwin JJ, Kirchner JT. Anemia in children. Am Fam Physician 2001;64(8):1379-86.
17. Issler H. Aleitamento materno. In: Issler H, Leone C, Marcondes E. Pediatria na Atenção Primária. São Paulo: Sarvier; 2002. p. 64-76.
18. Kohli-Kumar M. Screening for anemia in children: AAP recommendations – a critique. Pediatrics 2001;108(3) – disponí-

vel em Internet: http://www.pediatrics.org/cgi/content/full/108/3/e56.
19. Koletzko B, Aggett PJ, Bindels JG et al. Growth development and differentiation: a functional food science approach. Br J Nutr 1998;80(Suppl 1):S5-45.
20. Lerner BR. A alimentação e a anemia carencial em adolescentes (tese de doutorado). São Paulo, SP: Faculdade de Saúde Pública da Universidade de São Paulo; 1994.
21. Manson WG, Coward WA, Harding H, weaver LT. Development of fat digestion in infancy. Arch Dis Child Fetal Neonatal Ed 1999;80:F183-7.
22. McMillan JA, Landaw SA, Oski FA. Iron sufficiency in breast-fed infants and the availability of iron from human milk. Pediatrics 1976;58:686-91.
23. Ministério da Saúde. Coordenação Geral da Política de Alimentação e Nutrição. Programa Nacional de Suplementação de Ferro [MS/CGPAN] – site acessado em 22/02/2006.
24. Morbidity and Mortality Weekly Report [MMWR]. Recommendations to prevent and control iron deficiency in the United States. 1998;47(RR-3):Suppl p. 29.
25. Módolo FA. Alimentação, crescimento e concentração de hemoglobina em crianças menores de um ano, nascidas com baixo peso, atendidas em serviços públicos de saúde. Tese apresentada à Faculdade de Saúde Pública para obtenção do grau de Mestre, São Paulo; sn; 2005. 64p. USP/Bibl.Saúde Publ. http://bases.bireme.br/cgi-bin/wxislind.exe/iah/online/, acessado em 11/10/2005.
26. Monte CMG, Giugliani ERJ. Recomendações para a alimentação complementar da criança em aleitamento materno. J Pediatr 2004;80(5 Suppl):S131-41.
27. Mott GE. A alimentação nas primeiras etapas da vida e o surgimento da aterosclerose. Brochuras Nestlé 1996; 36.
28. Neiva FCB, Cattoni DM, Ramos JLAR, Issler H. Desmame precoce: implicações para o desenvolvimento motor-oral. J Pediatr 2003;79(1):7-12.
29. Norris JM, Barriga K, Kligensmith G et al. Timign of initial cereal exposure in infancy and risk of inslet autoimmunity. JAMA 2005;144(5):1713-20.
30. Oski FA, Landaw SA. Inhibition of iron absorption from human milk by baby foods. Am J Dis Child 1980;134:459-60.
31. Oski FA. Is bovine milk a health ha zard? Pediatrics 1985;75 (Suppl):182-6.
32. Oski FA. Iron deficiency in infancy and chilhood. N Engl J Med 1993;329(3):190-3.
33. Patel MS, Srinivasan M. Metabolic programming: causes and consequences. J Biol Chem 2002;277(3):1629-32.
34. Piciano MF, Guthrie HA. Copper, iron and zinc contents of mature human milk. Am J Clin Nutr 1976;29(3):242-54.
35. Queiroz SS. Proposta de atuação no combate à anemia ferropriva na comunidade. Temas de Nutrição em Pediatria, Nestlé; 2001. p. 13-7.
36. Rolland-Cachera MF, Deheeger M, Bellisle F. Increasing prevalence of obesity among 18-year-old males in Sweden: evidence for early determinants. Acta Paediatr 1999;88:365-7.
37. Romani SAM, Lira PIC, Batista-Filho M, Siqueira LAS, Freitas CLC. Anemias em pré-escolares: diagnóstico, tratamento e avaliação. Recife – PE, Brasil. Arch Latinoamericanos de Nutricion 1991;XLI(2):159-67.
38. Saarinen M, Siimes MA, Dallman PR. Iron absorption in infants: high bioavailability of breast milk iron as indicated by the extrinsec tag method of iron absorption and by the concentration of serum ferritin. J Pediatr 1977;91(1):36-9.
39. Schimitz J. Complementary feeding and enteropathies. Pediatrics 2000;106(5):1286.
40. Silva DG, Sá CMMN, Priore SE, Franceschini SCC, Devincenzi UM. Ferro no leite materno: conteúdo e biodisponibilidade. J Brazilian Soc Food Nutr São Paulo, SP 2002;23:93-107.
41. Simons DA. Alimentos complementares ao desmame: quais, quando e como introduzi-los? In: Rego JD. Aleitamento Materno. São Paulo: Atheneu; 2001. p. 299-312.
42. Simmons R. Developmental origins of adult metabolic disease. Endocrinol Metabol Clinics North Am 2006;35:196-204.
43. Souza SB. Anemia e alimentação no primeiro ano de vida [tese de doutorado]. São Paulo: Faculdade de Saúde Pública da Universidade São Paulo; 1994.
44. Szarfarc SC, Souza SB, Furumoto RAV, Brunken GS, Assis AMO, Gaudenzi EN, Silva RCR, Souza JMP. Concentração de hemoglobina em crianças do nascimento até um ano de vida. Caderno de Saúde Pública 2004;20(1):266-74.
45. Torres MA, Queiroz SS. Anemia ferropriva na infância. J Pediatr (Rio J) 2000;76(8):s298.
46. Uchimura NS, Gomes AC, Uchimura TT, Yamamoto AE, Miyazato P, Rocha SF. Estudo dos fatores de risco para desmame precoce. Acta Sci 2001;23(3):713-8.
47. Valdéz V, Sánchez AP, Labbok M. Manejo clínico da lactação. Assistência à nutriz e ao lactente. Rio de Janeiro: Revinter; 1996. 128p.
48. Victora CG et al. Evidence for protection by breastfeeding against infant deaths from infect ious diseases in Brazil. Lancet 1987;2:319-22.
49. Victora CG, Fuchs SC, Kirkwood BR, Lombardi C, Barros FC. Breast-feeding, nutritional status, and other prognostic for dehydration among young children with diarrhoea in Brazil. WHO Bull 1992;70:467-75.
50. Wong WW. A alimentação nas primeiras etapas da vida e a regulação do metabolismo do colesterol. Brochuras Nestlé; 1996. p. 36.

9.2.3 ALTERAÇÕES OROFACIAIS ANATÔMICAS E FUNCIONAIS DECORRENTES DO USO DA MAMADEIRA

Pedro Pileggi Vinha
Gabriela Dorothy de Carvalho
Germano Brandão

ALTERAÇÕES MORFOFUNCIONAIS DECORRENTES DO USO DA MAMADEIRA

Introdução

É conceito universal que crianças alimentadas no peito são muito menos propensas a desenvolver doenças que aquelas que receberam outro tipo de alimentação nos seus primeiros meses de vida.

Mas, este capítulo não tratará das doenças decorrentes da substituição do leite materno por leite de vaca ou por fórmulas lácteas industrializadas. É verdade que, historicamente, as amas-de-leite, as ações entre amigas-do-peito, as doações de leite entre as mulheres lactantes e diversas outras modalidades de aleitamento com leite humano foram responsáveis por salvar muitas vidas. E, modernamente, o leite humano coletado e pasteurizado é uma solução brilhante para as mães que não conseguem amamentar seus filhos.

Mas não importa somente o líquido. Este capítulo tratará, isso sim, das doenças decorrentes da utilização da mamadeira (estrutura física) e seus bicos artificiais (diversos tipos) e o quanto eles podem ser nocivos ao desenvolvimento do recém-nascido e a sua saúde como um todo. O conteúdo da mamadeira não será a parte mais importante deste texto.

Das várias diferenças entre o peito materno e as mamadeiras, três delas merecem atenção especial:

- Pega, posicionamento da língua e deglutição.
- Forma de extração do leite.
- Forma e elasticidade dos bicos.

Entretanto, é necessário explicar como se processa cada uma das formas de aleitamento para que se possa entender suas diferenças e suas conseqüências.

ALEITAMENTO NATURAL

Introdução

No instante do nascimento, os recém-nascidos já estão preparados para a sucção no peito materno porque o reflexo da sucção é inato e permite a sobrevivência fora do útero. O sugar é uma necessidade neurológica da criança, além de ser também sua primeira ação coordenada[20,29,54]. Por motivos didáticos, ele é dividido em quatro partes[16], desde a procura do peito até à deglutição.

O reflexo da procura é o primeiro e corresponde a dois atos: virar a cabeça quando se toca algo na bochecha ou lábio e abertura da boca, ampla e com o meio para a frente.

O segundo, da sucção, é provocado pela estimulação do mamilo no palato da criança e tem a função de posicioná-lo no interior da cavidade bucal.

O terceiro, da apreensão fásica, corresponde aos movimentos mandibulares típicos da ordenha para a retirada do leite, enquanto o último dos reflexos inatos seria o da deglutição, que ocorre em resposta à presença do leite na parte posterior da língua e no palato mole, disparando o processo de deglutição inconsciente[16].

Pega

Quando a criança pega o peito, ela tenta fazê-lo procurando abocanhar toda a aréola ou a maior parte possível dela (2cm além do mamilo em média)[16,63].

Junto, uma quantidade de ar entra na boca e é levado por pressão negativa para a região orofaringeana[2,16,65], onde será eliminado junto da respiração normal. Por meio dessa pressão negativa mais os movimentos da língua e da mandíbula, o bico é distendido para o interior da boca, de tal forma que todo o palato duro entre em contato com ele[3]. Os coxins de gordura das bochechas asseguram a ausência de ar ao se moldarem aos espaços entre cada um dos lados da língua e entre os rebordos gengivais superior e inferior[16]. O recém-nascido leva a ponta do bico até a região entre o palato mole e o palato duro[3,57] alongando-o cerca de três vezes seu tamanho[2,17,35,63].

É importante frisar que essa é uma das poucas vezes que a criança gera uma real pressão negativa intra-oral, que tem como principal finalidade puxar o bico do peito para o interior da boca.

O lábio superior é mais efetivo e ativo nesse "englobamento" da aréola que o inferior[3], sendo este fato muito importante para este estudo (Fig. 9.10).

Uma das principais qualidades do mamilo (quando comparado ao bico de plástico) é quanto à forma, ou seja, o mamilo dentro da boca da criança não apresenta uma forma constante ou delineada. Ele vai ocupar todo o espaço livre dentro da cavidade bucal, adaptando-se a todas as estruturas (língua, rodetes gengivais e palato duro)[13,63].

Desde o início, a língua está anteriorizada, ou seja, entre o rodete inferior e a base do bico[3,63]. Nessa posição, todo o dorso da língua entra em contato com a parte inferior do mamilo, da aréola à ponta do bico, que se situa no

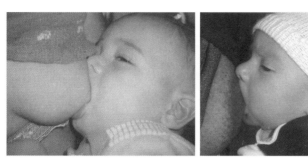

Figura 9.10 – Boa pega. Observar a grande abertura de boca.

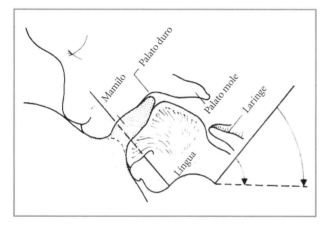

Figura 9.11 – Ultra-sonografia lateral de criança no peito materno[59].

limite entre o palato mole e o palato duro, liberando totalmente a orofaringe que fica desobstruída para a passagem de ar (Fig. 9.11).

Extração do leite

A extração do leite inicia-se quando a mandíbula começa a ordenhar o peito. Esses movimentos, que serão mostrados isoladamente, ocorrem de maneira concomitante e confundem-se entre si, mas didaticamente a separação dos movimentos é a melhor forma de se explicar o processo da ordenha.

■ Abertura

O primeiro movimento é o de abaixamento mandibular.

■ Protrusão

A protrusão (ou avanço) mandibular tem por objetivo alcançar os seios lactóforos que se encontram sob a aréola. Para isso, uma série de músculos tracionam a mandíbula para a frente, estimulando as articulações temporomandibulares. Esse movimento, o de protrusão mandibular, é o principal responsável pelo crescimento mandibular.

■ Fechamento

Após a protrusão mandibular, ocorre a elevação desse osso, para comprimir ou apreender os seios lactóforos.

Para que ocorra compressão efetiva dos seios lactóforos[63], o rodete inferior (que é o mesmo que rebordo alveolar inferior, isto é, o local onde vão aparecer os dentes inferiores) eleva-se contra o superior, a língua também se justapõe mais firmemente em relação ao bico do peito. Os seios lactóforos comprimidos começam a ejetar o leite através dos canalículos e poros mamilares para o interior da boca. Essa compressão é tanta que o comprimento vertical do bico do peito entre os rebordos gengivais cai aproximadamente pela metade[3,16,37].

■ Retrusão

Somente a compressão não seria suficiente para a extração do leite e um movimento de retorno da mandíbula (para trás) inicia-se para que os rebordos e a língua, que já estão comprimindo os seios lactóforos, tragam o leite para os ductos e conseqüentemente para fora do peito (Fig. 9.12).

É importante observar que em nenhum momento a língua saiu da região anterior, entre a mandíbula e o peito, mesmo durante os movimentos de protrusão mandibular. Outro fato importante é que, mesmo quando a mandíbula se abaixa, o mamilo permanece em contanto com o palato duro por ação exclusiva da musculatura da língua[3]. Esse fato é tão significativo que ele é uma das principais diferenças entre a amamentação e a mamadeira e um dos fatores responsáveis por todas as complicações oriundas do uso de bicos de plástico.

> Em nenhum momento a língua saiu da região anterior, entre a mandíbula e o peito, mesmo durante os movimentos de protrusão mandibular.

Diversos autores afirmam que existe uma mínima pressão negativa na orofaringe, mas todos acreditam que essa serve para ajudar a manter o bico em posição dentro da boca da criança[3,16,63]. Alguns afirmam que essa mínima quantidade de pressão negativa é útil para ajudar na extração do leite, mas todos concordam que a musculatura bucinadora e perioral não permanecem ativas. A atividade de compressão mandibular é muito mais importante para a retirada do leite que a pressão negativa[23]. Outra sugestão é a de que uma pressão positiva intra-alveolar no peito materno também ajuda a expelir o leite[16,63].

Acredita-se que todos os fatores atuam concomitantemente, mas os movimentos mandibulares e a língua são a chave mestra de todo o sistema de ordenha, realizando a maior parte da extração do leite.

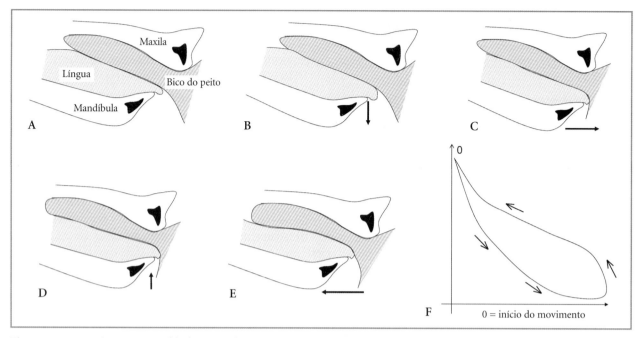

Figura 9.12 – Movimentos mandibulares no aleitamento materno. Posição mandibular inicial (**A**), abertura (**B**), protrusão (**C**), fechamento (**D**) e retrusão (**E**). (**F**) Movimento descrito pela mandíbula, uma vista lateral.

Deglutição

Quando o leite começa a cair sobre a língua, já na região do palato mole, um movimento peristáltico rítmico é disparado, iniciando-se na ponta da língua e direcionando-se para a orofaringe, comprimindo todo o mamilo contra o palato duro, da aréola até o bico, terminando o trabalho de extração do leite de dentro do peito[1,3,57,63] (Fig. 9.13).

Com o leite já na orofaringe, o mecanismo de deglutição autônomo é disparado. Imediatamente, os músculos da faringe contraem-se, diminuindo seu diâmetro. Ao mesmo tempo, três outros músculos relacionados ao palato mole entram em ação. O músculo tensor do palato e o elevador do palato promovem um adensamento da região anterior, projetando-o para a frente e para baixo, elevando também a porção posterior. Já o músculo da úvula promove elevação e adensamento dela, liberando toda a passagem orofaríngea para a deglutição[27,43,63], evitando o refluxo do leite para o interior da cavidade nasal. O tensor do palato mole é também o responsável pela abertura da tuba auditiva, que iguala a pressão atmosférica no interior da orelha média.

Após a deglutição, a inspiração reposiciona o palato mole e abre novamente as vias respiratórias póstero-superiores, inserindo ar novamente na faringe.

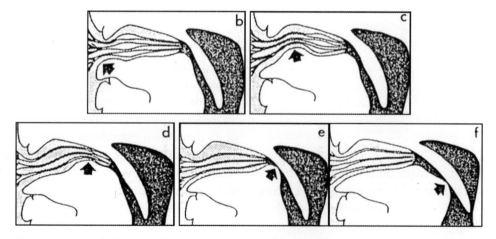

Figura 9.13 – Deglutição no peito materno. A língua durante todo o processo permanece à frente do rebordo inferior[16].

Benefícios da ordenha

O objetivo desta parte é ilustrar como a amamentação é um dos melhores métodos preventivos do desenvolvimento orofacial correto e de suas funções, principalmente a respiratória.

A pega correta no peito propiciará ao recém-nascido um desenvolvimento correto dos músculos labiais, facilitando o vedamento labial e mantendo uma postura lingual sempre anteriorizada.

É importante ressaltar que no ato da extração do leite materno os movimentos de protrusão e retrusão mandibulares são a primeira mola propulsora do crescimento correto e desenvolvimento orofacial, mas principalmente o crescimento mandibular[5,8,18,44].

Fisiologicamente, todo recém-nascido apresenta a mandíbula retroposicionada em relação à maxila, de 8 a 12mm (Fig. 9.14)[18,50] para facilitar a passagem da criança pelo canal vaginal. A ordenha no peito materno, com movimentos ântero-posteriores vigorosos, gerará um crescimento suplementar da mandíbula, reduzindo sua distância em relação à maxila em até 1mm[50] (Fig. 9.15).

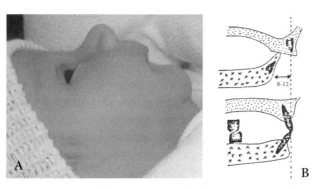

Figura 9.14 – A) Retroposição mandibular no RN. B) Desenho da relação maxilomandibular antes e depois do aleitamento[18].

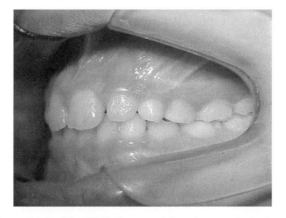

Figura 9.15 – Mandíbula bem posicionada em relação à maxila. Observar os incisivos inferiores tocando a parte posterior dos superiores.

Desde 1938, o crescimento mandibular é descrito na literatura científica como conseqüência do aleitamento materno.

Esse crescimento ocorre porque a cartilagem do côndilo mandibular (centro de crescimento de toda a mandíbula) é de um tipo especial e seu crescimento depende de estímulos mecânicos, sendo a ordenha o único movimento do recém-nascido que possibilita a estimulação correta dessa cartilagem[19,28,42-44].

A amamentação é o mais importante e efetivo meio para uma relação maxilomandibular correta. Os movimentos mandibulares também estimulam as articulações temporomandibulares, promovendo sua maturação e preparando toda a estrutura articular para a alimentação sólida.

Outro fator importante a ser analisado é a liberação das vias aéreas posteriores. O crescimento mandibular é fundamental para que a língua se posicione anteriormente em relação à orofaringe, mantendo essa via aérea sempre aberta à passagem do ar[8,39].

Já na deglutição, vários benefícios poderiam ser citados, porém dois são de grande importância. O primeiro é que a língua, em todos os momentos, é trabalhada e tonificada em uma posição anteriorizada, mantendo a orofaringe sempre liberada para uma respiração nasal, além de propiciar uma deglutição correta, evitando mordidas abertas ou protrusões dentomaxilares (dentes anteriorizados) e promovendo um desenvolvimento efetivo maxilar transversal.

O segundo fator, não menos importante, é que o músculo tensor do palato mole causa a abertura da tuba auditiva de maneira bastante eficaz, promovendo um equilíbrio correto da pressão intra-auricular, reduzindo em muito as otites de repetição. A amamentação no peito gera padrões saudáveis de deglutição no adulto[40,41].

> Há duas particularidades importantes do aleitamento materno: a primeira é que o leite não é extraído por pressão negativa e sim por movimentos mandibulares vigorosos e a segunda é que o músculo bucinador não participa em praticamente nada nesse processo.

ALEITAMENTO ARTIFICIAL

Introdução

A utilização da mamadeira seria o caminho mais fácil para uma alternativa em relação ao aleitamento materno. Satisfaria as necessidades alimentares da criança e acalmaria a ansiedade dos pais, resolvendo problemas imediatos.

Acontece que a amamentação é muito mais do que simplesmente encher a barriga da criança de leite. Além desse fator, o ato de mamar envolve questões não menos importantes como fatores neurológicos, imunológicos, psicológicos, musculares e desenvolvimento facial, entre outros.

Este capítulo tem por objetivo demonstrar que o trabalho que a criança faz com a mamadeira altera o desenvolvimento muscular e esquelético da sua face, minimizando o crescimento das estruturas suas ósseas, predispondo as crianças a doenças, simplesmente por trabalhar grupos musculares incorretamente.

Pega

A pega da criança no bico artificial é feita com o abocanhamento da maior parte do bico, levando-o aproximadamente até a região final do palato duro[2].

O vedamento labial se dá principalmente à custa do lábio inferior, o que corresponde exatamente ao oposto do peito, e em muitos casos ele foi encontrado à frente do lábio superior, quase que dobrado sobre si mesmo, enquanto os músculos do lábio superior são muito pouco exigidos, permanecendo encurtados.

A criança tem pouca necessidade de abrir a boca para fazer uma "boa" pega na mamadeira. O diâmetro da base do bico, sempre constante, nunca se altera e não acompanha o crescimento nem as necessidades da boca da criança. É importante ressaltar que, devido à forma constante do bico de plástico, a boca é que tem que se adaptar ao formato dele.

Um bom vedamento labial na mamadeira também é fundamental, pois é a única forma de se conseguir uma boa pressão negativa intrabucal, garantindo a extração do leite.

Juntamente com o abocanhar do bico, a língua e os rodetes gengivais vão posicionando-se concomitantemente. Na maioria dos casos, a língua vai permanecer logo atrás do rebordo gengival inferior e este em contanto com o bico da mamadeira. A ponta da língua fica baixa e o dorso elevado (exatamente o oposto do aleitamento materno)[2] (Fig. 9.16).

Uma outra função da língua é a de manter o fluxo do leite e para isso eleva ainda mais sua porção posterior, alterando completamente a postura natural. Essa má postura lingual resultará em hipotonia generalizada, mas principalmente da sua porção anterior[40].

A utilização de bicos ortodônticos, de modo geral mais curtos em relação aos bicos comuns e voltados para o palato, não alterou muito os procedimentos para a obtenção do leite pela criança[5]. A diminuição do comprimento do bico acaba gerando maior dificuldade de extração do leite. O processo de deglutição é disparado mais tardiamente e foi observado maior esforço, inclusive com aumento da pressão negativa para a retirada do leite.

Porém, um fator mais importante merece atenção especial: em todos os casos, a ponta da língua permaneceu mais baixa e mais posteriorizada em relação ao bico artificial comum. Além disso, os movimentos peristálticos da língua foram mais incorretos, prejudicando ainda mais a fisiologia da deglutição e mantendo um posicionamento mais incorreto da língua[3] (Fig. 9.17).

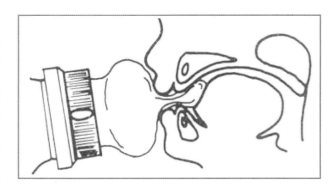

Figura 9.17 – Mamadeira com bico ortodôntico na criança. Observar o posicionamento da língua mais baixo e posterior[19].

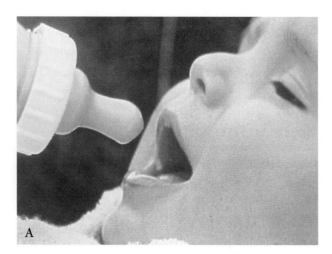

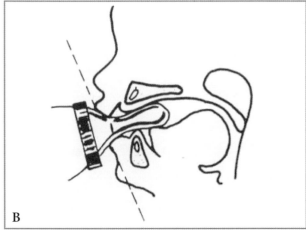

Figura 9.16 – A) Criança tomando mamadeira. Observar a ponta da língua baixa para receber a mamadeira. **B)** Posicionamento da língua na mamadeira (anterior baixa e posterior elevada)[19].

Extração do leite

Estudos em animais e humanos verificaram que a principal forma de extração do líquido da mamadeira é por meio de uma pressão negativa intra-oral, chupando o leite do seu interior para a boca[62].

O termo sucção por si só já diz que existe uma diferença gritante entre os atos de ordenhar e sugar. Esta talvez seja a principal diferença entre o aleitamento natural e o artificial. Ou seja, a criança ordenha o peito materno enquanto na mamadeira ela chupa o leite.

Em média, essa pressão subatmosférica intrabucal varia de 75 a 1,5cm/água[49]. Esses valores não variariam muito com a idade da criança nem de uma para a outra[9], sendo alterado mais em função do tamanho do orifício do bico.

Na maioria dos casos, a criança retira o leite através da sucção juntamente com movimentos mandibulares de sobe e desce, como um pistão[46], porém esses movimentos não são efetivos para se extrair o leite. Em nenhum caso foram observados os movimentos de protrusão e retrusão mandibular, como os da ordenha. Existem relatos de que em alguns casos a única forma de extração do leite pela criança era exclusivamente a sucção, sem nenhum movimento mandibular[24].

Colley e Creamer (1958)[9], realizando um trabalho no qual mediam a quantidade de sucção que a criança fazia para tirar o leite da mamadeira, concluíram: "...sugar, em vez de apertar o bico (da mamadeira) é a mais importante ação para se obter o leite..."

A sucção feita pela criança é exatamente igual àquela realizada pelo adulto e, para que isso ocorra, o músculo bucinador, que não deveria ser estimulado no processo do aleitamento, passa a ter uma função extra, hipertonificando-se e comprimindo o complexo maxilomandibular, impedindo seu desenvolvimento transversal.

Como o crescimento mandibular depende dos movimentos de avanço e retrusão da mandíbula, chega-se à conclusão de que a mandíbula apresentara um comprimento final aquém do ideal (Fig. 9.18).

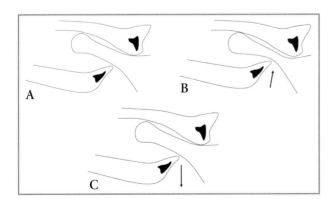

Figura 9.18 – Movimentos mandibulares na mamadeira. A) Posição mandibular inicial. B) Fechamento vertical. C) Abertura vertical.

Em casos de furos pequenos, a sucção tem que ser mais forte, porque o volume de leite que passa pelo orifício do bico é pequeno. Nos casos de furos maiores, a sucção é com menor intensidade, porém a língua necessita ficar mais posteriorizada para conter o fluxo do leite, provavelmente em excesso[40].

Deglutição

Parte do leite armazenado no interior da boca acaba escorrendo pelas laterais (entre a língua e os pilares anteriores), procedimento esse observado apenas em crianças recém-nascidas alimentadas por meio da mamadeira e em herbívoros com excesso de bolo alimentar dentro da boca. Esses canais laterais permitem que o leite escorra até a região da epiglote, causando interrupção rápida e temporária na respiração, gerando uma deglutição anormal e, às vezes, fazendo a criança engasgar. Períodos apnéicos durante o processo do aleitamento artificial em crianças que tiveram sua gestação antecipada são comumente relatados na literatura. Essas mesmas crianças prematuras (menos de 37 semanas de vida gestacional) não conseguiram coordenar a sucção com a mamadeira e a deglutição[7,28,49,64].

Com o líquido depositado na região posterior da boca, o processo da deglutição é disparado automaticamente e movimentos peristálticos da língua são iniciados, não na ponta da língua, e sim na sua região mais posterior. Nesse instante, o palato mole é elevado para cima e para trás, contra a parede posterior da faringe. A criança pára de respirar, a cavidade nasal fica protegida de refluxos do leite pelo palato mole e o leite desce para o esôfago. Ainda sem uma explicação precisa, é notado um funcionamento diferente do palato mole no ato da deglutição quando comparado com o aleitamento natural.

Logo após, a criança abre a boca, "solta" o bico de plástico e permite a entrada de ar no interior da cavidade bucal, para que o ar entre na mamadeira e anule a pressão negativa formada em seu interior pela saída do líquido[62]. Pronto, a faringe está repleta de ar e aberta, enquanto o bico está novamente cheio de leite, podendo o ciclo recomeçar.

Conclusões

Atualmente, sabe-se que o principal método de extração do leite no peito é por meio de movimentos de ordenha e que nenhum bico artificial consegue estimular a mandíbula da mesma forma[19].

A sucção (pressão negativa intra-oral) da mamadeira é a maior das vilãs do aleitamento artificial. Ela causa hipertonia do músculo bucinador e diminui a tonicidade lingual. A conseqüência de um bucinador hipertônico será a compressão do maxilar, diminuindo seu desenvolvimento no sentido transversal e aprofundando o palato duro. A língua hipotônica, ao contrário, deixará de estimular a maxila para fora (lateralmente), diminuindo ainda mais o estímulo de desenvolvimento transversal maxilar, acentuando ainda mais sua atresia.

Além disso, o posicionamento da ponta da língua na mamadeira é baixo e posteriorizado, com o dorso muito elevado, dificultando a passagem de ar na orofaringe.

Movimentos de pistão da mandíbula (sobe e desce) foram verificados na maioria dos casos durante o uso dos bicos artificiais, mas infelizmente esses movimentos não trabalham a musculatura de forma correta e equilibrada, não produzem crescimento mandibular, não igualam as bases ósseas (maxila e mandíbula), não estimulam corretamente as articulações, além de não serem úteis na extração do leite.

Todo o processo do aleitamento na mamadeira gira em torno de 5 a 10 minutos. Dessa forma, as necessidades fisiológicas e neurológicas do sugar também estão comprometidas. Portanto, a mamadeira nunca substitui a necessidade neurológica de sugar. Ao optar pelo uso de copo no aleitamento infantil, a necessidade de sucção da criança não é preenchida assim como na mamadeira, não podendo ser essa uma desculpa para seu uso.

Para finalizar, é importante relatar que alguns autores concordam também em outro ponto: o bico comum projeta o leite muito para posterior, o que impede uma pré-digestão do alimento dentro da boca[32,35,54].

> A mamadeira nunca substitui a necessidade da criança de sugar.

Forma do bico

Uma das maiores diferenças em relação aos dois tipos de aleitamento está no bico. Por meio dele podem-se demonstrar diferenças claras e numéricas em um comparativo bem específico.

Das várias diferenças, uma delas é a protratibilidade, ou seja, a capacidade de distender-se ou alongar-se em direção ao interior da boca (elasticidade longitudinal). Ela varia conforme a marca do bico, porém todas apresentam uma capacidade elástica muito inferior ao bico do peito[39]. Para compensar a falta de protratibilidade, a criança é obrigada a colocar o bico plástico até o final do palato duro, ejetando o leite muito para posterior[32,35,54].

Como descrito, os bicos artificiais pouco se alteram em relação ao seu comprimento, enquanto o bico do peito é consideravelmente protrátil e seu comprimento é determinado pela boca da criança[37].

Em valores percentuais, foi verificado que o bico do peito materno chega a distender-se mais que o dobro do tamanho original (108% aproximadamente)[37], chegando até a três vezes seu tamanho (208%)[36], enquanto os bicos artificiais apresentam pouca capacidade de distender-se, variando de 66% do tamanho original (bico Ross) até 14%, (marca Nuk)[3,17,38,63] (Fig. 9.19).

Outra importante diferença entre os dois tipos de aleitamento é quanto à compressão do bico, tanto na base quanto na ponta.

A taxa de compressão na base do bico (região dos rebordos gengivais, compressão axial) materno é de 73% (do tamanho original), enquanto nos bicos de plástico, em todos os casos, a taxa de compressão é inferior. Os bicos de plástico, na sua base, são muito menos compressíveis que o bico do peito[37,38].

A compressão na ponta do bico (compressão coronária) também não é compatível com o bico materno, sendo que a Nuk monstrou-se excessivamente compressível (33%), causando muito retorno do leite para o interior da mamadeira. As outras marcas comprimem apenas um terço (média 67%) do seu tamanho, ou seja, pouco elásticas, comparando-se ao peito, que permite uma compressão pela criança de aproximadamente metade (56%) da sua altura original.

Outros fatores relativos ao bico de plástico também influem muito: sua forma, rigidez, consistência, capacidade de distensão, comprimento e espessura do furo. Observou-se que quanto mais fino o furo ou menor o diâmetro do bico, mais pressão negativa era necessária para a extração do leite e maior o tempo da mamada[49]. Porém, nos

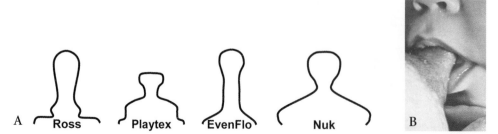

Figura 9.19 – **A**) Forma dos bicos artificiais estudados. **B**) Forma imprecisa do bico materno ao sair da boca, mostrando sua adaptação às estruturas bucais[37,38] (os bicos artificiais estão fora de escala).

bicos mais largos foi observado que a criança se alimentava mais rápido e fazia menos movimentos de abaixamento e elevação mandibular que nos demais bicos. No primeiro caso, tem-se um músculo bucinador muito forte, enquanto no segundo, uma língua mais posteriorizada.

De modo geral, a musculatura funciona de forma parecida com ambos os tipos de bicos de plástico, o ortodôntico e o comum, mas a maior variação está no posicionamento lingual.

Bicos ortodônticos podem diminuir problemas em relação à oclusão, como mordidas abertas e deglutição atípica, mas pioram a tonicidade lingual, favorecendo a instalação de problemas respiratórios. Bicos comuns (não-ortodônticos) melhoram a tonicidade da língua, mas pioram os fatores dentais e fonoarticulatórios, promovendo maiores índices de problemas oclusais e dificultando a fonação futuramente.

PRINCIPAIS DIFERENÇAS ENTRE O ALEITAMENTO MATERNO E O ALEITAMENTO ARTIFICIAL NA MAMADEIRA

As principais diferenças entre os dois tipos de aleitamento (Quadro 9.2), entre dezenas, fixando-se exclusivamente nos fatores "mecânicos" do aleitamento estão descritas a seguir:

Quadro 9.2 – Diferenças entre o aleitamento materno e o artificial.

Aleitamento materno	Aleitamento artificial
Extração mecânica	Pressão negativa
Ordenha	Movimento pistão
Bico anatômico e elástico	Bico rígido e não-anatômico
Palato mole funcional	Palato mole hipofuncional

Forma de extração do leite

Enquanto no aleitamento materno a extração do leite é feita mecanicamente, através de movimentos mandibulares vigorosos, no aleitamento artificial a extração do leite é feita através da utilização da pressão negativa, basicamente à custa do músculo bucinador.

Movimentos mandibulares

Movimentos de abertura, protrusão, fechamento e retrusão mandibular são observados obrigatoriamente no aleitamento materno, enquanto apenas movimentos de abertura e fechamento (pistão) são observados na criança que mama na mamadeira.

Anatomia e características físicas dos bicos

As diferenças entre as características dos bicos são fundamentais quando se está comparando os tipos de aleitamento, pois enquanto um se adapta à boca (mamilo) o outro exige que a criança se adapte a ele (bicos artificiais).

Funcionamento do palato mole

O palato mole tem a mesma função no ato da deglutição em qualquer tipo de aleitamento (vedamento entre a nasofaringe e a orofaringe), porém sua eficiência muscular difere conforme o tipo de bico (natural ou artificial), como será descrito posteriormente.

PATOLOGIAS DIRETAMENTE RELACIONADAS À MAMADEIRA

Como descrito anteriormente, o foco deste capítulo é demonstrar como a utilização de mamadeiras causa prejuízos à saúde e ao desenvolvimento da criança, porém focando apenas os aspectos mecânicos provenientes do uso do bico artificial. Questões imunológicas, digestivas ou quaisquer outras doenças relacionadas ao leite apenas serão citadas, não que por isso represente menor importância. Porém, antes de começar a demonstrá-las, é importante compreender uma pequena lei que rege o crescimento e o desenvolvimento da face e a cavidade bucal. O equilíbrio funcional de Hotz.

Essa lei explica o posicionamento dos dentes e o crescimento das estruturas ósseas, demonstrando que eles estão a mercê das estruturas moles. Resumindo, os dentes e o crescimento maxilomandibular são determinados pela pressão da língua para fora, enquanto a musculatura externa (bucinador e músculos nasolabiais) pressiona para dentro. Portanto, passa a ser compreensível que o crescimento craniofacial, como um todo, dependa de um bom controle de toda a musculatura envolvida.

Para que isso aconteça, a musculatura necessita ser corretamente estimulada, permitindo que suas funções e tonicidades sejam adequadas. Quando uma delas está em desequilíbrio, a direção de crescimento dos ossos pode ser alterada, deformando sua forma final.

O melhor exemplo que se tem é o desenvolvimento transversal da maxila. Do lado interno existe a língua promovendo uma pressão para fora, enquanto no lado externo os músculos bucinadores promovem a compressão desse osso para dentro. O equilíbrio entre eles acaba gerando um crescimento correto da maxila, permitindo um bom desenvolvimento transversal, acomodando todos os dentes, mantendo o palato baixo e um espaço suficiente para que a língua se posicione dentro da boca. Caso a língua seja hipotônica ou o bucinador muito forte, a maxila será comprimida (tornando-se atrésica), com incisivos vestibularizados (para a frente) ou apinhados, normalmente um palato profundo e a língua posteriorizada, pois ela não cabe dentro da boca.

Compreendendo essa lei que rege o desenvolvimento, fica claro entender alguns dos danos causados pelo aleitamento artificial.

Alterações musculares da face e da boca

As principais alterações musculares causadas pelo uso de bicos artificiais são:

- Hipertonia do bucinador.
- Hipotonia lingual.
- Flacidez labial inferior e encurtamento labial superior.

Como descrito anteriormente, o bucinador é o músculo que permite o desenvolvimento transversal da maxila. Durante o aleitamento materno, ele deve permanecer "inerte" durante todo o processo, apresentando uma tonicidade discreta, pois esse músculo apresentara futuramente a função de impedir que os tecidos internos da bochecha possam ser mastigados pelos dentes.

No uso de chupetas e mamadeiras, o bucinador passa a ser o principal responsável pela sucção, sofrendo um processo de estimulação excessiva, aumentando seu tônus.

Em contrapartida, durante a amamentação a língua permanece todo o tempo anteriorizada (à frente do rebordo inferior), ganhando tonicidade nos seus diversos músculos. O dorso permanece baixo, recebendo o leite em forma de concha, estimulando a musculatura lateral que eleva suas bordas e mantém-se todo o tempo fora da orofaringe.

No bico artificial ela se posicionará com a ponta baixa e com seu dorso elevado, participando apenas no controle do fluxo do leite. No bico dito ortodôntico, sua ponta fica ainda mais baixa e seu dorso mais elevado, posicionando-se mais posteriormente ainda, avançando sobre a orofaringe (Fig. 9.20).

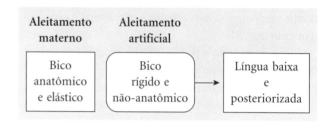

Figura 9.20 – Diferenças entre os bicos.

A falta de estímulos corretos acaba gerando hipotonia generalizada na língua, principalmente no sentido transversal, com a ponta baixa e o dorso elevado.

Os músculos perilabiais também têm alterações profundas. Provavelmente, devido à pequena área que a criança abocanha no bico de plástico, sua pouca espessura e por não necessitar de movimentos ântero-posteriores da mandíbula, essa musculatura também tem sua dinâmica alterada.

No peito, o vedamento periférico é perfeito e o lábio superior é comprovadamente o principal responsável pela sua manutenção. O lábio inferior também abocanha a aréola de forma suave e com tonicidade adequada, enquanto a musculatura mental permanece inerte (Fig. 9.21).

Quando fora do peito, o vedamento labial passa a ser natural e fisiológico, com o lábio superior "descendo" normalmente e procurando o lábio inferior que estará bem posicionado.

Já no bico de plástico, o lábio inferior passa a ser o principal responsável pelo selamento periférico e muitas vezes

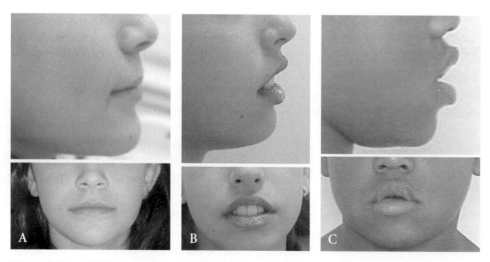

Figura 9.21 – A) Criança com vedamento labial passivo. B e C) Crianças com lábios inferiores hipotônicos e superiores encurtados.

utilizando o músculo mental. O lábio inferior chega a dobrar-se sobre ele mesmo, formando o "C" invertido e sua elevação é realizada pelo músculo mental. Já o lábio superior torna-se passivo, diminuindo seu comprimento, provavelmente por causa da inclinação da mamadeira.

Como resultado, um lábio inferior hipotônico (flácido), evertido, incapaz de manter-se normal, uma musculatura mental hipertonificada e responsável pelo vedamento labial e um lábio superior encurtado, normalmente com ausência de vedamento labial passivo.

Alterações esqueléticas e oclusais

Basicamente, podem-se atribuir vários problemas esqueléticos da face à mamadeira, porém dois deles merecem mais destaque:

- Atresia maxilar.
- Hipodesenvolvimento mandibular.

▪ Maxila

Como demonstrado anteriormente, o desenvolvimento dos tecidos duros é guiado pelos tecidos musculares, sendo por eles estimulado ou inibido, segundo sua tonicidade ou função.

A maxila é um osso par, com duas partes que acabam se fusionando e formando a maior parte do palato duro. Posteriormente, têm-se os ossos palatinos que farão o término do palato duro. Tanto os ossos palatinos quanto os maxilares formarão a base da cavidade nasal e suas paredes laterais, juntamente com outros ossos.

A maxila em especial é um osso extremamente maleável, muito suscetível às pressões musculares, em especial língua e bucinador.

No aleitamento natural, a língua é bem trabalhada e o bucinador pouco estimulado, permitindo um desenvolvimento maxilar correto no sentido transversal, mantendo o palato baixo e largo, um bom espaço para a língua no sentido transversal[55] e um bom diâmetro também da cavidade nasal, garantindo passagem de ar satisfatória (Fig. 9.22).

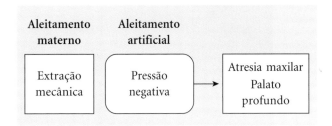

Figura 9.22 – Tipos de extração.

No aleitamento artificial, a extração do leite por pressão negativa acaba comprimindo os maxilares (pois o músculo bucinador é muito estimulado, enquanto a língua é flácida), impedindo seu desenvolvimento transversal e ocorrendo atresia maxilar (falta de desenvolvimento transversal), principalmente na região dos primeiros pré-molares (Fig. 9.23).

Com o aprofundamento do palato, também ocorrerá a elevação da base do nariz, causando desvios de septo, como será detalhado posteriormente.

Além disso, a atresia maxilar promoverá duas patologias oclusais também bastante comuns em crianças que utilizam bicos artificiais: a mordida cruzada posterior e os incisivos vestibularizados ou apinhados.

A diminuição transversal da maxila faz com que a mandíbula se desenvolva mais que ela (no sentido transversal), promovendo uma inversão da mordida (Fig. 9.24). Essa pode ser bilateral ou unilateral, sendo a segunda responsável por assimetrias faciais, problemas articulares futuros, além de outras patologias associadas. Crianças que sugam bicos artificiais (sucção não-nutritiva) apresentam o dobro de risco de desenvolver mordidas cruzadas posteriores[55].

Essa mesma diminuição transversal também vai diminuir o espaço para caber os dentes na maxila, ocorrendo

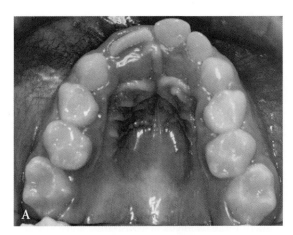
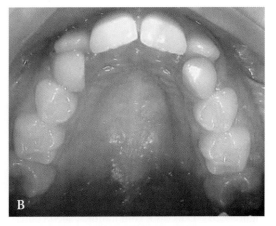

Figura 9.23 – Atresias maxilares, principalmente na área de pré-molares, ambas associadas a palato profundo.

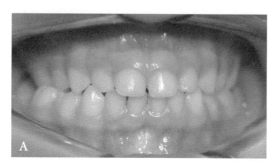 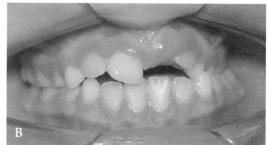

Figura 9.24 – Mordida cruzada posterior direta (A) e esquerda (B).

então a projeção dos dentes para a frente (vestibularizados – Figs. 9.23A e 9.25) ou apinhados (encavalados – Fig. 9.23B). A projeção dos incisivos dificulta ainda mais o vedamento labial passivo da criança, a mastigação também passa a ser prejudicada, a fonação pode ser alterada além do fator estético, deixando a face e o sorriso em desarmonia.

Outra conseqüência da língua "trabalhada" pela mamadeira é a mordida aberta. Essa alteração oclusal caracteriza-se pela ausência de toque entre os incisivos superiores e inferiores no sentido vertical. Normalmente associada a uma deglutição atípica, a língua acaba causando essa deformação na porção anterior da arcada dentária de difícil solução quando adulto (Fig. 9.26).

Alterações da fala também podem estar associadas às mordidas abertas, tudo normalmente originado pelo uso de bicos artificiais.

Uma associação significativa entre problemas ortodônticos e técnica de aleitamento é observada, sendo os pacientes amamentados exclusivamente no peito menos propensos à necessidade de tratamento ortodôntico, como demonstra a tabela 9.3[33].

O trabalho muscular realizado pela mamadeira pode atrapalhar todo o crescimento do terço médio da face, promover atresias maxilares, aprofundar o palato, deformar estruturas ósseas, desviar o septo nasal, dificultar a respiração normal pelo nariz, alterar a oclusão prejudicando as funções da boca, além de prejudicar a harmonia facial.

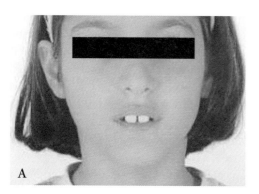 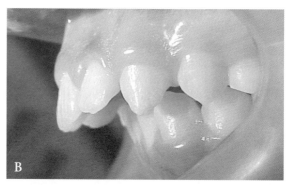

Figura 9.25 – Protrusão dos incisivos (intra e extrabucais).

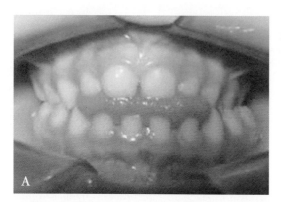 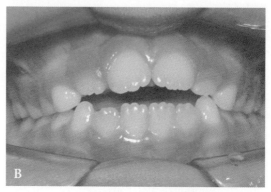

Figura 9.26 – Dois casos com mordida aberta anterior. A) interposição da língua demonstrando a deglutição atípica e com mordida cruzada posterior esquerda (B).

Tabela 9.3 – Formas de aleitamento e indicação de tratamento ortodôntico[33].

	Aleitamento materno exclusivo	Aleitamento misto	Aleitamento artificial
Indicado orto	59,6	67,5	72,4
Não indicado	40,4	32,5	27,6

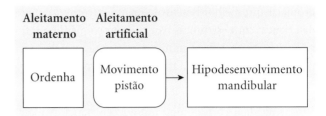

Figura 9.27 – Tipos de ordenha.

Mandíbula

A mandíbula é um osso ímpar muito mais compacto que a maxila e é por isso que a atresia mandibular é um processo mais difícil de acontecer. Diferentemente da maxila, a mandíbula apresenta dois centros de crescimento específicos, um em cada côndilo. De maneira simplificada, pode-se dizer que a mandíbula cresce a partir dos seus côndilos.

Para que o crescimento ocorra, é necessário que os côndilos sejam devidamente estimulados e, quando se fala de estímulo de crescimento na mandíbula, entende-se por protrusão ou avanço mandibular[19,42-44]. Na ordenha, os movimentos de protrusão e retrusão para a extração do leite são os que realmente geram o crescimento, promovendo um estímulo consistente e efetivo, resultando em compatibilidade entre a maxila e a mandíbula no sentido ântero-posterior para um futuro e correto engrenamento dental (classe I de Angle – Fig. 9.27)[18,19,39].

Infelizmente, o leite é extraído da mamadeira por pressão negativa intrabucal e não por movimentos de ordenha. Os poucos movimentos que existem são de pistão (sobe e desce) e não estimulam o crescimento mandibular em hipótese alguma, pois, como dito anteriormente, é necessária a protrusão para que o crescimento ocorra. Em outras palavras, normalmente a criança que usa o aleitamento artificial tem pouco estímulo de crescimento mandibular para a frente, permanecendo a mandíbula retroposicionada (para trás) em relação à maxila e provável relacionamento dentário distal (classe II de Angle – Fig. 9.28).

Existe grande associação entre relacionamento ântero-posterior deficitário e uso exclusivo da mamadeira. Davis e Bell (1991)[12] relatam que na população examinada não encontraram nenhum caso de mandíbula pequena em crianças que tiveram amamentação exclusiva no peito e concluíram que o aleitamento natural é a melhor forma de diminuir os riscos de mau relacionamento ântero-posterior. Vários artigos comprovam que, comparativamente, a ordenha no peito promove um melhor desenvolvimento orofacial e um mais rápido crescimento mandibular do que as crianças que utilizaram mamadeira[18,26,28,35,39,54].

Crianças com a mandíbula hipodesenvolvida serão sérias candidatas a apresentar, futuramente, problemas como alterações posturais globais[56], maior probabilidade de problemas articulares, problemas oclusais e desarmonias faciais, entre outras[56].

Outro problema importante relacionado com a falta de desenvolvimento mandibular está na respiração, tanto do ponto de vista da criança quanto do adulto. Em ambas as idades, a falta de desenvolvimento mandibular promove diminuição da coluna aérea orofaringeana, induzindo à respiração bucal. Já no adulto ou idoso, a mandíbula hipodesenvolvida aumenta a probabilidade de apnéia do sono e ronco.

O aleitamento natural ainda é o melhor aparelho ortopédico e ortodôntico que a criança pode usar, podendo

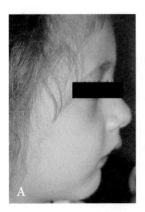 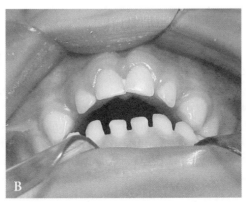 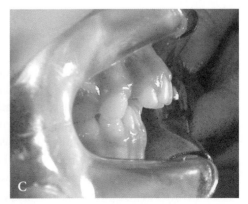

Figura 9.28 – Retrusão mandibular. A) Perfil acentuadamente convexo devido ao pouco desenvolvimento mandibular. B) Hipodesenvolvimento mandibular, com vista intrabucal. No desenvolvimento correto, os incisivos inferiores deveriam tocar a parte posterior dos superiores.

propiciar um melhor desenvolvimento estrutural da face da criança, com estruturas ósseas do terço médio e inferior compatível entre si, minimizando uma série de complicações advindas do seu mau desenvolvimento.

> O aleitamento natural ainda é o melhor aparelho ortopédico e ortodôntico que o recém-nascido pode usar.

Doenças otorrinolaringológicas

Várias doenças relacionadas ao uso do aleitamento artificial estão descritas na literatura, principalmente aquelas associadas às fórmulas lácteas industrializadas. Cólicas, rinites, hipertrofia das vegetações adenoideanas, alergias, diarréias entre tantas outras. A própria falta de anticorpos nas fórmulas já predispõe a criança a uma série de doenças infecciosas que o leite materno ajudaria a evitar. Mas descrevê-las agora sairia fora do interesse deste capítulo. Porém duas doenças em especial são de interesse, pois podem ser causadas tanto pelas complicações decorrentes das fórmulas como também pelo próprio bico artificial.

- Otite média.
- Desvio de septo.

■ Otite média

Uma das complicações mais sérias decorrentes do uso da mamadeira é a otite média. Caracteriza-se por diminuição da pressão interna da orelha média, fazendo com que os fluidos intercelulares das regiões adjacentes sejam atraídos para lá, acumulando-se na parte média da orelha interna e, conseqüentemente, infeccionando.

Essa diminuição da pressão interna normalmente é causada por uma obliteração da abertura nasal da tuba auditiva, que tem a função de igualar as pressões da orelha externa com a interna, mantendo assim o equilíbrio da membrana timpânica. Essa obliteração pode ser ocasionada por vários fatores, como excesso de secreção intranasal, rinites, hipertrofia da adenóide, entre tantos outros fatores.

A abertura da entrada nasal da tuba auditiva se dá principalmente durante o processo da deglutição, quando o músculo tensor do palato mole se contrai para promover um vedamento da rinofaringe, impedindo o refluxo de alimento para a cavidade nasal. Esse músculo atua contraindo o palato mole para a frente e para baixo na sua porção anterior e para cima na sua porção posterior. Concomitantemente, devido a sua inserção na parte superior da cartilagem da abertura da tuba auditiva, esse encurtamento promove sua abertura, igualando a pressão externa com a pressão interna da orelha (Fig. 9.29).

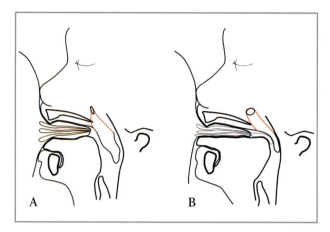

Figura 9.29 – Abertura da entrada da tuba auditiva no ato da deglutição no peito materno (em vermelho, músculo tensor do palato mole).

É devido ao mau funcionamento desse músculo durante o uso do bico artificial que a otite é considerada uma das complicações diretas do uso da mamadeira, ou seja, não só a fórmula é responsável pela otite da criança, como também o próprio bico artificial (Fig. 9.30).

> Não é só a fórmula láctea responsável pela otite da criança, mas também o bico artificial, que não estimula a musculatura adequadamente na época certa.

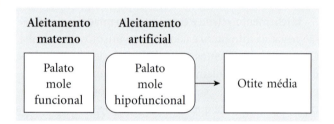

Figura 9.30 – Diferenças no palato mole.

Complicações como diminuição da audição e desenvolvimento educacional prejudicado são comuns em crianças com crises recorrentes de otite e é apontada como a segunda *causa mortis* entre os nativos do Alasca e o primeiro em emergência hospitalar no norte do Canadá.

A incidência de otite é inversamente proporcional ao tempo de aleitamento natural[47]. A diferença entre o tipo de aleitamento e a incidência de otite é estatisticamente significativa, colocando a amamentação como a principal forma profilática das otites. A introdução do aleitamento artificial antes de duas semanas de vida aumenta muito o índice de emergências em hospitais devido a crises agudas de otite média[11].

Artigos comprovam que não existem diferenças estatisticamente significativas entre o primeiro caso de otite

Tabela 9.4 – Número de episódios de otites médias agudas por criança comparando o tipo de aleitamento no seu primeiro ano[15].

Estatus do aleitamento	0-6 meses Sig	0-6 meses DP	6-12 meses Sig	6-12 meses DP	0-12 meses Sig	0-12 meses DP
Sem aleitamento natural	0,7	1,07	1,42	1,72	2,13	2,19
Peito < 4 meses	0,59	0,98	1,37	1,59	1,96	2,03
Peito ≥ 4 meses, supl. < 4 meses	0,59	1,07	1,17	1,45	1,77	1,91
Peito ≥ 4 meses, supl. 4-6 meses	0,34	0,68	1,18	1,55	1,52	1,83
Peito ≥ 6 meses	0,37	0,69	1,11	1,59	1,48	1,95
P Kruskal-Wallis	0,003		0,20		0,006	
P Linearity	0,0001		0,03		0,0003	

aguda e a forma de alimentação, mas, como mostrado na tabela 9.4, existe uma diferença significativa entre o tipo de aleitamento, o uso ou não de suplementos alimentares e a presença ou não de crises de otites no primeiro ano de vida[15].

Entretanto, a introdução de mamadeira antes dos primeiros 4 meses de vida e sua utilização exclusiva não apresentam grandes diferenças estatísticas em relação às otites. **Essa observação deixa claro que, pior que a ausência do aleitamento natural, é a presença da mamadeira.**

As explicações para isso variam muito de autor para autor.

Alguns autores relatam que a IgA encontrada no leite da mãe ataca os *Streptococcus pneumoniae* e o *Haemophilus influenzae* na região retrofaringeana, freqüentemente responsáveis pelas crises de otite. Micronutrientes do leite materno também ajudariam a proteger a criança contra estes tipos de bactérias. Outros relatam que o leite materno tem um alto índice de prostaglandinas que podem ser profiláticas. Prostraglandinas E_1 diminuem a resposta inflamatória, inibindo os leucócitos provenientes da liberação de enzimas lisossomais e reduzem a permeabilidade vascular induzida por mediadores inflamatórios vasoativos[15]. Outra teoria, bastante aceita, é a de que o leite de vaca induza a criação de anticorpos, criando problemas respiratórios e, consequentemente, otites. Hipertrofia das tonsilas, adenóide e outros tecidos linfóides da nasofaringe como resposta às proteínas pesadas do leite de vaca dificultariam a respiração nasal causando as otites purulentas[47].

Até o posicionamento da criança durante o aleitamento é cogitada como causa, mas artigos utilizando leite materno dentro da mamadeira confirmaram que a incidência de otites não diminui muito, reforçando a tese de que o maior problema é a mamadeira e não o leite (não descartando os malefícios do leite)[58]. Outros autores relatam que é comum a hipoplasia dos tensores e elevadores do palato mole, sendo uma indicação clara do mau funcionamento destes músculos[48].

A forma de extração do leite passa a ser, então, a hipótese mais aceita. O contato do bico materno no início do palato mole geraria padrões eficientes de contração do músculo tensor do palato e, consequentemente, uma correta e freqüente abertura da tuba auditiva. Na mamadeira, esse contato direto com o palato mole não ocorre, estimulando de forma incorreta o músculo tensor e apresentando uma abertura da tuba de maneira ineficaz[38]. A teoria funcional é confirmada quando se constata que crianças que se utilizam da sucção não-nutritiva (chupeta) apresentam duas vezes mais risco de desenvolverem otites[25]. É por isso que a ordenha é considerada como a principal forma de profilaxia às otites[58].

Estudos ainda são necessários, mas o fato é que um funcionamento incorreto do palato mole, por causa da mamadeira, aumenta em muito a incidência de otites nas crianças que dela se utilizam, podendo-se concluir que:

• Quanto mais tempo de aleitamento materno, menor a probabilidade de a criança apresentar otite aguda ou recorrente.
• A introdução da mamadeira antes dos 4 meses de idade representa uma queda na possibilidade de a criança vir a ter otite de apenas um quarto em relação as que nunca foram amamentadas.
• Crianças com aleitamento materno exclusivo até os 6 meses de idade diminuem de três a cinco vezes a possibilidade de desenvolverem otites repetitivas que as crianças que nunca mamaram.
• Apesar de os mecanismos da amamentação protegerem a criança de otites ainda não está totalmente esclarecido, a principal conclusão é que o aleitamento natural é a mais importante forma de profilaxia contra esse tipo de doença.

"Conclusão: o risco de desenvolver otite média em crianças é duas vezes maior em crianças que utilizam chupeta e cinco vezes maior em crianças que utilizam mamadeira que facilita muito as necessidades do dia".

Jackson, 1999[25]

■ Desvio de septo

É sempre importante lembrar que a maxila é também o principal osso que forma a cavidade nasal. Quando essa não se desenvolve na sua plenitude no sentido transversal, invariavelmente o palato aprofunda-se, avançando para cima e roubando espaço nasal não só no sentido lateral, como também no sentido vertical, prejudicando, dessa forma, a passagem de ar pelo nariz. Mesmo não sendo componente da maxila, o septo nasal passa a ser "comprimido" pelo palato que está profundo, impedindo seu desenvolvimento vertical total. Para completar seu crescimento (o septo é formado de cartilagem primária)[19], o septo apresentará um crescimento não-linear, ou seja, de maneira sinuosa[22]. O desvio de septo passa então a ser mais uma patologia relacionada com o uso do aleitamento com bicos artificiais, dificultando ainda mais a passagem do ar pelo nariz. A compressão e o estreitamento da maxila com conseqüente elevação do palato são os principais causadores do desvio de septo[21,22] (Fig. 9.31).

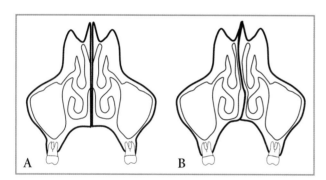

Figura 9.31 – A) Maxila normal com palato correto e septo centrado. B) Maxila atresiada, com aprofundamento do palato e conseqüente desvio de septo.

■ Respiração bucal

Como demonstrado, o uso da mamadeira com bicos artificiais é prejudicial ao recém-nascido em inúmeros aspectos. Alterações oclusais como mordidas abertas anteriores, mordidas cruzadas, dentes apinhados ou vestibularizados, entre tantas outras, têm muita importância na saúde do indivíduo, porém o que na maioria das vezes acontece e passa desapercebido são as alterações nos padrões respiratórios da criança.

As conseqüências primárias do uso da mamadeira, como a hipotonia lingual, a hipertonia do bucinador, a atresia maxilar, o hipodesenvolvimento mandibular e o desvio de septo quando associadas às patologias provenientes das fórmulas como rinites, hipertrofia das adenóides e sinusites, entre outras, dão origem à síndrome do respirador bucal, que nada mais é que a conseqüência de todos os danos causados primariamente pelo aleitamento artificial com a mamadeira.

A respiração bucal é uma síndrome em que a principal característica é o uso da boca para a respiração (podendo ser mista ou exclusiva)[8]. Suas causas são multifatoriais, sendo a obstrução nasal uma característica. A rinite ou a hipertrofia da adenóide pode ser causa e/ou conseqüência da respiração bucal, assim como a atresia maxilar e a conseqüente diminuição da cavidade nasal.

A patologia que origina a síndrome ainda está por ser definida ou pode ser múltipla, mas a única certeza que existe é a de que a mamadeira, com suas fórmulas e seus bicos artificiais, são os principais causadores da respiração bucal (Fig. 9.32).

A síndrome do respirador bucal tem inúmeros sinais e sintomas que merecem atenção de toda a equipe de saúde e que tem no aleitamento materno sua maior profilaxia.

A citação deles apenas serve de alerta a todos os profissionais que trabalham com amamentação para que compreendam que o aleitamento artificial não é tão inócuo quanto parece à primeira vista. Muitas vezes, ele pode ser considerado um remédio, mas, quando ministrado com fórmulas e utilizando-se de mamadeiras, os efeitos colaterais podem ser mais prejudiciais que o próprio medicamento. Todas as vezes em que uma mamadeira for indicada, os pais da criança deveriam saber das possíveis conseqüências, algumas delas descritas no quadro 9.3.

Esses não são todos os sinais e sintomas do respirador bucal assim como nem toda criança que respira pela boca apresenta todos eles. A gravidade do quadro varia conforme a individualidade de cada paciente e o tempo em que ele foi exposto aos estímulos nocivos.

Um bom exemplo é o de crianças que utilizaram mamadeira e nunca apresentaram problemas respiratórios. Isso é perfeitamente possível, porém existem crianças que nunca apresentaram problemas respiratórios, até que foi introduzido o aleitamento artificial e, logo a seguir, começam a desenvolver uma série de sintomas da síndrome, podendo culminar em crises de apnéia do sono. Cada criança é um ser único e responderá conforme sua individualidade.

As deformações estruturais dos ossos maxilares causadas pelos bicos artificiais assim como as doenças originárias das fórmulas (por exemplo, hipertrofia da adenóide) podem dar início à respiração bucal, assim como são alimentadas por ela. É um processo patológico que se retroalimenta.

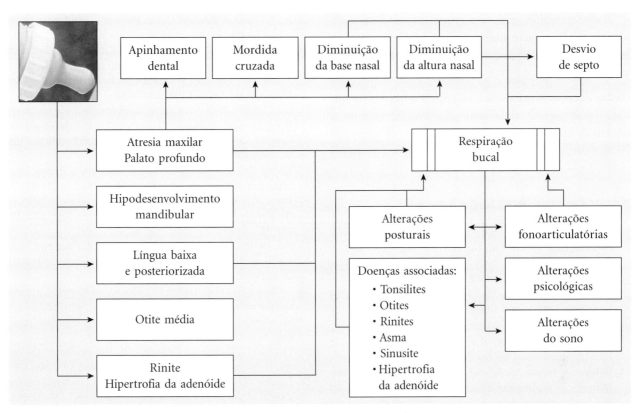

Figura 9.32 – Patologias relacionadas direta ou indiretamente ao uso da mamadeira.

Quadro 9.3 – Principais sinais e sintomas da síndrome do respirador bucal[8].

Alterações posturais	Alterações comportamentais e psicológicas	Doenças associadas	Alterações dentoesqueletais
Cabeça anteriorizada Hiperlordoses cervical e lombar Ombros anteriorizados Escápulas aladas **Alterações do sono** Sono agitado Apnéia do sono (infantil) Ronco (infantil) Terror noturno Enurese noturna	Dificuldade de aprendizado Ansiedade Irritabilidade Impulsividade Síndrome do déficit de atenção **Alterações fonoarticulatórias** Hipotonia lingual Hipotonia labial inferior Lábio superior encurtado Hipertonia de bucinador Deglutição atípica	Rinite Sinusite Asma Hipertrofia da adenóide Hipertrofia dos cornetos Pólipos nasais Tonsilites de repetição Otites de repetição Desvio de septo	Hipodesenvolvimento mandibular Atresia maxilar Palato profundo Protrusão dos incisivos superiores Apinhamentos superior e inferior Mordida cruzada posterior Mordida aberta anterior

CONCLUSÕES

O aleitamento artificial por meio da mamadeira é bastante cômodo e enquadra-se perfeitamente nas necessidades do dia-a-dia das famílias. A criança alimenta-se rapidamente, ganha peso, dá liberdade às mães, entre tantas outras vantagens.

As desvantagens também são muitas, porém aumentam drasticamente a probabilidade de uma criança ser respiradora bucal. Somente esse risco representa um custo muito mais elevado que qualquer facilidade e/ou benefício que a mamadeira possa trazer. Horas de visitas a médicos, dentistas, fisioterapeutas, psicólogos, entre tantos outros profissionais, custos elevados dos tratamentos, danos que podem vir a ser permanentes em todas as esferas da saúde do indivíduo (seja física, seja psíquica), além do custo "sofrimento" dessas crianças, que é, sem dúvida, o mais elevado de todos.

Antes de optar pelo aleitamento artificial, seria sempre prudente calcular se os riscos valem a facilidade.

A alimentação no peito e a introdução tardia dos alimentos sólidos e a não-utilização de mamadeiras têm um efeito benéfico na saúde da criança e no futuro adulto[61].

"...nós concluímos que o aleitamento natural protegeu contra doenças respiratórias, incluindo infecções no ouvido e doenças gastrointestinais. Este estudo reafirma os benefícios do aleitamento materno".

Milosavljevic, 1997[34]

REFERÊNCIAS BIBLIOGRÁFICAS

1. Appeblaum RM. The modern menagement of successful breast feeding. Pediatr Clin North Am 1970;17:203-25.
2. Ardran GM, Kemp FH, Lind J. A cineradiographic study of bottle feeding. B J Radiol 1958;31:11-2.
3. Ardran GM, Kemp FH, Lind J. A cineradiographic stydy of brestfeeding. B J Radiol 1958;31:156-62.
4. Arthur J, Nowak DMD, Wilbur L, Smith MD, Allen Erenberg MD. Imaging evaluation of artificial nipples during bottle feeding. Arch Pediatr Adolesc Med 1994;148:40-3.
5. Bishara SE, Nowak AJ, Kohout FJ, Heckert DA, Hogan MM. Influence of feeding and non-nutritive sucking methods on the development of dental arches: longitudinal study on the fist 18 months of life. Pediatr Dent 1987;9(1):13-21.
6. Bosma JF et al. Ultrasound demontration of tongue motions during suckle feeding. Develop Med Child Neurol 1990;32:223-9.
7. Bulock F, Woolridge MW, Baum JD. Development of co-ordination of sucking, swallowing and breathing: ultrasound study of term and preterm infants. Develop Med Child Neurol 1990;32:669-78.
8. Carvalho G. SOS respirador bucal. Uma visão funcional e clínica da amamentação. 1ª ed. São Paulo: Lovise; 2003.
9. Colley JRT, Creamer B. Sucking and swallowing in infants. Br Med J 1958;II:422-3.
10. Cristensen S, Dubgnon J, Campbell D. Variation in intra-oral stimulation and nutritive-sucking. Child Develop 1976;47:539-42.
11. Dagan R, Pridan H. Relationship of breast feeding versus bottle feeding with emergency room visits and hospitalization for infectious diseases. Eur J Pediatr 1982;139(3):192-4.
12. Davis DW, Bell PA. Infant feeding practices and occlusal outcomes: a longitudinal study. J Can Dent Ass 1991;57(7):July.
13. Drane D. The effect of use of dummies and teats on orofacial development. Breastfeeding Rev 1996;4(2):59-64.
14. Drewett RF, Woolridge MW. Milk taken by hman babies from the first and second breast. Physiol Behav 1981;26:327-9.
15. Duncan B, Ey J, Holberg CJ, Wright AL, Martines FD, Taussig LM. Exclusive breast-feeding for at least 4 months protects aginst otitis media. Pediatrics 1993;91(5):867-72.
16. Escott R. Posicionamento, pega e transferência do leite. Breastfeeding Rev, May, 1989. Trabalho traduzido por Tereza S. Toma.
17. Evans PR, MaCkeith R. Infand feeding and feeding difficulties. London: Churchill Ltd; 1954.
18. Faltin Jr K, Machado CR, Santana VP, Parenti Filho C, Kessner C. A importância da amamentação natural no desenvolvimento da face. Rev Inst Odont Paulista – Faculdades Objetivo 1983;1(1):13-5.
19. Graber T, Rakosi T, Petrovic AG. Dentofacial orthopedics with funcional appliances. 2nd ed. St. Louis: Mosby; 1997.
20. Graber TM. The three M's: muscle, malformation and malocclusion. Am J Orthod 1963;49:418-50.
21. Gray LP. Results of 310 cases of rapid maxillary expansion selected for medical reasons. J Laryngol Otol 1975;89(6):601-14.
22. Gray LP. Deviated nasal septum. Incidence and etiology. Ann Otol Rhinol Laryngol Suppl 1978;87:3-20.
23. Herbst JJ. Development of suck and swallow. J Pediatr Gastroenterol Nutrit. New York: Raven Pres; 1983. p. 131-5.
24. Inoue N, Sakashita R, Kamega T. Reduction of masseter muscle activity in bottle feed babies. Early Hum Dev 1995;42:185-93.
25. Jackson JM, Mourino AP, Jackson JM. Pacifier use and otitis media in infants twelve months of age or younger. Pediatr Dent 1999;21(4):255-60.
26. Labbok MH, Hendershot GE. Does breastfeeding protect against malocclusion? Na analysis of the 1981 Child health Supplement to the National Health Interview Survey. Am J Prev Med 1987;3(4):227-32.
27. Laitman JT, Creling ES, Conlogue GJ. The funcion of the epiglottis in monkey and man. Yeale J Biol Med 1977;50:43-8.
28. Legovic M, Ostric L. The effects of feeding methods on the growth of the jaws in infants. J Dent Child 1991;58(3):253-5.
29. Massler M. Oral habits: Development and management. J Pedod 1993;27:109-19.
30. Mathew OP. Nipple units for newborn infants: a funcional comparison. Pediatrics 1988;81:5:688-91.
31. McBride MC, Danner SC. Sucking disorders in neurologicaliy impaire infants: assessment and facilitation of breastfeeding. Clin Perinatol 1987;14(1).
32. Meier P, Anderson GC. Responses of small preterm infants to bottle – and breastfeeding. Mat Child Nurs 1987;12:97-105.
33. Meyers A, Hertzberg J. Bottle-feeding and malocclusion: is there na association? Am J Orthod Dentofac Orthop 1988;93:149-52.
34. Milosavljevic N, Virijevic V. Methods of feeding and illness in infants in the first six months of life. Srp Arh Celok Lek 1997;125(11-12):325-8.
35. Minchin MK. Positioning for breastfeeding. Birthi 1989;16:67-80.
36. Newman J. Breastfeeding problems associated with the early introduction of bottles and pacifier. J Human Lact 1990;6(2).
37. Nowak AJ, Smith WL, Erenberg A. Imaging evaluation of artificial nipples during bottle feeding. Arch Pediatr Adolesc Med 1994;148:40-3.
38. Nowak AJ, Smith WL, Erenberg A. Imaging evaluation of breast-feeding and bottle-feeding system. J Pediatr 1995;126(6):5130-4.
39. Page DC. Breastfeeding is early functional jaw orthopedics (an introduction). Funct Orthod 2001;18(3):24-7.
40. Palmer B. The influence of breastfeeding on the development of the oral cavity: a comentary. J Hum Lact 1998;14(2):93-8.
41. Palmer B. The significance of the delivery system during infant feeding and nurturing. ALCA News 1996;7(1):26-9.
42. Petrovic A. Control of postnatal growth of secondary cartilages of the mandibule by mechanisms regulating occlusion. Cybernet model. Trans Europ Orthodontic Soc 1974;50:69-75.

43. Petrovic A. L'ajustement occlusal: son relé dans les processus physiologiques de contróle de la croissance du cartilage condylien. L'Orthodontie Française 1977;48:23-76.
44. Planas P. Reabilitação neuroclusal. 2ª ed. Rio de Janeiro: Medsi; 1997.
45. Righard L, Alade M. Sucking technique and its effect on success of breastfeeding. Birth 1992;19:4.
46. Sakashita R, Kamegai T, Inoue N. Masseter muscle activity in bottle feeding with the chewing type bottle teat: evidence from electromyographs. Early Hum Dev 1996;45:83-92.
47. Schaefer O. Otitis media and bottle-feeding. Na epidemiological study of infant feeding habits and incidence of recurrent and chronic middle ear disease in canadian eskimos. Can J Public Health 1971;15:138-45.
48. Schidlow DV, Smith DS. Doenças respiratórias em pediatria. Rio de Janeiro: Revinter; 1999.
49. Selley WG, Ellis RE, Flack FC, Brooks WA. Coordination of sucking, swallowing and breathing in the newborn: its relationship to infant feeding and normal development. Br J Disor Commun 1990;25:311-27.
50. Sillman JH. Relationship of maxillary and mandibular gum pads in the newborn infant. Am J Orthodont Oral Surg 1938; 24:409-24.
51. Simpson WJ, Cheung DK. Developing infant occlusion, related feeding methods and oral habits. J Can Dent Assn 1976; 3:124-42.
52. Smith WL, Eremberg A, Nowak A, Franken EA. Phisiology of sucking in the normal term infant using real-time. US Radiol 1985;156:379-81.
53. Stanley EO, Lundeen DJ. Tongue thrust in breast-fed and bottle-fed school children: a cross-cultural investigation. Int J Oral Myol 1980;(6):6-17.
54. Turgeon-O'Brien H, Lachapelle D, Gagnon P, Larocque I, Matheu-Robert LF. Nutritieve and nonnutritive sucking habits: a review. Journal of Dentistry for Children, Sep/Oct 1996. p. 321-7.
55. Viggiano D, Fasano D, Monaco G, Strohmenger L. Breast feeding, bottle feeding, and non-nutritive sucking; effects on occlusion in deciduous dentition. Arch Dis Child 2004;89(12): 1121-3.
56. Vinha APS. Relação entre a postura da cabeça e a posição mandibular. Monografia apresentada à Universidade Bandeirantes. Dezembro, 2000.
57. Weber R, Woolridge MW, Baum JD. An ultrasonographic study of sucking and swallowing in newborn infants. Dev Med Child Neurol 1986;28:19-24.
58. Williamson IG, Dunleavey J, Robinson D. Risk factors in otitis media with effusion. A one year case controled sudy in 5-7 year old children. Fam Pract 1994;2(3):271-4.
59. Wilson AC, Forsyth JS, Greene SA, Irvine L, Hau C, Howie PW. Relation of infant diet to childhood health: seven year follow up of cohort of children in Dundee infant feeding study. BMJ 1998;316(7124):21-5.
60. Windström AM, Thingström-Paulsson J. The position of the tongue during rooting reflexes elicited in newborn infants before the first suckle. Acta Pediatr 1983;82:281-3.
61. Wolff PH. The serial organization of sucking in the young infant. Pediatrics 1968;42:943-56.
62. Woolridge M. Drewett R. Sucking rates of human babies on the breast; a study using direct observation and intraoral pressure measurements. Journal of Reproductive and Infant Psychology 1986;4:69-75.
63. Woolridge MW. The anatomy of infant sucking. Midifery 1986;2:164-71.
64. Woolridge MW, How TV, Drewett RF, Rolfe P, Baum JD. A method for the continous measurement of milk intake at a feed. Early Hum Dev 1982;6:365-72.

CAPÍTULO 10
CONTRA-INDICAÇÕES AO ALEITAMENTO MATERNO

INFECÇÃO MATERNA
• **Heloisa Helena de Sousa Marques**

DOENÇAS MATERNAS NÃO-INFECCIOSAS
DOENÇAS MATERNAS ORGÂNICAS
NÃO-INFECCIOSAS COMO CONTRA-INDICAÇÃO
AO ALEITAMENTO MATERNO
• **Rosa Maria de S.A. Ruocco • Marcelo Zugaib**
ALEITAMENTO E DEPRESSÃO PUERPERAL
• **Alexandre Faisal-Cury**

DROGAS NO LEITE HUMANO
MEDICAÇÃO MATERNA E LEITE HUMANO
• **Rosa Maria S.A. Ruocco • Marcelo Zugaib**
CONTAMINANTES AMBIENTAIS NO LEITE MATERNO
• **Luiz Antonio Del Ciampo • Rubens Garcia Ricco • Carlos Alberto Nogueira de Almeida**

SUBSTITUIÇÃO DE MEDICAMENTOS
DURANTE A LACTAÇÃO
• **Antonio da Silva Bastos Neto • Marco Aurélio Marangoni • Jayme de Oliveira Filho
• Thais Adura Pepe • José Luiz Jesus Almeida
• Fabiana Kubo • Clovis Artur Almeida Silva
• Hugo Issler • Monica L. Zilberman
• Clarice Gorenstein**

CONTRA-INDICAÇÕES DE ALEITAMENTO
MATERNO POR CONDIÇÕES ADVERSAS
DO RECÉM-NASCIDO
• **Valdenise Martins Laurindo Tuma Calil
• Nadia Sandra Orozco Vargas**

10.1

Infecção Materna

Heloisa Helena de Sousa Marques

Apesar do reconhecimento de inúmeros fatores protetores do leite humano, com ações específicas contra agentes infecciosos, em particular contra as infecções virais como, por exemplo, os lipídios, na inativação de vírus com envelopes lipídicos, as macromoléculas, na inibição da ligação nas membranas celulares e penetração viral e os inibidores de tripsina que possuem a capacidade de inibir o rotavírus, o aleitamento materno pode constituir uma fonte de infecção para o recém-nascido. Entretanto, existem dificuldades para definir de modo categórico dessa via de transmissão na medida em que o aleitamento envolve contato íntimo mãe-filho e a transmissão pós-natal pode estar relacionada com outras fontes, como a exposição ou ingestão de aerossóis oriundos de mãe com tuberculose bacilífera, ou ainda o contato direto com as lesões de pele ou a infecção através da via fecal-oral, dependendo do microrganismo e seu modo de transmissão. Em geral, as análises de risco baseiam-se em estudos epidemiológicos com número variável de crianças envolvidas, em que são comparadas as taxas de infecção entre as amamentadas ao seio materno *versus* as alimentadas com fórmulas lácteas artificiais ou ainda nos relatos de crianças não-infectadas ao nascer e que adquirem a infecção no período pós-natal, em que o aleitamento poderá ser considerado a fonte de contaminação.

Este capítulo tem como objetivo oferecer uma revisão deste tema. É importante destacar que se constitui em um dilema aflitivo para o pediatra, cujo papel é fundamental no estímulo ao aleitamento materno, a definição da conduta acerca da suspensão ou não do aleitamento quando se identifica uma nutriz com infecção ativa.

PRINCIPAIS MICRORGANISMOS RELACIONADOS COM A TRANSMISSÃO DE INFECÇÕES PELO LEITE MATERNO

A presença de patógenos no leite materno pode ocorrer durante a infecção da nutriz. A despeito das células mononucleares no leite humano, sempre agentes reconhecidos de proteção podem, ao mesmo tempo, conter partículas infecciosas e alguns agentes como citomegalovírus (CMV), vírus linfotrópico humano de células T (HTLV-I), vírus da imunodeficiência humana (HIV), outros vírus como o da rubéola, hepatite B, herpes simples e varicela-zóster já foram isolados no leite humano[11,15,23]. No entanto, a transmissão da infecção da mãe para o filho é diferente para cada agente. No quadro 10.1 estão destacadas algumas infecções maternas em que se identificou a presença dos patógenos no leite humano[13]. A seguir serão abordadas algumas condições causadas por bactérias, parasitas e vírus analisando-se o risco de transmissão e as possíveis medidas de prevenção.

Quadro 10.1 – Infecções maternas e presença de patógenos no leite humano.

Bactérias	Vírus	Parasitas
Sepse	Citomegalovirus	Malária
Mastite	Epstein-Barr	Chagas
Abscesso mamário	Herpes simples	Toxoplasmose
Tuberculose	Varicela-zóster	Triquinose
Hanseníase	Hepatites (A, B, C)	
Leptospirose	Rubéola	
Listeriose	Retrovírus	
Sífilis	(HTLV-I e II)	
Doença de Lyme	HIV-1 e HIV-2	

BACTÉRIAS

O leite humano pode ser contaminado por bactérias de forma localizada (mastite e abscesso mamário), intrínseca (infecção sistêmica materna e bacteriemia), e extrínseca (na coleta e manipulação do leite, o qual está descrito em outros capítulos deste livro).

Mastite e abscesso mamário

A mastite e o abscesso mamário podem estar associados com a presença de bactérias no leite humano. Em geral, a mastite infecciosa resolve-se com a lactação continuada e o uso de antimicrobianos e não oferece risco para a criança nascida de termo. O abscesso mamário é incomum, porém quando presente há o risco de ruptura do sistema ductal e liberação de grande quantidade de microrganismos, como por exemplo *Staphylococcus aureus*, no leite. Diante desse risco, não se recomenda o aleitamento no seio acometido que deve ser suspenso até que a mãe seja tratada com antibioticoterapia adequada e o abscesso seja drenado. Entretanto, deve ser enfatizado que a amamentação deve ser mantida na mama contralateral, não-infectada[1].

Deve-se ainda considerar que o uso de antibióticos não contra-indica a amamentação, com exceção das tetraciclinas e derivados que não devem ser prescritos; e, quanto aos analgésicos e aos antiinflamatórios, também não há contra-indicação da amamentação, com exceção da indometacina e da fenilbutazona[16].

Sepse materna

Embora haja risco da presença do patógeno no leite, a limitação à lactação dependerá das condições gerais maternas e, até que a nutriz tenha condições de amamentar seu recém-nascido, o leite pode ser coletado e oferecido após a pasteurização, especialmente durante a fase aguda da infecção materna[13].

Tuberculose

A transmissão faz-se usualmente pela inalação de núcleos de gotículas infectadas, podendo ser transmitida intra-útero, mas raramente pelo leite materno, visto que a presença da *Mycobacterium tuberculosis* no leite é excepcional. A maioria dos casos de tuberculose é adquirida após o nascimento. Se a mãe apresenta tuberculose bacilífera, deve-se iniciar o tratamento materno, adotar as medidas de precauções com as secreções respiratórias, por meio do uso de máscaras ou similar, reduzir ao máximo o contato íntimo até que não mais ofereça risco de contagiosidade, o que em geral acontece após duas a três semanas do início do tratamento. Lembrar ainda de reforçar a necessidade da lavagem cuidadosa das mãos antes e depois de qualquer contato com a criança.

O recém-nascido de mãe bacilífera não tratada ou com tratamento inferior a três semanas deverá receber quimioprofilaxia com isoniazida (INH) na dose de 10mg/kg/dia uma vez ao dia, durante três meses; e após realizar um teste tuberculínico (PPD). Se for positivo, rastrear a infecção ativa por meio de exames clínicos e radiológicos. Uma vez afastada a presença de doença, dar continuidade à profilaxia até o sexto mês de vida com a isoniazida. Se o teste for negativo após os três meses de isoniazida, essa pode ser suspensa e deve-se indicar a vacinação com a BCG. A administração de drogas tuberculostáticas à mãe não contra-indica a amamentação. Se todas essas orientações forem exeqüíveis e seguidas rigorosamente, o aleitamento natural poderá ser sempre mantido[13,16].

A conduta para a criança nascida de mãe não-contagiante ou abacilífera (com tratamento iniciado a mais de três semanas do nascimento) deve ser a de não suspender a amamentação e proceder à vacinação com BCG para criança ao nascer. Lembrar que na impossibilidade de seguimento do recém-nascido, recomenda-se proceder à vacinação com BCG e à prescrição da isoniazida (INH) por seis meses[16].

Nos casos em que o diagnóstico de tuberculose materna for realizado após o início da amamentação, o lactente deve ser considerado potencialmente infectado e submetido a avaliação clínica, radiológica e realização do teste de Mantoux para a definição da conduta mais adequada a essas situações[13,16].

Dentre outras formas de tuberculose na mãe como a extrapulmonar, não há evidências que apontem para a contra-indicação da amamentação e, apesar de a *Mycobacterium tuberculosis* raramente ser causa de mastite ou abscesso mamário, caso sejam identificadas essas condições em uma mãe com tuberculose com tratamento iniciado a menos de duas semanas o aleitamento deve ser suspenso até que não haja risco de contagiosidade[1].

Hanseníase

No caso de hanseníase materna, apesar de o *Mycobacterium leprae* poder ser excretado no leite, o principal modo de transmissão ocorre por meio de contato interno-humano, preferencialmente prolongado, das secreções nasais e pele intacta.

Embora o bacilo possa ser excretado pelo leite materno nos casos de hanseníase de forma lepromatosa ou virchowiana, não-tratada ou tratada há menos de três meses com sulfona (dapsona ou clofazamina) ou três semanas com a rifampicina, não se sabe se essa é uma via significativa de infecção.

A conduta para a mãe contagiante ou bacilífera (não-tratada ou tratada há menos de três meses com sulfona ou três semanas com rifampicina) deve ser: evitar contato íntimo mãe-filho; manter as lesões cobertas; amamentar com máscara ou similar; lavar cuidadosamente as mãos antes de manipular a criança; desinfecção de secreções nasais e lenços e outros objetos. Para a mãe sob controle da doença: manter a amamentação. A presença das drogas no leite, utilizadas no tratamento, não oferecem risco à criança[11,13].

Outras infecções bacterianas

Tanto a leptospirose como a listeriose podem, eventualmente, associar-se a doenças no lactente, decorrentes de bacteriemia materna[4].

Quanto à doença de Lyme, se a mãe foi adequadamente tratada na gravidez, não têm sido identificados riscos para a criança. No entanto, se o diagnóstico materno for feito depois do parto, recomenda-se o tratamento imediato da mãe e também da criança, pois o espiroqueta pode estar presente no leite humano. As drogas de escolha são a doxiciclina, a amoxicilina ou a ceftriaxona durante 14 dias. Adotada essa conduta, pode-se manter o aleitamento[11].

No caso da sífilis, a presença de lesões primárias ou secundárias no mamilo podem ser fontes de infecção para a criança, o que não contra-indica a amamentação se a mãe estiver sendo tratada ou se a criança receber o tratamento[13].

Finalmente, somente destacar que se deve considerar o risco de infecção e leite humano fresco retirado por expressão. Esse pode tornar-se infectado por uma variedade de patógenos incluindo *Staphylococcus aureus* e bacilos entéricos gram-negativos. Surtos de infecções bacterianas causadas por germes gram-negativos já foram descritos em unidades intensivas neonatais e têm sido relacionados com o uso de espécimes de leite humano contaminados, os quais não foram devidamente coletados ou estocados. Os Bancos de Leite Humano oferecem toda uma rotina e padronização de cuidado com o leite doado que devem ser seguidas de maneira criteriosa e, dessa forma, pode-se utilizar o leite humano com maior segurança[1].

PARASITAS E FUNGOS

Os relatos na literatura sobre a possível transmissão de infecções parasitárias e fúngicas através do leite humano são escassos. Deve-se, diante dessas situações, considerar que a presença desses patógenos no leite em geral está relacionada com a parasitemia materna.

Quanto à malária, o modo mais comum de transmissão é pela picada do mosquito *Anopheles* e, menos comumente, por transfusão de sangue e pelo contato com agulhas contaminadas. O risco de transmissão pelo leite é considerado desprezível, o que não contra-indica a amamentação, mesmo que a mãe esteja usando drogas antimaláricas[13,16]. O mesmo se aplica à toxoplasmose, pois na literatura há somente um relato de possível aquisição da infecção pela criança através desse modo de transmissão[5].

Para a doença de Chagas, o *Trypanosoma cruzi* pode ser isolado no leite de mulheres na fase aguda ou crônica da doença e há poucos relatos de lactentes que adquiriram a infecção. Desse modo, os autores recomendam que deve-se evitar o aleitamento materno na fase aguda com parasitemia e na forma crônica da doença, se houver sangramento nos mamilos[3,12].

A *Trichinella spiralis*, agente da triquinose, tem sido isolada da placenta e do leite humano; apesar de a doença ser infreqüente, a criança pode ser infectada através do aleitamento se a mãe se apresentar com a forma aguda da doença[13].

VÍRUS

Na maioria das vezes, a presença de doença viral materna não é contra-indicação para o aleitamento. Durante qualquer viremia na mãe, existe a possibilidade de excreção viral no leite (hepatite, herpesvírus, sarampo, rubéola, caxumba, parvovírus e outros), e, para as infecções comuns, as crianças já terão sido expostas pelo contato materno durante o período prodrômico dessas afecções. Nessas circunstâncias, continuar o aleitamento ou retomar a amamentação depois de um curto período de suspensão é seguro e mais benéfico para as crianças cujas mães estão infectadas por vírus comuns, tais como papilomavírus, EBV, rubéola, poliovírus, caxumba e herpes simples[11,18]. Sempre devem ser consideradas outras vias de transmissão antes de se atribuir à lactação uma possível fonte de infecção para o recém-nascido. Não existe contra-indicação formal para o aleitamento materno para a maioria das viroses, com exceção do grupo dos retrovírus (HTLV-I, HTLV-II e HIV)[7,11,13,15]. No quadro 10.2 estão descritos os principais momentos de transmissão vertical ou perinatal de algumas infecções virais, conduta acerca do aleitamento e a seguir o detalhamento para alguns desses agentes infecciosos.

Citomegalovírus

O citomegalovírus (CMV) pode ser excretado intermitentemente no leite humano. Apesar de a transmissão do CMV através do leite humano já ter sido descrita, é causa incomum de doença nos recém-nascidos (RN) provavelmente devido à transferência passiva de anticorpos maternos concomitantes. Stagno et al. verificaram que nas crianças a termo a aquisição do CMV pelo leite humano não resultou em doença clínica relevante e denominou essa situação de "vacinação natural". Assim, considera-se seguro que as mães com sorologia positiva para CMV devido à infecção preexistente amamentem seus recém-nascidos a termo[21]. Por outro lado, há preocupação acerca do risco potencial de transmissão do CMV para recém-nascidos pré-termo, pois o risco de doença sintomática e seqüelas é potencialmente maior do que para os nascidos de termo. Vochem et al. sugerem que os RN prematuros, soronegativos para CMV, não devem receber leite humano de mãe soropositiva. O leite materno poderá ser oferecido após

Quadro 10.2 – Momentos de transmissão de algumas infecções virais e conduta acerca do aleitamento.

Vírus	Momento da transmissão			Conduta	
	Congênita	No parto	Pós-natal	Evitar o aleitamento	Observações
Citomegalovírus (CMV)	++	++	++ (leite)	Não	Observação cuidadosa do recém-nascido pré-termo: risco aumentado de doença mais grave, para esses alguns autores recomendam a suspensão
Hepatite B (HBV)	+	++	+ (leite)	Não	Iniciar a imuno-profilaxia ao nascimento: vacina e imunoglobulina
Hepatite C (HCV)	+	+	+ (leite)	Indefinido	Contra-indicado se doença hepática grave, carga viral elevada e coinfecção HCV/HIV na mãe. Para as outras situações avaliar riscos e benefícios
HIV	+	++	+ (leite)	Sim	Providenciar fórmula infantil e orientar preparo adequado
Herpes simples (HSV)	+	++	+ (lesões)	Não	A menos que lesões ativas no seio, mamilo ou proximidade
HTLV-I	–	–	++ (leite)	Sim	Risco de tumor de 1 a 5% ao longo da vida, conforme estimativas do Japão
Rubéola	++	–	++ (leite)	Não	A infecção na criança é assintomática, tanto se a mãe teve infecção natural quanto pós-vacinal
Varicela	++	+	+ (lesões ou trato respiratório)	Não	O vírus é secretado no leite humano. Risco maior por outras formas de contato

Notas: – (raro ou não descrito), + (comum), ++ (freqüente, predominante).

pasteurização e congelamento a –20°C por sete dias[23]. A decisão, segundo a Academia Americana de Pediatria, acerca da amamentação dos prematuros nascidos de mães soropositivas para o CMV deverá ser analisada ponderando os riscos e benefícios envolvendo essa situação particular[1].

Vírus Epstein-Barr (EBV)

Como os outros vírus do grupo herpes, o EBV também pode ser secretado no leite humano, demonstrado em estudo que avaliou doadoras de banco de leite em que o genoma do EBV foi detectado; entretanto, a infecção do recém-nascido por essa via é extremamente rara[18].

Vírus herpes simples tipo I (HSV-1)

O vírus já foi isolado no leite humano mesmo na ausência de lesões vesiculares na boca, mamas ou genitais das mães. Há relatos de transmissão do HSV-1 depois do nascimento por mães com lesões no seio. Devido ao risco maior de aparecimento de lesões extragenitais de mulheres com infecção primária, alguns autores recomendam que mulheres com doença mucocutânea primária não deveriam amamentar até a resolução das lesões. O aleitamento também não está recomendado diante de lesões herpéticas no seio. Na presença de lesões ativas em quaisquer outras regiões, essas devem ser mantidas cobertas durante o ato de amamentar e deve ser observada rigorosa lavagem das mãos[1,18].

Hepatites

As hepatites são causadas por vários agentes infecciosos com diferentes modos e riscos de transmissão. Quando ocorre quadro de hepatite aguda materna no período periparto ou pós-parto, a suspensão do aleitamento pode ser apropriada até que a causa da hepatite seja determinada; os riscos potenciais de transmissão e as medidas profiláticas serão discutidos a seguir[11].

Vírus da hepatite A (HAV)

A transmissão desse vírus predominante é através do contato pessoa-a-pessoa pela via fecal oral e há descrição de surtos epidêmicos através de água e alimentos contaminados. A transmissão vertical ou perinatal são eventos raros. A infecção materna pelo HAV no último trimestre da gravidez ou durante o aleitamento não é contra-indicação para a amamentação. Se o diagnóstico da mãe for feito durante o período de excreção viral e for potencialmente infeccioso recomenda-se: lavagem cuidadosa das mãos; os recém-nascidos ou lactentes deverão receber a imunoglobulina humana normal na dose de 0,2 a 0,06ml/kg, por via intramuscular[6,11].

Vírus da hepatite B (HBV)

O risco de infecção pelo HBV para os recém-nascidos de mães portadoras de HBsAg (antígeno de superfície do vírus da hepatite B) reduziu-se dramaticamente desde o advento da vacina HBV e da imunoglobulina específica (IGHB)[1,11]. Apesar de o vírus da hepatite B ser excretado pelo leite, a infecção materna pelo HBV (aguda, crônica ou portadora) não é contra-indicação para a amamentação. Recomenda-se lavar bem o recém-nascido retirando todo o vestígio de sangue e/ou secreção materna; administrar nas primeiras 12 horas (no máximo até 24 horas) IGHB (imunoglobulina específica contra hepatite B) em dose única de 0,5ml, via intramuscular, e a primeira dose de vacina contra hepatite B com doses subseqüentes com 1 a 2 e 6 meses de vida. Para os RN com peso inferior a 2.000g, a conduta imediata é a mesma. Lembrar, no entanto, que a dose ao nascer não deverá ser contada e seu esquema de vacinação deverá conter mais três doses, sendo que a primeira no momento em que completar um mês de idade cronológica, e as outras, um a dois meses e seis meses após essa, respectivamente[6,16]. Não há necessidade de retardar o início da amamentação até que o recém-nascido esteja imunizado[1].

Vírus da hepatite C (HCV)

A transmissão por sangue ou produtos sangüíneos contaminados e o uso de drogas intravenosas são as principais vias. Tanto anticorpos como RNA do HCV têm sido detectados no leite nas mães infectadas por HCV. A transmissão vertical do HCV ocorre e as taxas são muito variáveis, desde 0 a 42% de mães HCV positivas e soronegativas para o HIV até 4 a 100% quando são co-infectadas pelos HCV/HIV[19]. O risco da transmissão pelo leite humano não está bem estabelecido, sendo considerado baixo (< 1%) em poucos estudos com pequenas séries avaliadas[17]. No entanto, quando as mulheres apresentam infecção sintomática e altos níveis de viremia, o risco eleva-se consideravelmente[9]. A recomendação atual é de que não há contra-indicação do aleitamento por mães infectadas pelo HCV, a menos que apresentem doença hepática grave, alterações das transaminases, níveis elevados de partículas virais circulantes ou co-infecção HCV/HIV. É ainda recomendável que essa decisão seja baseada na discussão informada entre a mulher e o profissional de saúde que a acompanha.

Outras hepatites

O vírus da hepatite D, também conhecido como delta, depende da co-infecção com o HBV, com as mesmas formas de transmissão. A transmissão perinatal é rara e as estratégias para a prevenção da hepatite B também são capazes de preveni-la; desse modo, o aleitamento deve ser mantido[13].

Quanto ao vírus da hepatite G, a transmissão no canal do parto parece ser mais freqüente que a transmissão pelo leite humano.

A transmissão do vírus da hepatite TT é extremamente elevada na gestação (98%) e a maioria (74%) das mulheres com viremia detectável excreta o vírus no leite. Como a grande parte dos recém-nascidos já está infectada ao nascer, não há motivos para contra-indicar o aleitamento materno[20].

Vírus da imunodeficiência humana (HIV)

O HIV tem sido isolado no leite humano e pode ser transmitido através da amamentação. Vários estudos têm documentado taxas variáveis de transmissão e os fatores que contribuem para essas diferenças incluem a cepa do HIV-1; a fase da doença materna, carga viral e estado imune; infecção primária durante a amamentação, presença de mastite e lesões nos mamilos etc. O risco de transmissão é maior para as mulheres que adquirem a infecção durante a lactação (no período pós-parto) do que para aquelas com infecção preexistente. Nos países onde o risco de mortalidade por doenças infecciosas e desnutrição seja baixo e haja alternativas seguras de fontes de alimentação infantil adequadas, as mães infectadas pelo HIV devem ser aconselhadas a não amamentar. Os estudos nacionais demonstraram risco de infecção duas a três vezes maior para as crianças amamentadas por mães infectadas pelo HIV[14,22]. No Brasil, a Comissão Nacional de Aids recomenda, desde 1989, evitar o aleitamento por mulheres infectadas pelo HIV e a Portaria Ministerial nº 847, de 03/07/1997, recomenda a substituição do leite materno e o fornecimento de fórmula infantil para toda a criança nascida de mãe soropositiva para o HIV. Quanto ao HIV-2, incomum em nosso meio, apesar de haver relatos de transmissão vertical, o papel do aleitamento materno permanece desconhecido.

Vírus humano T-linfotrópico tipo I (HTLV-I)

Esse retrovírus, que é endêmico no Japão, no Caribe e em algumas regiões da América do Sul, incluindo o Brasil, está associado com desenvolvimento de neoplasias malignas, leucemias de células T de adultos, mielopatia/paresia espástica tropical, broncopneumonia, artropatia e uveíte. O período latente entre infecção e doença é comumente superior a três décadas. A transmissão ocorre através de contato sexual, contato com sangue e seus produtos contaminados, leite humano e menos freqüentemente por transmissão transplacentária ou contato casual ou intradomiciliar. Estudos epidemiológicos e laboratoriais sugerem que a transmissão vertical do HTLV-I ocorra primariamente pelo aleitamento. Estima-se que essa transmissão ocorra em aproximadamente 20 a 50% das crianças de mães soropositivas e com aleitamento materno exclusivo, em 10% daquelas com aleitamento materno misto e em 1 a 4% das crianças com aleitamento artificial. Recomenda-se contra-indicar o aleitamento materno[2,8].

Vírus humano T-linfotrópico tipo II (HTLV-II)

Esse agente, também um retrovírus, tem sido identificado em pessoas usuárias de drogas injetáveis na América e Europa e em alguns grupos de índios nativos e do Alasca e em populações africanas. Apesar de haver relatos de transmissão vertical, a taxa e o momento da transmissão não estão bem estabelecidos. O DNA do HTLV-II já foi detectado no leite humano e, até que dados adicionais estejam disponíveis acerca da possibilidade de transmissão mãe-filho, a recomendação é de que as mães soropositivas não devem amamentar[18].

Sarampo

A conduta para crianças que nascem de mães com quadro agudo de sarampo é recomendar isolamento por período curto (durante as 72 horas após o início do exantema); administrar imunoglobulina humana normal para a criança na dose de 0,25ml/kg, por via intramuscular, após o que poderá ser oferecido o leite materno retirado por ordenha para o recém-nascido. Passado o período recomendado de isolamento, reiniciar o aleitamento ao seio[10].

Rubéola

Tanto as cepas de vírus selvagem como vacinal têm sido isoladas do leite humano. Entretanto, a presença do vírus no leite não tem estado associada com doença significante na criança e a transmissão é mais provável por outras vias. Assim, mesmo, as mulheres com rubéola ou que tenham recebido a vacina de vírus vivos atenuados devem ser orientadas a manter o aleitamento[18].

Varicela-zóster (VVZ)

As principais formas de transmissão no lactente são a via respiratória e o contato direto com as vesículas na pele da nutriz. Apesar de o DNA viral já ter sido detectado no leite humano, não há relato de infecção adquirida por essa via. Como a infecção congênita ou neonatal pode ser muito grave ou fatal, a infecção materna pelo vírus da varicela-zóster no período periparto, especialmente se diagnosticada entre cinco dias antes e até dois dias após o parto, poderá requerer as seguintes medidas: isolamento temporário da mãe e criança; administrar imunoglobulina específica para o vírus varicela-zóster (VZIG) na dose de 125 unidades, por via intramuscular para o recém-nascido; se não houver lesões no seio, retirar o leite por meio de ordenha e oferecer à criança e retornar o aleitamento quando o período de contagiosidade da mãe terminar. Se nesse período o RN apresentar a doença, iniciar tratamento imediato com aciclovir[1,11,16].

VACINAÇÃO MATERNA

As mulheres que não receberam as vacinas recomendadas antes ou durante a gestação devem ser imunizadas durante o período pós-parto, independente do estado de lactação. Não existem evidências que corroborem a preocupação acerca dos riscos para a criança e a presença de vírus vivos vacinais no leite materno. A mãe pode receber as mesmas vacinas recomendadas para os adultos: contra o sarampo, rubéola, caxumba, tétano, difteria, pneumococo, hepatite A, hepatite B e varicela[1].

REFERÊNCIAS BIBLIOGRÁFICAS

1. American Academy of Pediatrics. Human Milk. In: Pickering LK ed. Red Book: 2003. Report of the Committee on Infectious Diseases. 26th ed. Elk Grove Village, IL: American Academy of Pediatrics; 2003. p. 117-23.
2. Ando Y, Matsumoto Y, Nakano S, Saito K, Kakimoto K, Tanigawa T, Ekuni Y, Kawa M, Toyama T. Long-term follow up study of HTLV-I in bottle-fed children born to seropositive mothers. J Infect 2003;46:9-11.
3. Bittencourt AL. Possible risk factos for vertical transmission of Chagas disease. Rev Inst Med Trop Sao Paulo 1992;34:403-8.
4. Bolin CA, Koellner P. Human-to-human transmission of Leptospira interrogans by milk. J Infect Dis 1988;158:246-7.
5. Bonametti AM, Passos JN, Koga da Silva EM, Macedo ZS. Problable transmission of acute toxoplasmosis through breastfeeding. J Trop Pediatr 1997;43:116.

6. CDC. Centers for Disease Control and Prevention. Epidemiology and Prevention of Vaccine-Preventable Diseases. The Pink Book. 8th ed. Bethesda: NIH; 2004.
7. Goldfarb J. Breastfeeding. AIDS and other infectious diseases. Clin Perinatol 1993;20:225-43.
8. Hisada M, Maloney EM, Sawada T, Miley WJ, Palmer P, Hanchard B, Goedert JJ, Manns A. Virus markers associated with vertical transmission of human T lymphotropic virus type 1 in Jamaica. Clin Infect Dis 2002;34:1551-7.
9. Kumar RM, Shabul S. Role of breast-feeding in transmission of hepatitis C virus to infants of HCV-infected mothers. J Hepatol 1998;29:191-7.
10. Lawrence RM. Host resistance factors and immunological significance of human milk. In Lawrence RM (eds). Breastfeeding: A Guide for Medical Profession. 5th ed. St. Louis: CV Mosby; 1999. p. 159-95.
11. Lawrence RM, Lawrence RA. Given the benefits of breastfeeding, what contra-indications exist? Pediatr Clin North Am 2001;48:235-51.
12. Medina-Lopes MD. Transmission of Trypanosoma cruzi in a case during lactation in a non-endemic area. Rev Soc Bras Med Trop 1988; 1:151-3.
13. Mussi-Pinhata MM. Marques SR. Infecções e aleitamento. In: Bricks LF, Cervi MC. Atualidades em Doenças Infecciosas: Manejo e Prevenção. 1ª ed. São Paulo: Editora Atheneu; 2002. p. 117-31.
14. Mussi-Pinhata MM, Kato CM, Duarte G, Paschoini MC, Bettiol H, Quintana SM. Factors associated with vertical HIV transmission during two different time periods: the impact of zidovudine use on clinical practice at a Brazilian reference centre. Int J STD AIDS 2003;14:818-25.
15. Oxtoby JM. Human immunodeficiency vírus and others viruses in human milk: placing the issues in broader perspective. Pediatr Infect Dis J 1988; 7:825-35.
16. Pequeno Manual de Amamentação. Doenças Maternas; c1996-2004.[citado em 16 de novembro de 2004] Amamentação online. Grupo de Apoio e Promoção ao Aleitamento Materno; [aproximadamente 4 telas]. Disponível em: http://www.aleitamento.org.br/manual/doencas.htm
17. Polywka RL, Feucht H, Zollner B, Laufs R. Hepatitis C virus infection in pregnancy and the risk of mother-to-child transmission. Eur J Clin Microbiol Infect Dis 1997;16:121-4.
18. Ruff AJ. Breastmilk, breastfeeding and transmission of viruses to the neonate. Semin Perinatol 1994;18:510-6.
19. Ruiz-Extremera A, Salmeron J, Torres C, De Rueda PM, Gimenez F, Robles C, Miranda MT. Follow-up of transmission of hepatitis C to babies of human immunodeficiency virus-negative women: the role of breast-feeding in transmission. Pediatr Infect Dis J 2000;19:511-6.
20. Schroter M, Polywka RL, Zollner B, Schafer P, Laufs R, Feucht H. Detection of TT virus DNA and GB virus type C/Hepatitis G virus RNA in serum and breast milk: determination of mother-to-child transmission. J Clin Microbiol 2000;38:745-7.
21. Stagno S, Renolds DW, Pass RS, Alford CA. Breast milk and risk of cytomegalovirus infection. N Engl J Med 1980;302: 1073-6.
22. Tess BH, Rodrigues LC, Newell ML, Dunn DT, Lago TD. Breastfeeding, genetic, obstetric and other risk factors associated with mother-to-child transmission of HIV-1 in Sao Paulo State, Brazil. Sao Paulo Collaborative Study for Vertical Transmission of HIV-1. AIDS 1998;26:513-20.
23. Vochem M, Hamprecht K, Jahn G, Speer CP. Transmission of cytomegalovirus to preterm infants through breast milk. Pediatr Infect Dis J 1998;17:53-8.

10.2

Doenças Maternas Não-Infecciosas

- DOENÇAS MATERNAS ORGÂNICAS NÃO-INFECCIOSAS COMO CONTRA-INDICAÇÃO AO ALEITAMENTO MATERNO
- ALEITAMENTO E DEPRESSÃO PUERPERAL

10.2.1 DOENÇAS MATERNAS ORGÂNICAS NÃO-INFECCIOSAS COMO CONTRA-INDICAÇÃO AO ALEITAMENTO MATERNO

Rosa Maria de S. A. Ruocco
Marcelo Zugaib

Algumas doenças maternas, ou os medicamentos necessários para seu controle, criam expectativas quanto aos possíveis efeitos interferentes no aleitamento e no bem-estar do lactente. As necessidades do controle materno, do impacto das medicações, de testes ou procedimentos necessários para diagnósticos durante a fase de aleitamento precisam ser pesadas criteriosamente.

Quando a mãe tem uma doença, é preciso não só avaliar como o aleitamento pode influenciar essa doença, como também se a interrupção do aleitamento simplesmente não trará riscos potenciais para a saúde da própria mãe e do lactente[15].

As contra-indicações para o aleitamento materno são raras. Afora algumas doenças infecciosas, algumas medicações e substâncias tóxicas podem aparecer no leite e ocasionar riscos ao lactente. É sabido que os riscos para o lactente dependerão da farmacocinética da substância, da via de administração à mãe, da absorção, do metabolismo e excreção, além da maturidade fisiológica do recém-nascido que determinará como ele absorverá, metabolizará e excretará essa substância. Raramente as crianças amamentadas são afetadas por efeitos colaterais dos medicamentos presentes no leite materno, porém os médicos precisam estar atentos sobre a segurança das drogas e aconselhar adequadamente a mãe, evitando que ela não tenha adesão ao seu tratamento ou possa desmamar a criança errada e prematuramente[16]. Assim, uma cuidadosa discussão sobre a necessidade do uso de drogas e a segurança e importância da continuidade do aleitamento podem evitar esses problemas.

Neste capítulo serão abordadas algumas situações comuns de doenças maternas que demandem início ou continuidade de tratamento, com vistas ao uso de fármacos mais empregados no momento.

DOENÇAS MATERNAS QUE INDIQUEM PROCEDIMENTOS DIAGNÓSTICOS COM ELEMENTOS RADIOATIVOS

Com o advento da ultra-sonografia e da ressonância magnética (RM), tem diminuído o emprego de isótopos radioativos para procedimentos diagnósticos de doenças. Esses continuam a ser utilizados em certas circunstâncias, como na investigação da tireóide. Atualmente, os agentes mais utilizados são os radioisótopos ^{125}I, ^{131}I, tecnécio-99m e gálio-67 e, quando esses são empregados, há necessidade de interromper o aleitamento por tempo variável, na dependência das doses e do agente. A agência americana que regula o uso de agentes nucleares tem um conjunto de recomendações baseadas na meia-vida e na dose do composto[34]. É aconselhado para os elementos acima, bem como para qualquer droga perigosa, que durante pelo menos cinco meias-vida (98%) deveriam passar antes que o aleitamento seja reiniciado. Foi demonstrado que o dimeglumina-gadopentato, meio de contraste paramagnético muito empregado em RM, é excretado para o leite materno em quantidades muito pequenas (< 0,04% da quantidade administrada). Kubik-Huch et al. recomendam que o aleitamento seja suspenso por 24 horas caso o composto seja empregado[18] (Quadro 10.3).

Quadro 10.3 – Compostos radioativos e interrupção temporária do aleitamento materno com base na detecção do composto no leite humano[21].

Elemento	Período de detecção no leite
Iodo-23	Radioatividade presente acima de 36 horas
Iodo-125	Radioatividade presente até 12 dias
Iodo-131	Radioatividade presente de 2-14 dias (dados dependentes do estudo)
Gálio-67	Radioatividade detectável por 2 semanas
Cobre-64	Radioatividade presente por 50 horas
Índio-111	Radioatividade muito baixa detectada com 20 horas
Sódio radioativo	Radioatividade presente acima de 96 horas
Tecnécio-99m, Rc-99m macroagregado, TcO$_4$	Radioatividade presente de 15 horas a 3 dias

DOENÇAS MATERNAS QUE ENVOLVAM TRATAMENTOS QUIMIOTERÁPICOS E/OU RADIOTERÁPICOS

Se a mãe é portadora de neoplasia e necessita de tratamento com drogas antimetabólicas que interferem com a replicação do DNA e com a divisão celular, o aleitamento terá contra-indicação absoluta, em razão de esses fármacos passarem para o leite[1]. São exemplos clássicos de agentes antineoplásicos a ciclofosfamida, a ciclosporina, a doxorrubicina e o metotrexato.

A possibilidade de aleitamento na mãe que está sob radioterapia deve ser avaliada, pois alguns dos radioterápicos utilizados requerem apenas uma interrupção temporária do aleitamento[5] (Quadro 10.4).

DOENÇAS MATERNAS POR EXPOSIÇÃO MATERNA RECENTE OU CONTÍNUA A CONTAMINANTES AMBIENTAIS

Se a mãe vem sendo exposta a altas doses de inseticidas, metais pesados ou outros contaminantes ambientais que possam se concentrar no leite, é recomendado que seja feita, primeiramente, a determinação dos níveis séricos maternos ou lácteos do contaminante e só depois seja liberado o aleitamento com segurança. Pesticidas como organoclorados, triclorobenzenoetanol (DDT), bifenil policlorinados (PCBs) e hexaclorobenzeno têm sido identificados no leite de mulheres altamente expostas. Se a mãe foi exposta a metais pesados, deveria ser tomada a mesma conduta de avaliação dos níveis desses metais tanto no leite quanto no plasma da criança[6] (Quadro 10.4).

DOENÇAS MATERNAS QUE OBRIGAM PROCEDIMENTOS CIRÚRGICOS E USO DE AGENTES ANESTÉSICOS

Quando qualquer mulher que está amamentando precisa ser submetida a um procedimento cirúrgico, devem ser preferidas, sempre que possível, as técnicas cirúrgicas que minimizem a hospitalização e a recuperação. Na atualidade, várias cirurgias extensas foram substituídas por técnicas menos invasivas, como a laparoscopia. Um dos melhores exemplos é a laparoscopia para a remoção da vesícula biliar em casos de colecistite, que encurta substancialmente a internação hospitalar e o tempo de recu-

Quadro 10.4 – Antimetabólicos, radiofármacos, contaminantes ambientais e aleitamento materno[21].

Substâncias	Condição de amamentação
Uso de antimetabolitos	Contra-indicada
Uso de radiofármacos em doses para diagnóstico	Permitida após o clareamento da substância do sangue materno
Uso de radiofármacos em doses terapêuticas	Contra-indicada
Contaminantes ambientais – herbicidas	Geralmente permitida, exposição improvável do recém-nascido
Pesticidas – DDT, DDE	Geralmente permitida, exposição improvável do recém-nascido
Pesticidas – PCBs, PBBs	Geralmente permitida, níveis lácteos muito baixos
Pesticidas ciclodienos	Geralmente permitida, exposição improvável do recém-nascido
Metais pesados – chumbo	Permitida se níveis maternos forem $\leq$ 40mg/dl
Metais pesados – mercúrio	Permitida, se a mãe for assintomática e não são detectados níveis no leite
Metais pesados – cádmio	Permitida, exposição improvável do recém-nascido

DDT = clorofenotano; PCBs = bifenil policlorinado; DDE = diclorodifeniletileno; PBBs = bifenil polibrominato.

peração. Nessas situações especiais, também poderiam ser feitas adaptações que permitiriam à criança ficar em alojamento conjunto com a mãe, se ela o desejar. Se o diagnóstico ou o tratamento materno requer apenas poucas horas de separação do lactente, é aconselhado que o leite seja ordenhado e armazenado antes da internação materna, assegurando que a criança continue ingerindo leite materno durante o breve afastamento[15].

Quanto ao uso de agentes anestésicos nos procedimentos cirúrgicos, é imperiosa uma cuidadosa escolha das drogas anestésicas, não havendo necessidade de parar totalmente o aleitamento, caso haja a indicação de anestesia geral ou regional. Nessa eventualidade, é importante que a hidratação materna seja mantida com a administração de fluidos intravenosos (um adicional de 500 a 1.000ml/dia para suprir a perda líquida pela secreção do leite) e que sejam evitados sedativos e/ou anestésicos com meia-vida muito longa. A opinião atual dos autores é de que o aleitamento pode ser retomado após o ato cirúrgico, tão logo a mãe se sinta física e mentalmente capaz para fazê-lo[6].

DOENÇAS DA TIREÓIDE

A conduta terapêutica para tireotoxicose puerperal nas mulheres que estão amamentando necessita de atenção especial[3]. Não deve ser utilizado iodo radiativo, em razão da sua secreção para o leite; a ingestão de doses de 5-10μCi do ^{123}I e ^{131}I requer que a mãe suspenda o aleitamento por dois dias a algumas semanas, respectivamente[25]. Assim, a ingestão de iodo radiativo para o diagnóstico de tireotoxicose deve ser evitada e, se necessário, apenas o I^{123} deveria ser usado, em razão da sua meia-vida mais rápida (13 horas, comparada com oito dias do I^{131}). O controle da tireotoxicose em nutrizes tem sido debatido por décadas. Atualmente está claro que não existem efeitos prejudiciais para a função tireoidiana e para o desenvolvimento intelectual das crianças amamentadas por mães utilizando drogas antitireoidianas[4]. Em 1944, Williams et al. relataram que a concentração de tiouracil no leite era três vezes maior que no plasma, sendo que esses dados foram estendidos, por inferência, para as novas drogas propiltiouracil (introduzida em 1946) e metimazol (introduzido em 1949), fazendo com que o uso de drogas antitireoidianas, para tratamento de tireotoxicose em nutrizes, fosse abandonado durante décadas[20,38]. Assim, mulheres que tomavam quaisquer destes medicamentos eram desaconselhadas a amamentar, pelo temor da ocorrência de hipotireoidismo no lactente. Contudo, é conhecido que a continuidade da terapêutica antitireoidiana durante a gravidez e após o parto previne recorrências da doença materna[26]. Também é relatado que o propiltiouracil (PTU) parece ser a droga mais segura para o tratamento dessa doença, embora trabalhos assinalem que mães que recebem carbimazol ou tiamazol também podem amamentar[2,39]. Apesar de o PTU ser a droga de escolha em nutrizes, é sugerido que qualquer droga antitireoidiana pode ser usada no período do aleitamento, se a função tireoidiana da criança é normal. A proporção de droga antitireoidiana materna ingerida pelo lactente tem sido calculada como 0,07% da dose administrada de propiltiouracil, comparada com 0,5% e 10% das doses administradas de carbimazol e tiamazol, respectivamente[28]. A grande ligação protéica, baixa solubilidade aquosa e ionização em pH 7,4 do PTU têm sido consideradas responsáveis pela passagem reduzida para a placenta e para o leite, porém o tratamento sempre deve utilizar as menores doses terapêuticas possíveis, sendo que o desenvolvimento e a função tireoidiana do recém-nascido sempre devem ser monitorados[22,23]. Vale salientar que atualmente dispomos de mais dados a respeito dos efeitos do metimazol sobre a função cognitiva fetal-neonatal, existindo ainda a necessidade de mais estudos sobre o neurodesenvolvimento da criança após uso materno de PTU. As últimas observações da literatura sugerem que o aleitamento é compatível tanto com o PTU quanto com o metimazol[17].

A tireoidite subaguda, outra doença a ser considerada, ocorre em cerca de 5% das puérperas, acreditando-se ser causada por um rebote da resposta imune após a supressão associada à gravidez. Isso ocorre ao redor de 6 a 12 semanas após o parto. Cerca de dois terços das mulheres têm uma fase hipertireóidea que precisa ser diferenciada da doença de Graves. Os sintomas são leves e podem ser imperceptíveis, sendo o diagnóstico marcado por altos títulos de anticorpos anti-microssomais, por baixa captação de tecnécio ou iodo radiativo e por ausência de imunoglobulinas estimulantes da tireóide. Durante a investigação com tecnécio, é recomendado que o aleitamento seja descontinuado por um dia[1,31,35].

DIABETES MELLITUS TIPO 2 E HIPOGLICEMIANTES ORAIS

O uso de medicamentos hipoglicemiantes orais na gestação e no aleitamento vem aumentando, uma vez que o diabetes é um dos mais comuns distúrbios endócrinos que afetam a mulher durante a gestação. Muitas das antigas sulfoniluréias têm sido estudadas, incluindo a clorpropamida e a tolbutamida. Os níveis de clorpropamida encontrados no leite, após a ingestão de 500mg por via oral, são de 5mg/l (relação da dose para a criança – RDC = 10,5%). Os níveis de tolbutamina no leite variam de 3 a 18μg/l de leite após uma dose de 500mg, duas vezes ao dia (RDC = 0,018%)[24]. Nenhuma sulfoniluréia de segunda geração (glipizida, glyburide, glimepirida) foi bem estudada até o momento. Tendo em vista que todos esses agentes induzem à liberação de insulina, a partir das células das ilhotas pancreáticas, algumas preocupações existem quando do seu uso por nutrizes, particularmente porque ainda não é conhecida a extensão da transferência dessas substâncias para o leite humano. No entanto, as mais recentes biguanidas (metiformina) e as tiazolidinedionas (rosiglitazona, pioglitazona) que não afetam a liberação de insulina são provavelmente mais seguras para ser usadas durante o aleitamento. Novos dados sobre a metiformina sugerem que sua transferência para o leite materno é desprezível (0,27mg/l) após dose de 2.400mg/dia (RDC = 0,28%), sendo que nenhuma das crianças teve níveis detectáveis no plasma[13]. A metiformina vem sendo usada em nutrizes sem relatos de problemas, podendo ser escolhida. Ao contrário das sulfoniluréias, ela não diminui a glicemia em pessoas não-diabéticas, uma vantagem a ser destacada para mães que amamentam crianças normais[11].

DOENÇAS PSIQUIÁTRICAS

Depressão pós-parto ocorre em 13% das mães[29], e cerca de 50% das mulheres afetadas são tratadas com medicamentos antidepressivos[9]. Quando o transtorno depressivo fica evidente, cerca de 60% das mulheres já iniciaram o aleitamento[32] e parte delas pode desejar continuar o processo enquanto tomam o medicamento. Quadros depressivos moderados ou graves necessitam de tratamento medicamentoso, o que requer considerações equilibradas entre a dose materna adequada e a segurança para o lactente[30]. Muitos dos inibidores de recaptação da serotonina (IRS) e muitos antidepressivos tricíclicos não são recomendados para uso em nutrizes, pois, embora não existam evidências de prejuízo direto ao lactente, o efeito a longo prazo dessas drogas no desenvolvimento cerebral da criança é completamente desconhecido. É sabido que o antidepressivo usado pela mãe pode desencadear cólicas, distúrbios gastrintestinais e do sono no lactente. Por outro lado, não usar corretamente a medicação, quando a mãe necessitar, pode desencadear uma recaída que certamente comprometerá o vínculo com a criança, o que deve ser considerado. Lamberg cita que nesses casos "a amamentação, quando possível, é ótima, mas não é crucial para ser uma boa mãe"[19]. Muitas drogas podem ser escolhidas de acordo com suas propriedades metabólicas. Por exemplo, se a mãe toma fluoxetina, droga que passa rapidamente para o leite, tem um metabolito ativo com meia-vida longa e está associada com elevados níveis plasmáticos na criança, poderia ser aconselhável a troca por sertralina, que tem mínima passagem para o leite e não está associada com elevados níveis plasmáticos no lactente[14] (Tabela 10.1). A fluoxetina pode ser mais segura em lactentes com mais de 4 meses, porque eles conseguem metabolizar e excretar mais rapidamente as drogas[12].

De acordo com os dados recentes, lactentes expostos à nortriptilina, paroxetina ou sertralina parecem ter menores níveis plasmáticos detectáveis, enquanto os expostos à fluoxetina tendem a ter maior concentração plasmática, especialmente após a exposição *in utero* ou se os níveis no leite forem altos. Citalopram pode alcançar níveis eleva-

Tabela 10.1 – Características dos antidepressivos mais utilizados[37].

Droga antidepressiva ingerida pela mãe	Doses habituais (mg/dia)	Meia-vida (horas)	Nome do metabolito inicial	Atividade biológica em relação à droga ingerida pela mãe (%)
Amitriptilina	150	20	Nortriptilina	100
Bupropiona	300	21	Eritroidrobupropiona	50
Citalopram	20	35	Norcitalopram	13
Clomipramina	200	32	N-desmetil-clomipramina	100
Fluoxetina	20	96	Norfluoxetina	100
Fluvoxamina	150	16	Sem metabolito ativo	100
Imipramina	150	12	Desipramina	100
Nefazodona	300	17	Hidroxinefazodona	100
Nortriptilina	75	37	E-10-nortriptilina	50 (desconhecido – valor estimado)
Paroxetina	20	22	Sem metabolito ativo	–
Sertralina	100	26	Nor-sertralina	10
Venlafaxina	150	05	Odesmetilvenlafaxina	100

dos em alguns lactentes, particularmente se a dose materna ou os níveis no leite estão altos, porém dados mais consistentes são necessários antes de conclusões definitivas. Embora as pesquisas de Weissman et al. não tenham demonstrado que os níveis elevados dos antidepressivos possam ter conseqüências para as crianças amamentadas, é prudente a conduta mais conservadora com a prescrição apenas daquelas drogas que não aparecem na circulação do lactente. Vale lembrar que os níveis plasmáticos, ou mesmo os níveis cerebrais, encontrados não podem predizer com precisão o efeito bioquímico da droga sobre o sistema nervoso central da criança[37].

ESCLEROSE MÚLTIPLA

Nelson et al., estudando, retrospectivamente, 438 mulheres com esclerose múltipla, verificaram que a freqüência de recidiva da doença, bem como o tempo médio para essa recidiva, não diferiram entre o grupo que amamentava e o que não o fazia, concluindo que o aleitamento deve ser estimulado nessa doença[5,27]. Watkiss e Ward também relatam a mesma opinião, ressaltando que se o tratamento com corticosteróides em altas doses for necessário para o controle materno (principalmente nas recidivas), o aleitamento deve ser interrompido temporariamente, e o leite poderia ser ordenhado antes do início do pulso medicamentoso e mantido sob refrigeração ou congelamento, para que a criança continuasse a recebê-lo no período de tratamento materno. Assinalam, ainda, que podem surgir sintomas de adormecimento ou fraqueza nas mãos e braços da nutriz, gerando certa dificuldade para manter o posionamento do lactente durante as mamadas, além de fadiga mais intensa que o normal, demandando auxílio nos cuidados com o recém-nascido[36].

FIBROMIALGIA

Fibromialgia (FM) é uma doença crônica caracterizada por dor muscular, intestino e bexiga irritáveis, distúrbios de memória e de sono, cefaléias, tonturas e fadiga, sendo prevalente em mulheres. Não existem causas conhecidas e, assim, não há cura. Os sintomas têm sido atribuídos à falta de sono tranqüilo, insuficiência de GH, trauma, deficiências nutricionais, aumento da substância P e aumento do processamento da dor no córtex ou subcórtex[8,10]. A falta de sono no puerpério complica a fadiga própria da doença. Mesmo se as mães dormirem 5 a 6 horas consecutivas, elas não se sentem descansadas – um relato comum nas portadoras da FM. O aleitamento parece ser difícil para essas mulheres, principalmente pela fadiga importante, sensibilidade e endurecimento muscular, sintomas que são mais intensos nessas pacientes. A maioria das portadoras de FM toma associações de medicamentos (antidepressivos, relaxantes musculares, drogas para melhorar o sono e, em alguns casos, narcóticos). Esses medicamentos são suspensos sempre que possível quando ocorre gravidez, porém, na maioria dos casos, precisam ser reiniciados no puerpério, o que faz essas mães sentirem que não poderiam amamentar suas crianças por muito tempo e, dependendo do tratamento, podem não ter o aleitamento natural como melhor opção[33].

Quando nos deparamos com doenças comprometendo o estado materno, o primeiro pensamento cogitado pode ser a suspensão do aleitamento, o que na maioria das situações pode ser desastroso, pois em muitos casos tanto a mãe quanto a criança se beneficiariam da continuidade dele. Vale ressaltar que a mudança ou a escolha de terapêuticas mais seguras, a retirada temporária do leite materno utilizando ordenha e bombas, a interrupção temporária do aleitamento ou outras medidas pertinentes poderão permitir que a mãe amamente seu recém-nascido com sucesso.

REFERÊNCIAS BIBLIOGRÁFICAS

1. Amino N, Mori H, Iwatani Y et al. High prevalence of transient post-partum thyrotoxicosis and hypothyroidism. N Engl J Med 1982;306:849-52.
2. Atkins P, Cohen SB, Phillips BJ. Drug therapy for hyperthyroidism in pregnancy: safety issues for mother and fetus. Drug Safety 2000;23(3):229-44.
3. Azizi F, Braverman LE. Management of postpartum thyrotoxicosis. Curr Opin Endocrinol Diabetes 2005;12(6):471-6.
4. Azizi F, Khoshniat M, Bahrainian M, Hedayati M. Thyroid function and intellectual development of infants nursed by mothers taking methimazole. J Clin Endocrinol Metab 2000; 85:3233-8.
5. Bennett KA. Pregnancy and Multiple Sclerosis. Clin Obstet Gynecol 2005;48(1):38-47.
6. Bond GM, Holloway AM. Anaesthesia and breast-feeding – the effect on mother and infant. Anaesth Intensive Care 1992; 20:426-30.
7. Centers for Diseases Control and Prevention. Breastfeeding: Infectious diseases and specific conditions affecting human milk: When should a mother avoid breastfeeding) www.cdc.gov/breastfeeding/disease/contraindicators.htm. Acessado em 2/1/2006.
8. Clark S, Odell L. Fibromyalgia syndrome: common, real – and treatable. Clin Rev 2000;10(5):57-83.
9. Georgiopoulos AM, Bryan TL, Wollan P, Yawn BP. Routine screening for postpartum depression. J Fam Pract 2001;50: 117-22; correction, 50:470.
10. Gracely RH, Petzke F, Wolf JM, Clauw DJ. Functional magnetic resonance imaging evidence of augmented pain processing in fibromyalgia. Arthritis Rheum 2002;46(5):1333-43.
11. Hale T. Maternal medications during breastfeeding. Clin Obstet Gynecol 2004;47(3):696-711.
12. Hale T. Medications and mothers' milk. 11th ed. Amarillo, TX: Pharmasoft Publishing; 2004.

13. Hale TW, Kristensen JH, Hackett LP et al. Transfer of metformin into human milk. Diabetologia 2002;45:1509-14.
14. Harris B, Lovett L, Newcombe RL et al. Cardiff puerperal mood and hormone study paper 2: Maternity blues and major endocrine changes: the progesterone factor. Br Med J 1994; 308:949-53.
15. Howard CR, Howard FM. Management of breastfeeding when the mother is ill. Clin Obstet Gynecol 2004;47(3):683-95.
16. Ito S, Koren G, Einarson TR. Maternal noncompliance with antibiotics during breastfeeding. Ann Pharmacother 1993;27: 40-2.
17. Koren G, Soldin O. Therapeutic drug monitoring of antithyroid drugs in pregnancy: the knowledge gaps. Ther Drug Monit 2006;28(1):12-3.
18. Kubik-Huch RA, Gottstein-Aalame NM, Frenzel T et al. Gadopentetate dimeglumine excretion into human milk during lactation. Radiology 2002;216:555-8.
19. Lamberg L. Risks and benefits key to psychotropic use during pregnancy and postpartum period. JAMA 2005;294(13): 1604-8.
20. Larsen PR, Ingbar SH. The thyroid gland. In: Wilson JD, Foster DW. Williams Textbook of Endocrinology. Philadephia: WB Saunders; 1992. p. 444-5.
21. Lawrence RA. A Review of the Medical Benefits and Contraindications to Breastfeeding in the United States (Maternal and Child Health Technical Information Bulletin). Arlington, VA: National Center for Education in Maternal and Child Health; 1997.
22. Mandel SJ, Brent GA, Larsen PR. Review of antithyroid drug use in pregnancy and report of a case of aplasia cutis. Thyroid 1994;4:129-33.
23. Marchant B, Brownlie BEW, Hart DM et al. The placental transfer of propylthiouracil, methimazole and carbimazole. J Clin Endocrinol Metab 1977;45:1187-92.
24. Moiel RH, Ryan JR. Tolbutamide orinase in human breast milk. Clin Pediatr (Phila) 1967;6:480.
25. Mountford PJ, Coakley AJ. A review of the secretion of radioactivity in human breast milk: data, quantitative analysis, and recommendations. Nucl Med Commun 1989;10:15-27.
26. Nakagawa Y, Mori K, Hoshikawa S et al. Postpartum recurrence of Graves' hyperthyroidism can be prevented by the continuation of antithyroid drugs during pregnancy. Clin Endocrinol 2002;57(4):467-71.
27. Nelson L, Franklin G, Jones M et al. Risk of multiple sclerosis exacerbation during pregnancy and breast-feeding. JAMA 1988;259:3441-3.
28. O'Doherty MJ, McElhatton PR, Thomas SHI. Treating thyrotoxicosis in pregnant or potentially pregnant women. BMJ 1999;1:5.
29. O'Hara M, Swain A: Rates and risk of postpartum depression – a meta-analysis. Int Rev Psychiatry 1996;8:37-54.
30. Pritchard DB, Harris B. Aspects of perinatal psychiatric illness. Br J Psychiatry 1996;169(5):555-62.
31. Roti E, Emerson CH. Postpartum thyroiditis. J Clin Endocrinol Metab 1992;74:3-5.
32. Ryan A. The resurgence of breastfeeding in the United States. Pediatrics 1997;99:e12.
33. Schaefer KM. Breastfeeding in Chronic Illness: The Voices of Women With Fibromyalgia. MCN. Am J Maternal/Child Nursing 2004;29(4):248-53.
34. US Nuclear Regulatory Commission. Office of Nuclear Regulatory Research. Release of Patients Administered Radioactive Materials, Regulatory Guide 8.39. US Nuclear Regulatory Commission; 1997:1–18. Disponível em: http://www.nrc.gov/NRC.
35. Vanderpump MPJ, Ahlquist JAO, Franklyn JA et al. Consensus statement for good practice and audit measures in the management of hypothyroidism and hyperthyroidism. BMJ 1996;313:539-44.
36. Watkiss K, Ward N. Multiple sclerosis: pregnancy and parenthood. Nursing Standard 2002;17(3):45-55.
37. Weissman AM, Levy BT, Hartz AJ et al. Pooled analysis of antidepressant levels in lactating mothers, breast milk, and nursing infants. Am J Psychiatry 2004;161(6):1066-78.
38. Williams RH, Kay GA, Jandorf BJ. Thiouracil, its absorption, distribution, and excretion. J Clin Invest 1944;23:613-27.
39. Wing DA, Millar LK, Koonings PP, Montoro MN, Mestman JH. A comparison of propylthiouracil versus methimazole in the treatment of hyperthyroidism in pregnancy. Am J Obstet Gynecol 1994;170:90-5.

10.2.2 ALEITAMENTO E DEPRESSÃO PUERPERAL

Alexandre Faisal-Cury

O puerpério é período crítico transicional na vida da mulher e do seu núcleo familiar, que demanda cuidados médicos, psicológicos e sociais. A atenção à mãe e ao recém-nascido nesse período que se inicia logo após o parto e perdura pelas primeiras semanas deve ser objetivo primordial dos profissionais de saúde. A Organização Mundial da Saúde (WHO) publicou em 1998 manual de normas e condutas próprias para essa finalidade. Dentre essas orientações, grande destaque foi dado ao aleitamento. Práticas consideradas úteis e que devem ser encorajadas incluem estímulo do contacto pele-a-pele entre mãe e recém-nascido na primeira hora após parto, suporte no posicionamento materno correto durante o aleitamento, encorajamento e aconselhamento sobre os benefícios do aleitamento[47].

Os benefícios do aleitamento para o recém-nascido incluem proteção contra infecções gastrintestinais, urinárias e respiratórias[24]. Por sua vez, mães que amamentam retardam o retorno da fertilidade, têm involução uterina acelerada e apresentam menor risco de câncer de mama e certos tipos de câncer de ovário[33,35]. Do ponto de vista social, o leite materno é a escolha natural, mais simples e econômica de nutrir o recém-nascido. Somado aos aspectos biológicos e socioeconômicos, o aleitamento possibilita experiência única de bem-estar psicológico para o binômio mãe-filho. De fato, a interação mãe-filho e sua relação com o desenvolvimento posterior da criança representam uma área relativamente recente e de grande interesse para os pesquisadores do desenvolvimento infantil[37]. O aleitamento é seguramente elemento fundamental e estruturante, ainda que não exclusivo nessa interação.

Apesar dos benefícios e vantagens físicos e psicológicos conhecidos, o tempo preconizado para o aleitamento natural está longe de ser atingido em diferentes países. A OMS preconiza aleitamento natural exclusivo para o recém-nascido até o sexto mês de vida e a manutenção da amamentação com a introdução de outros alimentos complementares por pelo menos 2 anos de idade. No entanto, a literatura recente traz que a incidência e a duração da amamentação são ainda muito menores que o recomendado tanto em países desenvolvidos como em desenvolvimento. Na Inglaterra, um estudo com 906 puérperas mostrou que, das 566 mulheres (63%) que iniciaram aleitamento exclusivo, 226 (40%) já haviam parado antes do terceiro mês[5]. Na Austrália, estudo de coorte prospectivo com 1.745 puérperas avaliou a incidência de aleitamento com 2, 6 e 12 meses após o parto. Os autores encontraram diminuição progressiva das cifras (79%, 57% e 22%, respectivamente)[22]. No Brasil, estudo de coorte prospectivo de base populacional acompanhou 655 crianças no primeiro trimestre de vida, observando diminuição dos índices de aleitamento. O aleitamento exclusivo diminuiu de 87% para 59% entre o primeiro e o terceiro mês, enquanto o aleitamento predominante caiu de 61% para 28% no mesmo período[46]. Em um estudo realizado no município de São Paulo, Gouvêa et al. entrevistaram 2.055 mães de crianças menores de 7 meses e foi encontrado que 70,9% delas estavam amamentando, mas somente 24,7% amamentavam exclusivamente, como recomendado.

Claramente, muitos fatores sociais, econômicos e físicos influenciam a decisão de aleitar, bem como sua duração. Atitudes e valores da mulher, família e sociedade exercem impacto importante nessa decisão. Mulheres que se sentem competentes como mães e que consideram que a sociedade aprova essa condição lidavam melhor com o aleitamento no terceiro mês do puerpério[41]. Diversos fatores sociodemográficos foram associados à menor duração do aleitamento, tais como menor idade materna[17], desemprego[1], o fato de ser solteira[26], nível educacional[12] e suporte social do esposo[25] e da equipe médica[41].

No entanto, a influência dos aspectos psicológicos da mãe, em particular da depressão puerperal, sobre o aleitamento tem produzido resultados muitas vezes conflitantes. Do mesmo modo, existem poucos estudos avaliando os efeitos do aleitamento sobre os transtornos do humor da mulher no puerpério. As dificuldades nesse campo de pesquisa devem-se a problemas metodológicos como amostras pequenas, critérios pouco claros na definição de aleitamento e de depressão puerperal[22]. Observam-se também muitos estudos de coorte transversal, o que impede o estabelecimento de hipóteses causais entre transtornos mentais puerperais e aleitamento.

Inicialmente, cabe discutir a importância e os aspectos conceituais, etiológicos e terapêuticos da depressão puerperal (DP).

A DP é importante por vários aspectos[7]. Repercussões sobre o convívio social, desempenho profissional e relacionamento conjugal podem ocorrer em decorrência ou concomitantemente à DP. Uma das mais importantes preocupações acerca da DP refere-se ao impacto sobre o recém-nascido e demais filhos pequenos. A puérpera deprimida pode não ter condições de suprir as necessidades dos seus filhos. Existem evidências mostrando associação entre depressão materna e desenvolvimento neuropsicomotor, cognitivo, social e emocional inadequado do recém-nascido. Seguimento de filhos de mães deprimidas até 18 meses após o parto mostrou que eles tinham mais dificuldades para realizar algumas tarefas, eram mais inseguros em relação ao vínculo materno e mostravam pequenas dificuldades comportamentais[32]. Isso sem considerar os riscos pessoais de continuar deprimida anos após o parto e de apresentar somatizações diversas. Felizmente, apesar da existência do risco, o suicídio materno é muito remoto.

Considera-se a prevalência de DP bastante alta, acometendo cerca de 12% das puérperas. Apesar das diferenças entre culturas e países, essa cifra é a mais citada[19]. Admite-se, no entanto, que o problema possa atingir até 26% das puérperas adolescentes[43]. No Brasil, estudo transversal encontrou prevalência de 16% de mulheres com sintomas depressivos no 10º dia do puerpério[16].

A importância da depressão para a mulher, em particular nos chamados períodos vitais de transição como menarca, ciclo gravídico-puerperal e menopausa é reconhecida pelo Colegiado Americano de Ginecologistas e Obstetras, que afirma textualmente que o ginecologista/obstetra deve conhecer os diferentes aspectos clínicos, de diagnóstico e terapêutica da depressão (ACOG, 1993)[3]. No entanto, atualmente, o preparo técnico e emocional do ginecologista-obstetra para lidar com a depressão, incluindo a DP, é limitado[13].

Existe controvérsia quanto ao conceito de DP. Para a Associação Psiquiátrica Americana (APA,1994)[4], a DP não é entidade específica, e seu diagnóstico baseia-se na presença de determinados sintomas, com destaque para humor deprimido e perda ou diminuição de prazer em atividades anteriormente agradáveis, por um período mínimo de duas semanas. Nesse caso, o puerpério é apenas um especificador de época do quadro. Os outros sintomas que compõem o diagnóstico incluem: perda ou ganho significativo de peso (5% em um mês), decorrente da mudança do padrão de apetite; insônia ou sono excessivo; agitação ou atraso psicomotor; fadiga ou perda de energia; sentimentos de inadequação, desvalia ou culpa; diminuição da capacidade de concentração e pensamento; idéias suicidas. Não se pode dar o diagnóstico na vigência de doença orgânica, luto ou uso de drogas. Os sintomas de DP são de fato similares aos da depressão não-puerperal e incluem sentimentos de extrema solidão, irritabilidade, medo da loucura e sensação de estar perdida. Por outro lado, alguns aspectos destacam seu caráter único: a existência de sintomas peculiares ao quadro como culpa, inadequação quanto ao papel de mãe e pensamentos obsessivos sobre machucar a si própria ou à criança[18] e o fato de ela acometer até 50% de mulheres sem história prévia de depressão[48].

Existe ampla variação na apresentação da DP, a qual pode variar em termos de gravidade e variedade de sintomas[10]. O quadro clínico pode apresentar predomínio de queixas somáticas ou psicológicas. Outro aspecto é que as alterações habituais do puerpério, como mudanças no padrão do apetite e do sono, dificultam o diagnóstico[2]. A DP é mais freqüente até o terceiro mês, mas o início do quadro pode ocorrer desde as primeiras semanas até um ano após o parto. Um dado muito interessante é a constatação de que na DP há predomínio de sentimentos de inadequação sobre as idéias suicidas[40]. O fato é que o diagnóstico é essencialmente clínico e dele podem participar pessoal de enfermagem, psicólogos, psiquiatras, pediatras e, obviamente, obstetras.

A etiologia da DP é controversa, mas alguns fatores têm-se associado a sua ocorrência. Alguns fatores de risco são mais freqüentemente encontrados na anamnese de mães com depressão puerperal, embora nem todos os autores tenham detectado essas associações. Dentre os fatores biológicos, destaca-se a influência de fatores genéticos, já que a história pessoal ou familiar de depressão é importante preditor de DP. Aceita-se também que fatores bioquímicos-hormonais possam ter alguma participação em mulheres vulneráveis, já que, durante o parto e no início do puerpério, ocorrem grandes mudanças nos níveis hormonais que têm efeitos diretos no sistema nervoso central[23]. No entanto, os fatores biológicos não podem ser responsabilizados isoladamente pela DP.

A participação dos fatores psicossociais é mais valorizada. O nascimento de um filho é um evento muito significativo para a mulher e o homem, modificando drasticamente o relacionamento do casal, suas atividades rotineiras de trabalho e da vida social. Tal mudança súbita pode ser grande fonte de estresse para algumas mulheres. Várias situações pessoais e familiares desfavoráveis são encontradas com certa freqüência entre mães em tratamento psiquiátrico após o parto e são de importância para a compreensão das dificuldades de adaptação materna à nova condição de mãe. São citados como fatores associados à DP deficiências de desenvolvimento do papel de mãe, em geral por falta de um bom exemplo materno ou relação conflituosa com a própria mãe, baixo suporte sociofamiliar, dificuldades no relacionamento com o parceiro, problemas financeiros, ausência do parceiro nos cuidados dos filhos na primeira infância[11], além de eventos vitais estressantes e ambivalência em relação à gravidez[2].

Revisão recente do tema classifica os fatores de risco para DP em muito importantes (depressão ou ansiedade na gravidez, história de depressão prévia, eventos vitais estressantes e suporte social), importância moderada (neuroticismo, relação conjugal conturbada) e menos importantes (complicações obstétricas, planejamento da gestação, níveis social e econômico). Ainda, segundo alguns autores, idade materna, nível educacional, paridade e tempo de relacionamento com parceiro não estão associados à DP[36].

Quanto à relação entre DP e aleitamento, os resultados de diversos trabalhos ainda que, algumas vezes, sejam conflitantes parecem sugerir um prejuízo do aleitamento (tipo e duração) nas mulheres deprimidas[14,21,45].

Estudo prospectivo com 1.163 avaliou a associação entre DP e aleitamento, com 2 e 12 semanas do puerpério, observando que as mulheres deprimidas tinham risco cerca de 20% maior de descontinuar o aleitamento[42]. No estudo australiano já mencionado, após controle de variáveis confundidoras, o término precoce do aleitamento associou-se com DP. As puérperas deprimidas tinham risco 25% maior de desmame precoce quando comparadas com as mulheres não-deprimidas[22]. Bick et al., em estudo com 906 mulheres avaliadas ao redor da 45ª semana do puerpério, também observaram maior risco de interrupção do aleitamento antes do terceiro mês nas mães com sintomatologia depressiva[5]. Estudo nacional, do tipo caso-controle, realizado em Porto Alegre, com 153 pares mães-recém-nascidos, não encontrou associação entre DP e cessação do aleitamento no quarto mês pós-parto. No entanto, as mulheres que apresentavam problemas emocionais no primeiro mês após o parto tinham duas vezes mais probabilidade de interromperem a lactação[15].

Outras evidências a favor da associação DP e problemas no aleitamento é o fato de que muitas mulheres interrompem o aleitamento logo após apresentar sintomas depressivos[9,31].

Por sua vez, não se pode esquecer que dificuldades para o início do aleitamento podem influenciar o aparecimento da DP em mulheres vulneráveis, uma vez que pode reduzir seu nível de auto-estima, confiança e capacidade de exercer a maternidade[42]. Interessante destacar que DP e dificuldades no aleitamento partilham muitas vezes de elementos psicológicos comuns: baixa auto-estima, sentimentos de culpa e dificuldade em enfrentar o problema[38]. Assim, é necessário destacar que a história de vida da mulher deva ser investigada e valorizada pelo profissional de saúde. Muitas pesquisas não podem dar conta da dimensão subjetiva presente no puerpério e no próprio aleitamento. Compreender os sentimentos da mulher em relação a si própria, ao seu recém-nascido e ao seu ambiente social e familiar é mandatório nesse cenário.

Impedimentos objetivos à prática do aleitamento materno não significam que não haja amor na relação mãe-filho. De fato, algumas mulheres não conseguem sem o apoio de um profissional habilitado a ajudá-las superar algumas dificuldades, como, por exemplo, mamilos invertidos, recém-nascidos muito prematuros que não conseguem sugar adequadamente, ou crianças com fissura labiopalatal, entre outras, que não impedem o aleitamento materno e são bem superadas. Já há raros casos em que não recomendamos a amamentação, como infecção pelo HIV ou doença materna em tratamento químio ou radioterápico. O aleitamento artificial, embora não possa oferecer à mãe e a seu recém-nascido o mesmo nível de satisfação e qualidade que o aleitamento materno com suas inúmeras vantagens, torna-se, nesses casos, a opção nutricional. Ele pode ser pleno de afeto para algumas mulheres, enquanto para outras, o aleitamento materno, sem o apoio, as orientações e o incentivo de familiares e profissionais habilitados que a acompanhem, poderá vir a ser um ato mecânico e desgastante. Essa mãe, certamente irá desistir rapidamente. E inclusive pelo citado anteriormente, nas mães com fatores de risco e suscetíveis a DP com baixa auto-estima, sentimento de culpa e inabilidade em cuidar de seu filho poderá instalar-se. Por outro lado, na experiência clínica de alguns pediatras e psicólogos envolvidos com a amamentação, o retorno ao aleitamento materno em algumas mulheres tem sido fator de melhora e até de recuperação da DP de menor intensidade. O papel da ocitocina na relação afetiva mãe-filho tem, sem dúvida, desempenhado importante papel facilitador.

A qualidade da interação mãe-filho, incluindo a maneira de nutrir e atender às necessidades fisiológicas do recém-nascido, é muito importante e requer profissionais capazes de apoiá-la, pois a mãe necessita ser cuidada, sentir-se segura e apoiada para poder ter a satisfação, a disponibilidade afetiva e o grau de confiança na sua habilidade nos cuidados com seu recém-nascido. Esses são alguns aspectos fundamentais na relação mãe-filho.

Finalmente, algumas considerações devem ser feitas acerca do tratamento da DP. Ele pode ser psicoterápico ou medicamentoso, cabendo ao médico indicá-los corretamente. O médico deve fazer a melhor escolha, baseado na história da paciente, gravidade dos sintomas e na sua experiência pessoal. O ACOG (1993)[3] sugere que a psicoterapia deveria ser indicada para pacientes com depressões leve e moderada para as pessoas que apresentaram resposta incompleta ao uso da medicação ou para quem a medicação é contra-indicada. Ainda, segundo o ACOG (1993), admite-se que 50 a 60% dos pacientes se beneficiem com esse tipo de tratamento, que parece ser igualmente eficaz ao tratamento medicamentoso, nos casos leves e moderados. Atitude humanística do obstetra, com priorização da escuta das queixas da paciente, e pontuação dos aspectos práticos do problema são posturas passíveis de ser adotadas pelo profissional.

Os profissionais com disponibilidade emocional e preparo técnico podem, inclusive apontar os conflitos conscientes e, mais, interpretar os conteúdos inconscientes, associados à depressão. Nesses casos, na eventualidade de encaminhamento, esse ocorrerá em um momento adequado e oportuno. Em geral, encaminhamentos apressados para psiquiatras ou psicólogos são fadados ao fracasso e prestam-se mais à resolução do desconforto do médico do que da necessidade da paciente.

Muita atenção, no entanto, deve ser dada aos casos que cursam com idéias suicidas, sintomas psicóticos, rejeição extrema ao recém-nascido e uso de drogas ilícitas. O acompanhamento de psiquiatra é sempre indicado nessas situações[10].

O tratamento farmacológico deve ser indicado nos casos moderados a graves, crônicos ou recorrentes. Dois grupos de drogas são os mais usados: antidepressivos tricíclicos e os inibidores seletivos da recaptação da serotonina (ISRS)[11] (Quadro 10.5).

Quadro 10.5 – Exemplos de drogas e dosagens terapêuticas.

Droga	Dose (dose mínima-máxima, mg/dia)
Tricíclicos	
Imipramina	150-300
Clomipramina	150-300
Amitriptilina	150-300
Inibidores seletivos da recaptação da serotonina	
Fluoxetina	20-80
Paroxetina	20-60
Citalopram	20-60
Sertralina	50-200

Os antidepressivos tricíclicos causam mais efeitos anticolinérgicos, como obstipação, retenção urinária, além de tontura, hipotensão ortostática, aumento de peso e arritmia cardíaca, enquanto os ISRS determinam mais sintomas gastrintestinais, insônia e agitação, cefaléia[44]. Outros eventuais efeitos colaterais dos tricíclicos são convulsões, problemas sexuais, presbiopia e euforia. O uso dos tricíclicos está contra-indicado em pacientes com infarto recente, bloqueio de ramo esquerdo do coração e glaucoma de ângulo agudo.

Qualquer que seja o tratamento escolhido, é de se esperar remissão completa do quadro após seis a oito semanas de seu início. Caso contrário, deve-se rever o tipo de tratamento instituído. A permanência de sintomas depressivos residuais indica, com grande probabilidade, um retorno do quadro após a retirada do medicamento. Pelo menos 50% das pacientes tratadas adequadamente terão recaídas no futuro, mesmo tendo passado pela fase de manutenção obrigatória. Nessa fase, mantêm-se a medicação, geralmente, por seis meses após o desaparecimento dos sintomas[11].

Preocupação importante das mães e dos médicos são os efeitos dessas medicações sobre o recém-nascido, tanto para as mulheres que já usavam antidepressivos durante a gravidez, quanto para aquelas que vão iniciá-lo no puerpério. De fato, estudos recentes sugerem que as puéperas preferem o tratamento psicológico e uma vez alertadas sobre os riscos eventuais dos antidepressivos tendem a abandonar o tratamento medicamentoso[6].

Apesar dessa preocupação, dois aspectos devem ser destacados. A descontinuação das drogas psicotrópicas aumenta o risco de recidiva do problema e o impacto do não-tratamento da depressão sobre a própria mulher e seu filho[2,28]. Estudo recente sugere que os inibidores seletivos da recaptação da serotonina durante a gravidez pode afetar diversos comportamentos do recém-nascido, como sono, atividade motora e variabilidade cardíaca[49].

De fato, apesar de os dados atuais favorecerem o uso dos antidepressivos durante a gestação e aleitamento[30], admite-se também que não são conhecidos completamente os efeitos do uso crônico dessas drogas sobre o desenvolvimento cerebral do recém-nascido.

A diversidade de opções terapêuticas fica obviamente condicionada à análise criteriosa de cada caso e das condições técnicas e humanísticas do profissional de saúde envolvido, ginecologista, clínico ou pediatra. Desnecessário dizer que cada mulher é única[27].

Outros focos de atuações para o ginecologista/obstetra e demais profissionais envolvidos no atendimento à puérpera são a orientação e a informação durante a gravidez, além do rastreamento da DP. Aconselhamento e suporte antenatal e intervenção pós-natal, de enfermeira treinada com atitude flexível e centrada nas necessidades da mulher, associaram-se com melhores parâmetros de saúde maternos e do recém-nascido[8] e avaliações de saúde mental materna no quarto mês do pós-parto, respectivamente[29]. No decurso do trabalho de parto, o suporte social e profissional associou-se significativamente com a redução do risco de DP leve e moderada, na sexta semana de puerpério[34]. Recentemente foi criada pelo Ministério da Saúde a norma 11.108, de 7 de abril de 2005, que garante às parturientes o direito à presença de acompanhante durante o trabalho de parto, parto e pós-parto imediato, no âmbito do Sistema Único de Saúde – SUS[50].

A literatura destaca também que os chamados grupos de alto risco merecem cuidados especiais. Esse é o caso das mulheres cujos recém-nascidos foram admitidos em unidades de terapia intensiva, mulheres com história pessoal ou familiar de depressão, gestantes com intercorrências, como pré-eclâmpsia, prematuridade, malformação fetal e nos casos de gestação após longos tratamentos de esterilidade ou infertilidade. Caso a opção do profissional vise ao diagnóstico precoce ainda na gravidez, estudos sugerem que perguntar para a mulher na gestação como ela se sente emocionalmente pode ser útil no rastreamento da DP[20].

Se a abordagem psicossomática é adequada e efetiva na atenção à puérpera deprimida, os mesmos princípios se aplicam à puérpera que não está deprimida ou não apresenta dificuldades com o aleitamento.

REFERÊNCIAS BIBLIOGRÁFICAS

1. Auerback KG, Guess E. Maternal employment and breast-feeding. Am J Dis Child 1984;138,958-60.
2. Altshuler LL, Hendrick V, Cohen LS. An update on mood and anxiety disorders during pregnancy and the postpartum period. Prim Care Comp J Clin Psychiatry 2000;2:217-22.
3. American College of Obstetricians and Gynecologists. Depression in women. ACOG.182. Washington, DC: ACOG; 1993.
4. American Psychiatric Association. Diagnostic and Statistical Manual of Mental Disorders, 4th ed. DSM-IV. Washington, DC: American Psychiatric Association; 1994.
5. Bick DE, MacArthur C, Lancashire RJ. What influences the uptake and early cessation of breast feeding? Midwifery 1998; 14;242-7.
6. Chabrol H, Teissedre F, Armitage J et al. Acceptability of psychotherapy and antidepressants for postnatal depression among newly delivered mothers. J Reprod Inf Psychol 2004; 22(1):5-12.
7. Clay EC, Seehusen DA. A review of postpartum depression for the primary care physician. South Med J 2004;97(2):157-61.
8. Cooper P, Landman M, Tomlinson M et al. The imapct of a mother infant intervention in an indigent peri-urban South African context: a pilot study. Br J Psychiatry 2002;180:76-81.
9. Cooper PJ, Murray L, Stein A. Psychosocial factors associated with the early termination of breast-feeding. J Psychosom Res 1993;37:171-6.

10. Cury AF. Depressão puerperal. In: Zugaib, Tedesco & Quayle. Obstetrícia Psicossomática. 1ª ed. São Paulo: Atheneu; 1997.
11. Cury AF, Guerra AH. Depressão puerperal. In Zugaib & Bittar. Protocolos Assistenciais da Clínica Obstétrica da FMUSP. 1ª ed. São Paulo: Atheneu; 2003.
12. Deshpande AD, Gazmararian JA. Breast-feeding education and support: association with the decision to breast-feed. Eff Clin Pract 2000;3(3):116-22.
13. Dietrich AJ, Williams JW, Ciotti MC, Schulkin J et al. Depression care attitudes and practices of newer obstetrician-gynecologists: A national survey. Am J Obstet Gynecol 2003; 189:267-73.
14. Eberhard-Gran M, Eskild A, Tambs K et al. Depression in postpartum and non-postpartum women: prevalence and risk factors. Acta Psychiatr Scand 2002;106:426-33.
15. Falceto OG, Giugliani ER, Fernandes CLC. Influence of parental mental health on early termination of breast-feeding: a case control study. J Am Board Fam Pract 2004;17:173-83.
16. Faisal-Cury A, Tedesco JJA, Kahhale S, Zugaib M, Menezes PR. Postpartm depression: in relation to life events and patterns of coping. Arch Womens Ment Health 2004;7:123-31.
17. Ford K, Labbok M. Who is breastfeeding? Implications of associated social and biomedical variables for research on the consequences of method of infant feeding. Am J Clin Nutr 1990;52,451-6.
18. Gale S, Harlow BL. Postpartum mood disorders: a review of clinical and epidemiological factors. J Psychosom Obstet Gynecol 2003;24:257-66.
19. Gorman LL, O'Hara MW, Figueiredo B, Hayes S et al. Adaptation of the struictured clinical interview for DSM-IV disorders for assessing depression in women during pregnancy and post-partum across countries and cultures. Br J Psychiatry 2004;184(Suppl 46):17-23.
20. Groos KH, Wells CS, Radigan-Garcia A, Dietz PM. Correlates of self-reports of being very depressed in the months after delivery: results from the pregnancy risk assessment monitoring system. Matern Child Health J 2002;6:247-53.
21. Hannah P, Adams D, Lee A, Glover V, Sandler M. Links between early post-partum mood and post-natal depression. Br J Psychiatry 1992;160:777-80.
22. Henderson JJ, Evans SF, Straton JAY, Priest SR, Hagan R. Impact of postnatal depression on breastfeeding duration. Birth 2003;30:75-81.
23. Hendrick V, Altshuler LL, Sun R. Hormonal changes in the postpartum and implications for postpartum depression. Psychosomatics 1998;39:93-101.
24. Howie PW, Forsyth JS, Ogston AS et al. Protective effect of breast feeding against infections. Br Med J 1990;300:11-6.
25. Jones DA, West RR, Newcombe RG. Maternal characteristics associated with duration of breast feeding. Midwifery 1986; 2:141-6.
26. Kurinij N, Shiono PH, Rhoads GG. Breastfeeding incidence and duration in black and white women. Pediatrics 1988;81: 365-71.
27. Lee D TS. Postnatal depression is reduced by providing information to women at risk. Evidence-based Healthcare 2003;7: 185-6.
28. Lejoyeux M, Ades J. Antidepressant discontinuation: a review of the literature. J Clin Psychiatry 1997;58(Suppl 7):11-6.
29. MacArthur C, Winter HR, Bick DE et al. Effects of redesigned community postnatal care on womens' health 4 months after birth: a cluster randomised controlled trial. Lancet 2002;359 (9304):378-85.
30. Mac Queen G, Chokka P. Special issues in the management of depression in women. Can J Psychiatry 2004;49(3 Suppl): 27-40.
31. Misri S, Sinclair DA, Kuan AJ. Breast-feeding and postpartum depression: is there a relationship? Can J Psychiatry 1997; 42:1061-65.
32. Murray L. The impact of postnatal depression on infant development. J Child Psychol Psych Allied Disc 1992;3393:543-61.
33. Newcomb PA, Storer BE, Longnecker MP et al. Lactation and a reduced risk of premenopausal breast cancer. NEJM 1994; 330:81-7.
34. Ray KL, Hodnett ED. Caregiver support for postpartum depression. Cochrane Database Syst Rev 2001;3:CD0009-46.
35. Ricco RG. Aleitamento natural. In: Woiski JR. Nutrição e Dietética em Pediatria. 4ª ed. São Paulo: Atheneu; 1995. p. 55-88.
36. Robertson E, Grace S, Wallington T, Stewart DE. Antenatal risk factors for postpartum depression: a synthesis of recent literature. Gen Hosp Psychiatry 2004;26:289-95.
37. Schengber DDS, Piccinini CA. Estudos psicologia 2003;8(3): 403-11.
38. Shakeaspeare J, Blake F, Garcia J. Breast-feeding difficulties experienced by women taking part in a qualitative interview study of postnatal depression. Midwifery 2004;20:251-60.
39. Steiner M. Postnatal depression: a few simple questions. Fam Pract 2002;19:469-70.
40. Stowe ZN, Nemeroff CB. Women at risk for postpartum-onset major depression. Am J Obstet Gynecol 1995;173:639-45.
41. Tarkka MT, Paunonen M, Laippala P. Factors related to successful breast feeding by first-time mothers when the child is 3 months old. J Adv Nursing 1999;29(1):113-8.
42. Taveras EM, Capra AM, Braveman PA et al. Clinician support and psychosocial risk factors associated with breastfeeding discontinuation. Pediatrics 2003;112:108-15.
43. Trotman BR, Cutrona CE. Nonpsycotic postpartum depression among adolescent mothers. J Abnorm Psychol 1990;99:69-78.
44. Ward RK, Zamorski MA. Benefits and risks of psychiatric medications during pregnancy. Am Fam Physician 2002;66(4): 629-36.
45. Warner R, Appleby L, Whitton A, Faragher B. Demographic and obstetric risk factors for postnatal psychiatric morbidity. Br J Psychiatry 1996;168:607-11.
46. Weiderpass E, Barros FC, Victoria CG, Tomasi E, Halpern R. Incidência e duração da amamentação conforme o tipo de parto: estudo longitudinal no Sul do Brasil. Rev Saúde Pública 1998;32(3):225-31.
47. World Health Organization Technical Working Group. Postpartum care of the mother and newborn. A practical guide. Birth 1999;26:255-8.
48. Yonkers KA, Ramin SM, Rush AJ et al. Onset and persisitence of postpartum depression in a inner city maternal health clinic system. Am J Psychiatry 2001;158:1856-63.
49. Zeskind P, Stephens L. Maternal SSRI intake affects newborn neurobehavior. Pediatrics 2004;113:368-75.
50. Ministério da Saúde. Norma nº 11.108. Diário Oficial da União nº 67, 8/4/2005.

10.3

Drogas no Leite Humano

- MEDICAÇÃO MATERNA E LEITE HUMANO
- CONTAMINANTES AMBIENTAIS NO LEITE MATERNO
- SUBSTITUIÇÃO DE MEDICAMENTOS DURANTE A LACTAÇÃO

10.3.1 MEDICAÇÃO MATERNA E LEITE HUMANO

Rosa Maria S. A. Ruocco
Marcelo Zugaib

O risco de exposição do lactente às medicações que a mãe precisa receber é um dos problemas associados ao desmame precoce[2,9,11]. Embora existam publicações extensas classificando as drogas, de acordo com a segurança, durante o aleitamento materno, muitos médicos ainda titubeiam entre sustentar ou interromper a amamentação, seja por desinteresse, seja por desinformação a respeito das fontes científicas para consultar. É importante que a atualização do profissional seja contínua, em face do crescente número de medicamentos que inundam o mercado farmacêutico anualmente, e sempre deve voltar-se para a consulta aos periódicos de maior credibilidade no meio médico[1,13,17]. Porém, é imperioso frisar que muitas novas drogas ainda não foram bem estudadas no aleitamento, do ponto de vista científico, encontrando-se informações divergentes na literatura, além do que apenas os estudos em animais não isentam a droga de possuir riscos para os humanos[20]. Também, freqüentemente são encontradas informações conflitantes entre as bulas das medicações e as publicações científicas sobre seu uso e efeitos durante o aleitamento[3,17].

O uso de qualquer medicamento para a mãe durante a lactação deve obedecer critérios preestabelecidos para que a prescrição seja o mais inócua possível para o lactente, considerando que todos os medicamentos administrados à mãe terão sua expressão no leite de acordo com algumas variáveis como: via de administração do medicamento, que determinará absorção, período e pico plasmático, além da forma de sua metabolização; propriedades bioquímicas da droga, caracterizando vida média, absorção, metabolização, excreção, biodisponibilidade, potência e atividade de seus metabolitos; idade e peso do lactente, grau de maturidade de seus sistemas que metabolizam, distribuem e excretam a droga etc.[17,19,22].

Várias publicações frisam a importância de algumas regras que deveriam ser seguidas sempre que qualquer medicamento é prescrito para uma nutriz, a saber:

1. Sempre calcular se há absoluta necessidade do medicamento. Lembrar que o recém-nascido (RN) amamentado exclusivamente no peito tem maior exposição e menor capacidade de metabolização das drogas do que uma criança maior.
2. Quando possível, escolher uma droga consagrada pelo uso, que já tenha sido liberada para uso durante o aleitamento e/ou para lactentes ou que tenha menor excreção para o leite. Isso se aplica, também, para a troca de um medicamento por outro cujas ações já estejam bem estabelecidas.
3. Dar preferência para vias de administração que terão menor absorção (oral em lugar da parenteral, por exemplo).
4. É importante ressaltar que a maior parte dos medicamentos atinge o pico de concentração plasmática em 1 a 3 horas após a ingestão por via oral[12]. Recomendar que a administração da droga à mãe seja feita imediatamente antes ou logo após a mamada, evitando que o pico do medicamento no plasma e no leite coincida com o horário da amamentação e, assim, reduzindo a exposição do lactente às altas concentrações.
5. Orientar a mãe para observar possíveis efeitos colaterais na criança, como alteração do sono, dos horários de mamadas, do tônus muscular, agitação e aparecimento de distúrbios gastrintestinais.
6. Evitar apresentações de ação prolongada, com maior dificuldade para serem excretadas pelo recém-nascido (RN).

7. Se houver indicação para que o aleitamento seja suspenso temporariamente, orientar a mãe como retirar e estocar seu leite (por exemplo, se a mãe irá realizar um procedimento para investigação diagnóstica usando contrastes radiativos). A eliminação das drogas é específica de cada uma, mas para compostos altamente tóxicos é recomendado que se espere até 4 a 5 meias-vidas (correspondendo a 94-97% da eliminação do composto)[12]. Lembrar ainda que, no caso de procedimentos cirúrgicos maternos inadiáveis, a escolha de anestesia regional tem preferência em relação à geral[17].

FATORES IMPLICADOS NA TRANSFERÊNCIA DAS DROGAS PARA O LEITE

Fase da lactação

É conhecido que a composição de proteínas e gorduras do leite humano varia de acordo com a fase do aleitamento (colostro, leite transicional e definitivo) e com a etapa de cada mamada (leite anterior e posterior). Assim, na dependência das características bioquímicas da droga circulante no sangue materno, sua passagem será feita com maior ou menor facilidade[5]. No início da lactação, o estudo da fisiologia e anatomia mamária mostrou que as células acinares têm grandes espaços entre si, facilitando a passagem de elementos presentes no sangue materno, como linfócitos, imunoglobulinas, proteínas de maior peso molecular e medicamentos. Conforme avança o puerpério, esses espaços diminuem. O volume lácteo produzido diariamente também se modifica ao longo do aleitamento, de modo que, na fase do colostro, a produção é pequena (cerca de 50ml/dia), o que torna a concentração de drogas ministradas à mãe mais baixas[10].

Maternos

A forma de se administrar qualquer medicamento deve ser apreciada para as nutrizes, em razão da maior absorção condicionada à via; os medicamentos com menor absorção são ministrados por via tópica e inalatória, seguidos pelas vias oral, intramuscular e intravenosa, respectivamente[10].

Dependente da via de administração está, ainda, o pico sérico da droga. É sabido que, habitualmente, o pico da droga no sangue materno coincide com o pico no leite, sendo menor neste. Por isso, a recomendação comum é de que a administração da droga materna seja feita imediatamente antes ou após uma mamada, dependendo do tempo para se alcançar a concentração máxima da droga no sangue materno. Por isso, também devem ser evitadas as drogas com meia-vida longa ou com metabolitos muito ativos, que deixariam o RN mais exposto[7].

Howard e Lawrence[11], assinalam que doenças maternas que diminuam a capacidade de ela metabolizar e/ou excretar drogas circulantes acabam por aumentar a exposição da criança. Portanto, as doenças hepáticas e/ou renais devem ser consideradas quando da necessidade de se medicar a nutriz.

Farmacodinâmica da droga

A concentração de drogas no leite depende, como já citado, da sua solubilidade em água ou em lipídios, seu grau de ligação às proteínas plasmáticas, seu peso molecular e seu grau de ionização, bem como da sua metabolização e excreção (meia-vida). É importante ressaltar que a droga que tiver baixa disponibilidade oral para o RN tenderá à menor absorção no trato gastrintestinal, sendo a melhor opção para uso durante o aleitamento.

Medicamentos lipossolúveis atravessam rapidamente a barreira celular e concentram-se em maiores quantidades no leite, principalmente no leite maduro. Quanto maior a ligação com proteínas do plasma materno, menor a passagem da droga para o leite, por existir menor oferta de droga livre. Drogas com baixo peso molecular (< 200 dáltons) passam velozmente pelas junções intercelulares das células acinares (poros) por difusão passiva. Drogas do tipo base fraca sofrem menor ionização no plasma materno (pH = 7,4) e concentram-se mais no leite (pH = 7,1) sob a forma ionizada. É certo que as drogas com maiores meias-vidas permanecem por mais tempo no sangue materno e, logicamente, no leite humano[7,10].

Fatores relacionados ao lactente

A idade da criança amamentada representa um fator importante, uma vez que os prematuros e os recém-nascidos a termo estão sujeitos a maiores efeitos das drogas maternas que as crianças maiores, que já possuem maturidade hepática e renal para metabolizar e excretar as substâncias[10]. Hale classifica os lactentes, segundo a idade *versus* medicamento, como de baixo risco (6 a 18 meses), risco moderado (menores que 6 meses) e alto risco (prematuros, recém-nascidos, lactentes clinicamente instáveis e aqueles com função renal debilitada), lembrando que o lactente de menor idade também consome menor volume de leite, o que pode diminuir sua exposição[10].

Uma primeira avaliação da segurança da droga durante o aleitamento pode ser feita estimando-se a porcentagem da dose materna que passará para o lactente, por meio da seguinte relação:

$$\text{Dose relativa do lactente (\%)} = \frac{\text{Dose absoluta no lactente (mcg/kg/dia)}}{\text{Dose materna (mcg/kg/dia)}} \times 100$$

Esse cálculo é expresso em porcentagem da dose materna[9]. Ito recomenda, de modo empírico, que a dose relativa no lactente seja menor que 10% para considerar o medicamento seguro[15]. Ressalvas devem ser feitas a essa fórmula, uma vez que ela considera que o binômio mãe-filho possuam a mesma absorção, metabolização e excreção, não sendo perfeita para garantir a segurança[7].

CLASSIFICAÇÃO DAS DROGAS

Drogas contra-indicadas durante o aleitamento

Para elaborar as listagens das drogas discriminadas a seguir, foram utilizadas como referências principais a American Academy of Pediatrics (AAP) – Committee on Drugs de 2001[2], a Maternal and Child Health[18], a publicação do Ministério da Saúde do Brasil[20] e a da Federação Brasileira de Ginecologia e Obstetrícia associada à Sociedade Brasileira de Pediatria e Ministério da Saúde[4].

As drogas citotóxicas são antimetabólicas e interferem com a replicação do DNA e, conseqüentemente, com a divisão celular, daí sua contra-indicação formal durante o aleitamento, pois elas se concentram no leite humano.

As chamadas drogas de vício têm sido colocadas como altamente perigosas pelo comitê sobre drogas da Academia Americana de Pediatria e outros, que recomendam a não-ingestão ou uso pelas mães que estão amamentando em razão dos riscos para ela e para o lactente.

Discussão à parte cabe para as implicações do tabaco. A criança que vive em ambiente onde as pessoas fumam tem maiores riscos de desenvolver asma e infecções pulmonares[23], porém o aleitamento promove alguma proteção contra essas afecções. Klonoff-Cohen et al.[16] relataram que o risco de morte súbita é maior em crianças de mães fumantes e que não são amamentadas. É conhecido que a absorção de nicotina pelo trato respiratório do lactente é maior do que através do leite (a nicotina absorvida a partir do leite é considerada menor que 5% da média diária ingerida pelo adulto)[24]. Assim, o tabagismo não é contra-indicação ao aleitamento materno, mas pode resultar em diminuição do volume lácteo, sendo aconselhado que as nutrizes fumantes não o façam no período de 2 horas da mamada nem no mesmo ambiente onde a criança fica.

Substâncias	Motivo para precaução, sintomas e sinais descritos para o lactente e/ou efeitos sobre a lactação
Drogas citotóxicas	
Ciclofosfamida	Possibilidade de imunossupressão. Efeito desconhecido sobre o crescimento ou associação com carcinogênese. Neutropenia
Ciclosporina	Possibilidade de imunossupressão. Efeito desconhecido sobre o crescimento ou associação com carcinogênese
Doxorrubicina	Possibilidade de imunossupressão. Efeito desconhecido sobre o crescimento ou associação com carcinogênese. É concentrada no leite humano
Metotrexato	Possibilidade de imunossupressão. Efeito desconhecido sobre o crescimento ou associação com carcinogênese. É concentrado no leite humano; neutropenia
Outras: bleomicina, azatriopina, fluoracil	Sem dados confiáveis disponíveis até o momento
Drogas de vício	
Anfetamina, cloridrato de metifenidato, dextroanfetamina, metanfetamina	São estimulantes do sistema nervoso central, suprindo a sensação de sono e fadiga. Os derivados da dextroanfetamina são muito usados como anorexígenicos (fenmetrazina, fentermina, clorofentermina, fenfluramina, dietilpropiona, fenproporex, mefenorex). A concentração no leite chega a 2,5-7,5 vezes a do plasma materno. Produzem irritabilidade e alterações do sono no binômio mãe-lactente
Cocaína	Pode levar a sintomas menores, bem como à intoxicação, produzindo irritabilidade, taquicardia, tremores, vômitos, diarréia, hipertensão e convulsão no binômio
Heroína	Tremores, agitação, vômitos, inapetência ou ingestão alimentar escassa no binômio. Pode induzir dependência no lactente
Marijuana	Nenhum efeito relatado no único estudo existente. A meia-vida de alguns componentes é muito grande. Possibilidade de efeito alucinógeno no recém-nascido
Feniciclina (PCP)	Alucinógeno potente

Substâncias	Motivo para precaução, sintomas e sinais descritos para o lactente e/ou efeitos sobre a lactação
Hormônios e antagonistas	
Bromocriptina, cabergolina	Suprimem a lactação. Por serem derivados do ergot, são considerados de risco para as cardiopatas, hipertensas e com alterações psiquiátricas. Não foram encontrados efeitos colaterais no lactente. Por suprimirem a lactação, são contra-indicadas
Tamoxifeno	Antiestrogênico usado como hormonioterapia para câncer de mama. A correlação amamentação x câncer de mama é rara. Quando houver essa associação e necessidade da hormonioterapia, o aleitamento deve ser suspenso
Androgênios (fluoximesterona, undecanoato de testosterona, mesterolona, propionato de testoterona, enantato de testoterona, sulfato de deidroandrosterona)	São usados para o aumento de massa muscular em praticantes de esportes. Têm efeito de inibir à lactação
Drogas psicoterápicas	
Lítio (carbonato)	Presente no sangue do lactente em concentrações de 1/3 a 1/2 da concentração terapêutica
Drogas anticoagulantes	
Fenidiona	Anticoagulante oral. É encontrada no leite materno. Existem relatos de hematomas gigantes e sangramento de feridas nos lactentes. É contra-indicada pelo risco de hemorragia (aumentou o tempo de protrombina e parcial de tromboplastina em uma criança)
Outras drogas	
Isotretinoína, retinol	Isômero de vitamina A utilizado para a acne. Dados confiáveis insuficientes

Referências 2, 4, 18, 20.

Compostos radiativos que necessitam de interrupção temporária do aleitamento

Quando houver necessidade do uso desses fármacos, deverão ser empregados aqueles com menor tempo de excreção no leite, além da interrupção temporária do aleitamento e o armazenamento prévio do leite materno antes da exposição da droga.

Composto radiativo	Tempo recomendado para interrupção do aleitamento
Gálio-67 (^{67}Ga)	Radiatividade no leite por 2 semanas
Cobre-64 (^{64}Cu)	Radiatividade no leite com 50 horas
Índio-111 (^{111}In)	Radiatividade baixa no leite com 20 horas
Iodo-123 (^{123}I)	Radiatividade presente no leite acima de 36 horas
Iodo-125 (^{125}I)	Radiatividade presente no leite por 12 dias
Iodo-131 (^{131}I)	Radiatividade no leite presente de 2 a 14 dias (dependendo do estudo)
Sódio radiativo	Radiatividade presente no leite por 96 horas
Tecnécio-99m, Rc-99m macroagregado, TcO$_4$	Radiatividade presente de 15 horas a 3 dias

Referências 2, 4, 18, 20.

Drogas associadas com efeitos em lactentes (conhecidos ou não) e devem ser vistas com cautela[6]

Droga	Indicação	Efeitos tóxicos no lactente
Acebutolol	Anti-hipertensivo	Pode provocar hipotensão, bradicardia, taquipnéia
Alprazolam	Ansiolítico	Descrito como provocando irritabilidade, choro e distúrbios do sono quando o lactente foi desmamado
Amiodarona	Antiarrítmico	Usada em arritmias resistentes. Contém cerca de 75mg de iodo para cada 200mg da droga. A droga e seu metabolito (disetilamiodarona) são encontrados no leite em altas concentrações e sua meia-vida é em torno de 14-58 dias. Potencial acúmulo do iodo no lactente
Amitriptilina (> 150mg/dia), amoxapina, bupropiona, buspirona, clomipramina, desipramina, imipramina, nortriptilina, paroxetina, sertralina, trazodona	Antidepressivos	Potencial toxicidade para o sistema nervoso central a curto e longo prazo
Aspirina, salicilatos	Analgésico, antitérmico	Intoxicação grave por salicilato e acidose metabólica
Atenolol e outros bloqueadores β-adrenérgicos	Anti-hipertensivos	Acúmulo no leite, podem levar à cianose, hipotermia e bradicardia. Têm sido considerados pela AAP como compatíveis com o aleitamento
Atorvastatina, pravastatina, fluvastatina, sinvastatina, lovastatina	Agentes redutores do colesterol	Atorvastatina mostra passagem para o leite em estudos animais. Pravastatina e fluvastatina são conhecidas por passarem para o leite humano e são contra-indicadas na lactação. Não se conhece se Sinvastatina ou lovastatina são excretadas no leite humano
Cloranfenicol	Antibiótico	Possível depressão de medula óssea
Clordiazepóxido	Sedativo, hipnótico	Potencial toxicidade para o sistema nervoso central a curto e longo prazo
Clorpromazina	Antipsicótico	Sonolência e letargia. Potencial toxicidade para o sistema nervoso central a curto e longo prazo
Clorpropamida	Hipoglicemiante oral	Potencial hipoglicemia
Ciprofloxacina, fluoroquinolona, ofloxacina	Antibiótico (quinolona)	Concentração no leite semelhante à materna. Potencial para artropatia e fotossensibilidade
Clemastina	Anti-histamínico	Sonolência, irritabilidade, inapetência, rigidez de nuca, choro agudo
Clindamicina	Antibiótico	Fezes sanguinolentas
Clofazimina	Leprostático	Pigmentação da pele
Clonazepam	Anticonvulsivo	Persistência de apnéia de curta duração. Medida dos níveis séricos é recomendada
Clozapina	Tranqüilizante	Concentração no leite. Potencial toxicidade para o sistema nervoso central a curto e longo prazo
Colestiramina	Seqüestrantes de ácidos biliares. Uso em hiperlipidemias (tipo IIa)	Ausência de publicações do uso durante a lactação

Droga	Indicação	Efeitos tóxicos no lactente
Dexfenfluramina	Anorexígeno	Potencial toxicidade para o sistema nervoso central a curto e longo prazo
Diazepam, lorazepam, midazolam, fenfenazina, temazepam	Ansiolíticos	Potencial toxicidade para o sistema nervoso central a curto e longo prazo
Doxepina	Antidepressivo	Palidez, hipotonia e ameaça de parada respiratória (um caso descrito)
Ergotamina	Simpatolítico	Vômito, diarréia, convulsão em doses utilizadas para tratamento de enxaqueca (estudos de 1934). Como derivado de ergot, pode inibir a lactação
Estrogênios	Hormonioterapia	Podem diminuir o volume lácteo
Etanol, álcool	Droga de vício	Exposição crônica pode alterar o desenvolvimento psicomotor do lactente. Em grandes quantidades, provoca diaforese, sonolência profunda, fraqueza, diminuição do crescimento e ganho de peso anormal. A ingestão materna de 1g/kg/dia produz redução láctea
Fenfluramina	Anorexígeno	Potencial de acumulação, com meia-vida plasmática longa, neurotoxicidade
Fluoxetina	Antidepressivo	Sintomas relacionados a cólicas, como choro, irritabilidade, insônia, vômito e diarréia. Baixo ganho ponderal. Potencial toxicidade para o sistema nervoso central a curto e longo prazo
Haloperidol	Tranqüilizante	Potencial toxicidade para o sistema nervoso central a curto e longo prazo
Iodo (compostos com)	Antibacteriano	Pode bloquear a tireóide do recém-nascido e levar a bócio. Considerado compatível pela AAP
Itraconazol	Antifúngico	Potencial acúmulo em tecidos durante exposição crônica
Meperidina	Analgésico narcótico	Depressão neurológica
Metoclopramida	Antiemético	Agente bloqueador de dopamina. Potencial toxicidade para o sistema nervoso central a curto e longo prazo
Metronidazol, tinidazol	Antifúngicos	Mutagênico in vitro. Aconselhar a interrupção do aleitamento por 12 a 24 horas após dose única de 2g
Perfenazina	Tranqüilizante	Potencial toxicidade para o sistema nervoso central a curto e longo prazo
Fenobarbital	Sedativo, anticonvulsivante	Pode levar a acúmulo. Sedação, metaemoglobinemia. Aconselhada a medida dos níveis séricos no lactente durante a exposição
Primidona	Anticonvulsivante	Sedação e problemas de alimentação
Sertralina	Antidepressivo	Potencial toxicidade para o sistema nervoso central a curto e longo prazo
Sulfasalazina	Anti-reumático, agente imunológico gastrintestinal	Diarréia sanguinolenta
Sulfonamidas	Antibacteriano	Evitar em prematuros, recém-nascido sob estresse, doentes, crianças com hiperbilirrubinemia ou com deficiência de G6PD
Teofilina	Broncodilatador, antiasmático	Irritabilidade
Tolbutamida	Hipoglicemiante oral	Potencial para hipoglicemia
Trifluoperazina	Antipsicótico	Potencial toxicidade para o sistema nervoso central a curto e longo prazo

Medicação geralmente compatível com o aleitamento quando usada em doses habituais

As drogas mais comumente utilizadas pelas diferentes especialidades médicas estão apresentadas em ordem alfabética para facilitar a consulta. Ao lado são descritos efeitos colaterais já relatados em literatura médica, incluindo casos únicos[2,14].

Substância	Uso	Efeitos já observados em recém-nascidos
Acetaminofeno	Analgésico, antipirético	
Acetazolamida	Diurético (inibidor da anidrase carbônica)	
Aciclovir	Antiviral	
Ácido flufenâmico e mefenâmico	Antiinflamatório	
Ácido nalidíxico	Antibacteriano urinário (quinolona)	Hemólise em crianças com deficiência de G6PD
Acitretina	Antipsoríase (retinóide)	
Alopurinol	Hiperuricemia	
Amoxicilina	Antibiótico penicilínico	
Atropina	Antiespasmódico (anticolinérgico)	
Aztreonam	Antibiótico β-lactâmico	
Baclofeno	Relaxante muscular	
Butorfanol	Analgésico narcótico	
Cafeína	Estimulante do sistema nervoso central	Irritabilidade, insônia, excreção lenta. Nenhum efeito com moderada ingestão de bebidas cafeinadas (2-3 xícaras/dia)
Captopril	Antihipertensivo	
Carbamazepina	Anticonvulsivante	
Carbimazol	Antitireoidiano	Bócio
Cefadroxila	Antibiótico cefalosporina	
Cefazolina	Antibiótico cefalosporina	
Cefotaxima	Antibiótico cefalosporina	
Cefoxitina	Antibiótico cefalosporina	
Cefprozila	Antibiótico cefalosporina	
Ceftazidima	Antibiótico cefalosporina	
Cetoconazol	Antifúngico	
Cetorolaco	Antiinflamatório não-esteróide	
Ciclosserina	Agente contra tuberculose	
Cimetidina	Antisecretor gastrintestinal	
Cisplatina	Antineoplásico	Não encontrada no leite
Clindamicina	Antibiótico	
Cloroquina	Antimalárico, amebicida	
Clorotiazida	Diurético	
Clortalidona	Diurético	Excreção lenta
Codeína	Analgésico, antitussígeno (agonista narcótico)	Evitar uso prolongado e doses elevadas
Colchicina	Tratamento de gota (inibidor de metáfase)	

Substância	Uso	Efeitos já observados em recém-nascidos
Contraceptivos orais combinados	Anovulação (estrogênios e progestagênios)	Raramente provocam ingurgitamento mamário no recém-nascido. Diminuem a produção do leite e teor de proteínas (não confirmado por todos os estudos)
Dapsona	Antimalárico e leprostático	Detectada na urina da criança. Anemia hemolítica
Dexbronfeniramina (com isoefedrina)	Anti-histamínico	Choro, insônia, irritabilidade
Dicumarol	Anticoagulante	
Digoxina	Insuficiência cardíaca	
Diltiazem	Tratamento de angina (bloqueador de canal de cálcio)	
Dipirona	Analgésico, antipirético	
Disopiramida	Antiarrítmico	
Domperidona	Antiemético (antagonista dopamina)	
Enalapril	Anti-hipertensivo	
Estradiol	Hipoestrogenismo	Com a interrupção pode haver sangramento vaginal
Estreptomicina	Antibiótico	
Etambutol	Agente antituberculose	
Fenilbutazona	Antiinflamatório não-esteróide	Metaemoglobina (1 caso)
Fenitoína	Anticonvulsivante	
Fentanil	Analgésico (narcótico)	
Flecainida	Antiarrítmico	
Fluconazol	Antifúngico	
Fluoresceína (sódica)	Agente diagnóstico	
Hidralazina	Anti-hipertensivo	
Hidrato de cloral	Sedativo (hipnótico)	Sonolência
Hidroclorotiazida	Diurético	
Hidroxicloroquina	Antimalárico, anti-reumático	
Ibuprofeno	Antiinflamatório não-esteróide	
Indometacina	Antiinflamatório não-esteróide	Convulsão (1 caso)
Interferon	Imunomodulador (antineoplásico)	
Isoniazida	Agente antituberculose	Metabolito acetil é secretado no leite, mas não foi relatada hepatotoxicidade no lactente
Kanamicina	Antibiótico (aminoglicosídeo)	
Labetalol	Anti-hipertensivo (bloqueador alfa e beta-adrenérgico)	
Levotiroxina	Hipotireoidismo (hormônio tireoidiano)	
Lidocaína	Anestésico tópico, antiarrítmico	
Loperamida	Antidiarréico	
Loratadina	Anti-histamínico	
Medroxiprogesterona	Terapia hormonal	
Meperidina	Analgésico (agonista narcótico)	
Metadona	Analgésico (agonista narcótico)	

10.3 Drogas no Leite Humano

Substância	Uso	Efeitos já observados em recém-nascidos
Metimazol	Antitireoidiano	
Metildopa	Anti-hipertensivo	
Metoprolol	Anti-hipertensivo (bloqueador beta-adrenérgico)	
Metrizamida	Radiodiagnóstico (composto iodado)	Excretado em pequenas quantidades no leite, mantém concentração linear
Metrizoato de meglumina	Radiodiagnóstico (composto iodado para flebografia)	Passagem para o leite (observar o lactente)
Mexiletina	Antiarrítmico	
Minoxidil	Anti-hipertensivo	
Morfina	Analgésico (narcótico)	Pode haver concentração mensurável no sangue do lactente. Evitar uso prolongado e doses elevadas
Nadolol	Anti-hipertensivo (bloqueador beta-adrenérgico)	
Naproxeno	Antiinflamatório não-esteróide	
Nifedipina	Hipotensor (bloqueador de canal de cálcio)	
Nitrofurantoína	Antinfeccioso urinário	Hemólise em criança com deficiência de G6PD
Noretinodrel	Contracepção (progestagênio)	
Oxprenolol	Anti-hipertensivo (bloqueador beta-adrenérgico não-seletivo)	
Piridostigmina	Tratamento de *miastenia gravis* (colinérgico)	
Pirimetamina	Antimalárico, antitoxoplasmose (antifolato)	
Piroxicam	Antiinflamatório não-hormonal	
Prednisolona, prednisona	Corticosteróide	
Procainamida	Antiarrítmico	
Progesterona	Tratamento hormonal	
Propoxifeno	Analgésico (narcótico)	
Propranolol	Anti-hipertensivo (betabloqueador)	
Propiltiouracil	Hipertireoidismo (antitireoidiano)	
Pseudo-efedrina	Vasoconstritor (adrenérgico)	
Quinidina	Antimalárico, antiarrítmico	
Riboflavina	Vitamina B_2	
Rifampicina	Antituberculose	
Secobarbital	Sedativo (hipnótico)	
Sotalol	Antiarrítmico (betabloqueador)	
Sulfapiridina		Precaução em criança com icterícia, deficiência de GPD, doente, sob estresse ou prematuro
Sulfato de magnésio	Anticonvulsivante (usado em toxemia)	
Sumatriptana	Antienxaqueca (agonista serotoninérgico)	
Terbutalina	Broncoespasmo (simpatomimético)	
Terfenadina	Anti-histamínico	
Tetraciclina	Antibiótico (macrolídeo)	Absorção desprezível pela criança
Ticarcilina	Antibiótico (penicilina)	

Substância	Uso	Efeitos já observados em recém-nascidos
Timolol	Anti-hipertensivo (betabloqueador)	Possibilidade de icterícia
Tolbutamida	Hipoglicemiante oral (sulfoniluréia)	
Tolmetina	Antiinflamatório não-hormonal	
Triprolidina	Anti-histamínico	
Valproato (ácido valpróico)	Anticonvulsivante	
Vitamina B_1 (tiamina)	Co-enzima do metabolismo de carboidrato	
Vitamina B_6 (piridoxina)	Co-enzima do metabolismo de carboidrato e lipídios	
Vitamina B_{12} (cianocobalamina)	Neurites	
Vitamina D	Anti-raquitismo, hipercalcemiante	Recomendado o seguimento dos níveis séricos de cálcio da criança cuja mãe recebe doses farmacológicas
Vitamina K	Anti-hemorrágica	
Verapamil	Antiarrítmico (bloqueador de canal de cálcio)	
Warfarina	Anticoagulante	
Zolpidem	Hipnótico não-benzodiazepínico	

Alimentos e agentes ambientais com possíveis efeitos no aleitamento e/ou lactente[18]

Substância	Efeitos
Aspartame	Cautela se a mãe ou a criança tem fenilcetonúria
Chocolate (teobromina)	Irritabilidade ou aumento de peristaltismo intestinal se ingerido em excesso pela nutriz ($\geq$ 500g/dia)
Feijão-fava	Hemólise em criança com deficiência de G6PD
Hexaclorobenzeno	*Rash* cutâneo, diarréia, vômitos, urina escura, neurotoxicidade, morte
Hexaclorofeno	Nenhum; possível contaminação do leite a partir da limpeza das papilas mamárias com o produto
Cobre	Possível neurotoxicidade
Mercúrio, metilmercúrio	Pode afetar o desenvolvimento cerebral
Bifenilpoliclorinados e bifenilpolibrominados	Falta de resistência, hipotonia, tristeza, fácies inexpressivo
Silicone	Alteração de motilidade esofagiana
Soluções de limpeza com tetracloroetileno (percloroetileno)	Icterícia obstrutiva, escurecimento da urina
Dieta vegetariana pura	Sinais de deficiência de vitamina B_{12}

Substâncias que não possuem informações seguras sobre seu uso durante o aleitamento[18]

Muitas ervas têm substâncias farmacologicamente ativas e representam a base dos tratamentos populares à base de infusões. Muitas consideradas naturais contêm beladona (atropina) e são indicadas por produzirem euforia e alívio da dor. Outras contêm elementos cumarínicos que, ingeridos em excesso, levam à formação de hematomas e sangramentos. Algumas podem ser extremamente hepatotóxicas e causar oclusão venosa se ingeridas em excesso, como as folhas do confrei, usadas na prática como cicatrizantes da pele, hemostáticas e consolidadoras de fraturas ósseas (princípio ativo é alantoína), que já foram banidas no Canadá e em outros países[8,21]. O uso medicinal de ervas, por si só, não é considerado contra-indicação para a amamentação, porém é importante que sempre se questione a nutriz sobre o uso de medicações à base de ervas, principalmente se for prescrito a ela outros medicamentos convencionais, pois o risco de interação entre processos ativos torna-se elevado. Lembrar que muitas utilizam medicamentos fitoterápicos para aumentar a produção de leite[18].

Substituições de medicamentos durante a lactação

O estudo feito por Lamounier et al.[17], sobre os medicamentos prescritos por obstetras durante o puerpério, evidenciou que um grande número de mulheres utiliza medicamentos nessa fase, sendo a maioria representada por analgésicos, antiinflamatórios e antibióticos. Com a crescente oferta de drogas dessa categoria para tornar menos doloroso o período pós-parto, devemos atentar para o uso indiscriminado de substâncias, principalmente as recentemente comercializadas, sobre as quais não dispomos de informações do uso seguro durante o aleitamento, como, por exemplo, o tramadol e a nalbufina.

A escolha dos medicamentos deve ser baseada, sempre que possível, no uso histórico e consagrado deles, quando as ações e os efeitos colaterais já estão bem estabelecidos para a fase do aleitamento. Se essa estratégia não puder ser aplicada, a recomendação do uso criterioso dos medicamentos, com substituição deles por outros sabidamente compatíveis com a amamentação, deve ser obedecida.

Os medicamentos mais empregados durante o período puerperal foram divididos de acordo com seus principais grupos, bem como relacionados aqueles que poderiam ser menos utilizados e suas possíveis substituições mais seguras[4,7].

Analgésicos, antitérmicos e antiinflamatórios

Uso criterioso no aleitamento	Uso compatível com o aleitamento
Fenilbutazona, indometacina, dextropropoxifeno, naproxeno, ácido acetilsalicílico	Ácido flufenâmico e menfenâmico, clecoxib, cetoprofeno, cetorolaco, diclofenaco, dipirona, ibuprofeno, paracetamol, piroxicam
Opióides: uso prolongado ou doses elevadas de morfina, codeína, petidina, meperidina, metadona	Uso de curta duração ou doses menores de morfina, codeína, propoxifeno

Drogas e antiinfecciosos

Uso criterioso no aleitamento	Uso compatível com o aleitamento
Antibióticos	Antibióticos
Cloranfenicol, imipenem, sulfametoxazol, sulfonamidas, nitrofurantoína, ácido nalidíxico, ciprofloxacino, tetraciclinas	Penicilinas, ampicilina, amoxicilina, carbenicilina, oxacilina, cefalosporinas, aminoglicosídeos, aztreonam, vancomicina, eritromicina, azitromicina, claritromicina, lincomicina, rifampicina, norfloxacino, clindamicina, betalactâmicos
Antivirais: em geral	Antivirais: aciclovir, idoxuridina
Antimicóticos: itraconazol, terconazol, isoconazol, tinidazol e furazolidona, anfotericina B, griseofulvina	Antimicóticos: miconazol, nistatina, fluconazol, clortrimazol, metronidazol, cetoconazol
Escabicidas: lindano, monossulfiram	Escabicidas: outros
Antimaláricos: pirimetamina, clofazimina, dapsona	Antiparasitários: mebendazol, levamisol, albendazol, praziquantel, pentamina e meglumina (contraste)

Drogas com ação no sistema nervoso central

Uso criterioso no aleitamento	Uso compatível com o aleitamento
Antidepressivos	**Antidepressivos**
Amitriptilina, imipramina, fluoxetina, nefazodona, bupropiona	Paroxetina, citalopram, sertralina, moclobenida
Anticonvulsivantes	**Anticonvulsivantes**
Fenobarbital, butabarbital, primidona, difenil-hidantoína, clonazepam	Carbamazepina, ácido valpróico
Antipsicóticos/neurolépticos	**Antipsicóticos**
Haloperidol, droperidol, sulpirida, clorpromazina, levopromazina, flufenazina, periciazina, tioridazina, pipotiazina, prometazina	Clomipramina
Derivados da ergotamina (antienxaqueca)	**Benzodiazepínicos**
	Oxazepam, lorazepam
Antiparkinsonianos	
Benzodiazepínicos	**Benzodiazepínicos**
Alprazolam	Oxazepam, lorazepam, midazolam, diazepam, nitrazepam

Hormônios e antagonistas

Uso criterioso no aleitamento	Uso compatível com o aleitamento
Hipoglicemiantes orais, propiltiouracil, carbamizol, metimazol, corticoesteróides em doses elevadas e uso prolongado, ergonovina	Insulina, tiroxina, adrenalina, anticoncepcionais (progestagênios de microdosagem, espermicidas, DIU medicado com progestogênio), corticosteróides uso por curto período, baixa dosagem (prednisona, hidrocortisona, dexametasona), ocitocina

Outros

Uso criterioso no aleitamento	Uso compatível com o aleitamento
Omeprazol, lansoprazol, pantoprazol	Anti-ácidos: cimetidina, ranitidina, famotidina, cisaprida, metoclopramida, bromoprida, alizaprida, dromperidona
Teofilina, aminofilina	Anti-histamínico preferencial – loratadina, fexofenadina, descongestionantes, broncodilatadores orais e inalatórios
Iodetos, iodopovidona	Mucolíticos (exceto iodetados)
Antitussígenos	
Nafazolina, oxametazolina, fenilefrina	Heparina, warfarina, dicumarol
Carisoprodol	Betabloqueadores preferenciais: propranolol, labetolol, digitálicos
Clonidina	Bloqueadores de canais de cálcio: nifedipina, verapamil
Reserpina	Anti-hipertensivos: metildopa, captopril, hidralazina, diuréticos
Bebidas alcoólicas, nicotina	Lidocaína, laxativos, vitaminas, imunoglobulinas

REFERÊNCIAS BIBLIOGRÁFICAS

1. American Academy of Pediatrics. Committee on drugs. Transfer of drugs and other chemicals into human milk. Pediatrics 1994;93:137-50.
2. American Academy of Pediatrics, Committee on drugs. The transfer of drugs and other chemicals into human milk. Pediatrics 2001;108:776-89. Acess from www.pediatrics.org, em 2/01/2006.
3. Anderson PO, Pochop LS, Manoguerra AS. Adverse drug reactions in breastfed infants: less than imagined. Clin Pediatr 2003;42:325-40.
4. Bagatin AC, Dória EGC, Vieira GO et al. Amamentação e uso de drogas. Femina 1999;27(5):453-4.

5. Begg EJ, Duffull SB, Hackett LP, Illett KF. Studying drugs in human milk: Time to unify the approach. J Hum Lact 2002;18: 323-32.
6. Briggs GG. Drug effects on the fetus and breast-fed infant. Cin Obstet Gynecol 2002;45(1):6-21.
7. Chaves RG. Lamounier JA. Uso de medicamentos durante a lactação. J Pediatr (Rio J) 2004;80(5 Supl):S189-98.
8. Dubick MA. Historical perspectives on the use of herbal preparations to promote health. J Nutr 1986;116:1348-54.
9. Hale TW. Medications in breastfeeding mothers of preterm infants. Pediatr Ann 2003;32:337-47.
10. Hale TW. Drug therapy and breastfeeding: pharmacokinetics, risk factors, and effects on milk production. Neoreviews 2004;5:E164.
11. Howard CR, Lawrence RA. Drugs and breastfeeding. Clin Perinatol 1999;26:447-78.
12. Howard CR, Howard F. Management of breastfeeding when the mother is ill. Clin Obstet Gynecol 2004;47(3):683-95.
13. Instituto de Saúde. Amamentação e medicação materna. Recomendações sobre drogas da 8ª Lista Básica de Medicamentos da OMS. Tradução IBFAN. São Paulo, 1996.
14. Issler H, Ruocco RMSA. Aleitamento materno e drogas usadas pela mãe. Periatr (S. Paulo) 2000;22(3):225-7.
15. Ito S. Drug therapy for breastfeeding women. N Engl J Med 2000;17:344-7.
16. Klonoff-Cohen HS, Edelstein SH, Lefkowitz ES et al. The effect of passive smoking and tobacco exposure through breast milk on sudden infant death syndrome. JAMA 1995;273:795-8.
17. Lamounier JA, Cabral CM, Oliveira BC et al. O uso de medicamentos em puérperas interfere nas recomendações quanto ao aleitamento materno? J Pediatr (Rio J) 2002;78(1):57-61.
18. Lawrence RA. A review of the medical benefits and contraindications to breastfeeding in the United States. Maternal and Child Health. Technical Information Bulletin. 38p,1997.
19. Lawrence RA. Breastfeeding. 5th ed. St. Louis (MO): CV Mosby; 1999.
20. Ministério da Saúde, Secretaria de Políticas de Saúde, Área Técnica de Saúde da Criança. Amamentação e uso de drogas. Brasília: Ministério da Saúde; 2000.
21. Revista Especial Ervas Medicinais – Escala Rural. Ano 1, nº 4. Editora Escala LTDA. São Paulo. SP. Acesso por www.escala.com.br. Último acesso em 2/02/2006.
22. Riordan J, Auerbach KG. Drugs and breastfeeding. In: Breastfeeding and human lactactation. London: Jones and Bartlett Publishers; 1994.
23. Schulte-Hobein B, Schwartz-Bickenbach D, Abt S, Plum C, Nau H. Cigarette smoke exposure and development of infants throughout the first year of life: Influence of passive smoking and nursing on cotinina levels in breast milk and infant's urine. Acta Paediatr 1992;81:550-7.
24. Steldinger R, Luck W, Nau H. Half lives of nicotine in milk of smoking mothers: Implications for nursing (letter). J Perinat Med 1988;16:261-2.

10.3.2 CONTAMINANTES AMBIENTAIS NO LEITE MATERNO

Luiz Antonio Del Ciampo
Rubens Garcia Ricco
Carlos Alberto Nogueira de Almeida

INTRODUÇÃO

A evolução da espécie humana e a busca de melhores condições de vida como alimentação de boa qualidade e em quantidade suficiente, bem-estar físico e emocional, conforto, segurança e lazer pressupõem o desenvolvimento de novas técnicas de utilização de recursos e implemento tecnológico que, em ritmo acelerado e descontrolado, contribuem para a degradação da qualidade do ar, água e solo, tornando o meio ambiente agressivo para todos os seres vivos. Desde os herbicidas utilizados na agricultura, passando pelos combustíveis automotores, o processo de geração de energia elétrica, a produção de equipamentos eletroeletrônicos, a indústria química e até o hábito de fumar podem levar ao aparecimento de muitas substâncias poluentes no meio ambiente que levam risco à saúde do ser humano. Quer seja no ambiente doméstico quer no trabalho, a lactante pode entrar em contato com inúmeras substâncias poluentes como tolueno (vernizes de móveis), hexanos e toluenos (confecção e consertos de sapatos), tricloroetano (manicures e revelação de fotografias), tetracloroetano (*silk screen*), entre outras. Além disso, dentre os vários elementos poluentes originados nessas atividades do dia-a-dia podemos encontrar também alguns potentes carcinógenos ambientais como benzopirenos (provenientes da queima do cigarro), aminas aromáticas, epóxidos, etilenaminas, aflatoxinas, cromo, berílio, etilenotiouréia, entre muitos outros.

O ar respirado pode conter gases e metais pesados altamente tóxicos, provenientes da queima de querosene, fogões e fornalhas à lenha, queimadas do solo, incineração de dejetos, combustíveis de meios de transporte, fornos industriais e hábitos como o tabagismo. Dentre os principais elementos nocivos à saúde encontramos o monóxido de carbono (CO), que é o existente em maior quantidade no ar, sendo altamente tóxico devido a sua propriedade de ligação com a hemoglobina. Quando presente em níveis elevados, pode provocar alterações cardiovasculares, cefaléia, náuseas e tonturas. No ar respirado também podem ser encontrados o dióxido de enxofre (SO_2) e o dióxido de nitrogênio (NO_2).

Dentre os metais pesados, o chumbo, originário da combustão da gasolina, o mercúrio e o berílio, provenientes da combustão do carvão, são os mais importantes implicados no aparecimento de doenças. A fumaça do cigarro possui compostos aromáticos policíclicos e altas concentrações de CO, além da nicotina. De interesse para a saúde ainda podemos encontrar os elementos radioativos (criptônio, estrôncio, urânio, plutônio etc.) e diversos tipos de alergênicos como fungos e vegetais.

O solo e a água, que mantêm estreita relação com a produção e o preparo dos alimentos, podem estar contaminados com poluentes químicos industriais e residenciais, metais pesados, agrotóxicos, elementos radioativos, dejetos e agentes biológicos, entre outros, que podem agredir o organismo humano de forma aguda ou crônica. O indivíduo pode ser contaminado pela água através da sua ingestão direta, quando a utiliza para o preparo dos alimentos, higiene, lazer ou simplesmente vivendo em suas proximidades. A ingestão de alimentos, principalmente os de origem animal, é uma fonte importante de contaminação, pois várias substâncias lipofílicas e com baixa biodegradabilidade podem acumular-se na gordura dos animais. Ainda nos alimentos podemos encontrar os aditivos alimentares envolvidos com os processos de conservação, intensificação ou modificação de suas propriedades. Mormente aqueles denominados de aditivos incidentais (não são constituintes naturais dos alimentos nem foram utilizados por razões técnicas), representados principalmente pelos antibióticos, metais, resíduos de produtos sanitários ou agentes biológicos, podem contaminar os alimentos nas suas fases de produção, processamento, embalagem, estocagem ou transporte.

O ser humano situa-se no topo de uma complexa cadeia alimentar. O lactente, que no início da sua vida sobrevive à custa de um alimento produzido pela mãe, é o último elo dessa cadeia alimentar e pode, por essa via, receber substâncias nocivas ao seu bem-estar. Geralmente as substâncias químicas que contaminam o leite materno possuem alta lipossolubilidade (o que as torna presentes nas frações mais gordurosas do leite), grande distribuição no meio ambiente, são resistentes à degradação física e ao metabolismo biológico e lentamente excretáveis do organismo humano, sendo que uma das formas de serem eliminadas é pela lactação. Um exemplo clássico desse processo é o do DDT (diclorodifeniltricloroetano), que foi o primeiro pesticida a ser detectado no leite humano.

Dentre os principais elementos encontrados na atmosfera e implicados na contaminação do leite humano podemos citar os metais tóxicos como mercúrio, chumbo, cádmio, vanádio, berílio, níquel e cromo.

■ **Cádmio** – é um poluente industrial proveniente da fabricação de tintas, fertilizantes, do cimento, do aço, da queima de combustíveis fósseis e sedimentos de esgotos. Contamina a água e os alimentos como cereais e peixes. Pode levar a osteomalacia, danos renais e hepáticos, hipertensão arterial, destruição do tecido testicular, deformidades nos eritrócitos e alterações pulmonares importantes por inalação. Pode ser encontrado no organismo de fumantes.

■ **Chumbo** – está presente em tintas, vernizes, canos metálicos, pinturas de móveis, brinquedos, baterias de automóveis, gasolina, compostos de fundição e mineração, podendo também evaporar da terra ou ser liberado pela queima do carvão. Sua absorção pode ser facilitada pela lactose. Pode causar perda de apetite, náuseas, vômitos, vertigens, ataxia, irritabilidade, hiperatividade, distúrbios de aprendizado, retardo mental, neuropatia óptica, coma e morte. Pode penetrar no organismo pelo ar, água e alimentos, sendo que a via pulmonar é a que apresenta maior absorção. É elemento lipofílico e tem predileção pelo sistema nervoso central. Existem casos relatados de mães que usaram cosméticos contendo acetato de chumbo e protetores de mamilos que utilizavam esse elemento químico, cujos filhos apresentaram neurotoxicidade. Também pode causar nefrotoxicidade e alterações da eritropoiese.

■ **Cobre** – pode ocasionar sialorréia, epigastralgia, náuseas, vômitos, diarréia, icterícia por hemólise intravascular, hepatite necrótica, insuficiência hepática e renal, colapso vascular.

■ **Mercúrio** – é proveniente das indústrias de álcalis e plásticos, da queima do carvão, da mineração e da evaporação da água e do solo. Suas principais características são volatilidade, mobilidade e toxicidade. Em condições anaeróbias é convertido em metil e dimetilmercúrio que facilmente penetram em membranas biológicas e se acumulam no organismo. O mercúrio orgânico possui afinidade pelo sistema nervoso central, principalmente o córtex posterior. O leite materno pode conter cerca de 5% da concentração de mercúrio encontrada no sangue materno. O quadro clínico clássico de intoxicação é o da chamada doença de Minamata, descrita no Japão na década de 1950, em pessoas que ingeriram peixes contaminados, provocando 887 mortes. A sintomatologia é evolutiva, iniciando-se com parestesias, entorpecimento de extremidades, ataxia, fraqueza, fadiga, incapacidade de concentração, perda de visão e audição, espasticidade, tremores, irritabilidade, podendo levar ao coma e à morte. Em casos de intoxicação leve, o mercúrio pode ocasionar quebras cromossômicas, retardo mental e comprometimento variável do desenvolvimento neuromotor.

Os inseticidas mais comumente utilizados na agricultura e de interesse para a saúde humana são:

- **BHC (hexaclorobenzeno)** – pode causar porfiria, febre, *rash* cutâneo, diarréia, vômitos, urina escurecida, neurotoxicidade e morte. Existem alguns casos relatados na Turquia, na década de 1950, de mortes em crianças cujas mães ingeriram trigo contaminado.

- **DDE (difenildicloroetano)** – por possuir ação estrogênica, pode reduzir o período de aleitamento.

- **DDT (diclorodifeniltricloroetano)** – inseticida potente e com ação residual prolongada que se acumula nas cadeias alimentares. É excretado na gordura do leite humano em concentrações quatro vezes maiores que no leite de vaca. Há um caso relatado de óbito em criança cuja mãe inalou grande quantidade desse pesticida. Pode causar diminuição da função psicomotora, déficit cognitivo e alterações nos hormônios tireoidianos, além de reduzir o volume de leite produzido devido a sua ação estrogênica.

- **PBB (bifenilpolibromado)** – pode causar diminuição de resistência a doenças, hipotonia muscular, cefaléia, *rash* cutâneo e hepatopatias.

- **PBC (bifenilpoliclorado)** – pode concentrar-se seletivamente no leite humano. Há relatos de alguns casos de lactentes cujas mães foram expostas ao PBC e que apresentaram hipotonia muscular e apatia. O leite produzido por mães mais velhas contém, freqüentemente, mais PCB que o leite de mães mais jovens. Ele entra no organismo humano através de alimentos contaminados, pois pode ser encontrado na água, em sedimentos, peixes e pássaros, possuindo alta estabilidade química, térmica e biológica. Apresenta atividade imunossupressora e interfere com a utilização do cálcio. Pode causar hipoatividade e hiporreflexia, além de reduzir o volume de leite produzido devido à ação estrogênica.

- **PCBF (policloradodibenzofurano)** – é lipofílico e pode acumular-se no organismo, causando apatia, letargia e alterações neurológicas.

- **TCDD (tetraclorodibenzodioxina)** – pode causar anemia, fraqueza muscular, porfiria, hepatopatias, cloracne e pneumopatias.

- **Arsênico** – é encontrado em herbicidas, pesticidas, preservativos de madeira e aditivos de alimentos de animais. Acumula-se nos pêlos e nas unhas. Suas principais fontes são os alimentos do mar, carnes e animais domésticos. Pode ser carcinogênico, além de causar náuseas, vômitos, diarréia e dores abdominais.

- **Isótopos radioativos** – têm importância muito grande como contaminantes ambientais em virtude de terem meia-vida geralmente prolongada. Assim, o iodo radioativo-125, que pode causar destruição da tireóide do lactente e em baixa dosagem predispor ao câncer de tireóide na vida adulta, pode manter sua radiatividade por até 12 dias; o iodo-131, por 2 a 14 dias; e o iodo-123, por 36 horas. O tecnécio-99 tem vida-média de 3 dias; o sódio-24 de 4 dias; o gálio-69, de mais de 2 semanas; e o índio-111, mais de 24 horas. O cobre-64 pode manter sua radiatividade no organismo humano por até 3 dias e o césio-137, pode depositar-se nos tecidos moles e aí permanecer por até 28 anos.

TABAGISMO

Outro gerador de poluentes ambientais de grande importância para a saúde humana é o cigarro, com os vários produtos originados de sua queima. Mais de 4.000 compostos são gerados pela combustão do cigarro, sendo que os mais prejudiciais são monóxido de carbono (CO), nicotina, alcatrão, acroleína, óxido nítrico, cresóis, ácido hidrociânico e dióxido de nitrogênio (NO_2). A fumaça do cigarro, em sua fase particulada, contém nicotina, alcatrão, fenóis, benzopirenos e benzenos. Alguns estudos têm divulgado que em várias partes do mundo é grande o número de lactantes que fumam. No Canadá, por exemplo, cerca de 20% das mulheres que amamentam são fumantes, enquanto nos países subdesenvolvidos essa parcela da população pode chegar a mais de 30%. Sendo a mãe fumante ativa ou passiva, a transferência de nicotina e outras substâncias nocivas para a criança via leite materno sempre ocorre.

A nicotina é uma substância básica (pKa = 7,8), com grande lipossolubilidade e pequena ligação protéica plasmática. Sua transferência para o leite é muito rápida, onde sua vida-média é de 97 ± 20 minutos, enquanto no soro é de 81 ± 9 minutos. Possui ação imediata sobre o sistema nervoso central, no qual causa a liberação de neuropeptídeos e substâncias psicoativas. O leite de mulheres grandes fumantes pode apresentar concentrações de até 0,5mg/litro de nicotina. A relação leite/plasma da nicotina pode atingir até 2,9, significando dizer que os níveis encontrados no leite podem ser até três vezes maiores que no plasma.

Gestantes fumantes podem gerar crianças com pesos de nascimento inferiores (de 150 a 250 gramas) aos de crianças filhas de mães não-fumantes. Pequenas doses de nicotina podem interferir em diversas funções fisiológicas como metabolismo lipídico, tônus vasomotor e termorregulação. Alguns casos de intoxicação aguda por nicotina têm sido relatados em crianças, cujas mães são consideradas grandes fumantes, ou seja, fumam mais de 15 cigarros ao dia. Nesses casos, a concentração de nicotina no leite materno é quase o triplo da concentração sérica e a maior ingestão de nicotina pela criança ocorre menos de 2 horas depois de a mãe ter fumado o último cigarro. Também, essas grandes fumantes apresentam níveis basais de prolactina de 30 a 50% inferiores que as não-fumantes. Outro possível efeito da nicotina é o aumento dos níveis de somatostatina, que é um inibidor da prolactina. A nicotina pode alterar o sabor do leite e causar diminuição dos níveis de vitaminas C e E. Ela também pode ser encontrada em alguns alimentos como beringela, couve-flor e tomate. O leite de fumantes também pode conter outras substâncias como nitratos, nitritos, cádmio, chumbo e dioxinas.

A nicotina pode causar a diminuição do volume do leite e reduzir sua excreção. Lactantes fumantes podem produzir até 30% menos leite que as não-fumantes. Filhos de mães fumantes demoram mais tempo para sugar após o nascimento, além de exercerem menor pressão de sucção, o que também pode influenciar a resposta endócrina e a produção de leite. Podem ser observadas diversas alterações na criança como depressão do sistema imunológico levando ao aumento da freqüência de episódios infecciosos, redução do apetite, baixo ganho ponderal, náuseas, vômitos, diarréia, cólicas, insônia, estrabismo, diminuição da acuidade auditiva, hiperexcitabilidade, irritabilidade, taquicardia, taquisfigmia, apnéia, inquietude e choque circulatório. A freqüência e a intensidade dos sintomas são diretamente proporcionais ao número de cigarros consumidos, devendo-se lembrar que os efeitos podem ser cumulativos. Há um caso relatado na França, em 1977, de criança com 11 dias de vida que, por várias vezes após a mamada, apresentou apnéia, hipotonia muscular, palidez, taquicardia e cianose. Sua mãe fumava de 40 a 60 cigarros ao dia e a nicotina atingiu concentrações de 75mcg/litro no leite e 4mcg/litro na urina da criança. Lactentes com menos de uma semana de vida, cujas mães fumavam de 6 a 15 cigarros ao dia apresentaram apatia, dificuldades de sucção, náuseas, vômitos, dificuldade na eliminação de urina e fezes.

REFERÊNCIAS BIBLIOGRÁFICAS

1. Bair Jr M. Environmental contamination of human breast milk. AJPH 1981;71(2):124-6.
2. Bakken AF, Serp M. Insecticides in human breast milk. Acta Paediatr Scand 1976;65:535-9.
3. Berlin CM. Drugs and chemicals: exposure of the nursing mother. Pediatr Clin North Am 1989;36(5):1089-97.
4. Berlin CM. Advances in pediatric pharmacolgy and toxicology. Adv Pediatr 1995;42:593-629.
5. Berlin CM. Sensitivity of the young infant to drug exposure through human milk. Adv Drug Deliv Rev 2003;55(5):687-93.
6. Briggs GS et al. Drugs in pregnancy and lactation. A reference guide to fetal and neonatal risk. 5th ed. Boston: Williams & Wilkins; 1998.
7. Byczkowski JZ et al. Occupational exposure of infants to toxic chemicals via breast milk. Nutrition 1994;10(1):43-8.
8. Crann A, Harnes D. Twenty-five years of surveillance for contaminants in human breast milk. Arch Environ Contam Toxicol 1998;35:702-10.
9. Darbe P. Environmental contaminants in milk: the problem of organochlorine xenobiotics. Biochem Soc Trans 1998;26: 267-77.
10. Del Ciampo LA, Ricco RG. Aleitamento Materno e Meio Ambiente. 1ª ed. Ribeirão Preto: Scala; 1998.
11. Del Ciampo LA, Ricco RG, Almeida CAN. Aleitamento Materno. Passagens e Transferências Mãe-Filho. 1ª ed. São Paulo: Atheneu; 2004.
12. Frank JW, Newman J. Breast-feeding in polluted world: incertain risks, clear benefits. Can Med Assoc J 1993;149(1):33-7.
13. Giacoia GP, Catz CS. Drugs and pollutants in breast milk. Clin Perinatol 1979;6(1):181-96.
14. Golding J. Unnatural constituents of breast milk – medication, lifestyle, pollutants, viruses. Early Hum Dev 1997;44 (Suppl):S29-43.
15. Hale TW, Ilett KF. Drug therapy and breastfeeding. From theory to clinical practice. 1ª ed. Boca Raton, USA: The Parthenon Publishing Group; 2002.
16. Juchet A, Piot M, Dutau G. Tabagisme passif chez l'enfant. Encycl Méd Chir (Editions Scientifiques et Médicales Elsevier SAS, Paris). Pédiatrie 2002;4-062-A-10.
17. Kroger M. Insecticide residues in human milk. J Pediatr 1972; 80(3):401-5.
18. Leikin JB et al. Environmental injuries. Disease-a-Month 1998; 43(12):127-39.
19. López-Antuñano FJ, Tovar-Guzmán VJ. Fumar o no fumar em restoranes, hoteles y cantinas. Salud Pública de México 2002;44(Suppl 1):S136-43.
20. Manz F. Residues of pesticides in baby food. Inter Child Health 1996;7(4):3-11.
21. Matuo YK et al. Contaminação do leite humano por organoclorados. Jaboticabal: FUNEP; 1990.
22. Miller RW, Finberg L. Pollutants in breast milk. J Pediatr 1977; 90(3):510-2.
23. Needham LL, Wang RY. Analytic considerations for measuring environmental chemicals in breast milk. Environ Health Perspect 2002;110(6):A317-24.
24. Olszyna-Marzys AE. Contaminants in human milk. Acta Paediatr Scand 1978;67(5):571-6.
25. Packard VS. Contaminants in human milk – Na update. J Food Protect 1985;48(8):724-9.
26. Rogan WJ. Pollutants in breast milk. Arch Pediatr Adolesc Med 1996;150:981-9.
27. Timbell JA. Introduction to Toxicology. 2ª ed. London: Taylor & Francis; 1995.
28. Worthington-Roberts BS, Williams SR. Nutrition Throughout the Life Cycle. 3ª ed. St. Louis: Mosby; 1999.
29. World Health Organization. International Consultation on Environmental Tobacco Smoke (ETS) and Child Health. Consultation Report. Geneva: World Health Organization; 1999.

10.3.3 SUBSTITUIÇÃO DE MEDICAMENTOS DURANTE A LACTAÇÃO

ANESTESIA
Antonio da Silva Bastos Neto
Marco Aurélio Marangoni

O aleitamento materno oferece inúmeras vantagens para a criança, constituindo excelente fonte nutricional, além de promover proteção imunológica contra infecções, que são essenciais para o desenvolvimento físico e psíquico.

Várias situações, condutas, fármacos ou substâncias podem alterar, de alguma forma, a lactação, seja devido à diminuição da produção do leite, seja devido à diminuição da capacidade de sugar do lactente, ao prejuízo do bem-estar materno que culmine com qualquer impedimento à amamentação ou até mesmo ao retardo dela, por causa da possível eliminação de fármacos no leite materno, com potencial prejuízo ao lactente.

Dentre as situações, podemos incluir a anestesia como uma daquelas em que, eventualmente, ocorre alteração nesse momento de extrema importância que permite, além da nutrição, o fortalecimento do laço e da interação mãe-filho[11].

O anestesiologista deve estar atento para a escolha de fármacos e técnicas seguras, orientando adequadamente os demais profissionais quanto à segurança das drogas administradas para que o aleitamento não seja interrompido inadvertidamente. A qualidade da analgesia pós-operatória é fundamental para a adesão ou continuidade da amamentação, além do fortalecimento da relação entre a mãe e o lactente[9].

Tanto a anestesia oferecida durante o trabalho de parto e nos procedimentos anestésicos realizados em gestantes para operações não-obstétricas, quanto aqueles a que são submetidos os lactentes podem inferir na amamentação. Na primeira situação devemos lembrar que praticamente todas as substâncias administradas à mãe cruzam a barreira placentária, alcançam os vasos umbilicais e atingem a circulação fetal, bastando para isso que haja tempo suficiente para que a droga chegue ao feto antes que a circulação materno-fetal seja interrompida. Conseqüentemente, esse tempo é especialmente importante na tentativa de se diminuir a passagem de fármacos potencialmente lesivos ao feto[7,11].

Quando se utiliza anestesia geral para a realização do procedimento obstétrico, deve-se ter em mente que, dentre os agentes hipnóticos indutores, o propofol e o midazolam podem estar associados a tempos prolongados de indução e planos mais superficiais de anestesia, além de níveis mais baixos de Apgar nos recém-nascidos. A quetamina acaba sendo reservada para situações nas quais estão envolvidas instabilidade hemodinâmica materna. O tiopental e outros barbitúricos como o metoexital e o tiamilal atingem a veia umbilical em 5 minutos e têm declínio nos níveis plasmáticos rapidamente até os 11 minutos. Considerando que o tempo médio de retirada dos recém-nascidos após a indução da anestesia geral se situa ao redor do décimo minuto, quando as concentrações plasmáticas já estão extremamente baixas, há boa indicação para o uso dessa classe medicamentosa, considerando que leva à menor depressão ventilatória com melhor adaptação do recém-nascido, permitindo aleitamento mais precoce.

Os bloqueadores neuromusculares possuem, em sua estrutura, amônia quaternária que retarda, mas não elimina, a transferência desses fármacos ao feto. A succinilcolina é tão rapidamente metabolizada pela colinesterase plasmática que praticamente não atinge o feto, enquanto entre os relaxantes musculares adespolarizantes a taxa que o atinge varia de 7 a 22% daquela administrada na indução, dependendo do fármaco empregado. A literatura é vaga quanto ao efeito desses fármacos no feto, mas deve ser avaliada a possível necessidade de se prover assistência ventilatória ou reversão de seu efeito se houver qualquer evidência de bloqueio neuromuscular nos fetos logo após o nascimento nas circunstâncias em que algum agente bloqueador neuromuscular tenha sido administrado à mãe.

Dentre os agentes inalatórios, o desflurano e o sevoflurano atingem e cruzam a placenta mais rapidamente que os outros agentes mais solúveis no plasma, como o isoflurano e o halotano, resultando em maior depressão no recém-nascido. Deve-se considerar, no entanto, que como esses agentes são rapidamente eliminados, logo após se estabelecer ventilação adequada, o efeito residual desses fármacos será menor. O desflurano por ser irritante da via aérea pode levar a laringoespasmo no recém-nascido. Quando doses equivalentes de sevoflurano e isoflurano foram comparadas não foram encontradas diferenças significativas quanto à adaptação ao nascer[7,11].

Deve-se lembrar que a exposição do feto a drogas potencialmente depressoras é maior quando da realização de anestesia geral em relação ao uso de bloqueios raquidianos, sejam eles subaracnóideos sejam peridurais. A escolha de uma técnica de bloqueio permite ganho que é particularmente significativo quando se consegue evitar o desenvolvimento de hipotensão após a realização da técnica regional, tendo em vista que essa alteração hemodinâmica, assim como o emprego de fármacos vasoconstritores utilizados para o tratamento dessa eventualidade terminam por levar à diminuição da perfusão uterina, com baixa oxigenação fetal e maior acidemia no recém-nascido. Vale ressaltar que o emprego de efedrina parece levar à menor acidemia fetal, quando comparada ao uso de fenilefrina. Outro ponto que justifica o emprego da anestesia regional é a possibilidade de participação mais efetiva da mãe durante o nascimento do filho, o que em geral está associado a melhor resultado em relação à eficácia da lactação precoce, muitas vezes realizada ainda dentro da sala de operação[4,7,13]. O contato precoce pele-a-pele entre a mãe o recém-nascido, assim como o estímulo à sucção são fundamentais para a adesão ao aleitamento e sua continuidade e devem ser estimulados pelo anestesiologista.

Nas situações nas quais a gestante é submetida a anestesia para cirurgias não-obstétricas, em geral tem pouca importância quanto ao retardo ou prejuízo da lactação, tendo em vista que o tempo entre o procedimento e o parto é invariavelmente maior que aquele decorrente de possíveis efeitos residuais no recém-nascido ao nascer, de forma que não compromete o aleitamento, a menos que prejudique o desenvolvimento fetal e, dessa forma, sua adaptação ao nascer.

Sempre que um procedimento cirúrgico for indicado para uma lactante, deve-se optar por técnicas anestésicas que permitam recuperação rápida e que minimizem o tempo de internação, durante a qual seria adequado proporcionar acomodações que permitam a presença do lactente e promova o retorno da amamentação o mais precocemente possível, respeitadas as condições de saúde materna. Quando essa alternativa se tornar inviável, é importante o esgotamento mamário e, se não houver contra-indicações, a administração do leite à criança. Em geral, exposição dessa paciente a procedimento cirúrgico, no qual se utiliza anestesia geral ou bloqueios raquídeos desde que realizados com escolha adequada das medicações utilizadas, não deve ser impedimento que justifique a interrupção da amamentação. Um dos cuidados que auxiliam durante a realização dessa anestesia é providenciar hidratação adequada, administrando entre 500 e 1.000ml adicionais de fluidos devido à perda diária ocasionada pela lactação. Deve-se ter em mente que a resposta metabólica ao estresse é consideravelmente menor com o uso de técnicas regionais quando comparado ao uso de anestesia geral, motivo pelo qual a técnica de bloqueio deva ser preferida, quando passível de ser utilizada. Nessa eventualidade, deve-se observar o comportamento de cada substância quanto a sua capacidade de ser eliminada no leite materno[7].

Se o lactente for submetido a procedimento cirúrgico, a administração da anestesia pode interferir no tempo e na dinâmica da realimentação. Cada fármaco possivelmente empregado no período perioperatório pode ter um papel importante que impeça ou prejudique o aleitamento. Vale como regra a recomendação de utilização de drogas de rápida eliminação e pouco efeito residual, de tal forma que se permita o retorno ao aleitamento o mais precocemente possível. Merece atenção especial tentar evitar o jejum prolongado de leite materno nos lactentes, tendo em vista o curto tempo de esvaziamento gástrico desse tipo de alimento[3]. A maioria das classes terapêuticas medicamentosas tem ao menos um agente que pode ser considerado seguro em relação à possível alteração da lactação. Em estudo realizado com 838 lactentes expostos a medicamentos através do leite materno, nenhuma criança desenvolveu evento que levasse à interrupção da amamentação ou sequer necessidade de intervenção médica no lactente. As classes medicamentosas mais freqüentemente utilizadas foram antibióticos, analgésicos, anti-histamínicos e sedativos. Aproximadamente 11% das mães notaram discretos efeitos nas crianças que podem ser atribuídos à medicação, que foram de pequena duração e não levaram à interrupção da amamentação[5].

Dentre as medicações utilizadas nos procedimentos anestésicos podemos destacar aquelas envolvidas diretamente na promoção da analgesia, relaxamento muscular, inconsciência ou anestesia através de bloqueio (anestésicos locais), e aquelas que podem ser utilizadas eventualmente para tratamento de possíveis intercorrências ou efeitos adversos decorridos do manuseio do paciente. Dentre os primeiros podemos destacar os analgésicos opióides, os indutores e sedativos, os bloqueadores neuromusculares, os anestésicos inalatórios e os anestésicos locais, que serão discriminados a seguir[1,2,5,8,10,12-14].

OPIÓIDES

■ **Morfina** – secretada junto ao leito materno, mas em geral em níveis muito baixos, deve-se considerar que crianças abaixo de 2 meses de idade e prematuros mostram diminuição do *clearance* desses fármacos. O uso de PCA (analgesia controlada pelo paciente) com morfina demonstrou níveis insignificativos no colostro.

■ **Fentanil** – opióide secretado no leite materno em pequena quantidade, eventualmente em níveis insignificantes. Pode ser utilizado com segurança durante o aleitamento.

■ **Sufentanil** – sua administração pode estar associada à bradicardia, porém ainda não há segurança para se determinar o grau de secreção dessa substância no leite materno.

■ **Petidina** – sua administração é menos vantajosa em relação a outros fármacos opióides. Aparece em baixas doses no leite, mas seu metabolito, a normeperidina, tem atividade convulsivante e meia-vida longa em recém-nascidos (entre 30 e 85 horas). Além disso, pode estar relacionada à sedação prolongada em crianças, retardando o retorno ao aleitamento.

- **Codeína** – segura sob o aspecto do aleitamento. Raramente esta associada à sedação neonatal, gerando concentrações no leite de aproximadamente 0,7% da dose administrada à paciente.

- **Oxicodona** – pequenas porções são excretadas no leite, sem ter havido descrições de efeitos indesejados às crianças.

- **Metadona** – em fetos está associada à morte súbita e à piora do perfil biofísico fetal. Apesar da baixa disponibilidade do leite, deve-se considerar sua substituição por outro opióide.

- **Nalbufina** – pode estar associada à bradicardia fetal. Excreção no leite ainda não determinada.

- **Tramadol** – doses repetidas na mãe podem levar à síndrome de abstinência no feto. Não há relatos a respeito de sua passagem para o leite.

AGENTES HIPNÓTICOS E SEDATIVOS

- **Diazepam** – devido a sua longa meia-vida, esse fármaco está associado a sedação, baixa alimentação e perda de peso em crianças nas quais as mães a utilizaram, especialmente nos casos de uso repetido da medicação.

- **Midazolam** – apresenta meia-vida muito mais curta que a do diazepam, estando associado à menor alteração da lactação, devendo ser considerado seu uso como alternativa ao uso do outro agente.

- **Tiopental** – não há relatos de prejuízo da lactação com seu uso, apesar de seu maior tempo de eliminação quando comparado a outros agentes hipnóticos. O fenobarbital está associado à sedação e aos espasmos musculares na criança em mães que fazem uso contínuo dessa medicação.

- **Propofol** – devido a sua rápida eliminação, ausência de metabolitos ativos e baixa capacidade de acúmulo, pode ser droga interessante para ser utilizada em lactantes.

- **Etomidato** – não há dados relativos à segurança da amamentação após a utilização desse agente. Deve-se lembrar que diminui o limiar convulsivo.

- **Ketamina** – pode ser utilizada sem efeitos deletérios demonstrados até o momento.

RELAXANTES NEUROMUSCULARES

Por compartilharem a estrutura de amônia quaternária, a possível secreção no leite materno deve ser improvável. Não há relatos na literatura de complicações relacionadas a esse fármaco no que refere a sua interferência no aleitamento. O brometo de vecurônio tem sua segurança comprovada na literatura. Vale a regra de se utilizar fármacos com baixa capacidade de acúmulo e rápido término de ação. Deve-se evitar a utilização de descurarização quando se administra atropina seguida de prostigmina devida às ações inconvenientes sobre a lactação dessa combinação.

ANESTÉSICOS LOCAIS

- **Lidocaína e bupivacaína** – podem ser utilizadas sem maiores contra-indicações.

Várias outras substâncias não-anestésicas são eventualmente utilizadas e podem interferir com a lactação. Apesar de terem sido objeto de avaliação em outro capítulo, estão listados a seguir quais os fármacos recomendados e quais devem ser evitados ou utilizados sob vigilância[1,5,6,8,10,12].

- **Analgésicos e AINEs** – preferir paracetamol, ibuprofeno, ketorolaco e celecoxib ao naproxeno e AAS.

- **Corticosteróides** – melhor utilizar prednisona, hidrocortisona ou dexametasona.

- **Anti-histamínicos** – o uso de loratadina, fexofenadina e terfenadina é preferível à administração de prometazina ou clemastina.

- **Broncodilatadores** – recomenda-se a utilização de teofilina e salbutamol.

- **Anti-hipertensivos** – nifedipina, metildopa, captopril ou enalapril (por períodos curtos), propranolol e hidralazina podem ser utilizados. Atenolol, diuréticos, reserpina e telmisartam devem ser evitados.

- **Antieméticos** – preferir domperidona e dimenidrinato à metoclopramida.

- **Antibióticos** – betalactâmicos, macrolídeos, aminoglicosídeos, sulfonamidas, metronidazol e clindamicina são de utilização mais segura que as fluorquinolonas, tetraciclinas e cloranfenicol.

- **Antidiabéticos** – insulina e glibenclamida são mais seguros que a metformina.

Para concluir, é essencial seguir uma premissa que tende sempre a proteger o binômio mãe-lactente. Utilizar a menor quantidade de drogas necessárias a qualquer dessas duas partes quando a lactação está sendo realizada, que permitam adequado manejo anestésico, é conduta que, em geral, protege todo o processo envolvido na fisiologia da lactação.

REFERÊNCIAS BIBLIOGRÁFICAS

1. American Academy of Pediatrics – Committee on drugs. The transfer of drugs and other chemicals into human milk. Pediatrics 2001;108:776-89.
2. Baka NE, Bayoumeu F, Boutroy MJ, Laxenaire MC. Colostrum morphine concentrations during postcesarean intravenous patient-controlled analgesia. Anesthesia and Analgesia 2002;94:184
3. Briggs GG. Drug effects on the fetus and breast-fed infant. Clin Obstet Gynecol 2002;45(1):6-21.
4. Chang ZM, Heaman MI. Epidural analgesia during labor and delivery: effects on the initiation and continuation of effective breastfeeding. J Human Lactat 2005;21(3):305-14.
5. Chaves RG, Lamounier JA. Uso de medicamentos durante a lactação. J Pediatr 2004;80(5):189-98.
6. Della-Giustina K, Chow G. Medications in pregnancy and lactation. Emerg Med Clin North Am 2003;21:585-613.
7. Howard CR, Howard FM. Management of breastfeeding qhen mother is ill. Clin Obstet Gynecol 2004;47(3):683-95.
8. Issler H, Ruocco RM. Aleitamento materno e drogas usadas pela mãe. Peditaria 2000;22(3):223-7.
9. Kuczkowsky KM. Postoperative pain control in the partu rient:new challenges(and their solutions) Editorial. J Clin Anesth 2004;16:1-3.
10. Leung AY. Postoperative pain management on obstetric anesthesia – new challenges and solutions. J Clin Anesth 2004; 16:57-65.
11. Littleford J. Effects on the fetus and newborn of maternal analgesia and anesthesia: a review. Can J Anesth 2004;51(6): 586-609.
12. Marcus MA, Brodner G. Are opioids contraindicated as postoperative pain relief for patients who are breast-feeding their newborn? Curr Opin Anesth 2001;14:287-9.
13. Nystedt A, Edvardsson D, Willman A. Epidural analgesia for pain relief in labour and childbirth – a review with a systematic approach. J Clin Nurs 2004;13:455-66.
14. Ostrea Jr EM, Mantaring III JB, Silvestre MA. Drugs that affect the fetus and newborn infant via placenta or breast milk. Pediatr Clin North Am 2004;51:539-79.

LACTAÇÃO E MEDICAMENTOS DE USO DERMATOLÓGICO

Jayme de Oliveira Filho
Thais Adura Pepe

PRINCIPAIS MEDICAMENTOS DE USO SISTÊMICO EM DERMATOLOGIA

Antifúngicos

■ **Griseofulvina – categoria C** – utilizada para tratamento de dermatofitoses na *tinea capitis*, *unguleum*, nas demais dermatofitoses, quando extensas e resistentes ao tratamento tópico. É ainda indicada no líquen plano, sendo desconhecido o mecanismo pelo qual atua nessa dermatose.

Essa droga é tumorogênica, embriotóxica e teratogênica em algumas espécies de animais. A exposição crônica de griseofulvina induziu tumores hepáticos e tireoidianos em ratos.

Não existem relatos quanto ao seu poder de toxicidade durante a amamentação, mas, devido aos estudos comprovando efeitos colaterais em ratos, seu uso não parece ser garantido.

■ **Cetoconazol – categoria C** – foi o primeiro antimicótico de uso oral de amplo espectro. Utilizado para tratamento de candidoses, paracoccidioidomicose, criptococose, histoplasmose e algumas dermatofitoses.

Já se sabe que é excretado pelo leite materno, mas não se sabe os efeitos que a droga pode causar para o lactente.

A Academia Americana de Pediatria classificou essa droga como compatível com a amamentação.

■ **Fluconazol – categoria CM** – é um antifúngico triazólico, inibidor da síntese fúngica de esteróides, por meio da interferência com o citocromo P450, de uso oral e intravenoso.

Utilizado para tratamento de dermatofitoses, candidoses, criptococoses, profilaxia de infecções fúngicas em imunodeprimidos.

O uso desse medicamento é classificado como compatível com a amamentação pela Academia Americana de Pediatria, apesar de ser excretado pelo leite materno.

■ **Anfotepicina B – categoria BM** – não existem casos descritos de defeitos congênitos causados por esse medicamento.

Esse antifúngico atravessa a barreira placentária, mas não existem relatos quanto a sua excreção no leite materno.

A anfoteticina B pode ser utilizada durante a amamentação naqueles pacientes que realmente irão se beneficiar com o uso da droga.

■ **Terbinafina – categoria BM** – é excretada pelo leite materno. Os efeitos que isso causará para o lactente são desconhecidos. Usualmente, o tempo de tratamento com essa droga é prolongado, e o potencial de toxicidade pode aumentar. Pelo tempo de tratamento e seu acúmulo no leite, mulheres não deveriam amamentar usando essa droga.

Anti-histamínicos

Os anti-histamínicos compreendem grupos de substâncias que são capazes de competir com a histamina pelos seus receptores celulares e, dessa forma, impedir a expressão dos efeitos desse mediador.

Indicações dermatológicas: urticárias em geral, angiedema, dermografismo, condições pruriginosas em geral, dermatite atópica, mastocitose.

Exemplos de anti-histamínicos: hidroxizina – categoria C, difeidramina, ciproeptadina, cetirizina – categoria BM.

Os anti-histamínicos são excretados pelo leite materno. Seu efeito para os lactentes é desconhecido, mas há possibilidade de sedação.

Existe também a possibilidade de causarem excitabilidade anormal para o recém-nascido; especialmente os prematuros podem apresentar crises convulsivas, portanto não devem ser utilizados durante a lactação.

Antimaláricos

Os antimaláricos usados em dermatologia são: quinacrina, cloroquina e hidroxicloroquina. Atuam como fotoprotetores, antiinflamatórios e imunossupressores.

Indicações dermatológicas: lúpus eritematoso, erupção polimorfa à luz, porfiria cutânea tardia, lesões cutâneas de dermatomiosite, entre outras.

■ **Cloroquina – categoria C** – atravessa a barreira placentária e é excretada pelo leite materno. A quantidade de cloroquina excretada pelo leite não é considerada prejudicial para o lactente.

A Academia Americana de Pediatria classifica a cloroquina como compatível com a amamentação.

■ **Hidroxicloroquina – categoria C** – a Academia Americana de Pediatria classifica a hidroxicloroquina como compatível com a amamentação.

■ **Quinacrina – categoria C** – não existem relatos de que é nociva ao lactente. Seu uso provavelmente é compatível com a amamentação.

Antivirais

Indicações dermatológicas: herpes simples, herpes genital, herpes zoster, varicela em imunossuprimidos.

■ **Aciclovir – categoria BM** – esse medicamento penetra no leite materno, de forma única e diferente de qualquer outro agente medicinal. Isso se deve à baixa solubilidade lipídica da droga, ao PKA e a outros parâmetros farmacocinéticos.

A Sociedade Americana de Pediatria classifica o aciclovir como compatível com a amamentação.

■ **Fanciclovir – categoria BM** – não existem estudos descrevendo o uso desse medicamento durante a lactação, mas provavelmente é excretado pelo leite materno.

Mulheres em uso de fanciclovir deveriam descontinuar a amamentação.

■ **Valaciclovir – categoria BM** – a Academia Americana de Pediatria classifica o valaciclovir como compatível com a amamentação.

Citotóxicos/imunossupressores

■ **Azatioprina – fator de risco DM** – indicações dermatológicas: vasculites, dermatoses bolhosas, sarcoidose, dermatites eczematosas graves, colagenoses, pioderma gangrenoso, entre outras.

Não existem estudos demonstrando seus efeitos no lactente, porém, pelo seu potencial de toxicidade, essa droga não deve ser utilizada durante a amamentação.

■ **Ciclofosfamida – fator de risco DM** – indicações dermatológicas: linfomas cutâneos de células T, colagenoses, vasculites, histiocitoses, entre outras.

A ciclofosfamida é excretada pelo leite materno. A Academia Americana de Pediatria classifica a ciclofosfamida como uma droga que pode interferir no metabolismo do lactente.

Existem relatos de casos com neutropenia trombocitopênica, carcinogênese; portanto, mulheres utilizando essa droga não devem amamentar.

■ **Ciclosporina – fator de risco CM** – indicações dermatológicas: utilizada principalmente para o tratamento de psoríase, indicada em casos graves e resistentes aos tratamentos clássicos.

A ciclosporina é excretada pelo leite materno e tem poder tóxico para o lactente, podendo interferir no seu metabolismo celular.

Psoralênicos

São substâncias capazes de produzir fotossensibilização por aplicação tópica ou uso sistêmico.

Indicações dermatológicas: as principais são psoríase, particularmente as formas mais graves, resistentes aos tratamentos tópicos, e vitiligo.

■ **Methoxoraleno – fator de risco CM** – não existem relatos do uso dimethoxoraleno durante a amamentação. Pelo fato de a droga agir como fotossensibilizante, a amamentação dever ser interrompida e o leite descartado, por 24 horas, caso a lactente tenho feito seu uso.

■ **Acitretina – categoria XM** – a acitretina pode causar defeitos congênitos em humanos e animais de várias espécies. É excretada pelo leite materno.

Recomenda-se contracepção por três anos após o término do tratamento com acitretina, pelo fabricante. A mesma recomendação para amamentação não foi feita. Embora haja potencial de toxicidade, a Academia Americana de Pediatria classifica essa droga compatível com a amamentação.

Retinóides

Resultaram da busca de compostos com atividade semelhante à vitamina A nos tecidos epiteliais, sem os inconvenientes tóxicos das grandes doses necessárias para atuação eficiente sobre determinadas doenças dermatológicas.

Indicações dermatológicas: acne e erupções acneiformes, rosácea, foliculite por gram-negativo, hidrosadenite, distúrbios da queratinização como: ictiose lamelar, eritrodermia entre outras.

■ **Etretinato – fator de risco XM** – o uso desse medicamento é contra-indicação absoluta de gravidez. É excretado pelo leite materno.

A amamentação é contra-indicada em mulheres em uso de citretinato pelo seu potencial de toxicidade.

Tretinoína – fator de risco DM – não existem estudos que comprovem a quantidade de tretinoína excretada pelo leite materno, ou o risco, se houver para o lactente. Portanto, a decisão será do médico com base no risco-benefício do uso dessa droga.

Corticóides

Os corticóides constituem um grupo de medicamentos muito utilizado por dermatologistas, inclusive para tratamentos de dermatoses na gestação, não oferece risco para mãe ou para o recém-nascido.

Indicações dermatológicas – doença do tecido conjuntivo: lúpus eritematoso sistêmico, dermatomiosite, doença mista do tecido conjuntivo. Doenças bolhosas: pênfigo foliáceo, pênfigo vulgar, penfigóide bolhoso, vasculites, eczemas, entre outros.

■ **Betametasona – fator de risco C** – a betametasona atravessa a barreira placentária. Provavelmente é excretada pelo leite materno, mas não existem relatos dos riscos que podem causar para o lactente. Ficará a critério do médico o risco-benefício do uso desse medicamento.

■ **Dexametasona – fator de risco C** – a dexametasona atravessa a barreira placentária. Seu peso molecular é baixo suficiente para ser excretada pelo leite materno.

Não existem relatos dos malefícios que pode causar para o lactente, mas provavelmente é compatível com a lactação.

■ **Prednisona ou prednisolona – fator de risco C** – ambas são excretadas pelo leite materno. Mas estudos mostraram que as concentrações destes medicamentos no leite materno não oferecem risco para o lactente.

A Academia Americana de Pediatria classifica ambas como compatível com a amamentação.

Medicamentos utilizados para tratamento de hanseníase

■ **Clofazimina – fator de risco CM** – atua contra micobactérias por inibição da replicação do DNA. É excretada pelo leite materno e pode causar hiperpigmentação no lactente.

A Academia Americana de Pediatria classifica a clofazimina como uma droga cujos efeitos são desconhecidos sobre o lactente. O risco-benefício deve ser avaliado pelo médico.

■ **Dapsona – fator de risco CM** – possui atividade antibacteriana, inibe a deidrofolicorredutase, impedindo a conversão do ácido paraminobenzóico em ácido diidrofólico. Essa propriedade farmacológica confere a atividade bacteriostática e bactericida diante da *M. leprae*.

A dapsona é excretada pelo leite materno, mas, apesar disso, a Academia Americana de Pediatria a classifica como compatível com a amamentação.

■ **Rifampicina – fator de risco CM** – a rifampicina é excretada pelo leite materno, mas a quantidade excretada representa um risco muito baixo para o lactente. Não existem casos relatados sobre os efeitos que esse medicamento causa no lactente. A Sociedade Americana de Pediatria classifica a rifampicina como compatível com a amamentação.

MEDICAMENTOS TÓPICOS

Antifúngicos tópicos

Pouquíssimas quantidades dessas drogas são absorvidas sistematicamente.

■ **Ciclopirox – categoria BM** – não existem casos descritos sobre seu efeito tóxico mas, pela baixa absorção, provavelmente é compatível com a amamentação.

■ **Miconazol – categoria CM** – o miconazol é provavelmente compatível com a amamentação, mas não existem relatos sobre seus efeitos sobre o lactente.

■ **Terbinafina – categoria BM** – provavelmente compatível com a amamentação, pois a absorção dessa droga, utilizada topicamente, é muito baixa.

Antiacnéicos

▪ **Adapaleno – fator de risco CM** – é um modulador da diferenciação celular, queratinização e age diminuindo o processo inflamatório da acne.

Suas concentrações plasmáticas são muito baixas após a aplicação tópica crônica.

Pouquíssimas quantidades da droga são capazes de atravessar a barreira placentária.

Existem dúvidas se o medicamento é excretado pelo leite materno e se representa algum risco para o lactente, portanto o risco-benefício deve ser avaliado.

▪ **Tazaroteno – categoria XM** – o tazaroteno é excretado pelo leite materno e o risco para o lactente é desconhecido.

Antibióticos

Muito utilizados na dermatologia em piodermites.

▪ **Eritromicina – categoria BM** – muito utilizada para o tratamento de acne. Apenas o estereato de eritromicina é compatível com a amamentação.

▪ **Neomicina – fator de risco C** – pequenas quantidades de neomicina são excretadas pelo leite materno em quantidades insignificantes, portanto ela é provavelmente compatível com a amamentação.

▪ **Bacitracina – fator de risco C** – não existem relatos de defeitos congênitos causados por esse medicamento. Seu uso é compatível com a amamentação.

▪ **Permetrina – fator de risco BM** – medicamento muito utilizado para o tratamento de escabiose.

A permetrina é o medicamento de eleição para o tratamento da escabiose em mulheres no período de lactação nos EUA.

▪ **Antralina – fator de risco CM** – é um medicamento em forma de creme utilizado para o tratamento de psoríase. Não existem estudos demonstrando sua absorção sistêmica, mas seu uso molecular é baixo, suficiente para atravessar a barreira placentária.

O uso da droga durante a amamentação dependerá do risco-benefício avaliado pelo médico.

▪ **Isotretinoína – fator de risco CM** – utilizada principalmente para o fotoenvelhecimento cutâneo.

O uso da tretinoína tópica durante a amamentação parece não oferecer risco para o lactente, apesar de não sabermos a quantidade de tretinoína que é excretada no leite materno.

Corticóides

Betametasona, clobetasol, hidrocortisona, acetato de triancinolona, desonida.

A quantidade de corticóide excretada pelo leite, quando utilizado topicamente, é desconhecida.

Esses medicamentos podem ser utilizados, desde que com cautela, em pequenas áreas e por pouco tempo.

TOXINA BOTULÍNICA TIPO A (CM)

É produzida pela fermentação da bactéria anaeróbia *Clostridium botulinum* tipo A. É utilizada pela dermatologia para fins estéticos. Sua injeção por via intramuscular, causa paralisia do músculo, atenuando as rugas[3].

Não sabemos se atravessa a barreira placentária. Pelo seu alto peso molecular, provavelmente não atinge a circulação sistêmica, portanto não deveria estar presente na circulação materno-fetal[3].

Não existem relatos do uso da toxina em lactentes. Provavelmente não é excretado pelo leite materno e o risco para o lactente provavelmente é nulo[3].

REFERÊNCIAS BIBLIOGRÁFICAS

1. Akintonuva A, Gibajumo SA, Biola Mabadeji AF. Placental and milk transfer of chloroquine in humans. Ther Drug Monet 1988;10:147-9.
2. Avery ME, Aylward G, Creasy R, Little AB, Stripp B. Update on prenatal steroid for prevention of respiratory disturbs. Report of a conference – September. Am J Obstet Gynecol 1985; 26-8.
3. Browne SG, Hogerzeil LM. "B 663" in the treatment of leprosy. Preliminary report of a pilot trial. Lep Rev 1962;33:6-101986;155-2-5.
4. Committee on Drugs. American Academy of Pediatrics. The transfer of drugs on other chemical in to human milk. Pediatrics 2001;108:776-89.
5. Force RW. Fluconazole concentrations in breast milk. Pediatr Infect Dis J 1995;14:235-6.
6. Griciente L, Tomatis L. Carcinogenity of dapsone in mice and rats. Int J Cancer 1980;25:123-9.
7. Khoury MJ, Marks JS, McCarthy BJ, Zaro SM. Factors affecting the sex differential in neonatal mortality the role of respiratory distress syndrome. Am J Obstet Gynecol 1985;151: 777-82.
8. Kiltzmann H, Schwarze I, Ravins U, Ja Nig U, Harm D. Fetal malformation after maternal etretinate treatment of Darier's disease. Deutsch Med Wochenschr 1986;111:60-2.
9. Lan RJ, Emery MG, Gallinsky RE. Unexpected accumulation of acyclovir in breast milk with estimation of infant exposure. Obstet Gynecol 1987;69 468-71.
10. Mccoy MJ, Ellenberg JF, Killam AP. Coccidiodomycosis complicaming pregnancy. Am J Obstet. Gynecol 1980;137:739-40.

11. Morales WJ, Angel JL, O´Brien WF, Knuppel RA. Use of ampicilin an corticostheroids in premature ruptura of membranes. A randomized study. Obstet Gynecol 1989;73:721-6.
12. Moretti ME, Ito S, Kocen G. Disposition of maternal ketoconazole in breast milk. Am J Obstet Gynecol 1995;173: 1625-8.
13. Schilling CG, Slay Rc, Larson TA, Meier KR. Excretrion of fluconazole in human breast milk (abstract 130). Pharmacotherapy 1993;13:287.
14. Schmidt PL, Sims ME, Strassner HT, Paul RH, Muller E, Mc Cart D. Effect of on the partum glucocorticoid administration upon neonatal respiratory distress syndrome and perinatal infection. Am J Obst Gynecol 1989;73:721-6.
15. Spider DE Jr, Powel KE. Should women taking antituberculosis drug breast-feed. Arch Intern Med 1984;144:589-90.
16. Van Dijke CPH, Weber JCP. Interaction between oral contraceptives and griseofulvin. Br Med J 1984;288:1125-6.

ANTIINFLAMATÓRIOS NÃO-HORMONAIS DURANTE A AMAMENTAÇÃO: QUAIS PODEM SER UTILIZADOS?

José Luiz Jesus Almeida
Fabiana Kubo
Clovis Artur Almeida Silva
Hugo Issler

INTRODUÇÃO

A classe de medicamentos conhecida como antiinflamatórios não-hormonais (AINHs) inclui várias substâncias químicas diferentes, com graus variáveis de efeito analgésico, antiinflamatório e antitérmico. São fármacos inibidores da enzima cicloxigenase (COX) classificados em grupos de acordo com sua estrutura química[11]. A COX é responsável pela produção de prostaglandinas, tromboxanos e prostaciclina, metabolitos do ácido araquidônico e mediadores de diversos processos inflamatórios[22]. A primeira etapa da formação desses derivados no ácido araquidônico é a formação da PGH_2 (prostaglandina H_2), a qual é transformada em PGD_2, PGE_2, PGF_{2alfa} PGI_2 (prostaciclina) e TBA_2 (tromboxano). As prostaglandinas são substâncias que apresentam tanto funções fisiológicas (como manutenção da integridade de mucosas e da microcirculação), como funções associadas à inflamação (como febre)[22].

Existem duas isoformas da enzima COX: COX-1 e COX-2. A isoforma COX-1 está presente em quase todos os tecidos, apresenta papel fisiológico importante e é enzima constitutiva, ou seja, é expressa de forma constante nos diversos tecidos corporais. Por outro lado, a isoforma COX-2 é considerada indutiva, ou seja, é expressa somente em certas situações, como a inflamação[22]. Tal fato, porém, é controverso e estudos recentes indicam que a COX-2 também pode estar presente em tecidos normais[14]. Os AINHs mais antigos são inibidores inespecíficos da COX, ou seja, podem atuar em qualquer uma das isoformas[1]. Atualmente, existem os fármacos inibidores específicos ou seletivos da COX-2. Os AINHs dessa categoria são medicamentos mais potentes e, habitualmente, possuem menos efeitos adversos, principalmente em relação ao trato gastrintestinal[23]. Porém, existe uma grande discussão atual sobre sua segurança no que se refere ao uso crônico, particularmente quanto aos eventos cardiovasculares: infarto agudo do miocárdio e acidente vascular cerebral[23].

De acordo com a potência de inibição da COX-1 e COX-2, os AINHs podem ser classificados em três grandes grupos: o primeiro é o dos inibidores potentes da COX-1 (tais como aspirina, indometacina e ibuprofeno); o segundo é o dos inibidores seletivos da COX-2, ou seja, apresentam uma afinidade maior para a inibição da COX-2, mas também atuam na COX-1 (tais como piroxicam e diclofenaco); e o terceiro grupo é o dos inibidores específicos da COX-2, ou seja, praticamente não têm ação sobre a COX-1 (celecoxib, rofecoxib, etoricoxib, entre outros)[11].

Durante o período de lactação, diversas situações podem resultar em necessidade de tratamento farmacológico da nutriz com AINHs. Muitas informações disponíveis sobre a segurança desses medicamentos são baseadas em relatos de casos esporádicos de efeitos adversos, nem sempre possíveis de serem relacionadas à ingestão dos medicamentos, em estudos abertos com um pequeno número de pacientes ou em estudos experimentais com animais[27]. A Organização Mundial da Saúde (OMS) recomenda o aleitamento materno exclusivo até 6 meses e continuado até 2 anos de idade ou mais, complementado oportunamente com alimentos nutricionalmente adequados e seguros[15]. A primeira preocupação da mãe que amamenta é se terá de interromper esse processo quando necessitar de tratamento medicamentoso, como ocorre com doenças que exigem uso crônico de AINHs, por exemplo, na artrite idiopática juvenil, espondiloartropatias e artrite reumatóide, entre outras. Por outro lado, privar o lactente de todos os benefícios nutricionais, imunológicos, afetivos, econômicos e sociais associados à lactação também deve ser fonte de preocupação para todos os médicos. Estudos indicam que o risco de exposição a medicações maternas nos lactentes tem valor de destaque dentre os fatores responsáveis pelo abandono precoce da amamentação[10,26,28,30,35]. No estudo transversal realizado por Lamounier et al.[35] nas maternidades de Belo Horizonte, constatou-se que 96,2% das puérperas receberam prescrição de medicamentos. Desse total, 77,8% utilizaram AINHs, tais como diclofenaco, dipirona, paracetamol e tenoxicam.

É comum ler nas bulas dos remédios que determinado medicamento é contra-indicado durante a lactação. No entanto, tal proposição pode significar apenas uma manobra de defesa dos laboratórios contra futuros problemas jurídicos, caso algum lactente venha a ser prejudicado pelo uso materno da medicação. Por sua vez, muitos médicos não estão bem informados a respeito dessa questão e preferem simplesmente indicar a suspensão da amamentação com base no princípio de não-maleficência. Considerando-se todas as vantagens do aleitamento materno, os riscos para o lactente de uma mãe nessa situação devem ser sempre pesados contra os benefícios de continuar a amamentação. O médico que prescreve um AINH deve sempre se esforçar para compatibilizar as duas necessidades: amamentação e uso dos medicamentos. Para verificar a segurança de um fármaco durante a amamentação, precisa-se conhecer a farmacocinética da substância e os mecanismos gerais responsáveis pela passagem da molécula para o leite[16,29,48].

Nesse contexto, o objetivo deste artigo é revisar as principais informações disponíveis sobre os mecanismos de passagem de drogas para o leite materno e sobre a segurança do uso de AINHs durante a amamentação. Por meio das bases de dados "Medline", "Scielo" e "Lilacs" foram pesquisados, sem limite de tempo, artigos em português, inglês e espanhol. As palavras-chave empregadas foram *nonsteroidal anti-inflammatory drugs* e *drugs*, em combinação com *nursing*, *breastfeeding* e *lactation*. Foram também pesquisados os principais livros-texto na área de Pediatria e sites na internet de organizações nacionais e internacionais que apresentaram publicações sobre o tema, tais como United Nations Children's Fund (UNICEF)-OMS e Ministério da Saúde do Brasil.

Como regra geral, a criança pode receber certos fármacos durante a lactação, porém esses devem ser administrados na dose terapêutica mais baixa e no menor tempo possível. Devem-se também utilizar exclusivamente drogas conhecidas, com meia-vida curta e cujas concentrações no leite sejam desprezíveis[29,30]. Atualmente, com a disponibilidade de técnicas analíticas mais avançadas para a dosagem de fármacos, sabe-se que apenas pequenas concentrações de diversas drogas são encontradas no leite materno. No entanto, ainda há desconhecimento sobre os efeitos adversos dessas baixas concentrações para os recém-nascidos e lactentes[48].

A transferência de substâncias para o leite materno ocorre basicamente por dois mecanismos: difusão passiva e transporte ativo[44,48]. Essa passagem depende de diversos fatores: aqueles relacionados ao leite materno, os relacionados aos AINHs, fatores maternos e os peculiares ao lactente. Os fatores relacionados ao leite materno são aqueles que dependem da composição específica do leite, por exemplo, o teor de lipídios. Os fatores maternos incluem a eliminação hepática e renal, a dose e a duração do tratamento e a via de administração do medicamento. Por sua vez, os fatores relacionados ao lactente são: idade, absorção da droga, eliminação hepática e volume de leite ingerido. Por fim, os fatores relacionados aos AINHs incluem suas propriedades físico-químicas e farmacocinéticas, tais como pKa (log negativo da constante de dissociação de um ácido fraco), solubilidade em água e lipídios, tamanho da molécula, biodisponibilidade, índice de ligação à proteínas plasmáticas e meia-vida da droga[16,48].

FATORES RELACIONADOS AO LEITE MATERNO

A composição química do leite materno pode sofrer variações de acordo com a fase da lactação (fases de colostro e do leite maduro), assim como com a fase da mamada (leite do início da mamada e leite do final da mamada). Tais variações ocorrem mais pronunciadamente nas concentrações de lipídios e proteínas e podem modificar a passagem de drogas, como os AINHs, do plasma para o leite[6,13].

FATORES RELACIONADOS AO ORGANISMO MATERNO

Qualquer doença que reduza a capacidade metabólica materna pode aumentar a exposição do lactente aos fármacos. Dessa forma, mães com doenças hepáticas ou renais devem ser avaliadas com cautela, quando necessitarem de tratamento farmacológico com AINHs. A via de administração do AINH também é importante em termos da concentração plasmática que a droga atinge no organismo materno. Sabe-se que substâncias aplicadas topicamente ou inaladas não atingem níveis plasmáticos significativos e, conseqüentemente, seus níveis no leite materno são praticamente nulos[25]. Outro fator materno que merece destaque é a fase da lactação. Durante os primeiros dias após o parto, moléculas presentes no sangue materno passam mais facilmente para o leite devido ao maior espaço intercelular que separa as células dos alvéolos mamários (também conhecidas como lactócitos) dos vasos sanguíneos, favorecendo a passagem dos AINHs para o lactente. Com a progressão da lactação, esses espaços vão-se ocluindo[16].

FATORES RELACIONADOS AOS AINHs

Quanto menor o peso molecular do medicamento, mais facilmente ele pode passar através dos poros das células endoteliais e atingir o leite materno. Da mesma forma, como o pH lácteo é menor que o plasmático, de acordo com a equação de Henderson-Hasselbalch, fármacos que são bases fracas também tendem a acumular-se no leite materno[16]. É por isso que a razão leite/plasma é maior para bases fracas que para ácidos fracos. Nesse sentido, os AINHs são, em sua maioria, ácido fracos, apresentando baixas razões leite/plasma. Outro fator importante é a taxa de ligação a proteínas plasmáticas: quanto menor a afinidade de uma molécula por proteínas do plasma, mais facilmente essa pode passar para o leite. Fármacos lipossolúveis atravessam a membrana plasmática celular lipoprotéica e chegam ao compartimento lácteo com grande facilidade. Por sua vez, drogas com meia-vida longa ou que possuem metabolitos ativos permanecem na circulação por mais tempo e têm maior probabilidade de passar para o leite da mãe. Os metabolitos do tipo hidróxi ou metil tendem, por exemplo, a ser mais estáveis no estômago dos lactentes[42]. Por outro lado, os derivados do tipo glicuronídeo podem ser clivados e originar outras substâncias ativas. Por isso, há autores[42] que sugerem evitar drogas que apresentem metabolitos ativos do tipo glicuronídeo.

Outro aspecto a ser ressaltado é o pico de nível sérico do AINH. Em geral, o pico sérico coincide com o pico no leite materno. Conhecendo esse fato, a mãe pode não amamentar na fase de maior concentração sérica da droga no seu organismo (informação usualmente disponível nas bulas dos medicamentos), reduzindo assim a exposição do lactente. Alguns autores[16,48] sugerem que o medicamento (por exemplo, o AINH) deva ser ingerido pela mãe imediatamente antes da amamentação e a próxima mamada deva ser administrada pelo menos uma meia-vida após a ingestão do remédio. Nesse caso, considerando que o tempo de uma mamada varia de 10 a 20 minutos, a concentração sérica materna da droga estaria apenas começando a subir quando o lactente está encerrando sua alimentação. Por outro lado, vários autores[2,29] recomendam que a mãe receba o medicamento logo após o término de uma mamada. Por fim, sabe-se que a absorção dos AINHs pelo lactente é diretamente proporcional à biodisponibilidade do AINH utilizado.

FATORES RELACIONADOS AO LACTENTE

A propriedade que mais influencia a farmacocinética de uma droga é a capacidade oxidativa hepática, a qual é geneticamente determinada. Uma considerável parcela dos AINHs é metabolizada pelas enzimas do citocromo P450 (CYP2C9 ou CYP2D6). A atividade dessas enzimas permite dividir a população em grandes metabolizadores (*extensive metabolisers* – EM) ou pequenos metabolizadores (*poor metabolisers* – PM). A atividade biológica dessas duas enzimas ocorre em diferentes velocidades. Em geral, suas funções biológicas são semelhantes às do adulto entre o segundo e o terceiro mês de vida[41]. No entanto, se uma criança é um PM, sua capacidade de metabolizar a droga será sempre menor que a da população geral da mesma idade. Da mesma forma, a taxa de filtração glomerular do recém-nascido só atinge valores semelhantes ao do adulto entre 2 e 5 meses de vida. Portanto, devido à ineficácia relativa dos sistemas hepático e renal dos recém-nascidos, os efeitos adversos de fármacos nessa idade são maiores. Se o recém-nascido for pré-termo, tais efeitos adversos intensificam-se sobremaneira[7]. De acordo com Hale[26], os lactentes podem ter três graus de risco para efeitos adversos secundários ao uso de medicamentos: baixo risco (entre 6 e 18 meses de idade), risco moderado (abaixo de 6 meses) e alto risco (prematuros ou portadores de doenças graves, como hérnia diafragmática congênita). Por fim, a exposição do lactente aos medicamentos excretados no leite materno depende também do tempo de sucção quanto do intervalo entre as mamadas[37].

QUANTIFICAÇÃO DA PASSAGEM DE DROGAS PARA O LEITE

Existem diversas medidas utilizadas para quantificar a exposição de lactentes aos medicamentos maternos, como os AINHs. As mais utilizadas são: razão leite/plasma, dose absoluta e dose relativa no lactente. Tais métodos quantitativos adquirem maior importância quanto maior for o tempo de uso do medicamento pela mãe.

A razão leite/plasma é definida como a razão entre as concentrações da droga no leite e no plasma materno. Para a dosagem desse valor no leite humano, este deve estar ultrafiltrado e em estado de equilíbrio. No entanto, os valores conhecidos em geral são derivados de dados experimentais. O principal problema dessa medida é o emprego de valores fixos para calculá-la. Porém, as concentrações de medicamentos no leite e plasma materno são flutuantes. Begg et al.[5] publicaram um modelo para prever a razão leite/plasma de uma droga, conhecendo-se apenas seu pKa, o índice de ligação a proteínas plasmáticas e o coeficiente de partição no sistema octanol-água. Na determinação desse valor, uma razão maior que a unidade pode não ser problema se a droga não for absorvida pelo lactente ou se a sua concentração no plasma da mãe for muito baixa.

A dose absoluta no lactente é calculada pela multiplicação da concentração no leite pelo volume de leite consumido. O principal problema desse método é que a concentração láctea de muitas drogas ainda é desconhecida. Por sua vez, o volume de leite ingerido pode variar naqueles lactentes que recebem complementação do aleitamento, mas, em geral, é estimado em 150ml/kg/dia[28].

A dose relativa no lactente é a razão (expressa em porcentagem) entre a dose no lactente e a dose materna. As respectivas doses devem estar em mcg/kg/dia. Essa medida expressa a fração do medicamento materno que atinge a criança. A principal falha é que seu cálculo parte do princípio que mãe e lactente têm a mesma capacidade de metabolização da droga[28].

CONSIDERAÇÕES SOBRE OS AINHs MAIS UTILIZADOS NA AMAMENTAÇÃO

A Academia Americana de Pediatria (AAP) tem escrito diversos consensos sobre a utilização de drogas durante a fase de aleitamento, sendo que o último foi publicado em 2001[2]. A principal limitação das publicações da AAP é que não inclui um grande número de AINHs utilizados na prática clínica diária do Brasil. De acordo com Chaves e Lamounier[16], apenas 15% das drogas comercializadas no Brasil foram citadas na publicação da AAP. Além disso, o último consenso não tece proposições sobre a dosagem segura e se existe alguma idade específica em que cada medicamento deva ser evitado. Adicionalmente, há pouca informação disponível sobre a segurança da utilização crônica da droga.

Em nosso meio, os principais AINHs utilizados pela nutriz e os efeitos adversos nos lactentes relacionados à utilização dessas drogas estão listados no quadro 10.6 e ressaltados a seguir.

Quadro 10.6 – Utilização dos antiinflamatórios não-hormonais na amamentação.

AINH	Uso a curto prazo	Uso crônico	Vantagens	Desvantagens	Efeitos adversos que foram descritos em relatos de lactentes em amamentação
Salicilatos	Sim (com moderação)	Não	Baixa passagem para o leite	Meia-vida longa, metabolitos ativos	Acidose metabólica[17], púrpura trombocitopênica[49]
Dipirona	Sim	Sim	Baixa passagem para o leite	Metabolitos ativos	Cianose[47]
Ibuprofeno	Sim	Sim	Baixa passagem para o leite, meia-vida curta, ausência de metabolitos ativos	Nenhuma	Não há
Naproxeno	Sim	Sim (com moderação)	Baixa passagem para o leite	Meia-vida longa	Hematúria, enterorragia, anemia e sonolência[21]
Flurbiprofeno	Sim	Sim	Baixa passagem para o leite, ausência de metabolitos ativos	Poucos estudos	Não há
Diclofenaco	Sim	Sim	Baixa passagem para o leite, meia-vida curta, ausência de metabolitos ativos	Poucos estudos	Não há
Piroxicam	Sim	Sim (com moderação)	Baixa passagem para o leite	Meia-vida longa, metabolitos ativos, poucos estudos	Não há
Tenoxicam	Sim	Sim (com moderação)	Baixa passagem para o leite	Meia-vida longa	Não há
Indometacina	Sim	Sim (com moderação)	Baixa passagem para o leite	Meia-vida longa, metabolitos ativos	Convulsão[20]
Ácidos fenâmicos	Sim (exceto mefenâmico)	Não	Baixa passagem para o leite, meia-vida curta	Poucos estudos	Não há
Paracetamol	Sim	Sim	Baixa passagem para o leite, meia-vida curta	Nenhuma	Exantema cutâneo[39]
Celecoxib	Sim	Não	Baixa passagem para o leite	Poucos estudos	Não há

Salicilatos

Nesse grupo de AINHs, incluem-se os ácidos e os ésteres salicílicos. O principal representante da categoria é o ácido acetilsalicílico (AAS). Outros raramente utilizados são o diflunisal e o benorilato[11]. Até a década de 1970, o AAS era o AINH mais utilizado em todo o mundo; porém, após ter sido descoberta sua associação com a síndrome de Reye, a utilização do fármaco foi reduzida em diversos países da Europa e nos EUA. No entanto, a substância ainda é largamente utilizada no Brasil. Os salicilatos apresentam uma farmacocinética não-linear. Dessa forma, sua meia-vida só é calculada em doses baixas e varia de 5 a 30 horas. Apesar disso, esses fármacos são excretados no leite materno em baixas concentrações[13]. Sua razão leite/plasma varia de 0,03 a 0,2. A porcentagem de exposição do lactente também pode variar de 0,3 a 8,1% da dose materna ajustada por peso[48]. O AAS apresenta um metabolito ativo do tipo glicuronídeo, que pode aumentar a exposição da criança ao fármaco. O pico de concentração no leite ocorre entre 3 e 9 horas após a ingestão pela mãe. Os recém-nascidos são capazes de degradar e excretar AAS, porém o fazem de forma mais lenta que os adultos[53]. Há pelo menos um relato de caso mostrando acidose metabólica provavelmente secundária à transmissão de salicilatos pelo leite materno em um recém-nascido de 16 dias. A mãe do lactente em questão estava tomando uma dose diária de 3,9g de aspirina e uma concentração de 240mg/l foi encontrada no soro da criança[17]. Efeitos adversos hematológicos também têm sido relatados, como um caso de púrpura trombocitopênica secundário ao uso de AAS[49]. Pela presença de concentração sérica significativa de salicilatos em lactentes e pelos possíveis efeitos adversos descritos, Janssen recomenda que nutrizes evitem doses elevadas de AAS[32].

Em um estudo prospectivo realizado em 1993, 838 mulheres em período de amamentação foram acompanhadas por um tempo médio de 11,7 semanas. Todos os medicamentos que tomavam e os possíveis efeitos adversos ocorridos nos lactentes foram monitorados. Do total, 15 mães referiram uso de AAS nesse período e nenhum efeito adverso foi relatado[31].

O relatório da OMS de 2003 considera que essas drogas devem ser usadas apenas esporadicamente[19]. Por sua vez, a AAP sugere que os salicilatos sejam empregados com cautela em mulheres que estão amamentando, sendo preferível a prescrição de outras drogas analgésicas[2]. Segundo o Ministério da Saúde, os salicilatos são compatíveis com a amamentação, mas deve-se evitar seu uso prolongado, e o lactente deve ser observado para efeitos adversos, tais como anemia hemolítica, tempo de sangramento prolongado e acidose metabólica[9]. Considerando-se sua meia-vida longa e o risco de acúmulo do medicamento em lactentes, a amamentação deve ser interrompida em casos de uso crônico.

Dipirona

A dipirona é o analgésico não-opióide mais utilizado no Brasil, com pequeno efeito antiinflamatório. Efeitos adversos em lactentes de mães em tratamento com esse fármaco são limitados. Existe a descrição de apenas um caso no qual um lactente teve um episódio cianótico que foi atribuído à droga[47]. As concentrações no plasma e no leite materno são semelhantes. Todos seus metabolitos desaparecem no leite 48 horas após a última dose[54]. De acordo com Bar-Oz et al.[4], trata-se de uma droga segura para o tratamento de curta duração, embora seu efeito a longo prazo seja incerto. A AAP e o Ministério da Saúde também incluem essa droga dentre as compatíveis com a amamentação, porém fazem ressalva quanto ao tratamento crônico da nutriz.

Ibuprofeno, naproxeno e flurbiprofeno

São substâncias classificadas como ácidos propiônicos. Os mais utilizados são: ibuprofeno, naproxeno, carprofeno, flurbiprofeno, cetoprofeno, oxaprozim e suprofeno[11]. O ibuprofeno tem uma razão leite/plasma que varia de 0,008 a 0,06 e uma meia-vida curta, de 2 horas. Em mulheres que receberam 400mg de ibuprofeno a cada 6 horas por 24 horas foram detectadas pequenas concentrações em amostras de leite materno, sugerindo que, por dia, menos de 1mg é excretado no leite materno[51]. Em outro estudo[52], 10 amostras de leite foram coletadas de uma mulher submetida a cirurgia maxilar. Durante 40 horas, a paciente havia ingerido 2.400mg da droga. A concentração mais alta das 10 amostras foi 0,18mg/l. Ito et al.[31] evidenciaram que, em 21 mães que usaram ibuprofeno na amamentação durante o período observacional, não houve nenhum efeito adverso. Assim sendo, o ibuprofeno é considerado seguro para a amamentação por ter uma meia-vida reduzida, baixa passagem para o leite materno, ausência de metabolitos ativos e de efeitos adversos relatados[2,9,19].

O naproxeno também é minimamente transportado para o leite materno, com razão plasma/leite de 0,01. A dose relativa para o lactente é 2,8% da dose materna. Essa droga também foi encontrada na urina dos lactentes. Existe relato de um recém-nascido com 7 dias que desenvolveu hematúria, sangramento intestinal prolongado e anemia aguda, enquanto a mãe estava em tratamento com naproxeno[21]. No entanto, o possível papel do medicamento nesse quadro clínico foi questionado. No estudo prospectivo de Ito et al.[31], 20 mulheres referiram o uso de naproxeno e, durante o período observacional, ocorreram três efeitos adversos nos lactentes, dos quais dois se relacionaram à presença de sonolência. No entanto, devido a sua baixa passagem para o leite, a AAP e o Ministério da Saúde consideram o naproxeno compatível com a amamentação[2,9,12]. Apesar da meia-vida longa, de 10 horas, o naproxeno é considerado uma droga segura para a amamentação. Por sua vez, as recomendações para uso desse AINH devem ser similares às dos salicilatos, ou seja, utilização apenas esporádica e interrupção da amamentação em caso de necessidade de uso crônico.

O flurbiprofeno apresenta meia-vida curta (3 horas em adultos) e não conta com metabolitos ativos. Sua razão leite/plasma varia de 0,008 a 0,028. A dose relativa no lactente é de 0,3. Considerando sua baixa passagem para o leite e sua meia-vida curta, pode-se considerar o flurbiprofeno compatível com a amamentação para uso em curto e longo prazo. A única ressalva é que existem poucos estudos em relação a essa droga e ela é menos popular que as anteriores[11].

Diclofenaco

O diclofenaco pertence ao grupo dos ácidos acéticos fenilacéticos. Outros representantes desse grupo incluem o alclofenaco e o fenclofenaco. Da mesma forma que o ibuprofeno, o diclofenaco apresenta concentração no leite materno abaixo do nível de detecção e é metabolizado pela enzima CYP2C9. Sua dose relativa para o lactente é de apenas 0,7%[40]. Dados não publicados e citados no artigo de Todd et al.[50] indicam que as concentrações do diclofenaco no leite humano na dose de até 100mg/dia são indetectáveis, já a dose de 150mg/dia determina uma concentração láctea de 100mcg/l. Esse AINH, por ter meia-vida reduzida (1-2 horas) e não possuir metabolitos ativos, é considerado compatível com a amamentação, podendo ser utilizado em situações agudas ou crônicas[13].

Piroxicam e tenoxicam

São substâncias do grupo dos oxicans, assim como o sudoxicam, o isoxicam e o meloxicam. O piroxicam é semelhante ao diclofenaco na sua farmacocinética. Apresenta uma das maiores meia-vida de todos os AINHs, entre 20 e 70 horas, com razão leite/plasma entre 0,01 e 0,03. Ostensen[44] evidenciou que, após o uso desse AINH na dose de 20mg/dia por quatro meses, não foi demonstrada concentração mensurável no leite materno. Outro trabalho, realizado por Ostensen et al.[43], evidenciou que situação semelhante ocorreu na dose de 40mg/dia. Uma desvantagem do piroxicam é que ele apresenta um metabolito ativo do tipo glicuronídeo e, dessa forma, a exposição para o lactente pode ser maior do que presumem os dados farmacocinéticos. Considerando sua elevada meia-vida, a informação disponível limitada sobre seus efeitos adversos e a presença de metabolito ativo, é mais apropriado utilizar outros AINHs durante o aleitamento, especialmente se for necessário um tempo de tratamento materno prolongado. A AAP e o Ministério da Saúde consideram esse medicamento seguro para a amamentação, porém a AAP faz a ressalva em relação ao uso crônico[2,9,12].

O tenoxicam também tem uma meia-vida de eliminação muito longa (70 horas em adultos). A excreção desse fármaco foi investigada em apenas um estudo[48]. A razão leite/plasma varia de 0,011 a 0,044 e a dose relativa de 0,5 a 2,3%. Por se tratar de uma droga com baixa passagem para o leite, não existe contra-indicação ao uso a curto prazo em nutrizes. No entanto, seu uso a longo prazo deve ser evitado devido aos poucos estudos existentes em relação a esse fármaco e à sua elevada meia-vida.

Indometacina

A indometacina faz parte do grupo dos ácidos carbo e heterocíclicos. Outros AINHs semelhantes incluem: etodolac, sulindac e tolmetin. Este AINH possui meia-vida longa em recém-nascidos, variando de 14 a 20 horas[38]. Segundo Rathmell et al.[46], a indometacina deve ser evitada em mulheres que estão amamentando pelo risco de convulsão evidenciada em um lactente de 7 meses[20] e devido à nefrotoxicidade documentada em recém-nascidos que recebem a droga para tratar a persistência do ducto arterioso[18]. No entanto, alguns autores acreditam que a indometacina é segura para amamentação[45]. Atualmente, sabe-se que sua passagem para o leite é baixa, com razão leite/plasma de 0,37. Em um estudo com 16 mulheres em fase de lactação e em tratamento com indometacina, não foi possível detectar a droga no leite materno de nove delas[36]. De acordo com esse estudo, um lactente fica exposto a apenas 0,07 a 0,98% da dose materna ajustada por peso. Apesar de raros relatos de efeitos adversos com o uso deste AINH, a AAP e a OMS consideram a droga segura durante a lactação[2,19]. Entretanto, o Ministério da Saúde recomenda uso criterioso da indometacina durante a lactação, com utilização durante o menor tempo e na menor dose possível, com monitoração clínica e laboratorial do lactente. A indometacina deve ser usada, preferencialmente, em tratamentos de curta duração[54].

Ácidos fenâmicos

Fazem parte dessa categoria os ácidos flufenâmico, mefenâmico e meclofenâmico. Semelhantemente ao flurbiprofeno, são drogas menos populares. A meia-vida dessas substâncias varia de 4 a 6 horas e a dose relativa para o lactente é inferior a 1%. Entretanto, deve-se monitorar o surgimento de diarréia em lactentes que estão recebendo leite de mães em tratamento com ácido mefenâmico, pois esse distúrbio é um efeito adverso comum à droga[48]. Considerando a presença dos eventos acima e a escassez de estudos em relação a esse grupo de AINH, recomenda-se o uso dos fenâmicos apenas para tratamentos de curta duração, com exceção do ácido mefenâmico, que não deve ser usado em nenhuma ocasião em mães que estão amamentando[11].

Paracetamol (acetaminofeno)

Essa droga apresenta meia-vida no lactente de 2,8 horas. Apenas 0,04 a 0,23% da dose materna de paracetamol é excretada para o leite materno[34]. O pico sérico ocorre entre 1 e 2 horas após a ingestão, sua razão leite/plasma varia de 0,7 a 1,3 e a meia-vida no leite também é semelhante à do plasma[8]. Ito et al.[31] observaram, em seu estudo prospectivo, que 43 mães referiram uso de paracetamol durante o período analisado e nenhum efeito adverso foi constatado. O único relato de efeitos adversos do paracetamol foi publicado em 1985, em um lactente que desenvolveu exantema cutâneo e que regrediu 24 horas após a suspensão do medicamento pela mãe[39]. As lesões reapareceram duas semanas depois, quando a mãe retomou o tratamento com a droga. Apesar disso, a AAP, a OMS e o Ministério da Saúde consideram essa droga segura durante a amamentação, inclusive para uso crônico[2,9,12,19].

Inibidores específicos da COX-2

Os inibidores específicos da COX-2 são classificados no grupo dos coxibs. Existem, no momento, duas gerações desses medicamentos. As primeiras COX-2 utilizadas foram o celecoxib (uma sulfonamida) e o rofecoxib (uma metilsulfona), sendo que o último foi retirado do mercado no Brasil e em outros países devido à suspeita de cardiotoxicidade em pacientes que faziam uso crônico do medicamento[3,34]. Outros inibidores COX-2 incluem a etoricoxib (outra metilsulfona), o lumiracoxib (um ácido arilacético) e o valdecoxib, este último também com a venda proibida por eventos cardiovasculares e cutâneos. Os inibidores específicos da COX-2 são AINHs potentes e que revolucionaram o tratamento de diversas doenças reumatológicas. Como atuam somente na segunda isoforma da COX, considerada a isoforma pró-inflamatória, tais medicamentos tendem a apresentar menos efeitos adversos. Como são novos, ainda há pouca informação disponível sobre sua segurança durante a amamentação. Em estudo pioneiro realizado por Hale et al.[24], a razão leite/plasma encontrada para o celecoxib foi 0,23, variando de 0,15 a 0,31. A dose de exposição do lactente corresponde a 0,3% da dose materna ajustada por peso. Sua meia-vida é alta, em torno de 11 horas. Em um paciente, conforme relatado por Knoppert et al.[33], foi encontrada uma concentração láctea do celecoxib de 133mcg/l, sendo 100mg/dia a dose materna administrada. Considerando sua elevada meia-vida, a possibilidade de lesão cardiovascular advinda do uso crônico e a escassez de informações sobre essa classe de drogas durante a amamentação, o autor sugere que o celecoxib deva ser usado preferencialmente em tratamentos de curta duração.

CONCLUSÃO

O médico que prescreve AINHs para uma nutriz deve sempre ponderar a respeito dos seguintes aspectos:

1. A real necessidade do uso do AINH e se é uma droga já liberada para uso em recém-nascidos e lactentes.
2. A droga com menores efeitos adversos deve ser escolhida, privilegiando o AINH com excreção no leite materno reduzida ou ausente, que não possua metabolitos ativos e cuja meia-vida seja reduzida.
3. Em caso da necessidade do AINH e de esse apresentar riscos para o feto, deve-se aferir a concentração no sangue do lactente.
4. É preferível a terapia tópica à oral e parenteral.
5. Evitar preparações que contenham combinações de mais de um AINH, pois há potencialização de efeitos adversos.
6. Orientar a mãe para estar alerta a possíveis efeitos adversos no lactente.
7. Deve-se administrar o AINH logo após a amamentação ou antes do período de sono mais prolongado do lactente, reduzindo o risco de transmissão para o leite materno.
8. Retirar e estocar o leite em casos de interrupção temporária da amamentação. A melhor maneira de fazê-lo é por ordenha manual em frasco limpo. Poderá ser armazenado no congelador ou freezer por até 30 dias e no refrigerador em torno de 24 horas, caso o leite se destine ao uso diário. Quando pasteurizado, poderá ser armazenado em freezer por até seis meses.

Em poucas ocasiões há contra-indicação formal do uso de AINHs na amamentação. Habitualmente, essas são drogas seguras durante a lactação, especialmente em tratamentos de curta duração. No entanto, deve existir, para cada situação, a ponderação da necessidade do uso, da opção pelo medicamento mais seguro e pelo horário mais adequado. Dentre os AINHs considerados garantidos quando prescritos por períodos curtos, nas mulheres que estão amamentando, destacam-se: AAS, ibuprofeno, naproxeno, diclofenaco, indometacina, piroxicam, dipirona, paracetamol, tenoxicam, ácidos fenâmicos (exceto o mefenâmico) e celecoxib. Para uso crônico, recomenda-se utilizar preferencialmente: paracetamol, ibuprofeno ou diclofenaco.

REFERÊNCIAS BIBLIOGRÁFICAS

1. Akarca US. Gastrointestinal effects of selective and non-selective non-steroidal anti-inflammatory drugs. Curr Pharm Des 2005;11:1779-93.
2. American Academy of Pediatrics Committee on drugs. The transfer of drugs and other chemicals into human milk. Pediatrics 2001;108:776-89.
3. Araújo LF, Soeiro AM, Fernandes JL, Serrano Júnior CV. Eventos cardiovasculares: um efeito de classe dos inibidores de Cox-2. Arq Bras Cardiol 2005;85:222-9.
4. Bar-Oz B, Bulkowstein M, Benyamini L, Greenberg R, Soriano I, Zimmerman D et al. Use of antibiotic and analgesic drugs during lactation. Drug Saf 2003;26:925-35.
5. Begg EJ, Atkinson HC, Duffull SB. Prospective evaluation of a model for the prediction of milk:plasma drug concentrations from physicochemical characteristics. Br J Clin Pharmacol 1992;33:501-5.
6. Begg EJ, Dufful SB, Hacket LP, Ilett KF. Studying drugs in human milk: time to unify the approach. J Hum Lact 2002; 18:323-32.
7. Besunder JB, Reed MD, Blumer JL. Principles of drug biodisposition in the neonate: a critical evaluation of the pharmacokinetic-pharmacodynamic intereface (Part II). Clin Pharmacokinet 1988;14:261-86.
8. Bitzen PO, Gustafsson B, Jostell KG, Melander A, Wahlin-Boll E. Excretion of paracetamol in human breast milk. Eur J Clin Pharmacol 1981;20:123-5.
9. Brasil. Ministério da Saúde. Amamentação e Uso de Drogas/Secretaria de Políticas de Saúde – Área Técnica de Saúde da Criança. Brasília: Ministério da Saúde, 2000. [Aproximadamente 38 p.]. Disponível em: http://dtr2001.saude.gov.br/bvs/publicacoes/partes/amamentacao_drogas1.pdf
10. Bresolin AMB, Issler H, Bricks LF, Lima IN. Alimentação da criança normal. In: Sucupira AC, Bricks LF, Kobinger EBA, Saito MI, Zuccolotto SM, editores. Pediatria em Consultório. 4ª ed. São Paulo: Sarvier; 2000. p. 61-82.
11. Bricks LF, Silva CA. Recomendações para o uso de antiinflamatórios não hormonais em pediatria. Pediatr (S Paulo) 2005;27:114-25.
12. Briggs GG, Freeman RK, Yaffe SJ. Drugs in Pregnancy and Lactation. 7th ed. Philadelphia: Lippincott Williams & Wilkins, 2005.
13. Briggs GG, Freeman RK, Yaffe SJ. Drugs in Pregnancy & Lactation. 6th ed. Baltimore: Lippincott Williams & Wilkins; 2002.
14. Brune K, Hinz B. Selective cyclooxygenase-2 inhibitors: similarities and differences. Scand J Rheumatol 2004;33:1-6.
15. Bueno LG, Teruya KM. The practice of breastfeeding counseling. J Pediatr (Rio J) 2004;80: S126-30.
16. Chaves RG, Lamounier JA. Uso de medicamentos durante a lactação. J Pediatr (Rio J) 2004;80:S189-98.
17. Clark JH, Wilson WG. A 16-day-old breast-fed infant with metabolic acidosis caused by salicylate. Clin Pediatr (Phila) 1981;20:53-4.
18. Cuzzolin L, Dal Cere M, Fanos V. NSAID-induced nephrotoxicity from the fetus to the child. Drug Saf 2001;24:9-18.
19. Department of Child and Adolescent Health and Development. Breastfeeding and Maternal Medication. Recommendations for drugs in the eleventh WHO model list of essential drugs. Unicef, World Health Organization, 2002. [Aproximadamente 43 p.]. Disponível em: http://www.who.int/child-adolescenthealth/NewPublications/NUTRITION/BF_Maternal_Medication.pdf.
20. Eeg-Olofsson O, Malmros I, Elwin CE, Steen B. Convulsions in a breast-fed infant after maternal indomethacin. Lancet 1978;2:215.
21. Fidalgo I, Correa R, Gomez Carrasco JA, Martinez Quiroga F. Acute anemia, rectorrhagia and hematuria caused by ingestion of naproxen. An Esp Pediatr 1989;30:317-9.
22. Fitzpatrick FA. Cyclooxygenase enzymes: regulation and function. Curr Pharm Des 2004;10:577-88.
23. Hainsworth T. The practice implications of cardiovascular risks in NSAIDs. Nurs Times 2005;101:26-7.
24. Hale TW, McDonald R, Boger J. Transfer of celecoxib into human milk. J Hum Lact 2004;20:397-403.
25. Hale TW. Maternal medications during breastfeeding. Clin Obstet Gynecol 2004;47:696-711.
26. Hale TW. Medications in breastfeeding mothers of preterm infants. Pediatr Ann 2003;32:337-47.
27. Haro FM, Ceccon ME, Ramos JL. Drogas mais usadas no período neonatal. In: Marcondes E, Vaz FAC, Ramos JLA, Okay Y ed. Pediatria Básica. 9ª ed. São Paulo: Sarvier; 2003. p. 581-90.
28. Howard CR, Lawrence RA. Drugs and beastfeeding. Clin Perinatol 1999;26:447-78.
29. Issler H, Ruocco, RM. Drugs transmitted through breast milk. Pediatr (S Paulo) 2000;22:223-7.
30. Issler H. Aleitamento materno. In: Issler H, Leone C, Marcondes E eds. Pediatria na Atenção Primária. 1ª ed. São Paulo: Sarvier; 1999. p. 64-76.
31. Ito S, Blajchman A, Stephenson M, Eliopoulos C, Koren G. Prospective follow-up of adverse reactions in breast infants exposed to maternal medication. Am J Obstet Gynecol 1993; 168:1393-9.
32. Janssen NM, Genta MS. The effects of immunosuppressive and anti-inflammatory medications on fertility, pregnancy and lactation. Arch Intern Med 2000;160:610-9
33. Knoppert DC, Stempak D, Baruchel S, Koren G. Celecoxib in human milk: a case report. Pharmacotherapy 2003;23:97-100.
34. Konstantinopoulos PA, Lehmann DF. The cardiovascular toxicity of selective and nonselective cyclooxygenase inhibitors: comparisons, contrasts, and aspirin confounding. J Clin Pharmacol 2005;45:742-50.
35. Lamounier JA, Cabral CM, Oliveira BC, Oliveira AB, Júnior AM, Silva AP. O uso de medicamentos em puérperas interfere nas recomendações quanto ao aleitamento materno? J Pediatr (Rio J) 2002;78:57-61.
36. Lebedevs TH, Wojnar-Horton RE, Yapp P, Roberts MJ, Dusci LJ, Hackett LP et al. Excretion of indomethacin in breast milk. Br J Clin Pharmacol 1991;32:751-4.
37. Machado MA. Pharmacological considerations for use of drugs during breastfeeding. Rev Cub Med Gen Integr 1993;9:132-6.

38. Mammen GJ. Clinical pharmacokinetics: drug data handbook. 2 ed Auckland: Adis Press, 1990.
39. Matheson I, Lunde PK, Notarianni L. Infant rash caused by paracetamol in breast milk? Pediatrics 1985;76:651-2.
40. Miners JO, Birkett DJ. Cytochrome p4502C9: an enzyme of major importance in human drug metabolism. Br J Clin Pharmacol 1998;45:525-38.
41. Morselli PL. Clinical pharmacokinetics in neonates. Clin Pharmacokinet 1976;1:81-98.
42. Needs CJ, Brooks PM. Antirheumatic medication during lactation. Br J Rheumatol 1985;24:291-7.
43. Ostensen M, Matheson I, Laufen H. Piroxicam in breast milk after long-term treatment. Eur J Clin Pharmacol 1988;35: 567-9.
44. Ostensen M. Piroxicam in human breast milk. Eur J Clin Pharmacol 1983;25:829-30.
45. Paech M, Kristensen J, Ilett KF. Nonsteroidal antiinflammatory drugs during lactation. Anesth Analg 1998;87:977.
46. Rathmell JP, Viscomi CM, Ashburn MA. Management of nonobstetric pain during pregnancy and lactation. Anesth Analg 1997;85:1074-87.
47. Rizzoni G, Furlanut M. Cyanotic crises in breast-fed infant from mother taking dipyrone. Hum Toxicol 1984;3:505-7.
48. Spigset O, Hägg S. Analgesic and breast-feeding: safety considerations. Paediatr Drugs 2000;2:223-38.
49. Terragna A, Spirito L. Thrombocytopenic purpura in an infant after administration of acetylsalicylic acid to the wetnurse. Minerva Pediatr 1967;19:613-6.
50. Todd PA, Sorkin EM. Diclofenac sodium: a reappraisal of its pharmacodynamic and pharmacokinetic properties, and therapeutic efficacy. Drugs 1988;35:44-85.
51. Townsend RJ, Benedetti TJ, Erickson SH, Cengiz C, Gillespie WR, Gschwend J et al. Excretion of ibuprofen into breast milk. Am J Obstet Gynecol 1984;149:184-6.
52. Walter K, Dilger C. Ibuprofen in human milk. Br J Clin Pharmacol 1997;44:211-2.
53. Wolff F, Berg R, Bolte A, Putter J. Perinatal pharmacokinetics of acetylsalicylic acid. Arch Gynecol 1982;233:15-22.
54. Zylber-Katz E, Linder N, Granit L, Levy M. Excretion of dipyrone metabolites in human breast milk. Eur J Clin Pharmacol 1986;30:359-61.

MEDICAMENTOS PSIQUIÁTRICOS E DROGAS DE ABUSO PARA A LACTANTE
Monica L. Zilberman
Clarice Gorenstein

Existe uma lacuna na literatura dirigida aos profissionais de saúde, e em especial aos pediatras, no que se refere a diretrizes para a utilização de medicação psiquiátrica materna na fase de amamentação. Neste capítulo, procuramos rever os principais quadros psiquiátricos associados ao puerpério, as indicações de tratamento psicofarmacológico, as opções terapêuticas disponíveis, os riscos para a mãe e para o recém-nascido, bem como as orientações para auxiliar a decisão quanto a manter ou não a amamentação na vigência de tratamento com medicações psiquiátricas. Também abordamos a validade ou não de reintroduzir a medicação eventualmente interrompida durante a gravidez em mulheres portadoras de quadros psiquiátricos crônicos ou residuais. Finalmente, revisamos sucintamente as principais complicações relacionadas ao uso pelas lactantes de álcool, tabaco e outras drogas de abuso.

PRINCIPAIS TRANSTORNOS PSIQUIÁTRICOS NO PUERPÉRIO

Pesquisas indicam que a drástica queda hormonal associada ao parto precipitariam a ocorrência de transtornos psiquiátricos puerperais naquelas mulheres geneticamente suscetíveis. Outros fatores precipitantes incluiriam eventos vitais estressantes, história familiar de transtornos afetivos ou história pessoal de episódio depressivo prévio, não necessariamente associados ao puerpério[23].

Tradicionalmente, os transtornos psiquiátricos relacionados ao puerpério classificam-se em: *maternity blues* (expressão que pode ser traduzida por "melancolia da maternidade"), **depressão puerperal e psicose puerperal**[4].

O *maternity blues* caracteriza-se por sintomas depressivos inespecíficos, que ocorrem geralmente entre o 4º e o 10º dia após o parto. Trata-se de um quadro autolimitado que acomete até 80% das mulheres e não requer tratamento farmacológico.

Já a **depressão puerperal** é um quadro mais intenso, que ocorre no pós-parto em 9 a 13% das mulheres[21]. De modo geral, os sintomas surgem entre o primeiro e o terceiro mês após o parto, ou seja, mais tardiamente do que o *blues*. Além do humor depressivo ou da diminuição de interesse ou prazer nas atividades habituais, os sintomas freqüentemente englobam ansiedade, obsessões acerca do bem-estar do recém-nascido e falta de confiança na própria capacidade de cuidar do filho. O termo puerperal diz respeito à fase de surgimento dos sintomas, não tendo caráter etiológico específico. Assim, a depressão puerperal inclui o aparecimento de novos episódios de transtornos depressivos recorrentes (uni ou bipolares) no período após o nascimento. O tratamento envolve técnicas psicoterápicas e, em alguns casos, antidepressivos[23].

A **psicose puerperal**, por sua vez, tem início súbito, geralmente até duas semanas após o parto, e pode apresentar-se como mania, depressão grave ou mista, com delírios, confusão mental ou estupor. A tendência atual é classificar a psicose puerperal como parte do espectro bipolar[4].

Já os transtornos da relação mãe-recém-nascido são responsáveis por 10 a 25% dos encaminhamentos para psiquiatras após o parto. Nesses, o sintoma central é o sentimento de rejeição da mãe em relação ao recém-nascido e pode ser particularmente comum em casos de gravidez indesejada[4].

Menos estudados, mas igualmente importantes e eventualmente mais freqüentes que a depressão, são os **quadros ansiosos**, que emergem ou recorrem durante o puerpério. A ansiedade em relação ao bem-estar do recém-nascido leva a longos períodos de vigilância, prejudicando ainda mais o sono das lactantes. São freqüentes ainda obsessões em relação à segurança do recém-nascido. Nesse caso, as mães preocupam-se com o surgimento de impulsos de atacar o recém-nascido. Após partos particularmente longos e exaustivos, também pode ocorrer transtorno do estresse pós-traumático. Para essa condição, os tratamentos de escolha são intervenções psicoterápicas específicas, mas em certos casos discute-se a relação custo-benefício de se introduzir antidepressivos e/ou benzodiazepínicos[4].

TRATAMENTO FARMACOLÓGICO DURANTE A AMAMENTAÇÃO

Quando há indicação de tratamento farmacológico, pacientes e profissionais vêem-se diante da difícil decisão: suspender ou não a amamentação, tendo em vista que o organismo do recém-nascido é imaturo em diversas áreas – relativamente pouca gordura corporal, menor quantidade de proteínas plasmáticas e, conseqüentemente, ligação plasmática protéica reduzida, imaturidade hepática e renal e desenvolvimento incompleto da barreira hematoencefálica. As evidências para orientar esse processo decisório encontram-se a seguir, divididas por classe farmacológica.

Antidepressivos

O uso de tratamento antidepressivo no puerpério freqüentemente implica a árdua tarefa de escolha, por clínicos e pacientes, entre o bem-estar da mãe e do recém-nascido. Os benefícios da amamentação para o estabelecimento do vínculo mãe-filho, além dos benefícios para a saúde física materna e infantil, já se encontram estabelecidos. Por outro lado, há crescente evidência dos efeitos negativos da depressão materna sobre o desenvolvimento emocional e cognitivo da criança. A ausência de evidências definitivas na literatura a respeito dos efeitos (principalmente a longo prazo) dos antidepressivos durante a lactação freqüentemente leva à contra-indicação da amamentação por mulheres que estejam recebendo esse tipo de tratamento, apesar dos poucos efeitos colaterais associados ao seu uso[3].

Sabe-se que todos os antidepressivos são excretados no leite materno. Ainda assim, as revisões mais recentes sugerem que a amamentação de recém-nascidos de termo por mães que estão usando de antidepressivos é relativamente segura e que pode ser mantida. A única exceção nesse caso é a *fluoxetina* (Daforin®, Deprax®, Depress®, Eufor®, Fluoxetin®, Fluxene®, Prozac®, Psiquial®, Verotina®) e a *nefazodona* (Serzone®)[4]. Há relatos de efeitos adversos (cólicas, vômitos, fezes pastosas, choro excessivo e diminuição do sono) associados à presença de fluoxetina e norfluoxetina (seu metabolito ativo) no soro do recém-nascido. No caso da *nefazodona*, foram relatadas sonolência excessiva, letargia, hipotermia e dificuldades na amamentação[13] (Quadro 10.7).

Quando o tratamento farmacológico da depressão está indicado, dá-se preferência ao uso de inibidores seletivos da recaptação de serotonina (ISRS), em função do menor risco de toxicidade em caso de superdosagem e do maior grau de tolerabilidade dessa classe de antidepressivos[23], com exceção da fluoxetina.

Uma vez que no puerpério muitas mulheres referem maior sensibilidade aos efeitos colaterais, recomenda-se que a dose inicial seja reduzida em 50% em relação à dose inicial convencional e que, quando necessário, as doses sejam aumentadas lentamente (uma vez por semana). Os antidepressivos tricíclicos e os inibidores da monoaminoxidase são geralmente reservados às pacientes refratárias ao tratamento de primeira escolha.

Em mães que desejam continuar amamentando, recomenda-se a utilização de antidepressivos com meia-vida de eliminação mais curta e que possam ser utilizados em dose única, à noite, após a última mamada, mantendo um período de 4 a 6 horas de intervalo até a próxima mamada. Incluem-se entre estes antidepressivos a *paroxetina* (Aropax®, Cebrilin®, Pondera®, Roxetin®) e a *sertralina* (Serenata®, Seronip®, Tolrest®, Zoloft®). Para minimizar a exposição do lactente à medicação, deve-se manter a menor dose capaz de tratar adequadamente o quadro psiquiátrico materno.

Há evidências de que os efeitos potenciais adversos para o recém-nascido, ainda que pouco freqüentes, estão associados a doses mais elevadas de ISRS. Por exemplo, sono inquieto foi observado em um recém-nascido cuja mãe recebeu 40mg/dia de *citalopram* (Alcytam®, Cipramil®, Denyl®, Procimax®). Houve remissão desse sintoma após a redução para 20mg/dia, dose que permitiu o tratamento bem-sucedido da depressão materna[20]. Um estudo recente sugere que o uso de citalopram na dose média de 25mg/dia é compatível com a manutenção da amamentação[17].

A *fluvoxamina* (Luvox®) é relativamente segura para o uso durante a lactação, exceto para recém-nascidos que estejam recebendo cafeína para problemas respiratórios, uma vez que a fluvoxamina é um potente inibidor da mesma isoforma do citocromo P450 (CYP1A2) que é responsável pelo metabolismo da cafeína. Nesse caso, recomenda-se a monitoração do recém-nascido.

Quadro 10.7 – Indicações e precauções básicas relacionadas ao uso de psicofármacos em lactantes.

Droga	Indicações e precauções básicas
Amitriptilina	Ver antidepressivos tricíclicos
Antidepressivos tricíclicos	Reservados para pacientes refratárias
Antipsicóticos típicos	Risco de efeitos extrapiramidais e sonolência; dá-se preferência aos antipicóticos atípicos
Bupropiona	Relato de um caso de convulsão
Carbamazepina	Uso provavelmente seguro, porém associado com dificuldade na amamentação; há relatos de disfunção hepática; recomenda-se a monitoração do estado clínico do recém-nascido e testes de função hepática; para mães tratadas durante a gravidez, recomenda-se que o leite produzido nos dois primeiros dias após o parto seja desprezado
Citalopram	Não são recomendadas doses superiores a 40mg/dia (relato de sono inquieto em recém-nascidos)
Clomipramina	Ver antidepressivos tricíclicos
Clorpromazina	Deve ser evitada pela associação com efeitos centrais e hipotermia
Clozapina	Deve ser evitada devido ao risco de agranulocitose e convulsões
Diazepam	Há relatos de letargia e perda de peso
Flufenazina	Ver antipsicóticos típicos
Fluoxetina	Não recomendada: relatos de cólicas, vômitos, fezes pastosas, choro excessivo e diminuição do sono
Fluvoxamina	Recomenda-se monitoração dos recém-nascidos tratados com cafeína para problemas respiratórios
Gabapentina	Poucos dados a respeito de seu uso; é aconselhável o monitoramento do estado clínico do recém-nascido
Haloperidol	Ver antipsicóticos típicos
Imipramina	Ver antidepressivos tricíclicos
Inibidores da monoaminoxidase	Reservados para pacientes refratárias
Lamotrigina	Poucos dados a respeito de seu uso; é aconselhável o monitoramento do estado clínico do recém-nascido
Levomepromazina	Ver antipsicóticos típicos
Lítio	Não é recomendado ao recém-nascido até o quinto mês pela possibilidade de distúrbios hidroeletrolíticos, arritmia cardíaca, hipotireoidismo, tremores, hipotonia, nefrotoxicidade e distúrbios gastrintestinais
Lorazepam	Entre os benzodiazepínicos parece ser a opção mais segura
Mirtazapina	Não há dados disponíveis
Moclobemida	Ver inibidores da MAO
Nefazodona	Não recomendada: sonolência excessiva, letargia, hipotermia e dificuldades na amamentação
Nortriptilina	Ver antidepressivos tricíclicos
Olanzapina	Menor freqüência de efeitos colaterais que os antipsicóticos típicos
Paroxetina	Recomenda-se o uso da menor dose possível; dose única à noite, após a última mamada, com intervalo de 4 a 6 horas até a próxima mamada
Pimozida	Ver antipsicóticos típicos
Quetiapina	Menor freqüência de efeitos colaterais que os antipsicóticos típicos
Reboxetina	Não há dados disponíveis
Risperidona	Menor freqüência de efeitos colaterais que os antipsicóticos típicos
Sertralina	Entre os mais indicados; uso da menor dose possível; dose única à noite, após a última mamada, com intervalo de 4 a 6 horas até a próxima mamada. Em prematuros é recomendada a monitoração dos níveis séricos
Tioridazina	Ver antipsicóticos típicos
Tranilcipromina	Ver inibidores da MAO
Trifluoperazina	Ver antipsicóticos típicos
Valproato	Uso provavelmente seguro, porém associado com dificuldade na amamentação; há relatos de anemia e trombocitopenia; recomenda-se monitoração do estado clínico do recém-nascido e níveis plaquetários; para mães tratadas durante a gravidez recomenda-se que o leite produzido nos dois primeiros dias após o parto seja desprezado
Venlafaxina	Sem relatos de efeitos adversos, porém foi pouco estudada
Zopiclona	Deve ser evitada pelas quantidades significativas no leite materno

A *sertralina* é indicada para mães em fase de amamentação. Por meio da determinação dos níveis plaquetários de serotonina (que refletem o efeito sobre o transportador de serotonina no sistema nervoso central), avaliaram-se os efeitos funcionais da sertralina em lactentes. Enquanto nas mães observou-se declínio nos níveis plaquetários de serotonina, conforme esperado, o declínio não foi significativo nos recém-nascidos amamentados, o que reforça a segurança da sertralina para uso nesse período[11,12]. Já em caso de prematuros, além da observação clínica intensiva, é necessária a monitoração dos níveis séricos.

Um caso de convulsão foi relatado em associação com o uso de *bupropiona* (Wellbutrin®, Zyban®) durante a lactação[8].

Não há relatos de efeitos adversos com o uso da *venlafaxina* (Efexor®), porém mais estudos são necessários[14].

Antipsicóticos

Todos os antipsicóticos passam para o leite materno. A literatura a respeito de seu uso durante a lactação é principalmente baseada em relatos de caso[5]. Ainda que os relatos de toxicidade para o lactente sejam pouco freqüentes, os fabricantes dessas medicações não recomendam seu uso durante a lactação[15]. Quando indicados, dá-se preferência à monoterapia com antipsicóticos atípicos, como *risperidona* (Risperdal®) e *olanzapina* (Zyprexa®), já que seus efeitos colaterais (particularmente sedação e efeitos extrapiramidais) ocorrem em menor freqüência do que quando comparados aos antipsicóticos tradicionais. A *clozapina* (Leponex®) deve ser evitada nesse período, devido ao risco de agranulocitose e convulsões. Os dados sobre o uso do *aripiprazol* (Abilify®), da *quetiapina* (Seroquel®) e da *ziprasidona* (Geodon®) na lactação são escassos. Dentre os antipsicóticos tradicionais, deve-se evitar a *clorpromazina* (Amplictil®) durante a lactação, em função de sua meia-vida prolongada associada a efeitos centrais e hipotermia.

Uma preocupação comum ao uso de todos os antipsicóticos é o desenvolvimento de síndrome neuroléptica maligna, um quadro grave que ocorre de forma imprevisível, independente da dose. A inexistência de dados confiáveis que possam orientar o uso dos antipsicóticos durante a lactação obriga a uma decisão conjunta da paciente e sua família sobre a interrupção ou não da amamentação quando essas medicações estão sendo utilizadas[16,22].

Estabilizadores de humor

Podem ser indicados na emergência ou recorrência de um episódio maníaco ou depressivo ou na manutenção de portadoras de transtorno bipolar. O uso de *lítio* durante a amamentação não é recomendado até o quinto mês, em função do risco de toxicidade associado à imaturidade renal do recém-nascido. Os efeitos tóxicos incluem distúrbios hidroeletrolíticos, arritmia cardíaca, hipotireoidismo, tremores, hipotonia, nefrotoxicidade e distúrbios gastrintestinais[7].

O uso da *carbamazepina* (Tegretol®) e do *valproato* (Depakene®, Depakote®, Valpakine®) é preferível nessa fase e provavelmente seguro. Entre os efeitos adversos dessas medicações durante o aleitamento estão dificuldade na amamentação e disfunção hepática associadas à carbamazepina e um relato de anemia e trombocitopenia associadas ao valproato. Recomenda-se, assim, a monitoração do estado clínico do recém-nascido, além de testes de função hepática e níveis plaquetários. Alguns autores argumentam que o uso de valproato concomitante à amamentação não deveria ser realizado em função do potencial de hepatotoxicidade verificado em crianças menores de 2 anos tratadas com essa substância[7].

Acredita-se que a quantidade de medicação no leite materno e no soro do recém-nascido dependa também do uso da medicação durante a fase final da gravidez. Assim, os efeitos dos estabilizadores de humor são provavelmente exacerbados em lactentes nos seus primeiros dias de vida em função da exposição intra-uterina. Nesses casos, recomenda-se que a mãe bombeie e despreze o leite produzido nos dois primeiros dias após o parto, de modo a minimizar a ocorrência de efeitos adversos no recém-nascido.

Há poucos dados a respeito do uso da *lamotrigina* (Lamictal®)[5,18] e da *gabapentina* (Neurontin®)[9] durante a lactação e é aconselhável o monitoramento do estado clínico das crianças até que se confirme a segurança dessas drogas.

Hipnóticos e ansiolíticos

Poucos são os efeitos adversos relatados com o uso ocasional de benzodiazepínicos durante a lactação, mas, como alguns desses compostos têm meia-vida de eliminação prolongada, eles devem ser usados com cuidado nesse período, principalmente em função da imaturidade hepática dos recém-nascidos[3].

Foram relatadas letargia e perda de peso relacionadas ao uso do *diazepam* (Dienpax®, Valium®)[4]. Quando absolutamente necessária, a escolha de um benzodiazepínico de meia-vida mais curta, como o *lorazepam* (Lorax®), é provavelmente a opção mais segura. O uso de *alprazolam* (Frontal®) esteve associado à ocorrência de abstinência em um lactente quando da retirada da medicação materna. O *zopiclone* (Imovane®) é excretado em quantidades significativas no leite materno, devendo ser evitado[9].

Sintomas ansiosos durante o pós-parto devem ser tratados preferencialmente com técnicas psicoterápicas e de relaxamento, a fim de evitar o uso dessas medicações[5].

DIRETRIZES GERAIS

Em resumo, mais pesquisas são extremamente necessárias para propiciar o desenvolvimento de diretrizes relacionadas à amamentação concomitante ao uso de medicações psicotrópicas. Isso permitirá a orientação apropriada de pacientes e familiares quanto aos riscos conhecidos e potenciais, particularmente em relação aos efeitos a longo prazo sobre o sistema nervoso central, assim como dos benefícios da manutenção da amamentação por mães que necessitem de tratamento psicofarmacológico.

DROGAS DE ABUSO DURANTE A AMAMENTAÇÃO

Embora seja claro o conceito de que medicações psiquiátricas se restringem apenas às utilizadas com finalidades terapêuticas, em um contexto mais amplo são considerados psicofármacos as substâncias psicoativas que afetam primariamente o psiquismo. Nesse caso, incluem-se as drogas de abuso.

É comum a mãe preocupar-se quanto ao risco para seu filho do uso de medicamentos enquanto amamenta, ponderando sobre a real necessidade de tratamento farmacológico para uma determinada condição clínica. Obviamente, as drogas de abuso não são propriamente necessárias, porém para mulheres dependentes ter essa percepção não é tão simples. De maneira geral, todas as drogas de abuso deveriam ser evitadas pela mãe que amamenta. Álcool, cafeína, nicotina, maconha e outras drogas passam para o leite materno em algum grau e podem ter efeitos deletérios sobre a produção, volume, composição e ejeção do leite, bem como efeitos adversos diretos na criança. Além do risco desnecessário que sua exposição impõe aos recém-nascidos, a própria capacidade da mãe em cuidar de seu filho pode ser negativamente influenciada quando sob efeito de tais substâncias. As mães devem ser fortemente encorajadas a restringir o consumo de drogas recreativas e procurar apoio psicológico específico para lidar com esse problema, quando necessário.

No caso do **álcool**, o consumo moderado e ocasional aparentemente não prejudica o recém-nascido; mas já o uso de grandes quantidades foi associado com menor ingestão de leite, alteração no padrão de sono e lentificação do desenvolvimento neurológico do recém-nascido. Não se sabe ainda, no entanto, a partir de qual nível o consumo de álcool provoca efeitos patológicos na criança.

De acordo com uma metanálise recente[10], são muitos os efeitos do álcool na lactante: diminuição da produção de hormônio luteinizante, aumento no conteúdo de gordura e redução do conteúdo de lactose, produção anormal de caseína, redução na produção de ocitocina e prolactina, com subseqüente diminuição na ejeção de leite.

Se a mãe for beber, o ideal é que a amamentação seja temporariamente interrompida após a ingestão de álcool. Recomendam-se aproximadamente 2 a 3 horas de intervalo para permitir que os níveis de álcool no leite tenham diminuído, evitando assim a exposição desnecessária do recém-nascido ao álcool[19]. No caso de cerveja, mesmo as não-alcoólicas também aumentam a secreção de prolactina.

Fumar não é especialmente recomendado para mulheres que amamentam. A **nicotina** e seu principal metabolito são detectados no leite. O fumo tem sido associado a cólicas na criança, diminuição dos níveis de prolactina materna, redução do suprimento de leite e, conseqüentemente, desmame precoce.

Sabe-se que muitas mulheres são incapazes de interromper o tabagismo durante a amamentação. É interessante ressaltar que um estudo mostrou que a incidência de doenças respiratórias foi menor em crianças amamentadas por mães que continuaram a fumar do que naquelas não-amamentadas, o que sugere que fumar durante o período de amamentação é menos prejudicial do que não aleitar[25]. Ainda não há estudos sobre a influência da nicotina oral ou transcutânea sobre a amamentação.

Anfetaminas foram detectadas na urina da criança após ingestão materna. Há relatos de irritabilidade e diminuição da qualidade de sono em crianças amamentados por mães que a consumiram[1].

Cocaína é excretada no leite em concentrações consideráveis, sendo detectada no sangue de crianças amamentadas, com relatos de toxicidade[6]. O acúmulo da droga está relacionado à menor capacidade do recém-nascido de metabolizá-la.

Crianças expostas à **maconha** pelo leite materno mostram atraso no desenvolvimento motor no primeiro ano de vida[2].

A toxicidade da heroína foi observada em crianças amamentadas por mães que fizeram uso abusivo da droga. Mas em doses terapêuticas, a maioria dos opióides, tais como **morfina**, **meperidina**, **metadona** e **codeína**, é excretada no leite em quantidades mínimas[24], o que não as torna incompatíveis com a amamentação. Já a **fenciclidina**, um potente alucinógeno com meia-vida longa, é totalmente contra-indicado na fase de amamentação, uma vez que foi encontrada no leite materno várias semanas após sua ingestão.

Em resumo, cabe ao médico esclarecer a lactante sobre os riscos envolvidos, incentivar fortemente a abstenção de drogas de abuso durante a amamentação e indicar alternativas de tratamento para a mãe dependente.

REFERÊNCIAS BIBLIOGRÁFICAS

1. American Academy of Pediatrics Committee on Drugs. The Transfer of drugs and other chemicals into human milk. Pediatrics 2001;108(3):776-89.
2. Astley SJ, Little RE. Maternal marijuana use during lactation and infant development at one year. Neurotoxicol Teratol 1990;12(2):161-8.
3. Birnbaum CS, Cohen LS, Bailey JW, Grush LR, Robertson LM, Stowe ZN. Serum concentrations of antidepressants and benzodiazepines in nursing infants: A case series. Pediatrics 1999;104(1):e11.
4. Brockington I. Postpartum psychiatric disorders. Lancet 2004; 363(9405):303-10.
5. Burt VK, Suri R, Altshuler L, Stowe Z, Hendrick VC, Muntean E. The use of psychotropic medications during breast-feeding. Am J Psychiatry 2001;158(7):1001-9.
6. Chaney NE, Franke J, Wadlington WB. Cocaine convulsions in a breast-feeding baby. J Pediatr 1988;112(1):134-5.
7. Chaudron LH, Jefferson JW. Mood stabilizers during breast-feeding: a review. J Clin Psychiatry 2000;61(2):79-90.
8. Chaudron LH, Schoenecker CJ. Bupropion and breastfeeding: a case of a possible infant seizure. J Clin Psychiatry 2004;65(6):881-2.
9. Craig M, Abel K. Drugs in pregnancy. Prescribing for psychiatric disorders in pregnancy and lactation. Best Pract Res Clin Obstet Gynaecol 2001;15(6):1013-30.
10. de Araujo Burgosmg, Bion FM, Campos F. Lactation and alcohol: clinical and nutritional effects. Arch Latinoam Nutr 2004;54(1):25-35.
11. Epperson CN, Anderson GM, McDougle CJ. Sertraline and breast-feeding. N Engl J Med 1997;336(16):1189-90.
12. Epperson N, Czarkowski KA, Ward-O'Brien D, Weiss E, Gueorguieva R, Jatlow P et al. Maternal sertraline treatment and serotonin transport in breast-feeding mother-infant pairs. Am J Psychiatry 2001;158(10):1631-7.
13. Gjerdingen D. The effectiveness of various postpartum depression treatments and the impact of antidepressant drugs on nursing infants. J Am Board Fam Pract 2003;16(5):372-82.
14. Hendrick V, Altshuler L, Wertheimer A, Dunn WA. Venlafaxine and breast-feeding. Am J Psychiatry 2001;158(12):2089-90.
15. Hill RC, McIvor RJ, Wojnar-Horton RE, Hackett LP, Ilett KF. Risperidone distribution and excretion into human milk: case report and estimated infant exposure during breast-feeding. J Clin Psychopharmacol 2000;20(2):285-6.
16. Howard L, Webb R, Abel K. Safety of antipsychotic drugs for pregnant and breastfeeding women with non-affective psychosis. BMJ 2004;329(7472):933-4.
17. Lee A, Woo J, Ito S. Frequency of infant adverse events that are associated with citalopram use during breast-feeding. Am J Obstet Gynecol 2004;190(1):218-21.
18. Liporace J, Kao A, D'Abreu A. Concerns regarding lamotrigine and breast-feeding. Epilepsy Behav 2004;5(1):102-5.
19. Moretti ME, Lee A, Ito S. Which drugs are contraindicated during breastfeeding? Practice guidelines. Can Fam Physician 2000;46:1753-7.
20. Schmidt K, Olesen OV, Jensen PN. Citalopram and breast-feeding: serum concentration and side effects in the infant. Biol Psychiatry 2000;47(2):164-5.
21. Winans EA. Antidepressant use during lactation. J Hum Lact 2001;17(3):256-61.
22. Winans EA. Antipsychotics and breastfeeding. J Hum Lact 2001;17(4):344-7.
23. Wisner KL, Parry BL, Piontek CM. Clinical practice. Postpartum depression. N Engl J Med 2002;347(3):194-9.
24. Wojnar-Horton RE, Kristensen JH, Yapp P, Ilett KF, Dusci LJ, Hackett LP. Methadone distribution and excretion into breast milk of clients in a methadone maintenance programme. Br J Clin Pharmacol 1997;44(6):543-7.
25. Woodward A, Douglas RM, Graham NM, Miles H. Acute respiratory illness in Adelaide children: breast feeding modifies the effect of passive smoking. J Epidemiol Community Health 1990;44:224-30.

10.4

Contra-Indicações de Aleitamento Materno por Condições Adversas do Recém-Nascido

Valdenise Martins Laurindo Tuma Calil
Nadia Sandra Orozco Vargas

INTRODUÇÃO

A espécie humana parece ser geneticamente programada para a prática da amamentação, ou seja, para receber os efeitos benéficos do leite humano e do ato de amamentar no início da vida. Sabe-se que foram encontrados no Egito vasilhames próprios para alimentar crianças datados de 2500 a.C., e ainda que a utilização de leite animal para tal finalidade foi descrita já no século XVII, contudo, a alimentação artificial não recebeu, nessa época, maior atenção, tendo em vista o incremento da mortalidade infantil por desnutrição e/ou diarréia.

A verdade é que a humanidade se mantém, em quase 100% da sua existência, amamentando seus descendentes, embora o aleitamento materno tenha deixado de ser uma prática universal, a partir do século XX, devido a influências socioculturais[13]. Atualmente, a expectativa biológica contrapõe-se às expectativas culturais. Embora algumas conseqüências dessa mudança já tenham sido observadas, como a elevação da mortalidade em áreas menos desenvolvidas, as conseqüências a longo prazo ainda não são conhecidas, pois felizmente as transformações genéticas não ocorrem com a mesma velocidade de mudanças culturais. Há quem afirme que o uso disseminado de leite não-humano para alimentar crianças pequenas "é o maior experimento não controlado envolvendo a espécie humana"[13].

Na década de 1970, iniciou-se um movimento de resgate da prática de amamentação na maioria dos países, inclusive no Brasil, em resposta às freqüentes denúncias de aumento da mortalidade infantil decorrente das conseqüências nefastas do uso indiscriminado de leite de outras espécies.

Ademais, nessa época começaram a surgir mais evidências científicas a respeito da superioridade do leite humano quanto aos aspectos nutricional, imunológico e afetivo, tornando evidentes as desvantagens de sua substituição[13,24].

A Organização Mundial da Saúde recomenda, atualmente, a prática do aleitamento materno exclusivo durante seis meses e a manutenção do aleitamento materno complementado até os 2 anos de idade ou mais[24]. No Brasil, ainda estamos longe de atender a tais recomendações no que concerne ao número de recém-nascidos (RN) amamentados e pelo período adequado; assim, apesar do aumento das taxas de amamentação nas últimas décadas, a tendência ao desmame precoce continua e precisa ser revertida por meio da atuação conjunta nas áreas biológica, social, política e cultural.

Apesar de todo o empenho dos profissionais de saúde para apoiar, promover e incentivar o aleitamento materno, existem condições específicas maternas ou neonatais que contra-indicam, temporária ou definitivamente, a prática da amamentação. As condições maternas já foram detalhadas no capítulo correspondente; faremos a seguir um apanhado sobre as situações adversas do RN que podem constituir-se em obstáculos ao aleitamento materno, mencionando ainda os recursos disponíveis para tentar, quando possível, contornar tais dificuldades.

RECÉM-NASCIDOS COM ERROS INATOS DO METABOLISMO

Erros inatos do metabolismo são doenças geneticamente determinadas, decorrentes de mutações na informação contida no DNA recebido dos progenitores, que resultam em alterações no metabolismo celular. Pode haver falta ou redução da atividade de determinada enzima ou cofator, resultando em bloqueio de uma via metabólica; pode ainda ocorrer deficiência de uma proteína transportadora, acarretando distúrbio na função celular. A sintomatologia decorre, em geral, da falta de substâncias essenciais, bem como do acúmulo de precursores ou metabolitos tóxicos[6].

Existem vários grupos de erros inatos do metabolismo, a saber: defeitos do metabolismo dos **carboidratos simples** (como a galactosemia); defeitos do metabolismo dos **aminoácidos** (como a fenilcetonúria e a doença da urina com odor de xarope de bordo); defeitos do **ciclo da uréia** (como a deficiência da ornitina transcarbamilase); defeitos do metabolismo dos **ácidos orgânicos** (como as acidemias propiônica e metilmalônica); defeitos da beta-oxidação de ácidos graxos; defeitos do metabolismo do **glicogênio** (como as glicogenoses); defeitos do transporte de **metais** (como a doença de Wilson e a hemocromatose); defeitos da metabolização de **porfirinas**; doenças **lisossômicas** ou **de depósito**; doenças **mitocondriais** (como a doença de Leigh); doenças **peroxissômicas** (como a síndrome de Zellwegger) e as **leucodistrofias**[6].

Escolheremos algumas dessas doenças para tecer comentários e exemplificar a conduta em relação ao aleitamento materno, embora haja controvérsias na literatura sobre o assunto.

Galactosemia

É um erro inato do metabolismo da galactose, podendo ser causada pela deficiência de três enzimas diferentes: a **galactose-1-fosfato uridiltransferese (GALT)**, a **galactoquinase** e a **uridina difostato galactose-4-epimerase**. Dessas, a deficiência de GALT é a mais freqüente, ocorrendo em cerca de **1:40.000 a 1:60.000 nascimentos vivos**. Trata-se de doença genética, transmitida por gene autossômico recessivo, cuja sintomatologia se deve ao acúmulo de galactose e galactose-1-fosfato no sangue e tecidos[6,23]. As principais manifestações clínicas incluem anorexia, baixo ganho ponderal, icterícia à custa de bilirrubina conjugada, vômitos, diarréia, hepatomegalia, catarata, tubulopatia e maior propensão à sepse por *Escherichia coli*; essas manifestações podem iniciar-se já no período neonatal, após a introdução de alimentos que contenham lactose, detectando-se ainda um grande aumento na excreção urinária de galactose. A doença não tratada ou inadequadamente tratada evolui para cirrose hepática, retardo mental e com freqüência para óbito[6].

O tratamento deve, pois, ser instituído assim que houver confirmação diagnóstica, devendo-se excluir o leite e seus derivados da dieta. As fórmulas à base de soja poderão ser utilizadas no lugar do aleitamento materno ou das fórmulas convencionais. **Lawrence e Howard (1999) afirmaram ser a galactosemia a única doença da criança que contra-indica completamente o aleitamento materno**[23]; nos outros erros inatos, tem-se permitido amamentação, mas sob rigoroso controle clínico e laboratorial.

Quando as medidas terapêuticas são instituídas precocemente em pacientes com galactosemia, obtém-se sucesso na prevenção do retardo mental, da cirrose hepática e da catarata[46]; pode haver, porém, dificuldade de linguagem e insuficiência ovariana na adolescência, fenômenos esses ainda não bem explicados.

Fenilcetonúria

Trata-se de doença genética de caráter autossômico recessivo, caracterizada pelo comprometimento da atividade hepática da enzima **fenilalanina hidroxilase**. Essa falha resulta em bloqueio na conversão da fenilalanina em tirosina, o que determina elevado nível do primeiro e baixo nível do segundo aminoácido no sangue. Sua freqüência na população brasileira é de **um caso em 15.000 nascimentos**[6].

As manifestações clínicas iniciam-se a partir do terceiro mês de vida e incluem retardo mental, microcefalia, anormalidades ao eletroencefalograma, hiperatividade, clareamento dos cabelos, eczema e odor azedo em suor e urina[6].

Vários estudos demonstraram que o retardo mental poderia ser prevenido se a dieta com baixos níveis de fenilalanina fosse iniciada logo após o nascimento, antes da manifestação do quadro neurológico. Por essa razão, foi criado o exame de triagem populacional para a identificação precoce da doença. O chamado "teste do pezinho" é obrigatório desde 1990 (Lei Federal de número 8.069 – Estatuto da Criança e do Adolescente)[6,23].

A dieta para o paciente com fenilcetonúria deve[6]:

- ofertar a **fenilalanina** na quantidade tolerada pelo paciente (40 a 70mg/kg/dia, para manter os níveis séricos, até 12 anos de idade, entre 2 e 6mg/dl). Como a fenilalanina é um aminoácido essencial, não pode ser totalmente retirada da dieta, devendo-se oferecer ao paciente a quantidade que ele consegue metabolizar;
- ofertar todos os outros aminoácidos, energia, ácidos graxos essenciais, vitaminas e minerais em quantidade suficiente para promover crescimento e desenvolvimento adequados;
- avaliar a necessidade de suplementação de **tirosina** (100 a 120mg/kg/dia).

No lactente, a fonte de fenilalanina é o **leite materno**. Nos intervalos das mamadas deve-se oferecer, de forma fracionada, fórmula metabólica isenta ou com baixo teor desse aminoácido, mas que forneça todos os outros aminoácidos, além de tirosina, vitaminas, minerais e oligoelementos[6,16].

Nos casos recém-diagnosticados e com fenilalanina sérica **superior a 17mg/dl**, deve-se suspender o aleitamento materno **por um a cinco dias** e suprir a demanda da criança com fórmula metabólica isenta ou com baixo teor de fenilalanina (150 a 200ml/kg/dia). À medida que o nível sérico do aminoácido vai sendo reduzido, pode-se reintroduzir aos poucos o leite materno, diminuindo-se gradualmente a quantidade da fórmula. Quando a fenilalanina sérica estiver entre **10 e 17mg/dl**, pode-se liberar o aleitamento em livre demanda, oferecendo-se nos intervalos 30ml de fórmula metabólica cinco vezes ao dia; com níveis séricos do aminoácido entre **6 e 10mg/dl**, a quantidade de fórmula deve ser restrita a 30ml três vezes ao dia. Assim, a amamentação ao seio pode ser mantida até o sexto mês, desde que haja estrito controle dos níveis séricos de fenilalanina, reduzindo-se a oferta do leite materno quando houver aumento de tais níveis. Alguns autores propõem que a amamentação ao seio materno ocorra após a ingestão da fórmula para que a criança, já satisfeita, não aceite muito leite materno[6,23].

Os alimentos sólidos devem ser introduzidos entre 4 e 6 meses de vida, substituindo gradualmente o leite materno como fonte de fenilalanina. Assim, recomenda-se oferecer a papa, a seguir a fórmula metabólica isenta de fenilalanina e, por fim, o seio materno; à medida que se aumenta a quantidade de papa vai havendo, naturalmente, menor demanda de leite materno, suspendendo-se a amamentação após o sexto ou sétimo mês de vida[6,16].

Da mesma forma, existem alguns estudos mostrando que o aleitamento materno pode ser mantido até por volta do sexto mês em crianças portadoras dos outros erros inatos do metabolismo, com exceção da galactosemia[16,23]. Tal prática implica rigoroso controle de parâmetros clínicos, como crescimento e desenvolvimento, além dos laboratoriais, como valores séricos de aminoácidos, ácidos orgânicos, amônia e outros que se fizerem necessários. Sabe-se que a manutenção do aleitamento proporciona proteção contra infecções do lactente, o que facilita seu controle metabólico e reduz a possibilidade de descompensações; ademais, os benefícios psicológicos para o binômio mãe-criança são inigualáveis, fazendo com que a mãe se sinta mais segura e confiante e reforçando o vínculo entre ambos.

RECÉM-NASCIDOS PRÉ-TERMO

Há inúmeras evidências de benefícios do leite da própria mãe para os recém-nascidos pré-termo (RNPT), especialmente para aqueles de muito baixo peso (peso de nascimento inferior a 1.500g); assim, deve-se orientar a mãe a iniciar precocemente a ordenha das mamas para manter a produção láctea enquanto o RN não pode sugar diretamente o seio materno.

Quanto às **propriedades nutricionais** do leite materno, nota-se perfeita adequação às peculiaridades metabólicas de tais recém-nascidos[42]. Deve-se destacar o predomínio de **proteínas do soro** sobre a caseína (60:40) e, em conseqüência, a melhor qualidade dos aminoácidos lácteos. Com relação ao **perfil lipídico**, a presença da lipase estimulada por sais biliares constitui fator diferencial, devendo-se ressaltar ainda o padrão de ácidos graxos, com predomínio dos essenciais (linoléico e α-linolênico) e daqueles de cadeia muito longa (ômega-3 e ômega-6). Esse perfil tem importantes repercussões no crescimento, bem como nas funções visual e cognitiva. Quanto aos **carboidratos**, a permanência na luz intestinal de pequena quantidade de lactose não absorvida induz, em sinergismo com a glicoproteína pré-biótica denominada "fator bífido", a proliferação de flora bacteriana não-patogênica. Os oligossacarídios característicos do leite materno têm destacada função de defesa, inibindo a adesão bacteriana às superfícies epiteliais. As propriedades nutricionais citadas são responsáveis pelo esvaziamento gástrico mais rápido e por redução significativa na freqüência de intolerância alimentar. Vários estudos mostram ainda maior concentração de alguns nutrientes no leite produzido por mães de RNPT durante as primeiras quatro a seis semanas de lactação, destacando-se os teores de proteínas, fatores de defesa, energia e lipídios, ácidos graxos de cadeia média e longa, sódio, cloro e vitaminas lipossolúveis (A, D e E)[42].

As **características imunológicas** do leite materno, que se devem à presença de pelo menos 150 tipos diferentes de fatores bioativos dificilmente reprodutíveis nas fórmulas para RNPT, protegem o organismo contra uma série de infecções; apenas para citar as mais freqüentes, a literatura relata menor prevalência de sepse, meningite, gastrenterite, infecções respiratórias, infecção urinária e otite média nos RNPT amamentados. Tais fatores bioativos, cuja ação é local e sistêmica, incluem os agentes antimicrobianos propriamente ditos, além de células fagocitárias, fatores tróficos gastrintestinais, enzimas e hormônios gastrintestinais, fatores antiinflamatórios, moduladores do crescimento e imunomoduladores; esses últimos estimulam o desenvolvimento do sistema de defesa próprio do RNPT[40]. As propriedades nutricionais e imunológicas do leite materno conferem ainda ao RNPT proteção significativa contra a **enterocolite necrotizante**, cuja freqüência é seis a dez vezes menor em RNPT com leite materno em relação àqueles alimentados com fórmula[33].

A presença no leite materno de ácidos graxos ômega-3 e de substâncias com propriedades antioxidantes fornece proteção documentada contra a **retinopatia da prematuridade**, reduzindo sua freqüência e gravidade[44]. A menor exposição a proteínas heterólogas protege o RNPT em aleitamento materno contra **doenças atópicas e alérgicas**, bem como contra as **auto-imunes**, dentre as quais se destacam o *diabetes mellitus* insulino-dependente, a doença de Crohn, a retocolite ulcerativa e alguns linfomas. A literatura relata ainda proteção significativa, em RNPT com leite materno, contra **obesidade** e **doenças cardiovasculares futuras**, como hipertensão arterial, hipercolesterolemia e doença cardíaca isquêmica[35].

Com relação ao **desenvolvimento neurológico**, estudos demonstraram maior coeficiente intelectual aos 8 anos de idade em RNPT que receberam leite materno no início da vida por pelo menos quatro semanas, sendo esse efeito dose-dependente[26,27]. O aleitamento materno favorece ainda o **desenvolvimento do sistema sensoriomotor-oral**, evitando problemas futuros de mastigação, oclusão dentária, apnéia do sono e outros. Por fim, não se pode deixar de citar o papel significativo do aleitamento materno no **estreitamento do vínculo mãe-filho**, reduzindo a ocorrência de abuso, negligência e abandono das crianças amamentadas[35].

Por tudo o que foi dito a respeito dos benefícios do leite materno para o RNPT, deve-se orientar a mãe a iniciar precocemente a ordenha das mamas, de preferência por expressão manual, a intervalos regulares (seis a oito vezes ao dia). Ademais, a nutriz precisa ser incentivada a permanecer junto ao filho no hospital, participando dos cuidados e reforçando o vínculo com ele; o contato mãe-filho favorece a ejeção láctea e torna mais efetiva a ordenha manual.

O reflexo da sucção tem início já com 20 semanas de gestação, mas apenas entre 32 e 34 semanas ocorre a coordenação entre sucção, deglutição e respiração[25]. Alguns RNPT, mesmo com idade gestacional superior a 35 semanas, ainda não apresentam sucção eficaz ou coordenação adequada dos reflexos. Até então esses pacientes são alimentados com leite materno ordenhado administrado por sonda orogástrica. O método de administração pode ser intermitente ou contínuo[37,41]. A via **oral** deve ser a escolhida para passagem da sonda, pois 70 a 80% da respiração dessas crianças ocorre por via nasal. Recomenda-se que a extremidade distal da sonda seja posicionada na região **gástrica**, para possibilitar a ação do suco gástrico e melhor digestão do alimento. A forma **intermitente** é considerada mais fisiológica por respeitar as ondas cíclicas dos hormônios intestinais, por ser mais fácil de administrar, por requerer menor quantidade de material e por acarretar menor risco de precipitação de nutrientes no sistema de administração. Assim, a alimentação por **gavagem gástrica intermitente** é a mais indicada por envolver menor risco, custo reduzido e menor alteração do padrão fisiológico normal.

Na ausência de distensão abdominal ou de anomalias gastrintestinais, deve-se iniciar a oferta de leite humano ao RNPT utilizando-se a chamada "alimentação enteral mínima" ou "nutrição trófica", isto é, a introdução precoce de quantidades mínimas de alimentos por via enteral. A nutrição trófica tem o objetivo de preparar o trato gastrintestinal para a real nutrição da criança. A presença do leite na luz intestinal parece estimular o desenvolvimento de sua mucosa, a maturação da atividade motora e a secreção de hormônios reguladores. O volume é variável, entre 2 e 20ml/kg/dia, conforme o peso e a evolução clínica do RNPT[37].

A nutrição trófica com leite materno propicia um esvaziamento gástrico mais rápido[37] e acelera a tolerância gastrintestinal à nutrição enteral plena, com conseqüente diminuição do tempo de nutrição parenteral. Esse fato resulta em diminuição do risco de infecções, bem como de alterações vasculares tromboembólicas, distúrbios metabólicos e colestase[41]. Dessa forma, pode-se concluir que a alimentação enteral mínima com leite humano já é aceita como procedimento seguro para o RNPT, devendo ser indicado mesmo naqueles em assistência ventilatória, com cateter umbilical e em uso de antibioticoterapia.

A transição da sonda para via oral deve ser acompanhada de perto por fonoaudiólogo experiente, cujo trabalho é fundamental para estimular a sucção não-nutritiva, para avaliar a evolução dos reflexos e para orientar o pediatra quanto ao momento ideal em que se deve iniciar a transição para o seio materno. A presença da mãe em todo esse processo é indispensável, colocando o RNPT em contato pele-a-pele (método mãe-canguru), efetuando o estímulo da sucção com o dedo mínimo ou com a mama vazia, bem como participando ativamente do processo de transição por meio dos métodos da translactação (técnica que utiliza o mesmo princípio da relactação) ou da "sucção do dedo" (*finger-feeding*) o dedo mínimo é acoplado a uma sonda, que, por sua vez, é conectada a um recipiente contendo leite[15,20,25]. Esses métodos estão detalhadamente descritos em outros capítulos deste livro.

Os RNPT já habilitados e em condições clínicas satisfatórias devem receber o leite por sucção direta do seio materno; diante da necessidade de suplementação das mamadas, pode-se utilizar a translactação ou a sucção do dedo. A oferta láctea por copinho ou xícara é mais indicada quando a mãe não está presente para oferecer a mamada ou para finalizá-la, ou ainda quando a extração láctea pela translactação ou pela sucção do dedo é muito lenta[15,22].

Alguns detalhes técnicos são úteis para o sucesso da amamentação em RNPT. Assim, a nutriz pode adotar a posição tradicional, mas a maioria dos RNPT se adapta melhor às posições de cavaleiro ou invertida (futebol americano), descritas em capítulo correspondente. Como recurso adicional, a mãe pode utilizar a posição da "mão de bailarina", que consiste em apoiar a mandíbula da criança com os dedos indicador e polegar em forma de U, enquanto os demais elevam a mama[9].

RECÉM-NASCIDOS GEMELARES

Com o advento da inseminação artificial, o parto de crianças múltiplas tornou-se mais freqüente nos dias atuais. Se amamentar uma criança ao seio materno já não é tarefa fácil, pode-se avaliar a dificuldade envolvida no aleitamento de mais de um RN. No caso de RN de termo, a sucção mamária e a extração láctea adequada são mais facilmente obtidas; não é o que ocorre, no entanto, quando os RN são pré-termo, sendo o aleitamento materno tão mais difícil quanto maior o grau de prematuridade. A amamentação pode ser contra-indicada não só pela baixa idade gestacional, mas também pelas condições do RN, mais sujeito a tocotraumatismos e a distúrbios próprios da restrição de crescimento intra-uterino.

A mulher tem condições fisiológicas de amamentar mais de um lactente ao mesmo tempo, na dependência do estímulo aplicado regularmente às mamas; tal fato pode ser comprovado pelo relato de amas-de-leite, que mantinham mais de uma criança em aleitamento exclusivo[31], bem como das doadoras de leite humano, que produzem o alimento suficiente para seu filho e ainda doam um volume considerável para os bancos[2].

É fundamental que o aleitamento materno seja iniciado o mais precocemente possível para que a produção láctea vá gradualmente se ajustando à maior demanda; no caso de RN impossibilitados de ir ao seio materno, recomenda-se iniciar o esvaziamento das mamas ainda na sala de parto. Posteriormente, deve-se orientar a nutriz a amamentar as duas crianças em uma posição confortável, de preferência ao mesmo tempo, mantendo-se um profissional capacitado ao lado dela. Caso haja dificuldade em se adotar a amamentação simultânea, pode-se orientar a nutriz a alternar os lactentes, oferecendo a mama para somente um filho de cada vez.

É desejável que a principal tarefa da mãe de gêmeos seja, nesse período, a plena satisfação das necessidades de seus filhos. Os demais membros da família devem estar dispostos a assumir os deveres de casa, sendo o apoio familiar de suma importância para tranqüilizar a nutriz durante a amamentação. É fundamental ainda que haja uma equipe de profissionais de saúde disponível para apoio e incentivo dessa mãe durante os momentos de maior dificuldade; além das orientações quanto à técnica da amamentação propriamente dita, deve-se fornecer à nutriz o roteiro para uma alimentação saudável, recomendando-lhe também que procure descansar nos intervalos das mamadas e que aprenda a respeitar as diferenças individuais entre as crianças. Estudos mostram que tais nutrizes são capazes de responder muito bem às demandas nutricionais de seus filhos, contrariando sugestões previamente estabelecidas[24].

RECÉM-NASCIDOS COM ANOMALIAS NEUROLÓGICAS

As anomalias neurológicas acompanham uma ampla variedade de condições, estando presentes em RN que sofreram asfixia perinatal grave, nos portadores de hemorragia intracraniana, de síndromes genéticas, de diversos tipos de infecção congênita, de malformações do sistema nervoso central e outras entidades afins.

As crianças com tais anormalidades apresentam, muitas vezes, incoordenação motora-oral, dificuldades na deglutição, na sucção ou mesmo na coordenação de ambas com a respiração, refluxo gastroesofágico ou ainda comportamento de aversão à alimentação[43]. Esses distúrbios constituem obstáculos importantes ao crescimento e à estabilidade clínica dos pequenos pacientes, prejudicando seu já comprometido desenvolvimento neuropsicomotor e contribuindo para sua desnutrição progressiva. Assim, vários autores demonstram a importância de se acompanhar rigorosamente a evolução de tais crianças sob o ponto de vista nutricional, tentando-se minimizar o efeito catastrófico dessas anomalias.

Estudo de Galaktionova e Furtsev (2000) mostrou, em 72 RN com lesão perinatal do sistema nervoso central, que aqueles com maior número de mamadas diárias de leite materno evoluíram com normalização mais rápida do quadro neurológico[11]. A freqüência de distúrbios funcionais do ritmo cardíaco, disfunções do trato gastrintestinal, doenças alérgicas e anemia ferropriva foi significantemente menor nas crianças que receberam somente leite materno.

Motion et al. (2002), em uma coorte prospectiva, incluindo 13.971 nascimentos, encontraram 33 crianças com paralisia cerebral (0,2%), das quais 47,8% apresentavam dificuldade de sucção com quatro semanas de vida[32]. Tal dificuldade mostrou associação estatisticamente significante com a presença de distúrbio funcional aos 4 e aos 8 anos de idade, estando essas crianças abaixo do peso, com alterações de fala e da deglutição.

Na presença de distúrbios de sucção e/ou deglutição, deve-se orientar a mãe a iniciar a ordenha do colostro o mais precocemente possível, que será oferecido à criança por sonda orogástrica. Paralelamente, é desejável recorrer-se ao atendimento fonoaudiológico para acompanhamento e estimulação da sucção. A nutriz deve ser orientada a ordenhar as mamas com freqüência, preferencialmente em todos os horários das mamadas, bem como a estimular a região perioral e a incentivar a sucção do lactente por meio da introdução do dedo mínimo em sua cavidade oral[9]. Se houver boa resposta a tal estimulação e se a avaliação fonoaudiológica constatar coordenação adequada entre sucção, deglutição e respiração, pode-se tentar oferecer cuidadosamente o seio materno, de início com supervisão desses profissionais.

Deve-se lembrar que RN com asfixia perinatal grave não devem ser alimentados antes de 48 a 72 horas de vida, pelo risco de enterocolite necrotizante.

O refluxo gastroesofágico está freqüentemente associado a distúrbios neurológicos, devendo ser abordado conforme descrito adiante, neste mesmo capítulo.

Para crianças com disfunção motora-oral persistente e dificuldade à deglutição, deve-se indicar inserção de um tubo de gastrostomia a partir do momento em que ocorrer aspiração alimentar, até mesmo após a oferta de fórmulas espessadas[32,43]. O leite materno pode ser administrado pela gastrostomia, promovendo reabilitação nutricional do paciente e reduzindo a incidência de complicações infecciosas[11].

A recuperação do estado nutricional pode resultar em melhoria da coordenação motora-oral, permitindo a reintrodução de parte da alimentação por via oral[43].

RECÉM-NASCIDOS COM REFLUXO GASTROESOFÁGICO

Refluxo gastroesofágico (RGE), definido como a passagem involuntária do conteúdo gástrico para o esôfago, é uma das manifestações gastrintestinais mais comuns na infância. Com freqüência, é um evento fisiológico, que se resolve espontaneamente com a maturação, durante os primeiros meses de vida, do mecanismo de funcionamento do esfíncter esofágico inferior.

O RGE torna-se patológico quando resulta em baixo ganho ponderal, sinais de esofagite, manifestações respiratórias e neurocomportamentais[30]. Sua prevalência varia de 1:300 a 1:1000 crianças, sendo de 3% nos RNPT admitidos em unidades de terapia intensiva.

Muitos pediatras pouco familiarizados com o assunto contra-indicam o aleitamento materno em RN portadores de RGE, substituindo-o por fórmulas espessadas. No entanto, sabe-se que o RGE é um evento muito mais comum nos lactentes em aleitamento artificial, sendo geralmente pouco sintomático naqueles em aleitamento materno. As crianças alimentadas ao seio ficam em posição mais supina em relação àquelas que recebem leite por mamadeira; ademais, o movimento de sucção do seio materno desencadeia ondas peristálticas mais exuberantes da língua para o trato gastrintestinal.

Os episódios de refluxo verificados nos lactentes em aleitamento materno, quando presentes, são menos freqüentes e de menor duração quando comparados aos que ocorrem naqueles alimentados artificialmente[9]. A alergia às proteínas da dieta materna pode exercer um papel importante na etiologia do RGE nos pacientes em aleitamento materno exclusivo[12].

Estudo recente incluiu 146 crianças com regurgitações freqüentes (duas a sete vezes ao dia), demonstrando predomínio dos episódios nos lactentes em aleitamento artificial em relação àqueles amamentados ao seio. O seguimento de tais crianças até o terceiro ano de vida demonstrou que apenas 5% delas apresentavam distúrbios gastrintestinais[18].

Com relação ao tratamento do RGE, há muito poucas evidências na literatura a respeito da conduta nos lactentes em aleitamento materno[30]. Por tudo o que foi dito acima, recomenda-se manter a amamentação ao seio e, se necessário, introduzir uma medicação procinética. Casasnovas[5] considera, em seu artigo a favor das fórmulas anti-regurgitação, que o leite materno possui espessantes, pois contém restos celulares e fibras, devendo ser mantido nas crianças com RGE.

Nas crianças neuropatas portadoras de RGE, a reabilitação nutricional mencionada no item anterior, associada à terapêutica medicamentosa, reduz a gravidade da sintomatologia, adiando o tratamento cirúrgico. No entanto, a presença de pneumonias recorrentes e de esofagite grave, não responsiva à terapêutica específica, constitui a indicação mais freqüente de cirurgia anti-refluxo[43].

RECÉM-NASCIDOS COM CARDIOPATIAS CONGÊNITAS

Cardiopatias congênitas, anomalias do desenvolvimento estrutural do coração, ocorrem em aproximadamente 1% dos nascidos vivos, constituindo a malformação congênita mais freqüente. Nos Estados Unidos da América, a incidência é estimada em 8/1.000 nascidos vivos, ou cerca de 30.000 a 35.000 casos anuais[3,45]. Sua causa é, na maioria das vezes, multifatorial, não se identificando nenhum fator desencadeante específico[45]. Existem cerca de 35 tipos de defeitos cardíacos conhecidos, que ocorrem isoladamente ou combinados e cuja gravidade é amplamente variável[45].

Tem-se observado, recentemente, crescente interesse nas experiências com aleitamento materno em crianças com cardiopatias congênitas. Pediatras e familiares tendem a considerar o aleitamento artificial menos trabalhoso para tais crianças, levando suas mães a optarem pela mamadeira[8,17,21]. Combs e Marino (1993)[8], realizando estudo com 45 binômios mãe-filho, compararam o padrão de crescimento de crianças com cardiopatia congênita em aleitamento materno e aleitamento artificial, tendo detectado baixo ganho ponderal durante cinco meses em ambos os grupos. Os lactentes com leite artificial, no entanto, revelaram pior desempenho quando comparados àqueles com leite humano. O tempo de permanência hospitalar também apresentou correlação positiva e significante com a decisão materna de trocar o aleitamento materno pelo artificial. Os autores relataram ainda que 48% das mães continuavam o aleitamento materno ao final do quinto mês pós-parto.

Em estudo posterior, Marino et al. (1995)[29] acompanharam sete lactentes cardiopatas em aleitamento materno e artificial, detectando maior estabilidade fisiológica, menor número de dessaturações (saturação de O_2 inferior a 90%) e maior estabilidade pós-prandial nas mamadas em que se permitia a sucção direta do seio materno. Myers et al. (1992)[34], corroborando os resultados obtidos nos estudos acima relatados, demonstraram nítida interação entre a mãe e seu filho durante a amamentação ao seio, que resultou em alterações na atividade autonômica do coração e da vasculatura, reduzindo o trabalho cardíaco.

Lambert e Watters (1998)[21] relataram os resultados de uma pesquisa informal com 12 mães de crianças portadoras de cardiopatias congênitas. Essas descreveram numerosos obstáculos ao sucesso do aleitamento materno, tais como as barreiras impostas pela instituição, os protocolos de jejum, a fadiga e a ansiedade que as atormentavam, a separação entre mãe e criança, as dificuldades inerentes à própria cardiopatia, como dificuldade respiratória e insuficiência cardíaca, e ainda a falta de suporte por parte dos profissionais de saúde. No entanto, essas mesmas mães relataram benefícios emocionais da amamentação para si próprias e para seus filhos, bem como efeitos benéficos sobre a saúde e o crescimento dos lactentes.

Por tudo o que foi citado, o aleitamento materno pode e deve ser mantido nas crianças portadoras de cardiopatias congênitas, inclusive nas cianogênicas. Em alguns casos com grave descompensação, entretanto, pode ser necessária a correção cirúrgica precoce, razão pela qual o aleitamento deve ser momentaneamente interrompido. A mãe, nos períodos pré e pós-operatórios imediatos, necessita de orientação relativa à ordenha das mamas, para manter a produção láctea e ainda armazenar leite para posterior administração ao lactente[9]. A ordenha deve ser feita seis a oito vezes ao dia, com duração de 10 a 15 em cada mama[3].

Se a criança necessitar de restrição de volume, pode-se recomendar a sucção de uma única mama em cada mamada, para liberar maior quantidade de leite posterior. O elevado teor de gorduras desse leite resulta em maior oferta calórica para o lactente, otimizando seu ganho ponderal[9,45].

Ainda com relação à técnica de amamentação, as mães de lactentes cardiopatas devem ser encorajadas a utilizar a posição vertical (de cavaleiro), bem como a oferecer mamadas mais freqüentes e de menor duração. Tais cuidados contribuem para evitar a distensão abdominal, facilitando a mecânica respiratória[9,17].

As propriedades imunológicas do leite humano constituem arma muito poderosa para otimizar a evolução de crianças cardiopatas, tendo em vista sua maior vulnerabilidade a quadros infecciosos.

Todos os benefícios nutricionais, imunológicos e emocionais do aleitamento materno devem ser cuidadosamente expostos às mães de lactentes cardiopatas por equipe multiprofissional, cujo suporte será fundamental para ampará-las nos momentos de maior tensão e ansiedade. O baixo ganho ponderal verificado nessas crianças pode constituir motivo de desânimo para suas mães; assim, a eventual necessidade de complementação das mamadas não deve ser entendida como fracasso do aleitamento, mas sim como um recurso assistencial que tenha por objetivo incentivar sua manutenção.

RECÉM-NASCIDOS COM MALFORMAÇÕES CONGÊNITAS

As malformações congênitas constituem um grupo bastante heterogêneo de anomalias neonatais que podem ser isoladas ou associadas e ocorrer em diversos órgãos ou sistemas; a localização e a magnitude das alterações resultam em manifestações clínicas de maior ou menor repercussão para o organismo do RN. O aleitamento materno só será contra-indicado se a malformação resultar em total impossibilidade de sucção direta da mama.

Em meio a essa ampla variedade de anomalias congênitas, o grupo das malformações orofaciais merece especial atenção, pois as alterações situadas em mandíbula, nariz e boca costumam acarretar maiores dificuldades para a sucção do seio materno. Como a extensão do defeito é bastante variável, a repercussão sobre o aleitamento também tem características individuais peculiares.

Dentre as malformações orofaciais, destaca-se a **fissura labiopalatal**, que ocorre em um de cada 700 nascimentos e constitui uma das mais freqüentes malformações congênitas[4,10]. Origina-se entre a quinta e a sétima semanas de gestação, sendo mais comum em RN do sexo masculino. A fissura pode ser isolada ou associada a outras malformações, participando do quadro clínico de cerca de 150 síndromes[4].

Aleitamento materno em crianças com fissura labiopalatal

Estudo recente (2002) incluiu 28 crianças com fissura palatal isolada, 15 com fissura labial isolada e 20 com fissura labiopalatal. O grupo controle foi constituído por 21 recém-nascidos saudáveis, sem fissuras. Os portadores das fissuras palatal e labiopalatal foram amamentados ao seio materno por um período médio de 2,8 meses; no grupo com fenda labial, esse período foi de 3,6 meses, enquanto o grupo controle permaneceu em aleitamento materno por, em média, 7,5 meses. O uso de próteses nas crianças fissuradas aparentemente não minimizou as dificuldades observadas[1].

Para uma amamentação bem-sucedida em crianças com fissuras labiopalatais, o binômio mãe-filho necessita de orientação constante e de muito apoio por parte da equipe multiprofissional especializada. Nos casos em que a malformação é identificada previamente ao parto, a equipe já pode iniciar o trabalho com os pais nessa época, fornecendo-lhes valiosas informações a respeito dos benefícios do aleitamento materno e das técnicas especiais necessárias para atingir tal objetivo.

■ Benefícios do leite humano e do aleitamento materno para crianças com fissuras labiopalatais

• **Propriedades antiinfecciosas do leite humano** – auxiliam na prevenção das otites médias, às quais tais crianças são predispostas, e de infecções na ferida operatória[1,4,36].

• **Composição peculiar do leite humano** – promove menor irritação na árvore brônquica em caso de broncoaspiração[4].

• **Maleabilidade da mama** – é bem superior à de qualquer outro tipo de bico, possibilitando melhor adaptação à fissura[4,10].

• **Estímulo ao melhor desenvolvimento muscular em face, boca e língua** – contribui para minimizar as dificuldades posteriores relativas à fala e à dentição, além de facilitar a correção cirúrgica[4].

• **Menor aumento de pressão na trompa de Eustáquio durante a deglutição** em relação ao aleitamento artificial[1,4,36].

• **Benefícios emocionais e estreitamento do vínculo mãe-filho** – as dificuldades da amamentação fazem com que mãe e filho permaneçam juntos por mais tempo, promovendo maior aproximação entre ambos. Ademais, o único momento em que a fissura se torna invisível aos pais é exatamente aquele no qual a criança se encontra acoplada à mama[4].

■ Técnicas especiais para o aleitamento materno

• **No momento do parto** – permanecer ao lado da mãe, confortá-la e incentivá-la a levar o recém-nascido ao seio o mais rápido possível. Reiterar à família que o aleitamento não será lesivo à criança.

• **Conscientização da família e prevenção do risco de broncoaspiração** – após conscientizar a família de que existe o risco de engasgo, refluxo de leite pelas narinas e broncoaspiração, reiterar que tais eventos também ocorrem com o aleitamento artificial e com consequências piores. É necessário que a mãe tenha sempre à mão uma seringa manual de bulbo de borracha ou outro tipo de aspirador e, sobretudo, que saiba como utilizá-los[4,10].

• **Fissuras somente labiais** – quando unilaterais, não constituem obstáculo significativo ao aleitamento materno, a menos que sejam muito extensas. Nesses casos, orientar a mãe para segurar a mama de tal forma a introduzi-la na cavidade oral pelo lado em que está a fissura, apontando o mamilo para o lado oposto. A posição invertida (ou em "bola de futebol americano"), com a criança sob o braço materno, costuma ser útil nessas situações[4,10]. Em crianças com fenda labial bilateral ou com comprometimento da arcada dentária, a posição ortostática ou de cavaleiro facilita a adaptação adequada dos lábios à aréola, permitindo melhor oclusão do defeito. Como recurso adicional, a mãe pode utilizar a "posição da mão de bailarina" ou "mão de Dancer", que consiste, conforme citado anteriormente, em apoiar a mandíbula do recém-nascido com os dedos indicador e polegar em forma de U enquanto os demais elevam a mama[9]. Outra sugestão a ser apontada à mãe é a utilização de seu dedo polegar para vedar a fissura labial[4,10], o que contribui para aumentar a pressão intra-oral. Os profissionais devem observar a mamada e ajudar a nutriz a eleger as posições às quais ela tenha demonstrado melhor adaptação.

• **Fissuras palatais** – os portadores de fissuras palatais ou labiopalatais adaptam-se melhor à posição ortostática (de cavaleiro). A mãe pode elevar a mama e a mandíbula do recém-nascido com a "mão de bailarina" ou ocluir a fenda labial com seu polegar[4,9,10]. O corpo da criança, apoiado de encontro ao materno, fica sustentado em direção vertical, o que evita o refluxo de leite pelas narinas e facilita sua trajetória em direção ao esôfago. Em crianças com fissuras palatais muito extensas, pode-se orientar a nutriz para dirigir o mamilo para baixo ou para o lado mais distante da fenda. Ademais, tem sido indicada, para a oclusão do defeito palatal e o aumento da pressão intra-oral, a colocação de uma prótese no palato. Essa é constituída por uma placa artificial de *sylastic* ou acrílico, trocada com freqüência, de acordo com o crescimento da região palatal[1,10,14,19,38,47]. Os defensores de sua utilização referem melhor apoio para a língua durante a deglutição, menor possibilidade de aspiração de leite e de sua penetração na fissura; dessa forma, são reduzidos os riscos de otite média, distorções da língua e irritação da rinofaringe. Alguns autores descreveram eficácia moderada da placa como facilitadora do aleitamento materno[19]; outros, no entanto, não detectaram benefícios de seu uso para o incremento da prevalência da amamentação[14,38] ou para a redução da freqüência de otites médias[1]. A avaliação de 25 RN com fissuras labiais e/ou palatais, nascidos no Royal Preston Hospital, Inglaterra, demonstrou vantagem da prótese palatal apenas nas crianças em aleitamento artificial[47].

• **Orientação sobre dificuldades concomitantes** – a *perda ponderal* é freqüente em crianças com fissuras, pela extração láctea insuficiente das mamas e pelo consumo calórico excessivo decorrente do esforço durante as mamadas. Deve-se orientar a nutriz a observar a presença de deglutição ruidosa, que confirma a ingestão de leite; por outro lado, a audição de um sibilo durante a sucção indica a aspiração de ar pela fissura, obrigando a mãe a reposicionar a criança para tentar vedar melhor a fenda. Recomenda-se acompanhar o ganho ponderal semanal e, caso a correção da técnica não resulte no efeito desejado, o profissional deve indicar a complementação das mamadas. Pode-se utilizar, para tal finalidade, o leite materno ordenhado administrado por copinho, seringa, colher ou ainda pelo sistema de alimentação complementar usado na relactação[4,10,19].

Pode ocorrer *ingurgitamento mamário*, também por extração láctea insuficiente pela criança, devendo-se recomendar à mãe o esvaziamento das mamas, de preferência por expressão manual, após as mamadas[4].

Pode-se observar ainda *redução da produção láctea* por esvaziamento inadequado das mamas. Deve-se orientar a nutriz a utilizar o sistema de alimentação complementar citado acima, que contém uma sonda cuja extremidade distal é acoplada ao mamilo e libera leite através da sucção. Alguns modelos são munidos de válvulas, o que permite melhor controle da ingestão láctea pelo lactente. Esse sistema, além de contribuir para melhor nutrição da criança, proporciona ainda maior estímulo para a produção do leite. A mãe deve também esvaziar a mama nos intervalos das mamadas.

As crianças com fissuras, como já foi mencionado, são mais vulneráveis a *otites médias e secretoras*. Isso ocorre porque a trompa de Eustáquio, normalmente já mais horizontalizada no RN, fica sujeita a aumento significativo de pressão, durante a deglutição, em crianças com fissuras labiopalatais; a manutenção de seu corpo em posição vertical durante as mamadas contribui para minimizar o problema. A amamentação, quer pelo mecanismo envolvido, quer pelas propriedades imunológicas do leite materno, contribui para a redução expressiva da freqüência de tais otites[1,4,9,10,36].

■ **Recomendações para pré e pós-operatório**

É importante que a criança esteja em bom estado nutricional no pré-operatório, para facilitar a cicatrização da ferida cirúrgica[39]. Deve-se recomendar à mãe que armazene leite materno ordenhado para utilizá-lo no pós-operatório. A tendência atual é a de liberar precocemente a amamentação após a cirurgia, pois estudos não mostraram complicações decorrentes dessa conduta[7,10,39]. Alguns autores recomendam início cuidadoso da amamentação já após 6 horas, pois ela tem efeitos fisioterápicos, estimulando a protrusão da mandíbula e melhorando o tônus muscular[10]. É necessária, geralmente, a complementação das mamadas.

A época em que são realizadas as cirurgias varia de acordo com a equipe; a correção labial geralmente é efetuada até oito semanas pós-parto, enquanto a palatal costuma ser realizada no final do primeiro ano de vida.

Por tudo o que foi exposto, percebe-se a importância da equipe multiprofissional, tanto para os cuidados especializados necessários à criança com fissura como para fornecer apoio aos pais. A orientação quanto à técnica alimentar é fundamental durante a permanência hospitalar e após a alta, sendo o suporte emocional também de grande relevância para o sucesso da amamentação. A equipe deve ainda solicitar o apoio de toda a família à nutriz, principalmente após a alta hospitalar, para incentivá-la nos momentos mais difíceis. A criança bem nutrida, em especial com leite materno, superará com maior facilidade os obstáculos, estimulando os pais a prosseguir em sua trajetória com paciência e perseverança.

RECÉM-NASCIDOS PORTADORES DE OUTRAS CONDIÇÕES CLÍNICAS

Existem várias outras condições clínicas do RN que resultam em contra-indicações **transitórias** do aleitamento materno pois, conforme já mencionado, **a galactosemia é a única afecção neonatal na qual a utilização de leite humano é definitivamente proscrita.**

Assim, podem ser citadas as seguintes afecções:

■ **Insuficiência respiratória** – causada por várias entidades, como doença de membranas hialinas, taquipnéia transitória do RN, desconforto respiratório precoce e transitório (adaptativo), síndrome da hipertensão pulmonar persistente neonatal, síndrome de aspiração meconial, hemorragia pulmonar, derrames pleurais, atelectasias, pneumotórax, hérnia diafragmática, malformações congênitas pulmonares, cardiopatias congênitas com insuficiência cardíaca congestiva, displasia broncopulmonar, broncopneumonias infecciosas ou aspirativas, crises de apnéia (por prematuridade, distúrbios metabólicos, infecções ou distúrbios neurológicos) e muitas outras. Independentemente da etiologia, o RN deve permanecer em jejum e com nutrição parenteral até a melhora do quadro clínico, devendo a alimentação ser introduzida de maneira gradual e muito cuidadosa.

■ **Sepse grave** – geralmente é acompanhada de insuficiência respiratória e distensão abdominal por íleo infeccioso, devendo ser suspensa a alimentação até a reversão do processo.

■ **Enterocolite necrotizante** – anomalia que incide com freqüência muito maior nos RNPT em aleitamento artificial, indica jejum com sonda orogástrica aberta e nutrição parenteral por no mínimo 14 dias. A alimentação enteral mínima com leite humano deve ser utilizada para a reintrodução da dieta[28].

■ **Anomalias cirúrgicas** – RNs com atresia de esôfago com ou sem fístula traqueoesofágica, estenose hipertrófica do piloro, obstruções intestinais altas ou baixas, anomalia anorretal, onfalocele, gastrosquise, hérnia diafragmática, megacólon congênito (doença de Hirschsprung), enterocolite necrotizante perfurada, atresia de vias biliares extra-hepáticas e outras afecções cuja correção é cirúrgica precisam permanecer em jejum e nutrição parenteral até a recuperação pós-operatória completa[28].

■ **Síndrome de má-absorção** – causada por ressecções intestinais amplas (síndrome do intestino curto), fibrose cística e outras entidades afins. O RN afetado muitas vezes não pode receber leite materno, necessitando de fórmulas elementares ou semi-elementares ou ainda de nutrição parenteral prolongada.

■ **Intolerância à lactose** – pode ser primária ou secundária, indicando interrupção temporária da oferta do carboidrato.

■ **Quilotórax persistente** – por vezes, indica interrupção do aleitamento materno e sua substituição por leites desnatados, geralmente associados à oferta de triglicerídios de cadeia média[28].

■ **Crises convulsivas** – devido ao risco de broncoaspiração, o RN afetado, quer seja portador de anomalias neurológicas quer de distúrbios metabólicos, deve permanecer em jejum e com nutrição parenteral até o controle completo das crises. A indicação posterior de aleitamento materno dependerá da doença de base que a deflagrou.

■ **Sedação obstétrica ou neonatal** – RNs deprimidos por analgésicos ou anestésicos utilizados por ocasião do parto, bem como por medicações sedativas aplicadas na unidade neonatal, não devem ir ao seio materno até o retorno de sua plena atividade. Pode ainda haver depressão respiratória em RN de mães com pré-eclâmpsia ou eclâmpsia que tenham recebido sulfato de magnésio há menos de 4 horas do parto.

■ **Hemorragias digestivas** – podem contra-indicar a oferta alimentar até seu controle adequado e identificação da etiologia.

■ **Gastroenterocolites** – os RNs afetados, em especial se apresentarem vômitos, devem permanecer em jejum na fase aguda e até o controle desses. Pode haver tendência à cronificação da diarréia, com necessidade de leites especiais durante a fase de recuperação.

Os RNs portadores das condições citadas acima estão impedidos, temporária ou definitivamente, de sugar o seio materno. Suas mães, nesse momento, estão mais preocupadas com o estado de saúde de seus filhos do que com suas mamas. Dessa forma, cabe à equipe multiprofissional orientar as nutrizes no para evitar conseqüências danosas, tais como ingurgitamento mamário, mastites, abscessos e redução drástica da produção láctea. As mães de pacientes com galactosemia, nos quais o aleitamento é rigorosamente contra-indicado, devem ser orientadas quanto à supressão da lactação. Com relação às demais nutrizes, a manutenção da lactação exige que elas sejam fortemente motivadas e recebam apoio constante, tanto dos profissionais de saúde quanto do grupo familiar. Deve-se explicar a elas, por exemplo, a importância do leite materno como recurso terapêutico para o ganho ponderal de RN de muito baixo peso e para a nutrição daqueles com afecções como enterocolite necrotizante, anomalias cirúrgicas, diarréias infecciosas e outras. Recomenda-se orientar a ordenha mamária periódica, inclusive na madrugada, e acondicionar adequadamente o leite materno caso o RN possa recebê-lo. Tal conduta deve garantir a produção láctea em quantidade suficiente para a fase de retorno à amamentação.

REFERÊNCIAS BIBLIOGRÁFICAS

1. Aniansson G, Svensson H, Becker M et al. Otitis media and feeding with breast milk of children with cleft palate. Scand J Plast Reconstr Surg Hand Surg 2002;36(1):9-15.
2. Badinter E. Um amor conquistado; o mito do amor materno. 6ª ed. Rio de Janeiro: Nova Fronteira; 1985. 370p.
3. Barbas KH, Kelleher DK. Breastfeeding success among infants with congenital heart disease. Pediatr Nurs 2004;30(4):285-9.
4. Biancuzzo M. Clinical focus on clefts: yes ! Infants with clefts can breastfeed. Awhonn Lifelines 1998;2(4):45-9.
5. Casasnovas AB. A propósito de las formulas antirregurgitación. An Esp Pediatr 2001;54(5):527-8.
6. Ceccon MEJ, Matsuoka OT, Feferbaum R. Nutrição do recém-nascido com erros inatos do metabolismo. In: Feferbaum R, Falcão MC eds. Nutrição do Recém-Nascido. São Paulo: Atheneu; 2003. p. 459-84.
7. Cohen M, Marschall MA, Schafer ME. Immediate unrestricted feeding of infants following cleft lip and palate repair. J Craniofac Surg 1992;3(1):30-2.
8. Combs VL, Marino BL. A comparison of growth patterns in breast and bottle-fed infants with congenital heart disease. Pediatr Nurs 1993;19(2):75-9.
9. Coutinho SB, Figueiredo CSM. Aleitamento materno em situações especiais da criança. In: Rego JD ed. Aleitamento Materno. São Paulo: Atheneu; 2001. p. 205-16.
10. Deodato V. Manejo correto das mamadas. In: Deodato V ed. Amamentação. O Melhor Início para a Vida. São Paulo: Editora Santos; 2005. p. 85-97.
11. Galaktionova MI, Furtsev VI. The adaptation characteristics

of infants with a perinatal lesion of the central nervous system in relation to the nature and schedule of their feeding. Vopr Pitan 2000;69(4):28-32.
12. Giovanni C, Cavaliere M, D'Eufemia P et al. Sandifer's syndrome in a breast-fed infant. Am J Perinatol 2000;17(3): 147-50.
13. Giugliani ERJ. O aleitamento materno na prática clínica. J Pediatr (Rio J). 2000;76(Suppl 3):S238-52.
14. Glenny AM, Hooper L, Shaw WC et al. Feeding interventions for growth and development in infants with cleft lip, cleft palate or cleft lip and palate. Cochrane Database Syst Rev 2004;3:CD 003315.
15. Healow LK. Finger-feeding a preemie. A follow-up letter. Midwifery Today 1995. Citado em: http://www.parentingweb.com/lounge/ff_preletter.htm
16. Huner G, Baykal T, Demir F, Demirkol M. Breastfeeding experience in inborn errors of metabolism other than phenylketonuria. J Inherited Metab Dis 2005;28(4):457-65.
17. Imms C. Feeding the infant with congenital heart disease: an occupacional performance challenge. Am J Occup Ther 2001; 55(3):277-84.
18. Khorosheva EV, Sorvacheva TN, Kon' IIa. Gastroesophageal reflux in nursing children: normal or pathology? Vopr Pitan 2001;70(5):22-4.
19. Kogo M, Okada G, Ishii S et al. Breast feeding for cleft lip and palate patients using the Hotz-type plate. Cleft Palate-Craniofac J 1997;34(4):351-3.
20. Kurokawa J. Finger-feeding a preemie. Midwifery Today 1994; p. 29. Citado em: http://www.midwiferytoday.com/articles/ffpreemie.asp
21. Lambert JM, Watters NE. Breastfeeding the infant/child with a cardiac defect: an informal survey. J Hum Lact 1998;14(2): 151-5.
22. Lang S, Lawrence CJ, Orme RL. Cup feeding: an alternative method of infant feeding. Arch Dis Child 1994;71:365-9.
23. Lawrence RA, Howard CR. Given the benefits of breastfeeding, are there any contraindications? Clin Perinatol 1999;26 (2):479-90.
24. Lawrence R, Lawrence R. Breastfeeding: a guide for the medical professional. 5th ed. St. Louis: Mosby; 1999. 966p.
25. Lima GMS. Métodos especiais de alimentação: copinho-relactação-translactação. In: Rego JD ed. Aleitamento Materno. São Paulo: Atheneu; 2001. p. 265-78.
26. Lucas A, Morley R, Cole TJ. Randomised trial of early diet in preterm babies and later intelligence quotient. BMJ 1998; 317(7171):1481-7.
27. Lucas A, Morley R, Cole TJ, Lister G, Payne CL. Breast milk and subsequent intelligence quotient in children born preterm. Lancet 1992;339:261-4.
28. Maksoud JG. Nutrição do recém-nascido cirúrgico. In: Feferbaum R, Falcão MC eds. Nutrição do Recém-Nascido. São Paulo: Atheneu; 2003. p. 439-47.
29. Marino BL, O'Brien P, Lo Re H. Oxygen saturation during breast and bottle feedings in infants with congenital heart disease. J Pediatr Nurs 1995;10(6):360-4.
30. Mc Pherson V, Wright ST, Bell AD. Clinical inquiries. What is the best treatment for gastroesophageal reflux and vomiting in infants ? J Fam Pract 2005;54(4):372-5.
31. Ministério da Saúde. Recomendações Técnicas para o Funcionamento de Bancos de Leite Humano. Secretaria de Políticas de Saúde; 3ª ed. 1998. 48p.
32. Motion S, Northstone K, Emond A, Stucke S, Golding J. Early feeding problems in children with cerebral palsy: weight and neurodevelopmental outcomes. Dev Med Child Neurol 2002;44(1):40-3.
33. Moya FR, Eguchi H, Zhao B, Furukawa M, Sfeir J, Osorio M et al. Platelet-activiting factor acetylhydrolase in term and preterm human milk: a preliminary report. J Pediatr Gastroenterol Nutr 1994;19:236-9.
34. Myers MM, Shair HN, Hofer MA. Feeding in infancy: short and long term effects on cardiovascular function. Experientia 1992;48:322.
35. Nascimento MBR, Issler H. Breastfeeding: making the difference in the development, health and nutrition of term and preterm newborns. Rev Hosp Clín Fac Med S Paulo 2003;58 (1):49-60.
36. Paradise JL, Elster BA, Tan L. Evidence in infants with cleft palate that breast milk protects against otitis media. Pediatrics 1994;94(6pt 1):853-60.
37. Pereira GR. Nutritional care of the extremely premature infant. Clin Perinatol 1995;22(1):61-75.
38. Prahl C, Kuijpers-Jagtman AM, Van't Hof MA et al. Infant orthopedics in UCLP: effect on feeding, weigth and length: a randomized clinical trial (Dutchcleft). Cleft Palate-Craniofac J 2005;42(2):171-7.
39. Redford-Badwal DA, Mabry K, Frassinelli JD. Impact of cleft lip and/or palate on nutritional health and oral-motor develpment. Dent Clin North Am 2003;47(2):305-17.
40. Rodriguez-Palmero M, Koletzko B, Kunz C, Jensen R. Nutritional and biochemical properties of human milk. Part II: lipids, micronutrients and bioactive factors. Clin Perinatol 1999;26(2):335-59.
41. Schanler RJ, Hurst NM. Human milk for the hospitalized preterm. Semin Perinatol 1994;18(6):476-84.
42. Schanler RJ, Hurst NM, Lau C. The use of human milk and breastfeeding in premature infants. Clin Perinatol 1999;26(2): 379-98.
43. Schwarz SM. Feeding disorders in children with developmental disabilities. InfantsYoung Child 2003;16(4):317-30.
44. Shoji H, Shimizu T, Shinohara K et al. Supressive effects of breast milk on oxidative DNA damage in very low birthweight infants. Arch Dis Child Fetal Neonatal Ed 2004;89(2):136-8.
45. Smith P. Primary care in children with congenital heart disease. J Pediatr Nurs 2001;16(5):308-19.
46. Thompson SM, Arrowsmith FE, Allen JR. Dietary management of galactosemia. Southeast Asian J Trop Med Public Health 2003;34(Suppl 3):212-4.
47. Trenouth MJ, Campbell AN. Questionnaire evaluation of feeding methods for cleft lip and palate neonates. Int J Paediatr Dent 1996;6(4):241-4.

CAPÍTULO 11

LEGISLAÇÃO

LEGISLAÇÃO DE PROTEÇÃO À MULHER
QUE TRABALHA FORA DO LAR
- **Rosangela Gomes dos Santos**
- **Marina Ferreira Réa**

11
Legislação de Proteção à Mulher que Trabalha Fora do Lar

Rosangela Gomes dos Santos
Marina Ferreira Réa

HISTÓRIA DO TRABALHO FEMININO

Ao observarmos homens e mulheres no trabalho produtivo hoje, em geral não refletimos sobre a obviedade dessa prática. No entanto, o trabalho, quando estudado no primeiro estágio da economia isolada e extrativa, é um esforço apenas complementar ao trabalho da natureza: nesta, o homem colhe o fruto produzido pela árvore da mata virgem; extrai do rio o peixe que sobreviveu ao assalto das piranhas; mata para comer o animal que se reproduziu e cresceu dentro de seu grupo sem nenhum auxílio além dos seus instintos[21].

Há a suposição de que tenham sido as mulheres que forçaram o desenvolvimento inicial da agricultura, colaborando para a superação do nomadismo dos povos caçadores. Supõe-se que em determinado momento, esgotadas a caça e a pesca do lugar, desejando a tribo seguir adiante em busca de melhores recursos naturais para sobreviver, algumas mulheres grávidas ou com o recém-nascido no peito tenham-se deixado ficar, negando-se a partir[21]. Assim era comum encontrarmos em povos primitivos as mulheres plantando ao lado dos filhos e os homens caçando, mostrando que as mulheres já viviam no início para o "cuidar" da família.

O trabalho produtivo da mulher não consistia em fator de desmame entre as Índias Tupinambás, por exemplo, embora a sociedade indígena imputasse uma carga de trabalho para a mulher superior à do homem[2].

Manifesta-se da mesma forma Staden, em 1557, sobre as mulheres Tupinambás: "... *carregam os seus filhos às costas, envolvidos em panos de algodão e assim com eles trabalham. As crianças aí dormem e andam contentes por mais que elas se abaixem ou se movam...*"[8].

É uma ilusão imaginar que o trabalho das mulheres seja uma novidade histórica. As mulheres sempre trabalharam, e não só em serviços leves. A presença da força de trabalho na agricultura, no artesanato, não havia levado ao mesmo questionamento e dúvidas, porque esses trabalhos eram realizados pela família, em comunidade ou na solidão, dentro de casa, perto do lugar do convívio da família, com o filho ou junto dele. A grande questão sobre o trabalho das mulheres se põe na era industrial. Não só porque o desenvolvimento da máquina torna irrelevante a diferença da força muscular entre o braço masculino e o feminino, e o sistema busca a mão-de-obra menos reivindicativa, mais tímida e submissa para manter mais altas as margens de lucro, mas também porque o engajamento na indústria afasta as mulheres de casa e da família. A sociedade burguesa não parece facilmente disposta (embora, aos poucos, deva conformar-se) a arcar com as conseqüências daquela separação, providenciando equipamentos sociais coletivos para o cuidado e a alimentação dos menores: creches e refeitórios nos lugares de trabalho etc.

No livro sobre a vida de Pérola Byington, a autora relata que para a biografada o modelo de família nuclear (marido provedor e esposa voltada para os cuidados com os filhos) já na década de 1940 estava longe da realidade social da maioria das brasileiras. Na maior parte dos lares, os cuidados e a manutenção dos filhos acabavam nas mãos das mulheres. Para Pérola, todos deveriam lutar: igrejas, governos, associações, veículos de comunicação e população para dar os meios necessários para assegurar a continuidade do binômio sagrado mãe e filho, base de unificação da família e estabilização da sociedade[13]. Esse mesmo cuidar ainda nos dias de hoje continua sobre a responsabilidade da mulher na sua jornada tripla.

A participação feminina no mercado de trabalho tem aumentado de forma linear e praticamente alheia às flutuações da atividade econômica. Seja em fases de recessão, seja nos ciclos de expansão da economia, a taxa de atividade das mulheres, em particular das mulheres/mães, tem crescido no Brasil nos últimos 20 anos. Essa constatação está evidenciada em todas as pesquisas e artigos, quaisquer que sejam as fontes estatísticas.

As mulheres são a maioria no país, têm vida média maior que a dos homens e assumem cada vez mais o comando da família.

A nova mulher brasileira desempenha um papel cada vez mais importante na sociedade, estando em muitas empresas em cargos de comando, na proporção de um a cada cinco cargos de chefia das melhores empresas. Porém elas também querem espaços para a realização pessoal, como ser mãe e acompanhar o crescimento dos filhos.

O estudo feito pelo IBGE baseado em dados do Censo 2000 mostrou que na Região Sudeste (46,4%), seguida pelo Nordeste (28,5%), encontra-se o maior número de mulheres responsáveis por domicílios. O aumento de mulheres chefes da casa é um fenômeno tipicamente urbano: 91,4% delas estão nas cidades e apenas 8,6% estão nas zonas rurais.

Há mais mulheres alfabetizadas do que os homens (87,5%), porém sua remuneração corresponde a 69,1% da dos homens, mesmo quando estão em cargo igual. A grande maioria que trabalha fora do lar (93,6%) também exerce os afazeres domésticos.

Mesmo com o avanço das conquistas femininas, em grande parte, esses serviços de "cuidados da família" ainda continuam sob a responsabilidade das mulheres, ainda que elas executem 8 horas de jornada de trabalho nas fábricas, escolas e escritórios, o que faz ampliar essa jornada com os trabalhos domésticos.

PAPEL PROTETOR DAS LEIS

A proteção à maternidade já se vê no Código de Hamurabi a 3000 anos antes de Cristo, o qual fala na proteção à gestante. O Velho Testamento recomendava que se cercassem de grandes cuidados e de toda a proteção a gestante e o recém-nascido.

Em 1819, em nosso País, José Bonifácio propõe à Assembléia Constituinte proteção às escravas durante o período gestacional. Este e todos os decretos que se sucedem de proteção à mulher não são cumpridos pelos patrões[8]. Quando assume Getúlio Vargas, na década de 1940, as leis são ampliadas e fiscalizadas no seu cumprimento, chegando até a que temos atualmente. A Constituição de 1988 amplia as conquistas para a mulher que está protegida pelo regime CLT (Consolidação das Leis Trabalhistas)[4].

DIREITOS DA MULHER TRABALHADORA RELACIONADOS À MATERNIDADE E À AMAMENTAÇÃO

■ **Estabilidade para a gestante** – artigo 391, seção V, CLT. Não constitui motivo para rescisão de contrato de trabalho da mulher o fato de ela se encontrar em estado de gravidez. A empregada deverá comunicar imediatamente sua gravidez ao empregador para que tenha garantido seus direitos. Sua estabilidade vai desde a confirmação da gravidez até cinco meses após o parto.

Artigo 394, CLT: por justa causa, a empregada pode ser despedida, mesmo grávida ou no período de licença-gestante.

Artigo 445, CLT: se o contrato for por prazo determinado, o empregador não tem obrigação de permanecer com a empregada quando terminar o prazo de contrato.

Artigo 392, seção V, CLT: poderá ocorrer transferência de função quando as condições de saúde o exigirem, assegurada a retomada da função anteriormente exercida logo após o retorno ao trabalho.

A empregada, se desejar, poderá pedir demissão do emprego.

■ **Licença-maternidade** – artigo 392, seção V, CLT: é proibido o trabalho da mulher grávida no período de 4 (quatro) semanas antes e 8 (oito) semanas depois do parto. Dependendo da atividade da mulher, ela poderá gozar os 120 dias após o parto, desde que o primeiro dia de afastamento coincida com o dia do nascimento da criança. Lembrar que mulheres que trabalham em atividade de risco ou máquinas capaz de provocar acidentes deverão ser afastadas antes do nascimento do filho.

■ **Salário maternidade integral** – capítulo II, artigo 7º, inciso XVII, CLT. Durante o afastamento da mulher do trabalho, ela deverá receber salário integral e, quando seu salário for variável, ele deverá ser calculado de acordo com a média dos 6 (seis) últimos meses de trabalho.

■ **Licença-paternidade** – capítulo II, artigo 7º, inciso XIX, CLT. O pai poderá gozar de 5 (cinco) dias corridos de afastamento de sua empresa a partir do dia do nascimento do filho.

■ **Prorrogação por duas semanas da licença-maternidade** – artigo 392, seção V, CLT: em casos excepcionais, os períodos de repouso antes e depois do parto poderão ser aumentados de mais 2 (duas) semanas cada um, mediante atestado médico.

Lembrar que na legislação não se encontra a relação de quais são os casos excepcionais.

■ **Dois descansos especiais de meia hora cada um** – artigo 392, seção V, CLT: para amamentar o próprio filho até que ele complete 6 (seis) meses de idade, a mulher terá direito, durante a jornada de trabalho, a dois descansos especiais de meia hora cada um, podendo esse prazo ser dilatado quando o exigir a saúde do filho, a critério da autoridade competente.

■ **Creche** – artigo 389, seção IV, CLT: os locais em que trabalhem 30 (trinta) mulheres com mais de 16 (dezesseis) anos de idade terão local apropriado onde seja permitido às empregadas guardar sob vigilância e assistência seus filhos no período da amamentação. Na falta de creche no local de trabalho, a empresa poderá suprir por meio de creches distritais, mantidas diretamente ou mediante convênios com outras entidades públicas ou privadas, pelas próprias empresas em regime comunitário, ou a cargo do SESI, o SESC, da LBA ou de entidades sindicais. Muitas empresas substituem a creche pelo *reembolso-creche* (Portaria 3.296, de 03/09/86, artigo 1º) que, na maioria das vezes, não cobre os gastos da mãe no cuidar da criança.

DIREITOS DA EMPREGADA DOMÉSTICA

De acordo com os dados oficiais, a categoria das domésticas reúne trabalhadoras, mulheres, em sua esmagadora maioria.

Empregada doméstica, assim definida pelo Ministério do Trabalho[12]: é aquela maior de 16 anos que presta serviço de natureza contínua (freqüente) e de finalidade lucrativa à pessoa ou à família no âmbito residencial destes.

A Constituição Federal de 1988 garante licença-gestante sem prejuízo do emprego e do salário, duração de 120 dias; licença-paternidade de 5 (cinco) dias. O salário-maternidade será pago diretamente pela Previdência Social à empregada doméstica, de acordo com o valor do seu último salário de contribuição.

O afastamento do trabalho é determinado por atestado médico e deverá requerer o benefício em agência da Previdência Social ou via internet (www.previdenciasocial.gov.br). Caso a gestante seja dispensada, o empregador deverá pagar indenização equivalente ao salário-maternidade (120 dias)[12].

DIREITOS DA ESTUDANTE

Art. 1º da Lei nº 6.202 de 17 de abril de 1975: a *estudante gestante* terá direito de receber o conteúdo das matérias escolares em sua residência a partir do 8º mês de gestação e durante os 3 (três) meses após o parto, ficando assistida pelo regime de exercícios domiciliares.

O início e o fim do período em que é permitido o afastamento são determinados por atestado médico a ser apresentado à direção da escola, de acordo com a Lei nº 6.202, 17 de abril de 1979. No artigo 2º, em casos excepcionais, devidamente comprovados por atestado médico, o período de repouso antes e depois do parto poderá ser aumentado[22].

DIREITOS DAS PRESIDIÁRIAS

No artigo 5º, parágrafo L da Constituição Federal garante às presidiárias condições para que possam permanecer com seus filhos durante o período de amamentação.

Para tanto, o artigo 83, parágrafo 2º das Leis de Execuções Penais, determina que os estabelecimentos penais femininos sejam dotados de berçário, a fim de que as presas possam amamentar seus filhos.

O aleitamento materno pode e deve ser feito até os 6 (seis) meses da criança, bastando que o presídio tenha um berçário para acolher os filhos ou que haja um presídio especial para acomodar as gestantes, garantindo à mãe e ao filho o direito constitucional[6].

DIREITOS DA ADOÇÃO

Lei nº 10.421, de 15 de abril de 2002.

Estende à mãe adotiva o direito à licença-maternidade e ao salário-maternidade integral.

Adoção de criança até um ano de idade: licença de 120 dias.

Adoção de criança a partir de 1 (um) ano até 4 (quatro) anos: licença de 60 dias.

Adoção de crianças de 4 (quatro) anos até 8 (oito) anos: licença de 30 dias.

Importante: a licença-maternidade só será concedida mediante apresentação do termo judicial de guarda ou certidão de nascimento.

APOIO À MULHER TRABALHADORA

Apesar de não se ter determinado qual o melhor período para a mulher ficar afastada de suas atividades após o parto, sabe-se que o aleitamento materno exclusivo até o sexto mês seria o período ideal para se manter o aleitamento, trazendo inúmeros benefícios para a saúde física e mental desse novo ser. Apesar de as recomendações internacionais também mostrarem que esse período de a mãe estar com seu filho traz inúmeros benefícios a ambos, nossa legislação só permite até o momento licença de 4 (quatro) meses. Cabe ao profissional que assiste a essa mãe: *ouvir, apoiar, estimular o aleitamento* usando de todas as habilidades e técnicas do Aconselhamento em Amamentação.

Aconselhamento é uma forma de trabalhar com as pessoas a partir da qual tentamos entender como as mães se sentem e as ajudamos a decidir o que é melhor para cada situação.

COMO AJUDAR A MULHER TRABALHADORA

Não podemos esquecer que o que mais estimula a produção de leite materno é a sucção da mama ou o esvaziamento por meio mecânico. Para manter a produção devemos:

- conhecer o tipo de trabalho da mulher;
- saber se a empresa onde trabalha oferece alguma condição para manter a amamentação como creche ou posto de coleta de leite;
- verificar se a mulher poderá levar o recém-nascido para o trabalho. Em muitos casos, as nutrizes trabalhadoras levam os filhos e os deixam ficar em sua sala de trabalho, nas casas que cuidam etc;
- tirar férias, se puder, para aumentar a licença-maternidade;
- saber se quem cuidará do recém-nascido poderá levá-lo ao trabalho da mãe para que esta o amamente;
- ordenhar e estocar o leite antes da volta ao trabalho, deixando uma reserva para os períodos de sua ausência;
- aproveitar a pausa para ir amamentar em casa, caso o trabalho seja perto da residência;
- colher o leite no trabalho e levá-lo para casa ao fim da jornada de trabalho, deixando para ser oferecido no outro dia;
- amamentar antes de sair e assim que chegar em casa;
- dormir com a criança, pois é à noite que ocorrem os picos de prolactina (hormônio produtor de leite);
- manter a sucção durante os períodos em que a mãe estiver em casa, principalmente nos fins de semana;
- usar outros alimentos em copo, xícara ou colher. O uso de mamadeira poderá dificultar a amamentação ou até fazer com que o recém-nascido recuse a mama na volta da mãe para casa.

Tendo a mulher trabalho formal, informal ou rural, ela deverá saber:
- como fazer a ordenha manual;
- como e onde guardar o leite;
- tempo de estocagem;
- como utilizar o leite congelado.

EXPERIÊNCIAS LEGAIS PARA AMPLIAR O TEMPO DE AMAMENTAÇÃO

Lei do prematuro

Sem dúvida nenhuma, se estar com um filho recém-nascido é fundamental para o equilíbrio emocional, estar com um filho prematuro, que muitas vezes fica afastado de sua mãe por até dois meses, é muito mais importante para o equilíbrio emocional do binômio mãe-filho.

Está circulando no Congresso para parecer dos deputados a ampliação da licença-maternidade para mulheres que tiverem filhos prematuros.

No relatório, o deputado descreve o projeto: "Sob o argumento de que o prematuro exige mais cuidados maternos. O presente Projeto de Lei objetiva, em caso de parto antecipado, acrescer ao período da licença à gestante e do salário-maternidade a diferença entre 37 semanas (parto de termo) e a idade de gestação do recém-nascido"[22].

No Município de São Paulo

Decreto nº 45.323, publicado no Diário Oficial do Município, 25/09/2004, p. 1.

A Prefeitura Municipal de São Paulo regulamentou, em 24 de setembro, a redução da jornada de trabalho para servidoras municipais que estejam amamentando filho de até 12 meses. O benefício é destinado às funcionárias com carga-horária igual ou superior a 30 horas semanais.

Prefeitura de Guarulhos, São Paulo

Decreto legislativo nº 007/02
De 29 de agosto de 2002.
Autora: Maria Helena Gonçalves
Dispondo sobre: "Institui o Certificado Empresa Amiga da Amamentação no município de Guarulhos". Para as empresas que trabalharem com suas funcionárias na tentativa de prolongar o aleitamento materno na volta ao trabalho.

No Município de Florianópolis, Santa Catarina

Na seção V, artigo 98 do Estatuto dos Servidores Públicos Municipais de Florianópolis.

"À servidora lactante, mediante prescrição médica, será assegurada licença até que o filho complete seis meses de idade".

Na Capital do Brasil – Brasília

Garante 15 dias de prorrogação da licença-maternidade para as servidoras do governo do DF doadoras de leite humano. Publicado no DODF de 04 de outubro de 2004.

CONCLUSÃO

O Brasil possui uma legislação trabalhista nacional e instrumentos jurídicos municipais bastante avançados para propiciar boas condições à mulher trabalhadora para que amamente. As organizações sociais no Brasil muito têm lutado para a manutenção do aleitamento materno e o prolongamento da amamentação exclusiva até o sexto mês de vida. Sabemos que para a mulher trabalhadora é importante a conscientização dos patrões e dos governantes da importância de ampliar as condições de as mulheres estarem com seus filhos próximos a ela durante a jornada de trabalho, não só pela questão relacionada à garantia do recebimento dos benefícios para a saúde da mulher, como também para manter o aleitamento e o vínculo afetivo, que tanto necessita uma criança nos primeiros anos de sua vida para um crescimento físico e mental saudável. O profissional de saúde deve ajudar a mulher no apoio à manutenção do aleitamento, assim como informar a mulher dos seus direitos.

O fato de a mulher estar no mercado de trabalho não deve impedi-la de viver a maternidade.

REFERÊNCIAS BIBLIOGRÁFICAS

1. Agência Nacional de Vigilância Sanitária; site: www.anvisa.gov.br. Arquivo acessado em 8/08/2005.
2. Almeida JAC. Amamentação: Um Híbrido Natureza-Cultura. Rio de Janeiro: Editora Fiocruz; 1999.
3. Braga JCS, Paula SG. Saúde e Previdência: Estudos de Política Social. São Paulo: Cebes-Hucitec; 1981.
4. Brasil. Constituição 1988. Brasília: Câmara dos Deputados, Coordenação de Publicações; 1995.
5. Carneiro C. Um Compromisso com a Esperança. História da Sociedade Brasileira de Pediatria – 1910/2000, Rio de Janeiro: Editora Expressão e Cultura; 2000.
6. Código de Processo Penal. 7ª ed. Editora Saraiva; 2001.
7. Hardy EE, Sandoval LEM, Pinotti JA. Aleitamento Materno: Um Direito da Mãe e da Criança. Rev Paul Pediatr 1987;105(2):103-7.
8. História da Pediatria Brasileira, Coletâneas de textos e depoimentos, Editora Nestlé Serviço de Informação Científica; 1996.
9. Ichisato SMT, Shimo AKK. Revisitando o Desmame Precoce Através de Recortes da História. Revista Latino Americano de Enfermagem 2002;10(4)571-7.
10. Issler RMS, Enk I, Azeredo PR, Moraes JA. Estudo Comparativo do Período de Aleitamento Materno de Crianças em Creches Internas e Externas. J Pediatr (Rio J) 1994;70(5):287-90.
11. Leite de Moraes MC. Aspectos de saúde na rotina da creche e o papel do cuidador da criança: relato de experiência. Revista Brasileira de Crescimento e Desenvolvimento, São Paulo 1997;7(1):87-92.
12. Ministério do Trabalho e Emprego; site: www.mtb.gov.br. Acessado em 8/08/2005.
13. Mott LM, Byington MEB, Alves OSF. O gesto que salva. Pérola Byington e a Cruzada Pró-Infância, abril de 2005.
14. Osis MJD, Duarte GA, Pádua KS, Hardy E, Sandoval LEM, Bento SF. Aleitamento Materno Exclusivo entre Trabalhadoras com Creche no Local de Trabalho. Revista de Saúde Pública, São Paulo 2004;38(2).
15. Pelicioni MCF, Candeias NMF. A creche e as mulheres trabalhadoras no Brasil. Revista Brasileira de Crescimento e Desenvolvimento Humano, São Paulo 1997;7(1):79-86.
16. Rea MF, Venâncio SI, Batista LE, Santos RG, Greiner T. Possibilidades e limitações da amamentação entre mulheres trabalhadoras formais. Revista de Saúde Pública, São Paulo 1997; 31:149-56.
17. Rea MF. Reflexões sobre a Amamentação no Brasil: de Como Passamos a 10 meses de Duração. Cadernos de Saúde Pública, Rio de Janeiro 2003;19(4):109-18.
18. Santos ES, Resck ZMR, Carneiro VG. A creche e o contexto social. Revista Nursing, São Paulo 2003;6(59):42-5.
19. Silva IA. Amamentar: Uma questão de assumir riscos ou garantir benefícios. São Paulo: Robe Editorial; 1997.
20. Santos-Oliveira NG, Rabinovich EP. Estudo Comparativo da Amamentação em Casas e Creches Paulistanas e no Interior do Piauí. Revista Brasileira de Crescimento e Desenvolvimento Humano, São Paulo 1999;9(1):20-6.
21. Suzana A. O Que é o Trabalho, 4ª ed. São Paulo: Editora Brasiliense; 1989.
22. Site: www.aleitamento.com. Acessado em 04/08/2005.
23. Venâncio SI, Monteiro CA. A tendência da prática da amamentação no Brasil nas décadas de 70 e 80. Revista Brasileira de Epidemiologia, volume 1, nº 1, 1998.
24. Vezozzo KMK. Amamentação e trabalho feminino: a contribuição das leis e das empresas [dissertação de mestrado]. Paraná: Universidade Estadual de Londrina; 2003.

CAPÍTULO 12

BANCO DE LEITE HUMANO

BANCO DE LEITE HUMANO: A PRÁTICA
- **Maria José Guardia Mattar**
- **Virginia Spinola Quintal**

12

Banco de Leite Humano: A Prática

Maria José Guardia Mattar
Virginia Spinola Quintal

INTRODUÇÃO

A Organização Mundial da Saúde vem preocupando-se nos últimos anos com a questão do desmame precoce. Em resposta ao uso disseminado de leites de outras espécies, deu-se início, na década de 1970, ao movimento de resgate à "cultura da amamentação". Concomitantemente começaram a aparecer evidências científicas mostrando a superioridade do leite materno como fonte de alimentos, de proteção contra doenças e de afeto, sendo superior aos outros leites.

Apesar do aumento das taxas de amamentação na maioria dos países nas últimas décadas, inclusive no Brasil, a tendência ao desmame precoce continua, e o número de crianças amamentadas, segundo as recomendações da Organização Mundial da Saúde, ainda é pequeno. No Brasil, a última pesquisa sobre a situação do aleitamento materno em âmbito nacional encontrou uma mediana de duração da amamentação de sete meses e de amamentação exclusiva de apenas um mês. Apesar de a grande maioria das mulheres (96%) iniciar a amamentação, apenas 11% amamentam exclusivamente no período de quatro a seis meses, 41% mantêm a lactação até o final do primeiro ano de vida e 14% até os dois anos.

O leite humano é um alimento único e totalmente desenvolvido para a espécie humana. Seus componentes bioquímicos e celulares, assim como sua composição de nutrientes são ideais para o desenvolvimento do recém-nascido de termo[15]. Vários estudos têm demonstrado diferenças na composição do leite obtido de mães de prematuros e de mães de crianças de termo. Existe uma vantagem evidente em se alimentar o recém-nascido com o leite de sua própria mãe, particularmente se ele for prematuro. Esse fato levou ao desenvolvimento de bancos de leite humano para estocagem do alimento até que o recém-nascido pudesse se aproveitar dele.

O primeiro Banco do mundo foi fundado na Europa, em Viena, Áustria, em 1900, e 10 anos depois nos EUA, em Boston. O primeiro Banco de Leite Humano (BLH) no Reino Unido foi fundado em 1937, no Queen Charlotte's Hospital em Londres. Em 1943, foi instalado no Brasil o primeiro Banco de Leite Humano, no Instituto Fernandes Figueira, Centro de Referência Nacional para todos os bancos de leite do país. Em São Paulo, o do Hospital do Servidor Público Estadual iniciou suas atividades em 1967. Temos também o BLH do Hospital Leonor Mendes de Barros e o do Hospital de Clínicas de Ribeirão Preto, considerados bancos de leite de referência do estado de São Paulo. Os progressos na alimentação artificial com as fórmulas para prematuros e o surgimento da síndrome de imunodeficiência adquirida (AIDS) no final da década de 1970 influenciaram a prática da amamentação com leite humano. Isso acarretou no fechamento de muitos bancos de leite, e foi contra-indicado o aleitamento cruzado.

Esse quadro permaneceu até a metade da década de 1980, quando pesquisas demonstraram que a pasteurização do leite humano eliminava qualquer risco de transmissão do HIV.

Em 1981, com a criação do Programa Nacional de Incentivo ao Aleitamento Materno – PNIAM/INAN do Ministério da Saúde, verificou-se a necessidade de desenvolver tecnologia e pesquisa com relação ao leite humano ordenhado para consumo, sobretudo dos pequenos prematuros que, de forma crescente, sobreviviam cada vez mais, com peso mais baixo. Em 1988, as atividades dos Bancos de Leite Humano foram normatizadas por meio da Portaria do MS nº 322/88 e, apesar das inúmeras dificuldades da saúde pública brasileira, são inestimáveis os benefícios prestados por esses serviços às crianças que por algum motivo não puderam ser amamentadas ao seio materno.

E, em 1986, a Associação dos Bancos de Leite Humano, em uma conferência em Washington (EUA), divulgou o conceito de cooperação entre os bancos de leite. "O objetivo do banco de leite não é substituir o aleitamento materno, pelo contrário, é de incentivá-lo, pois é por meio desse incentivo que se torna possível operacionalizar de forma otimizada o excedente da produção láctea de cada doadora, para atender aos lactentes que não dispõem de aleitamento ao peito, segundo um critério de ordem clínica".

As fórmulas infantis contêm elevado teor energético e protéico e, além de altas concentrações de minerais para compensar o baixo valor biológico, ocorre menor biodisponibilidade de seus constituintes e os efeitos colaterais relacionados à antigenicidade das proteínas heterólogas. Em estudo multicêntrico publicado por Lucas, em 1990, os prematuros alimentados por fórmulas apresentaram de 6 a 10 vezes mais enterocolite necrotizante em relação àqueles que foram amamentados ao seio ou que receberam leite de doadora pasteurizado, mostrando que esse último tem vantagem tanto quanto o leite obtido diretamente da própria mãe.

A alimentação com leite humano comparada com fórmula apresenta vantagens, pois é mais efetiva a utilização de proteínas, gorduras, minerais e oligoelementos. Promove também proteção imunológica passiva e imunoestimulação ativa, decorrente da presença de imunoglobulinas (IgA, IgG, IgM, IgD e IgE), fator bífidus, lisozima, lactoferrina, interferon, frações do complemento (C'3 e C'4), fator antiestafilocócico e lactoperoxidase.

O leite pasteurizado a 62,5°C por 30 minutos apresenta redução parcial do conteúdo de lactoferrina, lisozima e IgA, sendo preservados os demais fatores. Apesar da redução de até 30% da quantidade total de IgA, seu valor biológico mantém-se inalterado. Ocorre também perda das células de defesa (linfócitos, macrófagos etc.). Entretanto, mesmo com essa redução, o leite humano pasteurizado possui vantagens para o recém-nascido prematuro e o gravemente doente. Os bancos de leite humano objetivam a alimentação dos recém-nascidos de muito baixo peso e aqueles com intolerância alimentar e atraso no desenvolvimento. Além disso, o uso imediato desse leite tem freqüentemente evitado a necessidade de nutrição parenteral, pois a alimentação enteral é rapidamente instituída. Outra indicação do leite de banco é sua utilização após cirurgia intestinal neonatal, como onfalocele, gastrosquise e obstrução intestinal.

Além disso, está indicado em várias doenças infecciosas, tais como diarréia protraída, gastroenterocolite, colite ulcerativa, sepse e enterocolite necrotizante. Acredita-se que crianças em alimentação artificial tenham risco seis vezes maior de adquirir diarréia e desidratação em relação a crianças amamentadas com leite humano. As infecções pelo rotavírus tendem a ser mais brandas e a redução da mortalidade infantil é considerável. Devido às propriedades imunológicas, o leite humano está indicado nos casos de alergia ao leite bovino em pacientes com terapêutica imunossupressora e portadores de deficiência de IgA.

O banco de leite humano, além de fornecer o leite como um produto de boa qualidade e seguro, também pode desenvolver um trabalho instrutivo, para aconselhamento de nutrizes em início de lactação, assim como na fase de manutenção, orientando sua própria higienização. O sucesso de um banco baseia-se na organização do pessoal envolvido, na educação e no manuseio do produto. A indústria, em especial os laboratórios, tem produzido os "aditivos" do leite humano para uso público, e já comercializados em nosso meio, para ampliar o uso do leite de peito em recém-nascidos prematuros, os quais requerem preparações com conteúdo calórico, protéico e mineral enriquecido para um melhor crescimento.

A amamentação em mulheres portadoras do vírus HIV está associada a um risco de transmissão. Em recente metanálise, esse risco em mulheres que adquiriram a infecção primária durante o período pós-parto foi de 29%, sendo desaconselhada a amamentação quando é conhecida a sorologia da mãe. Entretanto, o vírus se presente no leite de banco, por meio do processamento pelo calor, é inativado de forma efetiva, devido a sua grande instabilidade térmica. Esse procedimento, desde 1990, está aprovado pelo CDC e pela US Food and Drug Administration.

Atualmente temos no Brasil, liderados pelo Centro de Referência Nacional para Bancos de Leite Humano – BLH, situado no Instituto Fernandes Figueira/Fiocruz – RJ, cerca de 170 Bancos de Leite. A criação dos Bancos de Leite e a implantação da Iniciativa Hospital Amigo da Criança pelo Ministério da Saúde, com o apoio do UNICEF, foram os responsáveis pelo aumento nos índices de aleitamento materno nos últimos 10 anos em nosso País.

BANCO DE LEITE HUMANO

Após o nascimento, os recém-nascidos prematuros e/ou doentes hospitalizados permanecem em jejum por diversos motivos, como imaturidade gastrintestinal, imaturidade de sucção, deficiência da deglutição e gravidade da doença. Terminado o período de jejum, acredita-se que o leite materno é o alimento ideal para a nutrição dessas crianças, sendo indicada a amamentação, e quando essa não for possível devem ser alimentadas com leite da própria mãe. Uma solução eficaz e possível é coletar o leite da própria mãe e armazená-lo para utilização futura.

Estimular a coleta do leite de mães de recém-nascidos prematuros e/ou doentes internados surge como um recurso que permite a manutenção da lactação e o aleitamento adequado dessas crianças.

O Banco de Leite Humano (BLH) é um centro de lactação especializado em promover, apoiar e proteger a amamentação, auxiliando particularmente as mães de prematuros que não podem amamentar seus filhos devido à imaturidade. Cerca de três quartos das atividades de um BLH se destina à promoção e ao incentivo à amamentação, incluindo atividades de orientação preventiva e curativa de problemas mamários, prolongamento do período de amamentação como também indução da lactação, ou seja, induzir a mama a produzir leite humano mesmo que ela já tenha parado sua produção.

Além dessas atividades, o BLH executa atividades de importância como coleta do leite de forma criteriosa, armazenamento adequado para que o leite não perca suas propriedades nutricionais e imunológicas, processamento por meio da pasteurização, rigoroso controle de qualidade e distribuição do leite de acordo com a prescrição médica. Desde 1988, existem normas que regulamentam a implantação e funcionamento de BLH em âmbito federal. O controle de qualidade da manipulação do leite humano coletado ou ordenhado está bem estabelecido e difundido em todo o país. Inicia-se desde as condições de instalações em que o leite foi ordenhado, treinamento e exames periódicos de funcionários, orientação de doadoras, ordenha, pré-estocagem, processamento, controle de qualidade, estocagem até a distribuição ao receptor. Faz-se um controle dinâmico que visa manter um produto de qualidade preservada, a baixo custo e com o mínimo de risco para a saúde das crianças.

Atividades de coleta

As orientações sobre amamentação e lactação devem iniciar no pré-natal, a fim de conscientizar e preparar psicologicamente a mãe. O ideal é que sejam intensificadas no puerpério, quando ela ocorre efetivamente.

Como o recém-nascido tem grande facilidade para sugar, logo após o nascimento deve ser colocado ao seio materno para facilitar a lactação, se possível no centro obstétrico. O volume de leite produzido está diretamente relacionado ao estímulo à mama. Na falta da sucção do recém-nascido, a mãe deve ser orientada a realizar a ordenha para esvaziar a mama e estimular a produção láctea, com freqüência de 3 em 3 horas, no período diurno, e a cada 5 horas no noturno. Esse leite será oferecido para o recém-nascido até que ele esteja em condições de sugar o seio materno. É importante também a mãe ter confiança na recuperação de seu recém-nascido, a fim de diminuir sua ansiedade que geralmente causa diminuição do volume de leite.

A maior parte das ordenhas de leite humano é realizada na unidade neonatal, por meio de bomba elétrica ou manual (Fig. 12.1) e de expressão manual (Fig. 12.2); porém, o ideal é que a ordenha seja realizada por expressão manual, que é menos agressiva, por diminuir o risco de

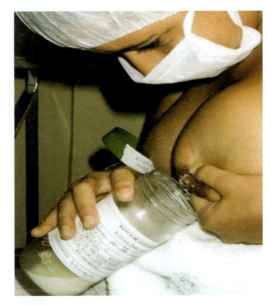

Figura 12.2 – Ordenha manual.

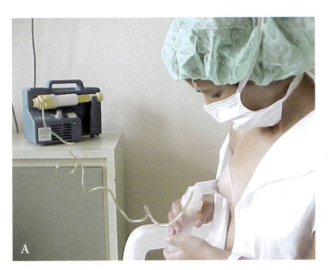

Figura 12.1 – Ordenha mecânica. A) Elétrica. B) Manual.

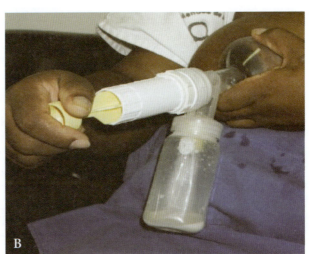

formação de fissuras nos mamilos e em intervalos regulares para evitar o ingurgitamento. As coletas realizadas em enfermarias e domicílios requerem maior cuidado devido à maior manipulação do leite, diferentes formas de contaminação e maior dificuldade de controle. O importante é reduzir ao máximo a contaminação bacteriana. As bactérias produzem lipases, proteases e descarboxilases que podem acarretar efeitos indesejáveis à composição do leite, como destruição dos elementos de defesa imunológica e conversão de aminoácidos. Uma técnica adotada pelos bancos de leite é a de desprezar os primeiros jatos para reduzir a colonização bacteriana do leite.

É bem conhecido o fato de que o estresse pode interferir na lactação; portanto, faz-se necessário um apoio psicológico para minimizarmos esses efeitos. Além disso, é preconizada por alguns a utilização de chás para lactação ou mesmo fármacos que propiciam elevação dos níveis de prolactina (Fig. 12.3).

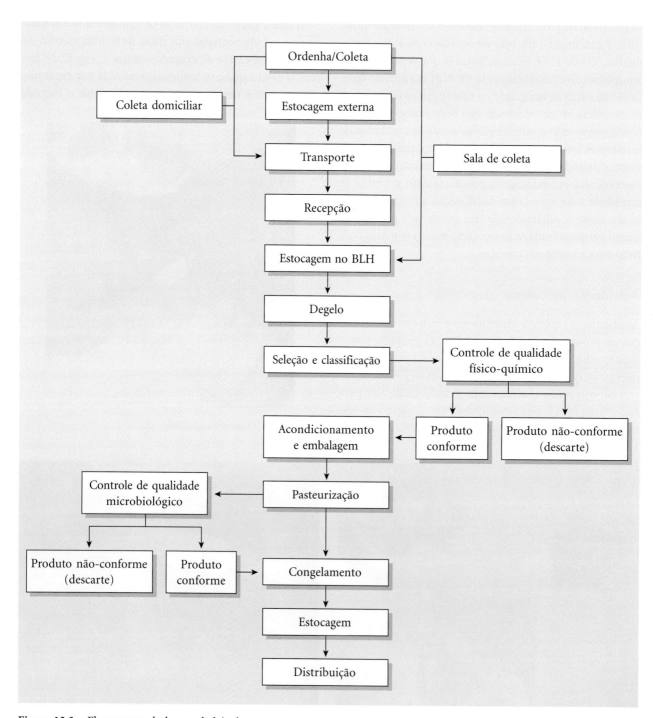

Figura 12.3 – Fluxograma do banco de leite humano.

Doação de leite

Toda mulher que esteja amamentando pode doar leite. Segundo o Ministério da Saúde, as doadoras são nutrizes sadias que apresentam secreção láctea superior às exigências de seu filho, e que se dispõem a doar, por livre e espontânea vontade, o excesso clinicamente comprovado.

Devemos fazer anamnese e exame físico da doadora para levantar aspectos clínicos relevantes. São consideradas inaptas para a doação, a critério médico, as nutrizes:

- Portadoras de moléstias infectocontagiosas como HIV, hepatite B ou C, HTLV-I e II. Sífilis se apresentar lesões ativas e Chagas se houver sangramento mamário em mãe com parasitemia.
- Em tratamento quimioterápico ou radioterápico.
- Com risco nutricional.
- Em uso de drogas ilícitas ou medicamentos excretáveis no leite, em níveis que possam prejudicar o recém-nascido.

Outra contra-indicação considerada por alguns serviços seria quando houver consumo de álcool ou fumo de mais de 10 cigarros/dia.

Sabe-se que as gestantes devem ser submetidas ao teste sorológico, de rotina no pré-natal, para adoção de medidas profiláticas com redução do risco de transmissão e aconselhamento quanto à amamentação. Quanto ao HIV, o leite humano ordenhado deve ser pasteurizado e é indispensável o uso de luvas em banco de leite.

O vírus HTLV apresenta a via pós-natal (leite humano) como sua principal forma de transmissão (20-25%), sendo o aleitamento materno contra-indicado. Entretanto, ele é inativado pelo aquecimento, sendo segura a pasteurização.

O HBsAg pode ser detectado no leite humano, porém as principais vias de transmissão são a vertical e o intraparto. Dessa forma, recém-nascidos de mães portadoras de hepatite B não apresentam maior risco de infecção por meio do leite materno. O leite de mãe HBsAg positiva só deve ser consumido pelo seu próprio filho desde que se adote medidas profiláticas, tais como uso da imunoglobulina específica e a imunização contra o HBV.

Quanto à hepatite C, o vírus foi detectado no leite, mas o risco de transmissão viral pelo aleitamento materno ainda é desconhecido. Situações como presença de títulos maternos de anticorpos vírus C elevados ou co-infecção com HIV-1 aumentam o risco de transmissão. Segundo Kumar e Shahul, a presença de sintomas também confere um risco maior de transmissão.

O CDC (Center of Diseases Control) recomenda que na mulher HCV positiva não há contra-indicação de aleitamento materno, desde que não haja co-infecção com HIV ou insuficiência hepática grave.

De acordo com as normas vigentes, recomenda-se a realização das seguintes sorologias:

- Associação Americana de Bancos de Leite – Guidelines screening doadoras (2000) publicado por Tully[33]: HIV, HTLV, hepatites B e C.
- Programa Nacional de Qualidade em Bancos de Leite Ministério da Saúde (MS-2003): sífilis, HIV e hepatite B.

Os estudos em prevalência de infecção em doadoras são escassos. Em 1999, Mary Rose Tully realizou estudo em 770 doadoras de 7 bancos de leite dos Estados Unidos e obteve positividade de 0,52% (1 caso de hepatite C e 3 de HTLV). No I Congresso Paulista BLH (2001), Quintal et al. apresentaram estudo realizado no Banco de Leite do Hospital Universitário da USP, com 588 doadoras, sendo obtida positividade de 3,5%, sendo 11 para hepatite B, 5 HTLV, 3 sífilis e 2 hepatite C (dados não publicados).

A coleta pode ser realizada em sala apropriada, localizada no banco de leite, em enfermarias, nos postos de coleta ou nas residências. Deve ser feita de acordo com os procedimentos técnicos e higiênicos sanitários referentes à operação. A coleta é a primeira etapa na manipulação do leite humano ordenhado e vai desde a massagem e ordenha até à pré-estocagem do leite (Fig. 12.4).

Os postos de coleta promovem o aleitamento materno, a coleta de colostro, leite de transição e do leite maduro, dispondo de área física e de todas as condições técnicas necessárias, sendo fixo ou móvel, sempre vinculado a um BLH.

Os funcionários do BLH e as doadoras de leite devem utilizar gorro, máscara e luvas durante o procedimento. No domicílio da doadora recomenda-se realizar a coleta em local limpo, longe de animais domésticos e sanitários; prender os cabelos, lavar as mãos com água e sabão; cobrir nariz e boca com lenço ou máscara e evitar falar e tossir durante a ordenha; evitar lavagem dos mamilos com sabão porque resseca a pele e predispõe a fissuras; massagear as mamas em movimentos circulares desde as axilas até os mamilos, intensificando nos locais em que estiverem endurecidos; desprezar as primeiras gotas de leite, antes de iniciar a coleta, para diminuir o risco de contaminação bacteriana. Todo material que entra em contato direto com o leite deve ser esterilizado e no domicílio os recipientes fervidos submersos em água por 10 minutos. Ao abrir o frasco, colocar a tampa com a parte interna voltada para cima.

O recipiente deve ser rotulado após a coleta, contendo informações identificadas pelo número de registro, condições de estocagem, período de validade e informações

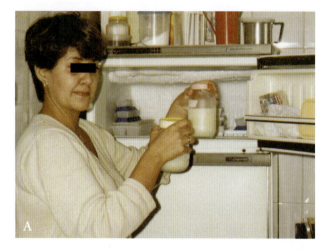
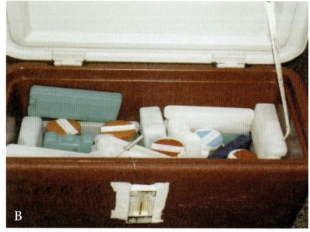
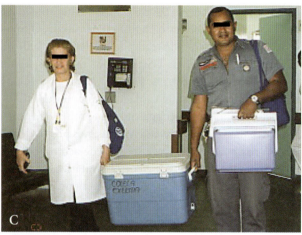
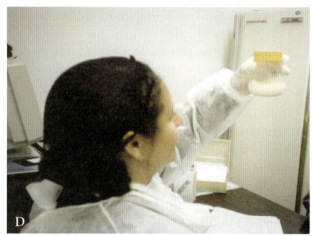

Figura 12.4 – Coleta domiciliar.

sobre o manuseio. A estocagem domiciliar deve ser realizada em congelador ou *freezer*, logo após a coleta.

O leite deve ser transportado em embalagem térmica, resistente e permeável, de fácil limpeza e estocado no BLH em refrigerador, *freezer* ou congelador.

Pasteurização

Os números hoje disponíveis indicam que, nos países em desenvolvimento, onde a prática da amamentação é bastante difundida, uma em cada sete crianças nascidas de mães infectadas pelo HIV adquirem o vírus na amamentação. O estudo de Tess, realizado no Estado de São Paulo, mostrou um risco de transmissão vertical de 16%. Entre as crianças que foram amamentadas, o risco de transmissão foi duas vezes maior. Na década de 1980, enquanto em outros países os bancos de leite humano fechavam por temores quanto a riscos biológicos, o Brasil viveu uma fase de franca expansão (Fig. 12.5).

Em estudo experimental publicado no Lancet em 1987, Eglin e Wilkinson demonstraram que o aquecimento a 56ºC por 30 minutos inativa o vírus HIV na forma livre e no interior de células no leite humano ordenhado. Posteriormente, esses resultados foram confirmados por Orloff el al. Apesar da reconhecida a eficácia da pasteurização, a doação de leite por mães infectadas pelo HIV deve ser evitada. A eficácia do método é definida pelo binômio temperatura/tempo de exposição. Assim, o tempo de pré-aquecimento, que depende da temperatura inicial do produto imediatamente antes do início do processo, deve ser obrigatoriamente determinado e observado, para que o leite seja submetido à temperatura de 62,5ºC durante 30 minutos. Em 1995, a Secretaria de Assistência à Saúde do Ministério da Saúde institui que "Os Bancos de Leite Humano somente utilizarão leite ou colostro após adequada pasteurização". Essa prática constitui tratamento térmico capaz de inativar 100% de todas as partículas encontradas no leite humano.

Apesar de reconhecer a eficácia da pasteurização, a Academia Americana de Pediatria recomenda que as doadoras de leite humano sejam submetidas à triagem sorológica para o HIV. No Brasil, recomenda-se que o leite de mães HIV positivas não seja utilizado cru para seu pró-

12 **Banco de Leite Humano: A Prática** **547**

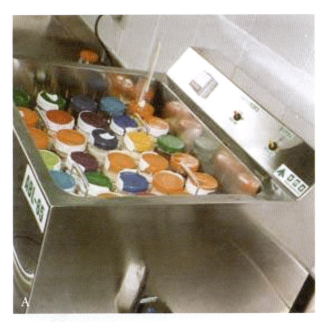

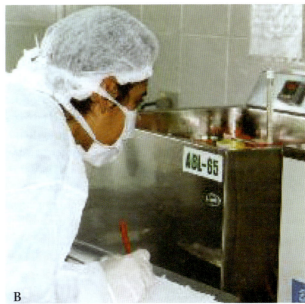

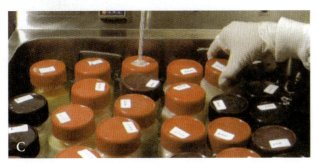

Figura 12.5 – Pasteurização.

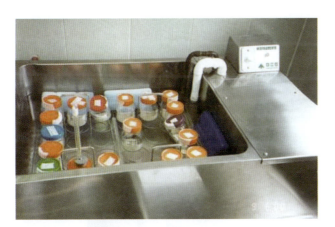

Figura 12.6 – Resfriamento.

prio filho, assim como para doação para outros recém-nascidos. Por outro lado, essas mulheres devem ter acesso garantido a alimentos substitutivos para a sobrevivência de seus filhos ou que seja pasteurizado seu leite para consumo de seu próprio filho.

A pasteurização, de acordo com o Ministério da Saúde, é um tratamento muito realizado em bancos de leite humano e visa à inativação de 100% dos microrganismos

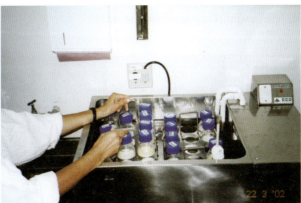

patogênicos e 99% de sua flora saprófita, por meio do binômio temperatura/tempo de 62,5°C/30 minutos. A pasteurização pode reduzir o valor biológico do leite de 20 a 25%, por isso a necessidade de resfriamento rápido (5 a 7°C em no máximo 5 minutos), após o término da pasteurização, para diminuir as perdas. Apesar das perdas, a qualidade do leite continua sendo ideal para ser fornecido aos recém-nascidos na unidade neonatal (Fig. 12.5).

A técnica consiste em regular o banho-maria (próprio para o processamento de leite humano) à temperatura de pasteurização, a qual é suficiente para aquecer o leite humano ordenhado a 62,5°C. Colocam-se os frascos no interior do banho-maria tomando-se o cuidado para que o nível da água fique acima do nível do leite no interior dos frascos. Aguarda-se o tempo necessário para a estabilização da temperatura adotada, que varia em função do número de frascos e do volume de leite em seu interior. Após os 30 minutos de processamento do leite a 62,5°C, os frascos são retirados e promove-se o resfriamento.

O resfriamento dos frascos deverá ser feito por imersão em água a 5°C, a fim de cessar as perdas do produto pelo calor residual (Fig. 12.6).

CONTROLE DE QUALIDADE DO LEITE HUMANO

Físico-químico (Fig. 12.7)

■ **Classificação** – o leite humano é um fluido cuja composição é dinâmica, obedecendo o mecanismo de regulação neuroendócrina. Qualitativamente, são descritos nesse controle os componentes: proteínas, carboidratos e lipídios.

A concentração de proteínas é um dos elementos mais constantes no decorrer da amamentação, salvo o colostro, que possui maior quantidade de proteínas, seguramente devido à presença de anticorpos em maior proporção. A lactose é outro componente constante em diferentes tipos de leite, assim como em diferentes mães.

Os lipídios são os componentes mais variáveis no leite. Variam ao longo do dia, sendo o período da manhã o momento de maior concentração (entre 9 e 10 horas), proporcionando 50 a 60% do valor calórico do leite.

Em geral, os menores valores estão presentes no colostro e o inverso ocorre no leite maduro. Além disso, a concentração de lipídios varia ao longo da mamada, sendo menor no início em relação ao seu final.

O controle de qualidade do leite, por meio do cálculo de suas calorias, serve para atender às exigências nutricionais dos receptores, na sua maioria prematuros de baixo peso, baseando-se na técnica do crematócrito, descrita por Lucas.

O crematócrito é semelhante ao micro-hematócrito, devendo-se utilizar leite em lugar do sangue (Fig. 12.8). Após a centrifugação dos capilares por 15 minutos, ocorre a separação do creme e soro do leite. O creme ocupa a parte posterior do capilar e corresponde à fração de coloração mais densa. O soro, de aspecto "mais ralo", fica abaixo do creme. Com o auxílio de uma régua milimetrada, deve-se medir o comprimento da coluna de creme (mm) e da coluna total do produto (coluna de creme + coluna de soro, expressos em mm). De posse desses valores e empregando as fórmulas abaixo, obtém-se:

$$\text{Teor de creme (\%)} = \frac{\text{Coluna de creme (em mm)} \times 100}{\text{Coluna total do produto (em mm)}}$$

$$\text{Teor de gordura (\%)} = \frac{\text{Teor de creme (\%)} - 0{,}59}{1{,}46}$$

$$\text{Energia (kcal/litro)} = 66{,}8 \times \text{teor de creme (\%)} + 290$$

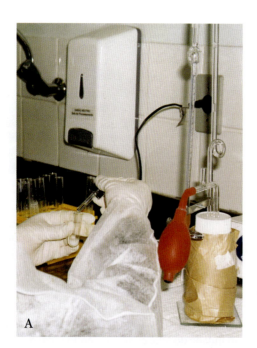 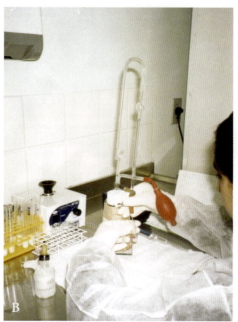

Figura 12.7 – Controle de qualidade físico-químico. Teste de acidez DORNIC.

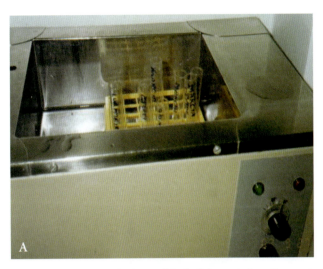
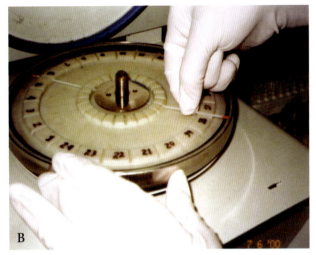

Figura 12.8 – Controle de qualidade físicoquímico. Crematócrito.

Mayans e Martell, aplicando o método, obtiveram um valor calórico de 68kcal/100ml = 17kcal, com variação de 40 a 110kcal/100ml. O estudo mostrou também a variação mensal, ocorrendo um aumento no teor de lipídios de 0,27g/100ml mês, correspondentes a 2,3kcal/100ml/mês.

Almeida encontrou também variações ao longo da mamada, podendo ocorrer no leite inicial (início da mamada) teor de gordura 2,7 ± 1,3g% e teor calórico de 589,9 ± 25,9kcal, chegando ao final da mamada a 6,5 ± 2,2g% e um teor calórico de 964,6 ± 215,5kcal/l. Isso demonstra a importância da orientação para ordenha, principalmente em se tratando de mães de prematuros nas quais o esvaziamento completo da mama é desejável.

A técnica do crematócrito foi testada e introduzida na rotina operacional dos Bancos de Leite Humano no País.

Acredita-se que a utilização de dietas por meio de sondas para prematuros, que ainda não sugam, seja um método associado a perdas nutricionais. A lentidão na infusão e a possibilidade de aderência das partículas de gordura às sondas e outros utensílios utilizados para a administração da dieta são os fatores mais importantes. Para evitar a perda nutricional foi desenvolvido, por Rayol et al., um método de homogenização por meio de ultra-som do leite humano de banco antes de sua administração.

Esse método visa também melhorar a digestibilidade do leite pela quebra das partículas de gordura, além de diminuir as perdas por aderência dos lipídios nas sondas. O objetivo final é melhorar o ganho de peso e o desenvolvimento do prematuro.

Microbiológico

Os contaminantes de origem fecal têm ocupado lugar de destaque nas metodologias que se fundamentam em indicadores de qualidade sanitária. Sugeriu-se que o grupo de

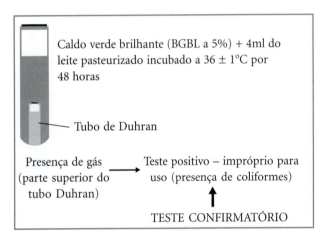

Figura 12.9 – Controle microbiológico.

coliformes poderia ser utilizado como índice de contaminação fecal, uma vez que pode ser detectado mais facilmente do que as espécies de *Salmonella* (Fig. 12.9). De acordo com esses critérios, os melhores indicadores de contaminação de origem fecal direta ou indireta têm sido os coliformes totais (coliformes e *E. coli*), sendo pesquisados pela técnica do BGBL (caldo verde-bile brilhante com 2% de lactose).

Esse controle de qualidade, chamado de controle microbiológico, é uma medida que visa avaliar a qualidade do leite humano ordenhado e processado, sendo essencial ser realizado em todo o leite antes de ser liberado para o receptor (Fig. 12.10).

■ Estocagem final

Após o processo de pasteurização, o leite deve ser rotulado e armazenado em *freezer*, aguardando resultado microbiológico em temperatura de –18ºC, com temperatura máxima admitida de –3ºC; controlando diariamente as temperaturas atual, máxima e mínima do *freezer* em impresso

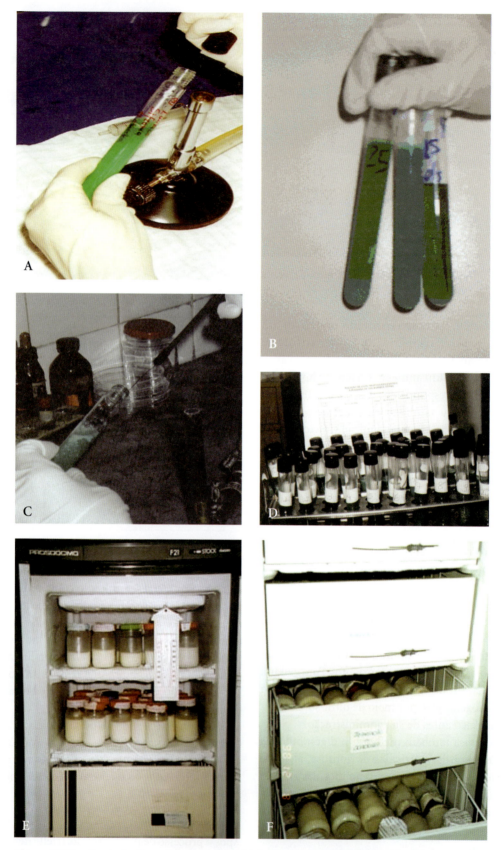

Figura 12.10 – Controle de qualidade microbiológico. A, B, C e D) Pesquisa de coliformes totais-BGBL. E e F). Estocagem.

próprio. Após liberado o resultado microbiológico negativo, separar o LHO pasteurizado de acordo com rotina do BLH (calorias, tipo de leite e doadoras).

O LHO pasteurizado tem validade de até seis meses, e uma vez descongelado, validade máxima de 24 horas se mantido sob refrigeração a 5°C.

Distribuição

O fornecimento de LHO pasteurizado a um receptor fica condicionado a obrigatoriedade da inscrição do receptor no BLH, gerando um cadastro que contemple: identificação, prescrição médica ou de nutricionista, CID primário e lume demandado. Serão selecionados como receptores lactentes que apresentem uma ou mais das indicações que seguem:

- recém-nascido prematuro e/ou de baixo peso que não suga;
- recém-nascido infectado especialmente com entero-infecções;
- recém-nascido em nutrição trófica;
- portador de deficiências imunológicas;
- portador de doenças do trato gastrintestinal;
- casos excepcionais, mediante justificativa médica.

Porcionamento

Deverá ser em área específica, com paramentação e em campo de chama, pela equipe do BLH ou lactário devidamente treinada (Fig. 12.11). As alíquotas poderão ser realizadas para consumo em até 12 horas para leite fresco (de mãe para filho) ou 24 horas para o leite pasteurizado, sendo que posteriormente deverão permanecer sob refrigeração a 5°C até o momento do consumo, onde deverá ser ligeiramente amornado em banho-maria a 40°C, 10-15 minutos antes de ser encaminhado à unidade neonatal para administração.

Qual é o leite ideal?

Existem evidências científicas que demonstram que o leite da própria mãe do recém-nascido pré-termo é o alimento ideal para alimentá-lo, por apresentar alta concentração protéico-calórica, de imunoglobulinas (IgA secretora), de sódio, cloro e baixa concentração de lactose; comportando-se por quatro a seis semanas como colostro (Schandler, 1992). Apresenta fatores de crescimento epitelial do trato gastrintestinal.

As mães dos recém-nascidos em contato pele-a-pele ou presente na unidade neonatal colonizam-se com bactérias hospitalares e seu leite contém anticorpos contra ela (produção por meio do sistema enteromamário e broncomamário). Há relato de diminuição dos índices de infecção hospitalar em UTI neonatal com o uso de LHO para o pré-termo, principalmente fresco.

"Na impossibilidade de oferecer o leite da própria mãe para o prematuro, lançamos mão do Banco de Leite Humano (BLH)".

Os Bancos de Leite Humano no Brasil trabalham com controle de qualidade baseado na tecnologia de alimentos, realizando controles físico-químicos essenciais para atender melhor as necessidades do prematuro.

Foi relatada a utilização da acidez titulável como critério de seleção na utilização de leites, uma acidez dentro do limite da normalidade (2 a 8° DORNIC), em que haverá maior aproveitamento da caseína, cálcio e fósforo. Em um estudo com 2.251 amostras, 87,5% dos leites analisados apresentaram limites aceitáveis para o uso dos recém-nascidos, sendo 76% delas com valores medianos de 4 a 5°D.

O uso do crematócrito em Banco de Leite Humano é importante para atender às necessidades do prematuro na unidade neonatal, adequando a oferta do leite da própria mãe às necessidades inerentes à fase de desenvolvimento e para tal é necessário o trabalho integrado com o BLH e os

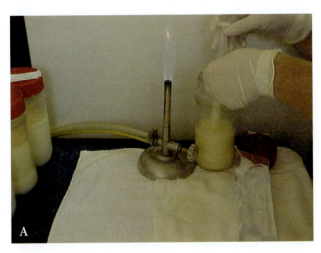
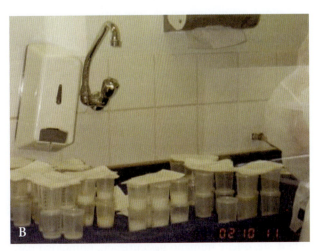

Figura 12.11 – Porcionamento.

neonatologistas. Em análise da literatura e na determinação de valores do crematócrito, Mattar et al. observaram que na fase inicial da alimentação (nutrição trófica) o leite é o de baixo teor calórico (< 500kcal/l); já quando o recém-nascido se encontra em nutrição enteral plena, necessita de leite com maior oferta energética (> 700kcal/l), que favorecerá um ganho ponderal mais rápido.

Muitos estudos foram realizados para que se tornassem conhecidos os efeitos da pasteurização sobre os componentes do leite humano e puderam ser observados que há uma perda de 20 a 25% dos fatores de proteção termossensíveis, os demais constituintes permanecem sem alterações sem estatisticamente significantes.

É de extrema importância que a equipe da Neonatologia incentive e apóie essas mães de prematuros na manutenção da lactação, e que haja uma interação com a equipe do Banco de Leite Humano, tanto para o processamento quanto para o armazenamento desse leite, até que o prematuro tenha condições de recebê-lo, bem como para prescrição e liberação do leite que mais atenda às necessidades desse recém-nascido de acordo com a fase de seu desenvolvimento.

Quando a mãe estiver presente na unidade neonatal, dar preferência ao leite materno ordenhado fresco (ordenha imediata) ou leite materno processado estocado (anterior ou posterior, dependendo da fase de evolução).

Cuidados com o leite materno *in natura*

- Possui células do sangue e 100% dos fatores de proteção, que perdem sua atividade *in vitro* após 4 horas.
- Usar o leite materno fresco ou de ordenha imediata, sob supervisão (4 a 12 horas no máximo).
- Separar em alóquotas de imediato, após a ordenha, e manter sobre refrigeração.

  Obs.: Todo leite ordenhado em outras unidades ou no domicílio deverá ser pasteurizado e submetido aos controles de qualidade antes da liberação para o consumo, mesmo que seja de mãe para filho.

Na nutrição trófica (enteral mínima), o ideal é utilizar o leite fresco ou LMP (leite anterior) da própria mãe do recém-nascido pré-termo. Na falta deste, utilizar leite humano processado (LHP) de idade compatível, de baixo teor calórico (< 500kcal/l), considerado como leite anterior, que é rico em fatores de proteção, aumenta hormônios intestinais, possui fatores de crescimento epitelial, substâncias antioxidantes e quinonas.

Na nutrição enteral plena, dependendo das necessidades e das intercorrências clínicas do recém-nascido, o ideal é utilizar o leite da própria mãe do recém-nascido pré-termo, fresco ou LMP > 700kcal/l (leite posterior), ou na falta deste, o leite humano pasteurizado, homólogo para idade gestacional, hipercalórico (> 700kcal/l).

Métodos de alimentação e administração

Sucção – é a melhor forma de alimentar um recém-nascido, devendo ser escolhida tão logo as condições clínicas e fisiológicas estejam estabilizadas. Envolve comportamento, respostas táteis, controle motor, função motora oral, controle fisiológico e coordenação entre sucção-deglutição-respiração.

Gavagem simples ou intermitente – é a forma mais freqüentemente utilizada para alimentar os recém-nascidos pré-termo e os de baixo peso. Seu risco e custo são baixos, de fácil administração, requer o mínimo de equipamentos, baixo risco de precipitação na sonda, sendo também a forma mais fisiológica por mais se aproximar do natural. Promove uma resposta hormonal cíclica, mesmo em volumes muito pequenos (1 a 2ml com intervalos de 1 a 2 horas), o que não ocorre na nutrição parenteral ou gavagem contínua. É indicado que durante a administração haja um preparo para a dieta por sucção: estimulando com o dedo a cavidade oral durante a gavagem (sucção não-nutritiva). As desvantagens desse método são: complicações do refluxo gastroesofágico, hipoxemia transitória e apnéia (Fig. 12.12).

Gavagem contínua – administração com bomba de infusão. É utilizada em prematuros extremos com insuficiência respiratória importante, pós-operatório de cirurgia abdominal, refluxo gastroesofágico e resíduo gástrico persistente. A termogênese induzida pela dieta é menor (gasto energético para absorção de nutrientes) acelerando o ganho ponderal. "Uma boa alternativa tem sido uma situação intermediária entre a gavagem simples e a contínua, sendo oferecida a dieta em infusão por meia ou uma hora (em bomba de infusão contínua), com pausa de 1 a 2 horas. Após a estabilização do paciente, podemos aumentar a dieta em até 20ml/kg/dia" (Fig. 12.12).

Translactação – é uma técnica criada pelo serviço de Neonatologia do Instituto Materno-Infantil de Pernambuco (IMIP) em julho de 1998. Essa técnica tem como objetivo realizar a transição da alimentação por sonda diretamente para o peito, em recém-nascido de baixo peso ou prematuros cuja mãe mantém boa produção de leite.

O leite oferecido na técnica é o da própria mãe. A técnica é "fixar com fita adesiva uma seringa descartável de 10 ou 20ml sem o êmbolo na roupa da mãe, à altura do ombro, acoplada a uma sonda estomacal infantil curta de número 4, e a outra extremidade com orifícios posicionada acima do mamilo. A sonda utilizada deverá ser de pequeno calibre, preferencialmente a de número 4, por dificultar a descida do leite, fazendo com que o recém-nascido sugue o peito com vais vigor". Coloca-se o leite na seringa, e ao mesmo tempo em que o recém-nascido suga o peito, estimulando, alimenta-se com o leite proveniente da seringa (Fig. 12.12).

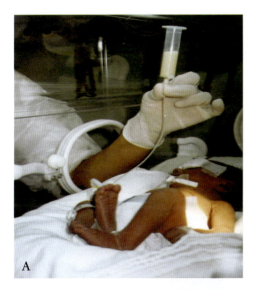
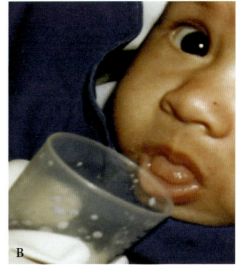
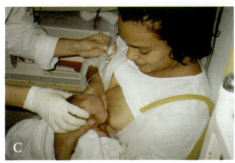

Figura 12.12 – Administração. **A)** Gavagem. **B)** Copo. **C)** Translactação.

Durante a sucção, o recém-nascido retira o leite do peito ao mesmo tempo que o da sonda. A sonda deve ser dobrada quando o recém-nascido parar de sugar, evitando que o leite continue fluindo por gravidade, enchendo a boca do recém-nascido de leite, podendo causar broncoaspiração, liberando a sonda assim que ele voltar a sugar.

Ao passo que o recém-nascido consiga sugar maior quantidade de leite da própria mãe, vai sendo diminuída a quantidade oferecida por sonda, até que o leite da mãe seja o único alimento ingerido.

Tão ou mais importante que o desenvolvimento tecnológico, a nutrição pode determinar a sobrevida e a morbidade desse recém-nascido.

Com o aumento do número de prematuros, hoje faz-se necessário uma equipe de suporte nutricional para acompanhamento dos recém-nascidos tanto na nutrição parenteral como na enteral. Para tal trabalho, a equipe interdisciplinar poderá adequar as necessidades para cada caso.

Hoje, os Bancos de Leite Humano no Brasil desenvolveram tecnologias que atendem aos padrões de qualidade de alimentos e também as necessidades do receptor, portanto a equipe neonatal deverá ter um trabalho integrado com o BLH para adequar a distribuição do leite materno processado ou humano às necessidades do prematuro em relação a fase de desenvolvimento.

REFERÊNCIAS BIBLIOGRÁFICAS

1. Almeida JAG. Amamentação: um Híbrido Natureza-Cultura. Rio de Janeiro: Fiocruz; 1999. 120p.
2. Almeida JAG. Variação do teor de gordura ao longo da mamada. In: Ministério da Saúde, Brasil. Processamento e Controle de Qualidade do Leite Humano Ordenhado. Brasília: Ministério da Saúde; 1999. 197p.
3. American Academy of Pediatrics. Human milk, breastfeeding, and transmission of human immunodeficiency virus in the United States. Pediatrics 1995;96:977-9.
4. Anderson DM. Nutrição para o Bebê de Baixo Peso ao Nascer. São Paulo: Roca; 2002. p. 205-28.
5. Arnold LDW, Larson E. Immunologic benefits of breast milk in relation to human milk banking. Am J Infect Control 1993; 21:235-42.
6. Asquith MT, Pedrotti PW, Stevenson DK, Sunshine P. Clinical uses, collection, and banking of human milk. Clin Perinatol 1987;14:173-85.
7. Atkinson SA. Human milk feeding of the micropreme. Clin Perinatol 2000;27:235-47.
8. Balmer SE, Wharton BA. Human milk banking at Sorrento Maternity Hospital, Birmingham. Arch Dis Child 1992;67: 556-9.
9. Balmer SE. Currents in Human Milk Banking. J Hum Lact 1995;11:229-31.
10. Black RF. Transmission of HIV-1 in the breast-feeding process. J Am Diet Assoc 1996;96:267-74.

11. Carbonare SB, Palmeira P, Silva MLM, Carneiro-Sampaio MMS. Effect of microwave radiation, pasteurization and lyophilization on the ability of human milk to inhibit Escherichia coli adherence to HEp-2 cells. J Diarrhoeal Dis Res 1996;14:90-4.
12. Carneiro-Sampaio MMS. O desenvolvimento da resposta imune da criança. In: Carneiro-Sampaio MMS, Grumach AS. Alergia e Imunopatologia em Pediatria. São Paulo, Brasil: Sarvier; 1992. p. 15-27.
13. Dunn DT, Newell ML, Ades AE, Peckham CS. Risk of human immunodeficiency vírus type 1 transmission through breast-feeding. Lancet 1992;340:585-8.
14. Eglin RP, Wilkinson AR. HIV infeccion and pasteurisation of breast milk. Lancet 1987;i:1093.
15. Haggerty PA, Rutstein SO. Demographic and Health Surveys. Comparative studies nº 30. Breastfeeding and complementary infant feeding, and the postpartum effects of breastfeeding. Calverton, MD: Macro International Inc.; 1999.
16. Heine W. Is mother's milk the most suitable food for very low birth weight infants? Early Hum Dev 1992;29:345-50.
17. Kumar RM, Shahul S. Role of breast-feeding in transmission of hepatitis C virus to infants of HCV-infected mothers. J Hematology 1998;29:191-7.
18. Lucas A, Gibbs JAH, Lyster RLJ, Baum JD. Creamatocrit: simple clinical technique for estimating fat concentration and energy value of human milk. Br Med J 1978;1:1018-20.
19. Lucas A, Cole TJ. Breast milk and neonatal necrotising enterocolitis. Lancet 1990;336:1519-23.
20. Lucas A, Morley R, Cole TJ, Lister G, Leeson-Payne C. Breast-milk and subsequent intelligence quotient in children born preterm. Lancet 1992;339:261-4.
21. Mattar MJG. Alimento seguro e a tecnologia necessária para controle dos BLH – Anais do Seminário de Segurança Alimentar – SES/CVE, São Paulo; 1998.
22. Mattar MJG, Brochi LS, Borges FDAC, Galisa M, Gomes AMC. Avaliação nutricional, segundo parâmetros antropométricos, de RN com peso < 2.000g, interndos em Unidade Neonatal – Anais do II Congresso Paulista de Bancos de Leite Humano, Marília: SP: in CD Room; 2003.
23. Mayans DE, Martell M. Control de calidad de la leche materna. J Pediatr (Rio J) 1999;75(3):C11-8.
24. Menezes ECD. Banco de Leite Humano: investimento necessário. Boletim Gota de Leite, da Fundação Oswaldo Cruz 1997;1:2.
25. Ministério da Saúde, Brasil, RNBLH. Manual de Processamento e controle de qualidade [on line], tex. Inf. Ed. 09 nov. 1999 – avaliado pela www:http//www.fiocruz.br/redeblh.
26. Ministério da Saúde, Brasil, INAN. Recomendações técnicas para funcionamento dos bancos de leite humano, Brasília: 1998. 48p.
27. Orloff SL, Wallingford JC, McDouglas JS. Inactivation of human immunodeficiency virus type 1 in human milk: effects of intrinsic factors in human milk and pasteurization. J Human Lact 1993;9:13-7.
28. Pardou A, Serruys E, Mascart-Lemone F, Dramaix M, Vis HL. Human milk banking: influence of storage processes and of bacterial contamination on some milk construents. Biol Neonate 1994;65:302-9.
29. Quintanilla K. Can HIV be transmitted through breast milk? Nurs Times 1996;92:35-7.
30. Rayol MRS, Martinez FE, Jorge SM, Gonçalves AL, Desai ID. Feeding premature infants banked human milk homogenized by ultrasonic treatment. J Pediatr 1993;123:985-8.
31. Ruff AJ. Breastmilk, breastfeeding and transmission of viruses to the neonate. Sem Perinat 1994;18(6):510-16.
32. Schanler RJ. The role of human milk fortification for premature infants. Clin Perinatol 1998;25:645-57.
33. Schanler RJ, Hurst NM, Lau C. The use of human milk and breastfeeding in premature infants. Clin Perinatol 1999;26: 379-98.
34. Schanler RJ. The use of human milk for premature infants. Pediatr Clin North Am 2001;48(1): 207-19.
35. Sociedade Civil Bem-Estar Familiar no Brasil. Pesquisa Nacional sobre Demografia e Saúde – 1996. Amamentação e Situação Nutricional das Mães e Crianças. Rio de Janeiro: BEMFAM; 1997. p. 125-38.
36. Tess BH, Rodrigues LC, Newell ML, Dunn DT, Lago TD. Breastfeeding, genetic, obstetric and other risk factors associated with mother-to-child transmission of HIV-1 in São Paulo State, Brazil. São Paulo Collaborative Study for Vertical Transmission of HIV-1. AIDS 1998;12:513-20.
37. Tully MR. Currents in Human Milk Banking. Excelência em Bancos de Leite Humano: Uma Visão do Futuro – The First International Congress on Human Milk Banking. J Hum Lact 2001;17:51-3.
38. Vinagre RD. Análise crítica do uso do leite humano procedente de banco de leite na alimentação do recém-nascido prematuro. Dissertação de Mestrado – Faculdade Medicina da Universidade São Paulo; 1999.
39. Yamato K, Taguchi H, Yoshimoto S, Fujishita M, Yamashita M, Ohtsuki Y et al. Inactivarion of lymphocyte-transforming activity of human T-cell leukemia vírus type I by heat. Jpn J Cancer Res 1986;77(1):13-5.
40. Woo D, Cummins M, Davies PA, Harvey DR, Hurley R, Waterson AP. Vertical transmission of hepatitis B surface antigen in carrier mothers in two west London hospitals. Arch Dis Child 1979;54:670-5.

CAPÍTULO 13
ENSINO DO ALEITAMENTO MATERNO

GRADUAÇÃO EM ESCOLAS MÉDICAS
- **Keiko Miyasaki Teruya**
- **Lais Graci dos Santos Bueno**

ENSINO DO ALEITAMENTO MATERNO
NA RESIDÊNCIA DE PEDIATRIA
- **Lélia Cardamone Gouvêa**
- **Rosely Miller Bossolan**

TEMA ALEITAMENTO MATERNO
NO CURSO DE PÓS-GRADUAÇÃO
- **Joel Alves Lamounier**
- **Ana Cristina Freitas de Vilhena Abrão**

13.1

Graduação em Escolas Médicas

Keiko Miyasaki Teruya
Lais Graci dos Santos Bueno

O pediatra treinado em aleitamento materno desempenha um importante papel na promoção da amamentação[10], influenciando diretamente em sua taxa e duração[1,3,7,11]. Uma equipe de saúde capacitada de desenvolver confiança e apoio nas mães pode influenciar favoravelmente na decisão de amamentar[1,11].

Por outro lado, vários estudos mostram uma lacuna e desinformação nos conhecimentos sobre amamentação pelos alunos de graduação das escolas médicas[6].

No currículo médico, o tema amamentação ocupa poucas horas. Já que parece não oferecer os mesmos atrativos de uma medicina dirigida para o curativo e não para o preventivo. Assim, em pesquisa colaborativa da Organização Panamericana (OPS) e OMS relativa à educação em amamentação na América Latina, realizada no Brasil, em 1994, constatou-se que no curso de Medicina (com 8.345 horas em média) apenas 26 horas (0,13% da carga horária total) eram dedicadas ao ensino do aleitamento materno.

Como agravante, o estudante chega à universidade desconhecendo a importância da amamentação ou ainda, o que é mais preocupante, traz conceitos errados, diz Goldenberg[4] – "O conteúdo das estratégias de *marketing* sempre se concentrou na conveniência da mamadeira e do leite em pó, enfatizando tanto o ponto de vista da mulher – para sair à noite, para que o marido participasse da alimentação do filho, para que a mãe se sentisse mais livre – como também o do médico – para que este continuasse no comando, ou seja, que as prescrições fossem formuladas por ele, em vez de deixar o comando da alimentação com a mãe. Há estudos históricos sobre isto, tanto internacionais como nacionais[4,12]".

Para a boa aceitação do leite artificial concorreram: o *marketing* agressivo e intenso utilizado, não só pelas indústrias de alimentos infantis, como também pela indústria da moda que dita padrões de beleza; e também o ingresso da mulher no mercado de trabalho, entre outros fatores[12].

Além disso, o aluno desconhece sobre o fato de que a amamentação deixou de ser um ato natural e passou a ser uma arte a ser ensinada. O *Homo sapiens* está sempre à procura de alternativas, o que não exclui a alimentação. Primeiro, constatou-se que outro leite que não o da mãe poderia garantir sobrevivência humana. Somou-se a isso a disponibilidade, no mundo, do leite de vaca; a evolução da indústria de alimentos, fazendo desse leite um alimento cada vez mais seguro e, com os avanços, fórmulas infantis mais sofisticadas e adequadas às necessidades específicas da criança[12,13].

O aluno, também, não está ciente de que a decisão da mãe de amamentar ou não e por quanto tempo é regida por múltiplos fatores, tais como: motivação; sua vivência/experiência em amamentação; apoio da família, da comunidade e da equipe de saúde. Tanto o apoio familiar quanto o da comunidade estão ligados à cultura da amamentação natural que se desviou para a da mamadeira[2]. A forte propaganda para a alimentação artificial, a necessidade social e a precária educação em saúde diminuíram ainda mais a frágil cultura da amamentação natural nas décadas de 1922-1970 no Brasil[14].

Uma das estratégias para a mudança de comportamento materno diante da amamentação é a necessidade da volta às raízes que, em parte, pode ser alcançada tanto em âmbito educacional quanto político. Em relação ao contexto educacional, considera-se a inclusão precoce do tema amamentação nos níveis fundamental e médio de ensino, bem como maior carga horária nos cursos de graduação das Escolas Superiores de Saúde. Quanto às políticas de Educação e Saúde no Brasil, devem-se priorizar aquelas que favoreçam a luta pela qualidade de vida futura das crianças.

Se desde a escola fundamental os jovens recebessem informações adequadas sobre a amamentação, quando chegassem a ser mães, as meninas, possivelmente, estariam mais motivadas a amamentar e, no caso dos meninos, mais aptos a apoiar a decisão materna.

Uma pesquisa feita por Nakamura[8] constatou que cerca de 90% das 346 meninas de 4ª a 8ª séries de duas escolas, de diferentes estratos sociais, consideram o aleitamento materno a melhor dieta de um recém-nascido, porém, apenas pequena parcela delas reconhece outras vantagens mais específicas. Igualmente, comenta-se que o suporte cultural para o aleitamento parece ser inadequado, pois a maioria das meninas não amamenta, ludicamente, suas bonecas e teria vergonha de alimentar em público, indicando que o ato de amamentar não é considerado uma atitude perfeitamente natural por essas jovens. Além disso, as bonecas são vendidas com mamadeira, reforçando a cultura da alimentação artificial. Outro ponto relevante é que a prática do aleitamento exclusivo não está incorporada no conhecimento da maioria das meninas. O oferecimento de água, chá, sucos e chupetas ainda são considerados por elas como práticas adequadas. Certamente o ensino do aleitamento, nas escolas, deve enfatizar esses conceitos.

Enquanto a educação trabalha o desafio de preparar cidadãos para a vida e não para um simples acúmulo de conhecimentos, a saúde procura o melhor caminho para o desenvolvimento de habilidades que favoreçam o bem viver – o agir positivamente sobre os fatores que determinam ou condicionam a saúde – e não apenas conhecimentos associados a processos de doenças.

Pesquisas comprovam a idéia de que indivíduos escolarizados tendem a apresentar menos problemas de saúde que os não-escolarizados. Indivíduos saudáveis apresentam melhores resultados de aprendizagem que os não-saudáveis. Indivíduos saudáveis e escolarizados são capazes de mudar favoravelmente seu entorno e, assim, construir melhores condições de vida tanto para si como para a coletividade[9].

É verdade que nos últimos 15 anos tem havido progressos quanto à carga horária e ao ensino do manejo da amamentação, graças aos esforços do Ministério da Saúde – Programa Nacional de Aleitamento Materno, com seus Centros de referência em capacitação de amamentação, do UNICEF e de outros órgãos de proteção à criança.

A luta pela saúde e por uma escola de qualidade está aí, para ser enfrentada por toda a sociedade.

Nessa situação, resta o desafio de enfrentar, modificando a situação atual, e tornar atraente o ensino da amamentação na graduação médica.

A troca de esperiências das escolas médicas é fundamental. Um exemplo a ser citado é a iniciativa do Centro Universitário Lusíada/UNILUS, Curso de Ciências Médicas – Disciplina de Pediatria que, desde 1974, aborda o tema Amamentação no quarto, quinto e sexto ano de Medicina. Além disso, conta com a atuação dos alunos na Liga de Aleitamento Materno.

• **No 4º ano: 18 horas aula** – o aluno é levado à Unidade Básica de Saúde por 8 horas. Por meio de dinâmica de grupo, são abordados, discutidos e vivenciados pelos alunos manejos de como amamentar, pega e posicionamento, como extrair o leite e como solucionar problemas mais freqüentes – pouco ganho de peso, choro, volta ao trabalho, leite fraco, uso de chupeta e dieta complementar – e também a observação da relação mãe/filho – vínculo. Nas 8 horas subseqüentes, são abordados temas teórico-práticos com discussão de caso, vídeo e oficina, abrangendo os seguintes temas: por que amamentar; onde e como o leite materno é produzido; políticas na amamentação, indicadores e recomendação da OMS quanto à amamentação; composição do leite materno e Iniciativa Unidade Básica Amiga da Amamentação. Em outras duas horas, o aluno vivencia a assistência na sala de parto e alojamento conjunto na Maternidade.

• **Já no 5º ano: 76 horas aula** – o aluno faz atividade prática abrangente no ambulatório de promoção, proteção e apoio à amamentação – 20 horas. Aí ele aprende a escutar a mãe e assiste, supervisionado, a criança amamentada de maneira holística – crescimento, desenvolvimento, alimentação e vacinação. Em toda consulta também avalia e observa a mamada e, caso haja problemas de amamentação, tenta resolvê-lo junto com a mãe. As vantagens trazidas pela amamentação, o contexto familiar e o relacionamento mãe-filho são também discutidos.

Para completar, é feita uma avaliação da assistência do dia com a participação de toda a equipe multidisciplinar – enfermeiras, fonoaudiólogas, assistente social; residentes de pediatria, pediatras e alunos.

Atividade na Unidade Básica (56 horas) com as nutrizes em dinâmica de grupo e seguimento das crianças – recém-nascidos e lactentes até 2 anos.

• Finalmente, **no 6º ano**, os alunos têm 60 horas-aula, especificamente, voltadas à amamentação: compreendendo assistência no pré-parto, parto e no alojamento conjunto. É importante ressaltar que em cada estágio da Pediatria o tema amamentação está incorporado.

A inclusão do tema Amamentação de forma mais consistente e a ampliação da carga horária na graduação justificam-se para que o futuro médico saiba:

- Prescrever sem desmamar (escolhendo medicações compatíveis com a amamentação).
- Propiciar que mãe e filho permaneçam juntos durante o período da amamentação no caso de internação, tratamentos médicos e dentários.
- Saber responder adequadamente e com clareza às questões referentes à amamentação.
- Saber apoiar uma paciente/cliente que está amamentando, e desenvolver a confiança materna.
- Saber distinguir, o que diferencia uma criança amamentada de outra que foi nutrida artificialmente.

REFERÊNCIAS BIBLIOGRÁFICAS

1. Bueno LGS, Teruya KM. Aconselhamento em amamentação. J Pediatr (Rio J) 2004;80(5 Supl):S126-30.
2. Greiner T. History of Breastfeeding Ted Greiner's Breastfeeding Website. Citado em 21 de abril de 2006. www.geocities.com/hotsprings/spa/3156/- 32k.
3. Giugliani ERJ. Aleitamento materno na prática clínica. J Pediatr (Rio J) 2000;S3:238-52.
4. Goldenberg P. Repensando a Desnutrição como Questão Social. Campinas: Editora Unicamp; 1988.
5. Guise JM, Palda V, Westhoff C, Chan B, Helfand M, Lieu TA. The effectiveness of primary care-based interventions to promote breastfeeding: systematic evidence review and meta-analysis for the U.S. Preventive Services Task Force. Ann Fam Med 2003;1:7.
6. Lawrence RA. La lactancia materna. 5ª ed Madrid: Mosby/Doyma libros; 1999;723-5.
7. Lutter CK, Perez-Escamilla R, Segall A, Sanghvi T, Teruya K, Wickham C. The effectiveness of a hospital-based program to promote exclusive breast-feeding among low-income women in Brazil. Am J Public Health 1997;87:659-63.
8. Nakamura SS, Veiga KF, Ferrarese SRB, Martinez FE. Percepção e conhecimento de meninas escolares sobre o aleitamento materno. J. Pediatr (Rio J) 2003;79(2): Porto Alegre março/abril.
9. Parreira C, Silva RA. As interfaces saúde e educação. Disponível em http://www.tvebrasil.com.br/salto/boletins2001/se1/se1txt1.htm.
10. Rea MF. O pediatra e a amamentação exclusiva. J Pediatr (Rio J) 2003;79:479-0.
11. Rea MF, Venâncio SI. Avaliação do curso de Aconselhamento em Amamentação OMS/UNICEF. J Pediatr (Rio J) 1999;75(2):112.
12. Rea MF, Toma TS. Proteção do leite materno e ética. Revista de Saúde Pública. São Paulo, agosto. 2000;34(4).
13. Toma TS. Violando a Norma 1996: Relatório Nacional das Violações à Norma Brasileira para a comercialização de alimentos para lactentes. São Paulo: IBFAN/UNICEF; 1996.
14. Venâncio SI, Monteiro CA. A tendência da prática da amamentação no Brasil, nas décadas de 70 e 80. Revista Brasileira de Epidemiologia 1998;1:40-9.

13.2

Ensino do Aleitamento Materno na Residência de Pediatria

Lélia Cardamone Gouvêa
Rosely Miller Bossolan

O pediatra é um educador e exerce papel na promoção, prevenção, recuperação e reabilitação à saúde, na perspectiva da assistência integral com responsabilidade social e compromisso com a cidadania. Suas recomendações e orientações, como promotor da saúde integral do paciente, só serão seguidas se souber ter a sensibilidade para entender e respeitar as diferenças e as adversidades[13].

A residência em Pediatria é o período de treinamento e aperfeiçoamento médico na especialidade. Atende sobre supervisão de preceptores e pode assim desenvolver, além da intervenção curativa, uma importante ação educativa junto às mães, à família e à comunidade.

A capacitação para a atenção integral à criança deve preparar os residentes para enfrentar problemas sociais e culturais diversos. É necessário que para tal se fomente um conceito amplo do paciente e sua família[13]. Uma das peculiaridades do paciente pediátrico é estar em fase de crescimento e desenvolvimento e ser dependente de outro, exigindo, portanto, dos que lidam com esse paciente consciência da importância da interação com a mãe e a família, lembrando que o entendimento do vínculo mãe-filho deve ser sempre um ponto de relevância na possibilidade de interferir no binômio saúde/doença.

A formação do residente de pediatria deve ser pautada dentro de princípios humanísticos, com visão crítica e reflexiva, pois não basta somente a aquisição de conhecimentos e o treinamento de procedimentos técnicos. Na sua formação aprende e ensina a lidar com o ser humano na adversidade, com diferentes níveis de necessidades e capacidades de compreensão. O residente de pediatria deve ter uma postura mais ativa na busca do conhecimento e avaliação crítica das informações.

Em nosso país, a Comissão Nacional de Residência Médica, em resolução de número 05/2002, determinou como curso obrigatório dentro dos requisitos mínimos do Programa de Residência Médica em Pediatria o Treinamento em Aleitamento Materno, assim como atenção perinatal (binômio mãe-feto) e crescimento e desenvolvimento[9].

A prática do aleitamento materno é recomendada para todas as crianças de forma exclusiva até o sexto mês de vida, quando se recomenda a introdução de alimentos complementares e deve ser continuado por dois anos ou mais se mãe e a criança assim o desejarem.

Os inúmeros benefícios maternos e infantis dessa recomendação são bem conhecidos e divulgados. Apesar disso, são necessárias estratégias contínuas para aumentar as taxas de início e manutenção do aleitamento materno.

Fatores que influenciam a mãe na escolha pelo aleitamento materno e sua manutenção têm sido identificados[1]. A partir disso, foi verificada a necessidade de programas de saúde que promovam o aleitamento materno, como o programa Hospital Amigo da Criança, que orientou mudanças na condução do atendimento de crianças hospitalizadas, incentivando o aleitamento materno desde o nascimento ainda na sala de parto e a conduta correta na sua orientação em variadas situações[2,14].

Para possibilitar que essas orientações ocorram de forma homogênea e destituídas de erros técnicos, os profissionais da saúde, com especial atenção aos pediatras, devem receber uma formação adequada com relação aos benefícios do aleitamento materno e riscos do aleitamento artificial, fisiologia da lactação, conhecimento dos aspectos nutricionais, imunológicos e psicológicos, suas influências sociais e como lidar e superar as dificuldades que possam surgir, como, por exemplo, reverter um aleitamento artificial em uma relactação bem-sucedida, auxiliar mães desejosas de amamentar crianças com problemas especiais, orientar a manutenção da amamentação mesmo após retorno materno ao trabalho. Entender como funcionam e como podem apoiar a manutenção do aleitamento materno o Banco de Leite e o Posto de coleta e qual sua segurança para ser ofertado ao lactente na ausência materna. Devem conhecer também as leis trabalhistas que protegem a amamentação e as normas de comercialização dos substitutos do leite humano e ser vigilante ao seu cumprimento. Conhecer as drogas excretadas no leite materno e como manejar essas situações sem desestimular a amamentação. Saber lidar com situações adversas como a depressão puerperal e o fraco vínculo mãe-filho.

O pediatra é o profissional que estabelecerá uma relação de confiança com a mãe e sua orientação é bem acolhida pelos pais e familiares. Ele, junto com sua equipe multiprofissional e de apoio, deverá desenvolver estratégias de incentivo e promoção à amamentação entre seus pacientes de forma que as recomendações sejam seguidas e a amamentação atinja índices satisfatórios no acompanhamento de puericultura dos lactentes.

Portanto, é na formação desse médico especialista que o tema Aleitamento Materno deve merecer atenção especial, envolvendo o treinamento teórico e prático de forma a poderem exercer com segurança seu papel de apoio e incentivo à amamentação, sabendo reverter situações adversas e as dificuldades vividas pela dupla mãe-filho.

É necessário que tenha experiência suficiente na técnica e no manejo da lactação para poder dar à mãe e a família orientações esclarecedoras, que garantirão o sucesso da lactação, trazendo todos os inúmeros benefícios conhecidos à saúde da criança, da mãe e que se refletirão em benefícios a família, comunidade e sociedade.

Sabemos também que as mães que foram bem-sucedidas na lactação normalmente se tornam multiplicadoras e *doulas* para as mães inexperientes.

Estudos publicados demonstram que o médico pediatra e o residente de pediatria apresentam deficiências na sua formação em aleitamento materno e recomendam que treinamentos e ações educativas possam suprir essa necessidade.

Estudo clássico realizado por Freed et al. demonstrou que os residentes de pediatria reconhecem a importância do seu papel na promoção e manutenção do aleitamento materno, mas apresentaram falhas de conhecimento e dificuldades na orientação das mães com problemas na amamentação. Os residentes citaram treinamento inadequado, especialmente no preparo para o encontro com mães em aleitamento, maior carga de instrução passiva, como leitura, comparativamente à parte prática, que consideram de grande importância para a orientação segura e adequada às mães no atendimento[4].

Em outro levantamento, com residentes de pediatria e pediatras em exercício por até cinco anos na América do Norte, questionados sobre seu próprio treinamento, 70% avaliaram ser necessário maior carga horária de atividade prática no atendimento direto e no aconselhamento das mães em aleitamento materno, para que pudessem adquirir habilidade na resolução das dificuldades. Isto indica a necessidade de melhora do treinamento oferecido durante a residência e que programas de educação continuada devem ser incentivados, para auxiliar os pediatras no encontro das necessidades dos seus pacientes em aleitamento materno[3].

Embora saibamos que o pediatra apresente um envolvimento efetivo na promoção do aleitamento materno, os estudos sugerem que eles se encontram pouco preparados para oferecer suporte necessário.

Uma pesquisa sobre os benefícios do aleitamento materno e o conhecimento dos médicos pediatras, membros da Academia Americana de Pediatria, foi encaminhada a 1.602 profissionais. Schanler, O'Connor e Lawrence descreveram que 71% responderam, destes apenas 65% recomendaram o aleitamento materno exclusivo no primeiro mês de vida. O aleitamento materno por um ano foi recomendado por somente 37% deles. A maioria dos entrevistados tomaram uma posição neutra, ou concordaram que são métodos igualmente aceitáveis para a alimentação dos lactentes a adoção do aleitamento materno ou alimentação por fórmula.

A maioria dos pediatras, 72%, não estava familiarizada com a Iniciativa Hospital Amigo da Criança. E demonstrou interesse em ação educativa sobre como conduzir a amamentação. O estudo demonstra que a promoção eficiente do aleitamento materno exige a adequação do treinamento durante o programa de residência a respeito do tema[11].

Estudo mais recente publicado por Krogstrand e Parr, com 262 médicos, demonstrou que 51% deles informaram nenhuma ou limitada formação em aleitamento materno[10]. Com relação à promoção da amamentação, 82% consideram que o médico tem papel fundamental na decisão da forma de alimentar o lactente, e muitos discutem com os benefícios da amamentação com suas pacientes, mas somente 54% deles recomendariam o aleitamento materno para a paciente que decidiu pela alimentação com fórmula artificial. Solução de problemas na prática da amamentação foi citado como o principal tema de necessidade e interesse em maior educação.

A promoção eficiente do aleitamento materno exige a adequação do treinamento durante o programa de residência a respeito do tema.

A avaliação da atuação dos residentes de pediatria na promoção do aleitamento materno tem sido demonstrada em estudos que observam as modificações e a evolução dessa atuação, após terem recebido treinamento específico.

Em estudo realizado na Espanha em 2002, foi avaliado por meio de questionário o conhecimento dos residentes de pediatria, mostrando ser esse insuficiente, reconhecendo a importância da organização de cursos que se repitam regularmente[12].

Estudo mais recente, também na América do Norte, avaliou os efeitos da intervenção educacional sobre aleitamento materno para residentes de pediatria, demonstrando melhora no nível de conhecimento sobre o assunto, melhorando a confiança e a habilidade em desenvolver os encontros clínicos com as mães em aleitamento materno. Houve melhora na conduta diante dos problemas da lactação encontrados e maior confiança nos sinais de adequação do aleitamento materno[8].

A respeito da confiança e segurança na adequação da alimentação só com o leite materno, é importante que o pediatra tenha conhecimento da diferença na composição do leite e como ele é digerido e absorvido pelo organismo infantil, que terá um comportamento peculiar que difere daqueles alimentados com fórmula láctea e se refletirá no ritmo e intervalo das mamadas, assim como no crescimento das crianças em aleitamento materno quando comparadas as que são alimentadas com fórmulas infantis, a fim de que não ocorra uma avaliação inadequada de falha de crescimento e introdução de complementos.

O leite materno é completo, e o pediatra deve ter sempre em mente que, se uma criança não estiver tendo o crescimento e desenvolvimento adequados, precisamos rever a técnica e possíveis causas patológicas associadas, pois o leite materno sempre é adequado às necessidades do lactente e capaz de se ajustar a elas em cada mamada[5].

A flexibilidade na composição do leite humano, ajustando-se em cada mamada às necessidades da criança, é preciso que seja do conhecimento dos residentes. Sendo assim, é fundamental que os residentes tenham, além do treinamento teórico, a possibilidade de acompanhar ambulatorialmente o desenvolvimento dos pacientes em aleitamento materno por eles orientados[6,7].

O treinamento adequado em aleitamento materno aos residentes de pediatria oferece para a comunidade profissionais mais seguros no aconselhamento em aleitamento materno e no apoio às mães, contribuindo, dessa forma, para o aumento dos índices de adoção e manutenção da amamentação, os quais se refletirão na queda da morbimortalidade infantil.

Teremos uma comunidade mais saudável, que estará usufruindo de todo o conhecimento científico atual sobre a amamentação e suas vantagens, não só orgânicas, mas também emocionais e adaptativas à vida.

REFERÊNCIAS BIBLIOGRÁFICAS

1. Ahluwalia IB, Morrow B, Hsia J. Why Do Women Stop Breastfeeding? Findings From the Pregnancy Risk Assessment and Monitoring System. December 2005;105(12):1943-7. Pediatrics 2005;116:1408-12.
2. American Academy of Pediatrics. Policy statement. Breastfeeding and the use of human milk. Pediatrics 2005;115:496-506.
3. Freed GL, Clark SJ, Sorenson J, Lohr JA, Cefalo R, Curtis P. National assessment of physicians' breastfeeding knowledge, attitudes, training and experience. JAMA 1995;273:472-6.
4. Freed GL, Clark SJ, Lohr JA, Sorenson JR. Pediatrician involvement in breastfeeding promotion: a national study of residents and practitioners. Pediatrics 1995;96:490-4.
5. Gouvêa LC. Zinco, ferro e cobre no colostro de mães adolescentes eutróficas e desnutridas de dois níveis sociais. São Paulo, 1998. [Tese de Doutorado. Universidade Federal de São Paulo.]
6. Guise JM, Freed G. Resident Physicians' Knowledge of Breastfeeding and Infant Growth. Birth 2000;27(1):49-53.
7. Hernandez Aguilar MT, Aguayo Maldonado J. Breastfeeding. How to promote and support breastfeeding in pediatric practice. Recommendations of the Breastfeeding Committee of the Spanish Association of Pediatrics. An Pediatr (Barc) 2005;63(4):340-56. Review.
8. Hillenbrand KM, Larsen PG. Effect of an Education Intervention about Breastfeeding on the Knowledge, Confidence and Behaviors of Pediatrics Resident Physicians. Pediatrics 2002;110:1-7.
9. http://portal.mec.gov.br/sesu/index.php?option=content&task=view&id=418&Itemid=297. Resolução 02/2005 (Art.23, 24) Acesso em 07 junho de 2006.
10. Krogstrand KS, Parr K. Physicians ask for more problem-solving information to promote and support breastfeeding. J Am Diet Assoc 2005;105(12):1943-7.
11. Schanler RJ, O'Connor KG, Lawrence RA. Pediatricians' practices and attitudes regarding breastfeeding promotion. Pediatrics 1999;103(3):E35.
12. Temboury Molina MC. Residentes de pediatría y manejo de la lactancia. An Pediatr 2003;58(3):263-7.
13. Veiga EQO. O Ensino da Pediatria nas Escolas de Graduação em Medicina do Estado do Rio de Janeiro. São Paulo, 2005. xvi, 187f. T Programade Pós-graduação em Ensino em Ciências da Saúde. Tese (Mestrado) – Universidade Federal de São Paulo. Escola Paulista de Medicina.
14. World Health Organization. Global Strategy on Infant and Young Child Feeding. 55th World Health Assembly. Geneva, Switzerland: World Health Organization; 2002.

13.3

Tema Aleitamento Materno no Curso de Pós-Graduação

Joel Alves Lamounier
Ana Cristina Freitas de Vilhena Abrão

INTRODUÇÃO

O alimento ideal para crianças nos primeiros meses de vida é, sem dúvida, o leite materno, e, com base em evidências científicas, a Organização Mundial da Saúde (OMS) e UNICEF recomendam a prática de aleitamento materno exclusivo por seis meses e sua manutenção acrescido de alimentos complementares até os dois anos ou mais. Portanto, a inclusão de temas referentes à amamentação deveria ser parte do programa de pós-graduação, em virtude de inúmeras publicações nacionais e internacionais nessa área.

Assim, neste capítulo procurou-se conhecer melhor sobre o ensino do aleitamento materno nos cursos de pós-graduação *lato sensu* (especialização) e *stricto sensu* (mestrado e doutorado) tanto em termos de disciplinas como de linhas de pesquisa em nosso país. Como critério, utilizaram-se as informações disponibilizadas pela Coordenação de Aperfeiçoamento de Pessoal de Nível Superior (CAPES) e as informações disponibilizadas nas páginas das universidades consultadas.

PÓS-GRADUAÇÃO NO BRASIL

A CAPES tem papel fundamental na expansão e consolidação da pós-graduação em relação aos cursos de mestrado e doutorado, no Brasil. Atualmente, várias instituições de ensino superior levam à chancela da CAPES no que se refere a ensino, pesquisa, formação de mestres e doutores, tanto no Brasil quanto no exterior, tanto para a academia, quanto para a administração pública e o setor privado. Tem como linhas de ação a avaliação da pós-graduação *stricto sensu*, o acesso e divulgação da produção científica, investimentos na formação de recursos de alto nível no País e exterior e promoção da cooperação científica internacional.

No período de dezembro de 1996 a abril de 2004, foram criados 872 novos cursos de mestrado e 492 de doutorado. O número de alunos matriculados no mestrado aumentou em 30 mil e no doutorado 19 mil. O maior impacto ocorreu na titulação que, em relação ao número de mestres e doutores, quase triplicou. A pós-graduação está dividida em nove grandes áreas, totalizando 2.972 cursos, divididos em mestrados acadêmicos, mestrados profissionais e doutorados. A distribuição dos cursos por regiões do país mostra que 58,7% estão locados na Região Sudeste, seguidos da Região Sul (18,9%), Nordeste (13,7%), Centro-Oeste (5,6%) e Norte (3,1%). Na grande área ciências da saúde encontram-se o maior número de cursos, totalizando 590, distribuídos em nove áreas.

MÉTODO

No que se refere ao ensino nos cursos de pós-graduação do Brasil, *stricto sensu*, buscou-se identificar, dentre alguns programas reconhecidos pela CAPES, aqueles que desenvolvem estudos relacionados ao aleitamento materno ou ao leite humano, seja como linha de pesquisa, seja como eixo temático de uma linha mais abrangente ou disciplina curricular. Da mesma forma, também para os cursos *lato sensu*, procurou-se identificar a existência de cursos de especialização.

Foram selecionados previamente 115 programas com possíveis linhas ou disciplinas específicas em aleitamento materno ou leite humano, distribuídos nas várias áreas: 73 em Ciências da Saúde, 23 em Engenharia, 15 em Ciências Agrárias e 4 em Ciências Biológicas.

Informações: os dados foram coletados a partir da consulta eletrônica ao portal da CAPES, selecionando os programas e as instituições e universidades às quais estavam vinculados. A partir daí, foram feitas consultas em base eletrônica das universidades e programas e também consultas telefônicas ou envio de *e-mails* para coordenadores e secretários dos programas, na busca de informação não disponível na internet.

Foram consultados 89 programas de pós-graduação, vinculados a 41 universidades distribuídas nas cinco macrorregiões do País, assim distribuídos:

- Grande Área Ciências da Saúde – 81 programas, sendo 33 da área de Medicina, 21 da área de Enfermagem, 6 de Nutrição, 2 de Fonoaudiologia, 8 de Saúde Coletiva e 11 da área de Farmácia.
- Grande Área Engenharia – 2 programas da área de Engenharia Química e Biomédica.
- Grande Área Ciências Agrárias – 5 programas da área de Ciência e Tecnologia de Alimentos.
- Grande Área Ciências Biológicas – 1 da área de Imunologia.

A relação dos cursos com linhas de pesquisa e disciplinas envolvendo o tema de aleitamento materno e leite humano está apresentada no quadro 13.1.

Dos 89 Programas de Pós-Graduação *Stricto Sensu* que fizeram parte da amostra, 11 (12,3%) possuem linha de pesquisa ou eixo temático ou disciplina em aleitamento materno, sendo sete com linha de pesquisa na área, dois com eixo temático, sete com disciplina específica. Destes programas, 10 estão situados na Região Sudeste e um na Região Sul. Com relação às grandes áreas, todos os programas se encontram na Grande Área de Ciências da Saúde, assim distribuídos: seis em Medicina, três em Enfermagem, um em Nutrição, um em Saúde Coletiva. Pro-

Quadro 13.1 – Programas de pós-graduação com temas de aleitamento materno.

Universidade	Programa	*Stricto sensu* Linha de pesquisa	*Stricto sensu* Disciplina	*Lato sensu* Curso
Universidade de São Paulo – USP	Medicina	NE	1 Disciplina interunidades	NE
	Enfermagem	–	1 Temática / 1 Disciplina	NE
Universidade de São Paulo – Ribeirão Preto	Medicina	Nutrição e aleitamento materno / Aleitamento materno: aspectos epidemiológicos, clínico e laboratoriais	–	NE
	Enfermagem		Aleitamento materno no contexto sociocultural	NE
Universidade Federal de São Paulo – UNIFESP	Enfermagem	NE	Aleitamento materno- aspectos biológicos e psicossocioculturais	Curso de Aperfeiçoamento em aleitamento materno
	Nutrição	1 Linha	–	NE
Instituto de Pesquisa da Secretaria de Estado da Saúde – CIP	Medicina	Aleitamento materno e saúde perinatal	NE	NE
Universidade de Campinas – UNICAMP	Medicina	NE	Epidemiologia do desmame e aleitamento materno	NE
Fiocruz	Saúde da Mulher e da Criança	Aleitamento materno e banco de leite humano, políticas públicas, gestão de serviços e desenvolvimento de tecnologia	–	NE
Universidade Federal de Minas Gerais – UFMG	Medicina	1 Linha	1 Disciplina	NE
Universidade Federal do Rio Grande do Sul – UFRGS	Medicina	Nutrição e aleitamento materno		NE

NE = não encontrado.

gramas que não possuem linha de Pesquisa em Aleitamento Materno referiram que o conteúdo está inserido em linhas de maior abrangência como Saúde da Mulher, Saúde da Criança, Pediatria, Neonatologia, entre outros. No que se refere aos cursos *lato sensu*, foi identificado apenas um Curso de Aperfeiçoamento na Região Sudeste. Os programas que não oferecem cursos *lato sensu* referiram que o conteúdo de aleitamento materno é ministrado em cursos de especialização em Obstetrícia, Neonatologia, Saúde da Família, entre outros.

Assim, pode-se observar que o tema aleitamento materno, tanto em termo de disciplinas como em linha de pesquisa, tem sido inserido na pós-graduação *stricto sensu* em nosso meio. Porém, ainda muito restrito e concentrado em cursos da Região Sudeste. Com o avanço do conhecimento científico e pela natureza interdisciplinar do aleitamento materno, com tendência para se tornar mais transdisciplinar, no futuro deverá ocorrer maior inserção na pós-graduação, envolvendo não somente os programas da área da saúde, como também das demais áreas do conhecimento.

REFERÊNCIAS BIBLIOGRÁFICAS

1. Coordenação de Aperfeiçoamento de Pessoal de Nível Superior (CAPES). Histórico. [On line]. Disponível:http://www.capes.gov.br
2. Coordenação de Aperfeiçoamento de Pessoal de Nível Superior (CAPES). Avaliação – Programas reconhecidos. [On line]. Disponível:http://www.capes.gov.br
3. World Health Organization. Infant and young child nutrition: global strategy on infant and young child feeding. Geneva, 2002. (Fifty-fifth World Health Assembly, A55/15).

CAPÍTULO 14
PESQUISA EM ALEITAMENTO MATERNO

ANÁLISIS CRÍTICO DE LA INVESTIGACIÓN EN EL CAMPO DE LA LACTANCIA MATERNA Y LA SALUD MATERNO INFANTIL
• **Rafael Pérez-Escamilla**

ASPECTOS METODOLÓGICOS DE PESQUISA EM ALEITAMENTO MATERNO
• **Claudio Leone**

METODOLOGIA QUANTITATIVA

PESQUISA DO ALEITAMENTO MATERNO EM SAÚDE PÚBLICA
• **Sonia Buongermino de Souza**

A ESTATÍSTICA E O ALEITAMENTO MATERNO
• **José Maria Pacheco de Souza**

METODOLOGIA QUALITATIVA

UMA ABORDAGEM TEÓRICA PARA A PESQUISA EM ALEITAMENTO MATERNO: INTERACIONISMO SIMBÓLICO
• **Isilia Aparecida Silva**

REPRESENTAÇÕES SOCIAIS DA AMAMENTAÇÃO
• **Ana Márcia Spanó Nakano**

FENOMENOLOGIA
• **Evanguelia Kotzias Atherino dos Santos**

14.1

Análisis Crítico de la Investigación en el Campo de la Lactancia Materna y la Salud Materno Infantil

Rafael Pérez-Escamilla

Dedico este capítulo con respeto y admiración a la Dra. Keiko Miyasaki Teruya por todo lo que ha hecho por la salud de los niños de Brasil y del mundo a través de la promoción de la lactancia materna

INTRODUCCIÓN

La lactancia materna protege a los niños de infecciones gastrointestinales y respiratorias tanto en países desarrollados como en países en vías de desarrollo[15,22,23]. Esta evidencia epidemiológica es contundente y está sustentada por la alta plausibilidad biológica de estos hallazgos ya que la leche materna ofrece ventajas nutricionales e inmunológicas inigualables[19,22] y el proceso de la lactancia materna previene o disminuye el contacto de los niños con agentes patógenos en el agua o superficies contaminadas. Durante las últimas dos décadas, investigadores han encontrado que la lactancia materna no solo protege a los niños contra enfermedades infecciosas pero también promueve su salud a través de un mejor desarrollo de su sistema nervioso central y cognoscitivo[5,13,31] y de la prevención de la obesidad[17,31]. También contamos con importante evidencia epidemiológica sugiriendo que la lactancia materna no solo protege a las madres contra la hemorragia post-parto y embarazos no planeados[24], pero también las protege contra el cáncer de pecho[11]. Por otra parte, desgraciadamente también se ha documentado que el virus del VIH puede ser transmitido de las madres a sus hijos a través del amamantamiento[12] ilustrando la gran necesidad de utilizar enfoques de riesgo y beneficio para emitir recomendaciones sobre políticas de amamantamiento entre mujeres infectadas con el VIH viviendo en distintos contextos socioeconómicos y culturales[7,34]. El primer objetivo de este capítulo es resumir evidencia científica reciente relacionada al impacto de la lactancia materna sobre la salud y el desarrollo de los niños y la salud de sus madres. El segundo objetivo es evaluar la calidad científica de estas evidencias. El tercer objetivo es el identificar preguntas claves y proponer agendas de investigación y enfoques metodológicos que nos permitan comprender aún mejor el impacto del amamantamiento sobre el desarrollo humano.

LACTANCIA MATERNA Y DESARROLLO DEL SISTEMA NERVIOSO CENTRAL

El amamantamiento puede influir sobre el desarrollo del sistema nervioso central a través de diversos mecanismos. Primero, la leche materna contiene substancias biológicamente activas tales como los ácidos grados poliinsaturados de cadena larga (PUFA's) que son cruciales para el desarrollo del cerebro[13]. De hecho, dos derivados de los PUFA's, el ácido araquidónico (AA) y el ácido docosahexaenoico (DHA) juegan un papel crucial en el crecimiento, desarrollo y mantenimiento de las neuronas y la estructura del cerebro en general. Por lo tanto desde el punto de vista biológico no es sorprendente que la leche humana se ha asociado consistentemente con un desarrollo más óptimo de la visión en los infantes lo cual indica un mejor desarrollo del sistema nervioso central[6].

Desarrollo cognoscitivo

Anderson et al.[5] publicaron recientemente un meta-análisis (n = 11 estudios observacionales) para examinar el impacto de la lactancia materna sobre el desarrollo cognoscitivo de los niños después de ajustar los resultados por factores socio-económicos incluyendo el nivel de educación de las madres. El beneficio crudo en funcionamiento cognoscitivo atribuido a la lactancia materna fue de 5.32 puntos de coeficiente intelectual (IQ) con un intervalo de confianza (IC) del 95% de 4.51-6.14 puntos. Después de ajustar la asociación por factores socio-económicos, la ventaja en IQ de los bebés amantados, comparados con aquellos alimentados con fórmula, disminuyó a 3.16 puntos pero continuó siendo estadísticamente significativa (IC 95%: 2.35-3.98). La edad en que los individuos fueron sometidos al examen de IQ varió entre 6 meses y 15 años en los distintos estudios. Estas diferencias en funcionamiento cognoscitivo fueron estables en distintas edades. Un hallazgo interesante de este meta-análisis es que los bebés que nacieron prematuramente se beneficiaron más de la leche materna en su desarrollo cognoscitivo [5.18 puntos de diferencia (IC 95%: 3.59-6.67)] que aquellos que nacieron a término [2.66 puntos de diferencia (IC 95%: 2.15-3.17)]. Estos hallazgos son muy consistentes con los resultados de Lucas et al.[25] quienes asignaron aleatoriamente a bebés prematuros a recibir leche humana o fórmulas manufacturadas. Los hallazgos también concuerdan con el estudio multi-país de O'Connor et al.[30] quienes encontraron que el desarrollo visual y motor de bebés prematuros se beneficio significativamente de la fortificación de fórmulas con PUFA's (AA y DHA). En este estudio experimental, el grupo control estuvo constituido por bebés prematuros que fueron alimentados con la misma fórmula pero sin fortificación con PUFA's. Estos resultados en bebés prematuros pueden ser explicados por el hecho de que es hasta el último trimestre del embarazo cuando el feto aumenta significativamente sus niveles de AA y DHA[5,30].

Desarrollo motor

A pesar de que varios estudios han encontrado una relación positiva entre el amamantamiento y el desarrollo intelectual de los niños, pocos estudios han examinado la relación entre la lactancia materna y el desarrollo motor infantil. Esto quizás se explica por el hecho de que en poblaciones bien nutridas, el desarrollo motor durante la infancia no se ha identificado como un indicador útil para predecir su futuro desarrollo intelectual. Sin embargo, en poblaciones que viven en condiciones de pobreza y mala nutrición, es posible que el desarrollo motor en la infancia sea un buen predictor del futuro desarrollo del individuo[14]. Un estudio llevado a cabo en Dinamarca[38] encontró una asociación inversa entre la duración del amamantamiento y la edad en que los bebés comenzaron a gatear y la edad en que desarrollaron la coordinación fina motora para recoger objetos pequeños con sus manos. Estos resultados se mantuvieron después de ajustar los resultados por posibles factores de confusión. Dos estudios aleatorios llevados a cabo en Honduras con mujeres primíparas, un estudio fue hecho con bebés que nacieron con bajo peso y el otro estudio con recién nacidos con un peso adecuado, encontraron que los niños que fueron amantados exclusivamente por 6 meses comenzaron a gatear antes que los niños que fueron asignados aleatoriamente al grupo que amamantó por solo 4 meses[14]. El estudio hecho con los bebés que nacieron con un peso adecuado también mostró que la probabilidad de ya haber caminado al primer año de edad fue mayor entre los niños que fueron amamantados exclusivamente por seis meses que entre aquellos que le fueron por solo 4 meses (60% vs. 39% caminaron al primer año de edad o antes, respectivamente)[14].

Lactancia materna y desarrollo psico-emocional infantil

Como se discutió en la sección anterior, existe fuerte evidencia epidemiológica y biológica de que la lactancia materna influye sobre el desarrollo intelectual de los niños. Sin embargo todavía hay muchas preguntas acerca de la influencia del amamantamiento sobre el desarrollo psico-emocional de los niños. Por una parte, la gran mayoría de los estudios que reportan que la lactancia materna tiene que iniciarse muy poco tiempo después del parto para unir sentimentalmente a las madres con sus hijos tienen fuertes problemas metodológicos[4]. Por otra parte es claro que la interacción de los niños con sus madres, al menos durante los episodios de alimentación, es diferente cuando éstos son amantados que cuando estos son alimentados con fórmula. No sabemos con certeza que repercusiones esto pueda tener para el desarrollo psico-emocional de los humanos. Sin embargo, esta es un área de investigación donde vale la pena hacer estudios cualitativos y cuantitativos bien diseñados. Debido a las consecuencias psico-emocionales que la obesidad representa para los niños, es posible que el amamantamiento influya en forma indirecta en esta dimensión tan importante del desarrollo humano. La siguiente sección resume la evidencia en el área de lactancia materna y obesidad infantil.

LACTANCIA MATERNA Y OBESIDAD INFANTIL

Recientemente, Dewey[17] revisó la literatura en el área de lactancia materna y obesidad infantil y concluyó que es muy posible que el amamantamiento reduzca de manera moderada el riesgo de obesidad en los niños. Dewey revisó 11 estudios observacionales con un tamaño de muestra adecuado para examinar la hipótesis de interés y con datos más allá de los tres años de edad. Solo uno de los estudios utilizó un diseño prospectivo (longitudinal). Todos los estudios fueron llevados a cabo en países industrializados en Norte América, Europa, Australia, y Nueva Zelanda. De los 11 estudios incluídos, 8 encontraron una relación inversa entre el amamantamiento y el riesgo de obesidad infantil después de ajustar los análisis por factores de confusión. Los 3 estudios que no encontraron esta asociación no documentaron el grado de exclusividad del amamantamiento. Al menos dos estudios adicionales[20,39] se han publicado desde que se publicó esta revisión y sus resultados no son consistentes, lo cual también puede ser atribuido en parte a la falta de datos claros sobre el amamantamiento exclusivo. Estos dos estudios indican fuertemente la necesidad de hacer más investigación en este tema tanto en países en vías de desarrollo[39] como entre distintos grupos étnicos en naciones industrializadas[20].

Definitivamente se necesitan más estudios con diseños longitudinales en esta área para poder comprender mejor como distintos patrones de alimentación infantil afectan el riesgo de la obesidad infantil. Sin embargo la evidencia disponible, que proviene mayormente de estudios con diseños retrospectivos, es muy consistente y sugiere fuertemente que es muy posible que el amamantamiento proteja a los niños contra la obesidad. De hecho, la plausibilidad biológica de esta relación es muy fuerte. Primero, los individuos que fueron amantados tienen un perfil de la hormona leptina que es más favorable para regular mejor el apetito y el depósito de grasa en el organismo. También se ha propuesto que la razón por la que la leche que sale al final del episodio de amamantamiento es más alta en grasa que al que sale al principio es para indicar al bebé de que es tiempo de terminar el episodio. Obviamente, debido a que la densidad calórica de la fórmula no cambia durante el episodio de alimentación, los bebé alimentados con fórmula no reciben la misma señal fisiológica para regular su apetito. Como consecuencia, en los bebés alimentados con fórmula la madre y no el niño tiene el control de su consumo calórico. Consistente con esta hipótesis, Pérez-Escamilla et al.[33] demostraron en Honduras que los bebés ajustan su volumen de ingesta de leche materna en proporción inversa a la densidad energética de la leche de sus madres. Segundo, los bebés amantados ganan menos peso durante su primer año de vida. Tercero, los bebés alimentados con fórmula tienen niveles mayores de insulina circulando en su sangre lo cual estimula el depósito de grasa en su cuerpo. Cuarto, es posible que la leche materna influye sobre el desarrollo de un perfil de receptores de gusto en la lengua que promueven una predilección para consumir una dieta sin exceso de calorías. Aún estamos muy lejos de tener las evidencias necesarias para explicar claramente los mecanismos biológicos que expliquen la relación entre el amamantamiento y la prevención de la obesidad. Obviamente, se requiere de la disponibilidad de suficientes fondos de investigación sobre este tema para hacer estudios colaborativos e interdisciplinarios que incluyan investigadores de disciplinas biológicas, médicas, de la salud pública, y de las ciencias sociales y del comportamiento.

LACTANCIA MATERNA Y CÁNCER DE PECHO

El amamantamiento tienen una gran influencia sobre los niveles de hormonas estrógenas y no estrógenas en el organismo de las mujeres. Es por esto que existe una alta plausibilidad biológica de que la historia de lactancia materna de las mujeres con sus hijos se asocie con el riesgo de cáncer de pecho. Un meta-análisis publicado recientemente examinó la posibilidad de una relación entre la historia de lactancia materna de las mujeres con sus hijos y el riesgo materno de cáncer de pecho[11]. Este análisis incluyó datos de 47 estudios ejecutados en 30 países y comparó a 50,302 mujeres con cáncer de pecho con 96,973 mujeres sin cáncer de pecho. Los resultados globales de estos análisis mostraron una reducción de un 4.3% en el riesgo de tener cáncer de pecho por cada 12 meses de historial de amamantamiento (CI 95%: 2.9-5.8). Los resultados se mantuvieron después de ajustarlos por 15 posibles factores de confusión incluyendo: paridad, edad de la mujer cuando tuvo a su primer hijo, nivel de desarrollo del país (desarrollado vs. en vías de desarrollo), edad de la menarquia, índice de masa corporal, uso de anticonceptivos hormonales, estado de la menopausia, y uso de alcohol y tabaco. Debido a que 42 de los 47 estudios utilizaron un diseño de casos y controles, una pregunta clave para la interpretación de los resultados es si estos se pueden explicar simplemente por un sesgo en la memoria inducido por conocer el diagnóstico de cáncer de pecho y la expectativa de que el riesgo de éste es menor entre mujeres que amamantan más tiempo. Es decir, en estudios de casos y controles es posible que las mujeres con cáncer de pecho subreporten y las madres control (i.e., sin cáncer de pecho) exageran subconcientemente su reporte del tiempo que amamantaron a cada hijo. Es por esto que el análisis por separado de 5 estudios prospectivos (longitudinales) ha sido crucial para confirmar la evidencia empírica proveniente de los estudios retrospectivos de casos y controles. Los resultados conjuntos de los estudios longitudinales indicaron una magnitud de disminución de riesgo de cáncer de pecho atribuible al amamantamiento casi igual que aquella encontrada con los estudios de casos y controles (4.1% vs. 4.6%, respectivamente). Este ejemplo ilustra la gran necesidad de tener evidencias tanto de estudios retrospectivos como de estudios prospectivos en el área de investigación de lactancia materna y salud materno–infantil.

PROMOCIÓN DE LA LACTANCIA MATERNA EXCLUSIVA

La lactancia materna exclusiva, es decir, la alimentación con leche materna sin añadir ningún otro alimento sólido o líquido, es el método ideal de alimentación durante los primeros meses de vida, ya que ofrece, entre sus muchas ventajas, una nutrición óptima y una alta protección contra enfermedades respiratorias y gastro-intestinales en los niños, y un menor riesgo de hemorragias post-parto y de un embarazo no planeado en las madres[16,24]. Sin embargo, hasta hace muy poco no se había llegado a un consenso sobre la duración óptima de la lactancia materna exclusiva.

La 54ª asamblea de la Organización Mundial de la Salud (OMS), celebrada en Ginebra del 14 al 22 de mayo de 2001, emitió una resolución recomendando que los niños sean amamantados de forma exclusiva durante los primeros 6 meses de vida. Esta recomendación, resultado de un proceso de consenso, se basa en la conclusión de que ya son suficientes las pruebas científicas en el área de la salud pública para cambiar la recomendación anterior de amamantar de forma exclusiva de 4 a 6 meses después del nacimiento[40]. América Latina contribuyó de manera importante a llegar a este consenso, por influencia de un estudio experimental llevado a cabo en Honduras[10]. Este estudio demostró, por una parte, que los niños amamantados exclusivamente por 6 meses crecen tanto como los que son amamantados de forma exclusiva hasta el cuarto mes de vida, y posteriormente alimentados con leche materna más alimentos semisólidos sanos y nutritivos[10]. Es decir, la introducción de alimentos distintos de la leche materna a los 4 meses de edad no representó ninguna ventaja en términos de crecimiento, a pesar de la alta calidad nutritiva y sanitaria de los alimentos suplementarios utilizados en este estudio. Por lo tanto, es posible que en condiciones reales, en que estos últimos podrían ser menos nutritivos e higiénicos que los administrados en el estudio, la introducción de alimentos adicionales a los 4 meses de edad pueda afectar adversamente al crecimiento al aumentar el riesgo de morbilidad del niño. Por otra parte, en este mismo estudio se encontraron, tras el amamantamiento exclusivo durante 6 meses en lugar de 4 meses, un mejor desarrollo motor infantil[14] y una duración más prolongada del período anovulatorio de la madre después del parto[16].

Las tasas de amamantamiento exclusivo son muy bajas en América Latina y el Caribe, como en casi todo el mundo[24]. Esta situación ha despertado dudas sobre la ventaja de recomendar un régimen de alimentación infantil que se practica con muy poca frecuencia. Sin embargo, hallazgos recientes de estudios experimentales[1-3,8,9,21,28] y uno cuasi experimental[26] demuestran que la consejería sobre lactancia materna en los hospitales y en las comunidades es una manera de promover la salud materno-infantil de gran efectividad en función de los costos[23], ya que aumenta muy notablemente las tasas de lactancia materna exclusiva y en consecuencia mejora la salud materno-infantil. Según un estudio experimental hecho en una zona periurbana marginal de México, D.F.[28], la frecuencia de la lactancia materna exclusiva 3 meses después del parto fue cinco veces mayor en el grupo de madres que tuvieron seis contactos, y cuatro veces mayor en el grupo que solo tuvo tres contactos prenatales y posnatales en relación con el grupo testigo, que no tuvo contacto alguno con las consejeras capacitadas para el estudio (67%, 50% y 12%, respectivamente [$P < 0,001$]). Los resultados de esta investigación coincidieron con los de un estudio cuasiexperimental llevado a cabo en Santos, Brasil, donde las madres que dieron a luz en un hospital donde había consejería sobre lactancia materna dieron amamantamiento exclusivo por 53 días más que las que dieron a luz en el hospital testigo, donde la consejería era escasa[26]. En un segundo estudio experimental en la Ciudad de Dhaka, Bangladesh[21], se encontró una prevalencia de lactancia materna exclusiva a los 5 meses de edad de 70% entre las madres que tuvieron 15 contactos pre, peri y posnatales con consejeras, a diferencia de 6% entre las mujeres asignadas aleatoriamente al grupo testigo, que no recibió ningún asesoramiento ($P < 0,001$). Estos hallazgos son totalmente consistentes con los resultados de estudios experimentales llevados a cabo en Africa[2] y los EUA[3]. Por lo tanto, la consejería sobre lactancia materna fomenta dramáticamnete la lactancia materna exclusiva y no exclusiva[8,9] en diversos y muy contrastantes contextos sociales, económicos y culturales.

Para poder diseñar programas efectivos de consejería sobre lactancia materna, es muy importante comprender las causas reales que llevan a muchas madres a no amamantar a sus hijos de la manera recomendada por la OMS: 6 meses de forma exclusiva, seguidos de la adición paulatina de alimentos nutritivos preparados higiénicamente, sin suspender la alimentación al pecho hasta que el niño cumpla 2 años de edad. McLennan recientemente demostró en la República Dominicana[27] que las mujeres dan razones distintas de no amantar cuando la pregunta se hace en forma directa (i.e. basada en su propia experiencia) que cuando la pregunta se hace en forma indirecta (i.e. en relación a otras mujeres en su comunidad). Por una parte, las mujeres identificaron la "pérdida de la figura", "miedo de que cambiara la forma de sus pechos" y simplemente "no querer dar pecho" como razones por las cuales otras mujeres en sus comunidades no amamantaban. Por otra parte las mujeres no dieron estas respuestas cuando se les hizo la pregunta en base a su experiencia personal con el amamantamiento. En este caso, las razones que dieron fueron "falta de leche" y "el niño no quizo amantar", es decir razones fuera del control de la madre. Por lo tanto, este estudio sugiere fuertemente que preguntas indirectas pueden ayudar a reducir el sesgo de "complacencia social", que ocurre cuando se les pregunta a las madres de forma directa el por qué no siguen una práctica de alimentación infantil que la mayoría saben es ideal para sus hijos. Este enfoque puede ayudar a comprender mejor como factores como el empleo materno[36] y otros factores socio-económicos, culturales, motivacionales y cognoscitivos[1] influyen sobre la decisión de una madre de amantar en forma exclusiva o mixta.

TRANSMISIÓN VERTICAL DEL VIH

Aunque al autor de este capítulo le habría gustado finalizarlo con una nota feliz celebrando los grandes avances recientes en la investigación sobre la promoción de la lactancia materna y la salud materno-infantil, una segunda recomendación de la asamblea de la OMS lo obliga a abordar el tema de la transmisión vertical del virus de la inmunodeficiencia humana (VIH) por la leche materna. Específicamente, la OMS recomienda que se hagan investigaciones sobre cómo prevenir o combatir este grave problema. Según sus datos, cerca de 4 millones de niños en el mundo han sido infectados por el VIH. De estas infecciones, 90% han ocurrido en África. En América Latina se detecta una incidencia relativamente alta en regiones de algunos países de Centroamérica, América del Sur y el Caribe de habla inglesa, francesa y española. De los 4 millones de niños infectados en el mundo, se estima que 3.6 millones fueron infectados por la madre en el útero, en el canal del parto o al amamantar (i.e., de forma vertical de madre a hijo). Se estima que entre 1.2 y 1.8 millones de los niños infectados contrajeron el virus a través de la lactancia materna, lo cual indica que esta práctica causa entre una tercera parte y la mitad de las transmisiones verticales de madre a hijo[35].

Esta situación ha llevado a los Centros para el Control y la Prevención de Enfermedades de los Estados Unidos de América (CDC) a recomendar que las madres seropositivas al VIH no amamanten a sus hijos. Sin embargo, esta recomendación acarrea serias consecuencias para aquellos países en desarrollo, donde el riesgo de un niño de morir por no ser amamantado puede ser igual o más alto que el riesgo de morir debido a que la madre le transmita el VIH. El Fondo de las Naciones Unidas para la Infancia (UNICEF) y la OMS han propuesto una estrategia basada en el tamizaje materno voluntario y en programas de consejería, con el fin de que las madres dispongan de la información necesaria para tomar una decisión fundamentada[37]. Se ha contemplado, específicamente, la posibilidad de ofrecer fórmulas infantiles y otros alimentos de reemplazo a madres seropositivas al VIH durante el embarazo. Desgraciadamente, esto no ha sido muy factible en las zonas de más riesgo como Africa Subsariana, que es precisamente donde hay menos acceso a la prueba de detección del VIH y a agua limpia y refrigeración para preparar y almacenar de modo higiénico la fórmula infantil. Un argumento que también se ha utilizado por quienes se oponen al tamizaje de las embarazadas es que en sociedades donde lo habitual es dar el pecho, las mujeres que no amamantan por ser seropositivas al VIH podrían ser identificadas fácilmente y por lo tanto estar sujetas a discriminación por parte de la sociedad. Es decir, en muchas partes del mundo el VIH acarrea un gran estigma social.

La posibilidad de que los niños amamantados de forma exclusiva tengan un menor riesgo de ser infectados por la leche materna ha generado mucho interés. Esta hipótesis se basa en que la introducción de alimentos o líquidos distintos de la leche materna a una edad temprana puede causar microhemorragias en la pared intestinal que facilitan la penetración del VIH en el organismo del niño. Un estudio observacional de Sudáfrica[12] apoya esta hipótesis, pero es preciso confirmarla mediante otros estudios con diseños más rigurosos antes de llegar a una conclusión final. En hijos de madres infectadas por el VIH, el riesgo acumulado de transmisión vertical del virus aumenta en la medida en que el niño se expone a la leche materna. Por consiguiente, también se ha propuesto que el amamantamiento se practique de forma exclusiva, pero que la leche de la madre se reemplace por completo y súbitamente con otros alimentos cuando el niño cumpla 3 meses de edad. De esta manera, el niño se beneficia de la lactancia materna exclusiva durante un período muy vulnerable de su vida, y reduce su riesgo de infección por el VIH al ser alimentado solo con leche materna por un tiempo relativamente corto, es decir por 3 meses. Debido a que el destete súbito no es la forma natural de destetar a los niños, es importante investigar el tipo de consejería en lactancia materna que se necesitaría para que las madres pudieran vencer los problemas de plétora y otros que resultarían de un destete súbito.

Algunos estudios observacionales crearon grandes expectativas al sugerir que el riesgo de transmisión vertical del VIH de madre a hijo a través de la leche materna se podía reducir mediante la suplementación materna con vitamina A. Lamentablemente, tres estudios experimentales efectuados en el África no han arrojado los mismos resultados[18]. Se ha documentado que la pasteurización de la leche materna puede destruir el VIH sin alterar de manera importante la calidad nutricional o inmunológica de la leche. Estos hallazgos han ayudado a que redes de bancos de leche humana siguieran operando en países como Brasil.

Los antirretrovíricos, como la azidotimidina (AZT), se han utilizado de forma efectiva para reducir el riesgo de transmisión intrauterina o en el canal del parto. Sin embargo, hasta hace poco no se sabía si los antirretrovíricos también podían reducir el riesgo de transmisión del VIH por la leche materna. Según algunos resultados recientes, la administración de nevirapina a la madre durante el parto y al niño poco después de nacer puede reducir notablemente el riesgo de transmisión del VIH por la lactancia materna a un costo aproximado de US$ 4 por tratamiento[7].

Aunque ahora comprendemos mejor la magnitud del problema de la transmisión vertical del VIH por la leche materna, aún no se han identificado los distintos enfoques de prevención primaria que dan mejores resultados en distintas sociedades. Debido a las enormes implicaciones que encierra este tema para los programas de SIDA y de promoción de la lactancia materna, es sumamente importante que se establezca un diálogo permanente entre todos los programas locales, nacionales y regionales relacionados con este tema y que se apoye la ejecución de estudios que permitan responder a las siguientes preguntas[34]:

1. ¿Cuál es la epidemiología del VIH pediátrico, incluida la distribución de la infección en distintos grupos poblacionales? ¿Cuáles son los factores de riesgo de la transmisión de madre a hijo en distintas partes del mundo? ¿Qué porcentaje de las transmisiones verticales ocurren entre madres que están infectadas desde el embarazo, y qué porcentaje entre madres que se infectan cuando están amamantando? ¿Cuán común es que en las salas de maternidad o en comunidades rurales mujeres que están lactando amamanten a hijos ajenos?
2. ¿Qué papel desempeña la lactancia materna exclusiva en la prevención de la transmisión del VIH al niño? ¿Por cuánto tiempo deben ser amamantados de forma exclusiva los hijos de madres infectadas por el VIH?
3. ¿Cuánto acceso tienen distintas poblaciones a las pruebas voluntarias de detección del VIH durante el embarazo? ¿Qué papel desempeña el tamizaje voluntario de la madre en la prevención de la transmisión vertical del VIH? ¿Cuánta y cuán buena es la información sobre el VIH que tienen a su alcance los trabajadores de la salud? ¿Qué porcentaje de las madres seropositivas cambian sus planes de alimentación infantil cuando se les explican sus riesgos de transmisión y las opciones que tienen? ¿Cómo los cambian? ¿Porqué los cambian?
4. ¿Cuán factible es en distintas poblaciones que las madres infectadas puedan elegir las opciones propuestas, tales como el uso de alimentos de reemplazo, como fórmulas infantiles, preparados y almacenados de manera segura?
5. ¿Cómo se puede aumentar el acceso a medicamentos antirretrovíricos, tales como el AZT y la nevirapina, para madres infectadas y sus hijos? ¿Cómo se puede entregar este servicio en zonas rurales?
6. ¿Qué papel desempeña el estado nutricional de la madre y del niño en el riesgo de transmisión vertical del VIH? ¿Hay un exceso de desnutrición y mortalidad materna entre madres seropositivas que deciden amamantar?
7. ¿Cómo se puede dar acceso a métodos anticonceptivos eficaces a las madres a quienes se les aconseja que no amamanten?
8. ¿Qué papel puede desempeñar la consejería sobre la lactancia materna en la prevención de la mastitis o de pezones agrietados y sangrantes que pueden conllevar a un mayor riesgo de transmisión del virus al niño a través de la lactancia materna?

Es fundamental comprender cómo la pandemia del VIH afecta los patrones de amamantamiento entre las madres seronegativas al VIH. Por una parte, es posible que ejerza un efecto negativo a nivel institucional, ya que agencias internacionales como la UNICEF, cuyas iniciativas antes se dirigían únicamente hacia la promoción de la lactancia materna, ahora se preocupan relativamente más por combatir el problema de la transmisión vertical del VIH[37]. Si con este fin se comienza a distribuir fórmula infantil a nivel comunitario o en los hospitales, es posible que las madres seronegativas consigan tener acceso a estos productos, con el resultante abandono de la lactancia materna. También es posible que las madres seronegativas pero que se autoconsideran en alto riesgo de infección decidan, por su propia cuenta o como resultado de presiones sociales, no amamantar a sus hijos, para no exponerlos al riesgo de infección. Por otra parte, si se confirma que la lactancia materna exclusiva tiene un efecto protector contra la transmisión vertical del VIH, es posible que las madres seronegativas elijan este método de alimentación como una simple medida preventiva. También podrían sentirse motivadas a observar prácticas sexuales más seguras, lo cual contribuiría a la prevención primaria.

CONCLUSIONES Y RECOMENDACIONES

Hallazgos recientes sugieren fuertemente que la lactancia materna protege a los niños no solo contra el desarrollo de enfermedades infecciosas como las diarreas y enfermedades respiratorias pero también contra enfermedades crónico degenerativas. En particular, es posible que el amamantamiento protega a los niños contra el desarrollo de la obesidad (un fuerte factor de riesgo para enfermedades crónico-degenerativas tales como las cerebro-vasculares y la diabetes tipo 2) y a sus madres contra el desarrollo del cáncer de pecho. La plausibilidad biológica de estos hallazgos es muy alta. Sin embargo hace falta el hacer más estudios longitudinales (prospectivos) y trabajar en equipos interdisciplinarios para poder hacer inferencias causales. Un tema importante de investigación es el desarrollo de biomarcadores de lactancia materna exclusiva que sean detectados fácilmente en la orina, saliva, y/o feces de los niños. Esto es importante para validar en forma objetiva los reportes de lactancia materna exclusiva que las madres hacen en los estudios.

La transmisión del VIH a través del amamantamiento es un problema enorme de salud pública a nivel mundial. Obviamente, la manera de atacar el problema para prevenir la transmisión de madres infectadas a sus hijos depende fuertemente del contexto socio-económico y cultural. Un tema que ha surgido como denominador común es la necesidad de comprender mejor si de hecho la lactancia materna exclusiva protege a los niños contra la transmisión vertical del VIH. De ser así, es importante determinar el mecanismo(s) biológico como esto sucede y la duración óptima de la lactancia materna exclusiva entre mujeres infectadas con el virus. También es muy importante el establecer los patrones óptimos de alimentación infantil una vez que la lactancia materna se interrumpir para reducir el riesgo de transmisión. Por ejemplo no sabemos a que edad y que tipo de alimentos distintos a la leche deben ser introducidos en la dieta de niños que nacieron de madres infectadas con VIH.

No hay duda de que la recomendación de la OMS de que los niños sean amantados hasta los 6 meses de edad en forma exclusiva representa un triunfo de la investigación interdisciplinaria en el área de la lactancia materna[32]. Sin embargo hay preguntas importantes que aún quedan por resolverse. Por ejemplo, no es razonable esperar que todos los niños van a estar listos para recibir otros alimentos distintos a la leche materna exactamente a los 6 meses de edad. Mientras que unos pueden estar listos después de los 6 meses, otros lo están poco antes de los 6 meses. Hasta ahora no tenemos suficiente evidencia empírica para poder educar a las madres y los trabajadores de salud sobre cuáles son los comportamientos o indicadores claves de los niños que sirvan para que sus madres puedan determinar el momento óptimo para introducir otros alimentos. Generalmente asumimos que la madre tiene control total sobre esta decisión e ignoramos la realidad de que el bebé a través de su temperamento y comportamientos también juega un papel muy importante. Obviamente responder esta pregunta requiere de equipos interdisciplinarios, con experiencia en métodos epidemiológicos y cualitativos, que incluyan expertos en el área de comportamiento e interacciones materno-infantil.

Debido a los grandes beneficios que ya se han documentado sobre la lactancia materna, existe una probabilidad muy baja de que comités de ética aprueben estudios experimentales que involucren asignar aleatoriamente a recién nacidos a ser amantados o a ser alimentados con fórmula. Es por esto que la evidencia epidemiológica en esta área va a continuar siendo generada fundamentalmente por estudios observacionales. Tanto estudios transversales como retrospectivos han jugado un papel muy importante en esta área debido a su costo relativamente bajo y velocidad de conducción. Sin embargo es imposible avanzar en esta área sin la implementación de estudios prospectivos de cohorte. A fin de cuentas, establecer la plausibilidad biológica es esencial para poder comprender la manera en que la lactancia materna beneficia la salud materno-infantil. Es por esto que es muy importante que los gobiernos de los países desarrollen y financien agendas interdisciplinarias y bien coordinadas de investigación en al área de la lactancia materna[32]. Esta es la única manera de traducir la teoría en prácticas útiles de promoción de lactancia materna[29]. Gran parte de la salud de nuestras poblaciones depende de que se tome esta decisión lo antes posible.

REFERENCIAS

1. Aidam B, Pérez-Escamilla R, Lartey A, Aidam J. Factors associated with exclusive breastfeeding in Accra, Ghana. European J Clin Nutr (En Imprenta).
2. Aidam B, Pérez-Escamilla R, Lartey A. Lactation counseling has an impact on exclusive breastfeeding in Ghana. J Nutr (En Imprenta).
3. Anderson, AK, Damio G, Young S, Chapman DJ, Perez-Escamilla R. A Randomized Trial Assessing the Efficacy of Peer Counseling on Exclusive Breastfeeding in a Predominantly Latina Low-income Community. Arch Ped Adol Med (En Imprenta).
4. Anderson GC, Moore E, Hepworth J, Bergman N. Early skin-to-skin contact for mothers and their healthy newborn infants.Cochrane Database Syst Rev 2003;CD003519.
5. Anderson JW, Johnstone BM, Remley DT. Breast-feeding and cognitive development: a meta-analysis. Am J Clin Nutr 1999; 70:525-35.
6. Birch EE, Birch DG, Hoffman DR, Uauy R. Dietray essential fatty acid supply and visual acuity development. Invest Ophthalmol Vis Sci 1992;32:3242-53.
7. Brocklehurst P. Interventions aimed at decreasing the risk of mother-to-child transmission of HIV infection. Cochrane Database Syst Rev 2000;(2):CD000102.
8. Chapman DJ, Damio MS, Young S, Pérez-Escamilla R. Effectiveness of breastfeeding peer counseling in a low-income, predominantly Latina population: a randomized controlled trial. Arch Pediatr Adolesc Med 2004;158:897-902.
9. Chapman DJ, Damio MS, Pérez-Escamilla R. Differential response to breastfeeding peer counseling within a low income, predominantly Latina population. J Hum Lact 2004;20:389-96.
10. Cohen RJ, Brown KH, Canahuati J, Rivera LL, Dewey KG. Effects of age of introduction of complementary foods on infant breast milk intake, total energy intake, and growth: a randomised intervention study in Honduras. Lancet 1994;344 (8918):288-93.

11. Collaborative Group on Hormonal Factors in Breast Cancer. Breast cancer and breastfeeding: collaborative reanalysis of individual data from 47 epidemiological studies in 30 countries, including 50302 women with breast cancer and 96973 women without the disease. Lancet 2002;360:187-95.
12. Coutsoudis A, Pillay K, Kuhn L, Spooner E, Tsai WY, Coovadia HM. Method of feeding and transmission of HIV-1 from mothers to children by 15 months of age: prospective cohort study from Durban, South Africa. AIDS 2001;15(3):379-87.
13. Crawford MA. The role of essential fatty acids in neural development: implications for perinatal nutrition. Am J Clin Nutr. 1993;57:703S-9S.
14. Dewey KG, Cohen RJ, Brown KH, Rivera LL. Effects of exclusive breastfeeding for four versus six months on maternal nutritional status and infant motor development: results of two randomized trials in Honduras. J Nutr 2001;131:262-7.
15. Dewey KG, Heinig MJ, Nommsen-Rivers LA. Differences in morbidity between breast-fed and formula-fed infants. J Pediatr 1995;126:696-702.
16. Dewey KG, Cohen RJ, Rivera LL, Canahuati J, Brown KH. Effects of age at introduction of complementary foods to breast-fed infants on duration of lactational amenorrhea in Honduras. Am J Clin Nutr 1997;65(5):1403-9.
17. Dewey KG. Is breastfeeding protective against child obesity? J Hum Lact 2003;19:9-18.
18. Fawzi W. Nutritional factors and vertical transmission of HIV-1. Epidemiology and potential mechanisms. Ann N Y Acad Sci 2000;918:99-114.
19. Field CJ. The immunological components of human milk and their effect on immune development in infants. J Nutr 2005; 135:1-4.
20. Grummer-Strawn LM, Mei Z. Does breastfeeding protect against pediatric overweight? Analysis of longitudinal data from the Centers for Disease Control and Prevention Pediatric Nutrition Surveillance System Pediatrics 2004;113:e81-6.
21. Haider R, Ashworth A, Kabir I, Huttly SR. Effect of community-based peer counsellors on exclusive breastfeeding practices in Dhaka, Bangladesh: a randomised controlled trial. Lancet 2000;356(9242):1643-7.
22. Heinig MJ. Host defense benefits of breastfeeding for the infant. Effect of breastfeeding duration and exclusivity. Pediatr Clin North Am 2001;48:105-23.
23. Horton S, Sanghvi T, Phillips M, Fiedler J, Perez-Escamilla R, Lutter C et al. Breastfeeding promotion and priority setting in health. Health Policy Plan 1996;11(2):156-68.
24. Labbok M, Pérez-Escamilla R, Peterson AE, Coly S. Breastfeeding and child spacing: country profiles. Washington, D.C.: Institute for Reproductive Health; 1997.
25. Lucas A, Morley R, Cole TJ. Randomised trial of early diet in preterm babies and later intelligence quotient. BMJ 1998;317: 1481-7.
26. Lutter CK, Perez-Escamilla R, Segall A, Sanghvi T, Teruya K, Wickham C. The effectiveness of a hospital-based program to promote exclusive breast-feeding among low-income women in Brazil. Am J Public Health 1997;87(4):659-63.
27. McLennan JD. Early termination of breast-feeding in periurban Santo Domingo: community perception and personal practices. Rev Panam Salud Publica 2001;9:362-7.
28. Morrow AL, Guerrero ML, Shults J, Calva JJ, Lutter C, Bravo J et al. Efficacy of home-based peer counselling to promote exclusive breastfeeding: a randomised controlled trial. Lancet 1999;353(9160):1226-31.
29. Murahovschi J, Teruya KM, Bueno LG. dos S, Baldin PEA. Amamentação – da Teoria à Prática – Manual para Profissionais de Saúde. Centro de Lactação de Santos, Fundação LUSIADA, Santos, 1990.
30. O'Connor DL, Hall R, Adamkin D, Auestad N, Castillo M, Connor WE et al. Ross Preterm Lipid Study. Growth and development in preterm infants fed long-chain polyunsaturated fatty acids: a prospective, randomized controlled trial. Pediatrics 2001;108:359-71.
31. Pérez-Escamilla R. Influence of breastfeeding on psychosocial development. In: Tremblay RE, Barr RG, Peters RDeV eds. Encyclopedia on Early Childhood Development [online].Montreal, Quebec: Centre of Excellence for Early Childhood Development; 2005;1-6. Available at: http://www.excellence-earlychildhood.ca/documents/Perez-EscamillaANGxp.pdf. Accessed [4-25-2005].
32. Pérez-Escamilla R, Guerrero-Almeida L. Breastfeeding epidemiology: Advances and multidisciplinary applications. In: Pickering, LK, Morrow, AL, Ruiz-Palacios, GM, Schanler, RJ eds. Protecting Infants through Human Milk: Advancing the Scientific Evidence Base. Advances in Experimental Medicine and Biology 554:2004;45-59.
33. Perez-Escamilla R, Cohen RJ, Brown KH, Rivera LL, Canahuati J, Dewey KG. Maternal anthropometric status and lactation performance in a low-income Honduran population: evidence for the role of infants. Am J Clin Nutr 1995;61:528-34.
34. Pérez-Escamilla, R. Promoción de la lactancia materna en la era del SIDA. Rev Panam Salud Publica 2001;9:357-61.
35. Preble EA, Piwoz EG. HIV and infant feeding: a chronology of research and policy advances and their implications for programs. Washington, D.C.: Academy for Educational Development; 1998.
36. Rea MF, Morrow AL. Protecting, promoting, and supporting breastfeeding among women in the labor force. Adv Exp Med Biol 2004;554:121-32.
37. Savage DF, Lhotska L. Recommendations on feeding infants of HIV positive mothers. WHO, UNICEF, UNAIDS guidelines. Adv Exp Med Biol 2000;478:225-30.
38. Vestergaard M, Obel C, Henriksen TB, Sorensen HT, Skjaa E, Ostergaard J. Duration of breastfeeding and developmental milestones during the latter half of infancy. Acta Paediatr 1999;88:1327-32.
39. Victora CG, Barros F, Lima RC, Horta BL, Wells J. Anthropometry and body composition of 18 year old men according to duration of breast feeding: birth cohort study from Brazil. BMJ 2003;327:901.
40. World Health Organization. The optimal duration of exclusive breastfeeding. Results of a WHO systematic review. http://www.who.int/inf-pr-2001/en/note2001-07.html. Consultado el 12 de junio de 2001.

14.2

Aspectos Metodológicos de Pesquisa em Aleitamento Materno

Claudio Leone

INTRODUÇÃO

Desde o final dos anos 60, particularmente na Pediatria, o aleitamento materno tem sido objeto de um número progressivamente crescente de pesquisas e publicações científicas, não só para se conhecer e divulgar melhor suas características e inúmeras vantagens, mas também como uma forma de tentar gradualmente sua revalorização. Apesar de ser algo que poderia ser considerado muito natural, por inúmeras razões, sua prática havia se tornado muito pouco freqüente, com conseqüências importantes, embora nem sempre muito óbvias, para a saúde das crianças.

Considerando seus objetivos, praticamente todas essas pesquisas sobre o aleitamento materno podem, para fins de análise, ser agrupadas basicamente em seis categorias:

1. pesquisas voltadas para o conhecimento das características e da composição do leite materno, bem como da fisiologia de sua produção;
2. pesquisas voltadas para a identificação e demonstração das vantagens ou os riscos que decorrem da prática do aleitamento materno;
3. pesquisas voltadas para a avaliação da freqüência de sua prática em diferentes regiões, comunidades e populações;
4. pesquisas sobre os fatores médico-sociais associados ao êxito ou ao fracasso da prática individual do aleitamento;
5. pesquisas sobre a viabilidade e as formas de utilização de leite materno nas situações em que a manutenção da amamentação pela mãe realmente se tornou impossível;
6. pesquisas sobre os resultados das intervenções destinadas a apoiar e a estimular a prática do aleitamento materno.

Cada um desses grupos demanda aspectos metodológicos próprios, que se situam entre o método ideal e o possível, em face dos objetivos que cada pesquisa procura cumprir. Aceitar o possível, diante de o ideal ser praticamente impossível de ser aplicado, é correto; entretanto, isso não significa que o pesquisador possa utilizar sempre esse argumento como escapatória quando tiver que enfrentar complexas dificuldades metodológicas, mas passíveis de serem resolvidas, para realizar seu projeto.

A etapa de planejamento é fundamental para que possam ser adotadas as decisões metodológicas mais corretas para um estudo. O tempo despendido nessa etapa, por maior que seja, ao contrário do que muitos pensam, não é perda de tempo, mas, ao contrário, é o melhor investimento que o pesquisador pode fazer para levar a bom termo sua pesquisa e produzir conclusões sólidas e confiáveis.

Um planejamento bem feito de um projeto adequado, mesmo que acabe optando pelo método possível e não pelo ideal, também permitirá ao autor fornecer conclusões interessantes que, desde que relativizadas em função das opções metodológicas que foi necessário adotar, não deixarão de ser importantes.

Visando contribuir com os pesquisadores da área de aleitamento materno, particularmente na etapa de planejamento de sua pesquisa e de elaboração do projeto, na presente análise serão abordados tópicos de metodologia que tenham a ver com os sujeitos e objetos de pesquisa desse campo de conhecimento, tais como crianças, mães, famílias, comunidades, cultura etc., que freqüentemente são comuns às diferentes pesquisas que cada grupo anteriormente elencado abarca.

Os aspectos metodológicos serão apresentados no decorrer do capítulo de maneira que, assim que classificar sua pesquisa em um dos grupos de temas propostos logo no seu início, o pesquisador possa obter subsídios que o auxiliarão nas importantes tomadas de decisão que os diferentes aspectos envolvidos na elaboração de seu projeto demandarem.

As pesquisas sobre o aleitamento materno em geral demandam a utilização de instrumentos de pesquisa provenientes da epidemiologia clínica e também da epidemiologia clássica, além da metodologia estatística para a análise dos resultados.

Como em qualquer área de pesquisa, também no campo do aleitamento materno a metodologia empregada é de extrema importância. A utilização das ferramentas metodológicas mais adequadas a cada categoria desses campos de conhecimento é que produzirá dados de boa qualidade, confiáveis e, portanto, que resultarão em análises e conclusões consistentes, garantindo assim a *validade interna* do estudo. Essas conclusões devem ser generalizáveis, ou seja, desde que a *validade externa* ao estudo, mesmo que limitada, seja passível de definição.

Como conseqüência, para as categorias de pesquisa listadas anteriormente, algumas considerações são comuns a todas:

A primeira delas é a questão relativa ao tipo de pesquisa a ser utilizado: *qualitativa* ou *quantitativa*?

A segunda questão é a da *amostra*: qual a ideal ou qual a possível? Que *tamanho* ela deve ter?

A terceira refere-se ao *desenho* do estudo, qual o mais apropriado a cada categoria de estudo: *corte transversal*, *caso-controle*, *coorte* ou *ensaio clínico randomizado*? Ou será apenas o possível?

A quarta refere-se aos *métodos estatísticos* que deverão ser utilizados na análise dos dados. Qual o melhor método, isto é, diante dos objetivos e dos dados coletados qual é o mais adequado?

Finalmente, em quinto lugar, porém sem implicar nenhuma conotação de importância relativa, é importante considerar as *questões éticas* envolvidas em cada possível estudo.

Obviamente não se pretende aqui desenvolver um tratado de metodologia de pesquisa aplicado ao aleitamento materno, pois muitos dos aspectos metodológicos acabam sendo comuns a todos os campos de pesquisa e estão, portanto, presentes nos muitos compêndios de estatística, de epidemiologia e de metodologia existentes, motivo pelo qual não seria cabível, e nem possível, tentar esgotá-los em um único capítulo de livro.

Assim, o objetivo é destacar aspectos metodológicos relevantes, pelo menos na opinião do autor, que todos os pesquisadores deveriam ter em mente ao iniciar a elaboração de um projeto de pesquisa, aqui especificamente na área do aleitamento materno. Nessa análise, alguns temas sobre o aleitamento serão citados apenas a título de exemplo, sem pretender discutir seu mérito, validade de se realizar pesquisas relativas a eles, pois a definição *do que* deve ser pesquisado é uma discussão que deve ser travada no campo do conhecimento científico específico do aleitamento materno, não no âmbito metodológico.

A consideração mais importante é que os métodos são conseqüência do que se pretende estudar, enquanto o tema que precisa ser investigado é uma definição adotada *a priori* pelos pesquisadores.

GRUPOS DE PESQUISAS E PRINCIPAIS ASPECTOS METODOLÓGICOS

Composição do leite materno e fisiologia de sua produção

Essa primeira categoria de estudos refere-se habitualmente a um conjunto de informações e conhecimentos obtidos a partir de pesquisas desenvolvidas em bancadas de laboratórios e, às vezes, até mesmo em animais.

Seus aspectos metodológicos mais importantes são os inerentes ao próprio processamento para a análise do leite materno em laboratório ou de experimentos de bancada, em modelos animais. Isso, apesar de também envolver a utilização de uma metodologia específica e análises estatísticas, extrapola a abordagem a que se propõe este capítulo, que pretende ser muito mais dirigido para os aspectos clínico-epidemiológicos do aleitamento materno, motivo pelo qual não será abordada de modo específico.

Pesquisas relativas às vantagens ou riscos decorrentes do aleitamento materno

Nessas pesquisas busca-se sempre evidenciar os benefícios a curto, médio e longo prazo, que decorrem de um aleitamento materno adequado.

Ao planejar uma pesquisa nesse campo, a primeira questão que se apresenta é de ordem *ética*, mesmo que já se dê como descontada a necessidade de se obter o consentimento livre e esclarecido em participar, como é obrigatório em qualquer campo de conhecimento científico em que haja envolvimento de seres humanos como sujeitos da pesquisa.

Também deve ser óbvio que a questão ética não é, e nem poderia ser, decorrente do fato de que o pesquisador indicaria um aleitamento artificial para um grupo de crianças de maneira a, após algum tempo, tentar mensurar alguns fenômenos decorrentes dessa prática, comparando-os com os observados nas crianças amamentadas ao seio materno.

Como não é cabível uma intervenção que induza ao desmame, a questão ética real é a seguinte: é permitido ao pesquisador deixar de intervir, isto é, não estimular, promover e apoiar o aleitamento das crianças cujas mães estão propensas a não amamentar, a fim de observar as conseqüências?

Por se tratar de um estudo observacional e não de uma intervenção, à primeira vista poderia parecer que não haveria envolvimentos de ordem ética, principalmente se se considerar que muitas mães optam, espontaneamente ou não, por não amamentar seus filhos. Entretanto, em face do grande acúmulo de conhecimentos já existentes que evidenciam as inúmeras vantagens do aleitamento natural, não seria ético deixar de estimular e apoiar essas mães a amamentar. O que fazer quando isso eventualmente implicar comprometimento da pesquisa?

Esse impasse ético pode ser resolvido de duas maneiras.

A primeira seria justificando muito concretamente a realização da pesquisa em função de uma importância muito grande do efeito a se estudar, mostrando que a relação risco *versus* benefício está tão deslocada na direção deste último, que os riscos eventualmente envolvidos se tornariam proporcionalmente pouco relevantes.

Obviamente, mesmo nessa opção, a atitude de estimular e apoiar a amamentação natural deve sempre estar presente no pesquisador. Não fazê-lo, mesmo que respeitadas as condições anteriormente descritas, só se justificaria se sua realização viesse a ser um fator modificador do efeito que está sendo avaliado, como, por exemplo, na relação mãe-filho, no desenvolvimento da criança ou nos cuidados ministrados a ela.

A segunda maneira de superar esse problema seria utilizando um desenho de pesquisa que não implicasse questões éticas. Embora uma pesquisa sobre as vantagens, isto é, as conseqüências de uma prática seja por definição um estudo com um desenho do tipo ensaio clínico randomizado ou, como segunda escolha, de um estudo de coorte, em face das considerações éticas anteriores, o desenho que se torna viável e mais adequado passa a ser o de um *estudo de corte transversal*.

Um estudo de corte transversal clássico é realizado por intermédio do levantamento simultâneo do suposto fator associado (também denominado causal, determinante, predisponente, de risco ou variável independente) e o efeito (desfecho, conseqüência e variável dependente) que o pesquisador acredita que dele decorre. Desse modo, obtém-se o *status quo* de ambas as variáveis (independente e dependente) exatamente no mesmo momento, o que faz com que o pesquisador não tenha que se preocupar com o estímulo ao aleitamento para fins da pesquisa, já que essa situação já estará definida *a priori* na amostra em estudo.

Apesar de muito utilizado em nosso meio por produzir resultados em um prazo mais curto de tempo, portanto, com um custo menor e com um risco reduzido de perda de casuística e, além disso, superar algumas questões éticas, o estudo de corte transversal é o desenho menos sólido para se fazer inferências tipo causa e efeito, devendo ser utilizado apenas diante da impossibilidade de se realizar estudos de coorte ou ensaios clínicos randomizados.

O levantamento em um mesmo momento da presença de causa e efeito na amostra, como ocorre nos estudos de corte transversal, abole a possibilidade de se obter a seqüência temporal dos fatos (a causa sempre antecede o efeito), principalmente quando é necessário um lapso de tempo relativamente grande para que o efeito se manifeste. O tempo também implica perda de informação, ou da sua qualidade, por uma falha de memória de alguns informantes, que tende a ser mais grave quanto mais longo for o tempo transcorrido entre causa e efeito, mesmo que a relação de fato exista.

Além disso, quando se trata de informações e não de dados verificáveis, objetivamente a valorização que o sujeito de pesquisa atribui ao tema pesquisado pode falsear a resposta que ele fornece ao pesquisador. Como pode ser interpretada a resposta de uma mãe que tem algum sentimento de culpa por não ter podido amamentar da maneira que considerava correta seu filho, quando inquirida exatamente sobre esse tema?

A perda de informações por encontrar pessoas expostas à causa mas que ainda não manifestaram o efeito, ou que não se lembram adequadamente de fatos passados ou que apresentam alguma tendenciosidade em suas lembranças, atenua a relação de causa-efeito, fazendo com que seja mais difícil determinar sua significância estatística ou minimizar a possível força de sua relação, modificando o valor do risco relativo (RR) estimado ou, no caso do aleitamento, do fator de proteção.

Desse modo, pensando na análise estatística, o qui-quadrado clássico (X^2) e o cálculo do RR (com intervalo de confiança de 95%) podem evidenciar uma associação menos importante do que a realmente existente ou, ao contrário, indicar como muito importante uma associação de significado clínico-epidemiológico pouco importante ou até inexistente.

Pensando na possibilidade de se pesquisar uma relação do tipo dose e resposta entre duas variáveis, por exemplo, entre duração do aleitamento materno e quociente de desenvolvimento da criança, o que, sem dúvida, nessas circunstâncias, poderia reforçar a identificação de uma possível relação de causa e efeito, como é o caso do cálculo do coeficiente de correlação (Pearson ou Spearman). Esses problemas decorrentes do desenho de estudo podem chegar a comprometer o encontro de uma correlação estatisticamente significativa ou, no mínimo, diminuir a capacidade explicativa e uma variável em relação à outra, como conseqüência de uma redução no valor do R^2, obtido a partir do coeficiente de correlação de Pearson.

Obviamente, esse tipo de desenho da pesquisa situa-se no campo das pesquisas quantitativas, já que objetiva verificar a existência de uma relação tipo causa e efeito e, se possível, quantificar a magnitude dessa relação. Não está em pauta como se processa essa relação de causalidade, o que poderia ser o objeto de uma pesquisa do tipo qualitativa, mas sim a demonstração da possibilidade de sua existência.

Nesses tipos de estudo é importante considerar que a amostra deve (ou pode) ser utilizada. Conceitualmente, uma amostra é uma parte de um todo (população ou universo) que o representa, isto é, que preserva no seu interior características iguais ou, pelo menos, muito semelhantes às do universo para o qual se deseja transpor as conclusões da pesquisa.

Como esses estudos buscam avaliar os efeitos benéficos do aleitamento materno, pode ser plausível realizá-los em uma amostra de conveniência, isto é, uma amostra possível de ser obtida. Pode-se admitir que é impossível definir de maneira precisa o universo de crianças passíveis de receber o aleitamento materno, o que, por definição, inviabiliza a obtenção de uma amostra representativa, ou seja, elaborada de maneira aleatória e probabilística.

Entretanto, no caso de se recorrer a uma amostra de conveniência, mesmo que representativa de uma comunidade ou população definida, cabe muito cuidado na generalização das conclusões para além do local e do momento em que a pesquisa foi realizada.

Sendo a prática do aleitamento bastante influenciada pelas características socioculturais de determinada população e, considerando que os efeitos que se deseja medir também o sejam, é pouco provável que uma ampla generalização das conclusões possa ser válida. Esse problema na validade externa pode ser contornado descrevendo-se com o máximo de detalhes possível a população de origem da amostra ou, em último caso, da própria amostra de conveniência, dando ao leitor os elementos necessários para que julgue a validade de transpor aqueles resultados e conclusões para a população junto à qual atua, quer seja como um profissional de saúde quer como pesquisador.

Resolvida da melhor maneira possível a questão da validade externa, passa a ser fundamental definir o tamanho da amostra (N) a ser utilizada no estudo. Esse número, ao contrário da representatividade, é quase sempre passível de ser estimado com bastante precisão e é decorrente de uma decisão tomada *a priori* pelo pesquisador: *qual a magnitude do efeito que se deseja avaliar?*

Partindo-se de métodos probabilísticos, é possível se determinar o tamanho da amostra necessária, mesmo que seja para demonstrar modificações muito pequenas produzidas em um efeito, a partir de determinada causa. Assim, como exemplo teórico seria possível calcular as dimensões de uma amostra necessária para demonstrar que o aleitamento materno correto é capaz de aumentar em 0,05g/l (50mg) a média do nível de hemoglobina de um conjunto de indivíduos que foram amamentados ao peito em comparação com um outro grupo que não o foi. Que isso seja de maneira ideal um aspecto positivo a favor do aleitamento é indiscutível, entretanto cabe um questionamento: qual o real significado ou a repercussão clínica ou epidemiológica dessa elevação de 0,05 grama observada no efeito (média do nível de hemoglobina)? Caso essa informação fosse verdadeira, seria forçar uma situação considerá-la como um fator realmente determinante da importância do aleitamento natural.

De maneira geral, o tamanho da amostra é inversamente proporcional ao efeito a se demonstrar e, nesse sentido, sua progressão é geométrica, portanto não é concebível que, em face do trabalho, recursos e tempo demandados para a realização de uma pesquisa, o investigador queira demonstrar qualquer magnitude de efeito, mesmo que muito reduzida.

Considerando que nem sempre as causas produzem efeitos importantes, por si só tão evidentes que até dispensariam uma avaliação estatística, é preciso que o pesquisador estabeleça, a partir da sua competência naquela área de conhecimento, qual o menor efeito que vale realmente a pena ser demonstrado, considerando sua importância clínica e/ou epidemiológica, mesmo que a partir de um referencial teórico.

Pesquisas voltadas para a avaliação da freqüência de sua prática

Estes estudos, desenvolvidos com a finalidade de estimar a freqüência com que as crianças são amamentadas em determinado local, região ou população, em certo momento histórico, em geral coletam simultaneamente dados relativos ao desmame, e muito raramente envolvem questionamentos de ordem ética.

Entre seus intuitos, além da pesquisa em si, também está o de fornecer informações que sejam úteis para a promoção do aleitamento materno, quando necessário, para a condução de um processo de desmame adequado e, ao mesmo tempo, para analisar a evolução desses parâmetros ao longo do tempo.

Trata-se de pesquisas de metodologia tipicamente quantitativa, nas quais a validade externa da amostra se propõe como característica de fundamental importância.

Querer estimar uma realidade a partir de uma amostra significa que esta obrigatoriamente deve ser representativa da mesma. Como neste grupo os estudos objetivam o conhecimento da situação numa área ou população bem definida, a elaboração de uma amostra representativa é possível, embora nem sempre fácil. O necessário é que todos os indivíduos (unidades amostrais) a serem incluídos na amostra sejam selecionados por um processo totalmente aleatório (randomizado) e independente da vontade do pesquisador, como ocorre em um sorteio ao acaso. Esse processo de seleção deve ser conduzido de maneira a dar a mesma probabilidade de virem a serem sorteados, para compor a amostra, a todos os indivíduos da região (ou população) que preencham as características necessárias para o estudo.

Essa garantia de validade externa da amostra, mesmo que seja apenas para uma determinada região e população, não exclui a necessidade de se definir seu tamanho (N).

Do mesmo modo que para o grupo de pesquisas anteriormente abordadas, a definição do N dependerá de decisão prévia do pesquisador. Para se definir o tamanho da amostra, é necessário ter como ponto de partida duas informações: a precisão com que se quer determinar a freqüência da prática do aleitamento ou qual a menor diferença que se deseja detectar como significante ao longo do tempo. Do ponto de vista estatístico, as duas informações estão intimamente imbricadas, pois a possibilidade de comparação estatística de duas freqüências é dependente da precisão com que elas foram originalmente estimadas.

É preciso lembrar que quanto maior for a precisão desejada, maior será o tamanho de amostra necessário e que estimativas mais precisas permitem, quando se quer realizar comparações, discriminar como estatisticamente significantes diferenças menores, restando interpretar depois se essas diferenças têm algum significado epidemiológico, além do estatístico. Como conseqüência, depreende-se que, também nessas pesquisas, a definição do N certamente depende da *expertise* do investigador nesse campo de conhecimento.

Caso se queira estimar as freqüências de mais de uma variável, deve-se calcular o N necessário para a estimativa de cada uma delas, optando-se por utilizar o maior N calculado, pois ele atenderá, inclusive com sobra, a precisão necessária para todas as demais. Essa opção só não seria válida em circunstâncias que, em face dos custos, poderiam comprometer a realização da pesquisa como um todo e, como conseqüência, a obtenção da informação considerada prioritária para aquele estudo.

Após a definição da amostra, resta a definição do desenho da pesquisa. Nesse tipo de estudo, pode-se optar basicamente por um desses dois desenhos: estudo de corte transversal ou estudo de coorte.

Quando se deseja basicamente conhecer a freqüência de um ou mais fenômenos, sem ter que estabelecer obrigatoriamente associações tipo causa e efeito, um estudo de corte transversal é em geral suficiente, desde que se obtenha o N que permita alcançar a precisão de estimativa que o pesquisador necessita. Como já foi discutido, esse é um desenho de estudo mais barato, de mais rápida produção de resultados, além de freqüentemente apresentar menor complexidade de realização.

Quando a essas freqüências se deseja agregar uma descrição com mais detalhes de como ocorre o processo de aleitamento e desmame naquela população, o mesmo desenho de corte transversal pode ser utilizado; entretanto, em face dos possíveis vieses de memória que podem ocorrer com a utilização desse desenho, passa a ser mais adequado realizar um estudo de coorte, desde que possível.

O acompanhamento que está implícito em um estudo de coorte acaba permitindo a observação direta, pelo próprio pesquisador, dos fenômenos que deseja estudar, praticamente no momento em que estão ocorrendo, garantindo que eles estão sendo realmente observados e registrados de acordo com os critérios e definições previamente estabelecidos para tal. Isso, além de garantir uma maior confiabilidade nos dados produzidos, resulta também em maior precisão dos resultados, qualidades fundamentais para a produção de conclusões bastante sólidas e confiáveis.

O maior empecilho para esse tipo de estudo, o tempo de acompanhamento, não seria tão problemático para esse tipo de pesquisa, já que as questões relativas a freqüência, duração e intercorrências do aleitamento, bem como as características do processo de desmame, são fenômenos que se restringem ao primeiro ou, no máximo, ao segundo ano de vida da criança, tempo perfeitamente aceitável para a produção de conhecimento científico, particularmente quando este acaba sendo de melhor qualidade.

Além disso, os estudos de coorte têm por definição um eixo de análise prospectivo, ou seja, partem da presença ou ausência da possível causa em direção à identificação do desfecho que a hipótese da pesquisa considera que lhe é conseqüente.

Como classicamente o acompanhamento é iniciado antes que qualquer um desses dois fenômenos tenha se manifestado e a coleta dos dados é feita também de modo prospectivo, no decorrer do acompanhamento, preserva-se a temporalidade da associação e, ao mesmo tempo, maior possibilidade de observar eventual relação do tipo dose-efeito. Esses são dois pontos importantes para que a associação estatisticamente significante encontrada possa ser interpretada com mais segurança como uma relação causal de fato, em particular se somadas a uma boa plausibilidade biológica e/ou epidemiológica do fenômeno estudado.

O maior volume de trabalho necessário e o custo mais elevado por unidade amostral incluída em um estudo de coorte, decorrentes do período obrigatório de cuidadoso *follow up*, acabam sendo compensados, mesmo que parcialmente, pelo menor tamanho de amostra necessário, em conseqüência da maior fidedignidade e precisão dos dados que são produzidos. Além disso, no caso específico do aleitamento, esse custo também teria sua compensação pela qualidade e pela solidez das conclusões produzidas a partir dos resultados de um estudo de coorte bem conduzido.

Um acompanhamento bem feito e por um período de tempo não muito longo permite diminuir eventuais perdas de casuística, que poderiam ocorrer naturalmente nesse desenho de estudo, atenuando seu impacto sobre os resultados ou, no mínimo, tornando viável estimar de maneira bastante precisa a magnitude desse impacto sobre o desfecho em estudo.

Finalmente, um bom acompanhamento, atento e realizado por técnicos experientes nesse modelo, pode ainda acabar evidenciando informalmente outras informações cuja análise preliminar, por não ter sido prevista desde o início do projeto, acabará certamente na proposição de novos estudos que abordarão aspectos até então desconhecidos, ou pouco valorizados, relacionados com a prática do aleitamento materno.

Fatores médico-sociais associados ao êxito ou fracasso do aleitamento

Esse grupo busca, em geral, identificar e entender os fatores socioambientais capazes de interferir, favoravelmente ou não, no processo de amamentação de uma criança. Além de identificá-los, alguns estudos têm como objetivo avaliar também a intensidade dessas relações de causa e efeito, de modo a poder classificá-los por ordem de importância.

Esse é o campo de conhecimento sobre aleitamento materno onde é mais evidente a complementaridade existente entre as pesquisas quantitativas e as qualitativas.

Se identificar fatores que influenciam o aleitamento e a força dessa sua relação é facilmente caracterizável como pesquisa quantitativa, entender quais são os mecanismos íntimos do processo que faz com que a relação identificada se estabeleça é indubitavelmente um conhecimento a ser explorado com os métodos das pesquisas qualitativas.

A pesquisa quantitativa dispõe de métodos próprios que buscam levantar, a partir de um conjunto de considerações e assertivas a respeito de determinado tema (discurso), elaboradas pelos sujeitos de pesquisa que, quando interpretadas a partir de um referencial comum e previamente escolhido, evidenciam um mesmo conteúdo de opiniões, idéias e conceitos, apesar de expressadas de maneiras diferentes.

O paradigma qualitativo, ao contrário do quantitativo, que é denominado positivista, empírico ou experimental, é definido como construtivista ou de abordagem interpretativa. Os casos e respectivos relatos coletados são interpretados de forma a buscar a compreensão do todo, tendo como referenciais conceitos provenientes da etnografia, antropologia, psicologia social, sociologia e outras ciências humanas, cuja extensão e complexidade extrapolam a possibilidade de sua discussão neste capítulo.

Restringindo, agora, o campo à análise das pesquisas quantitativas, pode-se aplicar a esse grupo de pesquisas sobre os fatores associados ao aleitamento e ao desmame os mesmos óbices éticos anteriormente discutidos, claro que na dependência do desenho adotado pelo pesquisador.

Dois desenhos aplicam-se muito bem aos objetivos dessas pesquisas. O melhor é o dos estudos de coorte clássica, pelas vantagens e desvantagens que já foram abordadas na discussão dos grupos de pesquisas anteriores. Entretanto, em determinadas circunstâncias, podem ser substituídos com vantagem pelos estudos tipo caso-controle.

Apesar da maior solidez das associações detectadas pelos estudos de coorte, estudos tipo caso-controle podem ser muito úteis em estudos voltados para relações tipo causa e desfecho.

O desenho caso-controle é por definição um estudo de eixo de análise retrospectivo, pois conduz à análise a partir de casos, isto é, sujeitos que já apresentam o efeito (por exemplo, que já foram desmamados) e de controles, sujeitos que não apresentam o desfecho (ainda estão sendo amamentados) e buscam no passado dos dois grupos as freqüências com que se apresentam os fatores considerados de risco. Mesmo que a coleta de desses dados seja feita prospectivamente, o fato de a análise partir do efeito tentando localizar a causa antecedente faz com que se trate de um estudo com eixo retrospectivo.

Como os dados são levantados a partir da situação já definida quanto a se tratar de caso ou de controle, a busca de exposição anterior a um possível fator causal implica os mesmos problemas de memória e os fatores que a influenciam, já discutidos para os estudos tipo corte transversal, que podem atenuar e até mesmo mascarar uma associação existente de fato.

Apesar disso, indubitavelmente, os estudos de tipo observacional que melhor se aplicam quando se lida com causas ou efeitos pouco comuns na população são os de caso-controle.

Como exemplo, suponha-se que se queira estudar quais são os fatores que levam uma mãe a amamentar seu filho por mais de dois anos, situação bastante incomum em nosso meio. Caso fosse necessário reunir uma amostra grande dessas mães que buscam espontaneamente determinado serviço de saúde, significaria ter que aguardar um tempo tão longo que poderia inviabilizar o estudo.

Desse modo, acaba sendo mais rápido, fácil e realmente exeqüível identificar no arquivo do serviço, ou de mais de um serviço, uma amostra de mães que, estando ainda em atendimento ou já tendo sido atendidas há algum tempo, têm o desfecho em estudo (casos). Obviamente, o passo seguinte é identificar um grupo de mães que não tenham essa mesma característica (controles).

A elaboração de um grupo controle adequado nem sempre é muito fácil, pois devem ser selecionados controles que, por um conjunto de características comuns aos dois grupos, poderiam ter apresentado o mesmo efeito (no caso uma maior duração da amamentação), mas que na verdade não o apresentaram, para, posteriormente, a partir de suas informações, identificar quais as características que diferenciavam os casos dos controles e que estavam associadas a um desmame mais precoce (*fatores de risco*) ou a um aleitamento mais prolongado (*fatores de proteção*).

A escolha dos indivíduos do grupo controle pode estar sujeita a um conjunto de vieses decorrentes do local onde os controles são selecionados e até dos problemas socioafetivos e de memória que eles podem apresentar.

O emparelhamento feito com a escolha de um controle muito semelhante com cada caso é uma das estratégias propostas para superar esses problemas, em estudos de caso-controle. Entretanto, quanto maior for o número de características tidas como necessárias para formar o par, mais difícil será realizar o emparelhamento. Conseguir uma mãe da mesma faixa etária, mesma origem geográfica e étnica, com o mesmo número de filhos, o mesmo nível de instrução, a mesma ocupação, o mesmo nível de renda, a mesma situação conjugal, as mesmas condições de saúde (pessoais ou familiares) e assim por diante pode realmente ser uma tarefa muito demorada ou até mesmo impossível.

Uma forma de contornar essas dificuldades é tentar fazer o emparelhamento por grupo e não caso a caso, de maneira que, uma vez prontas, as amostras de casos e de controles sejam comparáveis no seu conjunto. Isso significa que a idade média, o nível médio de instrução e renda, o número médio de filhos, a proporção de indivíduos de uma mesma origem étnica ou geográfica e assim por diante devem resultar bem semelhantes entre os dois grupos.

Quando se recorre a esse tipo de alternativa, é necessário avaliar e demonstrar no trabalho final que essas semelhanças entre os grupos realmente estavam presentes, caso contrário não é possível realizar as comparações de outras variáveis com o efeito em estudo. A ausência desse emparelhamento entre o grupo de casos e o dos controles pode comprometer o encontro de outras variáveis que realmente estejam associadas ao desfecho desejado.

Pensando na análise estatística a que serão submetidos os resultados, diante de uma baixa captação de casos pode-se modificar a relação entre casos e controles, habitualmente de 1:1, aumentando-se os controles de maneira a chegar a proporções de 1:2 ou 1:3. A finalidade é aumentar a capacidade de discriminação dos testes estatísticos, *o poder do teste*, elevando a probabilidade de se obter uma conclusão estatisticamente válida, não ficando em uma conclusão do tipo: não se encontrou associação, porém o N pode não ter sido suficiente para tal. Esse aumento da relação casos e controles tem, entretanto, um limite, não havendo ganho importante de poder do teste acima de três controles para cada caso.

Na análise estatística de estudos do tipo caso-controle, a definição da operacionalização da variável dependente já ocorre *a priori*, pois a criação dos grupos é feita em função da presença ou não do efeito, portanto, de maneira categórica, como sendo uma variável discreta e não contínua. Como exemplo, pode-se ter definido os casos sendo os com o aleitamento prolongado e os controles não, ou com o desmame correto ou não, ou com o aleitamento materno exclusivo ou não, e assim por diante.

Como buscam-se identificar possíveis associações do tipo causa e efeito em que a variável dependente, o aleitamento, por causa do desenho de estudo, é tratada como uma variável nominal, recorrem-se a tabelas de contingência para calcular o X^2 ou, na dependência do N ou dos valores esperados (não os observados) na tabela, a alguns métodos alternativos, como o teste exato de Fisher ou a correção de Yates. Pode-se ainda avaliar a força da associação causal pelo cálculo das *odds ratio* (OR) com o respectivo intervalo de confiança, que é uma maneira de se estimar o risco relativo (RR) a partir de estudos tipo caso-controle.

Considerando a múltipla causalidade quase sempre presente em todos os fenômenos que envolvem os seres humanos, é normal que em estudos desse tipo os pesquisadores procurem determinar mais do que uma associação de causa e efeito.

Apesar disso, poder ser interessante do ponto de vista da pesquisa, segundo alguns autores, realizar um grande número de testes de associação, tipo X^2, com uma mesma variável dependente, por se tratar de testes probabilísticos, aumenta o risco de se obter associações estatisticamente significantes que podem não ser verdadeiras, além de eventualmente não permitir identificar possíveis associações espúrias.

Embora existam diferentes maneiras de se superar essas dificuldades, um dos métodos mais utilizado atualmente é o da análise multivariada ou, como seria melhor denominada, da análise de múltiplas variáveis. Tentando simplificar sua explicação, nesse modelo de análise estatística a associação de cada variável é analisada considerando a presença das demais, de maneira a relativizar o impacto que cada uma delas potencialmente exerce sobre o desfecho em estudo, além de inclusive considerar os eventuais efeitos que cada uma das causas pode estar exercendo sobre as demais naquelas circunstâncias em estudo, ajustando-as para eventuais fatores de confusão.

O modelo de regressão logística múltipla (RLM) aplica-se diante de efeitos dicotômicos, como os que são estudados em modelos de caso-controle, pois permite identificar as variáveis realmente associadas (estatisticamente) ao efeito e, ao mesmo tempo, estima as *odds ratio* de cada uma delas com os respectivos intervalos de confiança.

A análise de RLM, a critério dos pesquisadores, pode ser conduzida de duas maneiras: uma geral, para se estimar o cenário que, como um todo, melhor se ajusta ao fenômeno (desfecho) objeto da pesquisa, isto é, o modelo que melhor o explica; e outra denominada por etapas (*stepwise*), que podem ser para adiante (*forward*) ou para trás (*backward*), conforme as variáveis escolhidas pelo pesquisador sejam agregadas ou retiradas do modelo supostamente explicativo, para que ao final de todas as etapas permaneçam no modelo apenas as que revelem estar associadas ao efeito, indicando a probabilidade estatística (p) de cada uma dessas e suas *odds ratio*.

No primeiro tipo de RLM geral, as variáveis são retiradas do conjunto ou nele permanecem na dependência de se sua presença modifica a significância estatística do modelo como um todo ou não, independentemente da significância isolada da variável. Ao contrário, na RLM por etapas, ao final dessas, as variáveis permanecem no modelo apenas por sua significância individual e não pela do modelo.

Na RLM, do mesmo modo que nos estudos anteriores, a simples presença de associação estatística não significa que o fator identificado tenha relevância clínica ou epidemiológica, e isso dependerá da força dessa associação (OR) e da possibilidade de intervenção que ele oferece, já que freqüentemente esses estudos acabam sendo utilizados como subsídios para eventuais propostas de intervenção.

Viabilidade do uso do leite materno em situações em que a mãe realmente não pode amamentar

Essas pesquisas, caracterizadas por uma intervenção determinada pelo pesquisador, que não se limita apenas à observação de fatos que estão ocorrendo naturalmente, seguem o desenho de um ensaio clínico randomizado (ECR).

Todo o ECR é por definição um estudo prospectivo, tanto no seu eixo de análise quanto na coleta de dados. Parte-se de uma intervenção controlada para detectar o efeito esperado.

O fato de o pesquisador nos ECR ter o controle quase total da situação, desde quando o estudo se inicia, do que será utilizado e como (dose, volume, via de administração, outros cuidados ministrados, duração da intervenção, critérios de inclusão do estudo, critérios de acompanhamento e de avaliação dos resultados) aliado ao fato de o estudo seguir a temporalidade dos fatos, cria uma situação de controle quase total da pesquisa, que se assemelha muito à situação dos estudos experimentais em animais, faz com que se necessite de amostras menores e confere a essas pesquisas uma grande robustez quanto às conclusões.

Se isso é uma vantagem, como contrapartida o ECR obriga o pesquisador a ter maiores e melhores cuidados no acompanhamento dos sujeitos da pesquisa, o que acaba exigindo mais tempo, trabalho e recursos para sua execução.

As considerações éticas existentes em todos os estudos que investigam prospectivamente uma intervenção considerada como válida, já discutidas neste capítulo, aplicam-se também aos ECR.

Quanto à amostra, na sua definição é fundamental definir de maneira precisa os critérios de inclusão e de exclusão dos sujeitos de estudo porque é desses que depende o efeito desejado. Obviamente que, como já discutido para outros desenhos, o N será dependente do tamanho do efeito que se deseja avaliar. A definição dessa magnitude é de competência exclusiva do pesquisador.

Entre os cuidados quase indispensáveis que um ECR demanda para se obter resultados confiáveis estão a randomização dos pacientes para o tipo de intervenção que receberão e o mascaramento ou cegamento.

A randomização significa distribuir por sorteio totalmente ao acaso cada sujeito de pesquisa para o grupo de intervenção a que será submetido. Por exemplo, se irá para o grupo que receberá leite materno de banco ou para o grupo que receberá uma fórmula convencional, ou se será do grupo que receberá leite de banco específico de mães de prematuros ou do que utilizará o proveniente do *pool* de leites do banco, se receberá leite materno de banco enriquecido ou não etc.

Na maioria dos ECR esse sorteio já é feito de antemão, durante a elaboração do projeto, de maneira que, na medida em que os sujeitos vão sendo incluídos no estudo, sua destinação já está preestabelecida, sem que haja a necessidade de intervenção do pesquisador.

Essa randomização visa formar dois grupos que sejam muito semelhantes, em termos médios e de distribuição das características que podem interferir no efeito estudado e que não sejam as variáveis que estão em estudo. Por exemplo: idade gestacional, Apgar, peso de nascimento, morbidade etc.

O mascaramento visa evitar que a posição subjetiva dos envolvidos na pesquisa, em relação a ela, possa influenciar seus resultados. Por mais que se alegue isenção e neutralidade dos envolvidos no estudo, essa *nunca* existe *a priori*.

Apesar de ser possível que tanto o pesquisador quanto o pesquisado tenham uma postura honesta de aceitar que a intervenção pode não dar os resultados esperados, é humanamente *impossível* acreditar que o pesquisador realizaria a pesquisa e que o pesquisado aceitaria submeter-se a um novo tipo de intervenção, sem que tivessem uma grande convicção de que ela é melhor. Como muitas vezes os parâmetros de avaliação possuem alguns componentes nem sempre muito objetivos, a convicção preexistente pode influenciar nos resultados observados.

Idealmente, o estudo deveria ser triplo ou quádruplo mascarado, isto é, o pesquisador, o cuidador, o paciente e, caso haja um avaliador esterno à equipe de pesquisa, todos deveriam exercer sua função *sem* que saibam a que grupo o paciente pertence, fato que só deverá ser utilizado ao final do estudo, na análise dos dados. Nem sempre é possível se obter o mascaramento absoluto de todos os envolvidos no estudo, mas o planejamento da pesquisa deverá prever o máximo de mascaramento possível nas circunstâncias em que ela será realizada.

Em alguns ECR, quando uma nova opção de intervenção representar um possível risco muito elevado para os pacientes ou quando a intervenção inovadora tiver uma chance muito elevada de bons resultados, particularmente quando os sujeitos da pesquisa estiverem em uma situação de prognóstico muito ruim, pode ser necessário criar um comitê de segurança externo e independente que acompanhe os resultados de maneira não-mascarada, à medida que os dados são coletados, com autoridade para interromper o estudo a qualquer momento em que se evidenciar um risco ou um benefício muito mais elevado para um dos grupos, estendendo a melhor intervenção para ambos os grupos, de maneira a evitar que um deles permaneça desnecessariamente exposto a um risco elevado.

Cumpridas todas as etapas, a análise estatística dos resultados implicará, como dito anteriormente, inicialmente demonstrar que os grupos são realmente comparáveis e, em seguida, se de fato houve diferença ou não nos efeitos observados entre os dois grupos e qual a magnitude dessa diferença em relação à esperada.

Nessa análise, muitos métodos podem ser utilizados, desde tabelas de associação (X^2 e similares, OR) quando se tratar de comparações que envolvam variáveis nominais tipo cura e não-cura, melhora ou piora. Nas comparações de médias, variâncias, medianas ou distribuições de valores, quando se tratar de variáveis numéricas, contínuas ou discretas, como tempo de tratamento, duração de internações, evolução do peso, número de intercorrências e assim por diante, a opção poderá ser por métodos paramétricos como o *t* de *student* ou ANOVA, para comparar médias e distribuições, quando as variáveis de estudo apresentam de fato distribuição gaussiana na população de que se originou a amostra; ou então métodos não-paramétricos, que comparam medianas e distribuição de postos, como o de Mann-Whitney, de Friedman ou de Kruskal-Wallis, para as variáveis que no universo de origem não têm distribuição normal ou quando não se sabe qual é de fato sua distribuição.

Pesquisas sobre as intervenções destinadas a estimular a prática do aleitamento materno

Como também se trata de estudos de intervenção, um dos desenhos passível de ser utilizado é o dos ECR. Claro está que sua utilização é limitada aos estudos que envolvem amostras relativamente pequenas de sujeitos de pesquisa, como quando se fazem projetos educativos sistematizados para o incentivo ao aleitamento materno em determinado serviço de saúde, básico ou não, em uma comunidade bem definida e de dimensões relativamente pequenas.

Nessas circunstâncias, valem todas as considerações relativas aos ECR já suficientemente discutidas no grupo de pesquisas em aleitamento materno imediatamente anterior a este. Talvez valha a pena só acrescentar que aqui é imperioso adotar indicadores de efeito que sejam mensuráveis objetivamente, já que, embora se trate de um ensaio, sua realização é em geral aberta, em uma população sobre a qual não se tem grande controle, ao contrário do que ocorre em ECR clássico, e que portanto seus resultados e conclusões estão mais expostos a vieses decorrentes do subjetivismo de todas as pessoas envolvidas no estudo. Tendo esse cuidado, o de controlar os possíveis subjetivismos, pelo menos os previsíveis, o ECR continua sendo um desenho que pode conduzir a conclusões bastante sólidas e confiáveis para esses tipos de intervenções feitas em pequena escala.

Uma alternativa, quando há o envolvimento de grandes comunidades ou de populações mais numerosas, aos ECR pode ser o estudo ecológico.

Não se trata especificamente de um desenho de pesquisa, mas de um tipo de estudo, denominado ecológico, em que a unidade de análise não é o indivíduo, mas uma população, em geral oriunda de um local definido (bairro, cidade, estado, região, país). Esses estudos permitem verificar se fatores pertencentes a um contexto social maior podem estar associados a um determinado efeito. Na área de aleitamento, por exemplo, poderiam permitir a avaliação de um programa de incentivo ao aleitamento materno promovido por um determinado estado ou, então, verificar o nível de influência da instrução média da população de um determinado município sobre a duração do aleitamento natural.

Alguns dados podem até ser preexistentes, como por exemplo o nível médio de instrução da população, outros eventualmente dependem de ser coletados, como é o caso do aleitamento, mas de qualquer modo, ao final, a análise acabaria sendo conduzida comparando-se os níveis médios de duração do aleitamento materno em diferentes populações, pressupostamente de diferentes níveis médios de instrução.

Esses estudos, como os estudos de corte transversal, prestam-se mais para estudos exploratórios, isto é, para o levantamento de hipóteses de associação, do que para a sua confirmação. Entretanto, os estudos ecológicos podem ser estudos analíticos bastante adequados para avaliar a efetividade de intervenções realizadas em populações.

Nos estudos ecológicos, as análises são do nível médio de uma variável em duas populações em comparação com a intensidade média do efeito (desfecho) observado nelas, sem saber se de fato quem tem o efeito esteve exposto ou não à causa e vice-versa. Na interpretação dos seus resultados, procurando definir uma relação causal, é preciso muito cuidado, pois, além disso, em geral, não se conhecem outras variáveis que podem ser de confusão, pois também têm influência no desfecho e não estão controladas no estudo, ou pela existência de vieses nos dados que estão sendo analisados.

Quando se trata de intervenções bem controladas, mesmo que em grupos populacionais maiores, fica mais fácil analisar seu impacto, principalmente se as comparações forem feitas com a situação da mesma comunidade antes da intervenção ou então em comunidades reconhecidamente semelhantes, cuja principal diferença seja a intervenção realizada.

A análise estatística ou epidemiológica dos resultados, no geral, não difere da utilizada nos outros tipos de estudos anteriormente abordados, exceto que nesses mais cuidados devem ser adotados para assumir a causalidade de uma relação entre as variáveis.

Os postulados de *intensidade do fenômeno* (efeito) mensurado (quanto maior menos provável que seja resultante de um viés da pesquisa), a *consistência dos resultados* (que se mantêm presentes nos achados de diferentes populações ou amostras), a *temporalidade* (a causa sempre antecede o efeito), o *gradiente biológico* (relação tipo dose-resposta, quanto maior a presença do fator de risco maior ou mais perceptível o desfecho), a *plausibilidade* (biológica ou epidemiológica), a *coerência* (quando não há conflito com outras teorias existentes) e a *analogia* (com outros fenômenos semelhantes pesquisados em outros estudos), embora não sejam conclusivos, representam reforços importantes, principalmente se vários estão presentes, para a hipótese de causalidade.

Resolvida essa etapa, permanece para o pesquisador a relevância clínica ou epidemiológica do fenômeno estudado, já que a definição do que deve ser mensurado continua sendo uma decisão do âmbito da competência do pesquisador no campo de conhecimento científico em análise.

Embora a preocupação com todos os detalhes, discutidos ao longo deste capítulo, ao se iniciar o planejamento de uma investigação na área do aleitamento materno, como em qualquer outra área, possa dar a impressão de que se está complicando e retardando seu início, ela é na verdade um cuidado de fundamental importância, necessário não apenas para a racionalização dos recursos que serão gastos para realizar a pesquisa, habitualmente escassos, mas também para que possa ser levada a bom êxito.

Nesse sentido, deve-se ter em mente que levar uma pesquisa ao bom êxito não tem implicações meramente administrativas, mas significa produzir de fato uma contribuição efetiva e bastante sólida para aquele campo de conhecimento científico, quer a conclusão corrobore a hipótese inicial do pesquisador quer, então, demonstre o contrário.

Agradecimento

Ao Dr. Ulysses Doria, também da Coordenação do NuCAMPE, por sua participação na revisão deste texto e por suas sugestões, que certamente contribuíram para o seu aperfeiçoamento.

REFERÊNCIAS BIBLIOGRÁFICAS

Corbetta P. La ricerca sociale: metodologia e tecniche: I.I paradigmi di riferimento. il Mulino. Bologna: Società Editrice; 2003.

Creswell JW. Resrearch Design: Qualitative and Quantitative Approaches. Thousand Oaks: Sage Publications; 1994.

Dawson-Saundres B, Trapp RG. Basic & Clinical Biostatistics. 2nd ed. Norwalk: Appleton & Lange; 1994.

Field A. Discovering Statistics Using SPSS. London: Sage Publications; 2005.

Grenberg RS. Medical Epidemiology. Norwalk: Appleton & Lange; 1993.

Kramer MS. Clinical Epidemiology and Bioestatistics. Berlin: Springer-Verlag; 1988.

Medronho R et al. Epidemiologia. São Paulo: Atheneu; 2002.

Sieguel S. Estatística Não-Paramétrica. São Paulo: McGraw-Hill; 1975.

Trochim WM. The Research Methods. Knowledge Base. 2nd ed., atomic dogpublishing.com, Cincinnati; 2001.

14.3

Metodologia Quantitativa

- PESQUISA DO ALEITAMENTO MATERNO EM SAÚDE PÚBLICA
- A ESTATÍSTICA E O ALEITAMENTO MATERNO

14.3.1 PESQUISA DO ALEITAMENTO MATERNO EM SAÚDE PÚBLICA

Sonia Buongermino de Souza

PESQUISA DO ALEITAMENTO MATERNO EM SAÚDE PÚBLICA

A pesquisa em saúde pública desenvolve-se, muitas vezes, a partir de evidências observadas empiricamente e que levam à elaboração de hipóteses que tentam explicar os fatos observados. Assim, a observação em uma população ou grupo populacional, em um dado momento, do aumento de casos de uma doença, muito acima do que vinha sendo observado, leva os pesquisadores a criar hipóteses para explicar esse fenômeno, sendo então geradas pesquisas que vão tentar verificar a relação entre possíveis fatores causais e a doença em questão. À medida que os pesquisadores encontram algumas associações, as pesquisas passam a ser replicadas com outras populações nas quais são observados os mesmos fatos.

DECLÍNIO DA PRÁTICA DO ALEITAMENTO, MORBIDADE E MORTALIDADE

A pesquisa sobre aleitamento materno ocorre da mesma forma. Tome-se como exemplo o declínio da prática da amamentação que vinha ocorrendo desde o início do século XX, mais drasticamente nos anos 60, até meados da década de 1970. Nesse último período, a mortalidade infantil era bastante elevada, principalmente em populações mais pobres de países não desenvolvidos. Surge a hipótese da existência da relação entre o abandono da prática do aleitamento e os elevados índices de mortalidade infantil.

Além da observação empírica do problema, o conhecimento obtido com pesquisas realizadas em países desenvolvidos, que haviam encontrado associação entre mortalidade e morbidade com a ausência do leite materno, respaldavam essa hipótese.

Nessas áreas mais desenvolvidas, a idéia de proteção dada ao lactente pelo leite materno já existia desde a primeira metade do século. Entre 1924 e 1929, em Chicago, realizou-se um estudo prospectivo, em que foram acompanhadas 20.061 crianças nos primeiros meses de vida. Ocorreram 218 mortes durante os cinco anos de estudo, que representam uma mortalidade total de 1,1%. Dessa, 6,7% das mortes ocorreram no grupo de lactentes com aleitamento materno, 27,2% no grupo com aleitamento misto e 66,1% no grupo dos que não recebiam leite materno. A morbidade total no grupo com aleitamento materno foi 37,4%; no grupo com aleitamento misto, 53,8%; e no grupo sem aleitamento materno, 63,6%[13]. Na Inglaterra, um estudo retrospectivo, por meio do registro de dados de crianças pertencentes a uma clínica, nascidas entre 1936 e 1942, mostrou que as crianças com aleitamento materno quando adoeciam tinham o período da doença e da recuperação mais curto do que as crianças sem aleitamento materno[26].

Mais recentemente, em regiões menos desenvolvidas, muitas pesquisas enfocando a relação entre aleitamento, mortalidade e morbidade foram realizadas.

No Chile, em 1969-1970, em trabalho retrospectivo que envolveu 96% das mulheres de 15 comunidades rurais, com idades entre 15 e 44 anos, verificou-se que ocorreram três vezes mais mortes entre crianças com aleitamento não-materno antes dos 3 meses de vida do que entre aquelas com aleitamento materno até pelo menos 3 meses de vida[22].

Em Manila – Filipinas –, em estudo transversal, verificou-se que crianças marasmáticas tinham sido desmamadas mais cedo do que crianças classificadas como normais na avaliação nutricional[35].

A Investigação Interamericana de Mortalidade na Infância, conduzida no Canadá, Estados Unidos e em cinco países sul-americanos, entre eles o Brasil, no período de

1968-1971, realizada pela Organização Panamericana de Saúde, mostrou que a maior proporção de mortes por diarréia (51,7%), entre crianças até 5 meses de vida, ocorreu entre as que nunca haviam recebido leite materno[24].

A evidência da proteção do leite materno e, por outro lado, o maior risco para a saúde que confere o uso de outros leites, especialmente nos primeiros meses de vida do lactente, conduzem a duas posições. A primeira diz respeito ao reconhecimento da superioridade do leite materno quando se considera, entre outros fatores, sua composição, sua pureza e seu conteúdo de anticorpos específicos contra agentes infecciosos. A segunda diz respeito à inadequação de outros leites, quando utilizados como substitutos do leite materno devido, entre outros fatores, a sua composição inadequada para o lactente e ao grande risco de ser contaminado pela manipulação.

FATORES INTERVENIENTES NA PROTEÇÃO E NO RISCO

Quando esses fatos são pesquisados em uma população, são encontrados fatores intervenientes que modificam tanto a proteção como o risco mencionados. Em 1975, Behar[5] afirmou que o leite materno tem um papel de proteção contra infecções entéricas, principalmente em coletividades onde as condições de higiene são deficientes e o nível de instrução é baixo. Nessas regiões, não só a supressão do aleitamento materno, mas também a introdução de outro leite e da alimentação complementar é acompanhada de aumento evidente na incidência de processos diarréicos, o que mostra a importância das variáveis higiene e educação. Contrapondo-se a essa observação, Cunningham[11], 1977, em pesquisa restrospectiva realizada em Cooperstown, Nova York, verificou que as vantagens do aleitamento materno para a saúde das crianças eram evidentes mesmo depois de se controlarem as variáveis socioeconômicas. Observou que, em famílias com nível mais elevado de escolaridade, a diferença na incidência de doenças entre crianças com aleitamento materno e aquelas consumindo outros leites foi de duas a três vezes menor para o primeiro grupo. Esses resultados fizeram com que se destacasse o valor intrínseco do leite materno como fator de proteção para o lactente, independentemente das condições sociais e econômicas. Esses aspectos foram muito bem discutidos por Bullen e Willis[9], 1971, em trabalho que explica a aparente resistência à gastroenterite de crianças em aleitamento materno.

Pode-se dizer que, tanto nas regiões desenvolvidas como em desenvolvimento, até o final da década de 1970 predominaram pesquisas que mostraram a relação entre o aleitamento materno e a mortalidade e a morbidade, principalmente por doenças infecciosas.

No Brasil, as pesquisas sobre aleitamento com essa abordagem se desenvolveram mais no final da década de 1970 e na década de 1980. Os estudos buscavam, principalmente, a relação entre o desmame precoce e a incidência de desnutrição em lactentes. Foram desenvolvidas, também, pesquisas que mostraram a incidência de doenças que apresentam sinergia com a desnutrição, como as infecciosas. Entre essas pesquisas, destacou-se a realizada por Victora et al.[33], 1987, um estudo caso-controle, desenvolvido no Sul do Brasil, mostrando que lactentes com menos de 2 meses de vida, sem aleitamento materno, tinham risco de morrer por diarréia 14,2 vezes maior que quando comparados com aqueles em aleitamento materno exclusivo.

No final da década de 1980, ficou aceito, entre os que pesquisavam na área de saúde pública, o fato de que o aleitamento materno, principalmente quando exclusivo nos primeiros meses de vida, era fator de proteção em relação a várias doenças.

Paralelamente a essas pesquisas, que mostravam a importância do aleitamento materno como fator de proteção para o lactente, outras eram desenvolvidas estudando as vantagens do aleitamento materno relativas a sua composição, conteúdo de anticorpos[4,15,27] e aspecto psicossocial[14].

Apesar da evidência das vantagens do aleitamento materno mostradas nas inúmeras pesquisas, verificava-se que a freqüência e a duração do aleitamento materno continuavam muito aquém do desejável.

CAUSAS DO DESMAME PRECOCE

Pesquisas que tinham como objetivo verificar as causas do desmame precoce apontaram como relevantes, nas décadas de 1970 e 1980, entre outros fatores, a pressão exercida pela indústria de alimentos infantis para a venda de seus produtos, com propaganda junto à população de substitutos do leite materno por meio dos meios de comunicação de massa[34]; o desconhecimento dos mecanismos e das vantagens do aleitamento materno entre profissionais da área de saúde[10,21]; a migração da zona rural para a urbana e o local de nascimento da mãe, se área rural ou urbana[16]; o trabalho da mulher; o despreparo e o desestímulo para a amamentação, além do desconhecimento do valor do aleitamento por parte das mães, principalmente nos grandes centros urbanos, onde o aleitamento já não fazia parte da cultura da população[34].

Três pesquisas realizadas na cidade de São Paulo, nos anos 70 e 80, permitiram verificar a evolução do aleitamento materno quanto a sua duração. Na primeira, realizada no Município de São Paulo em 1973/1974 com mães de diferentes níveis de renda, verificou-se que a duração mediana da amamentação era de 28 dias[29]. Na segunda, em 1981, realizada na área metropolitana de São Paulo, encontrou-se duração mediana da amamentação de 2,8 meses[6]. Na terceira, em 1984/1985, no Município de São Paulo, verificou-se a duração mediana da amamentação de 110 dias[20]. Em que pese as diferenças relativas à obtenção de amostra nos três estudos, nota-se tendência de aumento na duração da amamentação.

Em trabalho sobre o comportamento da amamentação no Brasil, de 1975 a 1999, Rea[25], 2003, mostra que a duração mediana, que em 1975 era de 2,5 meses, passou para aproximadamente 10 meses em 1999. A autora atribui esse considerável aumento aos programas e atividades internacionais e nacionais para promoção e incentivo ao aleitamento que ocorreram ao longo desses anos.

Na década de 1990, as pesquisas relacionando o aleitamento materno e sua duração com a saúde do lactente desviam o foco da mortalidade, da desnutrição e das diarréias para enfocar outras doenças, mostrando o possível efeito protetor do aleitamento materno em relação a alergias[28], diabetes[12,17], desenvolvimento neuropsicomotor[2] e melhor índice de inteligência verificado em crianças nascidas com baixo peso e prematuras[18].

O conhecimento de que o aleitamento materno exclusivo é importante até os 6 meses de vida levou os pesquisadores, na área de saúde pública, a discutir e pesquisar situações capazes de interferir precocemente no aleitamento exclusivo e contribuir para o desmame precoce, como a introdução antes do sexto mês de vida de água, chás e sucos e, também, de alimentos sólidos, o uso de chupeta, chuca e mamadeira, além de aspectos sociais e econômicos como trabalho da mulher, renda familiar e escolaridade, entre outros.

ALIMENTAÇÃO COMPLEMENTAR

Por outro lado, o conhecimento de que o leite materno, como alimento exclusivo, não é capaz de suprir as necessidades nutricionais além do sexto mês de vida do lactente e propiciar crescimento e desenvolvimento adequados levou os pesquisadores a enfocar, com mais ênfase, a alimentação complementar, pesquisando na população aspectos como idade de introdução, alimentos introduzidos e formas de preparo. Além disso, a constatação, em pesquisas brasileiras de elevadas prevalências de anemia em lactentes[30], mostrou a necessidade de pesquisar a relação entre a incidência precoce da doença, já no primeiro ano de vida, e as práticas alimentares nessa idade, com destaque para o aleitamento materno. Com esse enfoque, foram desenvolvidas duas pesquisas: a primeira, um estudo transversal, no período de 1997 a 1999, foi realizada com crianças atendidas em serviços públicos de saúde para acompanhamento do crescimento e do desenvolvimento, em 11 cidades situadas nas cinco regiões geográficas do Brasil, para verificar a prevalência de anemia no primeiro ano de vida e sua relação com a prática alimentar, com ênfase no aleitamento materno; a segunda, um estudo de coorte, foi desenvolvida no período de 1998 a 2001, realizada com crianças nascidas em hospital universitário no Município de São Paulo, acompanhadas até 1 ano de idade com visitas domiciliares, para verificar a prática alimentar, o crescimento, o desenvolvimento e a morbidade informada pela mãe.

Alguns resultados desses estudos mostraram introdução muito precoce de alimentos como frutas, legumes e cereais. Nos serviços de saúde estudados no Município de São Paulo, foi verificado que no quarto mês de vida já recebiam frutas, sob a forma de papa ou suco, legumes e cereais, respectivamente, 38%, 24% e 20% dos lactentes[19].

Nos serviços de saúde do Município do Rio de Janeiro, as proporções de crianças que já consumiam frutas, legumes e cereais com menos de 6 meses de idade foram, respectivamente, de 33,7%, 16% e 13,4%. Verificou-se, ainda, introdução muito precoce do leite de vaca, fluido ou em pó. Entre as crianças anêmicas, a prevalência de consumo desses leites foi de 60% aos 4 meses, e entre as não-anêmicas, de 50%, também aos 4 meses[1].

O resultados obtidos em Salvador, em relação à associação entre aleitamento e anemia, mostraram que crianças em aleitamento materno exclusivo apresentaram concentrações médias de hemoglobina significativamente maiores ($p < 0,05$) do que crianças submetidas a aleitamento predominante, complementado, misto ou artificial[3].

A hipótese de que o desmame total ocorre com mais freqüência e mais rapidamente quando o primeiro alimento a ser introduzido é qualquer outro tipo de leite além do materno levou os pesquisadores, no estudo de coorte das crianças nascidas no hospital universitário, a testarem essa hipótese. Os tempos medianos da duração da amamentação após a introdução de outro leite foram de 76 dias, quando o leite não-materno foi introduzido antes de 60 dias de vida; a duração mediana de 120 dias foi verificada entre aquelas crianças que receberam outro leite entre 61 e 180 dias de vida e a mediana de 176 dias foi encontrada entre aquelas crianças que receberam outro leite a partir de 181 dias de vida[7]. Pode-se inferir que quanto mais tarde é introduzido outro leite, a mãe tende a continuar amamentando por mais tempo. A introdução de outro leite, quando a amamentação está bem consolidada, parece ter menor influência na diminuição da duração do aleitamento materno. Por outro lado, quanto mais precoce for a introdução de outro leite, menor a duração do aleitamento[7].

Na pesquisa, as variáveis socioeconômicas e demográficas não se associaram ao desmame total, porém, a escolaridade e a idade materna mostraram-se associadas à duração do aleitamento materno exclusivo. Mães com menos escolaridade e mães mais jovens introduziram a alimentação complementar mais precocemente[8]. Em relação à idade materna, esses resultados concordam com os estudos de Venâncio et al.[32], 2002, e Perez-Escamilla et al.[23], 1995.

ABORDAGEM ATUAL

Apesar dos esforços para incentivar a maior duração do aleitamento materno exclusivo, pesquisas têm mostrado que essa duração continua muito aquém da preconizada pela OMS, em que pese o prolongamento da amamentação que vem sendo constatado[25,31,32].

Essas observações apontam para a necessidade de outros estudos, possivelmente com abordagens qualitativas para melhor entendimento das inúmeras variáveis que colocam em risco o aleitamento materno. A importância do aleitamento, especialmente o exclusivo, nos primeiros 6 meses de vida e a introdução correta da alimentação complementar, mantendo a amamentação ao seio, devem ser mais enfatizadas em programas de incentivo, que visem particularmente às mães mais jovens e pertencentes aos grupos socioeconômicos mais desfavorecidos. As variáveis relativas em torno da mulher que amamenta, como o papel dos familiares e pessoas próximas, no apoio tão necessário para que o processo do aleitamento ocorra de forma plena, também devem merecer mais atenção por parte dos pesquisadores, para embasar formas mais adequadas de intervenção.

REFERÊNCIAS BIBLIOGRÁFICAS

1. Alberico APM, Veiga GV, Baião MR, Santos MMAS, Souza SB, Szarfarc SC. Breast-feeding, weaning diet and iron deficiency anaemia in infants. Nutr Food Sci 2003;3:111-9.
2. Andalaft RB, Gibbons AP, Padeiro RM, Ribeiro RM, Bueno LGS, Teruya KM, Murahovschi J. A influência do aleitamento materno no desenvolvimento neuropsicomotor. Rev Paul Pediatria 1999;17:20-4.
3. Assis AMO, Gaudenzi EN, Gomes G, Ribeiro RC, Szarfarc SC, Souza SB. Níveis de hemoglobina, aleitamento materno e regime alimentar no primeiro ano de vida. Rev Saúde Pública 2004;38:543-51.
4. Beerens H, Romond C, Neut C. Influence of breast-feeding on the bifid flora of the newborn intestine. Am J Clin Nutr 1980;33:2434-9.
5. Behar M. Importancia de la alimentación y la nutrición en la patogenia y prevencion de los procesos diarreicos. Bol Ofic Sanit Panamer 1975;78:334-42.
6. Berquó E, Cukier R, Spindel CR, Rea MF. Caracterização e determinantes do aleitamento materno na Grande São Paulo e na Grande Recife. Cadernos CEBRAP, 2, 1984.
7. Bueno MB, Souza JMP, Paz SMRS, Souza SB, Cheung PPY, Augusto RA. Duração da amamentação após a introdução de outro leite: seguimento de coorte de crianças nascidas em um hospital universitário em São Paulo. Rev Bras Epidemiol 2002;5:145-52.
8. Bueno MB, Souza JMP, Souza SB, Paz SMRS, Gimeno SGA, Siqueira AAF. Riscos associados ao processo de desmame entre crianças nascidas em hospital universitário de São Paulo, entre 1998 e 1999: estudo de coorte prospectivo do primeiro ano de vida. Cad Saúde Pública 2003;19:1453-60.
9. Bullen CL, Willis AT. Resistance of the breast-fed infant to gastroenteritis. Br Med J 1971;3:338-43.
10. Cavalcanti MLF. Conhecimentos, atitudes e práticas de pessoal de saúde sobre aleitamento materno. [Tese de Doutorado]. São Paulo (SP): Universidade de São Paulo/Faculdade de Saúde Pública; 1982.
11. Cunningham AS. Morbidity in breast-fed and artificially-fed infants. J Pediatr 1977;90:726-9.
12. Gimeno SGA, Souza JMP. IDDM and milk consumption. A case-control study in São Paulo, Brazil. Diabetes Care 1997;20:1256-60.
13. Grulle CG, Sanford HN, Herron PH. Breast and artificial feeding; influence on morbidity of twenty thousand infants. J Am Med Ass 1934;103:735-9.
14. Harfouche JK. Psycho-social aspects of breast-feeding, including bonding. Food Nutr Bull 1980;2:2-6.
15. Issler H, Carneiro-Sampaio MMS. Aleitamento materno vs diarréia aguda. Arq Gastroenterol 1986;23:246-50.
16. Issler H, Leone C, Quental VS. Duração do aleitamento materno em área urbana de São Paulo, Brasil. Bol Of Sanit Panam 1989;106:513-22.
17. Karjalainen J, Martin JM, Knip M, Ilonen J, Robinson BH, Savilahti E, Akerblom HK, Dosch HM. A bovine albumin peptide as a possible trigger fo insulin-dependent diabetes mellitus. N Engl J Med 1992;327:302-7.
18. Lucas A, Morley R, Cole TJ, Lister G, Leeson-Payne C. Breast milk and subsequent intelligence quotient in children born preterm. Lancet 1992;339:261-4.
19. Marchioni DML, Latorre MRO, Szarfarc SC, Souza SB. Complementary feeding: study of consumption in two health centers of São Paulo City, Brazil. Arch Lat Amer Nutr 2001;51:161-6.
20. Monteiro CA, Rea MF. O aleitamento materno. In: Monteiro CA ed. Saúde e Nutrição das Crianças de São Paulo. 1ª ed. São Paulo: Hucitec/Edusp; 1988. p. 55-68.
21. Organização Panamericana de Saúde. El valor incomparable de leche materna. 2ª ed. Washington, DC, 1972. (OPAS – Publ. cient. 250).
22. Plank SJ, Milanesi ML. Infant feeding and mortality in rural Chile. Bull World Health Organ 1973;48:203-10.
23. Perez-Escamilla R, Lutter C, Segall AM, Rivera A, Treviño-Siller S, Sanghvi T. Exclusive breast-feeding duration is associated with attitudinal, socioeconomic and biocultural determinants in three latin american countries. J Nutr 1995;125:2972-84.
24. Puffer RR, Serrano CV. Patterns of mortality in childhood. Washington, DC. Pan American Health Organization. 1973, (PAHO – Publ. cient. 262).
25. Rea MF. Reflexões sobre a amamentação no Brasil: de como passamos a 10 meses de duração. Cad Saúde Pública 2003;19:109-18.
26. Robinson M. Infant morbidity and mortality: a study of 3266 infants. Lancet 1951;1:788-93.

27. Rotter AW. Lactância materna – aspecto biológico-imunológico. Rev Chil Pediatr 1980;51:49-54.
28. Saarinen UM, Kajosaari M. Breastfeeding as prophylaxis against atopic disease: prospective follow-up study until 17 years old. Lancet 1995;346:1065-9.
29. Sigulem DM, Tudisco ES. Aleitamento natural em diferentes classes de renda no Município de São Paulo. Arch Lat Amer Nutr 1980;48:31-8.
30. Szarfarc SC, Souza SB. Prevalence and risk factors in iron deficiency and anemia. Arch Latinoam Nutr 1997;47(Suppl.):35-8.
31. Venâncio SI, Monteiro CA. A evolução da prática da amamentação nas décadas de 70 e 80. Rev Bras Epidemiol 1998;1:40-9.
32. Venâncio SI, Escuder MML, Kitoko P, Rea MF, Monteiro CA. Freqüência e determinantes do aleitamento materno em municípios do Estado de São Paulo. Rev Saúde Pública 2002; 36:313-8.
33. Victora CG, Smith PG, Vaughan JP, Nobre LC, Lombardi C, Teixeira AMB et al. Evidence for protection by breast-feeding against infant deaths from infectious diseases in Brazil. Lancet 1987;2:319-22.
34. Wennen C. Decline of breast feeding in third world countries. Trop Geogr Med 1978;30:551-4.
35. Zeitlin M, Masangkay Z, Conslacion M, Nass M. Breast feeding and nutritional status indepressed urban areas of greater Manila, Philippines. Ecol Food Nutr 1978;7:103-13.

14.3.2 A ESTATÍSTICA E O ALEITAMENTO MATERNO

José Maria Pacheco de Souza

O uso da estatística em pesquisa de aleitamento materno é semelhante àquele em outras áreas com abordagem quantitativa. De acordo com os objetivos, definem-se a população e as variáveis, organiza-se o plano de amostragem, desenha-se e testa-se o instrumento de coleta de informações, o banco de dados é estruturado, fazem-se a coleta, a apuração e a análise dos dados, e os resultados são apresentados com as interpretações adequadas. Em estudos epidemiológicos, a variável *aleitamento materno* pode interessar ao pesquisador como variável explanatória (independente) ou como variável resposta (dependente). Em qualquer dessas duas situações, várias definições de forma de aleitamento materno são possíveis, de acordo com os objetivos da pesquisa. A interpretação das expressões variável explicativa e variável resposta, em modelos de estudos causais, é que condições diferentes da variável explicativa resultarão em condições diferentes da variável resposta, ou seja, a variável resposta é uma função da variável explanatória; daí, usando conceito matemático, também os nomes dependente e independente.

ANÁLISE EM ESTUDO DE COORTE

Tome-se um estudo de coorte (exemplo 1) observando crianças desde o nascimento até 6 meses de idade. O pesquisador pode estar interessado em estudar a possível associação entre tipo de aleitamento e adequação do crescimento. Sem entrar na discussão sobre causalidade reversa e dificuldades na definição das variáveis e de suas categorias, admita-se a variável "aleitamento materno exclusivo" como sendo explanatória, com as categorias "durante todo o período" e "durante parte do período". Usando critérios clínicos e/ou antropométricos, uma variável resposta poderia ser "adequação do ganho de peso", com categorias "adequado" e "não-adequado".

Talvez no mesmo estudo de coorte o pesquisador classificasse as crianças conforme "peso ao nascer" (variável explanatória), nas categorias "baixo peso" e "peso normal", e, ao finalizar as observações, se cada criança ainda está ou não em aleitamento materno exclusivo. Nesse caso, "tipo de aleitamento" é variável resposta; incidentalmente, como o peso ao nascer não pode ser modificado pelo tipo ou duração do aleitamento, o fenômeno de possível causalidade reversa não é problema.

Os resultados podem ser apresentados sob a forma de tabelas "2 × 2", com números absolutos e porcentagens, cálculos das medidas epidemiológicas e o P descritivo do teste estatístico e, se proposto um nível de significância α prévio à condução do teste, a decisão estatística (resultado significante ou resultado não-significante). O painel 1, tabela 14.1, usando dados fictícios, ilustra o exemplo 1; várias quantidades estatísticas podem ser calculadas e cabe ao pesquisador decidir quais as que contêm os significados epidemiológicos mais adequados. No jargão epidemiológico, é usual a palavra risco ser usada como sinônimo de perigo, em relação a alguma condição não desejável do processo saúde-doença. Assim, é plausível que a situação "aleitamento materno exclusivo só em parte do período de 6 meses" (componente da variável explanatória) seja considerada como fator de risco para a situação "não-adequação de ganho de peso no período de 6 meses" (componente da variável resposta). Como conseqüência, e por tratar-se de estudo de coorte, as quantidades de interesse epidemiológico são: a) incidência de não-adequação nos expostos ao fator de risco; b) incidência de não-adequação nos não-expostos; c) razão das incidências, também chamada risco relativo, que é a principal medida epidemiológica de efeito. Devem ser acrescentados intervalos

PAINEL 1

Tabela 14.1 – Número e porcentagem de crianças, conforme duração do aleitamento materno exclusivo do nascimento até 6 meses de idade e adequação do ganho de peso ao final desse período, em estudo de coorte.

Aleitamento materno exclusivo (variável explanatória)	Adequação do ganho de peso (variável resposta) Não-adequado	Adequação do ganho de peso (variável resposta) Adequado	Total
Parte do período	340 (53,97%)	290 (46,03%)	630 (100%)
Todo o período	340 (33,01%)	690 (66,99%)	1.030 (100%)
Total	680 (40,96%)	980 (59,04%)	1.660 (100%)

a) 53,97% (IC = 49,99%-57,91%)
b) 33,01%
c) 1,63 = 53,97% ÷ 33,01% (IC = 1,46-1,83)
qui-quadrado, 1 grau de liberdade = 71,00

$P = 0,0000...$
significante, se $\alpha = 1\%$
$z = 8,43 = \sqrt{\text{(qui-quadrado)}}$

de confiança para *a* e para *c*, os valores do qui-quadrado (ou de z, da curva normal) e de P, o nível de significância α se previamente estabelecido e a respectiva decisão estatística, com base no qui-quadrado.

Os resultados mostram que a porcentagem de resultados desfavoráveis de ganho de peso entre as crianças que não estiveram todo o período em aleitamento materno exclusivo é 1,63 vez a encontrada nas crianças com aleitamento em todo o tempo (63% maior). E, pelo valor do qui-quadrado, esse resultado dificilmente poderia ser atribuído ao acaso, se a hipótese de nulidade, H_0, de não-diferença, expressasse, de fato, a verdade. A conclusão epidemiológica é que não aleitar exclusivamente ao peito durante os 6 primeiros meses de vida é um fator de risco para a ocorrência de ganho de peso desfavorável.

ANÁLISE EM ESTUDO CASO-CONTROLE

Em estudo caso-controle (exemplo 2), os resultados referentes à variável resposta já existem e definem quais indivíduos serão selecionados como caso ou como controle; posteriormente, é que se obtêm as informações relativas às variáveis explanatórias. Para uma investigação equivalente ao exemplo 1, inicialmente seriam escolhidas 680 crianças com 6 meses de idade, com ganho de peso inadequado para a idade (casos), e 980 crianças com peso adequado (controles). Então, as mães seriam entrevistadas, informando se seu filho teve ou não aleitamento materno exclusivo durante todo os primeiros 6 meses de vida. Os dados também podem ser apresentados em tabela 2 × 2, lembrando que os 100% são os totais dos casos e dos controles, e as porcentagens relativas ao aleitamento não têm interpretação epidemiológica. A medida epidemiológica de efeito é a *odds ratio*, que, sob certas condições, pode ser uma aproximação do risco relativo, e estima a razão da força de incidência dos expostos ao fator de risco (aleitamento só em parte do período) em relação à força de incidência nos não-expostos (aleitamento exclusivo em todo o período de 6 meses), se a amostragem dos controles for conduzida de forma apropriada. O painel 2, tabela 14.2 ilustra a situação, a *odds ratio* (razão dos produtos cruzados) sendo um pouco maior que o risco relativo do exemplo 1; a conclusão epidemiológica é a mesma.

ANÁLISE EM ESTUDO TRANSVERSAL

Diferentemente de estudo de coorte, no qual os valores das variáveis explanatórias são observados antes dos valores da variável resposta, e de estudo caso-controle, em que os valores da variável resposta são observados antes dos valores das variáveis explanatórias, em um estudo transversal, também chamado estudo de prevalência, os resultados de todas as variáveis são obtidos simultaneamente. Muitas vezes, não há definição inequívoca da seqüência de eventos da possível cadeia causal. A apresentação e a análise dos dados seguem a forma do estudo de coorte, mas não é possível falar em incidência; o que se tem são prevalências e razão de prevalências, e as conclusões sobre causalidade estão muito mais sujeitas a vieses.

ANÁLISE USANDO REGRESSÃO LOGÍSTICA MÚLTIPLA

Estudos com apenas uma variável explanatória não são a regra; o usual é investigar um conjunto grande de variáveis independentes, inter-relacionadas ou não, das quais a variável resposta é função epidemiológica. Para o caso, já visto, da variável resposta com duas categorias, a regressão logística múltipla (exemplo 3) permite a inclusão de variáveis contínuas e análises explorando simultaneamente

PAINEL 2

Tabela 14.2 – Número de crianças, conforme adequação do ganho de peso ao final de 6 meses de idade e duração do aleitamento materno exclusivo nesse período em estudo caso-controle.

Aleitamento materno exclusivo (variável explanatória)	Adequação do ganho de peso (variável resposta) Não-adequado (Casos)	Adequação do ganho de peso (variável resposta) Adequado (Controles)	Total
Parte do período	340 (50%)	290 (30%)	630
Todo o período	340 (50%)	690 (70%)	1.030
Total	680 (100%)	980 (100%)	1.660

odds ratio = 2,38 = (340 × 690) ÷ (290 × 340) P = 0,000...
IC = 1,93-2,93 significante, se α = 1%
qui-quadrado, 1 grau de liberdade = 71,00

---

variáveis explanatórias, em grupo ou isoladamente. É necessário o uso de pacote estatístico; os resultados são *odds ratios*, quer o estudo seja de coorte, quer caso-controle ou transversal. O exemplo é uma ampliação do exemplo 2, incluindo mais quatro variáveis explanatórias, além da variável de maior interesse, duração do aleitamento materno exclusivo: sexo da criança, escolaridade da mãe, idade da mãe (variável quantitativa contínua) e interação sexo × aleitamento. No painel 3, apresentamos a tabela 14.3 com o banco completo de dados, tabelas 2 × 2 (tabelas 14.4 e 14.5), cruzando adequação do ganho de peso (variável resposta) com sexo, com escolaridade e com a interação; a comparação das médias de idade da mãe, segundo a variável adequação do ganho de peso está incluída na tabela 14.6).

O objetivo da pesquisa é obter evidência de que a ausência de aleitamento materno exclusivo durante os 6 primeiros meses de vida da criança prejudica o ganho de peso; portanto, a variável explanatória principal é o "aleitamento materno exclusivo", com o rótulo LEITE e valores 1 e 0. A variável resposta é a "adequação de ganho de peso", rotulada CASOCONTROLE. As demais variáveis serão consideradas de controle. A fim de verificar se a relação LEITE → CASOCONTROLE se comporta de maneira diferente em cada sexo (modificação de efeito), criou-se a variável INTER, para permitir teste de interação. Há várias formas de conduzir a análise, de introduzir e de retirar variáveis, para se chegar satisfatoriamente a um modelo final, com o menor vício possível. Nesse exemplo 3, optou-se por abordagem *stepwise backward*, introduzindo todas as variáveis no primeiro passo, após o teste de interação; a variável permanece se o P descritivo (teste de Wald) for, arbitrariamente, menor que 10%; uma alternativa seria usar teste de máxima verossimilhança.

O painel 4 apresenta a seqüência de tabelas obtidas rodando o comando logistic do pacote Stata. A sintaxe do programa pede o comando (logistic), a variável resposta (CASOCONTROLE), variável(is) explanatória(s) (LEITE, SEXO,...) e, neste caso, entre colchetes, um subcomando seguido da variável pertinente, informando qual a freqüência com que cada linha da planilha se repete ([freq = REPETE]). O resultado z corresponde a $\sqrt{(\text{qui-quadrado})}$ e P > |z| é o nível descritivo do teste, a estatística de Wald. A tabela 14.7 é o primeiro teste, para verificar se a hipótese de interação pode ser eliminada; isso é feito incluindo a variável INTER mais as duas que a originaram, LEITE e SEXO. A *odds ratio* de INTER tem P descritivo = 0,678, que permite seguir a análise sem se considerar sexo da criança como variável modificadora de efeito.

Na tabela 14.8, as variáveis restantes foram incluídas, gerando o modelo completo; note-se que escolaridade, que tem três níveis, entra no modelo com duas de suas variáveis indicadoras (*dummies*) derivadas, ESCOLA2 e ESCOLA3, que são automaticamente comparadas com ESCOLA1. Nessa etapa, a variável SEXO é eliminada. A tabela 14.9 indica que as demais variáveis devem permanecer, definindo o modelo final. Finalmente, a tabela 14.10 ajuda a decidir se escolaridade e idade da mãe podem ser consideradas como variáveis de confusão, mediante a comparação da *odds ratio* isolada de LEITE com a *odds ratio* de LEITE na presença delas.

Os resultados estatísticos permitem concluir, epidemiologicamente, por forte evidência de que o ganho de peso não é adequado quando o aleitamento materno exclusivo não é mantido continuamente nos 6 primeiros meses de vida. O resultado numérico da *odds ratio*, 2,07, diz que a força causadora de ganho de peso inadequado em crianças com aleitamento não contínuo é o dobro dessa força

PAINEL 3

Tabela 14.3 – Banco de dados do exemplo 3.

CASOCONTROLE	LEITE	SEXO	ESCOLA	INTER	ESCOLA1	ESCOLA2	ESCOLA3	IDADE	REPETE
0	0	1	1	1	1	0	0	20	20
0	0	0	1	0	1	0	0	21	20
0	0	1	1	0	1	0	0	22	20
0	1	1	2	1	0	1	0	22	45
0	0	0	2	0	0	1	0	23	105
0	1	1	3	1	0	0	1	23	90
0	0	1	3	0	0	0	1	25	210
0	1	0	2	0	0	1	0	20	45
0	1	0	3	0	0	0	1	25	90
0	0	0	3	0	0	0	1	27	210
0	1	0	1	0	1	0	0	27	20
0	0	1	2	0	0	1	0	29	105
1	1	1	3	1	0	0	1	20	100
1	0	1	1	0	1	0	0	21	20
1	1	1	1	1	1	0	0	22	20
1	1	1	2	1	0	1	0	22	50
1	0	1	3	0	0	0	1	23	100
1	1	0	2	0	0	1	0	23	50
1	0	0	2	0	0	1	0	25	50
1	0	0	3	0	0	0	1	25	100
1	1	0	1	0	1	0	0	25	20
1	0	0	1	0	1	0	0	27	20
1	1	0	3	0	0	0	1	27	100
1	0	1	2	0	0	1	0	29	50

Codificação:
CASOCONTROLE: adequação do ganho de peso; não (caso) = 1, sim (controle) = 0.
LEITE: aleitamento materno exclusivo; parte do período = 1, todo o período = 0.
SEXO: masculino = 1, feminino = 0.
ESCOLA: escolaridade da mãe; pouca = 1, intermediária = 2, alta = 3.
INTER: interação sexo × aleitamento = produto sexo × leite.
ESCOLA1: variável indicadora (*dummy*) de escolaridade; pouca = 1, demais = 0.
ESCOLA2: variável indicadora de escolaridade; intermediária = 1, demais = 0.
ESCOLA3: variável indicadora de escolaridade; 1 = alta, demais = 0.
IDADE: idade da mãe em anos completos.
REPETE: número de crianças com as combinações de valores da linha respectiva.

Tabela 14.4 – Sexo e adequação do ganho de peso.

Aleitamento (variável explanatória)	Adequação do ganho de peso (variável resposta)		Total
	Não-adequado (Casos)	Adequado (Controles)	
Masculino	340 (50%)	490 (50%)	630
Feminino	340 (50%)	490 (50%)	1.030
Total	680 (100%)	980 (100%)	1.660

odds ratio = 1 = (340 × 490) ÷ (490 × 340)   IC = 0,82-1,22
qui-quadrado, 1 grau de liberdade = 0
P = 1
significante, se α = 1%

Tabela 14.5 – Escolaridade da mãe e adequação do ganho de peso.

Escolaridade da mãe (variável explanatória)	Adequação do ganho de peso (variável resposta) Não-adequado (Casos)	Adequação do ganho de peso (variável resposta) Adequado (Controles)	Total
Pouca	80 (11,76%)	80 (8,16%)	160
Intermediária	200 (29,41%)	300 (30,61%)	500
Alta	400 (58,82%)	600 (61,22%)	1.000
Total	680 (100%)	980 (100%)	1.660

odds ratio alta/pouca = (400 × 80) ÷ (600 × 80) = 0,6667   IC = 0,48-0,93
odds ratio intermediária/pouca = (200 × 80) ÷ (300 × 80) = 0,6667   IC = 0,47-0,95

Tabela 14.6 – Idade da mãe e adequação do ganho de peso.

Idade da mãe (variável explanatória)	Adequação do ganho de peso (variável resposta) Não-adequado (Casos)	Adequação do ganho de peso (variável resposta) Adequado (Controles)	Diferença
Média	24,04	24,89	–0,85
Desvio-padrão	2,63	2,45	
Teste t de *Student*	t = –6,74	P = 0,000...	Significante

PAINEL 4

Tabela 14.7 – Teste de interação.

```
. logistic CASOCONTROLE  LEITE  SEXO  INTER  [freq= REPETE]
------------------------------------------------------------------------------
CASOCONTROLE |  Odds Ratio   Std. Err.      z     P>|z|    [95% Conf. Interval]
------------------------------------------------------------------------------
       LEITE |   2.475685   .3475145     6.46    0.000    1.880231   3.259713
        SEXO |     1.0587   .1404512     0.43    0.667    .8162986   1.373082
       INTER |   .9212918   .1818624    -0.42    0.678    .6257064   1.356513
------------------------------------------------------------------------------
```

Tabela 14.8 – Modelo inicial, com todas as variáveis.

```
. logistic CASOCONTROLE LEITE SEXO ESCOLARIDADE2 ESCOLARIDADE3 IDADE [freq = REPETE]
------------------------------------------------------------------------------
CASOCONTROLE |  Odds Ratio   Std. Err.      z     P>|z|    [95% Conf. Interval]
------------------------------------------------------------------------------
       LEITE |   2.046188   .2334749     6.27    0.000    1.636144   2.558996
        SEXO |   .9252218   .0994529    -0.72    0.470    .7494617     1.1422
     ESCOLA2 |   .7218702   .1358398    -1.73    0.083    .4992087   1.043845
     ESCOLA3 |   .7397457   .1312334    -1.70    0.089    .5224881   1.047342
       IDADE |   .9270929   .0216974    -3.230    .001    .8855273   .9706095
------------------------------------------------------------------------------
```

Tabela 14.9 – Modelo final.

```
. logistic CASOCONTROLE LEITE ESCOLARIDADE2 ESCOLARIDADE3 IDADE [freq = REPETE]
------------------------------------------------------------------------------
CASOCONTROLE |  Odds Ratio   Std. Err.      z     P>|z|    [95% Conf. Interval]
------------------------------------------------------------------------------
       LEITE |   2.069953   .2340709     6.43    0.000    1.658465   2.583537
     ESCOLA2 |   .7185624   .1352076    -1.76    0.079    .4969343   1.039035
     ESCOLA3 |   .7334594   .1298731    -1.75    0.080    .5183874   1.037762
       IDADE |   .9317346   .0207603    -3.17    0.002    .8919209   .9733255
------------------------------------------------------------------------------
```

Tabela 14.10 – Verificação de vício de confusão.

```
. logistic  CASOCONTROLE  LEITE  [freq = REPETE]
------------------------------------------------------------------------------
CASOCONTROLE |  Odds Ratio   Std. Err.      z     P>|z|    [95% Conf. Interval]
------------------------------------------------------------------------------
       LEITE |    2.37931   .2470345     8.35    0.000    1.941217   2.916272
------------------------------------------------------------------------------
```

nas crianças com aleitamento exclusivo contínuo. As variáveis idade e escolaridade da mãe podem ser consideradas de confusão, pois, sem sua presença, a *odds ratio* isolada (*odds ratio* bruta) é 2,38, 15% menor que 2,07. A idade da mãe também tem um papel importante, independente, sendo que, quanto maior a idade, maior a "proteção" contra ganho inadequado de peso. Escolaridades intermediária e alta também têm papel protetor, quando comparadas com pouca escolaridade.

TEMPO DECORRIDO ATÉ OS EVENTOS IDADE DO DESMAME EXCLUSIVO E IDADE DO DESMAME: ANÁLISE DE SOBREVIDA

É grande o interesse em se medir as durações da amamentação exclusiva e da amamentação (variáveis respostas) e os fatores (variáveis explanatórias) que as podem influenciar. No que segue, a variável *idade do desmame exclusivo* será usada como exemplo, mas a aplicação é a mesma para *idade do desmame* e outras situações assemelhadas. A unidade de tempo no estudo do aleitamento materno é fator a ser considerado. Em uma situação ideal, cada criança seria acompanhada dia a dia, e, assim, a idade em que ela mudasse sua condição seria perfeitamente conhecida. Na prática, não há condições de conduzir um trabalho com esse rigor. Em um estudo de coorte, o pesquisador tem que se valer de informações coletadas a partir de visitas semanais, mensais ou mesmo trimestrais. Em estudo transversal ou caso-controle, muitas vezes a mãe de uma criança que já deixou de amamentar seu filho há muito tempo deverá recordar quando isso aconteceu. Um cuidado adicional é deixar claro em que escala a idade está sendo informada, ordinal ou cardinal: uma criança que está no sexto mês de vida tem 5 meses completos de idade.

Imagine-se um estudo de coorte, com duração de doze meses, no qual cada criança é observada dia a dia, a partir do seu nascimento até completar 180 dias, em relação a sua forma de amamentação e admite-se que toda criança inicie sua vida em aleitamento materno exclusivo (AME). Várias situações podem ocorrer quanto ao tempo de AME: uma criança é observada já desde o primeiro dia da pesquisa e quando completa 120 dias de idade (quatro meses de observação) deixa o AME; outra, também é observada desde o primeiro dia da pesquisa, mas após seis meses de observação, ao completar 180 dias de idade, continua em AME. O painel 5 mostra nove de alguns possíveis seguimentos: na tabela 14.11 consta o número de identificação da criança, em que mês da pesquisa ela foi admitida e em que m, com que idade ela deixou de ser observada, e se ao sair ainda estava em AME ou não; as figuras 14.1 e 14.2 representam a situação de forma esquemática, com as

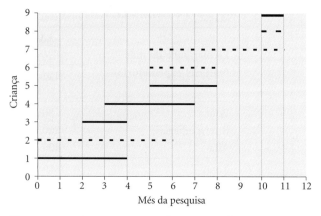

Figura 14.1 – Tempo em meses da pesquisa, de observação das nove crianças. Cada linha representa a entrada no mês da pesquisa, a duração da observação e a saída no mês da pesquisa. Linha cheia refere-se à criança que deixou a AME e linha pontilhada à criança que ao sair da observação ainda estava em AME.

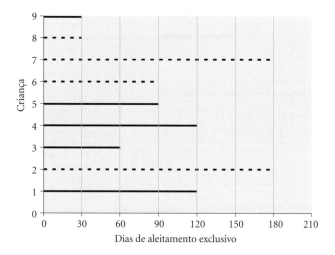

Figura 14.2 – Idade, em meses, de permanência em observação das nove crianças. Linha cheia refere-se à criança que deixou a AME e linha pontilhada à criança que ao sair da observação ainda estava em AME. Todas tiveram seu início de observação ao nascer.

crianças nos eixos Y e os tempos da pesquisa e das idades nos eixos X.

Surgem pelo menos duas dificuldades. Uma é não se poder calcular o tempo médio de duração em AME, pois há observações incompletas: para as crianças que abandonaram a AME, o tempo de duração é conhecido, mas, para as crianças que foram perdidas de observação ou encerraram a observação e ainda estavam com AME, o tempo de AME é o mínimo, não se sabendo quanto ainda iria durar. Diz-se que essas informações estão censuradas. Outra dificuldade é que essa variável, que só tem valores positivos, não segue a distribuição normal.

PAINEL 5

Tabela 14.11 – Observação de nove crianças em estudo prospectivo com duração de 12 meses.

Criança	Mês da pesquisa Entrada	Saída	Condição na saída	Idade em dias
1	0	4	1	120
2	0	6	0	180
3	2	4	1	60
4	3	7	1	120
5	5	8	1	90
6	5	8	0	90
7	5	11	0	180
8	10	11	0	30
9	10	11	1	30

Condição na saída de observação:
0 = ainda em AME; 1 = não mais em AME.

Em vez de calcular médias e desvios-padrão da AME para testes *t* ou análise de variância, a técnica estatística passa a ser a análise de sobrevida, consistindo em obter as *porcentagens de crianças que ainda estão em AME nas idades t1, t2,..., tk dias*. Comparações de interesse, para categorias de variáveis qualitativas, podem ser feitas graficamente usando a técnica de Kaplan-Meier, complementada pelo teste *log-rank*; analiticamente, o método amplamente utilizado é a modelagem usando regressão de Cox, que cobre variáveis qualitativas e quantitativas.

A tabela 14.12 do painel 6 é uma planilha do programa Excel, com dados fictícios para os exemplos 4 e 5. Ao ser admitida na coorte, em qualquer época do período de estudo, cada criança recebe um número de identificação (1, 2,..., n), caracterizando a variável *id*. Cada criança é observada dia a dia, até o fechamento da pesquisa, ou até quando ela cessa a AME, ou até quando ela é perdida de observação antes do fechamento da pesquisa; esse tempo define a variável *dias*, que nada mais é do que sua idade na ocasião de um desses eventos. Essa idade, em dias, quando da cessação do AME de uma criança, mede **o tempo decorrido** desde o nascimento (início da AME, início da observação da criança) **até** esse **evento** de interesse (cessação do AME). Uma terceira variável, *status*, tem o valor 1 se houve realmente a cessação do AME e o valor 0 nas outras duas situações, quando a criança sai de observação mas ainda está em AME; é a chamada **censura**. Três outras variáveis serão usadas: *escolaridade*, com duas categorias, codificadas 1 (maior) ou 2 (menor); *parto*, com três categorias, codificada 1 ou 2 ou 3 (fórceps, normal, cesáreo); *pesoaonascer*, contínua.

PAINEL 6

Tabela 14.12 – Banco de dados dos exemplos 4.

id	escolaridade	status	dias	pesoaonascer	parto
1	1	1	2	3.030	1
2	1	1	107	2.880	3
3	1	1	12	2.990	1
4	1	1	57	3.785	2
5	1	1	37	3.530	1
6	1	1	82	3.595	2
7	1	1	7	3.710	3
8	1	1	52	3.105	1
9	1	1	37	3.995	1
10	1	1	57	3.295	3
11	1	1	7	2.990	2
12	1	1	22	3.585	2
13	1	1	17	2.930	1
14	1	1	72	3.340	1
15	1	1	37	3.185	1
16	1	1	112	3.320	1
17	1	1	22	3.590	1
18	1	1	52	3.230	1
19	1	1	17	3.280	1
20	1	1	2	3.010	1
21	1	1	37	3.440	1
22	0	1	35	2.850	1
23	0	1	20	2.340	1
24	0	0	145	2.555	1
25	0	1	100	2.850	2
26	0	1	95	3.160	1
27	0	1	15	3.315	1
28	0	1	65	3.475	2
29	0	0	155	3.455	2
30	0	0	145	3.525	1
31	0	0	110	3.150	1
32	0	0	40	3.010	3
33	0	0	85	3.125	3
34	0	0	80	3.630	1
35	0	1	15	2.500	1
36	0	0	70	3.380	1
37	0	0	160	2.845	2
38	0	1	15	3.780	1
39	0	1	50	3.045	1
40	0	0	30	3.055	1
41	0	0	15	3.525	3
42	0	0	35	4.070	1
43	1	1	2	3.590	3
44	1	1	5	3.640	1
45	1	1	10	2.810	3
46	1	0	15	3.440	1
47	0	1	5	3.170	3
48	0	1	7	3.555	1
49	0	1	10	3.190	3
50	0	0	20	3.055	2

Explicações das variáveis no texto.

ANÁLISE USANDO O MODELO KAPLAN-MEIER

A figura obtida a partir da técnica Kaplan-Meier (análise de sobrevida, devido a sua origem) tem no eixo horizontal a escala de tempo de interesse, aqui, "idade da criança em dias", começando em zero (idade da criança ao nascer, começo da observação em AME). No eixo vertical, a escala é a "proporção de crianças ainda em AME", de 0 a 1 ou de 0 a 100%. Na idade zero, todas as crianças (100%) estão em AME; à medida que as crianças avançam na idade, há crianças que deixam a AME, levando a uma queda na porcentagem do eixo vertical. A linha quebrada (linha de sobrevida), "em escada", mostra o processo de abandono da AME de forma dinâmica; para idades de interesse, tem-se a porcentagem de crianças da amostra estudada ainda em AME, que é uma estimativa da probabilidade de uma criança particular semelhante à da amostra ainda estar em AME. Quantis de interesse, como o 1º e o 3º quartis, e mediana são obtidos traçando linhas horizontais a partir do eixo das ordenadas, cruzando com a linha de sobrevida e encontrando o eixo das abscissas verticalmente.

A figura 14.3 (painel 7), obtida rodando os comandos stset e sts graph do Stata, usa a técnica Kaplan-Meier nesse exemplo 4, comparando as categorias da variável *escolaridade da mãe*; a categoria "menor escolaridade" tem velocidade de abandono do aleitamento exclusivo maior que a categoria "maior escolaridade". Os tempos medianos em AME são 37 e 95 dias, respectivamente. O qui-quadrado = 10,11 do *teste log-rank* tem P = 0,0015, indicando evidência de maior escolaridade ser fator de proteção, quando comparada com menor escolaridade.

PAINEL 7

```
. stset dias status
. sts graph, by(escolaridade)
```

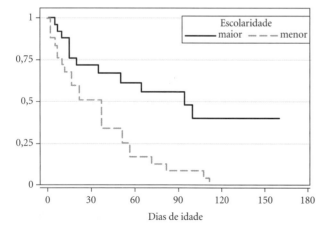

Figura 14.3 – Abandono do aleitamento materno conforme escolaridade da mãe.

ANÁLISE USANDO O MODELO DE REGRESSÃO MÚLTIPLA DE RISCOS PROPORCIONAIS DE COX

A **razão de forças de morbidade**, em inglês razão de riscos instantâneos de morbidade, *hazard ratio* (**HR**), é um conceito fundamental do modelo de Cox. Admitiu-se que as crianças, no nascimento, são amamentadas exclusivamente no peito. Mas, com o passar do tempo, um conjunto de fatores atua sobre elas, com uma força capaz de modificar a forma de aleitamento de algumas; tem-se o que se pode chamar **força de desmame**. Instante a instante no tempo, cada criança com mãe de menor escolaridade está sujeita a um valor dessa **força de desmame**, bem como cada criança com mãe de maior escolaridade; pode-se chamar **razão de forças de desmame** = HR ao quociente das duas quantidades. O modelo de Cox trabalha com a pressuposição de que essa razão de forças é constante no tempo, não havendo necessidade de se conhecer a magnitude da força de cada categoria, pois o raciocínio epidemiológico é baseado no quociente HR, e não em cada um dos seus componentes. Lembrando que os pacotes estatísticos usam a categoria com codificação maior no numerador, no caso de variável dicotômica, valor HR acima de 1 significa que a força de desmame da categoria codificada como 1 é maior que a força da categoria com código 0. HR igual a 1 significa igualdade de forças.

No que segue, tem-se a continuação do exemplo 4; a tabela 14.13 do painel 8 foi obtida ainda com o programa Stata, com saída muito semelhante às de regressão logística. A seqüência de ações e as interpretações estatística e epidemiológica seguem a mesma abordagem vista na logística. Na análise simultânea, para a variável *escolaridade* da mãe, a conclusão estatística é que a força de desmame que atua sobre crianças cujas mães têm menor escolaridade é 2,9 vezes a força de desmame que atua sobre crianças cujas mães têm maior escolaridade, ou seja, é 190% maior, corroborando o resultado do gráfico Kaplan-Meier, que expressa bem a situação, com a marcada separação das linhas em escada. O qui-quadrado = z^2 = 7,78 e o P descritivo = 0,005 estão próximos dos valores obtidos com o teste *log-rank*, considerando que agora a variável não está mais sendo analisada isoladamente.

Como *parto* tem três categorias, uma delas é tomada como referência e as HR são calculadas usando as outras categorias; comparando com fórceps, o parto normal é melhor para a manutenção de AME, enquanto o parto cesáreo é pior; no entanto, as diferenças não são estatisticamente significantes. A figura 14.4, painel 8, com o comando completo do programa, mostra essa situação. A interpretação da HR de *pesoaonascer*, que é contínua, é a seguinte: a razão de forças de desmame é entre um valor

PAINEL 8

Tabela 14.13 – Modelo de Cox.

```
. stcox   escolaridade   pesoaonascer   parto2   parto3

         _t |  Haz. Ratio     Std. Err.        z     P>|z|      [95% Conf.   Interval]

escolaridade |  2.885016      1.095792      2.79     0.005       1.370387    6.073699
pesoaonascer |  .9998311      .0005661     -0.30     0.765        .9987222   1.000941
      parto2 |  .7004717      .3298374     -0.76     0.450        .2783414   1.762802
      parto3 |  1.024625      .4676824      0.05     0.957        .4188323   2.506626
```

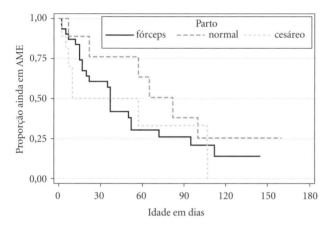

Figura 14.4 – Aleitamento materno esclusivo, conforme o tipo de parto.

da variável (por exemplo, 3.910g) e o valor uma unidade imediatamente menor (3.909g); nesse caso, como a HR é menor que 1, quanto maior o peso ao nascer, melhor seria para a AME, mas não há significância estatística.

CONSIDERAÇÕES GERAIS

A estatística é uma poderosa auxiliar na pesquisa em geral e na pesquisa de aleitamento materno em particular. O fenômeno amamentação é extremamente complexo nas suas relações com outras variáveis, e são várias as técnicas disponíveis para que o epidemiologista e o clínico o entendam melhor. A regressão linear, a regressão de Cox e a regressão logística são usadas amplamente, assim como os modelos lineares gerais (glm); as técnicas para dados repetidos e a modelagem multinível já aparecem com alguma freqüência. Em relação à técnica de Cox, extensões têm sido propostas, para contornar sua restrição de necessidade de proporcionalidade constante no tempo e permitir estudar eventos recorrentes, situações de grande interesse na área da alimentação no primeiro ano de idade.

O uso de modelagem é, hoje, quase obrigatório, pois sempre há um número razoavelmente grande de variáveis explanatórias a serem estudadas simultaneamente. Decisões sobre a possibilidade de interação, da permanência de variáveis de interesse, mesmo quando estatisticamente não significantes, sobre variáveis no caminho causal, em relação a valores aberrantes, a valores faltantes, sobre a forma de entrada e saída das variáveis, sobre resultados aparentemente estranhos não podem ser tomadas "mecanicamente", só com critérios estatísticos. O conhecimento das interligações das variáveis sob forma hierárquica, segundo a proposta de Victora e hipóteses prévias de causalidade são elementos-chave na condução de um bom trabalho de investigação epidemiológica.

E, apesar da riqueza e sofisticação das atuais técnicas estatísticas, sempre é bom lembrar que tabelas cruzando duas variáveis, gráficos de distribuição, médias, desvios-padrão continuam sendo instrumentos básicos, imprescindíveis no trabalho estatístico-epidemiológico.

REFERÊNCIAS BIBLIOGRÁFICAS

A lista que segue certamente não é exaustiva, mas cobre o tema deste capítulo e vai muito além, esperando-se que auxilie o leitor a se aprofundar mais na combinação Estatística/Epidemiologia, com benefícios para a pesquisa em aleitamento materno.

1. Berquó ES, Souza, JMP, Gotlieb S. Bioestatística. EPU; 1981.
2. Breslow NE, Day NE. Statistical Methods in Cancer Research. V1. The Analysis of Case-Control Studies. IARC; 1980.
3. Carvalho MS, Andreozzi VL, Codeço CT, Barbosa MTS. Shimakura S E. Análise de Sobrevida: Teoria e Aplicações em Saúde. Fiocruz; 2005.
4. Fuchs SC, Victora CG. Risk and prognostic factors for diarrheal disease in Brazilian infants: a special case-control application. Cadernos de Saúde Pública 2002;18(3):2002.
5. Fuchs SC, Victora CG, Fachel J. Modelo hierarquizado: uma proposta de modelagem aplicada à investigação de fatores de risco para diarréia grave. Rev Saúde Pública 1996;30(2):168-78.
6. Hosmer DW, Lemeshow S. Applied Logistic Regression. Wiley; 1989.
7. Keinbaum DG. Survival Analysis: a Self-learning Text. Springer; 1997.
8. Kleinbaum DG, Klein M. Logistic Regression: a Self-learning Text. Springer; 2002.

9. Kleinbaum DG, Kupper LL, Morgenstern H. Epidemiologic Research: Principles and Quantitative Methods. Lifetime; 1982.
10. Medronho RA (coord.) Epidemiologia. Atheneu; 2002.
11. Pereira MG. Epidemiologia: Teoria e Prática. Guanabara Koogan; 1999.
12. Rothman KJ. Epidemiology: An Introduction. Oxford; 2002.
13. Schlesselman JJ. Case-Control Studies: Design, Conduct, Analysis. Oxford; 1982.
14. Spencer N. Maternal education, lone parenthood, material hardship, maternal smoking, and longstanding respiratory problems in childhood: testing a hierarchical conceptual framework. J Epidemiol Commun Health 2005;59:842-6.
15. Szklo M, Nieto FJ. Epidemiology: Beyond the Basics. Aspen; 2000.
16. Victora CG, Huttly SR, Fuchs SC, Olinto MTA. The role of conceptual frameworks in epidemiological analysis: a hierarchical approach. Int J Epidemiol 1997;26(1):224-7.

14.4

Metodologia Qualitativa

- UMA ABORDAGEM TEÓRICA PARA A PESQUISA EM ALEITAMENTO MATERNO: INTERACIONISMO SIMBÓLICO
- REPRESENTAÇÕES SOCIAIS DA AMAMENTAÇÃO
- FENOMENOLOGIA

14.4.1 UMA ABORDAGEM TEÓRICA PARA A PESQUISA EM ALEITAMENTO MATERNO: INTERACIONISMO SIMBÓLICO

Isilia Aparecida Silva

MÉTODO QUALITATIVO COMO OPÇÃO PARA PESQUISA EM AMAMENTAÇÃO

A pesquisa qualitativa abarca um gama de orientações teóricas e tem sido um método de investigação científica bastante utilizado na área da saúde e, em especial, tem contribuído sobremaneira na compreensão do processo de amamentação, por ser um método que possibilita uma aproximação da realidade e captação da experiência humana em sua dimensão subjetiva[9].

Esse tipo de pesquisa permite descrever e analisar a interação de variáveis envolvidas em um determinado problema, levando a compreender e classificar processos dinâmicos vividos por grupos sociais, resultando no entendimento mais profundo das particularidades do comportamento dos indivíduos. Possibilita descobrir e compreender o que se encontra "por trás" do fenômeno, sobre o qual se quer estudar, fornecendo detalhes intrincados da sua dinâmica. Ainda, por meio desse método, é possível a compreensão de aspectos da experiência humana, em uma dada situação, cujos dados quantitativos ou numericamente mensuráveis não expressam a complexidade que o fenômeno encerra[11].

A questão fundamental que se apresenta para a pesquisa qualitativa é como capturar a complexidade da realidade ou do fenômeno e como os dados coletados podem fazer sentido com essa realidade, ou seja, tornarem-se de fato uma aproximação dessa realidade de forma a constituir seu interlocutor. Embora a forma privilegiada para capturar a realidade na pesquisa qualitativa venha sendo a entrevista e a observação, esses dados podem também ser constituídos por documentos, cartas, depoimentos, ou seja, tudo aquilo que possa fornecer elementos para que se compreenda as diferentes faces do fenômeno em sua essência[11].

A pesquisa qualitativa pode ser compreendida de acordo com cinco características básicas[3]: tem o ambiente natural como parte direta dos dados e o pesquisador como seu instrumento-chave; é descritiva, sendo os dados coletados apresentados predominantemente na forma de narração ou figuras, descrição de pessoas, situações, ou seja, todo o dado sobre a realidade é importante; esse tipo de pesquisa está interessado no processo, em como se dá o fenômeno e não no resultado desse; a análise tende a seguir ao processo indutivo, não se busca evidências que comprovem hipóteses preestabelecidas; o significado é o interesse essencial do método qualitativo, e a intenção, a de focalizar a "perspectiva do outro".

A opção pelo método qualitativo é feita com base na natureza do objeto de estudo, implicando a definição do caminho a seguir em busca da geração da resposta, que pressupõe um suporte teórico e metodológico para guiar o pesquisador ao conhecimento pretendido.

Um referencial teórico constitui-se em uma possibilidade de compreensão do fenômeno, a partir de conceitos e de perspectivas que dêem sentido e expliquem o recorte da totalidade da realidade, dê a estrutura para a interpretação do fenômeno e não apenas a constatação de sua ocorrência. Dessa forma, é considerado um conjunto de pressupostos que sustenta concepções e explica a formulação de conceitos gerados da observação da realidade. Simbolicamente, representa a âncora, que assegura e possibilita a compreensão, interpretação e explicação dessa realidade[8].

Quando pensamos no que representa o fenômeno da amamentação e em uma aplicação de caminho metodológico para sua investigação, seja qual for o objeto definido, é de se considerar que o amamentar pressupõe contato humano, pressupõe o ato, pressupõe também o estabelecimento da relação.

Seja para a busca da compreensão da amamentação por meio da perspectiva de seus atores, a mulher, a criança, a família ou seu grupo social, seja na perspectiva dos profissionais, que também não deixam de ser atores no cenário do aleitamento materno, é importante ressaltar a natureza das relações estabelecidas entre eles.

A pesquisa qualitativa como um dos instrumentos da construção do conhecimento em amamentação tem-se ocupado em esclarecer aspectos inerentes ao universo subjetivo da mulher e os elementos que constituem sua vivência em amamentar, buscando retratar não só sua experiência, mas trazer à tona os caminhos que possibilitem a intervenção mais efetiva para a promoção do aleitamento materno.

INTERACIONISMO SIMBÓLICO: HISTÓRICO E FUNDAMENTOS

Uma das abordagens teóricas que tem sido utilizada para o estudo do processo de amamentação, como fenômeno vivido pela mulher, é o Interacionismo Simbólico que constitui uma base teórica em que o significado é o conceito central.

A perspectiva do Interacionismo Simbólico constitui-se em uma abordagem para o estudo da vida e ação humanas, considerando que a compreensão do comportamento humano se dá com base no ato social, incumbindo-se fundamentalmente dos aspectos internos ou experienciais do comportamento humano. Nesse sentido, o Interacionismo Simbólico possibilita a compreensão de como as pessoas definem os eventos ou a realidade e como elas agem em relação a suas crenças.

Conforme essa perspectiva, o significado guia o comportamento e a ação é precedida de um estágio de deliberação ou definição da situação vivenciada.

Considerado por alguns estudiosos como uma perspectiva ou orientação teórica, o movimento do Interacionismo Simbólico teve sua origem datada do século XVIII e ao longo de seu desenvolvimento apresenta, hoje, diferentes tendências e escolas. Tem sua fundamentação básica orientada para a perspectiva da psicologia social na origem da formulação dos seus princípios metodológicos e destacam-se os formulados por George Herbert Mead, cuja obra é considerada como pedra fundamental para a perspectiva interacionista[2].

George Herbert Mead foi professor de filosofia na Universidade de Chicago de 1893 a 1931, período em que formulou os princípios básicos desse pensamento, transmitidos a seus alunos por meio de aulas, palestras, manuscritos. Apenas em 1934 foram publicadas a orientação filosófica e suas proposições acerca do Interacionismo Simbólico por meio do livro Mind, Self and Society. Essa obra foi organizada e publicada postumamente por um de seus discípulos, Herbert Blumer, quem fez a interpretação sistemática, aplicação e proposição dos pressupostos básicos do Interacionismo Simbólico.

PRESSUPOSTOS BÁSICOS DO INTERACIONISMO SIMBÓLICO

Em um de seus artigos, publicados no livro Symbolic Interactionism – perspective and method, em 1969, Blumer afirma que formulou suas proposições fundamentado, principalmente, nas idéias de Mead, embora considere que o pensamento de muitos outros acadêmicos americanos tenha contribuído para sua obra[1].

O Interacionismo Simbólico considera o significado que as coisas têm para o ser humano como sendo o elemento central na natureza de sua ação. Busca compreender a causa da ação humana no seu significado de definição humana, de autodireção, sendo possível compreender como o ser humano define o mundo em que ele atua, sendo ativo e criativo em suas ações. Isso envolve escolhas conscientes que orientam as atitudes, acessem as atitudes e atos dos outros e ajudam a redefinir o rumo das ações[4].

O termo Interação Simbólica refere-se ao peculiar e distinto caráter da interação que acontece entre seres humanos. A peculiaridade consiste no fato de que seres humanos interpretam ou definem as ações uns dos outros, em vez de simplesmente reagir às ações do outro, sendo baseadas no significado que eles atribuem a tais ações. Assim, a interação humana é mediada pelo uso de símbolos, pela interpretação, pela atribuição de significado às ações dos outros. Nessa mediação é equivalente a dizer que ocorre um processo de interpretação entre o estímulo e a resposta, no caso a resposta humana, a qual é possível ser desvendada ou atingida pela compreensão da construção da ação[2].

Para o Interacionismo Simbólico, o ato social é a unidade básica de análise e inclui uma dimensão manifesta e observável ou pública e outra dimensão ou domínio encoberto, interno ou privado[5]. Isso pressupõe que a conduta humana deve ser compreendida em termos sociais, sendo a pessoa um ator e não meramente reator. A ação social é uma construção ativa do indivíduo e não repetição esperada de um padrão estabelecido pela sociedade. A ação é dinâmica, o indivíduo é dinâmico, a sociedade é dinâmica.

Em vez de focalizar a razão do comportamento no indivíduo, em suas características de personalidade ou em como a estrutura social ou situação social causa o comportamento individual, o Interacionismo Simbólico focaliza sua atenção na natureza da interação e nas ações realizadas pelo indivíduo[4].

A natureza do Interacionismo Simbólico pode ser compreendida a partir de três premissas[2]:

1. Os seres humanos agem em relação às coisas, com base nos significados que elas têm para eles. Compreende-se como "coisas" tudo o que o indivíduo nota em seu mundo, objetos físicos que fazem parte de sua realidade, outros seres humanos, vistos de maneira individual ou em grupos, instituições, atividades, situações de vida diária. O significado que todos esses objetos tem para o indivíduo influencia a formação do seu comportamento. O conhecimento desse significado é que nos leva a compreender a ação humana.

2. O significado atribuído às coisas surge da interação social que os seres humanos estabelecem uns com os outros. Nessa visão, os significados são produtos sociais que surgem da interação, não sendo inerentes à coisa em si nem produto de conjunto de elementos psicológicos que o indivíduo tem em relação à coisa.

3. Os significados são manipulados e modificados através de um processo interpretativo usado pela pessoa na medida em que lida com as coisas que ela encontra. O processo interpretativo se dá em dois passos distintos: o primeiro ocorre quando o indivíduo (ator) indica para si mesmo as coisas em relação às quais ele está agindo, ou seja, as coisas as quais têm significado para ele. Tais indicações representam um processo internalizado, em que o ator está interagindo consigo mesmo, comunicando, conversando consigo próprio. O segundo passo ocorre em virtude do processo de comunicação interna em que o indivíduo utiliza a interpretação e chega aos significados das coisas com a qual interage. Nesse movimento, ele seleciona, verifica, exclui, re-agrupa e transforma significados à luz da situação na qual ele se encontra. Nesse sentido, interpretar não é uma mera aplicação automática dos significados estabelecidos, mas um processo formativo no qual os significados são usados e revisados como instrumentos para guiar e formar a ação. É necessário enxergar que os significados fazem sua parte na ação, por meio de um processo de auto-interação[2].

O Interacionismo Simbólico, como uma perspectiva para a compreensão do comportamento humano, ainda pode ser mais bem compreendido por meio de outras quatro idéias centrais[4]:

1. Os indivíduos interagem entre si e essas interações formam a sociedade. Interação implica ação do ser humano, em relação a si próprio e uns em relação aos outros, o que leva cada um a responder agindo, percebendo, interpretando e agindo novamente. Focalizando a interação como uma unidade de estudo, a perspectiva interacionista cria a imagem do indivíduo ativo e rejeita a imagem passiva da pessoa sendo moldada organicamente pelo contexto.

2. O ser humano é entendido como agindo no presente, sendo influenciado principalmente pelo que está acontecendo agora. As experiências passadas compõem a situação presente, na medida em que o indivíduo as resgata e as aplica naquela interação, indicando que as ações são orientadas e dizem respeito à interação atual.

3. A interação não é considerada como apenas o que está acontecendo entre as pessoas, mas também o que está acontecendo dentro delas próprias. Nesse movimento, o ser humano define seu mundo e atua consoante à forma como define a situação em que se encontra.

4. Ao definir seu próprio mundo, o indivíduo é considerado ativo e imprevisível, sendo de alguma forma livre naquilo que ele faz. Isso porque todos nós agimos no mundo conforme nós o definimos, e essa definição envolve escolha consciente, auto-direção, avaliação de nossas ações e das ações dos outros, o que conduz ao re-direcionamento da ação. Dessa forma, o processo da ação é consciente porque o indivíduo identifica, elabora, interpreta, atribui significados, revisa e redireciona a ação.

Dessa forma, quando interagimos tornamo-nos objetos sociais uns para os outros, usamos símbolos, engajamos em ação mental, tomamos decisões, mudamos direções, compartilhamos perspectivas, definimos a realidade, definimos a situação[4].

CONCEITOS FUNDAMENTAIS DO INTERACIONISMO SIMBÓLICO

A partir do entendimento que se pode abstrair das premissas dessa abordagem teórica, é necessária a compreensão de alguns dos conceitos que compõem a perspectiva teórica do Interacionismo Simbólico, entre eles o conceito de *símbolo, eu, mim, mente, ação humana, interação social*, entre outros.

O primeiro deles diz respeito ao *símbolo*, sendo esse o conceito central do Interacionismo Simbólico, por ser por meio dele que interagimos com os outros.

A relação humana surge mediante dois processos básicos. Cada ator individualmente percebe a intenção no ato do outro e então constrói sua própria resposta baseada naquela intenção, ou seja, ao futuro e intencional comportamento do outro. Essas intenções assumem caráter gestual que se tornam simbólicas, isto é, passíveis de serem interpretadas. Esses gestos são designados *símbolos significantes* quando assumem sentido comum e adquirem um elemento lingüístico, isto é, há uma linguagem. A comunicação por símbolos significantes influencia o comportamento daquele que o recebe, uma vez que estes, os símbolos, podem evocar no receptor o mesmo significado e valor que tem para o ator. Não são os sons das palavras ou o movimento físico dos gestos que comunicam, mas o significado atribuído a eles que constitui o *símbolo*.

Dessa forma, quando uma pessoa compartilha sua perspectiva com os outros, por meio de algum tipo de linguagem, está presente o símbolo e sem eles não podemos interagir com os outros.

Os *símbolos* podem ser conceituados como uma classe de objetos sociais, os quais são usados e definidos de acordo com seu uso. Os *símbolos* representam aquilo que os indivíduos indicam e concordam entre si que eles podem representar. Como objetos sociais só são simbólicos quando se revestem de um significado, uma intencionalidade. Nesse sentido, os *símbolos* são desenvolvidos por meio da interação, são arbitrariamente estabelecidos e mudados pela interação daqueles que os utiliza. Assim, para ser *simbólico*, o organismo cria ativamente e manipula símbolos na interação com os outros[2,4].

Outro conceito que compõe a perspectiva do Interacionismo Simbólico se constitui na definição do *self*.

O ser humano é possuidor de um *self* que representa um objeto em relação ao qual o indivíduo age, permitindo assim que ele se relacione consigo. É um processo social analítico interior do indivíduo, e não uma estrutura, pois o *self* é essencialmente reflexivo. Nessa visão, o indivíduo experimenta a si próprio como tal, vê-se, define-se diante das definições sociais que experimenta em seu meio[6].

O *self* possibilita a vida mental ao indivíduo, significando que o ser humano pode ser objeto de sua própria ação, sendo definido e redefinido em cada interação. Dentro desse processo, o organismo seleciona os estímulos relevantes para suas necessidades e rejeita os que considera irrelevantes, sendo a ação individual uma construção feita pelo indivíduo à luz da interpretação e percepção seletiva de uma situação[2].

Assim, o *self* representa um processo social analítico interior do indivíduo que se compreende a partir do *"eu"* e do *"mim"*, o que permite que o indivíduo possa agir em relação aos outros e a si, na construção de uma interação pessoal e interpessoal.

O *"eu"* representa a iniciação do ato antes de ele ser submetido ao controle das definições e expectativas que cercam o indivíduo, é a parte impulsiva, espontânea, singular e não-dirigida da pessoa. O *"mim"* corresponde à série de atitudes e padrões organizados que o indivíduo adota e compartilha com os outros. É possível dizer que o *"eu"* gera o impulso para o ato e o *"mim"* dá a orientação e direção da ação.

O cérebro permite ao indivíduo exercer domínio consciente sobre sua conduta. A conduta mentalmente controlada ou inteligente só é possível por meio da simbolização, que significa a indicação que o indivíduo faz a si mesmo e aos outros sobre a situação que está vivenciando na interação. Dessa maneira, a *"mente"* emerge quando a pessoa está em condições de assinalar significações aos outros e a si mesmo, surgindo e desenvolvendo-se dentro do processo social e das interações sociais. Toda a ação que tomamos em relação ao *self* é atividade ou ação mental[6]. A mente é concebida, no Interacionismo Simbólico, como um processo interativo da pessoa consigo usando símbolos significantes e não como uma estrutura. O ser humano é objeto de sua própria ação, como pode também agir em relação aos outros.

O desenvolvimento do *self*, a atividade mental, a identificação de símbolos são possíveis a partir da atividade interativa de *assumir o papel do outro* quando o indivíduo busca compreender a razão para ação dos outros e alinha sua razão à razão identificada[4].

O ser humano é assim interpretado pelo que ele faz, ou seja, a partir da *ação humana* que pode ser considerada um processo contínuo, porque um ato desencadeia outro em um curso de tomadas de decisão. A *ação humana* é um processo simbolicamente construído e envolve a interação com o *self* e com os outros. É a definição da situação, feita pelo indivíduo que se constitui no ponto central de como a ação ocorrerá[4]. A ação decorre em estágios de impulso, identificação, percepção, manipulação e consumação do ato de forma ativa e reflexiva, mediante negociação do significado atribuído dentro de seu contexto, considerando as normas com as quais compartilha com outros significantes[6].

Todos os conceitos aqui descritos surgem da interação social e constituem-se em parte dela. A *interação social* é construída a partir da *ação social* que pode ser compreendida como uma ação mútua de indivíduos comunicando uns aos outros o que eles fazem, orientando seus atos, uns em relação aos outros. Assim, na interação, o indivíduo torna-se objeto social para o outro, utiliza símbolos, direciona o *self*, engaja-se em ação mental tomando decisões, mudando direções, compartilhando perspectivas, definindo situações e assumindo o papel do outro. Dessa maneira, o entendimento da natureza da interação deve reconhecer a existência de todas essas atividades[6].

UMA VISÃO INTERACIONISTA PARA O PROCESSO DE AMAMENTAR

Em face do exposto, apreende-se que a construção do significado surge da interação entre os seres e os objetos ou coisas que o cercam, podendo esses objetos ser físicos, em que se encaixam as coisas, sociais, relacionados às pessoas, e abstratos, quando se referem às idéias[5].

Uma premissa básica sobre a construção do significado, segundo o Interacionismo Simbólico, é que esse é consciente, ou seja, o significado passa a existir sobre alguma coisa, mediante a reflexão que o indivíduo faz sobre ele. Não é meramente capturado do ambiente ou aprendido, mas construído com base no que sente, pensa e interpreta sobre o objeto ou fenômeno em questão. É um significado único e singular para cada um, em dado momento de vida. O significado, assim, não é permanente ou definitivo, pois pode sofrer nova interpretação mediante a percepção da pessoa, de novos elementos interacionais em seu contexto. No entanto, o processo mental pelo qual o significado é atribuído é contínuo.

Dessa forma, as interações da mulher em seu processo de amamentar pressupõem que as nuances de sua experiência, em diferentes contextos físicos, sociais, objetivos e subjetivos, podem e devem ser capturadas e desvendadas[9]. Qualquer que seja a situação ou o modelo assistencial utilizado, a assistência implica o contato do profissional e seu cliente, criando oportunidade para ocorrer processos interacionais que resultam em "um encontro entre duas pessoas que atuam uma sobre a outra"[7].

Os conceitos desenvolvidos a partir de estudos na perspectiva do Interacionismo Simbólico têm dado substrato para a compreensão do fenômeno da amamentação e propiciado evidenciar o universo simbólico que dá o entorno e estrutura à prática de amamentar. Esses elementos, contidos na compreensão dos significados, constituem instrumentos substanciais para o planejamento da assistência e uma intervenção mais efetiva e significativa no manejo da amamentação e da organização social para dar suporte à mulher que amamenta[10].

REFERÊNCIAS BIBLIOGRÁFICAS

1. Bazilli C, Renteria E, Duarte JC et al. Interacionismo Simbólico e a teoria dos papéis – uma aproximação para a psicologia social. São Paulo: Editora da PUC; 1998.
2. Blumer H. Symbolic interactionism: perspective and method. London: University of California Press; 1969.
3. Bogdan RC, Biklen SK. Qualitative research for education: an introduction to theory and methods. Boston: Allyn and Bacon; 1982.
4. Charon JM. Symbolic interactionism: an introduction, an interpretation, an integration. Califórnia: Prentice-Hall; 1989.
5. Littlejohn SW. Fundamentos teóricos da comunicação humana. Rio de Janeiro: Zahar; 1992.
6. Mead GH. Mind, self and society: from the standpoint of a social behaviorist. 8th ed. Chicago: The University of Chicago Press; 1972.
7. Merhy EE. A perda da dimensão cuidadora na produção da saúde: uma discussão do modelo assistencial e da intervenção no seu modo de trabalhar a assistência. Campinas, 1997/Mimeografado.
8. Silva IA. Assistência e amamentação: um processo interacional. [Tese Livre-Docência]. São Paulo (SP): Escola de Enfermagem, Universidade de São Paulo; 1999.
9. Silva IA. Desvendando as faces da amamentação através da pesquisa qualitativa. Rev Bras Enferm 2000;53:169-70.
10. Silva IA. Amamentar: uma questão de assumir riscos ou garantir benefícios. São Paulo: Editora Robe; 1997.
11. Strauss AL. Qualitative analysis for social scientists. Cambridge: Cambridge University Press; 1992.

14.4.2 REPRESENTAÇÕES SOCIAIS DA AMAMENTAÇÃO

Ana Márcia Spanó Nakano

O fenômeno amamentação tem sido objeto de fecundas investigações. O corpo de conhecimento acumulado traz respostas, de amplo espectro, que vão desde as propriedades ímpares do leite humano até questões de cunho econômico no âmbito da família e do Estado, além de revelar a pluralidade que permeia o tema[1].

Ampliar o olhar sobre o fenômeno amamentação, respeitando suas diversas dimensões, evidencia a complexidade do tema em questão. A respeito da complexidade, achamos oportuno resgatar que *o paradigma clássico tende a dissolver a complexidade aparente dos fenômenos para revelar a simplicidade oculta das leis imutáveis da natureza (...) hoje, a complexidade apresenta-se não como um inimigo a ser eliminado, mas como um desafio a ser superado*[10]. Nesse prisma, eleger a amamentação como tema complexo cabe, a princípio, romper com a ordem do determinismo e da simplificação de ser uma prática instintiva, biológica, inerente do ser mãe, na assertiva de que, como refere Gaston Bachelard, *não há nada simples na natureza, só há simplificado*[10].

Os estudos sobre a amamentação evidenciam que essa tende a ser recortada como objeto de estudo, essencialmente pelo enfoque biológico. No âmbito da investigação científica, os recortes são necessários para se obter um grau mínimo de resposta. Entretanto, o problema está no saber recortar, que pode ter como produto pedaços que, ao serem reunidos, não configuram novamente uma compreensão maior[4]. Em um sentido comparativo entre o pensamento complexo e o pensamento simplificante, o primeiro tenta dar conta daquilo que o segundo se desfaz, pela separação dos diferentes aspectos, ou na sua unificação por uma redução mutilante. Dessa forma, a *complexidade surge como dificuldade, como incerteza e não como uma clareza e como resposta. Visa a prestar contas das articulações despedaçadas pelos cortes entre disciplinas, categorias cognitivas e tipos de conhecimento*[10].

A aspiração à compreensão da amamentação, como tema complexo, abre caminhos para pensar a articulação, a identidade e a diferença de todos os aspectos que se configuram em torno do fenômeno amamentação.

Um importante salto, na direção do pensamento da complexidade no que se refere à amamentação, foi galgado na última década do século XX. Autores passam a reconhecer a amamentação como fenômeno multidimensional e como tal deve ser compreendido. *Amamentação, além de ser biologicamente determinada, é socioculturalmente condicionada...*[15] e,*... longe de ser uma resultante biológica, envolve outros elementos que conjugam os componentes biológicos aos subjetivos da experiência da mulher/mãe como um todo*[16]. Sob a perspectiva do realismo histórico, *amamentar é um ato impregnado de ideologias e determinantes (sociais, econômicos, políticos e culturais) que resultam das condições concretas de vida*[1].

Amamentação constitui ainda um tema sensível, considerando a singularidade dessa experiência no que tange a sua revelação e compreensão. *O afã dos profissionais de saúde em obter da amamentação uma resolubilidade imediata para o alcance de padrões nutricionais e a redução de doenças, entre outras metas, nem sempre se dá conta do cenário das emoções envolvidas nessa prática. As ações e as reações são atravessadas por componentes emocionais que, mesmo não estando explícitos, fornecem sentidos que as sustentam*[4].

Como tema sensível, a amamentação deve ser pensada tendo por foco não apenas a criança, mas também a mulher, como ator social envolvido na questão. Para tanto, é imprescindível buscar saber o que ela pensa, diz, elabora e faz em relação à amamentação, articulada sua realidade contextual.

Dar visibilidade ao objeto de estudo – amamentação – envolve a escolha de um referencial teórico-metodológico que possibilite depreender sua singularidade, dando densidade analítica aos dados. Particularmente, focalizamos as "representações sociais", enquanto conceito que orienta pesquisas qualitativas em amamentação.

A representação social tem sua origem no conceito de representação coletiva de Durkheim, para o qual a forma dos indivíduos pensarem e agirem é determinada pelo social. A concepção durkheimiana advém de uma visão positivista e determinista que coloca o indivíduo como um produto das instituições sociais, que sobre ele exercem coerção[9].

Moscovici elabora o conceito de representação social partindo da premissa de que não há *um corte dado entre o universo exterior e o universo do indivíduo*[11]. As representações sociais podem ser entendidas como formas de conhecimento socialmente elaboradas e partilhadas que possuem fins práticos e concorrem à construção de uma realidade comum a um grupo social[8]. Conceituam-se representações sociais como aquilo que *as diferentes opiniões individuais têm em comum, a lógica que lhes une e que é compartilhada por todo um grupo social de forma mais ou menos estável. É uma interpretação que se organiza em estrita relação com o social e que se torna, para aqueles que dela compartilham, a realidade ela mesma*[20].

As representações sociais manifestam-se em palavras, sentimentos e condutas e institucionalizam-se, portanto, podem e devem ser analisadas a partir da compreensão das estruturas e dos comportamentos sociais[9].

A análise das representações sociais seguem diferentes orientações teóricas, na perspectiva psicossociológica, na antropologia cognitiva, nas ciências sociais, o que abre possibilidades de contemplar a complexidade do fenômeno amamentação. Importante considerar que a análise não se reduza ao aspecto discursivo, exigindo uma abordagem que possa articular esses aspectos ao campo das práticas. Em outras palavras, *tanto o discurso quanto a experiência (como a ação socialmente representada) podem ser tornados conhecimento*[5].

Com base nas representações sociais, enquanto referencial teórico-metodológico e focalizando a experiência da amamentação, passaremos a objetivar as representações sociais da amamentação subsidiadas em alguns processos investigativos.

Estudo sobre representações sociais problematiza a amamentação enquanto experiência que guarda uma relação com o lugar e a imagem social da mulher e da maternidade, variável nos diferentes contextos histórico-sociais. Considera haver uma interpenetração de representações entre o ser mulher (mãe, esposa, trabalhadora, cidadã) e o amamentar[12].

O referido estudo foi desenvolvido com 22 nutrizes, primíparas, usuárias de serviços da rede básica de saúde, tendo como fonte de dados as entrevistas semi-estruturadas e as observações dos comportamentos expressivos. Depreendeu que as mulheres da pesquisa, ao darem significado à amamentação, centram a atenção e finalidade na criança, ao mesmo tempo que deixam explícito a valorização social do corpo infantil, requerendo, portanto, condições que possibilitem seu crescimento e desenvolvimento adequados e a garantia do seu bem-estar físico e emocional. Nesse sentido, as propriedades do leite materno são valorizadas, uma vez que ele é identificado como "remédio" e "vacina". Ainda, realçam a "pureza" e a "praticidade" do leite materno, contrapondo-o ao leite artificial, que é considerado "impessoal", "desnaturalizado", "impuro", predispondo a doenças.

Nesse sentido, considera a autora do estudo que as representações das mulheres acerca da amamentação reiteram a leitura de ser um processo feminino de construção socialmente determinada. A amamentação manifesta nessas mulheres sentimentos ambíguos e contraditórios de desejo e fardo, ou seja, como expressão de "amor", "beleza", "natureza", "divindade" e ao mesmo tempo de "doação", "sacrifícios", exigindo "dedicação", "paciência" e "vontade". Amamentar é uma função por excelência da mulher e, de acordo com expectativas culturais, constitui-se, tal como a gravidez e os demais processos reprodutivos, em momentos de realização plena da feminilidade, em consonância com o seu "destino" biológico, traduzido em normas, regras e parâmetros estabelecidos pelo meio sociocultural[12].

As ambivalências vivenciadas e expressas pelas mulheres estudadas refletem o caráter ideológico de maternidade de nossa sociedade, que por um lado valoriza tal função e, por outro, não oferece condições viáveis para que ela seja realizada, nem se abrem espaços para que essas mulheres expressem seus reais desejos, embora eles se mostrem presentes de uma forma velada. As mulheres, enquanto provedoras do leite materno, circunscrevem para si mesmas as responsabilidades, bem-estar físico e emocional da criança. Assumem a culpa por tudo que pode advir à criança pela não-amamentação, desconsiderando determinantes mais gerais do meio social e econômico como produtores do quadro de morbidade e mortalidade infantis.

As construções que emanam dessas representações expressam estruturas de código de conduta, previamente assimiladas por meio do processo de socialização ao longo da vida da pessoa, em contato com diferentes agências educativas, que vão desde a família até a escola e os meios de comunicação, entre outros, que têm relação com a formação da identidade de gênero.

No jogo das relações entre os gêneros diante da reprodução humana, é dada à mulher a primazia ou, ainda, a exclusividade do desempenho da procriação dos filhos, envolvendo-a em relações de poder, estruturalmente hierarquizadas. A mãe deve ser abdicada de tudo, com doação e sacrifício, carga essa que se evidencia ao amamentar o filho, como parte da "natureza" feminina.

Outro estudo sobre representações sociais da amamentação foi desenvolvido com o propósito de investigar as contradições vividas pelas mulheres ante a amamentação: do querer e o poder amamentar, partindo do pressuposto de ser essa uma questão de base ideológica, pois o querer amamentar, muitas vezes, não é consciente, mas sim um comportamento que a sociedade espera dela. Nesse sentido, as representações são consideradas como *locus* da realização da ideologia. Utilizou de uma amostra de conveniência de 10 mulheres, para as quais foram feitas entrevistas em dois momentos distintos (primeira semana após o parto e após quatro meses de alta hospital). Por meio dos resultados, depreendeu que nas representações das mulheres sobre o ato de amamentar evoca-se, essencialmente, o sentimento de "doação"[2].

Ainda, no mesmo estudo, focalizaram-se as representações do corpo, ou seja, o que as mulheres pensam e fazem com seus corpos no que diz respeito ao aleitamento materno. A mama pode ser percebida como *mama-função*, fonte de "alimento e proteção", ou como *mama-erótica*, por ser uma zona erógena, reservada ao prazer, à satisfação física. A duplicidade como é percebida manifesta-se sob forma de movimento dialético em que a predominância de uma implica a negação da outra. A *mama-função* é aquela que amamenta e, portanto, "assexuada", "santa", uma vez que o ato de amamentar é sagrado. Como assexuada, deixa de ser privada a intimidade, liberando à exposição pública, sem constrangimentos. Existe uma compreensão por parte das mulheres de que a *mama-função* pertence ao corpo público e a *mama-erótica* ao corpo privado.

Sobre representações do corpo e amamentação, outro estudo foi desenvolvido. Sob a perspectiva transcultural, analisou-se a visão de mulheres brasileiras e britânicas sobre os limites do corpo, tendo por referência seus relatos acerca do estupro e da amamentação. Argumenta a autora do estudo que essa questão precisa ser entendida em termos das definições culturais sobre os limites do corpo individual. *Em situações onde a regra tem limites corporais mais rígidos, idéias de invasão e privacidade são muito mais relevantes.* O "olhar" das outras pessoas é percebido como uma invasão dos limites do corpo. Diferentemente das inglesas, as brasileiras atribuem uma noção menos rígida dos limites do corpo sexual, sendo relativamente comum amamentarem em público sem nenhum constrangimento. Os limites do corpo individual, no sentido da conexão estabelecida entre o corpo da mãe e o do recém-nascido, para as inglesas, são dados como motivo legítimo para a alimentação por mamadeira, o que na verdade garante que os limites da mulher permaneçam intactos[19].

Fundamentada na perspectiva sociocultural, outra investigação buscou compreender a lógica que ordena os significados da conexão estabelecida entre o corpo materno e o corpo do filho, ante as dificuldades percebidas pelas mulheres, nas vivências da amamentação. Participaram do estudo 20 primíparas de baixa renda que procuraram as unidades básicas de saúde por razão adversa a questões da amamentação, em um período inferior a 30 dias pós-parto. As mulheres em suas representações reafirmam o desejo idealizado de amamentar, para "dar o melhor para o filho", respaldando-se no discurso oficial cientificamente instituído. Entre os limites e possibilidades para a consecução da amamentação idealizada, as mulheres manifestam a conformação de seus corpos como *corpo-função* e, tendo por base as experiências vividas em seus próprios corpos, evidenciam a ilegitimidade da amamentação natural e instintiva. Para elas, é preciso "ter (leite, experiência, conhecimento) para poder amamentar"[14].

Pelos resultados do referido estudo, evidencia-se que, no universo moral das mulheres investigadas, a criança recém-nascida é o fator nuclear das atenções, constituindo-se na base de mediação do significado da amamentação ("fonte de nutrição, proteção e afeto") e do corpo materno ("provedor da fonte de alimento, proteção e afeto"). Em uma visão reducionista de relação linear de causa e efeito, as mulheres dimensionam o que consideram preocupação e problema na vivência da amamentação. Nos limites do corpo materno e do filho, sustentam suas interpretações atendo-se às manifestações percebidas em seus próprios corpos e, prioritariamente, naquelas percebidas nos corpos de seus filhos. Na conexão entre corpo materno e corpo do filho, os conflitos emergem a partir do momento em que o corpo materno se configura como responsável e culpado pelo "mau jeito", colocando o corpo do filho em condição de prejuízos e perigos.

Conclui a autora que, nas vivências de dificuldades ante a amamentação, evidenciam-se formas de negociação da individualidade da mulher e de sua capacidade como doadora de cuidados. As mulheres esboçam o sentido de limites do seu corpo: de ser o "corpo para o filho" e de ser o "corpo para si" ideologicamente representados por construções culturais de maternidade.

O sentido de doação da mãe para o filho torna-se ainda mais expressivo em situações em que a fragilidade do filho se mostra extremada. Tal aspecto foi objeto de pesquisa de outra investigação, em que se buscou compreender as particularidades e dificuldades por que passam as mães em processo de amamentar seus filhos prematuros no "método canguru", identificando as representações sociais presentes nessa situação especial. As representações da amamentação foram acessadas junto às seis mães, usuárias de serviços públicos de saúde que estavam acompanhando o filho prematuro em "cuidado canguru" e amamentavam no peito, pelo menos uma vez ao dia[7].

Os resultados do referido estudo acenam para a especificidade do processo de nascimento de um filho pré-termo, o que se reflete nas representações da amamentação, "criança saudável é aquela que mama no peito". Para as mulheres investigadas, o leite humano é representado como fator de recuperação e crescimento do prematuro. O ganho de peso e o desejo de sentir os filhos ficarem fortes por meio do seu próprio leite geram satisfação. Quando a mãe não consegue amamentar, há conflito e sentimento de culpa. Para as mães de prematuro, a sensação de perda e a percepção da morte são comuns de ser vivenciadas e amamentar os filhos significa, à luz de seus discursos, diminuir o risco de vida, "proteção da vida da criança prematura".

Na análise das representações sociais, é importante considerar o contexto social em que essas emergem, circulam e se transformam. Esse contexto de produção/circulação das representações sociais está presente sob duas formas nos estudos empíricos: focalizando nas situações sociais complexas ou nos sujeitos agentes e atores socialmente definidos[17]. Particularmente, sobre a segunda forma de estudo, desenvolveram-se investigações sobre representações sociais de amamentação, focalizando grupos sociais específicos, ou seja, de profissionais de saúde e da clientela.

Investigação sobre as representações da amamentação, para um grupo de enfermeiras e sua respectiva clientela, foi realizada analisando o discurso de cada grupo separadamente[13]. Utilizou-se a técnica de associação de idéias desenvolvida por Spink[18]. No estudo, o mapeamento das idéias evidencia uma construção representacional de associações entre criança, leite humano e mulher, presentes em ambos os grupos (clientela e enfermeiras). O leite humano, produto do corpo materno, oriundo de função "natural" da mulher, é "específico" para a criança por suas propriedades ímpares, sendo, portanto, a amamentação um "direito" da criança e um "dever" da mulher. Diante desses achados, evidencia-se a permanência de representações de base higienista, o que tem conduzido ao estabelecimento de condutas baseadas em juízos morais[13].

Observam as autoras do referido estudo que nem sempre os conceitos dos profissionais da saúde e das mulheres que vivenciam a amamentação têm os mesmos significados. Em análise, a estrutura representacional da prática do aleitamento materno depreende dois eixos principais do discurso: *cuidados* e *problemas* diante da experiência de amamentar. Para a clientela e para as enfermeiras, a alimentação, a hidratação e o equilíbrio emocional são fundamentais como cuidado à nutriz. Dos problemas evidenciados por ambos os grupos, incluem-se o pouco leite e o leite fraco. Aspecto diferencial, na análise das representações dos grupos, foi o significado das intercorrências mamárias (traumatismo mamilar, ingurgitamento mamário e mastite) como problema abordado apenas pelas enfermeiras.

Na prática clínica, o trauma mamilar e o ingurgitamento mamário são considerados como intercorrências mamárias da lactação, requerendo medidas preventivas e de tratamento. Para os especialistas da área da saúde, o corpo é o depositário de processos biológicos indicadores de saúde ou doença. As sensações corporais experimentadas pelos indivíduos (sintomas) e as manifestações objetivas que fazem parte do aspecto visível da doença (sinais) constituem-se em elementos do sistema de representações que fundamentam a construção de um diagnóstico e a dedução de um prognóstico à situação apresentada. Os profissionais de saúde vêem doença com base no conceito de patologia.

Entretanto, a interpretação não se faz apenas com base nas sensações fisiológicas, mas também inclui uma construção social. Nesse sentido, pressupõe-se que cada grupo (de mulheres e de profissionais) percebe e age diante de situações de intercorrências mamárias na lactação de acordo com códigos específicos.

Na tentativa de elucidar essas questões representacionais, outro estudo foi desenvolvido atendo-se às representações de mulheres na vivência de estarem com "bico machucado" ou "peito empedrado". Por meio de entrevistas e observações junto a 20 primíparas que vivenciaram algum episódio sugestivo de intercorrência mamária na lactação, depreendeu-se que as manifestações de dor na amamentação tendem a ser identificadas como uma sensação desagradável que traz prejuízos às atividades normais e, em particular, a de amamentar o filho[14].

O reconhecimento dos benefícios do leite materno para a criança parece sustentar as decisões dessas mulheres diante das situações de incômodo e desconforto. Sobre o comportamento diante da dor, podem-se identificar dois tipos: *a dor privada e a dor pública*. A dor é por excelência um dado individual. A decisão de tornar ou não pública depende da interpretação do significado da dor pelo indivíduo. A dor pode ser considerada "normal" ou "anormal". O tipo de dor que requer atenção médica e tratamento é a "anormal"[6]. Nesse sentido, o reconhecimento da dor como "anormal" depende das definições culturais de imagem do corpo, da estrutura e função do corpo. Para as mulheres desse estudo[14], a dor parece ser natural e própria da condição de mãe que a tudo suporta em razão do "bem-estar" do filho. Ainda sobre as manifestações no corpo materno, a presença de sangue no leite, devido ao machucado no *bico do peito*, tende a ser mais valorizada como indicativo de anormalidade do que a dor, à medida que expõe a criança ao perigo de estar em contato com o sangue.

Sobre as vivências de ingurgitamento mamário pelas mulheres do estudo, a autora depreendeu que os sinais de peitos cheios de leite são culturalmente valorizados como qualificadores da mulher como nutriz e não de anormalidade. Segundo a semiologia médica, o intumescimento mamário representa o primeiro sinal de que há problemas no sistema de auto-regulação da fisiologia da lactação. A produção de leite maior que o demandado pelo recém-nascido implica acúmulo no interior das mamas que, por vezes, origina relatos do tipo "peito empedrado", que resultam da percepção tátil da formação de "pedras de leite" no interior da mama[21]. Entretanto, a identificação de tal sinal parece não ser compartilhada por essas mulheres.

Para compreender a lógica que se opera no entendimento do que se considera por normal e patológico, a autora do estudo respaldou-se no conceito de estado de saúde, tido como *norma do bom funcionamento fisiológico*[3]. O aleitamento como função "fisiológica" e "natural" desarticula-se de outros princípios associados ao estado de anormalidade, que vão requerer terapêutica para o restabelecimento de normalidade, visto estarem mantidas as constantes fisiológicas de estar produzindo leite. A partir dessa perspectiva, o "peito empedrado" é percebido como ocorrência "normal", "comum", como conseqüência de uma classificação arbitrária de uma norma de saúde socialmente constituída[14].

Conclui a autora que tais representações se apóiam em construções culturais do corpo feminino articuladas às de maternidade, o que imprime maneiras socialmente reconhecidas de perceber manifestações tais como dor, machucado no mamilo e "peito empedrado", como alteração ou normalidade, bem como a forma de lidar com elas[14].

Reafirma-se, por meio dos resultados desses estudos, que o aleitamento materno adquire significados que refletem, além dos aspectos subjetivos, questões socioculturais mais amplas. Entretanto, evidenciar a amamentação como reflexo da combinação de aspectos da experiência dos indivíduos e situações socioculturais não significa que estamos considerando a amamentação apenas como uma construção social, desconsiderando os aspectos biológicos, mas que o importante é procurar compreender a articulação dos múltiplos aspectos que constituem o processo da amamentação.

REFERÊNCIAS BIBLIOGRÁFICAS

1. Almeida JAG. Amamentação: Um Híbrido Natureza-Cultura. Rio de Janeiro: Fiocruz; 1999.
2. Araújo LDS. Querer/poder amamentar: uma questão de representação? (dissertação de mestrado). Florianópolis: Universidade Federal de Santa Catarina; 1991.
3. Cagüilhem G. O Normal e o Patológico. Rio de Janeiro: Florense Universitária; 1978.
4. Gomes R. Prefácio. In: Almeida JAG. Amamentação: Um Híbrido Natureza-Cultura. Rio de Janeiro: Fiocruz; 1999. p. 7-9.

5. Gomes R, Mendonça EA. A representação e a experiência da doença: princípios para a pesquisa qualitativa em saúde. In: Minayo MCS, Deslandes SF orgs. Caminhos do Pensamento Epistemologia e Método. Rio de Janeiro: Editora Fiocruz; 2002. p. 109-32.
6. Helman CG. Cultura, Saúde e Doença. Trad. Mussnich E. Porto Alegre: Artes Médicas; 1994.
7. Javorski M. Os significados do aleitamento materno para mães de prematuros em cuidado canguru (Dissertação de Mestrado). Ribeirão Preto: Escola de Enfermagem de Ribeirão Preto, Universidade de São Paulo; 1997.
8. Jodelet D. Représentations sociales: un domaine en expansion. Les Représentations Sociales. Paris: Presses Universitaires de France; 1989.
9. Minayo MCS. O conceito de representações sociais dentro da sociologia clássica. In: Guareschi P, Jovchelovitch S orgs. Textos em Representações Sociais. 2ª ed. Petrópolis: Vozes; 1994. p. 89-111.
10. Morin E. Ciência com Consciência. Trad. Alexandre MD, Dória MAS. 7ª ed. Rio de Janeiro: Bertrand Brasil; 2003.
11. Moscovici S. A Representação Social da Psicanálise. Rio de Janeiro: Zahar; 1978.
12. Nakano AMS. O aleitamento materno no cotidiano feminino. (Tese de Doutorado). Ribeirão Preto: Escola de Enfermagem de Ribeirão Preto, Universidade de São Paulo; 1996.
13. Nakano AMS, Shimo AKK, Reis MCG, Degrande MFP. O significado do aleitamento materno para um grupo de profissionais enfermeiros e da clientela por eles assistida. Acta Paulista de Enfermagem 1998;11:27-34.
14. Nakano AMS. Vivências da amamentação para um grupo de mulheres: nos limites de ser "o corpo para o filho e de ser "o corpo para si" (Tese de Livre-Docência). Ribeirão Preto: Escola de Enfermagem de Ribeirão Preto, Universidade de São Paulo; 2003.
15. Silva AAM. Amamentação: fardo ou desejo? Estudo histórico social dos saberes e práticas sobre aleitamento materno na sociedade brasileira (Dissertação de Mestrado). Ribeirão Preto: Faculdade de Medicina de Ribeirão Preto, Universidade de São Paulo; 1990.
16. Silva IA. Construindo perspectivas sobre a assistência em amamentação: um processo interacional (Tese de Livre-Docência). São Paulo: Escola de Enfermagem de Ribeirão Preto, Universidade de São Paulo; 1999.
17. Spink MJ. O estudo empírico das representações sociais. In: Spink MJ. org. O Conhecimento no Cotidiano: Representações Sociais na Perspectiva da Psicologia Social. São Paulo: Brasiliense; 1993. p. 85-108.
18. Spink MJ. Desvendando as teorias implícitas: metodologia de análise das representações sociais. In: Guareschi P, Jovchelovitch S. org. Textos em Representações Sociais. 2ª ed. Petrópolis: Vozes; 1994. p. 117-45.
19. Victora CG. Os limites do corpo sexual: um estudo sobre experiências corporais de mulheres inglesas. Cadernos do NUPACS. nº 002 (série: textos de divulgação).
20. Victora CG, Knauth DR, Hassen MNA. Pesquisa Qualitativa em Saúde. Porto Alegre: Tomo Editorial; 2000.
21. Vinha VHP. Projeto Aleitamento Materno: Autocuidado com a Mama Puerperal. São Paulo: Sarvier: Fapesp; 1994.

14.4.3 FENOMENOLOGIA

Evanguelia Kotzias Atherino dos Santos

"A fenomenologia só é acessível a um método fenomenológico"[20]

INTRODUZINDO A TEMÁTICA

A compreensão da abordagem fenomenológica enquanto método de pesquisa pressupõe, em primeiro lugar, ainda que em breves linhas, um retorno às formulações filosóficas que o consagraram como tal, incluindo o conhecimento acerca de suas origens históricas, seu fundador e principais pensadores, bem como do verdadeiro sentido atribuído à corrente filosófica denominada de fenomenologia.

Tal empreendimento se faz necessário, a fim de se resgatar qual o ideal de ciência que o sustenta, quais os principais conceitos que o definem como tal, quais suas partes constituintes, bem como trazer à luz, o que o faz diferenciar-se de outros métodos consagrados na tradição do pensamento ocidental, como o indutivo, o dialético, o nomológico-dedutivo, apenas para citar alguns, dentre tantos outros.

Inaugurada no alvorecer do século XX, enquanto movimento filosófico, a fenomenologia exerceu e continua exercendo grande influência entre os pensadores contemporâneos, ocupando lugar de destaque entre as grandes correntes de pensamento que mais marcaram este século.

Criada como uma abordagem filosófica na tentativa de se constituir uma terceira via em oposição às teses dos intelectualistas e dos idealistas, e também como um método alternativo de pesquisa nas ciências humanas em oposição ao positivismo, ao naturalismo, ao psicologismo e ao historicismo, a fenomenologia tem trazido importantes contribuições para os diferentes campos do saber. Ela se faz presente como matriz para muitos sistemas de intervenção e abordagens, bem como na reorientação do pensamento e nos métodos de estudo, destacadamente nos campos da Psicologia, Psiquiatria, Ciências Sociais, Teologia, Biologia, Filosofia, Enfermagem e, mais recentemente, das Ciências Cognitivas[1,3,32,33].

Enquanto epistemologia, a fenomenologia contrapõe-se à idéia de sujeito e objeto como elementos distintos, separados e independentes, passando a compreendê-los como elementos correlacionados, ou seja, que têm uma única raiz. Nesse particular, Husserl, seu fundador, nega a existência tanto do sujeito como do mundo, como puros e independentes um do outro. Sustenta que o ser humano é um ser consciente e que a consciência é sempre intencional, ou seja, ela não existe independentemente do objeto: "toda consciência é consciência de algo".

Desse modo, ao buscar desconstruir e transcender as dicotomias sujeito/objeto, corpo/alma, sensível/inteligível, ser/fenômeno, interior/exterior, forma/matéria, espírito/matéria, entre outras, contribui para a compreensão da integralidade do ser e de uma nova concepção para a subjetividade, ganhando espaço no cenário contemporâneo enquanto movimento filosófico e mantendo-se viva e efervescente na pós-modernidade, aproximando-se, desse modo, dos pressupostos epistemológicos e ontológicos dos paradigmas da nova era.

A CRISE DO IDEAL DA CIÊNCIA NO SÉCULO XX E O NASCIMENTO DA FENOMENOLOGIA

O ideal clássico de ciência desde a Grécia Antiga encontra-se no final do século XIX praticamente desfacelado e experimenta uma verdadeira crise. Crise esta que, do ponto de vista epistemológico, é compreendida pela perda daquilo que caracterizou a ciência desde seu nascimento, ou seja, a delimitação discursiva da unidade da existência, designada pelos filósofos gregos de *physis*.

No entendimento de Husserl, desde os gregos, os europeus acreditavam haver no domínio da *physis* (incluindo todos os seres e todas as coisas, ou seja, o mundo), uma finalidade, que se poderia traduzir como uma vocação das partes para comporem unidades. Caberia então a ciência captar essas unidades. Mesmo que tais unidades não pudessem ser reduzidas às partes, elas se exprimiam junto a elas, como o veículo que as unia. Nesse contexto, a filosofia era considerada um tipo especial de ciência, a qual caberia se ocupar não das unidades específicas, mas sim do conceito de unidade enquanto tal[23].

Com o desenvolvimento das ciências modernas, nas quais as especializações ganham cada vez mais espaço, o ideal clássico de ciência cede lugar à atitude generalizada pautada pela convicção de que a compreensão de partes que constituem um todo pode ser obtida pela análise. Nessa perspectiva, a busca do conhecimento das partes passou então a sobrepujar a noção do todo e filósofos e cientistas, notadamente do século XIX, passaram também a acreditar que a unidade da ciência poderia ser reduzida ao método, aos atos e à linguagem científica. Para Husserl, a especialização da ciência é considerada uma traição ao espírito que lhe deu origem, ou seja, a busca da unidade e não a da especialização.

É nesse cenário de crise, presente no Velho Mundo no alvorecer do século XX, que nasce a fenomenologia. Mas é importante lembrar que a crise não é apenas epistemológica. A crise tem dimensões éticas, políticas e econômicas, levando a identificá-la como crise da humanidade européia, e também como a crise das ciências européias, da racionalidade, do saber; uma crise do ser que afeta todas as esferas da vida humana, caracterizada pelo fracasso das ciências em sua busca na compreensão do ser humano. A seu ver, ela tem como origem a crença de que a verdade do mundo apenas se situa no que é enunciável no sistema de proposições da ciência objetiva, ou seja, no objetivismo, deixando de lado questões importantes para uma uma verdadeira humanidade[12].

Do ponto de vista epistemológico, essa crise denunciada por Edmund Husserl está situada nas posturas dogmáticas, reducionistas, ou seja, naquelas que têm a pretensão de reduzir o saber a uma fórmula, a um ponto de vista, a um lugar específico. A seu ver, quando assim se procede, perde-se a complexidade da experiência.

Tais posturas podem ser apresentadas resumidamente como sendo o realismo ingênuo, em que o ser – que pode ser chamado de verdade, de saber – está no ente; o subjetivismo que, por sua vez, tem duas versões: o intelectualismo e o empirismo, em que o ser, que também é verdade, é saber, está no sujeito. Nenhuma dessas posturas, sob a óptica de Husserl, é capaz de apreender a complexidade da experiência. Para a fenomenologia, o ser, o saber, está na correlação entre sujeito e objeto e exprime uma máxima que se pode formular na seguinte expressão: "as coisas em si mesmas", que é o mesmo que fenomenologia[10,23].

Assim, pode-se resumidamente dizer que a entrada em cena da fenomenologia no início do século XX foi motivada por duas questões fundamentais: uma primeira, como tentativa de resgatar o ideal clássico da ciência – compreendida como descrição da unidade da existência, que, na percepção de Husserl, havia se perdido; e, uma segunda, como tentativa de restabelecer a filosofia como um modelo ideal de ciência rigorosa, ou seja, como uma *mathesis universalis*, a partir da investigação da consciência como núcleo de unidade do discurso científico e da unidade da existência[23].

Por essa razão, Husserl vai opor-se àqueles que pretendem reduzir a existência aos objetos produzidos pelo discurso científico, argumentando que é preciso retornar aos fenômenos para reencontrarmos os verdadeiros objetos, as próprias coisas. Isso quer dizer que a unidade, significação ou objetividade da existência, não se resume a uma coleção de representações de nossos modelos científicos, de nossos laboratórios. Do mesmo modo que irá se contrapor à tese de que a unidade, a significação ou objetividade da existência não pode ser reduzida ao simples resultado de procedimentos indutivistas ou nomológico-dedutivos[13].

AFINAL, O QUE É FENOMENOLOGIA?

Para toda a tradição fenomenológica, os dois termos da expressão "Fenomenologia", a saber, fenômeno e logos, remontam a dois étimos gregos e devem ser compreendidos a partir de sua significação primitiva. A expressão grega a que remonta o termo "fenômeno" (*Phainomena*, substantivo derivado da forma reflexiva do verbo *Phaino* – que significa mostrar-se – a saber, *Phainesthai* ou mostrar a si mesmo) é aquilo que se mostra a partir de si mesmo. *Logos* é discurso, ou seja, o apresentar aquilo que se mostra. Logos é um substantivo que vem do verbo *Legein* – discursar, apresentar –, o qual é sinônimo de *Apophainesthai*. Esse, por sua vez, é formado do prefixo *Apo*, que significa "fazer", e *Phainesthai*, que, como já vimos, significa mostrar a si mesmo. De onde se segue uma tradução possível para logos como "fazer ver o que se mostra em si mesmo". Por conseguinte, o verdadeiro sentido da fenomenologia não consiste no estudo dos fenômenos, a exemplo da teo-logia, bio-logia e socio-logia, termos que são traduzidos como ciência de Deus, da vida e da sociedade, mas sim um fazer ver aquilo que se mostra em si mesmo a partir de si mesmo"[10,23].

Heidegger, na Parte I de sua obra Ser e Tempo, dedica especial atenção ao verdadeiro sentido da palavra e do conceito de "fenomenologia" e ressalta que ela exprime uma máxima que se pode traduzir com a expressão husserliana: "*as coisas em si mesmas*"[10].

A FENOMENOLOGIA: DOS SEUS PRECURSORES, SEU FUNDADOR E PRINCIPAIS SEGUIDORES

Entre os diversos historiadores e filósofos[4,7,16,31] que rastrearam a história da corrente filosófica amplamente divulgada sob a denominação de *fenomenologia*, há certo consenso de que, embora o termo tenha sido inicialmente utilizado no século XVIII pelo filósofo e matemático alemão John Henrich Lambert (1728-1777), como título da 4ª parte do seu *Novo Órganon* (1764), para designar a "ciência das aparências", ou seja, o estudo meramente descritivo do fenômeno tal como se apresenta à nossa experiência, e esteja, no dizer de Merleau-Ponty[1], a caminho desde muito tempo, podendo ser reencontrada em toda parte, como em Hegel, Kant, Kierkegaard, Marx, Nietzsche, Freud, e em tantos outros, consolidou-se mesmo a partir do alvorecer do século XX. Os filósofos desse período voltam seus olhares para o ser humano e se dão conta de que a experiência vivida, *a despeito da tradição cartesiana que reconhece nela senão eventos subsidiários de nossa existência*[9,14], constitui-se em elemento-chave para a compreensão do sentido da realidade.

A tentativa de postular uma teoria do conhecimento dentro de uma perspectiva mais ampla do que aquela colocada em prática pela ciência ou metafísica, que se encontram em crise, é então formulada por seguidores vinculados ao movimento filosófico denominado de *fenomenologia*. Trata-se de uma filosofia ou um modo de filosofar, uma ontologia, uma epistemologia, um método, uma atitude reflexiva, questionadora, de novos fins, que nasce a partir desse sentimento de crise e da necessidade de recomeço da Filosofia no seu conjunto, tendo como preocupação principal "estudar as essências" e todos os problemas; segundo ela, resumem-se em definir essências: a essência da percepção, a essência da consciência [...] Mas a fenomenologia é também uma filosofia que repõe as essências na existência"[1,20].

A questão central dessa nova tentativa de conversão do olhar gravita em torno da correlação sujeito-objeto no processo de construção do conhecimento e da relação consciência-mundo. Contrapondo-se às soluções dadas para as dificuldades criadas pelo conflito entre o inatismo* e o empirismo** e às pretensões tanto do positivismo quanto do idealismo, a fenomenologia rejeita a tese de que o conhecimento científico objetivista seja o único tipo de conhecimento considerado válido. Enquanto concepção filosófica (e metodológica), a fenomenologia objetiva superar a teoria abstrata para falar dos fenômenos e da natureza humana na concretude da existência. Ela tem como tarefa primordial, como no dizer de Husserl[9], buscar "retornar às mesmas coisas", analisar as vivências intencionais da consciência para perceber o modo como é produzido o sentido dos fenômenos, que, em sentido global, chama-se mundo. Nesse sentido, a consciência humana (ou conhecimento) é conceituada como intencionalidade, diferentemente da idéia atomística do homem, postulada pelo ideal clássico da ciência desde os gregos.

Esse "retornar às mesmas coisas", proposto por Husserl, consiste antes de tudo em "retornar ao mundo anterior ao conhecimento do qual o conhecimento sempre fala, e em relação ao qual toda determinação científica é abs-

---

* Concepção segundo a qual certas idéias, princípios ou estruturas do pensamento são inatas em virtude de pertencerem à natureza humana[14].

** Doutrina filosófica segundo a qual todo conhecimento humano deriva, direta ou indiretamente, da experiência sensível[14].

trata, significativa e dependente, como a geografia em relação à paisagem"[1,4]. Em outras palavras, seria voltar às *próprias coisas* tal como elas se apresentam a nós no mundo, no dia-a-dia, ou seja, na sua cotidianidade[3,20].

A fenomenologia será, portanto, anti-sistemática; uma filosofia e um método de investigação antiidealista e antipositivista que, ao lançar um olhar perscrutador, profundo e rigoroso sobre a própria coisa, exigirão do fenomenólogo um trabalho de investigação, cuja radicalidade exige um esforço em operar por patamares consecutivos até alcançar as *raízes* da coisa[8].

Tal movimento busca recuperar o contato primordial com o objeto perdido, ou escamoteado em sotisficadas elaborações abstratas ou em deduções matemáticas e quantificadoras do espectro de vivências do ser humano enquanto ser cognoscente[9].

Embora esse movimento tenha uma história de aproximadamente um século, "ela está longe de ser resolvida"[1,20]. Isso porque quem a compreende sabe que ela sempre tem de começar de novo, já que não se satisfaz com os conhecimentos adquiridos no passado, priorizando sempre a compreensão nova e atual. Esse caráter "incoativo" e de inacabamento da fenomenologia, entretanto, adverte o filósofo, não deve ser confundido como sinais de fracasso, de indefinição, ao contrário, deve ser interpretado como inevitáveis diante do reconhecimento de sua fertilidade e de sua verdadeira tarefa, ou seja, de "revelar o mistério do mundo e o mistério da razão"[20].

Entre alguns estudiosos que empreenderam uma análise histórica e uma discussão mais detalhada acerca das origens e desenvolvimento dessa corrente filosófica, destaco Spiegelberg (1982), Cohen (1987), Reeder (1987) e Parker (1992). Herbert Spiegelberg foi o primeiro a pesquisar e a escrever sobre a história da fenomenologia, evidenciando seu caráter não estacionário por meio da utilização do termo "movimento", o que pode ser constatado pelas diversas contribuições dadas por cada filósofo em seus diferentes períodos[4,31].

Baseando-se nos estudos desenvolvidos por Spiegelberg acerca do movimento histórico denominado fenomenologia, Cohen dividiu-o em três períodos[4]: o primeiro, que é referido como o período preparatório, em que a fenomenologia é inicialmente apresentada como um método filosófico de inquérito da experiência, rejeitando, portanto, o pensamento escolástico medieval essencialmente especulativo. Franz Brentano (1838-1917), o representante mais expressivo desse período, foi o primeiro a escrever sobre a fenomenologia como método de pesquisa[27]. É considerado o precursor da fenomenologia por reintroduzir, no final do século XIX, o conceito de intencionalidade da Filosofia Medieval, constituindo, esse, o ponto central de sua filosofia. Para Brentano, todas as nossas experiências psíquicas, tais como a percepção, a imaginação, o juízo e o desejo, são atos orientados para objetos, e tais atos (da consciência) possuem uma intencionalidade.

Sua obra compõe-se de textos filosóficos e outros nos quais apresenta suas investigações psicológicas. Os estudos direcionados aos temas psicológicos são decisivos em sua obra para o desenvolvimento posterior da fenomenologia de Husserl e a *Gestaltheorie*.

A noção de intencionalidade desenvolvida por Brentano foi crucial para o desenvolvimento posterior da fenomenologia como análise do modo como as coisas são dadas à consciência. Para ele, um fenômeno é psíquico quando apresenta o critério de intencionalidade. Apesar de sofrer alterações, a noção de intencionalidade passou a ser uma das suposições mais fundamentais da fenomenologia.

Um outro filósofo que também contribuiu para a evolução da fenomenologia no período preparatório foi Carl Stumpf, que já postulava a tese de que a essência da experiência não deveria ser penalizada pela análise de suas partes componentes. Essa tese está presente em muitos movimentos fenomenológicos na atualidade[4].

O segundo período, identificado como germânico, é marcado por geniais e decisivas contribuições e está caracterizado por importantes avanços. Entre os mais proeminentes eruditos desse período destacam-se os filósofos Edmund Husserl e Martin Heidegger.

Husserl (1859-1938), reconhecido como herdeiro direto de Descartes e Kant, discípulo de Brentano e mestre de Heidegger, é considerado o verdadeiro iniciador e criador da fenomenologia, dando um significado novo a um termo já antigo[7].

Husserl conservou também da influência de Brentano a retomada do conceito de intencionalidade, compreendido como a direção da consciência ao objeto, ao real, que é definidora da própria consciência e que se constituirá em um dos conceitos-chave de sua teoria fenomenológica. O radicalismo filosófico de Husserl centrava-se na questão de a fenomenologia *tornar-se* ou *vir a ser* a origem de todo conhecimento[4]. Sua filosofia, portanto, pretendia ser uma teoria do conhecimento ou epistemologia. Nesse sentido, adotou as noções de subjetividade e prosseguiu seu ideal em criar uma "ciência rigorosa para a fenomenologia"[19].

A fenomenologia de Husserl, portanto, mobiliza-se para valorizar o que é subjetivo no ser humano no cenário neopositivista. Para ele, a vida psíquica, subjetiva e histórica do homem não foi passível de apreensão pelo pensamento objetivista da psicologia experimental reinante na época, ou do psicologismo, transformando os atos conscientes em coisas, pela lógica, pela ética e pela estética, enfim, reduzindo a Filosofia à Psicologia e apropriando-se das leis das ciências naturais. Nesse sentido, Husserl, ao introduzir a fenomenologia humana, rompe com o naturalismo nas ciências humanas, mostrando a necessidade de reintegração do "mundo da ciência" e o "mundo da vida" (*Levenswelt*), opondo-se ao positivismo de Comte, para quem a ciência significa metodologicamente sistematização, limitando os fatos a ocorrências mensuráveis e controláveis[17]. Desse modo, ele defende a construção de uma ciência para as experiências vividas, do vivido enquanto tal.

Voltando-se para a experiência, a fenomenologia adota uma forma de reflexão que deve incluir a possibilidade de olhar as coisas como elas se manifestam; descreve o fenômeno sem explicá-lo, sem analisá-lo, não tendo a preocupação de buscar relações causais; está voltada para *mostrar* e não para demonstrar, para descrever com rigor, pois por meio da descrição rigorosa é que se pode chegar à essência do fenômeno[2].

Na fenomenologia husserliana, que analisa o vivido da consciência e propõe um retorno ao mundo vivido da experiência originária, o *noema** é esse algo de que a consciência tem consciência, é o objeto do ato e a *noese* é o ato mesmo de pensar, é o ato intencional, é o objeto desse pensamento. Na operação do pensamento não há *noese* sem *noema*. Portanto, ninguém pensa sobre nada[14].

Realçando a característica da fenomenologia como uma concepção aberta e em dinâmica evolução, Husserl apresentou sua teoria fenomenológica em três principais versões: a primeira, intitulada "Idéias para uma Fenomenologia Pura e uma Filosofia Fenomenológica" (1913), na qual se realiza um vasto trabalho sobre a fenomenologia pura, cujas características essenciais se contrapõem ao pensamento natural, ou seja, opõem-se à dedução das verdades lógicas a partir de processos psíquicos. Preocupa-se em distinguir a fenomenologia da psicologia e expõe grandes princípios de uma fenomenologia como "ciência das essências"[11]. Nessa obra, ainda, Husserl propõe a fenomenologia como uma investigação sistemática da consciência e de seus objetos. Para ele, os objetos são definidos exatamente como correlatos dos estados da mente, não existindo definição possível entre o que é percebido e nossa percepção. A experiência inclui, entretanto, não só a percepção sensorial, mas também o objeto do pensamento como um todo[14].

Na segunda versão, que tem como título "Meditações Cartesianas", Husserl retoma[13], como modelo de retorno filosófico para si mesmo, as "Meditações de Descartes", reconhecendo, a exemplo do que o próprio Descartes já fizera ao propor suas teses, a necessidade de um recomeço radical na Filosofia, na tentativa de torná-la uma ciência rigorosa, já que ainda não a considerava como tal. Entretanto, vale ressaltar que o *status* científico almejado por Husserl para a Filosofia não era o mesmo atribuído às ciências positivas.

E a terceira versão, sua última obra que permanece inacabada e que foi publicada postumamente (1954), sob o título: "Crise das Ciências Européias e a Fenomenologia Transcendental", na qual a questão do "mundo da vida" é apresentada como o fundamento das ciências. Nesse sentido, o mundo é tratado como horizonte universal que engloba a totalidade da vida e que se constitui no fundamento de significações intersubjetivas. Nessa obra, Husserl critica o objetivismo fisicista que menospreza o "mundo da vida" em detrimento de idealidades matemáticas e examina o desvio de sentido realizado pela ciência moderna, deixando de se constituir em um espaço para as questões fundamentais da vida do homem. Tenta corrigir o excesso de subjetivismo e idealismo de sua filosofia, procurando levar em conta a realidade social[11].

Martin Heidegger (1889-1976) foi o segundo filósofo mais influente no período alemão. Embora considerada inacabada, sua obra mais destacada foi "Ser e Tempo" (1927), na qual se afasta de seu mestre Husserl e mergulha em um processo de busca e reflexão sobre o sentido mais profundo da existência humana. Sente a necessidade de romper com a ontologia tradicional para recuperar o verdadeiro sentido do ser. Adota toda uma terminologia filosófica específica, de modo a dar conta desse novo sentido. O conceito-chave e mais universal do seu modo peculiar de fazer fenomenologia é "ser".

A existência só pode ser compreendida a partir da análise do *Dasein* (o ser-aí) do ser humano enquanto aberto à compreensão do ser[10]. Heidegger conseguiu refinar e fazer uma convergência entre a fenomenologia de Husserl e o existencialismo, e com isso constituir o que atualmente se conhece como fenomenologia existencial[19].

A fenomenologia na Alemanha terminou em seus fins práticos com o advento da Segunda Guerra Mundial e com os anos subseqüentes de nazismo[4].

Mas se de um lado a fenomenologia enquanto movimento se esvazia na Alemanha após a guerra, por outro ganha impulso na França, dando início ao terceiro período, conforme divisão estabelecida por Cohen[4]. Esse período, segundo o mesmo autor, é marcado por importantes contribuições de pelo menos três proeminentes filósofos: Gabriel Marcel (1889 a 1973), Jean Paul Sartre (1905 a 1980) e Maurice Merleau-Ponty (1908 a 1961), que trouxeram maior precisão à fenomenologia e o fizeram formulando a filosofia e a ciência da fenomenologia existencial[26].

Marcel, além de filósofo, era dramaturgo e, talvez por isso, procurou incorporar o sentimento dramático da existência humana ao desenvolvimento do pensamento me-

---

* *Noese* e *noema* são palavras gregas que significam, respectivamente, o ato do conhecimento e o conteúdo realtivo ao ato do conhecimento.

tafísico. Percebe sua filosofia como algo a ser explorado, um caminho a ser trilhado, e, para ele, é percorrendo esse caminho que se descobre o verdadeiro sentido da vida. Em suas obras, tentou construir uma reflexão metafísica sobre as bases do "nós mesmos", tendo a finalidade de integrar todos os seres no ser. A fenomenologia foi usada e vista por ele como uma introdução útil para a análise do "ser"[4,11].

Considerado por alguns como o principal representante do existencialismo francês, Sartre destacou-se não só como filósofo, mas também como romancista e militante político. Ele reativou a fenomenologia como uma alternativa aos métodos de pesquisa científica estabelecidos[31]. Na sua obra, o termo consciência é o elemento-chave na busca do sentido da existência, cuja idéia diretriz se origina de Husserl: "Toda consciência é consciência de algo"[6]. A meta de Sartre era compreender, "porque entender é mudar, é ir além da própria pessoa"[4,33].

Outro nome que marcou o período francês do movimento fenomenológico-existencial foi o de Maurice Merleau-Ponty, considerado filósofo da existência, do corpo, fenomenólogo da percepção e da expressão. Grande parte de seus 53 anos de existência dedicou ao estudo da Filosofia, mantendo em toda sua obra a convicção de que a ela deve ser uma interrogação constante, um pensar sempre em movimento, sem meta final e, "uma dialética sem síntese".[6] Isso pode ser constatado pelas mudanças e evolução dos temas de fenomenologia por ele elaborados durante o percurso de sua breve existência[27].

O MÉTODO FENOMENOLÓGICO DE PESQUISA

Ao abordarmos o método fenomenológico, cremos que algumas questões devem ser previamente colocadas e – tanto quanto possível – esclarecidas. Nesse sentido, vale ressaltar que consideramos aqui apenas duas dessas questões. A primeira delas diz respeito a certa tendência de referir-se ao "método fenomenológico" sem considerar-se as características e particularidades de cada um dos grandes nomes desse movimento, já que, como vimos, após Husserl, o desenvolvimento da fenomenologia desdobrou-se em vários ramos. Ao tratarmos dessa temática, portanto, é importante que, ao elegermos esse método de investigação em nossos estudos, saibamos de que fenomenologia estamos nos referindo[22]. Da fenomenologia realista com ênfase na procura de essências universais nos diferentes objetos? Da fenomenologia constitutiva com ênfase nos aspectos técnicos do método, e em especial, as questões pertinentes à suspensão das suposições aprioristicas? Da fenomenologia existencial em consonância com as diferentes concepções de Martin Heidegger, Jean Paul Sartre,
Maurice Merleau-Ponty? Ou, por último, da fenomenologia hermenêutica, representada pelos trabalhos de interpretação de diferentes autores, como, por exemplo, Gadamer, Paul Ricoeur, Max Van Manen? Certamente esses quatro ramos articulam-se na atualidade.

Certos autores, ao abordarem essa temática, advertem para o fato de que não existe o ou um método, mas sim uma postura/atitude fenomenológica. Atitude esta de abertura (para estar livre de conceitos, teorias e pressuposições), do ser humano para compreender o que se mostra, buscando remontar àquilo que está estabelecido como critério de certeza e, desse modo, questionando seus fundamentos[5,18,22,28].

O método fenomenológico, reconhecido como uma abordagem qualitativa, é essencialmente descritivo e, assim sendo, não pretende ser dedutivo (não parte do geral para o particular) nem empírico. É um método investigativo rigoroso, crítico e sistemático que consiste em fazer ver aquilo que se mostra à consciência e em clarificá-lo, sem recorrer a leis, nem fazer deduções a partir de determinados princípios – considera apenas aquilo que é imediatamente dado à consciência. Tem como ponto de partida a experiência vivida do mundo da vida e prossegue na busca da análise e compreensão do significado e relevância dessa experiência.

A segunda questão, intimamente relacionada à primeira, diz respeito ao método fenomenológico e suas diferentes variantes na pesquisa empírica. Nesse particular, alguns autores admitem que, embora se possa dizer que existe um só método fenomenológico, ou seja, aquele que tem como componentes básicos duas reduções (eidética e transcendental), culminando com a descoberta de essências, comporta muitas variantes, e isso se deve certamente a sua transposição da filosofia, de onde nasceu, para o domínio da pesquisa empírica[25].

Apresentadas essas questões iniciais, resta-me abordar aspectos que considero relevantes acerca do método fenomenológico propriamente dito. De acordo com o descrito anteriormente, o mesmo pode ser definido como um "voltar às mesmas coisas", isto é, aos fenômenos, aquilo que aparece à consciência, que se dá como objeto intencional. Tem como objetivo alcançar a intuição das essências, ou seja, ao conteúdo inteligível e ideal dos fenômenos, captado de forma imediata, pré-reflexiva, tão livre quanto possível de pressuposições conceituais, na tentativa de descrevê-los tão fielmente quanto possível[30].

Para a fenomenologia husserliana toda consciência é "consciência de algo" e, assim sendo, a consciência não é uma substância, mas uma atividade constituída por atos (percepção, imaginação, especulação, volição, paixão, entre outros), com os quais visa algo. As essências ou significações (*noema*, que é igual ao percebido) são objetos visados de certa maneira pelos atos intencionais da consciência (*noesis* que consiste no ato de perceber). A fim de que a investigação se ocupe apenas das operações realizadas pela consciência, é necessário que se faça uma redução fenomenológica ou *epoché*, ou seja, que se coloque entre parênteses a atitude natural, isto é, que todo e qualquer juízo sobre o mundo natural seja suspenso.

Do ponto de vista operacional, o método fenomenológico de pesquisa envolve a redução fenomenológica ou *epoché*, a redução eidética e a redução transcendental. A *epoché*, também conhecida como "suspensão do juízo" ou "colocação entre parênteses", é oriunda do significado grego de estado de dúvida, suspensão do juízo a respeito de qualquer opinião; tem por propósito ir em busca simplesmente dos dados. Essa é uma operação fundamental que deve ser rigorosamente observada pelos pesquisadores que se dizem fenomenólogos. Despojados de tudo que é previamente dado, devem partir do ponto zero e prosseguir operando, mediante um esforço contínuo, por patamares consecutivos até alcançarem o fenômeno puro, a essência ou *eidos*.

A essência é o que faz com que um fenômeno seja tal e não outro[21]; ou em outras palavras, "a essência se definirá então como uma 'consciência de impossibilidades', isto é, como aquilo que é impossível à consciência pensar de outro modo..."[7].

A redução eidética (em grego, *éidos* significa essência ou idéia), coloca entre parêntesis a existência individual da coisa, para que reste apenas a consideração daquilo que é mais imediato que ela oferece, a essência.

A redução transcendental coloca entre parênteses (mais do que consideração da existência) tudo o que não diz respeito à consciência pura; desconsidera a realidade do objeto, para retê-lo simplesmente como referência da vivência intencional.

A redução eidética nos faz passar do domínio dos fatos para o domínio das essências puras, enquanto a redução transcendental nos separa da realidade do mundo espaço-temporal.

Variantes e aplicabilidade do método fenomenológico

A transposição da fenomenologia, cujas raízes estão assentadas na filosofia, para a pesquisa empírica, como vimos, não se dá de forma monolítica. Não obstante, inexiste uma variante que possa ser apontada como a melhor representante dessa modalidade de pesquisa. Vários autores têm sido reconhecidos como proponentes de métodos fenomenológicos aceitáveis para a pesquisa empírica, entre os quais destaco: van Kaan (1959), Giorgi (1985), Colaizzi (1978), van Manen (1990), entre tantos outros[5].

Embora divergentes em vários aspectos, as diferentes variantes são unânimes em alguns pontos. Entre os principais, vale ressaltar a busca da compreensão da experiência vivida, que se constitui no ponto de partida e no fim último da fenomenologia. Particularmente, há também certa convergência entre os autores no que se refere à coleta e análise de dados. Tendo em vista que o caminho que se pretende trilhar é essencialmente a descrição da experiência vivida, a entrevista tem sido a técnica amplamente utilizada e recomendada pelos pesquisadores na área.

Para melhor compreensão das diferentes etapas do método fenomenológico, optei por apresentar, à guisa de exemplo, o método fenomenológico de van Manen (1990). Como proposta de uma estrutura metodológica elementar para o desenvolvimento de pesquisa em ciência humana, descreveu a pesquisa fenomenológico-hermenêutica como sendo um inter-relacionamento dinâmico entre seis temas metodológicos procedimentais, a saber: a) voltar-se para um fenômeno que nos interesse seriamente e que nos comprometa com o mundo (retornar à natureza da experiência vivida); b) investigar a experiência na forma como a vivenciamos e não como a contextualizamos e/ou conceitualizamos (investigação existencial); c) refletir sobre os temas existenciais que caracterizam os fenômenos (reflexão fenomenológica); d) descrever o fenômeno por meio da arte de escrever e reescrever (reescrever fenomenológico); e) manter uma relação forte e orientada para com o fenômeno; e, por último; f) equilibrar o contexto de pesquisa e fazê-lo considerando as partes e o todo[15].

A fenomenologia como método de pesquisa na área do aleitamento materno

A abordagem fenomenológica vem recentemente despertando a atenção e suscitado popularidade entre pesquisadores na área do aleitamento materno como um método alternativo de investigação em substituição aos métodos tradicionais utilizados pelas ciências naturais. Ao buscar a compreensão do significado da experiência vivida dos seres humanos, tem trazido contribuições valiosas para o conhecimento das múltiplas dimensões que envolvem o aleitamento materno, até então inexploradas.

Como exemplo de uma investigação fenomenológica nessa área aleitamento materno, cito o estudo desenvolvido por Santos (2004) em sua tese de doutoramento, sob orientação da Professora Doutora Alacoque Lorenzini Erdmann, que, motivada por inquietações e pré-reflexões iniciais advindas da sua **experiência vivida** como enfermeira docente assistencial na área de amamentação, procurou aproximar-se da **compreensão do significado** da privação do ato de amamentar para o ser-mulher/mãe HIV-positivo. Para tal empreendimento, buscou iluminação teórica na fenomenologia, mais especificamente na teoria fenomenológica da expressão de Maurice Merleau-Ponty, e suporte metodológico na fenomenologia hermenêutica de Max van Manen[29].

Trata-se de um estudo precisamente fenomenológico, em que a autora consegue, além de descrever detalhamente como se realiza uma investigação fenomenológica, dar conta do principal desafio que se impõe a esse tipo de investigação, a saber, fazer-nos compreender, nos termos de uma descrição eidética, o essencial que se pode intuir a respeito de determinada vivência ou fenômeno, no caso em questão, a privação do ato de amamentar da parte das mães acometidas de infecção pelo HIV.

FINALIZANDO

Ao finalizar gostaria de reafirmar a importância da fenomenologia como um tronco filosófico e um caminho metodológico fundamental para os profissionais de saúde que atuam na área do aleitamento materno, tanto no que diz respeito à produção de novos conhecimentos, quanto para a fundamentação teórico-filosófica de sua prática.

REFERÊNCIAS BIBLIOGRÁFICAS

1. Apel KO. Transformação da filosofia I. Tradução de Paulo Astor Soethe. São Paulo: Ed. Loyola; 2000. p. 445.
2. Capalbo C. Abordando a enfermagem a partir da fenomenologia. Rev Enf UERJ 1994;2(1):70-6.
3. Capalbo C. Fenomenologia e Ciências Humanas. Londrina: Ed. da UEL; 1996. 133p.
4. Cohen MZA. Historical overview of the phenomenologic movement. Image: Journal of Nursing Sholarship 1987;19(1):31-4.
5. Coltro A. A fenomenologia: um enfoque metodológico para além da modernidade. Cadernos de Pesquisas em Administração; 2000 1º Trim.; 1(11):37-45.
6. Corrêa JA. Prefácio à edição brasileira. In: Merleau-Ponty M. A Estrutura do Comportamento. Trad. de José de Anchieta Corrêa. Belo Horizonte: Interlivros; 1975. 259p.
7. Dartigues A. O Que é Fenomenologia? Trad. Maria José J. G. de Almeida. 3ª ed. São Paulo: Ed. Moraes; 1992. 174p.
8. Goyard-Fabres S. Os Fundamentos da Ordem Jurídica. São Paulo: Martins Fontes; 2002. 375p.
9. Greuel MV. Fenomenologia: o problema da fundamentação do conhecimento, uma bordagem fenomenológica. 29p. [citado 1999 Mar 16]. Disponível em: http//www.cce.ufsc.br/lle/alemao/profe/feno.html.
10. Heidegger M. Ser e Tempo. Trad. Márcia de Sá Cavalcante. 6ª ed. Petrópolis: Vozes; 1997. 325p.
11. Huisman D. Dicionário de Obras Filosóficas. São Paulo: Martins Fontes; 2000. 609p.
12. Husserl E. A Crise da Humanidade Européia e a Filosofia. Introdução e tradução de Urbano Zilles. 2ª ed. Coleção Filosofia. Porto Alegre: EDIPUCRS; 2002. 96p.
13. Husserl E. Meditações Cartesianas: Introdução à Fenomenologia. Trad. Maria Gorete Lopes e Souza. Porto: Rés; [s.d.].
14. Japiassu H, Marcondes, D. Dicionário Básico de Filosofia. 3ª ed. Rio de Janeiro: Jorge Zahar Editor; 2001. 296p.
15. Manen MV. Researching Lived Experience: Human Science for an Action Sensitive Pedagogy. New York: The State University of New York Press; 1990.
16. Marcondes D. Iniciação à História da Filosofia: dos Pré-Socráticos a Wittgenstein. Rio de Janeiro: Jorge Zahar Ed; 1998. 298p.
17. Martins J. Um Enfoque Fenomenológico do Currículo: Educação como Poiésis. São Paulo: Cortez; 1992.
18. Masini EFS. O enfoque fenomenológico de pesquisa em educação. In: Fazenda I org. Metodologia da Pesquisa Educacional. 1ª ed. São Paulo: Cortez; 1989.
19. Mezquita M. Example of phenomenological perspective. In: Munhall PL. Revisioning Phenomenology: Nursing and Health Science Research. New York: National League for Nursing Press; 1993. p. 298-319.
20. Merleau-Ponty M. Fenomenologia da Percepção. Tradução de Carlos Alberto Ribeiro de Moura. 2ª ed. São Paulo: Martins Fontes; 1999. 622p.
21. Mèliche JC. Fenomenologia y Existencialismo. Barcelona: Vicens-Vives; 1989.
22. Moreira V. O método fenomenológico de Merleau-Ponty como ferramenta crítica na pesquisa em psicologia. Psicologia: reflexão e crítica 2004;17(3):447-56.
23. Müller-Granzotto MJ, Granzotto RL. Fenomenologia e Conhecimento. Florianópolis: Instituto Gestalten; 2003.
24. Müller MJ. Merleau-Ponty: Acerca da Expressão. 4.(Coleção Filosofia, 122). Porto Alegre: EDIPUCRS; 2001. p. 343.
25. Queirós AA. A fenomenologia na investigação: características do método fenomenológico aplicado à investigação. p.1-11. [citado 2005 Jun]. Disponível em:< http//www.anaqueiros.com>
26. Ray M. Phenomenological method for nursing research. In: Chaska H org. The Nursing Profession: Turning Points. Orlando: Grune & Stratton; 1990.
27. Reeder R, Parker R. Example of description of perspectives: the phenomenological approach. In: Munhall PL. Revisioning Phenomenology: Nursing and Health Science Research. New York: National League for Nursing Press; 1992. p. 281-95.
28. Sanders P. Phenomenology: a new way of viewing organizational research. Academy of Management Review 1982;7(3): 353-60.
29. Santos EKA. A expressividade corporal do ser mulher/mãe HIV positivo frente à privação do ato de amamentar: a compreensão do significado pela enfermeira à luz da teoria da expressão de Merleau-Ponty [Tese de Doutorado]. Florianópolis (SC): Programa de Pós-Graduação em Enfermagem, Universidade Federal de Santa Catarina; 2004.
30. Spiegelberg H. Doing Phenomenology. Hague: Nijhoff; 1975.
31. Spiegelberg H. The Phenomenological Movement: A Historical Introduction. Hague: Nijhoff; 1960.
32. Streubert J, Carpenter DR. Phenomenological research approach. In: Streubert J, Carpenter DR. Qualitative Research in Nursing: Advancing the Humanistic Imperative. Philadelphia: J.B. Lippincott Company; 1995. p. 30-47.
33. Van der Zalm JE, Bergum V. Hermeneutic-phenomenology: providing living knowledge for nursing practice. J Adv Nurs 2000;311(1):211-8.

ÍNDICE REMISSIVO

A

Acidente vascular cerebral 298

Aconselhamento
- em amamentação 156
- habilidades de ouvir e aprender 156
  - - comunicação não-verbal 156
  - - devolver com palavras 158
  - - empatia 158
  - - fazer perguntas 157
  - - julgamento 158
  - - usar expressões e gestos 157
- habilidades para confiança 159
  - - ajuda prática 160
  - - linguagem simples 161
  - - pouca e relevante informação 160
  - - sugestões 161
  - - aceite, respeite 159
  - - reconheça, elogie 160
- método de 155
- o que é 156

Aleitamento artificial 361, 447, 451
- alterações esqueléticas oclusais 453
- alterações musculares 452
- deglutição 449
- diferenças entre o aleitamento materno 451
  - - extração do leite, forma de 449, 451
  - - movimentos mandibulares 451
  - - palato mole, funcionamento do 451
- patologias relacionadas à mamadeira 451
  - - alterações esqueléticas oclusais 453
    - - - mandíbula 455
    - - - maxilar 453
  - - alterações musculares da face e da boca 452

- doenças otorrinolaringológicas 456
  - - desvio de septo 458
  - - otite média 456
  - - respiração bucal 458
- forma do bico 450
- pega 448

Aleitamento materno
- 10 passos 46, 48, 136, 151, 338, 340
- 17 atitudes definidas pelo Ministério da Saúde 340
- 19 recomendações do UNICEF 339
- agentes ambientais 492
- aleitamento natural 444
- amas-de-leite 164
- apoio 45, 335
- após alta hospitalar 352
- armazenamento do leite 403
- aspectos clínicos 371
- aspectos maternos 263
- aspectos psicológicos 255
- benefícios 275, 423
  - - a longo prazo 275
  - - biopsicossociais 263
  - - e características 175
  - - metabólicos 289
- câncer 281
- ciência relativamente nova 337
- cirurgia plástica da mama 418
- complementar 38
- construção de identificações 260
- construção do psiquismo 261
- contaminantes ambientais 495
- contra-indicações 463, 472, 520
  - - erros inatos do metabolismo
  - - fenilcetonúria 521
  - - galactosemia 521
- crianças em idade escolar 121
  - - educação 123, 124
  - - escola promotora de saúde 124

- - oficinas pedagógicas 125
- - promoção 126
- depressão puerperal 477
- desmame 262, 360
- diabetes tipo I 292
- diabetes tipo II 296
- dieta materna 186
- dificuldades 372
- dificuldades psicológicas 364
- doença cardiovascular 298
- dolorida 358
- dúvidas mais freqüentes 355
- epidemiologia 37
- exclusivo 37, 38
- inadequação na técnica 374
- incentivo 121, 135, 172
- ingurgitamento mamário 323, 356
- internet 171
  - - artigos científicos 174
  - - advertência 173
  - - *links* 173
- mães adolescentes 380
- mães que não amamentam 53
- manejo clínico 311, 351
- material educativo 126
  - - álbum de ampliação 126
- mídia 117
- mitos 355
- mortalidade infantil 431, 432
- na primeira hora 348
- natural 444
- no contexto da atenção básica de saúde 122
- no domicílio 330
- no prematuro 400
- no pré-termo 398
- no século XX 10
- nos primeiros dias 348
- nova ciência 337
- obesidade 286

- observação das mamadas 354
- odontologia 172
- ordenha mamária 357, 402
- origens 8
- pai, o papel do 17
  - - couvarde 19
  - - na sala de parto 20, 22
  - - participação da instituição de saúde 22
  - - participação do povo 22
  - - participação nas semanas mundiais de amamentação 22
  - - resguardo 19
  - - ambivalência 18
  - - casal grávido 17
  - - constelação da maternidade 18
  - - parentalidade 17
  - - recém-nascido fantasmático 18
  - - recém-nascido imaginário 18
  - - recém-nascido real 18
- papel do 434
- pega adequada 322, 331, 444
- períodos críticos 375
- perspectivas 31, 32, 435
  - - da mulher 3
- posicionamento do recém-nascido 321, 350
- prática da amamentação 56
- predominante 38
- pré-natal 130
  - - preparo da mãe 131
  - - preparo das mamas 131
  - - sucção ou pega 131
  - - vantagens 130
- prevenção da obesidade 286, 287
- programa municipal de promoção proteção e apoio 108
- projeto 172
- recomendações do UNICEF 339
- recuperação nutricional 414
- representações sociais 605
- riscos e benefícios 5
- rotina 186
- sala de parto 145
- sexualidade 267, 270
  - - abstinência 268
  - - amamentação 270
  - - após parto 270
  - - aspectos emocionais 269
  - - ciclo gravídico-puerperal 268
  - - comportamento na gravidez 269
  - - modificações 268
- situação no Brasil e no mundo 39
- tabagismo 498
- técnicas 356
- vantagens para mãe e criança 260

Alergia 440
- à proteína do leite de vaca 212
- alimentar 379

Alimentação
- alimentos para lactentes e crianças de primeira infância 24
- baixo ganho ponderal 374
- com efeitos no aleitamento 492
- complementar para o desmame 361, 589
- de transição 361
- infantil, grupos de idade 38
- manipulação de dietas 294
- no prematuro 383
- no primeiro ano de vida 360
- no recém-nascido pré-termo 386, 397
- programação metabólica 287
- recuperação nutricional 414

Alojamento conjunto 146
- acompanhamento do RN 149
- aconselhamento 148
- critérios de inclusão 148
- definição 147
- normas gerais 148
- objetivos 147
- recursos humanos e físicos 148

Alterações orofaciais
- uso da mamadeira 444

Amamentação 270

Anemia ferropriva 438

Anomalias neurológicas no recém-nascido 524

Anticoncepção 272
- métodos cirúrgicos 274
- métodos contraceptivos 273
  - - contracepção hormonal 273
  - - dispositivo intra-uterino 273
  - - método LAM 273
  - - métodos de barreira 273

Asma 275

Atenção integrada às doenças prevalentes na infância 61, 66
- estratégia 64
- intervenções 63
  - - educação 64
  - - grupos de apoio 64
  - - práticas na maternidade 63
  - - suporte para o aleitamento 63
  - - suporte profissional 64
- problema 61

Atenção integral a saúde da criança 52
- aleitamento materno 52
- experiência no município de Sobral 58
- integralidade 54
- prática da amamentação 56
- programa de saúde da família 57
- serviços de saúde 54

Aterosclerose 298

B

Banco de leite humano 79, 163, 541
- amas-de-leite 164
- associação de profissionais 171
- coleta domiciliar 546
- controle de qualidade 548
  - - físico-químico 548
  - - microbiológico 549
- de 1943 a 1985 164
- de 1985 a 1998 166
- distribuição 551
- doação de leite 545
- no Brasil 163
- pasteurização 546
- procionamento 551
- produção 2004 80
- rede latino-americana 168
- rede nacional 167, 172
- transformações sociais 166
- atividades de coleta 543
- ordenha 543, 544
- resfriamento 547

Bicos chupetas e mamadeiras 24

C

Câncer 281
- de mama, etiologia 284
- etiologia dos tumores 283

Carcinogênese 281

Cariopatias congênitas em recém-nascidos 525

Choro 327
- como cuidar 328
- por que choram 327

Cólicas 133, 215

Colostro 199, 275

Crescimento de crianças amamentadas ao seio 286, 373

Crescimento do lactente 220
- curva de crescimento para o século XXI 220
  - - atual referência de crescimento 224
  - - grupo de trabalho 226
- novas curvas de crescimento da OMS 226, 235
  - - controle de qualidade 230
  - - elegibilidade 229
  - - informações coletadas 230
  - - metodologia 228
  - - preparação 228
  - - tamanho amostral 229
- pesquisa 220

Crescimento e desenvolvimento estomatognático 238

Crescimento pós-natal 384
- infantil, epidemiologia 282
- papel do aleitamento materno 283

D

Deficiência de ferro 438

Deglutição 446

Depressão puerperal 477

Desenvolvimento estomatognático 138

Desenvolvimento neuropsicomotor 251

Desmame 260, 360
- alimentação complementar 361
- causas e conseqüências 421, 424
- conseqüências 431
- conseqüências nutricionais 437
- declínio do aleitamento 423
- deficiência de ferro 438
- desnutrição 438
- doenças crônicas 440
- fatores 425
  - - estresse materno 426
  - - família nuclear 425
  - - pouco incentivo 426
  - - psicossociais 427

- motivos alegados pelas mães 424
- precoce 423, 431, 437, 588
- sobrecarga renal 441
- exclusivo 596
- mortalidade infantil 431

Dia nacional de doação de leite humano 80

Diabetes mellitus tipo I 279, 292
- associação com o leite de vaca 293
- auto-imunidade 294
- fatores ambientais 292

Diabetes tipo II 296, 475
- proteção da nutriz 297

Diarréia aguda 211

Doença cardiovascular 298

Doença celíaca 216, 279

Doença coronariana 298

Doença inflamatória intestinal 279

Doenças auto-imunes 279

Doenças crônicas 440

Doenças de auto-agressão 275

Doenças inflamatórias crônicas do trato intestinal 216, 279

Doenças maternas não-infecciosas 472
- com tratamento quimioterápicos/radioterápicos 473
- *diabetes mellitus* tipo II 474
- doenças da tireóide 474
- doenças psiquiátricas 475
- elementos radioativos 472
- esclerose múltipla 476
- fibromialgia 476
- por exposição a contaminantes ambientais 473
- procedimentos cirúrgicos 473

Drogas no leite humano 483
- antiinfecciosos 493
- antiinflamatórios 493
- classificação 485
- com ação no sistema nervoso 494
- com efeitos em lactentes 487
- compatível com aleitamento 489
- componentes radioativos 486
- contaminantes ambientais 495
  - - arsênico 497
  - - BHC hexaclorobenzeno 497
  - - cádmio 496
  - - chumbo 496
  - - cobre 496

- - DDE difenildicloroetano 497
- - DDT diclorodifeniltricloroetano 497
- - isótopos radioativos 497
- - mercúrio 496
- - PBB bifenilpliclorado 497
- - PCBF plicloradodibenzofurano 497
- - TCDD tetraclorodibenzodioxina 497
- contra-indicadas 485
- farmacodinâmica 484
- fatores na transferência da mãe para o leite 484
- hormônios e antagonistas 494
- medicação materna 483
- que não possuem informações seguras 493
- substituições 493
- analgésicos 493
- antitérmicos 493
- tabagismo 497

Drogas, ver medicamentos

E

Enfermeira, atribuições da 347

Ensino do aleitamento materno 555
- curso de pós-graduação 563
- graduação 557
- residência de pediatria 560

Epidemiologia do aleitamento materno 37
- aspectos metodológicos 37
- tendência no período 1975-1999 37

Erros inatos do metabolismo 520

Esclerose múltipla 476

Espirros 133

Estatística 591
- estudo caso-controle 592
- estudo de coorte 591
- estudo transversal 592
- modelo Kaolan-Meier 59
- regressão logística 592
- regressão múltipla de riscos proporcionais de COX 598

F

Fenilcetonúria 521

Fenomenologia 610

Fezes, aspecto das 133
Fibromialgia 476

G

Galactosemia 521
Gestação
 - glândula mamária 345
 - intercorrências 345

H

Hanseníase 466
Hepatites 468
Hiperlipidemia 299
Hospital Amigo da Criança 76, 173

I

Infecção materna 465
 - bactérias 465
  - - mastite 465
  - - sepse materna 466
  - - hanseníase 466
  - - tuberculose 466
 - citomegalovírus 467
 - parasitas e fungos 467
 - transmissão pelo leite 465
 - vírus
  - - da hepatite A 469
  - - da hepatite B 469
  - - da hepatite C 469
  - - Epstein-Barr 468
  - - herpes simples tipo I 468
  - - citomegalovírus 467
  - - da imunodeficiência humana 469
  - - humano T
   - - - linfócito tipos I e II 470
  - - rubéola 470
  - - sarampo 470
  - - varicela-zóster 470
Ingurgitamento mamário 323, 333, 356
 - como cuidar 323
 - por que ocorre 323
 - sinais e sintomas 323
Iniciativa Hospital Amigo da Criança 76, 110, 135, 138
 - credenciamento 140, 141
 - estudos de impacto 143
 - evolução e perspectivas 142
 - histórico 135, 139
 - metas 142
 - no Brasil 139
 - perspectivas 142
 - processo de implantação 138
 - reavaliação 141
 - requisitos 140
 - treinamento de equipes 138
Intercorrências na gestação 344
Internet 171
 - links 173

L

Lactação 356
 - descida do leite 372
 - estágios da 177, 186
 - relactação 379
 - como aumentar a quantidade 379
 - contra-indicações 309
 - manejo 351
LAM, método 273
Legislação 531
 - direitos da empregada doméstica 535
 - direitos da mulher 534
  - - creche 535
  - - licença-maternidade 534
  - - licença-paternidade 534
  - - salário maternidade 534
 - direitos das presidiárias 535
 - mulher que trabalha fora 533
 - papel das leis 22, 534
 - apoio à mulher trabalhadora 535
 - direitos da adoção 535
 - direitos da estudante 535
 - lei do prematuro 536
Leite de vaca
 - alergia à proteína 212
 - anticorpos 294
 - associado ao diabetes 293
 - ingerido pela mãe 294
Leite humano 177
 - aditivos 384
 - atopia 278
 - aumento de quantidade 379
 - banco de leite humano 539
 - cérebro 252
 - cólica 215
 - componentes imunológicos no leite de banco 199, 209
 - composição protéica 178
 - composição 186
  - - nutricional 187
  - - condições que alteram 186
   - - - adequação do peso 188
   - - - dieta materna 186
   - - - diferenças 188
   - - - estado nutricional materno 188
   - - - estágio 186
   - - - idade e paridade 186
   - - - idade gestacional 188
   - - - região 186
   - - - rotina 186
  - - bioquímica 177
  - - carboidratos 180
  - - lipídica 181
  - - mineral 182
   - - - sódio 182
   - - - potássio 183
   - - - cálcio e fósforo 183
   - - - magnésio 183
   - - - microminerais, elementos-traço 183
  - - vitamínica 184
   - - - hidrossolúveis 185
   - - - lipossolúveis 185
 - contaminantes ambientais 495
 - cor 331
 - da mãe do RNPT 389
 - deglutição 446
 - desenvolvimento neuropsicomotor 251
 - dia nacional de doação de leite humano 80
 - doença inflamatória intestinal 279
 - doenças do trato digestivo 208
 - doença celíaca 279
 - doenças auto-imunes 279
 - drogas 483
  - - nutrientes 252
 - efeitos tardios 385
 - extração 445
 - funções das proteínas e peptídios 179
  - - agentes antiinflamatórios 180
  - - agentes imunomoduladores 180
  - - não-nutritivas 179
  - - nutritivas 179
  - - trato gastrintestinal 179
   - - - fatores de crescimento 179

- - - hormônios 179
- - - peptídios 179
- - agentes antiinfecciosos 180
- - - fibronectina 180
- - - colônias de leucócitos 180
- - - glicoproteínas e glicopeptídios 180
- - enzimas
- - - lácteas 179
- - - na glândula mamária 179
- - - no RN 179
- imunobiologia 191
- - sistema comum de mucosas 191
- - mecanismos de ação de IgA 193
- - ação de SIgA contra gastrenterites 194
- - anticorpos secretores da classe IgA 192
- - broncoenteromamário 193
- - fatores imunomodulatórios 198
- - - células do colostro 199
- - imunidade inata 196
- - - lactoferrina 196
- - - lisozima 197
- - - lipídios 197
- - - peptídios 197
- - - lactoperoxidase 197
- - - lactoalbumina 197
- - - mucina 197
- - - TLR 197
- - imunoglobulinas 196
- - imunoglobulina A 209
- - lactoferrina 209
- - componentes celulares 210
- - fatores imunomoduladores 210
- - hormônios e fatores de crescimento 210
- - lipídios 210
- - lisozima 210
- - oligossacarídios 210
- mães que crêem não ter leite 375
- microbiota intestinal 211
- necessidades biológicas 208
- nutrientes, 252
- obesidade 289
- ordenha e conservação 49
- ordenha, 543
- - abertura 445
- - armazenamento 403
- - benefícios 447
- - fechamento 445

- - protrusão 445
- - retrusão 445
- para o recém-nascido pré-termo 396
- pasteurização 201
- produção 301
- - baixa produção láctea 332, 376
- - patologias 307, 376
- - - cirurgia mamária 377
- - - depressão 376
- - - estresse 377
- - - fumo 377
- - - insuficiência glandular 377
- - - medicamentos 377
- - problemas com a mama 377
- proteção contra doenças infecciosas 204
- proteção do trato digestivo 209
- protocolite alérgica 214
- refluxo esofágico 215
- suplementos 399
- tabagismo 497
- transmissão de infecções 465
- uso para o RNPT 396

M

Malformações congênitas 526
- fissura labiopalatal 526
Mama
- afecções 358
- alterações anatômicas 346
- alterações no período gestacional 314
- anatomia 303
- cheias 322
- - como cuidar 322
- - porque ocorrem 322
- cicatizes cirúrgicas 314
- - axilar 315
- - inframamária 315
- - periareolar 314
- - *piercing* mamilar 315
- cirurgia plástica 418
- - técnicas cirúrgicas 419
- - anatomia aplicada 418
- - mastoplastia 419
- descarga mamilar sanguinolenta 315
- desenvolvimento da glândula mamária 344

- ductos lactíferos bloqueados 324, 357
- embriologia 303
- exame no período pré-natal 313
- glândula mamária na gestação 344
- higiene 133
- ingurgitamento mamário 323
- - expressão 314
- - inspeção dinâmica 313
- - inspeção estática 313
- - palpação axilar e supraclavicular 313
- - palpação das mamas 313
- lactogênese 304
- mamilos 314, 332
- - exercícios recomendados 131
- mastite 325, 465
- monilíase 319
- nódulos mamários 315, 324
- - biópsia incisional 315
- - mamografia 315
- - punção com agulha fina 315
- - ultra-sonografia 315
- patologia 307
- - alterações anatômicas 307
- - anomalias adquiridas 398
- - anomalias congênitas 307
- - processos infecciosos 308
- preparo 131
- sucção 351, 354
Mamadas
- horário 132
- não quer pegar o peito 326
- observação 331, 354
- pega 322, 331
- posição 132, 321
- sucção ou "pega" 132, 351, 354, 377
Mamadeiras
- alterações orofaciais 444
- patologias 451
- forma do bico 450
Mamilos 314
- apreensão da região aerolomamilar 350
- candidíase 319
- doloridos 319
- dor 332, 358
- ductos lactíferos bloqueados 324, 357
- escoriação 320

- fissuras mamilares 320, 332
- invertido 324
- monilíase 319
- pseudo-invertido 324
- dilaceração 320
- erosão 320
- vesícula 320

Mastite 325, 465

Maternidade 135, 317
- insegurança da mãe 346
- mães cesariadas 319
- mães soropositivas 326
- orientações gerais 328
- situações de ajuda com a mãe 319
- situações de ajuda com o recém-nascido 319
- treinamento de equipes de gestores 138
- tristeza materna 333

Medicamentos durante a lactação 499
- anestesia 499
  - - codeína 501
  - - fentanil 500
  - - metadona 501
  - - morfina 500
  - - nalbufina 5001
  - - opióides 500
  - - oxicodona 501
  - - petidina 500
  - - tramadol 501
- antiinflamtórios não-hormonais 506
- medicamentos psiquiátricos 514
  - - antidepressivos 515
  - - antipsicóticos 517
  - - drogas de abuso 518
  - - estabilizador de humor 517
  - - hipnóticos e ansiolíticos 517
- uso dermatológico 502
  - - antifúngicos 502
  - - anti-histamínicos 502
  - - antimaláricos 503
  - - antivirais 503
  - - citotóxicos 503
  - - hanseníase 504
  - - psoralênicos 503
  - - retinóides 503
- agentes hipnóticos 501
  - - diazepam 501
  - - etomidato 501
  - - ketamina 501
  - - midazolam 501
  - - propofol 501
  - - tiopental 501
- anestésicos locais 501
  - - AINEs 501
  - - antibióticos 501
  - - antidiabéticos 501
  - - antieméticos 501
  - - anti-hipertensivos 501
  - - anti-histamínicos 501
  - - broncodilatadores 501
  - - costicosteróides 501
- antiinflamatórios não-hormonais 506
  - - ácidos fenâmicos 511
  - - diclofenaco 510
  - - dipirona 510
  - - ibuprofeno 510
  - - indometcina 510
  - - inibidores da COX-2 512
  - - no AINHs 508
  - - no lactente 508
  - - no leite materno 507
  - - no organismo materno 507
  - - paracetamol 512
  - - passagem de drogas para o leite 508
  - - salicilatos 510
  - - tenoxicam 510
- relaxantes neuromusculares 501
- tópicos 504
  - - antiacnéicos 505
  - - antibióticos 505
  - - antifúngicos 504
  - - corticóides 505
- toxina botulínica 505

Método canguru 410
- características 412
- prática 412
- resultados 412
  - - durante a permanência hospitalar 412
  - - durante acompanhamento ambulatorial 413
- primeiros cinco anos 411

Microbiota intestinal 211

Monilíase 319

N

Norma brasileira de comercialização de alimentos 24
- brindes 27
- conteúdo 26
- história 24
- IBFAN Brasil 29
- indústrias 28
- poder de sedução das indústrias 28
- violações 27

O

Obesidade
- fatores determinantes 289
- influência do aleitamento materno 289
  - - na infância 289
  - - no adolescente 290
- prevenção da 286, 287
  - - efeitos da amamentação 287
  - - no adulto 290

Obstetra, participação do 344

P

Patologias da produção láctea 307

Patologias ginecológicas 308
- anomalias do volume e do desenvolvimento glandular 308
- contra-indicam amamentação 309
- distúrbios endócrinos e metabólicos 309

Patologias relacionadas à mamadeira, ver aleitamento artificial

Pediatra
- 10 passos para o sucesso 340
- 17 atitudes definidas pelo Ministério da Saúde
- 19 recomendações do UNICEF 339
- importância do 335
- papel do 339
- necessidade de formação 338
- sucesso do AM 336

Pega 132, 322, 331, 444
- no aleitamento artificial 448

Pesquisa em aleitamento materno 567
- aspectos metodológicos 577
- em saúde pública 587
- estatística 591

- fenomenologia 610
- metodologia qualitativa 601
  - - interacionismo simbólico 601

Política nacional de aleitamento materno 70, 336
- ações prioritárias 76
  - - iniciativa Hospital Amigo da Criança 76
  - - promoção nas Unidades Básicas de Saúde 77
  - - proteção legal 77
- diretrizes 76
- Lei nº 11.265 96
- marco histórico da década de 90 73
- na agenda de compromissos de saúde 76
- na década de 1980 70
- na década de 1990 72
- no novo milênio 74
- Portaria nº 2.051 81
- Resolução-RDC nº 221 86
- Resolução-RDC nº 222 90

Prematuro
- alimentação 383, 384, 404
- amamentação na unidade neonatal 405
- apoio ao aleitamento 402
- armazenamento do leite 403
- crescimento 384
- desafio da amamentação 400
- manejo clínico do aleitamento 401
- nutrição 383
- ordenha mamária 402

Pré-termo
- aleitamento materno 398, 402, 404
- alimentação 397, 398, 399
- leite humano 396
- suplementos para o leite humano 399

Programas de incentivo 119
Programas e políticas de saúde 336
Protocolite alérgica 214

R

Recém-nascido
- acompanhamento após alta 149
- baixo ganho ponderal 374, 376, 377
  - - alergia alimentar 379
  - - disfunção motora oral 377
  - - fissuras 377
  - - freio lingual curto 377
  - - infecção do trato urinário 377
  - - macroglossia 378
  - - prematuridade 377
  - - problema neurológico 377
  - - refluxo gastroesofágico 379
  - - síndromes genéticas 379
  - - transtornos da sucção 377
- choro 327
- dorminhoco 328
- gemelares 524
- fantasmático 18
- imaginário 18
- pré-termo 396, 522
- alimentação 386
- crises convulsivas 529
- enterocolite necrotizante 529
- gastroenterocolites 529
- hemorragias digestivas 529
- insuficiência respiratória 528
- intolerância à lactose 529
- quilotórax persistente 529
- real 18
- sedação 529
- sepse grave 528
- síndrome de má absorção 529

Refluxo gastroesofágico 215, 379, 525
Regurgitação 133
Risco de doenças cardiovascular 298
Rubéola 470

S

Sarampo 470
Saúde bucal no aleitamento 243
- benefícios 243
- cárie, prevenção 245, 246
- complexo craniofacial 243
- esmalte 244
- estratégia preventivas 247
- hábitos nocivos 244
- tecidos dentais 244
- treinamento da musculatura bucal 243

Secretarias Estaduais de Saúde 102
- prioridades 103
- problema 103
- sistema de registro de atividades 103

Semana mundial de amamentação 22, 80, 116
- participação do pai 22

Sepse materna 466
Serviços de saúde 45, 54
- direito à saúde 49
- na atenção básica 47
- nos hospitais e maternidades 46
- promoção 45
- proteção 45

Sexualidade
- no ciclo gravídico-puerperal 268
- pós-parto 270

Sistema imune 275
Sistema Local de Saúde 105
- financiamento 106
- programa municipal de proteção e apoio ao aleitamento 108
  - - componentes 109
- iniqüidades em saúde 106

Sistema Único de Saúde 105
Sociedade Brasileira de Pediatria 115
- ações 116
- departamento científico 115
- mídia 117

Soluços 133

T

Tabagismo 497
Tuberculose 466

U

Unidade Básica Amiga da Amamentação 151

V

Vacinação materna 470
Varicela-zóster 470